AF368641

PHARMACOPÉE

UNIVERSELLE.

PHARMACOPÉE UNIVERSELLE,

CONTENANT

TOUTES LES COMPOSITIONS DE PHARMACIE

qui font en ufage dans la Médecine, tant en France que par toute l'Europe ; leurs Vertus, leurs Dofes, les maniéres d'opérer les plus fimples & les meilleures :

AVEC UN LEXICON PHARMACEUTIQUE,

PLUSIEURS REMARQUES, ET DES RAISONNEMENS

Sur chaque Opération :

Par NICOLAS LEMERY, *de l'Académie Royale des Sciences,* *Docteur en Médecine.*

CINQUIÉME ÉDITION.

TOME PREMIER.

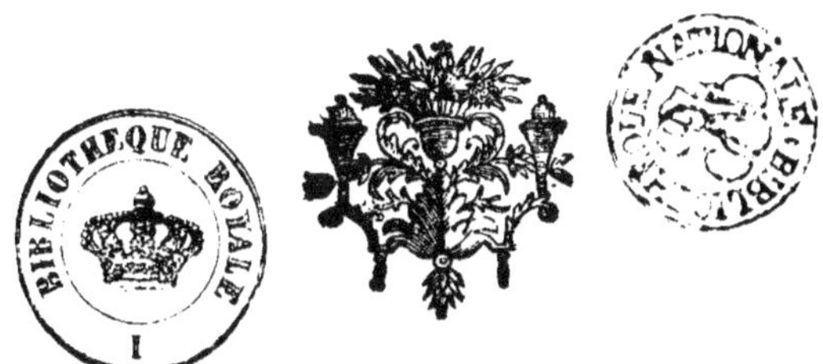

A PARIS,

Chez {
DE SAINT & SAILLANT, rue Saint-Jean de Beauvais.
JEAN-THOMAS HERISSANT, rue Saint-Jacques.
NYON, Quai des Auguftins.
SAVOYE, rue Saint-Jacques, à l'Efpérance.
D'HOURY, rue de la Vieille-Bouclerie.
DIDOT, le jeune, Quai du Hurpois, près le Pont Saint Michel.
}

M DCC. LXIII.

AVEC APPROBATIONS ET PRIVILÉGE DU ROI.

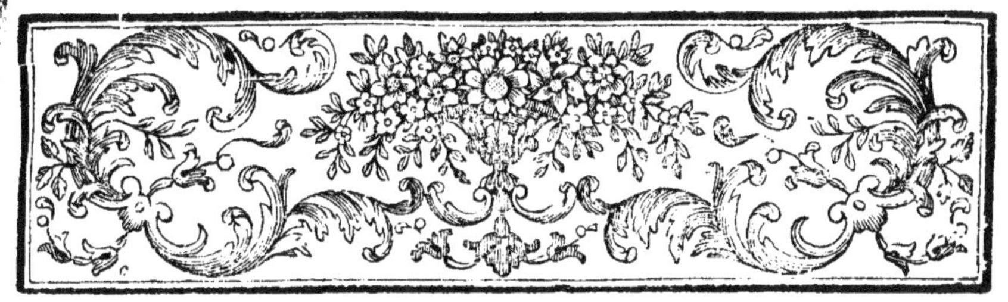

GUY CRESCENT FAGON,

CONSEILLER D'ETAT ORDINAIRE,

ET

PREMIER MÉDECIN
DU ROI.

ONSIEUR,

QUOIQUE l'Ouvrage, que j'ai l'honneur de vous pre-
senter, contienne tout ce qu'il y a de plus essentiel dans la
Matiére Médécinale, & qu'il puisse servir à rendre à l'ave-

nir la *Pharmacie* & plus claire & plus *débarrassée*, je n'aurois pourtant jamais osé proposer le moindre changement dans
aucune *Préparation*, si vous n'aviez bien voulu m'accorder la
grace d'être mon *Protecteur. Votre seul nom*, MONSIEUR,
me défendra contre l'ignorance & la préoccupation ; car qui
ne sçait que vous possédez en un dégré éminent l'une & l'autre *Pharmacie ?* Et qui oseroit s'élever contre un Ouvrage
qu'on verra muni de l'*Approbation* d'une *Personne*, dont les
plus habiles reçoivent les décisions comme des *Oracles ?* On
n'a pas oublié ces sçavantes & judicieuses Leçons que vous
faisiez autrefois dans le *Jardin Royal* sur la matiére que je
traite , & desquelles j'avoue que j'ai tiré de grands avantages.
Quelle profondeur de doctrine ! Quelle pénétration ! Quel
discernement n'y avez-vous pas toûjours fait paroître ? Avec
quelle netteté & avec quelle facilité n'insinuez-vous pas vos
sublimes pensées à cette foule d'*Auditeurs* qui venoient de toutes les *Parties du Monde* pour profiter de vos lumiéres ? On
peut dire, MONSIEUR, que vous êtes le premier qui
avez mis les bons *Remédes* en réputation ; vous les avez déve-
loppés de la confusion où ceux qui vous avoient précédé les
avoient laissés , & vous avez donné à la *Médecine*, par l'heureux alliage que vous avez fait de la *Chymie* avec la *Galénique* , les armes les plus invincibles qu'elle pouvoit avoir
contre les maladies. C'est par une voie si peu connue avant que
vous l'eussiez ouverte , que vous êtes parvenu à cette expérience
consommée , & à ce haut dégré de capacité qui vous a attiré
de toutes parts tant de *Malades* & de *Consultations* ; &
qu'après avoir rempli toute l'*Europe* des merveilleux succès de
votre pratique , vous avez enfin mérité que la santé du plus
grand *Monarque du Monde* vous fût confiée. Le *Roi* qui fait
toûjours admirer son discernement & sa justice , n'a jamais
fait de choix qui ait été suivi d'un applaudissement plus universel , & l'on peut dire qu'il n'y a personne qui ne s'y soit

intéreſſé, puiſque les plus indifférents 'en ont au moins été touchés par le plaiſir que donne la récompenſe du mérite & de la vertu. La France a trouvé dans votre élévation, tout ce que ſon zéle lui faiſoit ſouhaiter pour la conſervation d'une vie qui ne devroit jamais finir: Et tous ceux qui ont du goût pour la Médecine, ont cru que la Providence vous deſtinoit pour en procurer l'avancement & la réformation, puiſqu'elle joignoit à vos lumiéres tout le crédit & toute l'autorité néceſ-ſaire pour y parvenir. Comme tout ce que vous avez fait juſ-qu'ici, & ce que vous faites encore tous les jours, ne permet pas de douter que vous n'ayez formé ce grand deſſein; je me tiendrai heureux, ſi je puis y avoir contribué en quelque ma-niére par mon travail, & ſi vous me faites l'honneur de me regarder comme un des Hommes du Monde, qui eſt avec le plus d'attache & de reſpect,

MONSIEUR,

Votre très-humble & très-obéiſſant
Serviteur, LEMERY.

PREFACE.

LE s premiers, qui s'appliquérent à la Médecine, ne se servirent que de drogues simples dont ils avoient reconnu les vertus par beaucoup d'expériences, & il ne fut mention chez eux pendant long-temps, ni de compositions, ni de Pharmacopées. Les Américains, si nous en croyons les Historiens, pratiquoient encore la Médecine de la même maniére, lorsque les Espagnols allérent conquérir leur pays; ils faisoient des cures merveilleuses avec des plantes qu'ils cueilloient à mesure qu'ils en avoient besoin, & nous voyons que plusieurs Remédes simples n'ont besoin, ni de préparation, ni de mélange pour opérer efficacement; tels sont l'Opium, le Quinquina, l'Ipécacuanha, la Rhubarbe, le Jalap; mais comme l'on cherche toûjours le mieux, les anciens Médecins s'avisérent de joindre certains remédes à d'autres; puis dans la vue de les conserver pour en avoir dans tous les temps, ils inventérent quelques compositions. Ceux qui les suivirent en firent de même, & par là ces compositions ont été multipliées successivement presqu'à l'infini, comme on peut le voir par les descriptions contenues dans les Dispensaires : chacune des principales Villes, dans presque tous les Etats du Monde, s'est fait honneur de mettre au jour sa Pharmacopée, où il y a toûjours eu quelques particularités; mais parce que plusieurs des descriptions qui y étoient contenues, avoient été faites par des personnes qui n'avoient jamais opéré, ni vu opérer en Pharmacie, il s'y rencontre souvent des fautes grossiéres sur la dose & la liaison des médicaments. D'ailleurs, comme les Auteurs de ces Pharmacopées n'avoient aucune connoissance de la Chymie, ils détruisoient très-souvent, par des préparations faites mal à-propos, les qualités les plus essentielles des Remédes.

Il se rencontre encore un autre défaut dans les dispensations, c'est la foule des ingrédients inutiles dont elles sont farcies, & qui détruisent souvent, ou du moins diminuent l'action des Remédes essentiels.

Ces abus ont passé d'un Auteur à l'autre, & quoiqu'on ait vû paroître dans chaque siécle quantité de Pharmacopées, nous n'en voyons pas une où les erreurs des précédentes se trouvent corrigées, si ce n'est en très-peu de choses, & pour ainsi dire en des minuties, tant on a été scrupuleux à conserver ce qui est venu des Anciens.

Maintenant qu'on voit plus clair qu'on ne faisoit autrefois, &

que le phantôme ou le preſtige de l'Antiquité ne prévaut plus ſur la raiſon, on oſe trouver mauvais dans les Anciens ce qui l'eſt effectivement, & c'eſt avec cette liberté que j'ai entrepris l'eſpéce d'ouvrage que je donne préſentement. Il m'a paru extrêmement ſouhaité, & perſonne que je ſçache n'avoit travaillé dans la même idée ; c'eſt une Pharmacopée univerſelle, dans laquelle j'ai ramaſſé toutes les deſcriptions de Pharmacie anciennes & modernes qui ſont en uſage dans la Médecine, tant en France que dans les autres parties de l'Europe ; j'y parle de leurs vertus, de leurs doſes, des maniéres d'opérer les plus ſimples & les meilleures, & je fais des Remarques ſur chaque opération, de ſorte que ſans toucher aux anciennes formules, je donne des avis raiſonnés ſur la réformation & les changements que je crois néceſſaires pour ce qui regarde, ſoit la proportion des ingrédients, le retranchement ou l'addition des drogues, ſoit l'opération.

Pluſieurs trouveront ſans doute à redire de ce que j'ai fait cette Pharmacopée ſi ample, y ayant inféré beaucoup de deſcriptions peu ou point en uſage dans Paris ; mais comme mon intention étoit que cet ouvrage fût propre pour tous les Pays, où l'on exerce la Médécine, j'ai trouvé à propos d'y décrire généralement, autant que je le pourrois, les préparations contenues dans les Diſpenſaires, afin que chacun y trouve ce qui l'accommodera, ſans être obligé d'aller chercher dans les autres Pharmacopées les deſcriptions qu'il jugera lui être néceſſaires ; car les ſentiments étant différents ſur ce ſujet, on met en uſage en certaines Villes des Compoſitions qui ne le ſont point en d'autres. De plus, comme en temps de paix, les Médecins des Princes Etrangers & des Ambaſſadeurs qui viennent à Paris, ſe ſervent ſouvent des Compoſitions extraordinaires qu'ils ont adoptées en feuilletant les Diſpenſaires, ou qui ſont en uſage dans leur Pays ; il eſt bon de ſçavoir où en trouver les deſcriptions lorſqu'on veut les faire ; mais ayant ſouvent trouvé qu'une même compoſition eſt décrite avec des différences notables par pluſieurs Auteurs, j'ai choiſi & préféré celle qui m'a paru la meilleure, j'ai même rapporté aſſez fréquemment pluſieurs de ces deſcriptions différentes d'une même opération, quand je les ai trouvées équivalentes en juſteſſe, & qu'elles ont été publiées par des Auteurs de réputation.

Je marque dans les compoſitions purgatives la quantité du purgatif qui entre dans chaque doſe, afin qu'on connoiſſe plus aiſément la force du Reméde qu'on met en uſage.

On trouvera dans cette Pharmacopée un grand nombre d'opérations de Chymie ; néanmoins je n'y traite point à fond de cette belle partie de la Pharmacie, parce que j'en ai composé depuis long-temps un Livre en particulier, auquel je renvoie le Lecteur.

Division de l'Ouvrage.

J'ai divisé mon Ouvrage en cinq parties. Il s'agit dans la première des principes de la Pharmacie, des termes, des vaisseaux, des poids,

Premiere Partie.

des mesures & des caractères.

Seconde Partie.

Dans la seconde, je décris toutes les petites préparations de Pharmacie que l'on fait la plûpart sur le champ, comme les Décoctions, les Infusions, les Apozémes, les Juleps, les Emulsions, les Potions, les Mixtures, les Gargarismes, les Masticatoires, les Errhines, les Injections, les Suppositoires, les Pessaires, les Fomentations, les Embrocations, les Lotions, les Mucilages, les Epithêmes, les Ecussons, les Cucuphes, les Parfums, les Frontaux, les Collyres, les Cataplasmes, les Dentifrices, les préparations des Pierres, des Terres, de la Scammonée, de l'Euphorbe, de l'Œsype, de l'Elaterium, des Fécules, de l'Oignon de Scille, de la Racine d'Esule, de l'Ellébore noir, des Feuilles de Mezereum, de l'Acacia-nostras, des Poumons de Renard, du Foie & des Intestins du Loup, des Crapauds, des Verres de terre, des Cloportes, du sang de Bouc, des Vipères, de la Corne de Cerf, du Crâne humain, des Hirondelles, de l'Eponge, du Poil de Liévre, du Cachou, de l'Oléosaccharum, des Gommes, des Sucs, du Rob, du Sapa, des Gelées, de l'Eau clairette, du Vin & du Vinaigre médicinaux, du Verjus, du Fiel de Bœuf, &c.

Troisiéme Partie.

Dans la troisiéme, je parle des Compositions dont on se sert intérieurement, comme des Condits, des Conserves, des Hydromels, des Oxymels, des Miels, des Syrops, des Loochs, des Poudres, des Trochisques, des Pilules, des Tablettes, ou Electuaires solides, des Opiats, des Confections, des Electuaires liquides, des Eaux distillées, des Elixirs.

Quatriéme Partie.

La quatriéme renferme les Compositions qu'on emploie extérieurement, tels que sont les Huiles, les Baumes, les Onguents, les Cérats, les Emplâtres.

Cinquiéme Partie.

Et dans la cinquiéme, qui sera une suite dépendante de cet Ouvrage, & qui formera un Tome particulier, je comprendrai toutes les Drogues simples, je parlerai de chacune en particulier, je les rangerai par ordre alphabétique, & cet arrangement produira un Dictionnaire de Drogues, dans lequel on trouvera leurs noms, leurs étymologies, leurs origines, leurs choix, leurs qualités & leurs principes Chymiques. *

---

* Cette Cinquiéme Partie forme un Volume considérable *in-*4°. dont la derniére édition est de 1759.

On le trouve chez d'Houry, Imprimeur de M. le Duc d'Orléans, rue Vieille-Bouclerie.

Quoique la Pharmacie ne foit qu'une partie de la Médecine, elle eft pourtant d'une vafte étendue, elle a pour objet les minéraux, les végétaux & les animaux; elle dévoile la compofition d'un grand nombre de mixtes naturels, non-feulement par la voie de l'analyfe ou de la décompofition, mais encore par celle de la compofition, c'eft-à-dire, en formant de nouveaux compofés tout-à-fait femblables à plufieurs de ceux de la nature; elle choifit, fépare, affemble, prépare, mêle & fait un grand nombre de remédes excellents & de différentes vertus pour les maladies de toute efpéce que le Médecin a à combattre.

Au refte, quoiqu'il femble que la Pharmacie appartienne fpécialement à l'Apothicaire, elle appartient cependant encore davantage au Médecin. Sa connoiffance fuppofe celle de la Matiére Médecinale, des propriétés des drogues fimples, de l'alliage qu'on peut faire de plufieurs de ces drogues par rapport à certaines vûes, des altérations dont elles font fufceptibles en conféquence de ce mélange, & des préparations par lefquelles on juge à propos de les faire paffer, de l'exécution ou du manuel de ces préparations, & enfin de l'ufage qu'on doit faire dans les maladies, des remédes fimples, & des différentes compofitions & préparations Galéniques & Chymiques.

Dans les premiers temps, depuis l'origine de la Médecine, l'expérience n'avoit point encore fait connoître le nombre des remédes qui fe font introduits enfuite dans la pratique. Les Médecins de ces premiers temps fe fervoient particuliérement, ainfi qu'il a déja été dit, d'une certaine quantité de drogues fimples; & comme le nombre des compofitions qu'ils imaginoient, n'avoit point encore eu le temps de fe multiplier beaucoup, & qu'il répondoit d'ailleurs à celui des drogues connues pour lors, ils trouvoient le temps de voir leurs malades, & de préparer les remédes qu'ils leur jugeoient néceffaires; mais depuis que ce nombre s'eft fi fort accru, non-feulement par la connoiffance d'une très-grande quantité de drogues fimples, mais encore par la multitude de compofitions & de préparations différentes imaginées fucceffivement, & mifes en œuvre avec fuccès, le manuel de la Pharmacie de beaucoup augmenté & devenu tel, qu'il a demandé pour lors un homme tout entier, fédentaire & uniquement occupé de cette efpéce de travail, ce manuel, dis-je, n'a plus été compatible avec la profeffion du Médecin, continuellement appellé chez différents malades, & hors d'état par-là de fuivre chez foi toutes les opérations différentes de la Pharmacie, & de vaquer avec affiduité & exactitude à tout ce qui fait l'emploi du Pharmacien.

D'ailleurs, fi la pratique de la Médecine laiffe quelques moments

de libres au Médecin , il en doit faire le meilleur ufage qu'il eft poffible pour le bien même de fes Malades ; & ce meilleur ufage ne
confifte pas dans le manuel de la Pharmacie , dont d'autres peuvent
s'acquitter auffi-bien que lui ; mais dans l'étude conftante de toutes
les parties de la Médecine, qui par les nouveaux progrès qui s'y font
de jour en jour ne ceffent de préfenter de nouvelles lumiéres , que le
Médecin fage & éclairé fçait mettre à profit dans la pratique de fon
Art : Car il eft à propos de faire remarquer ici, que, quelqu'idée qu'on
ait en général & avec raifon du fçavoir d'un Médecin , l'immenfité
des différents objets de fes études lui fait appercevoir en tout temps ,
que ce qu'il fçait eft toûjours fort au-deffous de ce qui lui refte à fçavoir , de maniére que comme les connoiffances qu'il a déja acquifes
dans chacune des parties de Médecine, ne lui font que mieux fentir
le befoin d'en acquérir de nouvelles , les moments de fa vie , dont
la pratique de fa Profeffion le laiffent le maître, fe trouvent par-là
confacrés à une étude continuelle , dont il n'apperçoit jamais le terme , & qu'il n'abandonne qu'avec la vie.

Il étoit donc important pour le bien public, que le Médecin déja
trop occupé d'ailleurs, fe déchargeât fur d'autres de l'execution
de fes ordonnances ; mais fi ce manuel a paffé en d'autres mains, la
Pharmacie lui eft toûjours reftée en propre, la connoiffance lui en
étoit indifpenfablement néceffaire. S'il l'ignoroit, comment pour-
roit-il mettre en œuvre des remédes dont la compofition , la préparation & les vertus lui feroient inconnues ? Ne font-ce pas fes ordonnances qu'on exécute ? Ne font-ce pas fur les formules qu'il a imaginées ou adoptées , que fe font les différentes opérations de la Pharmacie ? Plufieurs Facultés de Médecine ne défignent-elles pas aux
Apothicaires les préparations Chymiques & Galéniques qu'ils doivent faire & tenir dans leurs Boutiques ? Le Médecin eft l'ame, le
mobile & le Fondateur de la Pharmacie, ainfi que de toutes les autres parties de la Médecine ; elle lui appartient donc en entier ; auffi
n'y a-t-il que lui qui foit capable, & qui ait droit de la profeffer &
de l'enfeigner.

Par conféquent l'Apothicaire peut & doit être regardé comme le
Subftitut du Médecin par rapport au manuel de la Pharmacie ; ils
doivent concourir enfemble chacun dans leurs fonctions au foulagement & à la guérifon des malades. Le Médecin s'attachant à diftinguer & à connoître la nature & la caufe de la maladie, & en pref-
crivant tout ce qui eft néceffaire pour fa guérifon, tant de la part de
la diéte que de la Pharmacie & de la Chirurgie ; l'Apothicaire, en
exécutant fidellement ce qui eft de fon miniftère : c'eft fur fon habileté & fa probité que le Médecin compte & fe repofe pour le fuccès de fes ordonnances.   Je

Je dis son habileté, & en effet, quoique l'Apothicaire ne soit chargé que du manuel de la Pharmacie; cependant, comme tout ce qui part de ses mains n'est fait que pour la santé & la vie des hommes, il doit y apporter toute la capacité que demandent des Ouvrages aussi importants, que le sont les siens : or il a besoin pour cela d'une longue suite de connoissances, qui prouvent suffisamment que la formation d'un bon Apothicaire n'est pas une chose aussi facile & aussi prompte, qu'on se l'imagine peut-être communément.

1°. Il doit avoir appris la Langue Latine. Sans cela, comment entendroit il les Ordonnances des Médecins? Et comment le exécuteroit-il? Que deviendroient pour lui tous les Livres Latins de Pharmacie, & toutes les formules qu'ils contiennent, & dont l'exécution est son partage? Il doit en second lieu avoir fait une étude particuliére de la Matiére Médecinale, pour être par-là en état de connoître la multitude de drogues différentes sur lesquelles il a à travailler, & le choix qu'on doit faire de chacune de ces drogues. Enfin ce qui caractérise davantage le Pharmacien, & ce qui dénote quelle doit être l'étendue de ses connoissances, c'est le grand nombre de remédes Chymiques & Galéniques qui meublent sa boutique, & qui s'introduisent tous les jours de nouveau dans la pratique : or chacun de ces remédes demandent des manœuvres particuliéres & différentes dont l'Apothicaire doit être si bien instruit, que son Noviciat soit tout fait quand il travaille en chef.

De plus, il a encore besoin d'une certaine intelligence, d'une mesure de sagacité, qui lui fassent appercevoir dans le cours de ses travaux, quantité de faits qui échapperoient à des yeux moins clairvoyants; ces faits, par les réflexions qu'ils inspirent, & les conséquences qu'ils suggèrent, ont ordinairement deux utilités; l'une de rectifier des procédés communément usités pour plusieurs préparations; l'autre, de contribuer au progrès de la Physique expérimentale, & c'est par-là que l'Apothicaire trouve place dans des Compagnies sçavantes, & du premier ordre, qui en l'associant à leurs travaux, font à la fois l'éloge de sa Personne & de sa Profession.

Mais quelque versé qu'il soit dans la pratique de son Art, toute cette habileté devient en pure perte pour le Public, si elle n'est accompagnée d'une droiture & d'un attachement inviolable à ses devoirs. Sans cela, l'avarice lui permettra-t-elle de choisir toûjours pour chacune de ses opérations les drogues les meilleures, & par conséquent les plus chères? de mettre fidélement dans certaines compositions des drogues d'un prix un peu haut? N'en substituera-t-il point d'autres qui lui coûteront moins? ou s'embarrassera-t-il même d'en substituer? La paresse, la négligence, le plaisir & la dissipation, la préfomption qui lui fera croire qu'il eft en état de remplir des fonctions qui lui font étrangères , & qui font au-deffus de fa portée ; chacun de ces motifs ne le dérangeront-ils point de ce qu'il doit au Public, comme Apothicaire ? Renouvellera-t-il foigneufement dans fa boutique les drogues fimples & les compofitions qui en auront befoin ? Sera-t-il toûjours attentif à tout ce qui fe paffe chez lui , de maniére qu'il ne fe faffe jamais des méprifes fouvent funeftes dans l'exécution des ordonnances des Médecins ? Fera-t'il luimême tout ce qui ne doit jamais être confié à des Apprentifs, & n'achetera-t-il jamais des Colporteurs, des préparations toutes faites, & fouvent fophiftiquées ? Enfin, fe renfermera-t-il uniquement dans une Profeffion à laquelle il fe doit tout entier, parce qu'elle lui fournit perpétuellement des occupations & des connoiffances utiles? Ce qui fait la beauté de cette Profeffion peut rendre l'Apothicaire d'autant plus coupable, s'il n'en exécute pas exactement les Loix. Rien n'eft plus beau ni plus flatteur qu'un emploi confacré à entretenir la fanté des hommes ; mais toute faute qu'on commet à cet égard, pouvant influer fur la vie, il n'y en a point qui ne rende criminel, quand au lieu de travailler à l'éviter, on s'amufe à tout autre chofe.

Qu'on ne s'étonne point fi je prends foin d'expliquer beaucoup de chofes qui paroîtront des minuties aux Sçavants; j'ai compofé cette Pharmacopée auffi-bien pour les Apprentifs, que pour les plus habiles dans l'Art. Je fouhaite que chacun y trouve de quoi fe fatisfaire.

Dans cette nouvelle Edition, l'on trouvera des corrections, des changements & des additions en plufieurs endroits, qu'on a eu foin de défigner par un aftérifque, ou petite étoile à côté.

AVERTISSEMENT

SUR CETTE NOUVELLE ÉDITION.

NOUS ne ferons pas ici l'éloge de la Pharmacopée du célébre M. LÉMERY. On l'a fait avant nous, & les nombreufes éditions qu'on a données de fes Ouvrages & en particulier de celui-ci, *la Pharmacopée*, prouvent combien ils font eftimés. Nous nous bornons à rendre compte au Public de ce qui regarde cette Nouvelle Edition, qui paroît fur les inftances de plufieurs perfonnes, & les demandes journaliéres qu'on nous fait de cet Ouvrage depuis que l'édition de 1754 eft épuifée.

Ce qui diftingue fpécialement celle-ci de toutes celles qui ont précédées, c'eft que nous y avons mis les Formules Françoifes à côté des Latines. On fçait qu'elles étoient en Latin dans quelqu'unes des premiéres éditions, & en François dans les derniéres : On s'étoit éloigné de l'intention de l'Auteur ; pour rendre l'utilité de fon Ouvrage plus générale, nous nous en fommes rapprochés, fans rien diminuer de l'utilité qu'on avoit eu en vûe.

On a eu foin de conférer les anciennes éditions pour l'exaĉtitude du texte, & particuliérement des dofes : & c'eft en cela fur tout que celle-ci l'emporte fur les autres. Plufieurs Formules & Remarques qu'on avoit retranchées dans les derniéres éditions, fe trouveront dans celle-ci : nous les

avons ajoûtées afin de donner toute entiére la Pharmacopée de l'illuſtre Auteur ; on les a marquées d'un Aſtériſ-
que , pour qu'on puiſſe les reconnoître. Le plus grand nombre
bre ſe trouve dans la premiére Partie.

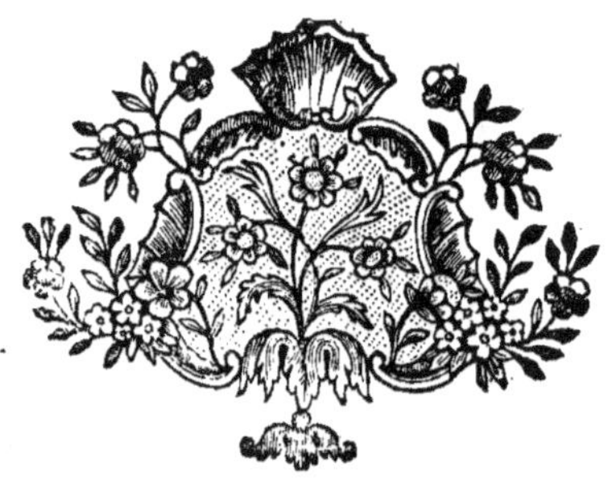

TABLE
DES CHAPITRES·

PREMIERE PARTIE.

SECONDE PARTIE.

Contenant plusieurs petites préparations de Pharmacie.

TROISIEME PARTIE.

Des compositions internes.

SECTION I.

TOME II.

SECTION II.

QUATRIEME PARTIE.

Contenant les Compositions externes.

Fin de la Table des Chapitres.

PHARMACOPÉE

PHARMACOPÉE
UNIVERSELLE.

CHAPITRE PREMIER.

De la Pharmacie en général.

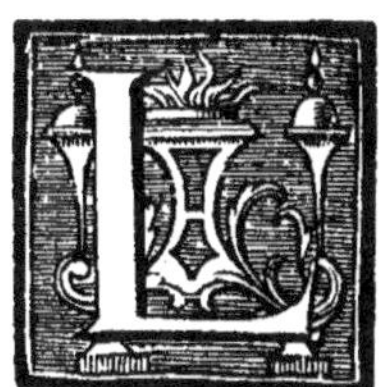

E nom de *Pharmacie*, vient du mot Grec φαρμακον, qui fignifie *médicament*; parce qu'elle enfeigne à préparer les remédes.
  On définit la Pharmacie un Art ou Science qui enfeigne à choifir, à préparer & à mêler les médicamens, c'eft une partie de la Therapeutique ou Médecine curative; on la divife en deux parties, en Galénique & en Chymique. La Pharmacie Galenique, eft celle qui fe contente du fimple mélange, fans fe mettre en peine de chercher les fubftances dont chacune des drogues eft naturellement compofée. La Pharmacie Chymique, eft celle qui fait l'analyfe des corps naturels, afin d'en pouvoir féparer les fubftances inutiles, & d'en faire des remédes plus exaltés & plus effentiels.

  La Pharmacie a pour objet tous les corps naturels qu'on appelle *mixtes*; on les divife en trois Claffes, en Animaux, en Minéraux & en Végétaux. Sous les animaux on comprend non-feulement leur chair, mais auffi leurs os, leurs ongles, leur lait, leur fang, leur poil, leurs excrémens. Sous les minéraux les fept métaux, les matieres minérales, les pierres & les terres; & fous les végétaux les plantes, les féves, les gommes, les réfines, les fruits, les excroiffances, les femences, les fleurs, les mouffes, les racines, les fucs, les tartres, les fécules, & toutes les autres chofes qui en viennent.

Etimologie.

Définition.

Objet ou fujet.

CHAPITRE II.
Des Médicamens & de leurs vertus.

LE médicament eft tout ce qui étant appliqué extérieurement, ou donné intérieurement excite quelqu'altération dans nos humeurs, & y caufe un changement falutaire; on le divife en fimple, & en compofé. Le fimple eft celui qu'on employe comme il eft venu naturellement; & le compofé eft celui qui eft fait par mélange de plufieurs ingrédiens.

Médicament ; ce que c'eft.

A

On divife ordinairement les remédes à raifon de leurs vertus en altérans, en purgatifs, & en fortifians.

Remedes altérans. Les altérans font ceux qui étant appliqués extérieurement ou donnés intérieurement apportent quelque changement en notre corps, foit en échauffant ou en rafraîchiffant, en humectant ou defféchant, en amolliffant ou en condenfant, en raréfiant ou en affoupiffant, en refferrant ou en lâchant, en digerant ou en réfolvant, en corrodant ou en incraffant, en détergeant ou arrêtant.

Remedes purgatifs. Les purgatifs font ceux qui par une certaine fermentation & irritation qu'ils excitent dans le corps, détachent les humeurs fuperflues, les liquéfient & les mettent en état d'être evacuées. Je les divife en cathartiques ou purgatifs, en émétiques ou vomitifs, en diaphorétiques ou fudorifiques, en diurétiques ou apéritifs.

Remedes fortifians. Les fortifians font ceux qui par la conformité de leurs parties avec les efprits de notre corps, corrigent les altérations qui s'étoient faites dans les humeurs ou dans les efprits mêmes, foit en y excitant le mouvement qui avoit été ralenti, foit en modérant celui qui étoit trop violent, foit en pouffant dehors les impuretés.

Remedes échauffans. Les remédes échauffent ou rafraîchiffent par eux - mêmes ou par accident; ils échauffent par eux-mêmes quand étant compofés de parties falines & fulfureufes, ils augmentent l'agitation des humeurs dans le corps de ceux qui en ufent, tels font l'abfinthe, la canelle, le poivre, le gingembre, la mufcade; ils échauffent par accident, quand en faifant des obftructions dans quelques vaiffeaux, les humeurs qui y devoient paffer s'y arrêtent & s'y fermentent, d'où réfulte une chaleur dans le corps; tels font les narcotiques, les acides, & plufieurs fruits cruds.

Remedes rafraîchiffans. Ils rafraîchiffent d'eux-mêmes, quand étant compofés de parties aqueufes ou glutineufes, ils temperent l'acrimonie des humeurs, & moderent la vîteffe de leur mouvement; tels font la laitue, le pourpier, la buglofe, les gommes adraganth & arabique; ils rafraîchiffent par accident, quand étant chauds & âcres, mis en petite quantité dans beaucoup de liqueur aqueufe, ils lui fervent de véhicule pour la faire pénétrer; tels font l'eau-de-vie, l'efprit de vitriol, l'efprit de foufre; ces efprits acides rafraîchiffent auffi en fixant & en précipitant les fels & les foufres volatils du corps, qui par leur trop grande agitation, faifoient la chaleur; ils rafraîchiffent encore en pouffant par les urines, parce qu'ils enlevent & chaffent des humeurs qui par leur féjour, produifoient dans les vaiffeaux une chaleur étrangere.

Remedes humectans. Les remédes humectent quand étant aqueux ou phlegmatiques, ils augmentent la partie aqueufe des humeurs; tels font les mauves, le pourpier, la laitue, le concombre.

Remedes deffticatifs. Les remédes deffechent en quatre manieres différentes; la premiere, quand par la tenuité de leurs parties ou par leurs fels fulfureux, ils entraînent par les pores les humidités fuperflues, tels font la falfepareille, la fquine, le gayac; la feconde, quand par leurs parties terreftres & poreufes, ils abforbent ou amortiffent les humeurs âcres; tels font la litharge, la terre figillée, la pierre calaminaire, les yeux d'ecreviffes, le corail, & les autres matieres alkalines; la troifiéme, lors qu'étant cauftiques, ils brûlent les extrêmités des petits vaiffeaux qui fourniffoient l'humeur à la partie, y font un trombus qui empêche que la plaie ne foit abreuvée de cette humeur comme elle étoit auparavant : tels font le virriol, l'alun brûlé, la pierre infernale, le précipité rouge, les efprits acides corrofifs; la quatriéme, quand étant déterfifs, ils nettoyent les plaies de leurs fanies, car alors n'y ayant plus de matiere qui y excite la fermentation & la corruption, les chairs reviennent, & la cicatrice fe fait; tels font l'eau phagedenique, l'eau d'arquebufade, les teintures d'aloës & de myrrhe, les ariftoloches & les autres vulnéraires.

Remedes émolliens. Les remédes amolliffent quand ils font compofés de parties mucilagineufes ou gluantes, & de quelque fel qui leur ferve de véhicule pour les faire pénétrer; tels font les mauves, les violettes, les femences de fœnugrec & de lin.

Remedes condenfans. Les remédes condenfent en deux manieres; la premiere en deffechant l'humeur fuperflue; tels font les fudorifiques; la feconde, en figeant l'humeur par le froid qu'ils communiquent à la partie malade quand on les applique deſſus ; tels ſont le plomb, le frai de grenouilles, le blanc d'œuf, la juſquiame, la joubarbe, l'eau fraîche; ou bien en figeant l'humeur par un acide qu'ils contiennent ; tels ſont l'oiſelle, le berberis, les groſeilles, l'oxycrat, les eſprits acides pris intérieurement.

Les remédes rarefient ou attenuent quand étant compoſés de parties ſubtiles & pénétrantes, ils diviſent les humeurs, & les rendent plus coulantes ; tels ſont l'eſprit-de-vin, les ſels volatils.

Les remédes aſſoupiſſent en deux manieres; la premiere, en rafraîchiſſant un peu le ſang, & en moderant ſon mouvement trop violent; tels ſont les émulſions, l'orge mondée, les bains, les fermentations; la ſeconde, en portant une vapeur narcotique ou épaiſſiſſante au cerveau, laquelle ralentit le mouvement des eſprits, & les empêche de circuler avec autant de force qu'ils faiſoient auparavant ; tels ſont le pavot, l'opium.

Les remédes reſſerrent en pluſieurs manieres, par leur ſtipticité, parce qu'étant empreints d'un acide verd, terreſtre & crud, ils coagulent facilement les humeurs en rapprochant les fibres des viſceres; tels ſont le ſumach, le coing, la néfle, la ſorbe.

Ils reſſerrent par leurs parties terreſtres & alkalines, parce qu'ils abſorbent l'humeur âcre qui cauſoit le cours de ventre, & le vomiſſement; tels ſont le corail, les perles, les yeux d'écreviſſes, la terre ſigillée, le bol.

Ils reſſerrent en excitant la ſueur, parce qu'ils enlevent par les pores la cauſe de la maladie ; tels ſont la ſquine, la ſalſepareille, l'antimoine diaphorétique, les bézoards.

Ils reſſerrent en purgeant, & ils le font de deux manieres; la premiere, eſt quand ces remédes, outre leur qualité purgative, contiennent en eux des parties terreſtres ou ſtiptiques qui après l'évacuation demeurent & font leur effet; tels ſont l'ipecacuanha, la rhubarbe, les myrobolans, les tamarins ; la ſeconde, ſe fait par accident, quand après l'évacuation que le purgatif a excitée, on a le ventre reſſerré pendant quelques jours, cet effet provient de ce que le reméde ayant fait ſortir beaucoup d'humidités du corps, il n'en tombe plus aſſez dans les inteſtins pour humeĉter les matieres.

Ils reſſerrent encore quand étant apéritifs, ils font beaucoup uriner, car ils détournent les ſéroſités qui ſe jettoient dans les inteſtins ; tels ſont les racines de gramen, de fraiſier.

Les remédes lâchent le ventre, en excitant dans le corps quelque legere fermentation de purgatif; tels ſont les violettes, les pruneaux, les pommes, les ceriſes : ou en amolliſſant & liquéfiant les matieres ; tels ſont le lait, les bouillons de veau, les décoĉtions de bourrache, de bugloſe, les fomentations, le bain.

Les remédes digerent ou excitent la ſuppuration par leurs parties ſalines & pénétrantes, qui raréfiant les humeurs arrêtées, leur donnent aſſez de mouvement & de fermentation pour rompre la peau, & pour ſe faire un paſſage libre, tels ſont les oignons, les gommes, le levain.

Les remédes réſolvent en trois manieres; la premiere quand étant remplis de parties volatiles & pénétrantes, ils ouvrent les pores, & donnent iſſue à l'humeur qui cauſoit la maladie, tels ſont les eſprits volatils, le mercure ; la ſeconde, quand étant compoſés de parties mucilagineuſes & émollientes, ils ramolliſſent l'humeur qui avoit trop de conſiſtance, & la diſpoſent à être enlevée par la circulation du ſang & des autres humeurs; tels ſont les cataplaſmes, les emplâtres de mélilot, de mucilage; la troiſiéme, quand étant compoſés de ſubſtances froides & condenſantes, ils calment le trop grand mouvement des eſprits qui cauſoit la maladie, & empêchent qu'il n'en revienne en ſi grande quantité, tels ſont le plomb, les marcaſſites, le ſolanum, la joubarbe, la juſquiame, la mandragore.

Les remédes corrodent quand ils ſont empreints de ſels très-âcres, très-piquans & brûlans, tels ſont la pierre infernale, les pierres à cautere, le précipité rouge, le ſublimé corroſif, le beurre d'antimoine.

Les remédes incraſſent, quand étant compoſés de parties glutineuſes, ils épaiſſiſfent les humeurs, tels font les racines de fymphitum & d'althæa, l'orge mondée, les gommes adraganth & arabique, la farcocolle.

Remedes deterfifs. Les remédes détergent, quand étant compofés de parties falines ou raréfiantes, ils difpofent l'humeur à fe détacher, tels font la bugle, la fanicle, la pervenche, l'aigrémoine, l'aloës, la myrrhe, l'eau phragédénique, l'alun.

Remedes arrêtans. Les remédes arrêtent, en empêchant que les humeurs ne fe jettent davantage fur une partie déja affligée, comme fur une plaie, tels font l'oxycrat commun, l'oxycrat de Saturne, le vin ferré.

Divifion des remédes purgatifs. Les remédes cathartiques ou purgatifs font divifés en phlegmagogues, en cholagogues, en mélanagogues, en hydragogues & en panchymagogues.

Phlegma-gogues. Les phlegmagogues font ceux qui étant compofés de parties volatiles & pénétrantes, font plus difpofés que les autres à s'élever au cerveau, à raréfier & diffoudre la pituite; d'où vient qu'ils font dits purger particulierement le cerveau, tels font l'agaric, la coloquinte, la fleur de pêcher.

Cholago-gues. Les cholagogues font ceux qui n'ayant pas tant d'action que les autres, ne font capables que d'émouvoir l'humeur la plus tenue & la plus difpofée à fe détacher, d'où vient qu'ils purgent la bile plutôt qu'une autre humeur; tels font la caffe, la rhubarbe.

Mélanago-gues. Les mélanagogues font ceux qui étant compofés de parties fixes & fort purgatives, diffolvent l'humeur tartareufe & mélancolique, qui eft la plus difficile à détacher; tels font la fcammonée, le turbith, le fené, l'ellébore.

Hydrago-gues. Les hydragogues font ceux qui étant compofés de parties réfineufes & falines, ouvrent les vaiffeaux lymphatiques, & donnent cours à la férofité; tels font le jalap, le méchoacan, l'iris noftras.

Panchyma-gogues. Les panchymagogues font des mélanges de toutes les efpéces de purgatifs; ils font dits purger toutes les humeurs; tels font le catholicum, la confection hamech, l'extrait panchymagogue.

Remedes émétiques, ou vomitifs. Les remédes émétiques ou vomitifs font des purgatifs remplis de foufres falins fi difpofés au mouvement, qu'ils agiffent dès qu'ils font dans l'eftomac; en quoi ils différent des purgatifs ordinaires qui ont le temps de defcendre jufqu'aux inteftins avant que d'exciter leur fermentation; tels font le foie d'antimoine, le tartre émétique; le vitriol, l'afarum. Le vomiffement fe fait par ces remedes, parce qu'ils piquent les fibres de l'eftomac, & y caufent une efpece de convulfion.

Remedes diaphoréti-ques ou fu-dorifiques. Les remédes diaphorétiques ou fudorifiques font ceux qui étant compofés de parties volatiles, ouvrent les pores du corps, & en chaffent les humeurs par la tranfpiration; tels font les fels volatils, la fquine, la falfepareille, le gayac.

Remedes diuretiques, ou aperitifs. Les remedes diurétiques ou apéritifs font ceux qui étant compofés de parties falines & pénétrantes, raréfient le fang, & en font précipiter la férofité avec plus de vîteffe qu'auparavant; tels font le cryftal mineral, l'efprit de fel, le vin blanc, le perfil, l'ache, le brufcus, l'afperge.

Remedes cordiaux, ou cardia-ques. Les remedes cordiaux ou cardiaques font ceux qui fortifient le cœur en réparant les efprits, & donnent plus de vigueur au corps qu'il n'en avoit; il y en a de deux efpéces générales, de raréfians & de fixans; les raréfians par la ténuité de leur fubftance, & par leur volatilité, augmentent le mouvement & la circulation des humeurs; tels font la poudre de viperes, les confections d'alkermes & d'hyacinthe complettes, le mufc, l'ambre, la cannelle, le fantal citrin; les fixans par leur acidité ou par leur qualité narcotique, moderent ou fufpendent le mouvement trop impétueux des efprits; tels font l'efprit de vitriol, les fucs acides de citron, de grofeille, d'épine-vinette, les fomniferes.

Remedes céphaliques Les remédes céphaliques font ceux qui étant compofés de parties fulfureufes & falines volatiles, donnent une vapeur agréable au cerveau, laquelle après avoir atténué, & fait en partie diffiper la pituite trop groffiere, ranime les efprits animaux, & excite la circulation des humeurs, tels font le tabac, la bétoine, le ftœchas, la fauge, la marjolaine, le girofle.

Les remedes ophtalmiques sont ceux qui fortifient & guerissent les maladies des yeux; il y en a de plusieurs sortes, les uns fortifient en échauffant lorsque la vue a été débilitée par un défaut d'esprits, & par quelque fluxion d'humeur pituiteuse ou phlegmatique; tels sont l'eau-de-vie, l'eau de fenouil, l'eau de la Reine d'Hongrie les autres fortifient les yeux en les rafraîchissant lorsqu'ils sont rouges & enflammés tels sont le lait de femme, les eaux de plantain, d'euphraise, de chélidoine, le blanc d'œuf, la petite consoude ou marguerite; les autres guérissent les yeux en détergeant & desséchant les petits ulceres qui s'y sont formés, tels sont le collyre de Lanfranc, la tuthie préparée, le sel de Saturne, le sucre candi, l'iris de Florence, le vitriol, les trochisques de *Rhasis*. — Remedes ophtalmiques.

Les remedes dentrifiques sont ceux qui étant détersifs & astringents, sont propres à nettoyer les dents, à raffermir leurs ligamens, & à les fortifier; tels sont le vin ferré, le bois de lentisque, les roses rouges, le corail, l'os de séche, la pierre-ponce, le pain brûlé, la crême de tartre; on met encore en ce rang les esprits de vitriol & de sel qui nettoyent & blanchissent les dents en peu de temps, mais ils les corrodent & les gâtent. — Remedes dentrifiques.

Les remedes pectoraux ou béchiques sont ceux qui étant composés de substances huileuses, douces & tempérées, adoucissent les âcretés qui pourroient descendre sur la poitrine, & amollissent les phlegmes qui s'y étoient attachés; tels sont le lait, le tussilage, la réglisse, la racine d'althéa, les raisins, les jujubes; on se sert aussi des remedes détersifs & raréfians dans les maladies de poitrine où il s'est fait obstruction, comme dans l'asthme; tels sont les racines d'énule-campane & d'iris, les préparations de soufre, les fleurs de benjoin. — Remedes pectoraux, ou béchiques.

Les remedes stomachiques sont ceux qui étant composés de parties salines, âcres & atténuantes, excitent assez de chaleur & de fermentation dans l'estomac pour dissoudre une matiere visqueuse & phlegmatique, qui embarrassant ses fibres, rallentissoit le mouvement des espris, & empêchoit la digestion; tels sont la canelle, la muscade, la coriandre, l'anis, le fenouil, les écorces d'oranges & de citrons; quelquefois aussi ces fibres de l'estomac étant simplement relâchés, il suffit des remedes astringens pour les raffermir, comme de la conserve de roses, de la confection d'hyacinthe, du mastic; quelquefois l'estomac n'étant débilité que par un acide qui coule dedans, on le fortifie par des matieres alkalines qui rompent les pointes de l'acide, & l'adoucissent, tels sont les yeux d'écrevisses, les perles, le corail préparé. — Remedes stomachiques.

Les remedes hépatiques ont été ainsi nommés, parce qu'on a prétendu qu'ils fortifioient le foie; ils sont propres pour corriger les vices du sang; tels sont la chicorée, la laitue, l'hépatique, le houblon, la rhubarbe, l'aloës. — Remedes hépatiques.

Les remedes spléniques sont ainsi appellés, parce qu'ils sont utiles aux maladies de la rate; ils abondent en sels apéritifs qui poussent par les urines, & levent les obstructions de la rate & des autres visceres; tels sont le céterac, le tamarisc, le caprier, le mars. — Remedes spléniques.

Les remedes hystériques, sont ceux qu'on emploie pour les maladies de la matrice. Il y en a de plusieurs sortes; les uns étant composés de parties subtiles ou spiritueuses salines, donnent de la force à cette partie, pour rejetter dehors ce qui lui est nuisible, tels sont les trochisques de myrrhe, l'huile de succin, l'eau de cannelle, le castor; les autres étant composés de parties fixes ou condensantes, calment & rabatent les vapeurs qui s'élevoient de la matrice; tels sont l'eau commune, l'esprit de vitriol, l'esprit de nitre dulcifié, le laudanum. — Remedes hysteriques.

Les remedes carminatifs sont ceux qui étant composés de parties spiritueuses & salines, raréfient & dissolvent la matiere grossiere qui retenoit les vents dans le corps, & leur procurent une sortie; tels sont l'anis, le fenouil, la camomille, le mélilot, la cannelle, le zedoaria. — Remedes carminatifs.

Les herbes vulnéraires sont l'aigremoine, la bugle, le sanicle, l'alchymilla, ou pied de lion, la pervenche, la pulmonaire, la véronique, les capillaires, & plusieurs autres. — Herbes vulneraires.

Les cinq racines apéritives. Les cinq racines apéritives font celles de brufcus ou petit-houx, d'afperge, de fenouil, de perfil & d'ache ; plufieurs autres racines font auffi apéritives & auffi en ufage que celles-là, comme celles de gramen, d'arrête bœuf, d'eringium, ou chardon-roland, de guimauve, de fraifier, de fougere mâle ; mais il a plû aux Anciens de fixer ainfi ce nombre de cinq racines apéritives.

Les cinq capillaires. Les cinq capillaires font l'adiantum commun ou noir, l'adiantum blanc, appellé *capillaire de Montpellier*, le polythric, le ceterach ou la fcolopendre, & le *falvia vita*, ou *ruta muraria*.

Les trois fleurs cordiales. Les trois fleurs cordiales font celles de buglofe, de bourrache & de violette. Plufieurs autres fleurs pourroient à auffi jufte titre être appellées *cordiales*, comme celles d'œillets, de roffolis, de rofes.

Fleurs carminatives. Les quatre fleurs carminatives font celles de camomille, de mélilot, de matricaire & d'aneth.

Herbes émollientes. Les herbes émollientes communes font la mauve, la guimauve, la branche-urfine, le violier, la mercuriale, la pariétaire, la bete, l'atriplex, le feneçon, le lis.

Grandes femences froides. Les quatre grandes femences froides font celles de courge, de citrouille, de melon & de concombre.

Petites femences froides. Les quatre petites femences froides font celles de laitue, de pourpier, d'endive, & de chicorée.

Grandes femences chaudes. Les quatres grandes femences chaudes font celles d'anis, de fenouil, de cumin & de carvi.

Petites femences chaudes. Les quatre petites femences chaudes font celles d'ache, de perfil, d'ammi & de daucus.

Fragmens précieux. Les cinq fragmens précieux font l'hyacinte, l'émeraude, le faphir, le grenat, la cornaline.

Eaux cordiales. Les quatre eaux cordiales font celles d'endive, de chicorée, de buglofe & de fcabieufe ; on pourroit y joindre plufieurs autres eaux de la même vertu, comme celles de chardon-bénit, d'ulmaria, de fcorfonnaires, d'oxytriphillum, d'ofeille, de meliffe, de cerifes noires.

Eaux anti-pleuretiques. Les quatre eaux anti-pleurétiques font celles de fcabieufe, de chardon-benit, de taraxacon & de pavot-rhœas ou coquelicot.

Huiles ftomachiques. Les trois huiles ftomachiques font celles d'abfinthe, de coing & de maftic ; on en trouveroit d'autres qui auroient encore plus de vertu pour fortifier l'eftomac, comme celles de mufcade, de macis, de girofle, de laurier.

Onguents chauds. Les trois onguents chauds font les onguents d'agrippa, d'althœa, & nerval.

Onguents froids. Les quatre onguents froids font l'album Rafis, le populeum, le cerat de Galien, l'onguent rofat.

Les quatre farines. Les quatre farines font celles d'orge, de feves, d'orobes & de lupins ; on y joint fouvent celles de froment, de lentilles, de lin, de fœnugrec.

CHAPITRE III.

De la Préparation des Médicamens.

LA Pharmacie Galénique fe réduit à trois opérations générales, qui font l'élection, la préparation & la mixtion des médicamens.

Election. L'élection confifte à choifir les drogues fimples dont on fait les remedes. Pour procéder à ce choix avec exactitude, on doit obferver plufieurs circonftances.

Premierement les lieux ; car quelques-unes demandent l'air des bois, des champs, les autres la culture des jardins ; les unes les lieux aquatiques ou marécageux, les autres les lieux fecs & arrides ; les unes les lieux montagneux, les autres les fonds ou les campagnes ; les unes les murailles, les rochers ; les autres les bords des chemins, les foffés, les vignobles ; les unes les terres graffes, les autres les terres fablonneufes.

Climat. En fecond lieu le climat ; car les unes excellent dans les Pays chauds, & les autres dans les Pays froids : ainſi le ſéné du Levant eſt beaucoup plus purgatif que celui qui croît aux autres Pays ; l'iris & le fenouil de Florence ſont meilleurs que ceux de France. Le cochlearia eſt plus abondant & plus rempli de vertu en Angleterre qu'en France.

En troiſiéme lieu le voiſinage ; car quelques-unes acquierent de la vertu des plantes voiſines, comme l'épithyme qui croît ſur le thym, la cuſcute ſur le lin, le polypode & le guy ſur le chêne ; les autres ont plus de force & de vertu quand elles croiſſent éloignées les unes des autres, que quand elles ſont proches, comme les coloquintes. *Le voiſinage.*

En quatriéme lieu le temps, car quelques-unes ſont dans leur plus grande vigueur au Printemps, les autres en Eté, les autres en Automne ; on ne peut pourtant pas déſigner un temps bien préfix en cette occaſion ; car ſuivant les différens climats, les mixtes croiſſent plus ou moins vîte. La regle générale eſt que les plantes doivent être cueillies, s'il ſe peut, en beau tems, avant qu'elles pouſſent leur graine ; les fruits, les ſemences, les fungus doivent être cueillis lorſqu'ils ont atteint la groſſeur qu'ils doivent avoir ; les animaux doivent être tués jeunes, vigoureux, avant qu'ils ſe ſoient accouplés avec les fémelles. Les minéraux doivent être retirés des mines, quand ils ont la grandeur, la ſolidité, la peſanteur & la couleur requiſe. *Le temps.*

En cinquiéme lieu, la ſubſtance, car les unes doivent être compactes comme l'opium, les autres friables comme la ſcammonée, les unes péſantes comme la caſſe, les autres legeres comme l'agaric ; les unes liquides & coulantes comme la térébenthine commune, les autres dures & ſeches comme l'aloës, les unes molles comme les tamarins, les autres dures comme les myrobolans. *La ſubſtance.*

En ſixiéme lieu, l'odeur, car pluſieurs remédes ſont d'autant meilleurs qu'ils ſont plus odorans comme le ſantal citrin, le ſaſſafras, la cannelle. *L'odeur.*

En ſeptiéme lieu, le goût, car les unes doivent être douces comme la régliſſe, ameres comme l'aloës, aigres comme les tamarins, âcres comme le gingembre, ſtyptiques comme l'acacia. *Le goût.*

En huitiéme lieu, la couleur, car les unes doivent être blanches comme l'agaric, noires comme les tamarins, rouges comme le ſang de dragon, vertes comme le verdet, bleues comme le vitriol de Cypre, jaunes comme le curcuma, griſes comme le jalap. *La couleur.*

En neuviéme lieu, la grandeur & la groſſeur, car quelques-unes doivent être longues & moyennement groſſes comme la caſſe, les viperes ; les autres doivent être petites comme les cornes de cerf encore tendres, les petits chiens. *La grandeur & la groſſeur.*

La préparation des remédes conſiſte premierement à les laver pour en ôter la craſſe, comme on fait aux racines auſſi-tôt qu'elles ont été retirées de la terre, ou pour les purifier de quelques parties âcres qu'elles contiennent ; ainſi on lave la litharge, la thutie dans l'eau, ou pour augmenter leur vertu, comme quand on lave les pommades dans des eaux odorantes. *Lotion.*

En ſecond lieu, à les monder de leurs parties groſſieres & inutiles, ainſi l'on monde le ſéné de ſes bâtons & de ſes feuilles mortes ; on ôte de certaines racines une maniere de corde qui ſe trouve dedans, on ôte des raiſins ſecs les pepins qui ſont durs & aſtringents. *Monder.*

En troiſiéme lieu, à les faire ſecher comme les végétaux & les animaux, leſquels on expoſe au Soleil ou à l'ombre, afin que l'humidité en étant diſſipée, ils puiſſent être gardés ſans ſe corrompre ; mais comme les fleurs en ſechant perdent ſouvent leur couleur & leur odeur, on doit en envelopper quelques-unes dans du papier gris par petits paquets, comme celles d'hypericum, de petite centaurée ; pour les roſes rouges elles doivent être ſechées promptement au Soleil le plus chaud, car ſi on les faiſoit ſécher lentement, elles perdroient leur couleur ; les groſſes racines ont peine à ſe ſecher ſans ſe pourir en dedans, & nous voyons ſouvent les gros morceaux de rhubarbe gâtés dans le cœur, c'eſt pourquoi l'on doit les choiſir de groſſeur médiocre on coupe par tranches les racines de jalap, de méchoacam, de bryone pour les faire ſecher plus facilement ; les fruits qui abondent en humidité ſuperflue doivent être *Secher.*

fechés dans le four , autrement ils fe pouriffent; les viperes, après qu'on en a féparé la tête, la peau & les entrailles, doivent être attachées à une ficelle, & fe-
chées à l'ombre.

Il faut prendre garde que les drogues ne fechent trop long-temps de peur qu'elles
ne perdent leur meilleure fubftance ; quand elles font feches il faut les enfermer
dans des boëtes pour les garder.

Humecter. En quatriéme lieu, à les humecter, ainfi l'on humecte la limaille d'acier & la
rouillure de fer avec de la rofée ou de la pluye pour les ouvrir & pour augmenter
leur vertu.

Infufer. En cinquiéme lieu, à les infufer dans des liqueurs, foit pour les faire diffoudre ,
comme la cérufe dans le vinaigre ; foit pour communiquer leur vertu à la liqueur ,
comme quand on fait tremper le féné, les rofes, la rhubarbe , dans l'eau ; foit pour
corriger leur action trop forte , comme quand on met tremper la racine d'éfula dans
du vinaigre , avant que de l'employer ; foit pour les ouvrir & pour augmenter leur
vertu ; comme quand on fait tremper les dattes dans du vin blanc ou dans l'hydromel , & quand on fait infufer l'antimoine dans une liqueur acide pour le rendre
émétique ; foit pour les conferver, comme quand on met des fruits , des racines,
ou des animaux dans de l'efprit-de-vin, ou dans du vinaigre ; foit pour les attendrir, enforte qu'on puiffe les pulverifer facilement, comme quand on éteint du
criftal & des cailloux rougis dans du vinaigre.

Macéra-
tion ou di-
geftion. En fixiéme lieu , à les faire macerer ou diriger, comme quand après avoir pilé
les rofes , on les met dans un pot, on les couvre de fel , & on les laiffe en cet état
pendant plufieurs mois, afin que le fel & l'huile s'éxaltant par la fermentation, on
retire enfuite plus d'efprit quand on les fait diftiller. On fait écumer du miel dans
de l'eau , puis on le met dans un lieu chaud pendant plufieurs mois, afin que par
la digeftion ou fermentation il devienne vineux.

Coction. En feptiéme lieu , à les faire cuire , foit pour les amollir , comme quand on
fait bouillir les racines d'énula & d'althæa pour en tirer la pulpe ; foit pour qu'ils
communiquent leur qualité à la décoction, comme quand on fait des tifannes ;
foit pour les rendre épais , comme quand on fait cuire le moût ou le fuc de coings
en fapa ou en cotignac ; foit pour les conferver, comme quand on confit les racines, les yeux de peuplier ; foit pour les corriger, comme quand on fait bouillir
la caffe, afin d'empêcher qu'elle n'excite des vapeurs ; foit pour les purger de leurs
parties inutiles , comme quand on fait cuire la litharge , & les autres préparations
de plomb, avec les huiles & les graiffes ; foit pour augmenter leur force ; comme
quand on torrefie la rhubarbe pour la rendre plus aftringente , & quand on calcine
l'alun pour le faire devenir efcarrotique.

Scier ou
couper, ha-
cher , ra-
per , limer,
caffer , ou
rompre. En huitiéme lieu , à les fcier ou couper , comme les bois ; à les hacher ; comme
les herbes ; à les raper , comme la corne de cerf, l'yvoire ; à les limer, comme le fer,
l'acier ; à les caffer ou rompre comme les racines, les fruits fecs.

Pulverifa-
tion. En neuviéme lieu , à les réduire en poudre, foit par le moulin, comme les farines, foit par le mortier, comme le féné, la rhubarbe ; foit par la molette fur le
porphyre , comme les coraux, les perles.

Mixtions
des medi-
camens. La mixtion des médicamens confifte à les mélanger & unir enfemble pour en
faire des compofitions. Pour ce mêlange il faut premierement diftinguer les ingrédiens qui s'uniffent enfemble naturellement, d'avec ceux qui ne peuvent avoir de
liaifon que par art ; l'huile , par exemple , s'unit bien avec les fubftances graffes ,
mais elle ne fe lie qu'imparfaitement avec les fubftances aqueufes, on eft contraint
d'en faire le mêlange dans un mortier, comme quand on prépare l'onguent nutritum ou le beurre de Saturne : l'efprit de fel femble fe lier facilement avec l'efprit-
de-vin, néanmoins la liaifon en eft plus étroite quand on les fait circuler enfemble
dans un vaiffeau de rencontre , comme quand on prépare l'efprit de fel dulcifié ; on
mêle un peu d'huile de canelle ou quelqu'autre effence dans du fucre candi pulve-
rifé pour faire l'oleofaccharum , afin que l'huile étant raréfiée par ce moyen dans
les

les parties du sucre, elle puisse être dissoute avec lui dans les liqueurs aqueuses.
On mêle de la térébenthine avec du jaune d'œuf pour la rendre dissoluble dans les
décoctions.

En second lieu, on doit sçavoir les moyens dont il faut se servir pour le mélange des drogues, car quelquefois il suffit de les agiter ensemble dans un mortier,
comme les poudres, le mercure, qu'on éteint avec la térébenthine. Quelquefois il
faut les battre long-temps, comme les fleurs, quand on les mêle avec du sucre pour
faire des conserves, les masses des pilules, des trochisques; quelquefois il faut les
faire dissoudre dans des eaux-fortes, comme quand on fait les préparations de Chymie sur les métaux; quelquefois il est nécessaire de les faire bouillir ensemble,
comme le sucre ou le miel avec les sucs, les décoctions, les infusions, pour faire
les syrops & plusieurs autres compositions; quelquefois il faut faire consumer
l'humidité à petit feu après le mélange, comme quand on fait l'extrait penchyma-
gogue; quelquefois il faut les démêler ensemble avec le bistortier, comme les pulpes & les poudres, dans le sucre ou dans le miel cuit; quelquefois il faut les liquéfier ensemble, comme la cire, la résine, les poix, avec les huiles; quelquefois il
faut les mêler avec un grand feu, comme les métaux, & plusieurs minéraux qu'on
met en fusion ensemble; quelquefois il faut les amalgamer, comme le mercure,
avec l'or ou l'argent.

En troisiéme lieu, on doit observer de l'ordre dans le mélange des drogues,
car les unes doivent être mêlées avant les autres; par exemple; il faut mêler les
pulpes dans les compositions avant les poudres, & les poudres avant les essences;
les ingrédiens odorants & volatils doivent être laissés ordinairement pour la fin,
de peur que leur vertu ne s'altere par la chaleur & par l'agitation; la scammonée,
l'aloës & les autres gommes se grumellent dans les électuaires, si on les mêle pendant que la matiere est encore trop chaude, il faut attendre qu'elle soit presque
froide; la cire & les poix ne doivent être mélangées ou fondues dans les emplâtres, qu'après la cuite de la litharge ou du minium, ou de la céruse, s'il y en
entre.

Lorsqu'on veut faire des tablettes où il n'entre point d'acide, on peut mêler
tout d'un coup la liqueur avec le sucre pour les faire cuire ensemble; mais si l'on
a dessein de préparer des tablettes acides, comme celles de berberis, de citron, de
grenade, il ne faut mêler le suc que peu à peu avec le sucre sur le feu, & le dessécher à mesure; car si l'on y faisoit entrer tout en une fois le suc qui y doit être
employé, on ne viendroit pas à bout de donner au mélange par la coction une
consistance assez solide pour en former des tablettes. Quand on veut faire le sel
polycreste, on mêle le soufre avec le salpêtre avant que de jetter la matiere dans
le creuset rougi, & quand on veut faire le crystal minéral, on met en fusion par
le feu, le salpêtre avant que d'y mêler le sucre.

En quatriéme lieu, il faut que la composition soit d'une bonne consistance,
qu'elle soit gardée dans un lieu sec, & si elle est liquide, comme les électuaires,
qu'elle soit agitée de tems en temps avec une espatule, afin de donner lieu à la
fermentation.

On pourroit faire encore un grand nombre d'autres remarques sur l'élection
sur la préparation & sur le mélange des remédes; mais outre qu'il seroit trop
long de les raporter ici; la plûpart ne peuvent être bien comprises qu'en travail-
lant, & les autres sont répandues dans le corps de cet Ouvrage.

CHAPITRE IV.
CONTENANT EN ABREGÉ
UN LEXICON
PHARMACEUTIQUE,
Où l'on donne l'étymologie de plusieurs termes dont on se sert
en Pharmacie.

A.

ABLUENTIA MEDICAMENTA, *ex abluere*, laver, nettoyer, font des remédes qui détachent & détergent doucement les humeurs en les humectant & amolissant: tels font les eaux minérales de Sainte Reine, de Forge, &c.

ABSTERGENTIA, *ab abstergere*, nettoyer, déterger, font des remédes propres à pénétrer & à déterger les humeurs: tels font l'aigremoine, la veronique, les autres herbes vulnéraires, les déterfifs, &c.

ACERBUS, *ab ακη, acies, acumen*, acerbe, eft une faveur par laquelle la langue eft piquée, retirée, & les lévres refferrées, comme quand on mâche des coings verds.

ACETABULUM, étoit une mefure des Anciens contenant deux onces & demie de vin, ou deux onces & deux dragmes d'huile.

* ACETUM ANTIMONII, eft une liqueur aigrelette qui fort par diftillation de l'Antimoine minéral.

Aigre de miel. ACETUM *PHILOSOPHICUM*, vinaigre Philofophique, eft un aigre tiré du miel. *Voyez* mon Livre de Chymie.

ACETUM *SATURNI*. Voyez *Impregnatio Saturni*.

ACOPUM, ex à & κόπτω, *cado, ferio*, eft un reméde pour les laffitudes, comme font plufieurs linimens ou onguents dont on fait frotter les membres.

ACOUSTICA, font des remédes propres pour les maladies des oreilles.

ACUENTIA, *Medicamenta, ab acuere*, aiguifer, font des drogues propres à aiguifer la vertu de quelque reméde, comme quand on mêle trois ou quatre grains de diagrede, ou de trochifques alhandal, dans une prife de pilules.

ACUMELI. Voyez *APOMELI*.

ÆGIPTIACUM *Unguentum*, eft une compofition fort déterfive, improprement appellée onguent, car il n'y entre ni huile ni graiffe; fon nom vient de ce qu'elle a eté inventée en Egypte.

Chalcus. ÆRLOLUS feu *Chalcus*, étoit un petit poids des anciens Grecs, péfant deux de nos grains.

ÆTHEREA *Subftantia*, eft un efprit volatil, ou la pattie d'un mixte la plus détachée, qui fe répand de foi-même en l'air, qu'on appelle en latin *Æther*.

Prépara- tion de Mercure. Vertus. Dofe. ÆTHIOPS MINERALIS, eft une préparation de mercure qui fe fait en mêlant exactement enfemble deux parties de fleur de foufre avec une partie de vif-argent; puis y allumant le feu pour faire brûler le foufre, il refte une poudre noire très-bonne pour les maladies vénériennes, prife par la bouche en pilule ou en bolus: La dofe en eft depuis deux grains jufqu'à huit; elle agit fouvent par les fueurs, & rarement par la falivation. * Ce nom lui a été donné pour exprimer une matiere minérale noire comme un Æthiopien.

Piloles ag- gregatives. AGGREGATIVÆ, *Pilula, ex aggregare*, affembler, font des pilules purgatives, cephaliques, qui font dites affembler les humeurs pour les purger: La dofe en eft depuis un fcrupule jufqu'à quatre; *Mefué* en eft l'Auteur.

* AIGRE, chez les Fondeurs, est quand une matiere qu'ils ont mise en fusion pour la verser dans un moule, est difficile à se lier & à se mouler.

AL, est une particule Arabe signifiant *le* ou *la*; mais elle est souvent employée au commencement d'un nom, pour désigner une chose relevée, grande, excellente.

* *Albugine* de coral, nom François; c'est le Magistere de corail.

ALCHIMIA, ex *Al* & χυω, *fundo*, est la Chymie, qui enseigne la transmutation des métaux.

ALBUM RHASIS, seu *unguentum de cerusa*, vulgairement appellé en François blanc-raisin, est un onguent blanc, dessicatif, rafraîchissant, dont la ceruse fait la base; *Rhasis* en est l'Auteur. *(marg. Onguent de ceruse, blanc-raisin.)*

ALEMBICUM, ex *articulo Arabico Al* & *Graeco* αμβιξ, *vasis species*, c'est un vaisseau distillatoire appellé en François *Alambic*; mais ce nom s'adapte tantôt à un simple chapiteau, & tantôt au chapiteau & à la cucurbite joints ensemble.

ALEPHANGINÆ, *pilula*, ex *alephangia*, mot Arabe qui signifie odorant, ou comme le veulent quelques Auteurs, *aleophangina*, à cause qu'il entre beaucoup d'aloës dans leur composition, sont des pilules purgatives, stomachales: La dose en est depuis demi-scrupule jusqu'à une dragme. *Mesué* & *A. Mensicht* les ont décrites chacun différemment. *(marg. Pilules purgatives. Dose.)*

ALEXICACON, ex αλεξω, *opem fero* & χακις *malus*, est un Amulette qui résiste au venin. *(marg. Amulette.)*

ALEXIPHARMACA, ex αλεξω, *opem fero*, & φαρμακον *medicamentum*, sont des remédes propres pour résister à la malignité des humeurs, & pour fortifier les parties vitales, comme la Thériaque, le Mithridate, l'Orvietan.

ALEXITERIA, ex αλεξω, *opem fero*, & θηρ, *fera*, sont des remédes alexipharmaques employés contre la morsure de quelque bête venimeuse telle qu'elle soit, appellée en latin *fera*; tels sont les sels volatils de vipere, de corne de cerf, les confections cordiales, la thériaque.

* ALEXITERIUM ANTIMONIALE, est une teinture de verre d'antimoine un peu épaissie. La dose en est depuis quatre gouttes jusqu'à vingt. *Voyez* mon Traité de l'Antimoine. *(marg. Teinture de verre d'Antimoine.)*

ALHANDAL, nom Arabe, signifiant coloquinte, est donné aux trochisques de coloquinte; elles sont fort purgatives: La dose en est depuis deux grains jusqu'à demi-scrupule. *(marg. Trochisques d'alhandal. Dose.)*

* ALICA, *ab alere*, nourir, étoit, selon Hippocrate & Galien, une espéce d'aliment composé avec un certain froment qu'on faisoit bouillir & cuire long-temps dans de l'eau & du vin miellé, ou bien dans du vin doux; on y ajoutoit quelquefois du sel, de l'huile & du vinaigre: les Modernes ont changé cet aliment bizarre & dégoûtant pour les Convalescens, en la Panade.

ALIPTA MOSCHATA, ou mélange musqué, est une composition de trochisques aromatiques fortifians, où il entre du musc & de l'ambre: La dose en est depuis demi-scrupule jusqu'à un scrupule. *(marg. Trochisques aromatiques. Dose.)*

ALKAEST, seroit un dissolvant universel, mais il n'y en a point. * Ce nom est composé de deux mots Allemands *Al geest*, qui signifient tout esprit. Paracelse s'est servi le premier de ce terme; néanmoins Vanhelmont prétend en être l'Inventeur.

ALKALI, *ex Al* & *kali*, soude, est proprement le sel du Kali: mais on appelle aussi alkali tous les sels fixes tirés des autres plantes, & les matieres qui fermentent à la rencontre des acides. *Voyez* ce que j'en ai écrit dans mon Livre de Chymie en parlant des principes.

ALKOOL, est un mot Arabe qu'on emploie en Chymie pour exprimer un esprit très-subtil, ou une poudre fort fine: ainsi on appelle alkool de vin, de l'esprit-de-vin bien rectifié, & du corail réduit en alkool, du corail qui a été broyé en poudre impalpable sur le porphyre.

ALLIOTICA, sont des remédes anodins altérans.

ALOETICA, sont des compositions de remédes où l'aloës entre en bonne quantité

Alphenicum, Pénides.

***ALPHENIC**, feu *Alphenicum*, eſt un mot Arabe qui ſignifie *Pénides;* on dit que ce nom a été donné à cette préparation de ſucre à cauſe de ſa grande blancheur.

Remédes altérans.

ALTERANTIA MEDICAMENTA, ſont des remédes qui préparent les humeurs pour la coction, ou pour l'évacuation.

Pots ſublimatoires.

ALUDELS, ſont des pots ſans fond joints enſemble, dont on ſe ſert en Chymie pour les ſublimations.

Eau alumineuſe.

ALUMINOSA AQUA, eſt une eau vulnéraire compoſée, où il entre beaucoup d'alun; *Liebaut* & *Fallope* l'ont décrite.

AMALGAMATIO, eſt un mêlange & une liaiſon du vif-argent avec quelque autre métal fondu. *Voyez* ce que j'en ai écrit dans mon Traité de Chymie.

AMPHIBIA, ex ἀμφί χαίϵιν, eſt tout Animal qui vit dans l'eau & ſur la terre, comme le caſtor, le loutre, la tortue, la grenouille.

AMPHORA, étoit un grand vaiſſeau à anſes, ou une meſure des Anciens qui contenoit quatre-vingt livres de vin, ou environ ſoixante-dix livres d'huile.

Amulettes.

AMULETA, ſont des remédes qu'on porte pendus au col, ou attachés au poignet pour guérir la fiévre, ou pour réſiſter au venin; ils agiſſent par leurs parties volatiles, qui étant échauffées pénétrent les pores juſques dans les humeurs, où elles apportent diverſes altérations par les fermentations qu'elles y excitent.

Amandé.

AMYGDALATUM, eſt un lait qu'on tire des amandes en les pilant & les délayant dans de l'eau; Amandé.

ANA, ſignifie *de chacun;* ce mot eſt employé dans toutes les Recettes ou Ordonnances des Médecins.

ANACOLLEMATA, ſont des remédes qui étant appliqués ſur le front & ſur les temples, arrêtent & calment le trop grand mouvement des humeurs qui tombent ſur les yeux.

ANALEPTICA, ex ἀναλαμϐάνϵιν, *reficere*, ſont des remédes reſtaurans & rétabliſſans la nourriture des parties du corps.

Analyſe.

¶ *ANALYSIS*, Græcè ἀναλυσις, *diſſolutio*, Analyſe eſt la ſéparation des ſubſtances ou principes qui compoſent naturellement un mixte ou un compoſé.

ANAPHROMELI, eſt du miel écumé.

ANAPLEROTICA, ſont des remédes qui cicatriſent les plaies, comme la ſarcocolle, les onguents & les emplâtres deſſicatifs.

ANASTOMOTICA, ex ἀναστομόω, *aperio*, ſont des remédes inciſifs, aperitifs, propres pour lever les obſtructions.

ANATYMIASIS, ex ἀνά, *ſurſum*, & θυμίαω, *evaporo, ſuffio*, eſt un parfum comme une caſſolette, une eau d'Ange.

ANHALTINA, ſont des remédes propres pour faciliter la reſpiration; tels ſont les herbes vulnéraires, les préparations de ſoufre.

ANIMA HEPATIS, eſt le vitriol ou ſel de Mars: ce nom lui a été donné par les Chymiſtes, à cauſe qu'il eſt capable de lever les obſtructions du foie, & de guérir ſes maladies.

ANODYNA, ſont des remédes adouciſſans & propres à calmer les douleurs; tels ſont le pavot, le nénuphar.

ANTI, ſignifie *contre.*

ANTIAPOPLECTICA, ſont des remédes propres contre l'apoplexie.

ANTIASTHMATICA, ſont des remédes propres pour l'aſthme.

ANTICOLICA, ſont des remédes carminatifs propres contre la colique.

ANTIDOTUS, ab ἀντί & δίδωμι, *do*, eſt un reméde contre le venin & la malignité des humeurs, Antidote.

ANTIDYSENTERICA, ſont des remédes propres contre la dyſſenterie, tels ſont la Rhubarbe, l'Ypecacuanha.

ANTIEPILEPTICA, ſont des remédes propres contre l'épilepſie; tels ſont le pied d'Eland, les ſels volatils des Animaux.

ANTIHECTICA, mot grec, ſont des remédes propres contre la fiévre hectique;

tels sont le ceterach, la pulmonaire, l'antihectique de *Poterius*, le lait de soufre.

¶ ANTIHECTICUM , *Poterii* , seu *Diaphoreticum joviale* , est un mélange d'étain & de régule d'Antimoine fixé par le salpêtre.

ANTIHYDROPICA, sont des remédes propres contre l'hydropisie ; tels sont le jalap, le méchoacan, les sels de Mars, de tamarisc.

ANTIHYPOCHONDRIACA, sont des remédes propres contre la mélancholie hypochondriaque; tels sont l'ellébore, le séné, les sels aperitifs. *(D. de Pirou & Palmarius.)*

ANTILYSSUS, ex *anti*, contra, & λύσσα, *rabies*, est une composition de poudre propre contre la rage.

ANTIMELANCHOLICA, ex *anti*, contra , & μελᾶναχολή, *nigrabilis*, sont des remédes qui dissipent l'humeur mélancolique ou atrabile ; tels sont l'extrait panchymagogue , les sels aperitifs.

** ANTIMONIUM DIAGREDIATUM*, Antimoine diagredié, c'est la poudre cornachine.

ANTINEPHRITICA, ex *anti* , contra, & νεφρίς, rein, sont des remédes propres pour les maladies des reins, pour la pierre, la gravelle ; tels sont la térébenthine , les racines, & les sels apéritifs, l'esprit de sel, les cloportes.

ANTIPODAGRICA, ex *anti*, & πτδὸς ἄγρα, *pedis captura* , sont des remédes propres contre la goutte ; tels sont le syrop de nerprun , le lait, l'urine.

ANTIPYRETICA, ex *anti* , contra , & πύρ, *ignis*, feu, sont des remédes propres pour guérir la brûlure ; tels sont l'esprit-de-vin, la chaux éteinte, l'onguent populeum , l'huile d'œuf.

ANTISCORBUTICA , *vel*, SCORBUTICA , ex *schore*, germanicè *ruptura* & *bot*, id est *os*, comme qui diroit rupture des os , parce que le scorbut commence par ébranler les os de la bouche ou les dents ; sont des remédes propres pour le scorbut, comme le cresson, le cochlearia, le becabunga.

ANTISPASMATICA, *seu*, ANTISPASMICA , ex *anti*, & σπάω, *traho* , sont des remédes propres contre les convulsions ; tels sont la thériaque, les sels volatils, l'eau impériale, les pillules d'agaric.

APERIENTIA, ex *aperire*, ouvrir, sont des remédes salins, incisifs, pénétrans, propres pour lever les obstructions qui se font faites dans les petits vaisseaux des viscéres ; tels sont les racines de gramen, d'arrête-bœuf, les sels d'absinthe, de Mars. *(Apéritifs.)*

APOCRUSTICA , sont des remédes astringens, consolidans, réprimans ; tels sont le vitriol, l'alun.

APODAGRITICA, sont des espéces de collyres propres pour dessécher & arrêter les larmes involontaires des yeux; on les fait avec les eaux de plantin, d'euphraise , le vitriol, la tuthie.

APOMELI, *seu* ACUMELI, seu OXYMEL , est une espéce de syrop composé de miel, de vinaigre & d'eau , cuits ensemble. *(Acumeli. Oxy me.)*

APOPHLEGMATISMUS , ex ἀπὸ & φλέγμα, *pituite*, est un masticatoire ou un remède qui étant mâché échauffe la bouche, ouvre les vaisseaux salivaires , & excite le crachat; tels sont la pyrhetre, le gingembre.

APOPLECTICA, ex ἀποπληξία , sont des remédes propres contre l'apoplexie , tels sont l'extrait panchimagogue, les sels volatils.

APOSTO LORUM UNGUENTUM, est un onguent vulnéraire, composé de douze sortes de drogues, égalant le nombre des Apôtres, d'où lui vient son nom. *(Onguent.)*

APOTHECA, est un mot grec qui signifie la boëte ou le vaisseau dans lequel on garde le médicament, d'où est venu le nom *Apothecarius*, Apothicaire. *(Apothecarius.)*

APOTHERMUS, signifie *sapa* , ou vin cuit.

APOZEMA , ex ἀπὸ & ζέω , *fervea*, est une forte décoction ou une infusion de plusieurs plantes & autres ingrédiens ; Apozéme.

¶ AQUA , vel *essentia Rabel*, est un mélange d'huile de vitriol avec le double de son poids d'esprit-de-vin. *(Essence de Rab. l.)*

AQUA CŒLESTIS , on a donné ce nom à plusieurs espéces d'eaux médeci- *(Aqua Cœlestis.)*

nales, aux unes à caufe de leur qualité alexitaire & des autres grandes vertus qu'él-
les poffedent, aux autres à caufe de leur couleur azurée qui imite celle du Ciel.

Eau de mil-le fleurs.   *AQUA FLORUM OMNIUM* , vel *Aqua mille florum*, Eau de mille fleurs, eft ordinairement une eau qu'on tire par diftillation de fiente ou bouze de vache récemment rendue ; mais on a donné ce nom depuis quelques années à l'urine de **Urine de vache.** vache nouvellement rendue, qu'on boit pour plufieurs maladies.

Eau-forte.   *AQUA FORTI* , Eau-Forte ; ce nom a été donné comme par excellence à l'Eau-Forte à caufe de fa grande force, car elle diffout les métaux.

Eau de fleurs d'O-ranges.   AQUA NAPHÆ , eft l'Eau de fleurs d'Orange diftilée.

Aqua Re-gia Eau ré-gale.   *AQUA REGALIS* , vel *Aqua Regia*, *a Rege*, Roi, parce que cette eau dif-fout l'or, qu'on appelle le Roi des Métaux.

Eau fecon-de.   AQUA SECUNDA, Eau feconde, eft une eau-forte, bleuâtre, affoiblie par de l'argent qu'elle a diffous, par beaucoup d'eau, & par une plaque de cuivre qui a fervi de précipitant à la diffolution. *Voyez* mon Cours de Chymie, au Chapitre de l'Argent.

Eau de Caillous.   AQUA CILICUM, Eau de Caillous, eft de l'eau dans laquelle on a fait éteindre des caillous rougis au feu : cette extinction fe fait dans une marmite de fer.

AQUILA ALBA, eft le fublimé doux. *Voyez* dans mon Livre de Chymie.

ARÆOTICA, mot grec, font des remédes qui raréfient les humeurs, & qui ouvrent les pores du corps ; comme les fels volatils.

Arbor phi-lofophicus. Arbre de Diane.   ¶ ARBOR DIANÆ, feu *Arbor philofophicus*, Arbre de Diane, eft un mêlange d'argent, de mercure & d'efprit de nitre, qui fe font cryftallifés enfemble en la forme d'un petit arbre. *Voyez* mon Cours de Chymie. On a donné le nom de Diane à cet-te opération, parce que la Lune qu'on appelle de même, ou l'argent, en fait la bafe.

Arcane corallin.   ARCANUM CORALLINUM, Arcane Corallin, c'eft du précipité rouge or-dinaire qu'on adoucit en y faifant brûler plufieurs fois de l'efprit-de-vin rectifié ; il eft furnommé Corallin, à caufe qu'il eft rouge comme du Corail. *Voyez* mon Cours de Chymie.

Sal de Duobus.   ARCANUM DUPLICATUM , vel *Sal de Duobus*, eft un fel blanc qu'on a tiré de la maffe qui eft reftée dans la cornuë après la diftillation de l'eau-forte ordinaire ; on l'appelle *Sal de Duobus*, à caufe qu'il eft tiré de deux matieres, du vitriol & du falpêtre.

ARÉGON , fignifie apportant du foulagement ; on a donné ce nom à un Onguent réfolutif, fondant, laxatif : *Nicolaüs Salermitanus* en eft l'Auteur.

Arthriti-ques.   ARTHRITICA, ex ἄρθρον, *articulus*, font des remédes propres pour les mala-dies de jointures, tels font le fyrop de rhamno cathartico, le chamædrys, le cha-mæpythis.

Libra.   AS, feu *LIBRA* , eft la livre, poids.

ASSAIERET *PILULÆ*, font des pilules purgatives, ftomacales ; la dofe en eft depuis un fcrupule jufqu'à quatre ; *Avicenne* en eft l'Auteur.

Poids.   ASSARIUS, étoit un poids des Anciens péfant deux dragmes.

ASSATIO , ex *affare*, rôtir, eft une coction féche, comme quand on torrefie de la rhubarbe, quand on fait cuire des feuilles au four.

ASTHMATICA *MEDICAMENTA* , font des remédes propres contre l'af-thme ; tels font la conferve d'énule campane, les préparations de foufre, les fleurs de benjoin.

Aftrin-gents.   ASTRINGENTIA , ab *aftringere*, ferrer, font des remédes qui arrêtent le cours immoderé des humeurs en refferrant les fibres & les fortifiant ; tels font le corail, le bol ; le fumach.

ASYNCRITUM *MEDICAMENTUM*, fignifie un remede fans pareil.

ATHANATIA *MAGNA* , eft une efpéce d'opiate hyftérique, fomnifere ; la dofe en eft depuis un demi-fcrupule jufqu'à une dragme.

Athan-nor, Four.   ¶ ATHANOR ou *Athannor*, vient de *Tanncron*, terme Arabe qui fignifie un four ; c'eft un fourneau très-commode pour faire les opérations de Chymie qui n'ont befoin que d'un feu moderé : quelques-uns l'appellént *Fourneau philofophique ;* d'autres *Fourneau des Arcanes.*

ATHERA, fignifioit chez les Anciens de la bouillie faite avec du lait & de la farine, ou de la colle faite avec de l'eau & de la farine.

¶ ATRAMENTA SYMPATHICA, Encres fympatiques ; font des liqueurs de différente nature qui fe détruifent l'une l'autre, & qui reprennent enfuite de la couleur. *Voyez* mon Cours de Chymie.

ATTENUANTIA, ex *attenuare,* atténuer, font des remedes qui pénétrent, raréfient & divifent les humeurs en partie fubtiles ; tels font les fels, la racine d'iris, les fleurs de benjoin, les efprits volatils.

ATTENUATIO, ab *attenuare,* eft une divifion ou fubtilifation des parties des médicamens, pour les rendre plus difpofées à fe diftribuer dans le corps.

AVICULÆ CYPREÆ, font des paftilles aromatiques, nommées *Oifelets,* parce qu'en brûlant elles s'envolent peu à peu à la façon des oifeaux, & elles parfument les lieux où elles brûlent.

AUREA ALEXANDRINA, eft une efpéce d'opiate ou antidote de grande compofition, dans lequel il entre de l'or qui lui donne fon nom ; il a été inventé par un Médecin nommé *Alexandre ;* la dofe en eft depuis demi-dragme jufqu'à une dragme & demie.

AUREUM UNGUENTUM, eft un onguent de couleur jaune ou dorée, vulneraire.

AUREUS, étoit un poids des Anciens péfant quatre fcrupules.

AURUM FULMINANS, vel *Crocus auri,* Safran d'or, eft un or pénétré & empreint par quelques efprits, qui en font écarter les parties avec violence quand on les échauffe.

AURUM POTABILE, or potable, on croit communément que c'eft de l'or dont on a fi bien divifé & féparé les principes, qu'on ne peut pas les réunir & raffembler pour les remettre en maffe d'or ; mais cette divifion fi exacte a paru impoffible jufqu'à préfent ; ainfi l'on ne peut pas dire qu'il y ait de véritable or potable.

¶ AUSTERUS, à græco αὐστηρός ab αὔω, *exficco,* eft une faveur âcre qui delféche la bouche avec forte aftrinction, comme font les poivres.

AZYMUS *PANIS,* en françois *Pain à chanter,* eft un pain dans lequel on n'a fait entrer aucun levain, comme le mot le porte, car ἄζυμος, fignifie *fermenti expers* ou fans levain ; on s'en fert en Pharmacie pour envelopper les bols ou les pilules qu'on veut faire avaler aux Malades.

B.

BACCA, grecè κόκκος, en françois *Baye,* eft un efpéce de petit fruit rond, ou un grain.

BALNEUM *MARIÆ,* vel *BALNEUM MARIS,* ou parce qu'il a été inventé par une femme nommée *Marie,* ou parce qu'on le faifoit autrefois avec de l'eau de la Mer, eft un bain diftillatoire d'eau chaude dans lequel on place une ou plufieurs cucurbites qui contiennent les drogues qu'on veut faire diftiller par une douce chaleur, afin que l'eau qui diftille ne fente point l'empireume : on fe fert auffi de ce bain-marie pour les digeftions & pour cuire les viandes, quand on fait des reftaurans pour les Malades. *Voyez* mon Livre de Chymie.

BALNEUM *VAPORIS,* bain de vapeur, eft quand on met en digeftion ou en diftillation quelque matiere à la vapeur de l'eau chaude. *Voyez* mon traité de Chymie.

¶ *BALNEUM VENTRIS EQUINI,* Bain de fumier de cheval, eft du fumier chaud dans lequel on met en digeftion quelque préparation contenue dans un vaiffeau.

BALON, eft un grand récipient de verre ou de grès qu'on adapte au col d'une cornue quand on veut faire diftiller quelque efprit acide qui fe raréfie en beaucoup de vapeurs ; comme quand on tire l'efprit de vitriol, l'efprit de nitre, l'eau forte. *Voyez* mon Livre de Chymie.

Baume. BALSAMUM, en François *Baume*, eft une efpéce d'huile vifqueufe, épaiffe, naturelle ou artificielle, qui prend fon nom de βάλσαμον, arbriffeau de Judée, d'où découle le véritable Baume Blanc.

Onguent fuppuratif. BASILICUM *UNGUENTUM*, à βασιλεύς, *quafi regium*, eft un onguent noir digeftif, excitant à la fuppuration, bafilic, fuppuratif.

BECHICA, ex βήξ, *tuffis*, font des remédes qui calment la toux, qui adouciffent les âcretés de la poitrine, & qui provoquent le crachat ; tels font les fyrops de jujubes, de tuffilage, les tablettes pectorales.

Electuaire purgatif.   *Vertus.*   *Dofe.* BENEDICTA *LAXATIVA*, eft une confection ou un électuaire fort purgatif, hyftérique, carminatif, dont on ufe fouvent dans les lavemens ; & rarement en potion; la dofe par la bouche eft depuis une dragme jufqu'à fix, & en lavement depuis trois dragmes jufqu'à dix.

BES, ou *BESSIS*, ou *OCTUNX*, étoit un poids des Anciens pefant huit onces.

BEZOARD *ANIMAL*, eft le foie & le cœur de la vipere féchés & pulvérifés.

BEZOARD *MINERAL*, eft une préparation d'antimoine fudorifique, à qui l'on attribue la vertu du bezoard ordinaire, d'où vient fon nom. *Voyez* dans mon Traité de Chymie.

BICONGIUS, étoit une mefure des Anciens contenant vingt livres de vin.

Biftortier.   *Bochet.*   *Bouchet.* BISTORTUS, en françois *Biftortier*, eft un rouleau de bois long, rond égal, uni, poli, fervant à remuer les compofitions, & à étendre les tablettes.

¶ BOCHETUM, *Bochet*, ou *Bouchet*, eft une feconde décoction des drogues qu'on a employées pour faire la décoction fudorifique ou deffecative, ou bien c'eft une foible décoction de ces mêmes drogues, dont on fait ufer aux malades pour leur boire ordinaire.

BOLUS, à βῶλος, *gleba*, *fruftum*, eft un mélange de plufieurs drogues médecinales réduites en confiftance d'opiate, qu'on divife en morceaux longuets de la groffeur d'une amande, lefquels on enveloppe dans du pain à chanter mouillé, & qu'on fait avaler fans mâcher pour en éviter le goût.

¶ *BOUQUAIN*, nom François, c'eft du fang de Bouc préparé.

Oleum glaciale Antimonii.   *Beurre, ou huile glaciale d'antimoine.* BUTYRUM, vel *Oleum glaciale Antimonii*, Beurre ou Huile glaciale d'antimoine, eft une liqueur cauftique épaiffe comme du beurre ou de la glace, qu'on tire par diftillation d'un mélange d'antimoine & de fublimé corrofif. *Voyez* mon Traité de l'Antimoine.

Beurre d'antimoine lunaire. BUTYRUM ANTIMONII LUNARE, Beurre d'antimoine lunaire, eft une liqueur épaiffe comme du beurre, rendue cauftique par des acides du nitre & du fel marin, qui font fortis d'un précipité d'argent. *Voyez* mon Traité de l'Antimoine.

Oleum corrofivum Arfenici. BUTYRUM, vel *Oleum corrofivum Arfenici*, beurre d'arfenic, eft un arfenic pénétré & rendu en confiftance de beurre par des acides du fublimé corrofif. *Voyez* mon cours de Chymie.

Beurre de cire. BUTYRUM CERÆ, Beurre de cire, eft une huile épaiffe qu'on tire de la cire par la diftillation. *Voyez* mon Cours de Chymie.

Butyrum ftanni.   *Beurre d'étain ou de Jupiter.* BUTYRUM JOVIS, vel *Stanni*, Beurre d'Etain ou de Jupiter, eft une huile corrofive, ou toujours fumante, qu'on tire d'un mélange d'une partie d'étain & de trois parties de fublimé corrofif. *Voyez* mon Cours de Chymie.

BUTYRUM SATURNI, Beurre de Saturne, eft un onguent nutritum qu'on fait en agitant enfemble dans un mortier du vinaigre de Saturne avec de l'huile rofat, jufqu'à ce que le mélange prenne une confiftance de beurre.

C.

CACHECTICA, ex καχεξία, font des remédes aperitifs, propres pour lever les obftructions les plus enracinées ; tels font les préparations de Mars, les fels aperitifs.

CADUS

CADUS, ou *CERANIUM*, étoit une grande mesure des Anciens, contenant cent vingt livres de vin, & environ cent cinq livres d'huile. *(Mesure.)*

¶ **CALCINATIO**, est réduire en chaux quelque matiere par le feu ou par les eaux-fortes.

CALX ANTIMONII, Chaux d'Antimoine, c'est l'antimoine diaphorétique; la dose en est depuis six grains jusqu'à trente. *(Chaux d'antimoine.)*

CALX AURI, *sive Solis*, Chaux d'or, est une poudre d'or qui reste quand on a séparé l'or de son amalgame par la calcination; ou bien c'est un or séparé d'avec l'argent avec lequel il étoit incorporé par le moyen du départ. *(Calx solis. Chaux d'or.)*

CALX JOVIS, Chaux de Jupiter ou d'étain, c'est de l'étain calciné pendant trente-six heures. *(Chaux de Jupiter ou d'Etain.)*

CALX LUNÆ, Chaux d'argent, c'est de l'argent dissous par de l'eau-forte, & précipité en poudre blanche par de l'eau & une plaque de cuivre, ou par de l'eau salée de sel marin. *(Chaux d'argent.)*

CALX MERCURII, Chaux de Mercure, c'est le précipité rouge sans addition; la dose en est depuis deux grains jusqu'à six. *(Chaux de Mercure.)*

CALX SATURNI, c'est du Minium.

CALX VENERIS, Chaux de cuivre ou de Venus. *(Chaux de Cuivre.)*

CAPITULUM, Chapiteau, est la tête ou la partie supérieure de l'alambic qui ramasse les vapeurs dans sa capacité, & qui les fait distiller par son bec dans un recipient qu'on lui a adapté. *(Chaux de Vénus. Chapiteau.)*

Chapiteau aveugle, est quand le bec du chapiteau est encore bouché hermétiquement, tel qu'on le trouve chez les Marchands Verriers. *(Chapiteau aveugle.)*

CAPUT MORTUUM, seu *TERRA DAMNATA*, Tête morte, est la terre qui reste après qu'on a séparé les principes actifs d'un mixte. *Voyez* mon Livre de Chymie. *(Terra damnata, tête morte.)*

CARAT D'OR, est la vingt-quatrieme partie du poids de ce métal: Carat de perles, de diamans, & des autres pierres précieuses, est de quatre grains.

CARDIACA, à καρδια, *cor*, sont des remédes cordiaux, ou qui fortifient & réjouïssent le cœur; tels sont les confections d'hyacinthe & d'alkermès, le syrop de limon.

CARMINATIVA *MEDICAMENTA*, sont des remédes salins & sulfureux, attenuant beaucoup les humeurs, & dissipant les vents; tels sont l'anis, le gingembre, les sels alkali, la hiere. Le mot de *carminatif* vient du verbe *carminare*, qui signifie carder de la laine: on a donné ce nom par métaphore aux remédes qui divisent les humeurs, comme la laine est divisée quand on la carde.

CARRELET, est un instrument de bois fait en carré, & ayant aux quatre coins des pointes de clous pour y attacher un blanchet.

CARYOCOSTINUM *ELECTUARIUM*, à *caryophillo* & *costo*, est un électuaire purgatif qui prend son nom des girofles & du costus, lesquels entrent dans sa composition; la dose en est depuis une dragme jusqu'à demi-once. *(Electuaire purgatif.)*

CATAGMATICA, à καταγμα, *fractura*, sont des remédes propres pour les fractures, appliqués extérieurement.

CATALOTICA, sont des remédes propres pour applanir & dissiper les marques grossieres des cicatrices qui paroissent sur la peau.

CATAPLASMATA, sont des mêlanges de poudres; ou odorantes, dont on parfume les habits; ou fortifiantes, qu'on applique sur l'estomac, sur le cœur, sur la tête; ou escarrotiques, avec lesquelles on fait consumer les chairs.

CATAPLASMA, à κατα & πλασμω, *formo*, *fingo*, est un reméde composé de farine, d'herbes ou d'huile, ayant une consistance de pulpe ou de bouillie, qu'on applique sur les parties malades, cataplâme: le nom de ce reméde vient de la ressemblance qu'il a avec l'argile ou terre amollie dont les Potiers forment leurs pots.

CATAPOTIA, à πινω, & πιτω, *devoro*, signifie pilules. *(Pilules.)*

CATHARTICA, à καθαιρω, *purgo*, sont des remédes purgatifs.

C

CATHÆRETICA, à καθα'ρω , *subverto* , *detraho*, sont des remédes propres à consumer les chairs baveuses & les excroiffances qui viennent dans les plaies; tels font le précipité rouge, l'alun brûlé.

CATHOLICUM, à καθα & ολος, *totus*, eft un électuaire qui eft dit univerfel ou purgeant toutes les humeurs; la dofe en eft depuis deux dragmes jufqu'à dix.

Obrusa ca-tillus, cou-pelle. **CATILLUS** *CINEREUS*, feu *OBRUSÆ CATILLUS*, en François *Coupelle*, eft une efpéce d'écuelle faite de cendres lavées, qui fert à purifier l'or & l'argent. *Voyez* dans mon Livre de Chymie.

CATOTERICA, mot grec, font des remédes purgatifs, deftinés pour purger les reins, le foie, la veflie ; tels font les fyrops de pomme compofés, & de rofes pâles, la caffe.

CAUTICA, à καιω, *comburo*, en François, *Cauteres*, font des remédes falins, corrofifs, brûlans.

Cément Royal. **CEMENTATIO**, eft une maniere de purifier l'or par le moyen du cément royal, qui eft une pâte compofée de fel commun, de fel armoniac, & de bol, pulvérifés & incorporés avec de l'urine. *Voyez* mon Livre de Chymie.

CEPHALICA, à κεφαλη, *caput*, font des remédes propres pour les maladies de la tete.

Mefure **CERANIUM**, étoit une grande mefure des anciens Grecs. Voyez *Cadus*.

Poid. **CERATION**, étoit un poids des Anciens. Voyez *Siliqua*.

CERATOMALAGMATA, font des emplâtres mollets, appellés *C.rats*.

Cerat. **CERATUM**, à *cera*, eft une efpéce d'emplâtre ou d'onguent dont la cire doit faire la bafe, mais on donne fouvent ce nom de *cerat* à plufieurs emplatres mollets où il n'eft point entré de cire, comme au diapalme diffous, qu'on appelle *Cerat* de diapalme.

CERÆLEUM, à *cera* & *oleum*, eft un mélange d'huile & de cire qu'on appelle *cerat*.

Ciroëne. **CERONEUM**, eft un emplâtre réfolutif, fortifiant, compofé de cire & de fafran ; c'eft de lui qu'eft venu le mot de *Ciroëne*.

Flores An-timonii fixi. ¶ **CERUSA ANTIMONII**, vel *flores antimonii fixi*, Fleurs d'antimoine fixes, eft une poudre légere qui fe précipite de la lotion de l'antimoine diaphorétique par un acide qu'on y met; la dofe en eft depuis trois grains jufqu'à vingt. *Voyez* mon Traité de l'Antimoine.

CHALASTICA, ex καλαω, *mollio*, font des remédes émoliens, relâchans.

Poids. **CHALCUS**, étoit un poids des Anciens. Voyez *Ærolus*.

CHAPEAU DE ROSES, eft un amas de fleurs de rofes qui s'eft applati, creufé & endurci par la diftillation au fond d'un rofaire, & qui a pris à peu près la figure d'un grand gâteau, duquel les bords fe font relevés en forme d'un chapeau de fleurs des Anciens.

CHARTA *EMPORETICA*, en François *Papier brouillard*, eft un papier fans colle, fort poreux, lequel fert à filtrer.

Confte'la-tion chau-de. **CHEMA**, eft un terme Hebreu qui fignifie Conftellation chaude.

CHEMA, étoit encore une mefure des Anciens, contenant deux petites cuillerées.

CHEVRETTES, font une efpéce de vafe de fayance, où les Apothicaires confervent leurs fyrops.

CHIST, eft un mot Arabe fignifiant un fextier.

CHÆNIX, étoit une mefure des Anciens, contenant quarante-quatre onces de vin, ou environ quarante onces d'huile.

CHOLAGOGA, à χολη, *bilis*, & αγω, *duco*, font des remédes qui purgent particulierement l'humeur bilieufe ; tels font la rhubarbe, le diagrede, les rofes pâles.

CHOPINE, nom François, vient du mot Allemand *Schopp* qui fignifie la même chofe, ou bien de *cupina*, diminutif de *cupa*, coupe ; c'eft une mefure de liqueu. qui contient quinze onces & demie d'eau, ou la moitié de la pinte de Paris.

CHRYSULCA , feu *Chryfolea Bafilii* , à χρύσυ, *Aurum* & ϲϛρυλϗϛυ, *quafi regium* ; on a donné ces noms à l'eau régale, parce qu'elle eſt le diſſolvant de l'or, qu'on qualifie de Roi des Metaux.

CHUS, étoit une meſure des Anciens, contenant huit livres de vin, ou ſept livres & un quart d'huile.

CHYMIA, à χυμός, *ſuccus*, vel ex χύα, *fundo*, eſt une partie de la Pharmacie qui enſeigne à faire l'analyſe des mixtes. — *Chymie.*

CICERA TARTARI, ſont des pilules de térébenthine où il entre de la crème de tartre ; la doſe en eſt depuis demi-dragme juſqu'à une dragme & demie ; *A. Mynſicht* en eſt l'Auteur. — *Pilul s de téréb nthin tartariſées.*

CINÉRATIO, feu *INCINERATIO*, eſt la réduction d'un mixte en cendres, comme quand on brûle une plante pour en avoir le ſel. — *Incinerasio*

CINNABARIS ARTIFICIALIS, Cinnabre factice, eſt un mêlange de foufre & de mercure qu'on a fait ſublimer enſemble par un grand feu en une matiere pierreuſe, dure, belle, cryſtalline, peſante, & très-rouge. — *Cinnabre facti e.*

CINNABARIS ANTIMONII, Cinnabre d'antimoine, eſt un mêlange de foufre d'antimoine & de mercure, qui ont étés ſublimés enſemble par un grand feu en une matiere dure, peſante, noire & luiſante. — *Cinnabre d'antimoine.*

CIRCULATIO, eſt un mouvement qu'on donne aux liqueurs dans un vaiſſeau de rencontre, en excitant par un petit feu les vapeurs à s'élever & à deſcendre : cette opération ſe fait-pour ſubtiliſer les liqueurs, ou pour ouvrir quelque corps dur qu'on y a mêlé.

CLARIFICATIO, eſt une purification de quelque liqueur pour la rendre claire, elle ſe fait ou par dépuration, ou par filtration, ou par du blanc d'œuf.

CLISSUS, eſt une eſpéce de ſapa ou d'extrait qui ſe fait avec huit parties de fuc d'une plante, & une partie de ſuere cuit enſemble juſqu'en conſiſtance de miel.

CLISSUS, ſe prend auſſi pour une teinture, ou pour une quinteſſence.

CLISMATICA, ſont des remédes deſtinés pour des lavemens.

CLYSTER, à κλύξιυ, *alluere*, eſt une eſpéce d'injection qu'on appelle auſſi *cliſmus*, & en François, *lavement* ou *clyſtere*. — *Clyſtere.*

COAGULATIO, eſt un épaiſſiſſement qu'on donne aux liqueurs en y mêlant les ſels de différente nature ; comme quand on verſe de l'eſprit de vitriol ſur de l'huile de tartre, ou quand on agite enſemble dans un mortier des huiles avec des liqueurs aqueuſes ou ſalines, comme au nutritum.

COCCLÆ PILULÆ, à κϛκκιϛ, *granum*, en François *Pilules cochées*, ſont des pilules purgatives céphaliques ; la doſe en eſt depuis un ſcrupule juſqu'à une dragme : ce nom leur a été donné à cauſe que la figure des pilules approche de celle des grains ou bayes. *Rhaſis* en eſt l'auteur. — *Pilules coché s. Doſe.*

COHOBATIO, eſt une diſtillation réïterée, quand on verſe la liqueur diſtillée ſur la matiere d'où elle ſort, & qu'on la met diſtiller de nouveau ; cette opération ſe fait pour ouvrir ou pour atténuer les corps durs, ou pour rendre les eſprits plus ſubtils & plus pénétrans.

COLATURA, eſt la féparation d'une liqueur d'avec quelques impuretés ou matieres groſſieres.

COLLYRIA, [Κϛλλϛύρια, ſont des remédes liquides ou fecs, deſtinés particulierement pour les maladies des yeux, collyres.

COLLYTIGA, mot grec, ſont des remédes aglutinans.

COLORATIO, eſt un embelliſſement qu'on donne aux drogues, ſoit en relevant leur couleur, comme quand on mêle quelques gouttes d'eſprit de vitriol dans de la conſerve de roſes, ſoit en changeant leur couleur, comme quand on fait les préparations ſur les métaux.

CONCRETIO, à *concreſcere*, s'aſſembler, ſe figer, eſt un épaiſſiſſement ou une coagulation qui ſe fait de quelque matiere fluide ou liquide, comme quand un ſel diſſous dans une leſſive s'y fige & s'y cryſtalliſe.

CONDITA , à *condire*, confire, sont des fruits ou des racines, ou d'autres parties des végetaux cuits avec le sucre, confitures.

CONFECTIO , à *cum & facio*, vel *conficere*, achever, perfectionner, c'est un espéce d'électuaire liquide.

CONFECTIO *PAPALIS*, est les tablettes d'althæa.

CONFECTIO *UNIVERSALIS*, est l'électuaire catholicum.

CONGELATIO , est une consistance que le froid donne aux liqueurs, comme quand on fait les gelées de corne de cerf, de groseilles.

Mesure. CONGIUS , étoit une mesure des Anciens, contenant dix livres de vin, ou neuf livres d'huile, les Anglois s'en servent encore, mais ils la font plus petite, car elle ne contient que huit livres de vin.

CONQUASSATIO , est quand on pile ou qu'on casse quelque corps dur avec un pilon ou un marteau.

Puvis cornachinus de tribus.
Poudre cornachine.
CORNACHINUS PULVIS , feu *pulvis de tribus*, feu *pulvis Comitis Varwik*, en François *poudre cornachine*, est une poudre purgative compolée avec le diagrede, l'antimoine diaphorétique, & le crystal de tartre en parties égales; la dose en est depuis un scrupule jusqu'à une dragme : le nom de *Cornachinus* est celui de son Auteur, qui étoit professeur en Médecine à Pise.

Corpuscules ignées, ou petits corps de feu.
CORPUSCULA IGNEA , Corpuscules ignées; ou petits corps de feu, sont des particules subtiles que le feu introduit dans plusieurs matieres pendant une forte calcination, comme dans la chaux, dans le régule d'antimoine, dans le plomb. le Soleil donne aussi les siennes par réflexion du miroir ardent. *Voyez* mon Livre de Chymie.

CORRECTIO , est quand on ajoûte au reméde quelque sel ou autre matiere qui puisse hâter son effet, comme quand on mêle de l'infusion de gingembre avec de l'agaric, ou pour en diminuer l'action trop violente, comme quand on calcine le verre d'antimoine avec un peu de salpêtre, ou pour empêcher les tranchées, comme quand on dissout du sel de tartre dans l'infusion de féné.

CORROSIVA , feu *CORRODENTIA*, sont des remédes âcres, salins, rongeans, comme l'arsenic, le sublimé corrosif.

COSMETICA , à χοσμεω, *ornare*, sont des drogues qui servent particulierement à l'embellissement de la peau, comme le magistere de bismuth, les perles préparées.

Mesure. COTYLA , étoit le demi-sextier des Anciens.

COUPELLE , voyez *Catillus cinereus*.

CREPATURA , à *crepare*, crever, est un amollissement qu'on fait de quelque fruit ou semence, comme de l'orge, en la faisant bouillir jusqu'à ce qu'elle creve.

CRIBRATIO , à *cribrare*, cribler, est quand on fait passer quelque poudre par un tamis, pour séparer la fine d'avec la grossiere.

Trochisques.
CROCOMAGMA , est un composition de trochisques fortifians dont le safran fait la base; la dose en est depuis un scrupule jusqu'à une dragme. *Damocrates* en est l'Auteur.

Safran des Mars.
CROCUS *MARTIS*; est une préparation de limaille de fer par laquelle on lui donne une couleur rouge approchante de celle du safran, d'où vient son nom. *Voyez* dans mon Cours de Chymie, Safran de Mars.

Safran de métaux.
CROCUS *METALLORUM*, est le foie d'antimoine lavé, & qui a pris une couleur rouge approchante de celle du safran, d'où vient son nom; il sert pour faire le vin émétique. *Voyez* dans mon Livre de Chymie, safran des métaux.

Safran de cuivre
CROCUS VENERIS ; Safran de cuivre, est du cuivre brulé, purifié & réduit en poudre fine.

Creuset.
CRUCIBULUM , en François *creuset*, est un vaisseau de terre poreuse destiné pour les calcinations. *Voyez* dans le même livre.

CRYSTALLISATIO , est quand après avoir fait évaporer sur le feu, ou au Soleil, une partie de l'humidité de quelque liqueur empreinte de sel, on expose ce qui reste en un lieu frais, afin que le sel s'y fige & s'y réduise en cristaux.

CUCUPHA, est une espece de bonnet piqué, garni en dedans de poudres cé- *Cucuse.*
phaliques, lequel on applique sur la tête pour fortifier le cerveau.

CUCURBITA, est un vaisseau de verre ou de terre, ou de métal, lequel a la
figure d'une courge, d'où vient son nom; il est employé pour les distillations.

CUINE, est une espéce de retorte ou cornue de terre, ronde, mais plate au
fond, & dont le col s'éleve un peu en montant; elle sert pour la distillation des
esprits acides.

CULEUS, étoit une grande mesure des Anciens contenant quatre urnes. *Mesure.*

CUPPA EMETICA, Tasse émétique, est une tasse dont la matiere est du ré- *Tasse émé-*
gule d'antimoine martial, & qui rend émétique du vin qu'on a laissé dedans pen- *tique.*
dant un jour ou deux. *Voyez* mon traité de l'Antimoine; *cuppa* vient du Verbe
capio, propter capacitates.

CYATHUS, étoit une mesure des Anciens, faite comme un petit de nos ver- *Mesure.*
res à boire, contenant une once cinq dragmes & un scrupule de vin, ou une once
& demie d'huile.

CYNANCHICA, à χυναγκειν, *suffocare*, ou bien *Cynanchica* à χυνάγκη, *canis* &
άγχω, *suffoco*, comme si l'on disoit *squinancie*, en laquelle on est tellement oppressé
de la gorge qu'on tire la langue comme le chien, ce sont des remédes propres pour
la squinancie.

CYPHI, est un mot arabe qui dénote une espéce de parfum fortifiant; on a *Trochis-*
donné ce nom à des trochisques aromatiques. *ques aro-*
 matiques.
CYPHOIDES, est une composition de remédes aromatiques & fortifians.

D.

DACRYDIUM; voyez *Diacrydium.*

DAMASCENA AQUA, en François, *Eau de Damas*, à cause qu'elle a été in- *Eau de Da-*
ventée dans la Ville de *Damas*, est une eau composée, très-odorante, céphalique, *mas.*
stomacale carminative; la dose en est depuis une dragme jusqu'à une once, on s'en
sert aussi pour parfumer les habits.

DANICH, étoit un poids des Anciens pésant huit de nos grains. *Poids.*

DECANTATIO, seu *DECUPELLATIO*, est quand on sépare par inclination une
liqueur claire des féces qui se sont précipitées au fond.

DE CITRO TABELLÆ, est un électuaire solide, purgatif, tirant son nom de *Tablettes*
l'écorce de citron qui y entre; la dose en est depuis une dragme jusqu'à six. *purgatives.*

DECOCTUM, seu *DECOCTIO*, à *decoquere*, est une décoction.

DECREPITATIO, est un petillement que fait le sel marin & plusieurs autres matieres compactes, quand on les calcine; décrépitation.

DEFENSIVA, à *defendere*, sont des drogues astringentes, fortifiantes, qu'on *Défensifs.*
applique en cataplasme, ou en onguent, ou en emplâtre, pour arrêter le sang ou le
cours des autres humeurs qui tombent sur quelque partie du corps; défensifs.

DEFRUTUM, est du vin cuit, ou du moût, dont on a fait évaporer sur le feu
environ les deux tiers de l'humidité.

DELETERIA, ex δηλεω, *deludo, decipio*, sont des poisons.

DELIQUIUM, en François, *Defaillance*, est la résolution de quelque sel en li- *Défaillan-*
queur, par l'humidité de l'air, comme quand le sel de tartre qui a été mis à la cave *ce.*
se réduit en ce qu'on appelle improprement *huile de tartre.*

DE MORBO, est l'onguent Néapolitanum pour la gale.

DENARIUS, en François, *Denier*, étoit un poids des Anciens pésant la septiéme *Denier,*
partie d'une once; mais à présent ce qu'on appelle en terme de monnoie un *poids.*
denier en l'argent, est la douziéme partie de la quantité de ce métal qu'on em- *Denier en*
ploie quand on le purifie. *Voyez* mon Cours de Chymie. *l'argent.*

DENTILAVIUM, est une liqueur astringente dont on se lave la bouche pour
raffermir & fortifier les dents, tels sont les décoctions d'orge, de sommités de ronce, de plantin, de sumach, le miel rosat, le sel de Saturne; c'est une espéce de
gargarisme.

DENTRIFICIA, font des remédes qui fervent à nettoyer & à blanchir les dents.

Linquart. DÉPART, ou *linquart*, eft une féparation de quelque métal d'avec un autre avec lequel il avoit été mêlé, par exemple, quand l'or fe dégage d'avec l'argent par l'eau forte ; ces deux mots fignifient abandonnement, délaiffement.

Dépila-toire. DÉPILATORIA, font des matieres un peu corrofives, qui étant appliquées fur la peau, enlevent le poil ; dépilatoires.

Electuaire purgatif. Dofe. DE PSYLLIO ELECTUARIUM, eft un éléctuaire fort purgatif dont la bafe eft le mucilage tiré de la femence de pfyllium : La dofe en eft depuis une dragme jufqu'à demi-once.

DEPURATIO, eft une efpéce de purification qui fe fait des fucs, des décoctions & des autres liqueurs par réfidence, quand la matiere groffiere & impure s'en fépare, & fe précipite au fond ; dépuration.

Onguent. DESSICATIVUM RUBRUM, eft un onguent rouge de confiftance affez ferme, fort defficatif.

DESPUMATIO, eft quand on écume du miel, du fyrop, ou quelqu'autre liqueur qui boût fur le feu.

DESTILLATIO, eft une éxaltation des parties humides des mixtes en vapeurs qui fe condenfent en gouttes, & qui tombent dans les récipients ; il y en a de deux efpéces générales, *deftillatio per afcenfum* & *deftillatio per defcenfum*. La premiere eft de diftiller à la maniere ordinaire quand on met le feu fous le vaiffeau qui contient la matiere qu'on veut échauffer : La deuxiéme eft quand on met le feu fur la matiere qu'on veut échauffer. *Voyez* mon Traité de Chymie.

Tablettes purgatives. Electuaire de rofe liquide. DE SUCCO ROSARUM TABELLÆ, font un éléctuaire folide, purgatif & cholagogue, dont la bafe eft le fuc de rofe : La dofe eft depuis une dragme jufqu'à demi-once. Il y a auffi un éléctuaire de rofe liquide de même qualité & de même dofe. *Mefué.*

Tablettes purgatives Dofe. DE SUCCO VIOLARUM ELECTUARIUM, eft un éléctuaire folide, purgatif, dont le fuc & la femence de violette font la bafe : La dofe eft depuis une dragme jufqu'à demi-once.

Déterfifs. DETERGENTIA, *detergere*, nettoyer, en François déterfifs, font des remédes propres à pénétrer & à écarter les humeurs ; tels font l'aigremoine, le lierre terreftre.

DETONATIO, eft un bruit qui fe fait à la fortie des parties volatiles de quelque mélange qu'on pouffe par le feu, comme quand on jette du charbon groffiérement pulvérifé dans du falpêtre fondu & rougi au feu. Détonation.

DÉTREMPER DE L'ACIER, eft quand on met rougir au feu de l'acier qui a reçû la trempe, & qu'on le laiffe refroidir infenfiblement, afin qu'il refte poreux.

DE VIGO, feu EMPLASTRUM DE RANIS, eft une emplâtre réfolutif, fort en ufage, qui tire fon nom de fon Auteur *Jean de Vigo*, & des grenouilles qui entrent dans fa compofition.

Poids. DEUNX, étoit un poids des Anciens péfant onze onces.

Poids. DEXTANS, étoit un poids des Anciens péfant dix onces.

DIA, eft un mot Grec qui fignifie *par*.

Poudre cordiale. Dofe. DIAMERA, eft une compofition de poudre cordiale, céphalique, ftomacale, dont l'ambre gris fait la bafe : La dofe en eft depuis demi-fcrupule jufqu'à deux fcrupules. *Mefué.*

Poudre digeftive. Dofe. DIANISI, eft une compofition de poudre digeftive, carminative, hiftérique, dont l'anis fait la bafe : La dofe en eft depuis un fcrupule jufqu'à une drag. *Mefué.*

Poudre céphalique. Dofe. DIANTHOS, eft une compofition de poudre céphalique, dont la fleur de romarin fait la bafe : La dofe en eft depuis un demi-fcrupule jufqu'à deux fcrupules.

Electuaire purgatif. Dofe. DIASARUM, eft un éléctuaire un peu purgatif & vomitif, dont la racine d'afarum fait la bafe : La dofe en eft depuis une dragme jufqu'à fix. *Fernel.*

Poudre aftringente DIABALAUTIA, eft une compofition de poudre aftringente, fortifiante, dont les balauftes font la bafe ; on en applique fur la tête.

DIABALZEMER, mot Arabe signifiant *Diasenna.*

DIABORACIS, est une composition de poudre hystérique, dont le borax fait la base: La dose en est depuis un scrupule jusqu'à une dragme. *A. Mynsicht.* — Poudre hystérique.

DIABOTANUM, à *δια* & *Βσταν*, *herba*, est un emplâtre résolutif dans la composition duquel il entre une grande quantité de diverses plantes. *Blondel.* — Emplâtre.

DIABRYONIAS *ELECTUARIUM*, est un électuaire céphalique, un peu laxatif, dont la racine de bryone fait la base: La dose est depuis deux dragmes jusqu'à une once & demie. *Démocrite.* — Electuaire céphalique. Dose.

DIABRYONIAS, seu ***UNGUENTUM AGRIPPÆ***, est un onguent résolutif, laxatif, dont la racine de bryone fait la base; il est dit avoir été inventé par le Roi Agrippa, d'où vient son nom. — Onguent.

DIABUGLOSSI, est une composition de poudre cardiaque, dont l'écorce de la racine de buglose fait la base: La dose en est depuis un scrupule jusqu'à une dragme. *A. Mynsicht.* — Poudre cardiaque. Dose.

DIACALAMINTHES, est une composition de poudre stomacale, carminative, hystérique, dont le calament fait la base: La dose en est depuis demi-scrupule jusqu'à deux scrupules. *Nicolas Alexandre.* — Poudre stomacale. Dose.

DIACARTHAMI, est un électuaire solide, purgatif, phlegmagogue, prenant son nom de la graine de carthame qui y entre: La dose en est depuis une dragme jusqu'à une once. — Tablettes purgatives. Dose.

DIACARYON, voyez ***DIANUCUM***.

DIACASSIA, est un électuaire purgatif, adoucissant, dont la casse fait la base: La dose en est depuis demi-once jusqu'à deux onces. — Electuaire purgatif. Dose.

DIACASTOREUM, est un électuaire hystérique, céphalique de grande composition, dont le castor fait la base: La dose en est depuis demi-dragme jusqu'à deux dragmes. *Ni . Myrepsus.* — Electuaire hystérique. Dose.

DIACHALCITEOS, est l'emplâtre de diapalme, où il entre du chalcitis, ou vitriol calciné; il est dessicatif. — Emplâtre.

DIACHYLON, à *δια* & *χυλος*, *mucilago*, est un emplâtre digestif, résolutif, où il entre beaucoup de mucilages.

DIACINNABARIS, est une composition de poudre antiépileptique, dont le cinnabre fait la base: La dose en est depuis un scrupule jusqu'à deux. *A. Mynsicht.* — Poudre antiépileptique. Dose.

DIACINNAMOMI, est une composition de poudre cordiale, stomacale, dont la cannelle fait la base: La dose en est depuis demi-scrupule jusqu'a deux. *Mesué.* — Poudre cordiale de pavot blanc.

DIACNICUM, est le syrop de carthame.

DIACODIUM, est proprement une espéce d'opiate fait avec l'extrait des têtes de pavot & le sapa; mais le diacodium des Modernes est le syrop de pavot blanc.

DIACOLOCYNTHIDOS, est la confection hamech, dont la coloquinte fait la base, la dose en est depuis une dragme jusqu'à six — Confection hamech.

DIACORUM, est un électuaire céphalique, dont la racine d'acorum fait la base: La dose en est depuis demi-dragme jusqu'à deux dragmes. — Electuaire céphalique.

DIACOSTUS, est une composition de poudre apéritive, hystérique, carminative, dont la base est le costus: La dose en est depuis demi-scrupule jusqu'à deux scrupules. *Mesué.* — Poudre apéritive.

DIACRETÆ, est une composition de poudre astringente, dont la craie préparée fait la base: La dose en est depuis un scrupule jusqu'à une drag. *A. Mynsicht.* — Poudre astringente. Dose.

DIACROCUM, seu ***DIACURCUMA***, est une composition de poudre hystérique, fortifiante, sudorifique, dont le safran fait la base: La dose en est depuis demi-scrupule jusqu'à deux scrupules. — Poudre hystérique de safran. Dose.

DIACRYDIUM, seu ***DACRYDIUM***, seu ***DIAGREDIUM***, est de la scammonée préparée. — Dagrede.

DIACRYSTALLI, est une composition de poudre dont le crystal préparé fait la base; on s'en sert pour exciter le lait aux nourrices: La dose en est depuis un scrupule jusqu'à deux scrupules. *A. Mynsicht.* — Poudre pour exciter le lait. Dose.

DIACURCUMA, ex *dia* & *curcuma*, mot arabe, signifiant *terra merita*, ou ra-cine d'une espéce de cyperus, laquelle teint en jaune ; mais on donne le nom de *curcuma* à plusieurs autres drogues qui rendent une teinture approchante, comme à la racine de chelidoine, à celle de rubia major, au safran ; ce qu'on entend donc par *diacurcuma* est le *diacrocum*.

Poudre cé-phalique.
Dose.
DIACYMINI, est une composition de Poudre céphalique, hystérique, dont la base est le Cumin : La dose en est depuis demi-scrupule jusqu'à deux scrupules. *Nicolas Alexandre* en est l'Auteur.

Electuaire antiasthma-tique.
Dose.
DIACYMINI est un électuaire solide, antiasthmatique, stomacal, dont la semence de cumin fait la base : La dose est depuis une dragme jusqu'à deux. *A. Mynsicht.*

DIADAMASCENUM, voyez *DIAPRUNUM.*

Cerat.
DIADICTAMNUM *CERATUM*, est un cerat vulnéraire, résolutif, tirant son nom du dictame de Crete qui y entre.

Poudre purgative.
Dose.
DIAESULA, est une composition de poudre fort purgative, ménélagogue, dont la racine du petit ésula fait la base : La dose est depuis un scrupule jusqu'à une dragme.

DIÆTETICA, à *δίαιτα*, *diæta*, Diete, sont des remédes altérans, sudorifiques ou dessicatifs, qu'on fait prendre aux Malades pendant qu'ils sont dans la diete ; tels sont les décoctions de squine, de sassepareille, de gayac, de sassafras.

DIAFARFARÆ, à *farfara*, Tussilage, est une composition de tablettes pectorales, laquelle prend son nom & sa vertu du tussilage qui y entre.

Poudre stomacale.
Dose.
DIAGALANGÆ, est une composition de poudre stomacale, hystérique, dont le petit galanga fait la base : La dose en est depuis demi-scrupule jusqu'à deux scrupules. *Mesué.*

DIAGREDIUM, voyez *DIACRYDIUM.*

Poudre an-tiasthmati-que, sto-macale.
DIAHYSSOPI, est une composition de poudre stomacale, antiasthmatique, dont l'hysope fait la base : La dose en est depuis demi-scrupule jusqu'à deux scrupules. *Nicolas Alexandre.*

Poudre purgative.
DIAJALAPÆ, est une composition de poudre purgative, hydragogue, dont la base est le Jalap : La dose en est depuis un scrupule jusqu'à quatre.

Poudre pectora'e.
DIAIREOS, est une poudre pectorale, antiasthmatique composée, dont l'Iris de Florence fait la base : La dose en est depuis un scrupule jusqu'à deux.

Poudre apéritive.
Dose.
DIALACCÆ, est une composition de poudre apéritive, hystérique, fortifiante, dont la gomme laque fait la base : La dose en est depuis demi-scrupule jusqu'à deux scrupules. *Mesué* en est l'Auteur.

Poudre carminat.
Dose.
DIALAURI, est une composition de poudre carminative, hystérique, dont les bayes de laurier font la base : La dose en est depuis un scrupule jusqu'à une dragme. *A. Mynsicht* en est l'Auteur.

Poudre an-tiépilept,
DIALUNÆ, est une composition de poudre antiépileptique, dont l'argent fait la base : La dose en est depuis demi-scrupule jusqu'à un scrupule. *A. Mynsicht.*

Electuaire solide lax.
DIAMANNÆ, est un électuaire solide un peu purgatif, composé de manne & de sucre : La dose en est depuis demi-once jusqu'à deux onces.

Electuaire liquide.
DIAMANNA, est un électuaire liquide, fort purgatif, dont la manne fait la base : La dose en est depuis une dragme jusqu'à demi-once. *Galien* en est l'Auteur.

Poudre fortifiante.
DIAMARGARITUM, est une composition de poudre cordiale ; fortifiante, dont les perles préparées font la base : La dose en est depuis demi-scrupule jusqu'à deux.

DIAMARGARITUM *SIMPLEX*, voyez Manus Christi.

DIAMERCURII, est une composition de poudre contre les vers, où il entre du mercure. *A. Mynsicht.*

Sirop.
DIAMORUM *SIMPLEX*, est le syrop de mûre ordinaire.

Rob.
DIAMORUM *COMPOSITUM*, est un rob de mûre mêlé avec du miel, du sapa, du verjus, de la myrrhe & du safran.

Electuaire stomacal.
DIAMORUSIA, est un électuaire stomacal, hystérique : La dose en est depuis une dragme jusqu'à deux. *Mesué* en est l'Auteur.

DIAMOSCHI

DIAMOSCHI DULCIS , eſt une compoſition de poudre cordiale, fortifiante, dont le muſc fait la baſe ; elle eſt appellée douce pour la différencier d'avec une au-tre qui eſt amére, & qu'on ne met point en uſage : La doſe en eſt depuis demi-ſcrupule juſqu'à deux ſcrupules. *Meſué* en eſt l'Auteur. *(Poudre cordiale. Doſe.)*

DIAMUMIÆ , eſt une compoſition de poudre, dont la mumie fait la baſe ; elle eſt employée pour ceux qui ſont tombés de haut : La doſe en eſt depuis demi-ſcru-pule juſqu'à deux ſcrupules. *(Poudre fortifiante. Doſe.)*

DIANITRI , eſt une compoſition de poudre diurétique , dont le ſalpêtre fait la baſe : La doſe en eſt depuis demi-ſcrupule juſqu'à demi-dragme. *A. Mynſicht.* *(Poudre diurétique.)*

DIANUCUM , ſeu *DIACARION* , eſt un rob fait avec du ſuc de noix , vertes & du miel. *(Rob de noix.)*

DIAOLIBANI , eſt une compoſition de poudre antiépileptique , dont l'oliban fait la baſe : La doſe en eſt depuis demi-ſcrupule juſqu'à demi-dragme. *A. Mynſicht.* *(Poudre antiépilept.)*

DIAPALMA , ſeu *EMPLASTRUM PALMEUM* , eſt un emplatre deſſicatif qui tire ſon nom du bois de Palmier, dont eſt faite l'eſpatule qui ſert à l'agiter pendant qu'il cuit. *(Emplaſtrum palmeum.)*

DIAPASMATA , ſont des parfums qu'on emploie ſur le corps comme les eſſen-ces, les pomades odorantes. *(Parfums.)*

DIAPENTE , eſt un mot Grec qui ſignifie un compoſé de cinq ſortes de drogues.

DIAPHÆNICUM , ex διάφοιιξ , *palma* , eſt un électuaire purgatif, phlegma-gogue, hyſtérique, dont les dattes , qui ſont les fruits du palmier, font la baſe : La doſe en eſt depuis une dragme juſqu'à une once. *(Electuaire purgatif. Doſe.)*

DIAPHORETICA , mot Grec qui ſignifie les ſudorifiques; ce ſont les remédes qui pouſſent les humeurs par la tranſpiration. *(Sudorifi-ques.)*

❡ DIAPHORETICUM MINERALE , eſt l'antimoine diaphoretique; *voyez* mon traité de l'Antimoine.

DIAPHORETICUM SOLARE , eſt le ſtomachique de Poterius ; *voyez* le mê-me Livre.

DIAPIPEREOS *CERATUM* , eſt un cerat déterſif, vulnéraire , où il entre du poivre. *Galien* en eſt l'Auteur. *(Cerat vul-néraire.)*

DIAPLANTAGINIS , eſt une poudre aſtringente , compoſée , dont la ſe-mence de plantain fait la baſe : La doſe eſt depuis un ſcrupule juſqu'à une dragme. *Mynſicht.* *(Poudre aſ-tringente. Doſe)*

DIAPOMPHOLYGOS , ex διά & πόμφολυξ, eſt un onguent fort deſſicatif & ra-fraîchiſſant, dont le pompholix fait la baſe. *Nic. Alexandre* en eſt l'Auteur. *(Onguent deſſicatif.)*

DIAPRASSII , eſt une grande compoſition de poudre céphalique apéritive , dont la baſe eſt le marrube : La doſe en eſt depuis demi-ſcrupule juſqu'à deux ſcrupu-les. *Nicolas Alexandre.* *(Poudre céphalique.)*

DIAPRUNUM *SOLITIVUM* , ſeu *DIADAMASCENUM CHOLAGO-GUM* , eſt un électuaire purgatif, dont la baſe eſt la pulpe des prunes de damas , & le principal purgatif , la ſcammonée : La doſe en eſt depuis une dragme juſ-qu'à ſix ; le diaprunum ſimple eſt celui où l'on n'a point fait entrer de ſcammonée. *(Electuaire purgatif.)*

DIAPYRITES , eſt un cerat vulnéraire, réſolutif, où il entre des pyrites ou pierres à feu préparées. *Galien* en eſt l'Auteur. *(Cerat vul-néraire.)*

DIARHODON *ABBATIS* , διά & ρόδον *Roſa* , eſt une compoſition de poudre cordiale , ſtomacale, dont les roſes font la baſe , elle a été inventée par un Abbé : La doſe en eſt depuis demi-ſcrupule juſqu'à deux. *(Poudre cordiale.)*

DIARHODON *PILULÆ* , eſt une compoſition de pilules purgatives, ſtomacales; La doſe en eſt depuis un ſcrupule juſqu'à quatre. *(Pilules purgatives.)*

DIARHODON *TROCHISSI* , eſt une compoſition de trochiſques cordiales , ſto-macales, aſtringentes , dont les roſes ſéches font la baſe : La doſe en eſt depuis un ſcrupule juſqu'à quatre. *(Trochiſ-ques cor-diales.)*

DIASATURNI , eſt une compoſition de poudre propre pour l'aſthme, pour la phtiſie, dont le magiſtere de Saturne fait la baſe : La doſe en eſt depuis un ſcru-pule juſqu'à une dragme. *(Poudre anti-aſthmati-que.)*

D

Opiate, ou électuaire somnifere. DIASCORDIUM, est une espéce d'opiate ou d'électuaire résistant au venin, c'est un somnifere qui prend son nom du scordium qui y entre: La dose en est depuis un scrupule jusqu'à une dragme. *Fracastor & Sylvius* l'ont mis en usage.

Electuaire laxatif. DIASEBESTEN, est un électuaire purgeant doucement, dont les sebestes font la base: La dose en est depuis deux dragmes jusqu'à une once & demie. *Barth. Montagnana* en est l'Auteur.

Poudre purgative. DIASENNA, est une composition de poudre purgative, dont le séné fait la base. La dose en est depuis demi-dragme jusqu'à une dragme & demie.

Electuaire purgatif. DIASENNÆ, est un électuaire purgatif, menalagogue, dont le séné fait la base: La dose en est depuis demi-once jusqu'à une once & demie. *Nicolas Alexandre* en est l'Auteur.

Composition de semences. DIASPERMATUM, est une composition où il entre beaucoup de semences.

Poudre astringente. DIASUCCINI, est une composition de poudre astringente & narcotique, dont le karabé fait la base: La dose en est depuis demi-scrupule jusqu'à demie dragme. *A. Mynsicht.* en est l'Auteur.

Poud e an-tiasthmati-que. DIASULPHURIS, est une poudre antiasthmatique, dont les fleurs & le magistere de soufre font la base: La dose en est depuis demi-scrupule jusqu'à demi-dragme. *A. Mynsicht.*

Opiate hystérique somnifer e. DIASULPHURIS, est une espéce d'opiate hysterique, somnifere, dont le soufre fait la base: La dose en est depuis un scrupule jusqu'à une dragme & demie. *Mesué* en est l'Auteur.

Cera. ré-solutif. DIASULPHURIS *CERATUM* aut *EMPLASTRUM*, est un cerat ou emplâtre résolutif, vulnéraire, dont le baume de soufre fait la base. *Rulandus.*

Tablettes antiasthma-tiques. DIASULPHURIS *TABELLÆ*, sont des tablettes antiasthmatiques, dont le lait de soufre fait la base. *Lemery*, en est l'Auteur.

Poudre purg. by-dragogue. Dose. DIATARTARI, est une composition de poudre purgative, hydragogue, dont la crème de tartre fait la base: La dose en est depuis demi-scrupule jusqu'à deux scrupules. *A. Mynsicht* en est l'Auteur.

DIATESSARUM, seu *DIATESSERUM*, est un mot Grec qui signifie composition de quatre drogues.

Poudre stomacale. DIATAMARON, est une compsition de poudre stomacale, dont les dattes font la base: La dose en est depuis demi-scrupule jusqu'à deux scrupules.

Poudre pectorale. DIATRAGACANTI, est une composition de poudre aglutinante, adoucissante, pectorale, dont la gomme adraganth fait la base: La dose en est depuis demi-scrupule jusqu'à une dragme.

Poudre digestive. DIATRIUM *PIPERUM*, est une composition de poudre digestive, dont les poivres font la base: La dose en est depuis demi-scrupule jusqu'à demie-dragme. *Galien* en est l'Auteur.

Poudre cordiale. DIATRIUM *SANTALORUM*, est une composition de poudre cordiale, fortifiante, dont les trois santaux font la base: La dose en est depuis demi-scrupule jusqu'à deux scrupules.

Poudre purgative. DIATURBITH, est une composition de poudre purgative, hydragogue, dont le turbith fait la base: la dose en est depuis un scrupule jusqu'à quatre.

Electuaire vomitif. DIATURBITH *MINERALE*, est un électuaire vomitif, mercuriel, dont le turbith mineral fait la base & la vertu: La dose en est depuis demie-dragme jusqu'à une dragme. *A. Mynsicht* en est l'Auteur.

Tablettes purgatives. DIATURPETHI, est un électuaire solide, purgatif, phlegmagogue, ressemblant presque en tout au diacarthami, dont le turbith fait la base: La dose en est depuis une dragme jusqu'à demi-once.

Poudre stomacale. DIAZINGIBER, est une composition de poudre stomacale, carminative, digestive, dont le gingembre fait la base: La dose en est depuis demi-scrupule jusqu'à deux scrupules.

Zingiber laxativum. DIAZINGIBER, seu *ZINGIBER LAXATIVUM*, est un électuaire solide purgatif, phlegmagogue, où il entre du gingembre: La dose en est depuis une dragme jusqu'à trois.

DICHROMA , feu DIPROSOPA , feu *GILUA,* mots Grecs, font des emplâ- *Diprofopa,* tres qui prennent plufieurs couleurs en vieilliffant, comme l'emplâtre divin qui *Gilua.* eft quelquefois verdâtre en dehors, & rouge en dedans ; la raifon en eft que le verd de gris qui y entre change de couleur en fermentant, & reprend celle de cuivre qui eft rouge.

DIES NATURALIS , eft l'efpace de vingt-quatre heures , qu'on appelle un jour Un jour naturel. naturel.

DIGESTIO ; eft une efpéce de fermentation qu'on donne aux mixtes pour les attendrir , & pour en exalter les principes ; ainfi l'on pile les rofes, & les ayant mifes dans un pot, & couvertes de fel, on les laiffe digerer quelques mois, afin que l'efprit s'en détache mieux lorfqu'on en fait la diftillation.

DIGESTIVUM, en François *digeftif,* eft une efpéce d'onguent liquide , ou un Digeftif. liniment qui prépare la matiere des plaies à la fuppuration ; on le compofe ordi- nairement avec la térébenthine , le jaune d'œuf, l'huile d'hypéricum , l'onguent bafilicum , la teinture d'aloës.

DINARIUS , eft un mot Arabe qui fignifie Apéritif, ce nom eft donné au fyrop Bizantin.

DIOSPOLITICON , eft une compofition de poudre propre pour exciter les Poudre mois aux femmes ; elle tire fon nom de Diofpoli Ville d'Egypte : La dofe en eft Hiftérique. depuis demi-fcrupule jufqu'à deux. *Galien* en eft l'Auteur. Dofe.

DIPROSOPA , voyez *Dichroma.*

DISPENSATIO , eft un arrangement par ordre des diverfes drogues fimples ; choifies & mondées qui doivent entrer dans une compofition.

DISSOLUTIO, eft une divifion & une fufpenfion des parties d'un mixte dans quelque liqueur, comme quand on fait diffoudre de l'argent dans de l'eau forte, du camphre dans de l'efprit de vin, du fel dans de l'eau.

¶ DISTILLATIO PER ASCENSUM, eft diftiller à la maniere ordinaire quand on met le feu fous le vaiffeau qui contient la matiere qu'on veut échauffer, afin que l'humidité s'éleve au chapiteau pour retomber enfuite dans le récipient.

DISTILLATIO PER DESCENSUM , fe fait quand on met le feu fur la ma- tiere qu'on veut échauffer, alors l'humidité étant raréfiée, & la vapeur qui en fort ne pouvant s'élever à caufe du feu qui la repouffe , elle fe précipite & diftil- le au fond du vaiffeau.

DIVINUM *EMPLASTRUM* ; eft un emplâtre vulnéraire réfolutif, fortifiant, Emplâtre vulneraire. qui prend fon nom de fes grandes qualités.

DIURETICA, feu URETICA, mots Grecs, font des remédes apéritifs , ou propres pour ouvrir les ureteres, & exciter l'urine. Onguent Apoftolo-

DODECAPHARMACUM , eft un mot Grec qui fignifie reméde compofé de rum. douze drogues ; ce nom a été donné à l'onguent Apoftolorum.

DODRANS , étoit un poids des Anciens péfant neuf onces. Poids.

DOME , eft le couvercle d'un fourneau de réverbere ; *voyez* ma Chymie.

DRACHMA , mot Grec, feu dragma , en François dragme, eft un poids pé- Dragma. fant foixante & douze grains , ou la huitiéme partie d'une once.

DRASTRICUM *EXTRACTUM,* eft un extrait de la fcammonée tiré avec du fuc d'orange.

DRIMEA , font des remédes âcres, incifans , pénétrans , apéritifs , digeftifs.

DROPAX , à δρίπω, *deferpo, colligo,* eft un emplâtre dépilatoire qui enleve le poil des parties où on l'applique.

DUELLA , étoit un poids des Anciens péfant huit fcrupules.

DUPONDIUM , étoit un poids des Anciens péfant demi-once.

E

EBULLITIO , ab *ebullire* , bouillir , eft une rarefaction des liqueurs faite par le feu, ou par les rencontres des fels de différente nature, comme quand on mêle de l'huile de tartre avec l'huile de vitriol.

ECBOLIA, ab ἐκβάλλω, *ejicio*, sont des remédes propres pour faire sortir l'enfant mort du ventre de sa mere.

ECCATHARTICA, sont des remédes déterfifs.

ECCOPROTICA, ab ἐκ & κόπρος, *stercus*, sont des remédes laxatifs qui purgent doucement le ventre après avoir amoli les humeurs.

ECLEGMA ; ab ἐκ & λείχω, *lingo*, est un looch ou un reméde ayant la consistance d'un syrop épais qu'on donne à sucer au malade, au bout d'un bâton de régliffe pour exciter le crachat, en détachant les phlegmes de la poitrine.

ECPHRACTICA, ab ἐκφράττω, *sepio, obstruo*, sont des remédes qui bouchent & resserrent les pores du corps.

ECTYLOTICA, ab ἐκ & τύλις, *callus*, sont des remédes propres à confumer des calus ou durillons qui se forment sur la chair.

EDULCORATIO, est un adouciffement qu'on donne aux liqueurs par du fucre, ou par quelque syrop, ou par une lotion, pour les priver de quelque sel âcre qu'elles contiennent.

EFFERVESCENTIA, ab *effervere*, bouillir fortement en s'élevant, est une espéce de fermentation des liqueurs qui se fait sans séparation des parties essentielles, comme quand le lait boût sur le feu sans se cailler.

ELATERIUM, ab ἐλαύνω, ab ἐλάω, *agito, expello*, est l'extrait du concombre sauvage, fort purgatif: La dose en est depuis trois grains jusqu'à demi-fcrupule.

ELECTUARIUM, feu *ELECTARIUM*, ab *electione*, parce que c'est une compofition faite avec plusieurs ingrédiens choifis; il y en a de deux espéces générales, une folide comme les tablettes, l'autre liquide ou en consistance de miel comme l'électuaire de psyllio, le catholicum.

ELEOSACCHARUM, feu *OLEOSACCHARUM*, est un mélange de quelqu'essence ou huile dans du fucre candi en poudre.

ELIXATIO, est une coction des médicamens dans quelque liqueur, comme quand on fait une décoction.

ELIXYRIUM, ab ἕλκω, *traho*, aut ab ἀλέω, *auxilior*, est un esprit ou une teinture quintefcentielle tirée chymiquement de plusieurs mixtes, & fervant en la Médecine. Elixyr.

EMBROCHE, feu *EMBROCATIO*, à βρέχω, *pluo irrigo*, est une espéce de fomentation ou de lotion qu'on fait en preffant avec la main fur la partie malade, par exemple, des étoupes, ou une éponge imbue de quelque liqueur, comme d'oxyrrhodin.

EMETICA, ab ἐμέω, *vomo*, sont des remédes qui excitent le vomiffement ; tels sont le foie d'antimoine, la poudre d'algaroth, le gilla vitrioli.

❡ EMMENAGOGA, ex αἷμα, *Sanguis* & ἄγω, *duco*, sont des remédes qui excitent les menftrues & les lochies après l'accouchement.

EMMOTA, à μοτός, *linimentum*, sont des linimens liquides qu'on applique fur les puftules de la peau avec de petits linges: comme en la petite vérole pour empêcher qu'on n'en foit marqué.

EMOLLIENTIA, ab *emollire*, amolir, sont des remédes émoliens, relâchans, réfolvans; tels sont les mauves, le feneçon, la branche-urfine.

EMPASMATA, sont des poudres aftringentes qui fervent à corriger la mauvaife haleine, & à empêcher les fueurs inutiles.

EMPHRASTICA, ab ἐμφράττω, *obstruo*, sont des remédes obftruans, ou bouchant les pores.

EMPLASTRUM, ab ἐμπλάττω, *figere, formare*, emplâtre.

EMPLATTOMENA, sont des remédes emplaftiques qui bouchent les pores.

EMPYREUMA, est une odeur de diftillation qui reste fouvent dans les liqueurs qui ont été diftillées à grand feu, & qui leur donne un goût défagréable.

EMULSIO, ab *emulgere*, tirer du lait, est un lait qu'on tire des femences froides, des amandes. *Emulfion*.

ENÆMON, mot Grec, eſt un reméde aglutinant, propre pour arrêter le ſang, & pour conſolider les plaies ; tels ſont la racine de grande conſoude, la ſarcocolle.

ENCHERIDÆ, ſont des grumeaux qu'on trouve quelquefois dans les emplâtres en les liquefiant.

ENCHILOMA, eſt la même choſe qu'*Elixir*.

ENCHRISTUM, ab ἐν, & χρίω, *ungo*, eſt un onguent ou liniment dont on oint quelque partie malade.

ENCHYTA, ſont des remédes en liqueurs qu'on inſtille dans les yeux ; comme le lait de femme, les collyres.

ENEMA, ab ἐνίημι, *immito*, eſt un clyſtere ou lavement.

ENS, ab *eſſe*, eſt la partie eſſentielle d'un mixte.

ENS VENERIS, eſt des fleurs de ſel ammoniac empreintes de quelque portion la plus fixe du vitriol de Cypre. *Voyez* mon Livre de Chymie.

ENULATUM *UNGUENTUM*, eſt un onguent propre pour la gale, dont la racine d'éſula campana fait la baſe.

EPICARPIA, ex ἐπὶ & καρπὸς, *Carpe, poignet*, eſt une eſpéce de cataplâme compoſé d'ingrédiens âcres & pénétrans, comme d'ail & d'oignon, de toile d'araignée, d'elićbore, de camphre, de thériaque, de poivre, lequel on applique autour du poignet à l'entrée d'un accès de fiévre, pour chaſſer la fiévre.

EPICERASTICA, ſont des médicaments de qualités tempérées.

EPIDEMICA *MEDICAMENTA*, ab ἐπιδήμιος, *Morbus epidemicus* ; ſont des remédes alexitaires épidémiques, tels ſont la thériaque, le mithridat, les ſels volatils, les eſſences de géniévre, de ſauge ; ce nom vient des mots grecs ἐπὶ & δῆμος, *populus*, comme qui diroit, *maladie populaire*, parce que la maladie épidémique ou peſtiférée attaque toutes ſortes de perſonnes en tous âges.

EPILEPTICA, ſont des remédes propres contre l'épilepſie.

EPIPLASMA, ſignifie cataplâme.

EPISPATICA, ab ἐπὶ & σπάω, *traho*, ſont des remedes qui attirent violemment les humeurs, on les appelle auſſi *helćtica*, ab ἕλκω, *traho*.

EPITHEMA, ab ἐπιτίθημι, eſt une eſpéce de fomentation ſpiritueuſe qu'on applique ſur les régions du cœur & de l'eſtomac.

¶ EPONGE DE LUMIERE, eſt de la pierre de Boulogne préparée en phoſphore. *Voyez* mon Cours de Chymie.

EPULOTICA, ab ἐπὶ & ὀλή, *Cicatrix*, ſont des remédes qui cicatriſent les plaies, tels ſont l'emplâtre de ceruſe, l'onguent pompholix, le diapalme.

ERRINA, ab ἐν & ῥίν, *Naris*, en François Sternutatoires, ſont des remédes un peu âcres & picotants qu'on introduit dans les narines pour faire éternuer, moucher & décharger le cerveau d'une pituite groſſiere.

ERYSIPELATODES, *Pulvis*, ab ἐρύω *traho*, & πέλας, *propè*, eſt une poudre deſſiccative, propre pour appliquer ſur les éréſipelles. *A. Mynſicht* en eſt l'Auteur.   *Poudre deſſicative.*

ESCHARROTICA, ab ἐσχάρα, *Cruſta*, en François Cauſtiques, ſont des remédes qui étant appliqués extérieurement font des eſcarres en brûlant la chair ; tels ſont la pierre à cautere, la pierre infernale, le précipité rouge.   *Eſcarrotiques.*

ESSENTIA, eſt la partie du mixte la plus virtuelle, comme l'huile ætherée tirée par diſtillation d'une plante odorante, l'eſprit ou le ſel volatil d'un animal, l'eſprit d'un minéral.

EVAPORATIO, eſt une diſſipation des parties phlegmatiques ou inutiles de quelque liqueur qui ſe fait par le feu ou par le Soleil, comme quand on met conſumer une leſſive ſur le feu pour en avoir le ſel, ou quand on fait cuire un ſyrop afin qu'il puiſſe être conſervé.

EXAGIUM, étoit un poids des Anciens péſant quatre ſcrupules.   *Poids.*

EXALTATIO, eſt une ſpiritualiſation ou volatiliſation, comme quand on rećtifie l'eſprit-de-vin, ou quand on ſépare les ſels volatils des mixtes.

EXCATHISMA, ſeu *SEMICUPIUM*, eſt un demi-bain d'eau tiéde.   *Semicupium.*

EXIPOTICA, font des remédes digeftifs.

EXPRESSIO, ab *exprimere*, exprimer, épreindre, eft un preffement qu'on fait des matieres qui ont été long-temps pilées ou attendries par infufion ou par décoction pour en tirer le fuc.

Déterfifs. EXTERGENTIA, ab *extergere*, effuyer, font des remédes qui nettoyent & enfuite refferrent, comme l'orge, l'aigremoine, le plantin, *Déterfifs.*

EXTINCTIO, ab *extinguere*, éteindre, eft quand après avoir fait rougir au feu quelque minéral ou métal, on le jette dans une liqueur froide; ainfi l'on éteint la tuthie rougie au feu pour l'adoucir; on éteint la brique rougie au feu dans de l'huile d'olive, afin qu'elle s'en imbibe quand on veut faire l'huile de brique, on éteint le cryftal rougi au feu dans du vinaigre lorfqu'on veut l'attendrir pour le mettre en poudre; il y a encore une efpéce d'extinction improprement dite, c'eft quand on méle fi bien du vif argent dans de la térébenthine ou dans de la graiffe, qu'il y eft rendu imperceptible.

EXTRACTIO, ab *extrahere*, eft une féparation de la partie pure d'un mixte d'avec la groffiere, comme quand on tire les pulpes de la caffe, des tamarinds par un tamis.

F.

Feces. FÆCES, en François *Feces*, font les parties impures, groffieres & péfantes d'une liqueur, lefquelles fe féparent par la dépuration en fe précipitant comme de la lie.

Fécules. FECULÆ, en François *Fecules*, font les feces tirées des fucs de quelques racines par réfidence & defléchées au Soleil, ainfi l'on tire les fécules des racines de bryonne, d'iris, d'arum, de pivoine.

FARINA VIRGINEA, eft une compofition de poudre propre pour nettoyer les dents, & pour donner bonne bouche. *A. Mynficht* en eft l'Auteur.

Braffée. FASCICULUS, Braffée, eft une mefure des plantes, ou ce que le bras plié en rond peut contenir.

Fébrifuges. FEBRIFUGA, à *febri*, fiévre, & *fugare*, faire fuire, font des remédes propres pour chaffer la fiévre.

FERMENTATIO, eft une ébullition caufée par des parties volatiles qui tendent à fe débarraffer des matieres groffieres avec lefquelles elles font mêlées.

FILTRATIO, eft une purification qu'on donne aux liqueurs pour les rendre plus claires, elle fe fait en trois manieres, la premiere & la plus ufitée eft de faire paffer la liqueur au travers d'un papier gris plié en cornet, & mis dans une entonnoir de verre, ou bien étendu fur un linge attaché à un carrelet de bois, la feconde eft de faire paffer la liqueur au travers du verre pilé qu'on a mis dans un entonnoir de verre; cette efpéce de filtration eft pour les efprits acides corrofifs qui rongeroient le papier fi on les mettoit dedans; la troifiéme fe fait par des méches de coton, ou par des bandelettes ou languettes de drap blanc, qu'on mouille premierement dans de l'eau, & qu'on met enfuite tremper par un bout dans la liqueur qu'on veut filtrer; on panche le vaiffeau qui contient la liqueur du côté des languettes, & la filtration fe fait goute à goute dans un autre vaiffeau qu'on a placé fous l'autre bout des languettes.

FLOS CORDIALIUM, eft une efpéce d'élixyr, ou un efprit cordial à qui on a donné ce nom pour exprimer fa vertu cordiale extraordinaire.

FOTUS *feu* FOMENTUM, à *favore*, fomenter, eft une fomentation.

Fragmens précieux. FRAGMENTA *PRETIOSA*, font les morceaux qui fe féparent quand on taille les hyacinthes, les éméraudes, les faphirs, les grenats & la cornaline.

FRIXIO, à *frigere*, fricaffer, eft une efpéce d'affation, comme quand on fricaffe de la pariétaire, de la verveine pilées, de l'avoine ou du fon, pour appliquer fur quelque partie douloureufe.

Frontal. FRONTAL, eft un reméde qu'on applique fur le front pour calmer les maux de la tête; *Frontal.*

FULMINATIO, à *fulminare*, foudroyer, eſt quand quelques matieres volatiles renfermées à l'étroit ſe rarefient tout d'un coup & ſortant avec impétuoſité, font un bruit conſidérable, comme en la poudre fulminante. *Voyez* mon Livre de Chymie.

¶ FULMINATIO IN LIQUIDO, fulmination dans un liquide, elle ſe fait dans un matras où l'on a mis de l'huile de vitriol affoiblie par beaucoup d'eau & de la limaille de fer. *Voyez* mon Cours de Chymie. *(marginale : Fulmination dans un liquide.)*

FUMIGATIO, à *fumigare*, parfumer, eſt quand on fait recevoir à quelque corps la fumée d'un autre, comme lorſqu'on prépare la ſcammonée à la vapeur du ſoufre.

G.

GALACTOPOETICA, à καλά, *Lac*, & ποιῶ, *facio*, font des remédes qui provoquent le lait aux Nourrices ; tels ſont l'eau de verveine, la ſemence de laituë.

GALBANETA, à *galbano*, font des remédes où il entre beaucoup de galbanum.

GALLIA MOSCHATA, eſt une compoſition de trochiſques cordiaux, fortifiants, où il n'entre que le muſc, l'ambre & le bois d'aloës : La doſe en eſt depuis huit grains juſqu'à un ſcrupule. *Meſué* en eſt l'Auteur. *(marginale : Trochiſques cordiaux. Doſe.)*

GARGARISMA, ex γαργαρίζω, *fauces colluo*, vel à γαργάρεω, *guttur*, eſt une liqueur aſtringente deſtinée pour les maladies du palais & de la gorge, *Gargariſme*. *(marginale : Gargariſme.)*

GELATINA, à *gelare*, geler, eſt de la gelée de viande ou de fruits. *(marginale : Gelée.)*

GELENIABIN, eſt un mot Arabe qui ſignifie *Miel roſat*.

GILLA VITRIOLI, vel *GILLA THEOPHRASTI*, eſt du vitriol blanc purifié par diſſolution, filtration & évaporation ; le mot de *gilla* ſignifie *Sel*. *(marginale : Gilla Theophraſti.)*

GILVA EMPLASTRA, à γιλβὸς, *color*, font des emplâtres de couleur fauve, comme celle du miel.

GLUTINATORIA *MEDICAMENTA*, à *glutinare*, coller, conjoindre, font des remédes qui aglutinent & épaiſſiſſent le ſang, & qui arrêtent les hémorragies ; tels font les mucilages de ſemences de coing, de racine d'althæa, de gomme adraganth.

GLYCEA *MEDICAMENTA*, font des remédes laxatifs & adouciſſants.

GOBELET EMETIQUE, eſt un gobelet formé avec du régule d'antimoine ; il rend vomitif le vin qu'on y a mis dedans. *Voyez* mon Traité de l'Antimoine.

GRADUS IGNIS, Dégré du feu : Il y en a quatre ; pour le premier, il faut donner une très-petite chaleur dans le fourneau pour échauffer la matiere inſenſiblement ; pour le ſecond, il faut augmenter un peu le feu avec trois ou quatre charbon allumés ; pour le troiſiéme, il faut augmenter peu à peu le feu par un grand feu de charbon ; pour le quatriéme, il faut ſe ſervir de charbon & du bois qui excite une derniere violence. *(marginale : Dégrés de feu.)*

GRANA ANGELICA, font des petites pilules purgatives dont l'aloës fait la baſe : La doſe en eſt depuis douze grains juſqu'à une dragme ; elles font appellées *grana*, parce qu'elles ont la figure des grains, & *angelica*, à cauſe de leurs grandes vertus. *(marginale : Grains, ou pilules angeliques. Doſe.)*

GRANULATIO, eſt réduire un métal fondu en forme de grains en le verſant goute à goute dans l'eau froide.

GRANUM, Grain, le plus petit des poids, eſt la peſanteur d'un grain d'orge, ou la vingt-quatriéme partie d'un ſcrupule. *(marginale : Grain.)*

GRATIA DEI, eſt un emplâtre vulnéraire, reſſemblant fort à l'emplâtre de betoine.

¶ GUTTETA, eſt un nom tiré du patois Languedocien, qui ſignifie *Epilepſie* ; on a donné ce nom à une poudre anti-épileptique.

H.

HÆMAGOGUS, ex αἷμα, *Sanguis*, & ἄγω, *duco*, *ſanguinem ducens*, eſt un reméde qui excite les hémorrhoides, les menſtrues, les lochies qui ſuivent l'accouchement; tels sont l'aloës, le castoreum, l'armoise, la matricaire.

Astringens. HÆMOPTOICA *MEDICAMENTA* , ab αἷμα *sanguis* & πτύω , *spuo* ; sont des remédes propres pour arrêter le crachement de sang ; tels sont le corail, la pierre hæmatite.

Troch. siques forti- fiants. HEDYCHROUM , ἡδύχροον , ex ἡδύς , *jucundus* , & χρία , *color* , sont des trochisques alexipharmaques , de belle couleur safranée.

Onguents odorants. HEDYSMAYA , mot grec, sont des onguents ou pommades odorantes.

HETICA , voyez *EPISPASTICUM.*

HELIOSIS , ab ἥλιος , *Sol* , est quand on expose un reméde au Soleil pour le faire fermenter , ou volatiliser , ou dessécher , c'est ce qu'on appelle aussi *insolatio.*

Hemina. EMYXESTON , seu *HEMINA* , étoit le demi-setier des Anciens.

Foie d'an- timoine. HEPAR ANTIMONII , est une préparation d'antimoine qui le rend de couleur de foie & vomitif. *Voyez* dans mon Cours de Chymie , *Foie d'antimoine.*

HEPAR SULPHURIS , est un mélange de fleurs de soufre fondues avec du sel de tartre ; par exemple , sur quatre onces de fleur de soufre on mêle une once & demie de sel de tartre, & l'on en fait une masse dont on peut se servir pour la gratelle.

HEPATICA *MEDICAMENTA* , sont des remédes propres pour les maladies du foie, appellé en Latin *hepar.*

HEPSEMA , ex ἕψω , *coquo* , est du sapa & vin cuit en consistance de miel.

Lutum her- meticum. Sceller her- métique- ment. HERMETICUM SIGILLUM, seu *LUTUM HERMETICUM* , est quand on ferme & clos tout-à-fait l'ouverture du col du vaisseau de verre après l'avoir fait rougir & amollir au feu, c'est ce qu'on appelle *sceller hermétiquement.*

Electuaire purgatif a- mer. HIERA PICRA , sont deux mots grecs , dont le premier signifie grande & sacrée , & le dernier amere ; c'est une confection ou électuaire purgatif très-amer, dont l'aloës fait la base & la vertu: La dose en est depuis une dragme jusqu'à demie-**Dose.** once , mais on ne l'emploie gueres que dans les lavements. *Galien* en est l'Auteur.

Orgeat, orge mon- dée. HORDEATUM , en François *Orgeat* , ou *Orge mondée* , est une forte décoction d'orge mondée ou l'on mêle du sucre, & qu'on prend chaud en se couchant.

HORETICA , sont des remédes qui aident à la digestion , & qui excitent l'appétit.

HYDATODES VINUM, c'est du vin qui porte beaucoup d'eau.

HYDRAGOGA , ex ὕδωρ , *aqua* & ἄγω , *duco* , sont des remédes qui purgent les eaux.

HYDRELÆUM , ex ὕδωρ , *aqua* , & ἔλαιον , *oleum* , est un mélange d'huile & d'eau.

Aqua hor- dei , aqua hordeata. HYDOCRITHE , ab ὕδωρ , *aqua* , & κριτή , *hordeum* , *aqua hordei* , vel *aqua hordeata* , Eau d'orge.

HYDROMEL , ex ὕδωρ , *aqua* , & μελὶ , *mel* , est un mélange de miel & d'eau.

HYDROPICA , ex ὕπερ , *aqua* , sont des remédes propres pour l'hydropisie , comme les hydragogues.

Julep. HYDROSACCHARUM , ab ὕδωρ , *aqua*, σάκχαρις , *saccharum* , est une eau sucrée ou un julep.

HYPOLATA , sont des remédes qui purgent les reins, la vessie, le foie ; tels sont la casse, la rhubarbe, le tartre vitriolé.

HYPERCATHARTICA , ex ὕπερ , *super* , & καθαίρω , *purgo* , sont des remédes qui purgent avec excès ; comme les pignons d'inde, l'élaterium, la racine d'ésula.

HYPNOTICA , ab ὕπνος , *Somnus* , sont des remédes qui excitent le sommeil ; tels sont l'opium, le pavot.

HYPOCAUSMUM , ὑπὸ , *sub* , & καίω , *uro* , en François *Etuve* , est un lieu où l'on conserve les remédes sujets à s'humecter trop.

HYPOGLOTIDES *PILULÆ* , ab ὑπὸ , *sub* , & γλῶτ]α , *lingua* , sont des pilules astringentes , adoucissantes , qu'on laisse fondre sur la langue pour les relàchemens chements & les âcretés de la luette; on les appelle aussi *Pilula sublingua* vel *sub-linguales.*

HYSTERICA, ab ὑτέρα, *Uterus*, sont des remédes propres pour les maladies de la matrice.

I.

ICTERICA, ab *istero*, Jaunisse, sont des remédes apéritifs, propres pour faire dissiper la jaunisse; tels sont les racines de patience, de fraisier, les préparations de Mars, les sels de tamarisc, d'absinthe, de tartre vitriolé, l'esprit de sel; ce nom vient du grec ἰκτὶς, *Viverra*, *Furet*, parce que cet animal a les yeux jaunes imitans la couleur de l'humeur bilieuse qui est répandue dans l'habitude du corps, quand on est malade de la jaunisse.

IGNIS ARENÆ, Feu de sable, ou Bain de sable, est quand on place dans un fourneau un vaisseau de verre ou de grès sur du sable, & qu'on l'en entoure aux côtés jusques environ la hauteur de la matiere qu'il contient, afin que le feu ne donne point immédiatement sur le vaisseau, ce qui pourroit le faire casser.

IGNIS CINERUM, Feu de cendre, ou Bain de cendre, est quand on place pareillement dans un fourneau un vaisseau de verre ou de grès sur des cendres, & qu'on l'en entoure aux côtés jusques environ la hauteur de la matiere qu'il contient, afin que le feu ne donne point immédiatement sur le vaisseau.

IGNIS CIRCULARIS, vel *Ignis rotulationis*, Feu de roüe, est quand on entoure entierement un vaisseau qui contient quelque matiere pour la calciner ou la mettre en fusion.

IGNIS GRADATUS, Feu gradué, est un feu qu'on fait par dégré, petit au commencement, & qu'on augmente ensuite, en ouvrant peu à peu le cendrier & les registres du fourneau.

IGNIS LIMATURÆ FERRI, Feu de limaille de fer, est quand on place dans un fourneau un vaisseau de verre ou de grès sur de la limaille de fer, & qu'on l'en entoure aux côtés jusques environ la hauteur de la matiere qu'il contient, afin que le feu ne donne point immédiatement sur le vaisseau; ce feu échauffe plus fort que le feu de sable.

IGNIS LUCERNÆ, Feu de lampe, est quand on met échauffer, par une lampe allumée, un vaisseau de verre qui contient quelque matiere où l'on veut exciter une digestion ou une calcination par une chaleur médiocre & toûjours égale; la méche de cette lampe trempe dans de l'huile.

Il y a un autre feu de lampe dont les Émailleurs se servent, on y emploie une grosse méche qu'on fait tremper dans de la cire fondue, & qu'on souffle continuellement avec un soufflet, exposant de l'émail ou du verre au haut de la flame, il s'y amollit, & on lui fait prendre la figure qu'on veut.

IGNIS NUDUS, feu *immediatus*, Feu nu, est quand le vaisseau qui contient la matiere, est posé à nu ou immédiatement sur les charbons ardens, sans qu'il y ait intermission d'aucune autre matiere, comme quand on fait calciner quelque chose au creuset, ou quand on calcine le tartre dans les charbons allumés.

IGNIS REVERBERATORIUS, Feu de réverbere, est quand le fourneau dans lequel on a mis en distillation ou en calcination quelque matiere étant couvert d'un dôme, la flame réflechit ou reverbere sur cette matiere pour l'échauffer fortement.

IGNIS SUPPRESSIONIS, Feu de suppression, est quand on met le feu sur le vaisseau qui contient la matiere, au lieu de le mettre dessous, comme quand on distille *per descensum. Voyez* mon Livre de Chymie.

IMMERSIO, ab *emergere*, plonger, est une espéce de lotion qui se fait en plongeant une drogue dans de l'eau, afin que l'écorce s'en sépare, ou pour la priver d'une qualité nuisible, ou pour lui en communiquer une bonne: ainsi l'on trempe la tutie rougie au feu dans de l'eau pour la nettoyer de quelqu'âcreté

qu'elle pourroit avoir, on lave les graiffes, la cire & plufieurs autres matieres femblables, non-feulement pour les blanchir, mais pour les rendre plus rafraîchiffantes & plus adouciffantes.

IMPALPABLE, eft un mot François adapté aux poudres tellement broyées &
fubtilifées, qu'on ne les fent pas fous les doigts, comme au corail préparé.

IMPASTATIO, eft une réduction de poudre ou autre matiere en pâte ou en
maffe.

IMPRÆGNATIO, eft quand une liqueur eft empreinte d'un mixte qu'elle a
diffous ; tel eft le vinaigre de Saturne.

INAURATIO, eft quand on enveloppe des pilules ou d'autres remédes d'une
feuille d'or.

INCARNATIVA, font des remédes qui, étant appliqués fur les plaies, font
naître de nouvelles chairs ; tels font la farcocolle, les racines de confoude.

INCISIVA, ab *incidere*, couper, trancher, font des remédes atténuants, pénétrants, raréfiants les humeurs vifqueufes ; tels font la fcille, les fels incififs.

INCLINATIO, ab *inclinare*, baiffer, incliner, eft un terme ufité pour exprimer la féparation qu'on fait d'une liqueur repofée, que l'on verfe doucement
afin d'en féparer les feces qui demeurent au fond.

INCORPORATIO, eft une confiftance qu'on donne à une poudre en la mêlant avec quelque fyrop ou autre liqueur appropriée, comme quand on fait les
maffes des pilules, des trochifques ; on incorpore auffi les liqueurs, quand on les
mêle avec quelques matieres folides, comme les huiles avec la litharge, la cire,
les réfines.

INCRASSANT, fignifie épaiffiffant & aglutinant les humeurs féreufes & trop
claires ; tels font les mucilages, les fyrops pectoraux, les gommes.

INFUSIO, ab *infundere*, mettre tremper, elle fe fait quand on met tremper
quelque reméde fec ou dur dans une liqueur pour en féparer la vertu.

INJECTIO, ab *injicere*, jetter dedans, eft une liqueur qu'on feringue dans
quelque partie que ce foit du corps humain.

INSOLATIO, eft quand on expofe aux rayons du Soleil quelque matiere qu'on
veut mettre en fermentation, ou qu'on veut deffécher.

¶ INSTAURATIVA, font des remédes reftaurants & rétabliffants les parties du
corps trop atténuées.

Interfuere. INTERPASSARE, vel *INTERSUERE*, eft quand on coud des fachets remplis de poudres d'herbes médecinales, en les piquant & les difpofant en petits
quarrés, afin d'éviter que les drogues s'accumulent trop.

ISCHIADICA, ab ἰχίον, *Coxa*, font des remédes propres pour la goutte fciatique, qui a fon fiége à la hanche ; tels font les pilules cochées, le fyrop de nerprun, les apéritifs.

Julapium. JULEPUS, feu *JULEB*, feu *JULAPIUM*, en François Julep, eft une efpéce
Julep. de potion altérative, compofée de fyrops & d'eaux diftillées ou de décoctions.

K.

Poids. **K** IRAT, feu *SILIQUA*, étoit un poids des Anciens pefant quatre de nos
 grains.

L.

Lait, ou **L** AC SULPHURIS, eft le magiftere ou précipité de foufre, fon nom vient de
magiftere ce qu'en fe précipitant, il donne à la liqueur une couleur de lait. *Voyez*
de foufre. mon Livre de Chymie.

LAC VIRGINALE, il y en a de deux fortes, le premier eft un oxycrat de Saturne, ou de l'eau dans laquelle on a verfé un peu de vinaigre de Saturne pour le
faire blanchir comme du lait ; le fecond eft de l'eau blanchie par un peu de tein-

ture de benjoin qu'on a verſée dedans ; le ſurnom de virginal vient de ce que les filles ſe ſervoient autrefois de ces liqueurs pour ſe décraſſer & pour embellir leur peau ; *Lait virginal.* — Lait virginal.

LÆVIGATIO, eſt réduire une matiere dure en poudre impalpable ſur le porphyre ; *levigere.* — Leviger.

LAPIS CAUSTICUS, à καίω, *comburo*, eſt un eſcharotique ou un ſel âcre qui brûle la chair où on l'applique, on l'appelle en François *Pierre à cautere*, ou *Cautere potentiel. Voyez* mon Livre de Chymie. — Cautere potentiel.

LAPIS INFERNALIS, eſt une préparation d'argent, ou de l'argent empreint & armé des pointes de l'eſprit de nitre qui le rend corroſif ; on l'appelle en François *Pierre infernale*, ou *Cauſtique perpétuel. Voyez* mon Livre de Chymie. — Cauſtique perpétuel.

LAPIS MÉDICAMENTOSUS, eſt une compoſition ou un mélange de matieres aſtringentes, dont le colcothar fait la baſe & la plus grande vertu ; on les calcine enſemble en forme de pierre. *Voyez* dans mon Cours de Chymie, *Pierre medicamenteuſe.* — Pierre médicamenteuſe.

LAPIS MIRABILIS, eſt une compoſition ou un mélange de matieres vulnéraires & aſtringentes, dont le vitriol fait la baſe & la vertu. *Voyez* dans le meme Livre, *Pierre admirable.* — Pierre admirable.

LAUDANUM *QUASI LAUDATUM*, eſt l'extrait de l'opium. *Voyez* encore dans le meme Livre. — Extrait d'opium.

LAXATIVA, à *laxare*, lâcher, ſont des remédes un peu purgatifs, ou qui lâchent le ventre ; tels ſont la caſſe, les tamarinds, les prunes. — Laxatif.

LENITIVUM, à *leniendo*, eſt un électuaire qui purge doucement en adouciſſant : La doſe en eſt depuis deux dragmes juſqu'à dix. — Electuaire purgatif. i. oſe.

LEUCÆNUM, à λευκός, *albus*, & οἶνος, *vinum*, c'eſt du vin blanc.

LEXIPYRETUS, à λήγω, *deſino*, & πυρετός, *febris*, eſt une eſpéce de cataplaſme qu'on applique aux poignets pour faire ceſſer la fiévre.

LILIUM MINERALE, vel *Sal metallicum*, eſt un ſel empreint des ſoufres de fer, de l'étain, du cuivre & de l'antimoine : La doſe en eſt un ſcrupule. *Voyez* mon Cours de Chymie. — Sal metallicum.

LIMATIO, eſt la réduction d'un mixte dur en limaille par la lime.

LIMONATA SMARAGDINA, eſt une confection où il entre des émeraudes, du ſyrop & de la ſemence de limons, d'où vient ſon nom ; elle approche fort en vertu de la confection d'hyacinthe : La doſe en eſt depuis une dragme juſqu'à une dragme & demie. — Confection cordiale Doſe.

LINCTUS, à *lingere*, lécher, ſucer, eſt un looch ou un reméde pectoral en conſiſtance de ſyrop épais qu'on prend au bout d'un bâton de régliſſe en ſuçant.

LINGOTIERE, eſt un moule dans lequel on jette les métaux fondus & la pierre infernale. *Voyez* mon Livre de Chymie.

LINIMENTUM, à *linire*, oindre doucement, eſt une eſpéce d'onguent plus mol qu'à l'ordinaire ; *Liniment.*

¶ LIPARA, à λιπαρός, *Pinguis*, à λίπος, *Pinguedo*, ce nom a été donné aux médicaments onctueux, comme aux onguents, aux liniments.

LIQUATIO, ſeu *Liquefactio*, eſt une fuſion ou une réduction de quelque matiere fuſible en liqueur par le moyen du feu, comme de la cire, de la réſine, du ſuif.

LIQUEUR DE PELLEGRIN, eſt une liqueur cauſtique ou eſcharotique faite avec deux parties d'eſprit de ſoufre & une partie de beurre d'antimoine. *Voyez* mon Cours de Chymie.

¶ LIQUEUR FUMANTE, eſt une liqueur épaiſſe tirée par diſtillation du régule d'antimoine, de l'étain & du ſublimé corroſif ; elle jette perpétuellement des fumées épaiſſes & blanches, d'où vient ſon nom. *Voyez* mon Traité de l'Antimoine.

LITHONTRIPTICA, ſeu *Lithontriba*, ex λίθος, *lapis*, & τρίβω, *contero*, ſunt — Lithontriba.

font des remédes propres à atténuer & brifer la pierre qui fe forme dans le rein &
dans la veffie ; tels font le lithofpermum, le faxifrage.

LITUS, c'eft le liniment.

LOCALIA MEDICAMENTA, font des remédes qu'on applique extérieure-
Topiques. ment ; on les appelle auffi *Topiques.*

LOOCH, mot Arabe, eft un reméde pectoral en confiftance de fyrop épais
lequel on fait fucer au bout d'un bâton de réglife.

LOTIO, à *lavare*, laver, fe fait quand on lave quelque mixte, foit pour en
ôter la craffe & l'acreté, comme quand on lave les racines, les herbes, les graiffes, la litharge, la cérufe, foit pour leur communiquer quelque vertu, comme
quand en lavant le cérat de *Galien*, on y incorpore un peu d'eau pour le rendre
plus rafraîchiffant, foit pour le rendre odorant, comme quand on lave les pommades avec les eaux de rofes, de fleurs d'orange.

Lut.   **LUTUM**, en François Lut, eft une terre graffe dans laquelle on a mêlé du fumier, ou de la bourre, ou quelqu'autre matiere, & qu'on amollit en reffemblance
de boue ; il y a encore plufieurs autres efpéces de luts. *Voyez* mon Cours de
Chymie.

Sigillum   **LUTUM HERMETICUM**, vel *Sigillum hermeticum*, Lut, ou Sceau d'Her-
hermeticum. mès, eft quand on bouche tout-à-fait par fe moyen du feu l'orifice d'un vaiffeau
Lut d'her- dans lequel on a mis quelque drogue qu'on veut faire exalter ; on ne fait ce lut
mès, fceau qu'aux vaiffeaux qui ont une embouchure étroite comme aux matras : Hermès a
d'hermes. été l'Inventeur de ce lut, & c'eft lui qui lui a donné ce nom.

Lut de Sa-   **LUTUM SAPIENTIÆ**, eft un Lut compofé de chaux éteinte, de farine, de
pience. bol en poudre, le tout incorporé par du blanc d'œuf battu avec un peu d'eau.

M.

MACERATIO, eft une efpéce de fermentation fort femblable à la digeftion,
mais elle ne fe fait que dans les matieres épaiffes, comme quand après avoir
mêlé des rofes dans de la graiffe pour faire de l'onguent rofat, on expofe le mêlange pendant quelques jours au Soleil, afin que la qualité des rofes fe communique
mieux à la graiffe.

Magda-   **MAGDALEONES**, à μαγδαλίς, *cylindrus unguenti*, font des rouleaux d'em-
leons. plâtres formés en cylindres ou bâtons longs comme le doigt, *magdaleons.*

Magiftere.   **MAGISTERIUM**, eft un précipité de quelque diffolution, fait par un fel qui
rompt la pointe du diffolvant. *Voyez* mon Cours de Chymie.

     MAGMA, à μάσσω, *exprimo*, eft la partie la plus épaiffe, ou la réfidence d'u-
ne matiere liquide qui a été exprimée ; on donne ce nom à des trochifques qu'on
appelle *hedichroi.*

Aimant   **MAGNES ARSENICALIS**, en François, Aimant arfenical, eft un mêlange de
arfenical. parties égales d'arfenic blanc, de foufre & d'antimoine fondus enfemble fur le feu,
& condenfés en forme de pierre, c'eft un cauftique fort doux ; *Angelus Sala* en eft
l'Auteur.

Rubine   **MAGNESIA OPALINA**, en François, Rubine d'antimoine, eft une efpéce
d'antimoi- de foie d'antimoine préparé avec le fel marin & le nitre. *Voyez* mon Livre de
ne. Chymie.

     MAGNETICUM EMPLASTRUM, eft une emplâtre pénétrant, digeftif, fup-
puratif, qui tire fon nom de l'aimant arfenical qu'on y fait entrer. *Angelus Sala* en
eft l'Auteur.

     MALACTICA, à μαλάσσω, *emollio*, font des remédes émollients & réfolutifs.

     MALAGMATA, à μαλάσσω, *emollio*, font des cataplafmes ou d'autres remédes
qu'on applique extérieurement pour ramollir ou pour réfoudre.

     MALAXATIO, à μαλάσσω, *emollio*, eft quand on amollit les emplâtres ou les
pilules en les maniant ou en les battant dans un mortier.

MALTHACODE EMPLASTRUM , à μαλθακός , *mollis* ; eſt un emplâtre de conſiſtance mollette , comme de la cire qu'on auroit amollie en la mêlant avec de la poix ou avec de la térébenthine.

MANICA HIPPOCRATIS , en François, Manche ou Chauſſe d'Hippocrate , eſt une maniere de ſac fait de drap large par haut & pointu par bas en forme de capuchon, mais plus long & plus pointu. Il a été inventé par *Hippocrate* , pour paſſer les liqueurs qu'on veut clarifier. *[Chauſſe d'Hippocrate.]*

MANIPULUS , à *manu* , en François , une Poignée, eſt une eſpéce de meſure d'herbes , de fleurs , de quelques ſemences ; c'eſt ce que la main en peut contenir. *[Poignée.]*

¶ MANNA VINOSA , Manne vineuſe, c'eſt de la manne diſſoute dans de l'eau qu'on a miſe long-temps en fermentation. *Voyez* mon Cours de Chymie. *[Manne vineuſe.]*

MANUS CHRISTI , ſeu *SACCHARUM ROSATUM PERLATUM* , ſeu *DIAMARGARITUM SIMPLEX* , ſont des tablettes de ſucre roſat dans la compoſition deſquelles on a fait entrer ſur chaque livre demi-once de perles préparées. *[Saccharum roſatum perlatum , diamargaritum ſimplex.]*

MANUS DEI , eſt un emplâtre vulnéraire, réſolutif & fortifiant ; ſon nom vient de ſes grands effets.

MARTIATUM UNGUENTUM , eſt un onguent verd, nerval , réſolutif dans la compoſition duquel il entre beaucoup de plantes aromatiques ; ſon nom vient de ſon Auteur *Martianus* Médecin. *[Onguent nerval. Marſus panis.]*

* MASSA PANIS , vel *Marſus panis* , Maſſepain vient de l'Italien *Marça pane* , parce que Março Italien en fut l'Inventeur. *[Maſſepain.]*

MASTICATORIA , ſont des remédes âcres , qu'on mâche afin qu'ils échauffent la bouche & qu'ils faſſent cracher ; tels ſont la ſauge , la bétoine , la pyrethre , le tabac.

¶ MATERIA REDUCTIVA , matiere réductive, eſt une matiere ſaline & alkaline compoſée avec du nitre , du tartre , du cryſtal & du charbon calcinés enſemble ; on s'en ſert pour révivifier des métaux qui ont été déguiſés par la diſſolution , par la précipitation & par quelque mélange. *[Matiere réductive.]*

MATRATIUM , en François Matras, eſt un vaiſſeau de verre rond à long col, qui ſert dans les opérations de Chymie , tantôt pour les digeſtions , tantôt pour récipient des liqueurs qu'on fait diſtiller. *[Matras.]*

MATRICALIA , ſont des remédes deſtinés pour les maladies de la matrice.

MATURATIO , eſt une eſpéce de fermentation ou de coction inſenſible qui meurit les mixtes , & qui les met en état d'être employés ; elle ſe fait par exemple, au fruit de cynorrhodon , quand aprés l'avoir ouvert & mondé de ſes pepins , on l'arroſe de vin blanc , & on le met à la cave afin qu'il s'y ramolliſſe.

MELANAGOGA , à μέλας , *nigrum* , & ἄγω , *duco* , ſont des remédes qui purgent la mélancolie ou l'atrabile ; tels ſont le turbith , le ſenné , l'ellébore.

MELICRATIUM , à μέλι , *mel* , & κεράννυμι , *miſceo* , eſt de l'eau miellée , appellée *hydromel.*

MELIMELUM , à μέλι , *mel* , & μῆλον , *malum* , eſt du coing ou autre pomme confite dans du miel.

MENSIS PHILOSOPHICUS , en François, Mois philoſophique , eſt l'eſpace de quarante jours. *[Mois philoſophique.]*

MENSTRUUM , à *menſe* , eſt un terme des Chymiſtes , ſignifiant un diſſolvant de quelque nature qu'il ſoit ; ce nom vient de ce qu'en quarante jours, qui eſt le mois philoſophique , le diſſolvant doit avoir agi & achevé la diſſolution qu'il eſt capable de faire , *menſtrue.* *[Menſtrue.]*

MENSURA GERMANICA , Meſure d'Allemagne, eſt la pinte de Paris. *[Meſure d'Allemagne.]*

* MERCURIUS , PRINCIPIUM , Mercure , principe , eſt chez les Chymiſtes la même choſe que l'eſprit. *[Mercure principe.]*

MERCURIUS VITÆ , Mercure de vie, c'eſt la poudre d'algaroth. *Voyez* mon Cours de Chymie. *[Mercure de vie.]*

Remédes mesentéri-ques. MESENTERICA , à μεσεντέριον , *mesentere* , font des remédes apéritifs & propres pour les maladies du mesentere ; tels font la gomme ammoniac , les sels apéritifs, la rhubarbe , le fublimé doux, *mesentériques.*

MÉTRENCHYTA , à μητρα , *uterus* , & ἐγχύω , *infundo* , est une espéce de seringue fervant à faire entrer des injections dans la matrice.

MÉTRETES , étoit une grande mefure des Anciens contenant cent vingt livres de vin , & environ cent livres d'huile.

MICLETA , fignifie reméde pour le flux de fang & pour celui des hémorrhoïdes ; on a donné ce nom à une compofition aftringente ; *Nicolaus Salernitanus* en est l'Auteur.

MIGMA , à μηγνύω , *mifceo* , est un mêlange de plufieurs efpéces de drogues.

Antidote. *Dofe.* MITHRIDATIUM , à *MITHRIDATE* , est une efpéce d'opiate ou antidote de grande compofition , inventé par le Roi Mithridate : La dofe en est depuis un fcrupule jufqu'à quatre.

Mixtes. MIXTA , en François , mixtes , font tous les corps naturels divifés en animaux , en végétaux & en minéraux ; ce nom vient de *mifcere* , mêler , parce que chaque mixte est un mêlange des principes de Chymie.

MIXTURA , à *mifcere* , mêler , est un mêlange d'efprits , d'effences , d'élixirs, pour prendre par la bouche.

MIXTURA DE TRIBUS , est un mêlange d'eau thériacale camphrée , d'efprit de tartre & de vitriol : La dofe en est depuis demi-dragme jufqu'à une dragme.

MOCHLICA , à μοχλιω , *moveo* , font des remédes qui purgent violemment par haut & par bas.

MOLETTE , est un morceau de porphyre ou d'autre pierre fort dure avec laquelle on broye fur le porphyre les matieres les plus dures.

MONOHEMERA , à μόνος , *folus* , & ἡμέρα , *dies* , font des remédes qui guériffent en un feul jour.

MORTIFIER , est un terme de Chymie qui fignifie changer la forme extérieure d'un mixte , comme on fait au mercure ; on mortifie auffi les efprits en les mêlant avec d'autres liqueurs qui detruifent leur force , comme quand on mêle de l'huile de tartre avec l'efprit de vitriol.

MOSCHELÆUM , à *mofcho* & *oleo* , est une compofition d'huile nervale , où le mufc entre.

MOUFLE , est un couvercle de terre fait en petit dôme , percé de trois ou quatre trous ; il fert à couvrir les coupelles & à faire reverberer la flame du charbon deffus pendant qu'on foufle.

Mucilage. MUCAGO , feu *nucilago* , en François mucilage , est une liqueur gluante , ou une maniere de colle tirée par infufion de plufieurs mixtes ; ce nom vient de *mucus* , morve , parce que le mucilage est vifqueux & reffemblant à la morve du nez.

MULSA AQUA , est de l'eau miellée , ou de l'hydromel.

MUNDARE , en François monder , fignifie nettoyer ou purifier les mixtes de leurs parties les plus groffieres , ainfi l'on fépare du féné les bâtons , on pelle les amandes , on ôte les pepins des raifins fecs , avant que de les employer , on paffe la caffe , les tamarins , les prunes cuites au travers d'un tamis de crin renverfé pour en féparer les femences & les autres impuretés

MUNDIFICATIVUM UNGUENTUM , est un onguent déterfif vulnéraire.

Onguent. *Opiate fomnifere.* *Dofe.* MUSA ÆNEA , est une efpéce d'opiate fomnifere qui a pris fon nom de *Mufa* fon Auteur , & fon furnom de fa couleur approchante de celle de l'airain : La dofe en est depuis un fcrupule jufqu'à une dragme.

MYRACOPON , ex μύρον , & ἄκοπον , est un reméde odorant qui fortifie & qui délaffe.

Poudre cachectique dorée. *Dofe.* * MYREPSUS , à μυρεψός , *unguentarius* , *qui* μύρα ἱψῇ.

MYRICALIS PULVIS , est une poudre cachectique dorée , dont la dofe est depuis un fcrupule jufqu'à une dragme.

* MYRON, à μύρον, *unguentum*, à μύρω, *fluo*, *ſtillo*.

MYROPOLA, *qui* μύρα, *ungenta*, πολῖι, *vendit*, c'eſt un Apoticaire.

MYSTRUM MAGNUM, étoit une meſure des Anciens, contenant trois onces huit ſcrupules de vin, ou trois onces d'huile. *Meſure*

MYSTRUM PARVUM, étoit une meſure des Anciens, contenant ſix dragmes deux ſcrupules de vin, ou ſix dragmes d'huile. *Meſure.*

MYVA, eſt de la gelée de fruits.

N.

NARCOTICA, à νάρκη, *torpor*, ſont des remédes qui excitent l'aſſoupiſſe-ment; tels ſont le pavot, l'opium.

NASALIA, à *naſo*, ſont des remédes qu'on introduit dans les narines, pour faire éternuer & moucher, *ſternutatoires*. *Sternuta-toires.*

* NEOGALA, ex νεαρός, *recens*, & γάλα, *lac*, c'eſt du lait nouvellement trait.

NEAPOLITANUM UNGUENTUM, à *morbo Neapolitano*, eſt un onguent mercuriel, employé pour guérir la groſſe vérole, qu'on appelle *maladie de Na-ples*; on s'en ſert auſſi pour la gale. *Onguent*

NEPENTHES, à ιη, *privativa particula*, & πένθος, *luctus*, comme qui diroit, reméde qui appaiſe la douleur, c'eſt le laudanum.

NEPHRITICA, à νεφρός, *ren*, ſont des remédes propres pour faire ſortir des reins, la pierre, le ſable, le phlegme.

NERVINA, à νεῦρον, *nervus*, ſont des remédes propres pour amolir & for-tifier les nerfs.

¶ NIX ANTIMONIALIS, Neige d'antimoine, c'eſt les fleurs blanches du ré-gule d'antimoine qui par leur figure & par leur couleur reſſemblent à de la neige. *Voyez* mon Cours de Chymie. *Neige d'antimoi-ne.*

NOCTILUCA, eſt un phoſphore ou une matiere qui luit dans les ténebres. *Voyez* mon Cours de Chymie. *Phoſphore.*

NUTRITIO, eſt quand on mêle en agitant enſemble peu à peu des liqueurs de différente nature, juſqu'à ce qu'elles ayent acquis une conſiſtance épaiſſe, comme quand on fait le beurre de Saturne ou l'onguent nutritum.

NUTRITUM UNGUENTUM, à *nutrire*, nourrir, eſt un onguent deſſicatif & rafraîchiſſant, qui ſe prépare en agitant & nourriſſant enſemble dans un mortier quelque préparation de plomb avec de l'huile & du vinaigre ou du ſuc de ſolanum.

O.

OBOLUS, ſeu ONOLOSAT, en François *obole*, étoit un poids des Anciens peſant demi-ſcrupule. *Obole. Poids.*

OBSTRUENTIA MEDICAMENTA, ſont des remédes qui incraſſent les hu-meurs trop ſubtiles, & qui les arrêtent; tels ſont les narcotiques, les aſtringents.

OCTUNX, ab *octo unciis*, étoit un poids des Anciens peſant huit onces. *Poids.*

ODONTALGICA, ab ὀδούς, *dens*, & ἄλγος, *dolor*, ſont des remédes propres pour les douleurs de dents.

* ODONTITES, ab ὀδούς, *dens*, eſt un remède qui adoucit la douleur des dents, & qui les conſerve, comme l'huile de girofle, l'huile de buis.

ODONTOTRIMMA, ex ὀδούς, *dens*, & τρίβω, *dentrificium*, c'eſt un reméde pro-pre à nettoyer & à fortifier les dents.

OENELAION, ab οἶνος, *vinum*, & ἔλαιον, *oleum*, eſt un mêlange de vin & d'huile.

OENODES, ex οἶνος, *vinum*, eſt du vin généreux qui porte bien l'eau.

OENOGALA, ex οἶνος, *vinum*, & γάλα, *lac*, eſt un mêlange de vin & de lait.

OENOMELI, ex *οἶνος*, *vinum* , & *μέλι* , *mel* , eſt du vin miellé ou un mélange de vin & de miel.

OESIPUS , ab *ὄϊς* , *ovis* , & *σήπεσθαι* , *putreſcere* , eſt une matiere mucilagineuſe , graiſſeuſe , ayant la conſiſtance d'un onguent tirée de la laine graſſe : elle amollit , elle digere , elle réſout , *œſipe humide*.

Boutique d'Apoticaire. OFFICINA , eſt proprement un lieu où l'on fait quelqu'ouvrage que ce ſoit ; mais , en Médecine , ce terme exprime particulierement la Boutique d'un Apoticaire , où il prépare ſes drogues.

OLEOSACCHARUM , voyez *ELEOSACCHARUM*.

Huile des Philoſophes. ¶ OLEUM PHILOSOPHORUM , Huile des Philoſophes , c'eſt de l'huile de brique ; ce nom lui a été donné par les Alchymiſtes qui ſe diſent les véritables Philoſophes ; à cauſe qu'ils emploient ſouvent de la brique dans la conſtruction de leurs fourneaux , dont ils ſe ſervent pour travailler à faire ce qu'ils appellent le *grand œuvre*.

OLUS , ſignifie herbe potagere ou toute herbe dont on ſe ſert dans les aliments.

Oleum omphacinum. OMOTRIBES , ſeu , *omphacinum oleum* , eſt une huile acerbe , qu'on prétend tirer des olives vertes avant qu'elles ſoient mûres , mais on ne peut y réuſſir.

Obole. *Poids.* ONOLOSAT , mot Arabe , eſt une obole ou un poids des Anciens peſant demi-ſcrupule.

* OOGALA , ab *ὠόν* , *ovum* , & *γάλα* , *lac* , eſt un mélange d'œufs & de lait.

OPHTHALMICA , ab *ὀφθαλμός* , *oculus* , ſont des remédes propres pour les maladies des yeux.

OPIATA , ab *opio* , eſt une eſpéce d'électuaire liquide , qui a pris ſon nom de l'opium qu'on y fait entrer , mais par corruption ; on nomme ſouvent *opiates* des compoſitions où l'on n'a point mêlé d'opium.

OPORICE , ab *ὀπώρα* , *Autumnus* , eſt un reméde tiré des fruits qui meuriſſent en Automne.

OPPODELDOCH , ſeu *opodeltochemplaſtrum* , eſt un emplâtre réſolutif , reſſerrant , fortifiant , reſſemblant beaucoup en compoſition & en vertus à l'emplâtre ſtiptique de *Crollius*. *Paracelſe* & *Mindcreri* , en ſont les Auteurs.

OPTICA , ab *ὄπτομαι* , *video* , ſont des remédes propres pour les maladies des yeux.

ORBIS , ſeu *orbiculus* , eſt une eſpéce de trochiſques qui prend ſon nom de ſa figure ronde.

Orvietan. *Doſe.* ORVIETANUM , eſt une eſpéce d'opiate ou un antidote fameux , qui prend ſon nom d'Orviette , Ville d'Italie , où il a été premierement fait & mis en uſage : La doſe en eſt depuis un ſcrupule juſqu'à une dragme & demie.

OXELÆUM , ab *ὀξύ* , *acidum* , & *ἔλαιον* , *oleum* , eſt un mélange de vinaigre & d'huile.

OXYCOOS , eſt un reméde propre pour les maladies des oreilles.

OXYFRAGIUM , ce mot eſt compoſé du Grec *ὀξύ* , *acidum* , & du Latin *frangere* , *quaſi acidum frangens* , eſt un reméde qui briſe & adoucit les pointes des ſels acides qui ſont en trop grande quantité dans le corps ; tels ſont les yeux d'écreviſſes , les perles , le corail préparé & les autres matieres alkalines.

Oxycrat. OXICRATUM , ab *ὀξύ* , *acidum* , & *κεράννυμι* , *miſceo* , eſt un mélange de vinaigre & d'eau , *oxycrat*.

OXYCRATUM SATURNI , eſt un mélange de vinaigre de Saturne & d'eau appellée auſſi *lait virginal*.

Lait virginal. OXYCROCEUM , ce mot eſt compoſé du Grec *ὀξύ* , *acidum* , & du Latin *crocus* , c'eſt une compoſition d'emplâtre réſolutif , fortifiant , où il entre du ſafran & du vinaigre.

Emplâtre réſolutif. OXYDERCICUM , ſeu *oxydorcicum* , ab *ὀξύ* , *acidus* , & *δέρκω* , *video* , eſt un reméde propre pour aiguiſer la vûe.

OXYGALA , *ὀξύ* , *acidum* , & *γάλα* ; *lac* , eſt du lait aigre.

OXYGLYCE ,

OXYGLYCE, ab ὀξύ, *acutum*, & γλυκὺς, *dulcis*, eſt un mélange de vinaigre & de miel appellé *oxymel*.

OXYMEL, ab ὀξὺς, *acetum*, & μέλι, *mel*, eſt une eſpéce de ſyrop compoſé avec le miel, le vinaigre & l'eau.

OXYPORION, ab ὀξὺς, *promptus*, & πείρω, *tranſeo*, eſt un reméde pénétrant & qui paſſe vîte, comme le ſyrop de nerprun, les ſels apéritifs.

OXYRRHODINUM, ab ὀξος, *acetum*, & ῥόδον, *roſa*, eſt un mélange d'huile de roſes & de vinaigre, on l'appelle en François *oxyrrhodin*.

OXYSACCHARUM, eſt une eſpéce de ſyrop avec du vinaigre & du ſucre.

* OXYTOCIA, ab ὀξὺς, *promptus*, & τόκος, *partus*, ſont des remédes qui facilitent l'accouchement.

P.

PALLIATIVA REMEDIA, ſont des remédes qui aſſoupiſſent & calment les douleurs ſans en ôter la cauſe ; tels ſont les narcotiques.

PANACEA, à πᾶν, *omne*, ἀκέομαι, *ſano*, quaſi *omnia ſanans*, eſt un reméde qu'on eſtime univerſel, ou guériſſant toutes ſortes de maladies.

PANACEA ANTIMONIALIS, eſt un tartre ſoluble rendu émétique par du beurre d'antimoine, & réduit en liqueur par l'humidité de l'air. *Voyez* mon Traité de l'Antimoine.

PANACEA MERCURIALIS, Panacée mercurielle, eſt un ſublimé de mercure dulcifié par beaucoup de ſublimations & par l'eſprit-de-vin. *Voyez* mon Cours de Chymie.

PANACEA MERCURIALIS VIOLACEA, c'eſt le mercure violet, ou un mercure pénétré & empreint de quelques portions de ſoufre & de ſel ammoniac. *Voyez* mon Cours de Chymie.

PANCRESTUM, à πᾶν, *omne*, χρηστός, *utilis*, eſt un reméde utile pour toutes les maladies.

PANCHYMAGOGA, à πᾶν, *omne*, χυμός, *ſuccus*, *humor*, & ἄγω, *duco*, ſont des remédes qui peuvent purger toutes les humeurs.

PANDALEON, eſt une compoſition pectorale en forme d'opiate ou d'électuaire liquide dont on ſe ſervoit au temps de Rondelet : La doſe en eſt depuis une dragme juſqu'à trois.

PANIS PARVUS, eſt un trochiſque.

PANIS REGIUS, Pain Royal, eſt un électuaire cordial, pectoral & ſtomacal : La doſe en eſt depuis demi-dragme juſqu'à deux dragmes.

PANNUS, en François, Blanchet, eſt un morceau de drap blanc quarré par où l'on paſſe les ſyrops & les autres liqueurs qu'on veut clarifier.

PARALYTICA, ex παραλύω, ſont des remédes propres contre la paralyſie.

PAREGORICUS, παρηγορικός, eſt un reméde conſolant & adouciſſant la douleur.

PARYGRON, eſt un mot Grec qui ſignifie médicament liquide ; on a autrefois donné ce nom à un emplâtre réſolutif.

PASTILLUS, eſt une eſpéce de trochiſque odorant qu'on fait brûler pour parfumer quelque lieu.

PAUCIFERUM VINUM, eſt un vin qui porte peu d'eau.

PECTORALIA, ſont des remédes propres pour les maladies de la poitrine ; tels ſont les ſyrops de jujubes, de tuſſilage, de capillaire.

PEDILUVIUM, à *pede*, pied, & *lavare*, laver, eſt une décoction d'herbes & d'autres ingrédiens avec laquelle on lave les pieds & les jambes des malades pour leur concilier le ſommeil, ou pour abattre les vapeurs ou pour d'autres maladies ; on approprie les ingrédiens qui entrent dans ces décoctions à la nature du mal.

PELICANUS, Pelican, eſt un vaiſſeau de verre qui ſervoit autrefois en Chymie

F

pour les digeſtions & pour les circulations des liqueurs , on les y faiſoit entrer par un bec ou col étroit qu'on bouchoit enſuite hermétiquement. La figure de
ce vaiſſeau étoit diverſifiée , tantôt ronde , tantôt longue , on emploie préſentement en ſa place les vaiſſeaux de rencontre , qui ſont deux matras dont le col de
l'un entre dans celui de l'autre.

Pœnidia ,
ſaccharum
penidiatum
Sucre tors,
Pénides.

PENIDIA , vel *pœnidia* , vel *ſaccharum penidiatum* , eſt le ſucre tors , on prétend que ce nom vient de *pœna* , peine , parce que cette préparation de ſucre donne bien de la peine à faire ; en François Pénides.

PERIAPTA , ſeu περι'αμματα , ſont des amulettes ou des remédes qu'on pend au
col , ou qu'on attache à quelqu'autre partie du corps , pour préſerver du venin , ou
pour le mal de tête , ou pour chaſſer la fiévre.

Peſſus.
Peſſaire.

PESSARIUM , aut *peſſus* , à πεσσός , en François Peſſaire , eſt un médicament
hyſtérique , ſolide , formé en bâton long & gros à peu près comme le doigt , lequel on fait entrer dans l'orifice de la matrice , pour réſoudre quelque dureté , ou
pour abattre les vapeurs qui s'en éievent.

PHAGEDÆNICA , à φαγεῖν , *edere* , ſont des remédes vulnéraires ou propres
pour déterger les vieux ulceres & conſumer les chairs baveuſes ; tels ſont l'eau de
chaux aiguiſée par le ſublimé corroſif , le baume verd.

PHARMACEUTICUM , eſt ce qui dépend de la Pharmacie.

PHARMACIA , à φάρμακον , *medicamentum* , eſt la partie de la médecine qui enſeigne à compoſer les médicaments.

PHARMACOPŒA , à φάρμακον , *medicamentum* , & ποιέω , *facio* , eſt un Livre
contenant les deſcriptions des compoſitions de Pharmacie , on l'appelle vulgairement *Diſpenſaire.*

PHARMACOPŒUS , à φάρμακον , *medicamentum* , & ποιέω , *facio* , eſt celui
qui compoſe les médicaments , *Apothicaire.*

PHARMACOPOLA , à φάρμακον , *medicamentum* , & πωλέω , *vendo* , eſt celui
qui vend les remédes , *Apothicaire.*

Opiate
ſomnifere.
Doſe.

PHARMACUM , à φερειν ἄκος , *ferre opem* , eſt tout médicament quel qu'il ſoit.

PHILONIUM , eſt une eſpéce d'opiate ſomnifere , anodine , qui prend ſon nom
de *Philon* , Médecin ſon Auteur : La doſe en eſt depuis un ſcrupule juſqu'à une
dragme.

PHLEGMA , Principe paſſif des Chymiſtes , eſt de l'eau pure , inſipide , qu'on
ſépare des mixtes lorſqu'on en fait la diſtillation , *phlegme.*

PHLEGMAGOGA , à φλέγμα , & ἄγω , *pituitam educo* , ſont des remédes qui
purgent la pituite , & par conſéquent le cerveau ; tels ſont l'agaric , les hermodactes , le turbith.

PHŒNIGMUS , à φοῖνιξ , *ruber* , eſt un reméde qui excite de la rougeur & des
veſſies ſur les endroits du corps où il a été appliqué ; tels ſont l'emplâtre veſſica-
toire , la ſemence de moutarde.

PHOSPHORUS , ſeu φῶς φέρω , *lucem ferens* , eſt une pierre ou autre matiere
luiſante dans les ténébres. *Voyez* mon Livre de Chymie.

Phoſphore
hermetique
de Bau-
douin.
Phoſphore
de la pierre
de Bologne.
Phoſphore
liquide.
Phoſp'ore
brûlant ou
urineux.

PHOSPHORUS HERMETICUS BALDUINI , Phoſphore hermétique de
Baudouin , eſt un mélange de craie & des acides d'eau forte , qui produit de la
lumiere.

PHOSPHORUS LAPIDIS BOLONIENSIS , Phoſphore de la pierre de Bo-
logne , ſe fait par une calcination qu'on donne à la pierre de Bologne pour en rendre le ſoufre plus exalté & plus purifié qu'il n'étoit. *Voyez* mon Cours de Chymie.

PHOSPHORUS LIQUIDUS , Phoſphore liquide , eſt du phoſphore urineux
diſſout dans l'eſſence de girofle.

PHOSPHORUS URENS , Phoſphore brûlant ou urineux , eſt une matiere uri-
neuſe & brûlante , tirée par diſtillation de l'urine fermentée.

PHTHARTICA , à φθίω , ſont des poiſons mortels.

PHTHORIA, mot Grec plur. font des remédes propres pour hâter l'accouchement.

PHTHOROPŒUM, φθοριποιὸν, eſt un reméde malin, ou un poiſon.

PHYSOGONUM, un reméde qui diſſipe les flatuoſités, & qui aide à la diǵeſtion ; tels ſont la cannelle, l'anis, la coriandre, le fenouil.

PICATIO, à *pice*, eſt une eſpéce de dropax, ou emplâtre fait de poix.

PIGER HENRICUS, eſt un fourneau qu'on appelle communément *Athanor*; on lui a donné ce nom de *piger Henricus*, parce qu'il peut être gouverné par un pareſſeux, ne donnant pas grand ſoin ni grande peine à conduire.

PILULA, eſt un diminutif de *pila*, *quaſi parva pila*, pilule.

PILULÆ ANGELICÆ, ſeu *grana angelica*, Pilules ou Grains angeliques, prennent leurs noms de leurs grandes qualités, leur baſe eſt l'extrait d'aloës, on y ajoûte ſouvent du maſtic, de la rhubarbe & d'autres ingrédiens ſtomachiques. *Grana anǵgelica.* Pilules angeliques.

PILULÆ ANTE CIBUM, Pilules gourmandes, ſont des pilules ſtomachiques dont l'aloës eſt la baſe. Pilules gourmandes.

PILULÆ PERPETUÆ, Pilules perpétuelles, ſont des balles de régule d'antimoine, de la groſſeur des pilules ordinaires, elles ſont purgatives par les ſelles, on en avale deux ou trois quand on veut être purgé, on les rend entieres, on les lave, & alors elles ſont en état d'être repriſes & rendues autant de fois qu'on voudra ſe purger ſans qu'elles perdent leur qualité. Pilules perpetuelles.

PINTA, en François Pinte, qui vient peut-être du bas-Breton, pint ou pintat, eſt une meſure de liqueurs qui contient trente & une onces d'eau. Meſure.

PLACENTULA, eſt une eſpéce de trochiſque plat & rond, on l'appelle auſſi *rotula* & *orbiculus*. Trochiſque plat.

PLEONECTICA, à πλέος, *plenus, multus*, & ἴχω, *habeo*, ſont des remédes propres pour diminuer une trop grande repletion, comme les purgatifs, les ſudorifiques, les acides.

PLERES ARCONTICON, à πλήρης, *plenus*, & ἀρχη, *principium*, *implens principale*, eſt une poudre céphalique, fortifiante, compoſée : La doſe en eſt depuis demi-ſcrupule juſqu'à deux ſcrupules, *Nicolaus Salernitanus*. *Implens principale.*

PLEURETICA, à πλευρά & πλευρὸι, *latus, coſta*, ſont des remédes propres pour la pleureſie, qui eſt une inflammation de la membrane qui couvre les côtes ; tels ſont le ſyrop de coquelicot, de jujubes, l'oliban, le ſang de bouc préparé.

PNEUMONICA, à πνέω, *ſpiro*, ſont des remédes propres pour faciliter la reſpiration ; tels ſont le ſyrop de tabac, les préparations de ſoufre, les fleurs de benjoin, l'iris de Florence.

PODAGRICA, voyez *ANTIPODAGRICA*.

POLYANODYNA, à πολύ, *multum* & ἀνιδυια, *levantia dolorem*, ſont des remédes qui appaiſent en peu de temps les douleurs ; tels ſont l'opium & les autres narcotiques.

POLYCHRESTA, à πολύ, *multum*, & χρηſά, *utilia*, ſont des remédes utiles à pluſieurs maux.

POMATUM, à *Pomo*, eſt une eſpéce d'onguent adouciſſant, amolliſſant, lequel prend ſon nom des pommes qui y entrent ; *Pomade*. Pomade.

POMPES DE MER, ſont certaines colonnes d'eau qui ſont élevées dans la Mer par des ouragants, & qui donnent un ſiniſtre préſage pour les Navires.

POMPHOLYX *UNGUENTUM*; voyez *DIAPOMPHOLYGOS*.

POPULEUM *UNGUENTUM*, à *populo arbore*, eſt un onguent narcotique, réſolutif, dont les yeux ou germes de l'arbre peuplier font la baſe. *Nicolaus Saǵlernitanus* en eſt l'Auteur.

POSCA, à πόσις, *Potio*, eſt de l'oxycrat ou de l'eau vinaigrée.

* POSCETUM, vel *Liquor poſceticus*, à πόσις, *potio*, ex πίνω, *bibo*, eſt une boiſſon que quelques-uns appellent *bochet* ou *bouchet*, c'eſt un mélange de deux parties de petite biere & d'une partie de petit lait, lequel mélange les Anglois donnent à leurs malades pour leur boiſſon ordinaire. *Liquor poſceticus.*

On donne encore ce nom à une feconde décoction qu'on fait des drogues qui ont fervi à la décoction defficative fudorifique.

Potion.   POTIO , feu *Potus* , à *potare* , boire , eft un mélange ou une diffolution de plufieurs poudres , confections , électuaires , fyrops , dans diverfes liqueurs pour prendre par la bouche ; *Potion.*

PRÆCIPITATIO , à *præcipitare* , jetter de haut en bas , eft quand une matiere , qui fe fépare d'une liqueur , tombe au fond du vaiffeau en matiere de feces , comme il arrive en faifant le précipité blanc , les magifteres. *Voyez* ma Chymie.

PROJECTIO , à *projicere* , jetter , eft un terme de Chymie qu'on emploie lorfqu'on met cuillerée à cuillerée dans un creufet , quelque matiere qu'on veut calciner.

PROLIFICA , à *prole* , *generatio* , & *facio* , je fais , font des remédes qui fortifient les parties fpermatiques & qui excitent la femence ; tels font le fatyrium , le mufc , l'ambre , la mufcade , la graine de paradis , l'écorce d'orange amere , la cannelle , la confection alkermes.

PROPHYLACTICA , font des remédes préfervatifs ou réfiftants au venin.

PSEUDO , à ψεῦδος , *falfum* , faux.

PSILOTHRUM , à ψιλόω , *denudo* , *deglubo* , & θρίξ , *pilus* , Dépilatoire , ou qui enleve le poil de l'endroit de la chair où il a été appliqué ; tels font la pierre de Bologne calcinée & broyée , la décoction d'orpiment & de chaux.

PSORICA , à ψώρα , *Scabies* , font des remédes qui guériffent la galle.

PSYCTICA MEDICAMENTA , à ψῦξις , *Frigus* , font des remedes rafraîchiffants.

PTISANA , à πτίσσω , *decortico* , parce qu'on faifoit autrefois la tifanne toûjours avec de l'orge mondé.

Pincée.   PUGILLUM , en François, Pincée , eft une mefure de fleurs ou de femences , autant que les deux doigts & le pouce en peuvent prendre.

Pulpe.   ¶ PULPA , en François Pulpe , à *Puls* , Bouillie , c'eft la partie moëlleufe des fruits qui reffemble par fa confiftance à de la bouillie , comme les pulpes de caffe , de tamarinds , de prunes.

Poudre antiépileptique.   PULVIS AD COMITIALEM AFFECTUM , Poudre antiépileptique , c'eft la poudre de guttette dont on fe fert pour le haut mal.

PULVIS CANTHIANUS , vel *Kanthianus* , c'eft-à-dire , Poudre qui vient de Kanth , Province d'Angleterre , c'eft la poudre de la Comteffe de Kanth , appellée *Pulvis è chelis cancrorum.*

PULVIS ÆTHIOPICUS , cette poudre a pris fa dénomination de fa couleur noire , comme qui diroit poudre qui a la couleur d'un Éthiopien.

Pulvis algaroth.   PULVIS ALGAROTH , feu *ALGEROTH* , eft une poudre blanche émetique , ou un précipité de beurre d'antimoine lavé & féché ; ces noms viennent de celui de fon Auteur , car il s'appelloit de même.

Poudre émetique.   PULVIS EMETICUS , Poudre émetique , c'eft la poudre d'algaroth ; on lui a donné le nom d'émetique par excellence , parce que c'eft un des émetiques les plus forts que nous employions en Médecine.

Poudre fulminante.   PULVIS FULMINANS , Poudre fulminante , eft une poudre compofée de falpêtre , de fel de tartre & de foufre , laquelle , étant chauffée dans une cuiller fur le feu jufqu'à fufion , fait une fulmination violente avec un fort grand bruit. *Voyez* mon Cours de Chymie.

Poudre de fympathie.   PULVIS SYMPATHICUS , Poudre de fympathie , eft du vitriol blanc qui a été expofé au Soleil , & deffeché en blancheur par fa chaleur , pendant le figne du Lion , vers le mois de Juillet. *Voyez* mon Cours de Chymie.

PULVIS TORMENTORIUS , c'eft la poudre à canon.

PUTREFACIENTIA , voyez *SEPTA.*

PYCNOTICA . font des remédes froids & condenfants , comme le nenuphar , le folanum.

PYRŒNUS, à πῦρ *Ignis*, & ἶνος, *Vinum*, comme qui diroit vin fusceptible du feu ; c'est de l'esprit-de-vin alkoolisé ou bien dephlegmé.

PYRIAMA, est un mot grec qui signifie *Fomentation*.

PYROTECHNIA ; à πῦρ, *Ignis*, & τέχνη, *Ars*, art du feu, c'est la Chymie.

PYROTICA MEDICAMENTA, à πῦρ, *Ignis*, font des cauteres ou des remédes âcres & brûlants qu'on applique fur la chair pour y faire efcharre. — *Cautere.*

Q.

QUADRANS, étoit un poids des Anciens pefant quatre onces. — *Poids.*

QUARTARIUS, en François Quarteron, eft un poids pefant la quatriéme partie d'une livre. — *Quarteron, Poids.*

QUARTARIUS, étoit une mefure des Anciens contenant cinq onces de vin, ou quatre onces & demie d'huile. — *Mefure.*

QUINCUNX, à *quinque unciis*, étoit un poids des Anciens pefant cinq onces. — *Poids.*

R.

RAMICH, mot Arabe, eft une compofition de trochifques fortifiants, aftringents : La dofe en eit depuis un fcrupule jufqu'à une dragme ; *Mefué.* — *Trochifques fortifiants. Dofe.*

RAREFACTIO, eft une fermentation, ou une dilatation des parties d'un mixte, enforte qu'il occupe plus de place ou de volume qu'il n'en occupoit auparavant, comme quand le moût bout pour devenir du vin, ou quand la pâte fermente.

RASIO, eft la réduction d'un corps dur en raclure ou rafure, comme en la corne de cerf, ou bois de gayac.

RECIPIENS, eft un vaiffeau de verre ou de grès qu'on adapte au bec d'un alambic, ou au col d'une cornuë, pour en recevoir ce qui en diftille ; *Recipient.*

RECTIFICATIO, eft une efpéce de purification & d'exaltation Chymique qui fe fait ordinairement par des diftillations réiterées.

REFECTIVA, font des remédes reftaurants & propres pour réparer les forces abatues ; tels font le lait, la vipere, la tortuë.

REFRIGERATORIUM, Réfrigeratoire ou Réfrigerant, eft une efpéce de baffin de cuivre qui entoure la tête de more, ou le chapiteau d'un grand alambic, & lequel on remplit d'eau fraîche, pour condenfer les vapeurs, & aider à la diftillation. — *Refrigerant.*

REGULUS, eft la partie la plus pure, la plus fixe & la plus pefante d'un métal ou d'un minéral ; *Régule.* — *Regule.*

RELAXANTIA, à *relaxare*, relâcher, font des remédes émollients & un peu laxatifs, qui amoliffent les humeurs, & les difpofent à la purgation ; tels font les violettes, la mercuriale, les mauves, la bourrache, les pruneaux.

* REMEDIUM, à *re* & *mederi*, remédier.

REPELLENTIA, feu *Repercuffiva medicamenta*, à *repellere* & *repercutere*, repouffer, font des remédes aftringents, ou qui arrêtent le cours des humeurs ; tels font le plantain, les rofes rouges, le bol. — *Aftringens.*

REQUIES NICOLAI, eft une efpéce d'opiate fomnifere, dont *Nicolas Myrepfus* a donné la defcription : La dofe en eft depuis deux fcrupules jufqu'à huit. — *Opiate fomnifere. Dofe.*

RESIDENTIA, eft la matiere craffe & terreftre qui fe trouve en forme de lie au fond des liqueurs qu'on a laiffé épurer ; on l'appelle auffi *Fæces* — *Feces.*

RESOLUTIVA, feu *Refolventia*, à *refolvere*, réfoudre, font des remédes propres à fondre & à diffiper les humeurs, foit en les pouffant par la tranfpiration, foit en les amoliffant & en les difpofant à être emportés par la circulation ; tels font l'efprit-de-vin, l'emplâtre de mucilage.

RESUMPTIVA, à *refumere*, reprendre, feu *Reftaurantia*, à *reftaurare*, reparare, font des remédes pectoraux & alimenteux, dont on fe fert pour rétablir

les perfonnes attenuées ou deffechées par de longues maladies ; tels font les écreviffes , les tortues , le lait , les pigeons , l'orge.

RETORTA , en François Cornuë , à caufe que fon col eft fait en corne , c'eft
un vaiffeau diftillatoire. *Voyez* mon Traité de Chymie.

REVERBERATIO , à *reverberare* , repouffer , eft quand la flame du feu qu'on
a allumé dans un fourneau , eft repouffée & rabattue par le dôme fur le vaiffeau ,
afin d'y exciter une plus grande chaleur.

REVIVIFICATIO , eft la réduction de quelque mixte qu'on auroit déguifé par
les fels , ou par des foufres , en fon premier état ; ainfi l'on révivifie le cinabre en
vif argent , le fel de Saturne en plomb.

RHODINUM , à ῥόδον , *Rofa* , feu *Oxyrrhodinum* , eft un mêlange d'huile de
rofe & de vinaigre.

Miel rofat.

RHODOMEL , à ῥόδον , *Rofa* , & μέλι , *Mel* , c'eft du miel rofat.

RHYPTICA , eft un mot Grec qui fignifie *Déterfifs.*

ROB , feu *ROBUB* , mots Arabes , fignifiants fuc d'un fruit évaporé , ou cuit
en confiftance de miel.

ROBORANTIA , à ῥώννυω *roboro* , *firmo* , font les remédes qui fortifient ; tels
font les confections & poudres cordiales , l'eau de cannelle.

ROSAIRE , eft un vaiffeau de cuivre plat qui fert à la diftillation des rofes.

ROS MELLIS , eft la premiere eau qu'on fait diftiller du miel au bain-marie ;
Rofée de miel.

ROSSOLIS Fébrifuge , eft une teinture de quinquina , dans laquelle on a fait
infufer de la coriandre & de la cannelle , & où l'on a diffout du fucre. *Voyez*
mon Cours de Chymie.

ROS VITRIOLI , Rofée de vitriol , eft le premier phlegme du vitriol qui diftille au bain-marie.

ROTULA , eft une efpéce de trochifque ou de tablette qui prend fon nom de
fa figure ; *Rotule.*

RUBINA ANTIMONII , voyez *MAGNESIA OPALINA.*

S.

SACCHARUM HORDEATUM , Sucre d'orge , eft un fucre cuit auffi fortement que les pénides , & formé en bâtons droits , longs comme la main , gros
comme le petit doigt , un peu tortus , de couleur citrine luifante.

*Manus
Chrifti.*
Sucre ro-
fat.

SACCHARUM PERLATUM , eft du fucre rofat , fur chaque livre duquel on
a fait entrer demi-once de perles préparées ; on l'appelle auffi *Manus Chrifti.*

SACCHARUM TABELLATUM , feu *Rofatum* , eft du fucre cuit en eau de
rofe , jetté fur un marbre , & coupé en tablettes.

SAL ACIDUM , eft un fel reflerré en fes pores qui ne fermente point avec les
acides , & duquel on retire par la Chymie un efprit acide ; tels font le falpêtre ,
l'alun , le vitriol.

SAL ALKALI , eft proprement le fel de la foude ; mais on appelle vulgairement *Sel alkali* , tout fel qui fermente avec les acides , comme le fel de tartre , le
fel de tamarifc. *Voyez* mon Cours de Chymie.

*Sal mira-
bile, fal ca-
tharticum
amarum.*

¶ SAL AMARUM CATHARTICUM , eft un fel ammoniac , pénétré par de
l'huile de vitriol , ou du fel naturel qu'on tire par évaporation des eaux minérales
d'Ebfon en Angleterre ; ce dernier fel eft appellé *Sal mirabile* , aut *Sal catharticum amarum.*

Sel effen-
tiel.

SAL ESSENTIALE , eft un fel tiré par cryftallifation des fucs des plantes fans
l'aide du feu. *Voyez* le même Livre.

Sel fixe.

SAL FIXUM , eft un fel qui foufre l'action du feu fans diminution confidérable ;
tels font le fel marin , le fel de tartre.

SAL FLUOR , eft un fel qui demeure liquide , & qui ne fe condenfe jamais s'il ne se trouve quelque matiere terreftre qui l'embaraffe & le corporifie ; tels font les efprits de nitre , de fel , de foufre.

SAL POLYCHRESTUM STIBIALE , Sel polychrefte ftibial , eft un fel em-preint d'antimoine qu'on tire par évaporation des lotions de l'antimoine diaphoré-tique filtrées.
Sel poly-crefte fti-bial.

SAL PRUNELLÆ , Sel de prunelle , on a donné ce nom au cryftal minéral , parce que les Allemands l'ayant teint autrefois en rouge avec de la teinture de ro-fe , le formoient en pilules qui avoient la figure d'une petite prune fauvage qu'on appelle *Prunella* ; ou bien *Sal prunella* , à *prunâ* , Braife , parce que le cryftal mi-néral eft eftimé propre pour éteindre les fiévres ardentes , qu'on a comparées à des charbons allumés.
Sel de pru-nelle.

SAL SEDATUM , Sel fédatif ou tranquille , eft une exaltation ou volatilifa-tion du fel fixe & du vitriol par le borax.
Sel fedatif, Sel tran-quille.

SAL VOLATILE , eft un fel qui s'envole & fe fublime par la moindre chaleur qu'on lui donne ; tels font les fels de vipere , de crane , de corne de cerf.

¶ SAL VOLATILE NARCOTICUM VITRIOLI , Sel volatil & narcotique de vitriol , eft un fel tranquille ou narcotique volatil , tiré du vitriol en fleurs blanches par le borax.
Sel volatil & narcoti-que de vi-triol.

SANG DE SALAMANDRE , c'eft de l'efprit de nitre le plus fort , quand il eft réduit en vapeurs rouges dans le récipient. *Voyez* mon Cours de Chymie.

SAPA , à *Sapore* , eft du moût ou du fuc de raifins mûrs évaporé fur le feu en confiftance de miel ; on l'appelle en François *Réfiné*.
Refiné.

SARCOTICA MEDICAMENTA , à σάρξ, *Caro* , font des remédes propres à faire revenir les chairs dans les plaies; tels font la farcocolle , le fang-dragon.

SATURNINA MEDICAMENTA , à *Saturne* , Plomb , font des compofitions où il entre des préparations de plomb.

SCAMMONIUM ROSATUM , eft de la fcammonée bien empreinte de tein-ture de rofe , tirée dans l'efprit de vitriol dulcifié , & réduite en trochifques purga-tifs : La dofe en eft depuis fix grains jufqu'à vingt. *A. Mynficht* en eft l'Auteur.

SCELOTYRBICA , à σκέλος, *Crus* , & τύρβη, *Turba* , font des remédes propres pour les maux de jambes qui viennent du fcorbut ; *Antifcorbutiques*.
Antifcor-butiques.

SCLERONTICA , σκληρυντικά ,à σκληρός , *Durus* , font des remédes propres à durcir les chairs du corps.

SCORBUTICA REMEDIA ; voyez *ANTISCORBUTICA.*

* SCORIÆ , *Scories* , c'eft une écume de métal ou de minéral.

SCRUPULUS , vel *Scrupulum* , eft un petit poids pefant vingt-quatre grains , la troifiéme partie d'une dragme & la vingt-quatriéme d'une once ; *Scrupule*.
Poids.

SCUTUM , en François Ecuffon , eft une maniere d'amplâtre compofé d'in-grédients fpiritueux qu'on applique en forme d'écuffon fur l'eftomac ou fur le cœur pour fortifier.
Ecuffon.

SEBUM , vel *Sevum* , vel *Sepum* , en François Suif , eft une graiffe dure , fer-me , tirée du mouton, du bœuf, du belier , du bouc.
Sepum.

SEBUM CASTRATI , Suif de mouton, qui eft le belier châtré.

SEMICUPIUM , eft un demi-bain d'eau tiéde , on le fait auffi avec les décoc-tions d'herbes.

SEPLASIARIA , feu *Unguentaria* , font des drogues fimples , huileufes , aro-matiques , comme la mufcade , le girofle.

SEPTA , feu *Septica* , feu *Putrefacientia medicamenta* , font des remédes qui étant appliqués extérieurement corrodent les chairs fans y caufer beaucoup de douleurs ; tels font l'arfenic , l'aconit.
Septica

SEPTUNX , à *Septem unciis* , étoit un poids des Anciens pefant fept onces.

SERPENTIN , eft un long tuyau d'étain ou de cuivre étamé en dedans , qui prend fon nom de fa figure , car il monte en ferpentant: il fert pour faire l'efprit-de-vin, *Voyez* mon Livre de Chymie.

Sefcuncia. SESCUNX , *Sefcuncia* , étoit un poids des Anciens pefant une once & demie.

Poids. *Poiffon.* ¶ SESQUIQUADRANS CULEI , eft une petite mefure de liqueurs qu'on appelle en François Poiffon , & qui contient à peu près la moitié d'un demi-fetier ou quatre onces d'eau ; ce nom François eft une corruption de potion ou de portion , car un poiffon de liqueur eft comme une dofe.

SETACEUM , à *Seta* , Soie de pourceau , eft un tamis fait de foie de pourceau , employé à paffer les poudres les plus fines.

Poids. SEXTANS , étoit un poids des Anciens pefant deux onces.

Mefure. SEXTARIUS , *Setier* , étoit une mefure des Anciens contenant une livre & huit onces de vin , ou une livre & demie d'huile.

Poids. SEXTULA , étoit un poids des Anciens pefant quatre fcrupules.

Poids. SEXUNX , à *fex unciis* , étoit un poids des Anciens pefant fix onces.

SIEF , eft un mot Arabe qui fignifie *Collyre.*

Sceller hermetiq. * SIGILLARE HERMETICE , fceller hermétiquement ; voyez Lut hermétique.

Poids. SILIQUA , feu *Ceration* , feu *Kirat* , étoit un petit poids des Anciens pefant quatre de nos grains.

SINAPISMUS , à *Sinapi* , Moutarde , eft une application de femence de moutarde pulvérifée fur quelque partie , afin d'y exciter de la rougeur.

SIPHON , eft un tuyau de cuivre plié ou recourbé , ou ayant une branche plus longue que l'autre , il fert pour attirer le phlegme de l'eau-de-vie refté dans la cucurbite , après qu'on en a fait diftiller l'efprit-de-vin. *Voyez* mon Cours de Chymie.

SIPHYLICA AQUA , eft une eau diftillée , tirée de la rafure de gayac , infufée & fermentée avec de la biere.

Sapa. SIROEUM , fignifie *Sapa* , ou moût évaporé fur le feu en confiftance de miel épais.

Smecticum. SMEGMA , à σμάω *abftergo* , eft un remède qu'on n'employoit autrefois que pour nettoyer la peau ; mais ce nom comprend préfentement tous les remédes qu'on applique fur la chair ; on dit auffi *Smecticum.*

Poids. SOLIDUM , étoit un poids des Anciens pefant quatre fcrupules.

SOLUTIVA , à *folvere* , lâcher , détacher , font des remédes purgatifs.

SOMNIFERA , font des remédes qui excitent le fommeil ; *Somniferes.*

Sparadrap. SPARADRAPUM , *feu* TELA GUALTERI , feu *Emplaftrum ad fonticulos* , en François Toile Gautier ou Sparadrap , eft un emplaftre digeftif , fuppuratif , dans lequel on trempe des morceaux de toile pendant qu'il eft encore chaud , afin qu'elle s'en charge des deux côtés , & qu'elle puiffe fervir pour appliquer fur les cauteres.

Chymie. SPARGIRIA , feu *Spagiria* , à σπάω *traho* , & ἀγείρω *congrego* , eft la partie de la Pharmacie qu'on appelle *Chymie.*

Spatula. SPATULA , à σπάω *detraho* , en François fpatule , eft une efpéce de bâton ou verge applatie & élargie par un bout , dont les Apothicaires fe fervent pour remuer les électuaires , les huiles , & les onguents qu'ils font cuire , & les Chirurgiens pour étendre leurs emplâtres.

Efprit. SPIRITUS , Efprit , dans l'idée des Chymiftes eft une liqueur fubtile & pénétrante , il y en a de volatil & de fixe. *Voyez* mon Cours de Chymie.

SPLANCHICA , voyez *SPLENICA.*

Splenetica. SPLENICA , vel *Splenetica* , vel *Splanchica* , à σπλήν *Lien* , font des remédes apéritifs & propres pour les maladies de la rate.

STALTICA , font des remedes fondants & applaniffants les chairs qui font trop relevées autour des plaies.

STATERA , ab ἵσταναι *ftatuere* , *appendere* , eft une balance.

STEGNOTICA *MEDICAMENTA* , στεγνωτικά font des remédes bouchants , arrêtants , incraffants.

STEPHANIÆA *MEDICAMENTA* , font des remédes qu'on applique fur les futures de la tête pour exciter la tranfpiration & pour fortifier le cerveau.

Sternutatoires. ¶ STERNUTATORIA , font des remédes propres à provoquer l'éternuement , étant refpirés par le nez ; tels font le tabac , les châtaignes des Indes , le fuc de poirée.

STIBIALIA ,

STIBIALIA ; font des compofitions dont l'antimoine fait la bafe.

STICTICA, font des remédes aftringents , qu'on applique extérieurement , comme le bol, le fang-dragon, le vitriol.

STICTICUM EMPLASTRUM, eft un emplâtre vulneraire , fortifiant, deffi-catif, confolidant , employé pour les piquures , pour les coups d'épée, pour les morfures, &c. *Crollius* en eft l'Auteur. *(Emplâtre.)*

STOMACHICA, à στόμαχις , Eftomac , font des remédes propres pour forti-fier l'eftomac ; tels font l'aloës, la rhubarbe, la mufcade , la conferve de rofe.

¶ STOMACHICUM POTERII, Stomachique de Potier, eft une préparation d'or & de régule d'antimoine martial : La dofe en eft depuis fix grains jufqu'à trente. *(Stoma-chique de Potier.)*

STOMATICA, mot Grec qui fignifie agréable à la bouche , font des remédes déterfifs & un peu deffscatifs , comme les fommités des ronces, les mûres.

STRATIFICARE, eft mettre différentes matieres par couches les unes fur les au-tres ; *ftratum fuper ftratum* , lit fur lit ; foit afin de faire communiquer leurs vertus , foit afin de les calciner enfemble. *(Stratum fu-per ftratum.)*

STUPEFACIENTIA, à στύφω, *fpiffo*, vel à *ftupeo*, font des remédes anodyns , condenfants , coagulants, engourdiffants , comme les narcotiques.

¶ STYGIA AQUA, c'eft l'eau Régale; on lui a donné ce nom à caufe de fa cor-rofion , pour la comparer à l'eau d'un prétendu fleuve des Enfers que les anciens Payens nommoient *Styx.*

STYMMATA , mot Grec, font des matieres féches & odorantes , qu'on mêle dans des huiles pour les rendre épaiffes & d'une odeur agréable ; tels font le coftus, la marjolaine , la menthe, l'amome.

STYPTICA, à στύφω , *aftringo*, font des remédes fort aftringents , comme le vitriol, l'alun, la poire de coing, la forbe verte.

SUBLIMATIO, eft une élévation ou volatilifation de quelque matiere par le feu , au haut d'une cucurbite ou d'un matras.

SUBLINGUÆ, vel *Sublinguales Pilulæ*; voyez *Hypoglottides Pilulæ.*

SUCCUS, en François Suc, eft la liqueur fubftantielle d'un mixte, laquelle fe tire par expreffion.

SUFFITUS , feu *fuffimenta*, feu *Suffumigia*, font des parfums qu'on fait re-cevoir aux malades , foit pour fortifier le cerveau, & réfifter au venin, comme quand on fait brûler du geniévre , du benjoin; foit pour calmer & arrêter le cours des férofités dans le rhume du cerveau, comme quand on fait brûler le fuccin, le fucre ; foit pour faire diffiper l'humeur du rhumatifme par les pores, comme quand on met le malade fur la vapeur de l'efprit-de-vin brûlant ; foit pour exciter le flux de bouche, comme quand on fait recevoir au malade la vapeur du cinabre qu'on à jetté fur du feu. *(Suffimenta, Suffumigia.)*

* SULPHUR CÆLESTE , vel *Sulphur Bezoardicum vegetabile* , c'eft de l'ef-prit-de-vin bien déphlegmé. *(Sulphur Be-zoardicum vegetabile.)*

SUPPOSITORIUM, fuppofitoire, à *fupponere* , fubftituer , parce qu'on s'en fert en place d'un lavement ; c'eft un reméde folide en forme d'un petit bâton long & gros comme le petit doigt, pointu par un des bouts ; on l'introduit par le fon-dement, dans l'inteftin rectum, & on l'y laiffe afin qu'il s'y fonde , & que par fon irritation il faffe aller à la felle. *(Suppofi-toire.)*

SUPPURATIVUM UNGUENTUM , eft l'onguent bafilic fuppuratif. *(Suppuratif bafilic.)*

SYMPATHIA, à græco σὺν, *cum*, & πάθος , *Paffio.* *(Sympathie.)*

SYNANCHICA , à Συνάγχη , Angine , font des remédes déterfifs & réfolu-tifs qu'on emploie intérieurement & extérieurement pour l'inflammation & enflure de la gorge, qu'on appelle *angine*, ou *efquinancie*; tels font le miel rofat , l'ai-gremoine, les figues , le cryftal minéral, la crotte de chien.

SYNCOMISTUS PANIS, à σὺν , *cum* , & κομίζω , *gefto*, eft du pain fait avec de la farine dont on n'a point féparé le fon.

G

SYNCOPTICA, à συγκοπή, *Syncope*, font des remédes propres pour la défaillance appellée *fyncope*.

SYNCRITICA, font des remédes relâchants, amolliffants.

* SYNTHERICA, eft un mot Grec, par lequel on entend un précis de viande ou un confommé.

SYNTHESIS, à σύν, *cum*, & τίθημι *pono*, eft une compofition de médicaments.

SYNULOTICA *MEDICAMENTA*, συνϨλϨτικά, font des remédes propres pour cicatrifer les plaies.

Syrop.   SYRUPUS, à σύρω, *traho*, & ἰαίς, *fuccus*, vel à Sirab, nom Arabe qui fignifie *Potion*, eft une liqueur fucrée ou miellée, qu'on fait cuire en confiftance propre pour être gardée; *Syrop.*

T.

TALISMAN, mot Arabe, qui dérive peut-être du Grec τίλισμα, *vecligal*, eft une figure gravée fur une petite plaque de métal avec des caracteres que les Aftrologues prétendent avoir faits felon les difpofitions du Ciel, & aufquels ils attribuent de grandes qualités médecinales, & une correfpondance avec les aftres pour en attirer les influences ; ils recommandent de porter cette figure métallique fur quelque partie du corps, voulant perfuader qu'elle rend les perfonnes qui en font munies, invulnérables ; mais ces beaux effets des Talifmans ne trouvent fondement que dans les imaginations creufes de ceux qui font entêtés de l'Aftrologie judiciaire, & par conféquent il n'y a nul fondement raifonnable à faire fur cet article.

Tartarum   TARTARUM EMETICUM, vel *Stibiatum*, Tartre émétique ou ftibié, eft
ftibiatum. du cryftal de tartre, avec lequel on a fait bouillir long-temps du foie d'antimoi-
Tartre fti- ne. *Voyez* mon Traité de l'Antimoine.
bié.

TELA GUALTERI, en François Toile à Gautier; voyez *Sparadrapum.*

TENTIPELLIUM *MEDICAMENTUM*, eft un reméde qui étend la peau & diffipe les rides.

Caput mor-   TERRA DAMNATA, feu *Caput mortuum*, eft de la terre qui refte d'un mixte,
tuum. après que toutes les fubftances actives & le phlegme en ont été féparés ; *Principe paffif.*

Terre   TERRA DULCIS VITRIOLI, eft de la terre du colchotar qui refte, après qu'on
douce de l'a bien lavé pour en tirer le fel; elle eft très-aftringente.
vitriol.

* TETE DE MORE, eft une chape de cuivre, qui a la figure d'une tête ; & qui fe noircit aifément par le dehors à mefure qu'elle fert.

Onguent   TETRAPHARMACUM, à τέσσαρις, *quatuor*, & φάρμακον, *Medicamentum*,
bafilic. fignifie médicament compofé de quatre drogues; on a donné ce nom à l'onguent bafilic.

Antidote.   THERIACA, à Ϧὴρ, *Fera*, à caufe de la vipere qui en fait la bafe, eft une
Dofe. efpéce d'opiate ou antidote fameux de grande compofition: La dofe en eft depuis un fcrupule jufqu'à une dragme. *Andromachus* en eft l'Auteur.

THERMANTICA, à θέρω, *calefacio*, font des remédes échauffants.

THYMIAMA, ex θυμιάω, *odores accendo*, eft un parfum.

TINCTURA, à *tingere*, teindre, eft la teinture d'un mixte qu'on tire en le faifant infufer dans un menftrue ou diffolvant convenable à fa nature, comme quand on met tremper du caftor dans de l'efprit-de-vin pour en tirer la teinture.

Teinture   TINCTURA ANTIMONII, Teinture d'antimoine, eft une teinture rouge,
d'antimoi- tirée de la partie fulfureufe de l'antimoine calciné avec un fel alkali. *Voyez* mon
ne. Traité de l'Antimoine.

Teinture   TINCTURA CORALLORUM, Teinture de corail, eft une diffolution de
de corail. quelques parties bitumineufes qui enduifoient la fubftance du corail rouge. *Voyez* mon Cours de Chymie.

TONICA, feu *Tonotica*, à τίνω, *tenfio*, *tonus*, font des huiles ou des onguents, dont on frotte les parties nerveufes pour les fortifier.

TOPICA, feu *Localia remedia*, en François Topiques, font des remédes qu'on applique extérieurement fur les parties malades.

TORCULAR, *vel* TORCULUM, eft une preffe qui fert à exprimer les mixtes, pour en tirer les fucs.

TORREFACTIO, à *torrefacere*, rôtir, fécher, eft une coction féche des médicaments, ou une efpéce d'affation, comme quand on met rôtir ou deffécher la rhubarbe coupée par petits morceaux fur une poële de fer qu'on a placée fur un peu de feu, pour priver cette racine d'une partie de fa qualité purgative, & la rendre plus aftringente.

TOXICA, mot grec, font des drogues venimeufes, empoifonnantes.

TRACHEA, τραχία, *Afpera*, font des remédes âcres, irritants, ulcerants.

TRAGEA GRANORUM ACTES, font des petits pains ou trochifques faits avec le fuc de grains de fureau mûrs & de la farine de feigle, employés avec fuccès contre la dyfenterie : La dofe en eft depuis demi-dragme jufqu'à trois dragmes ; *Quercetan* en eft l'Auteur.

TRAGEA MERCURIALIS, eft de la panacée mercurielle, réduite en grains reffemblants à de petites dragées avec du mucilage de gomme adraganth ; le nom de *tragea*, qui fignifie dragée, vient du grec τραγήμα, qui fignifie feconde table, parce que, quand on fait les dragées communes, on y met plufieurs tables de fucre.

TRANSMUTATIO, eft quand on change la nature d'un mixte en une autre plus parfaite, comme fi du cuivre, de l'étain, ou de quelques autres métaux ou minéraux, on pouvoit faire de l'or, de l'argent.

TREMPE DE L'ACIER, fe fait quand, après avoir calciné des lames de fer avec des ongles d'animaux, on les trempe toutes rouges dans de l'eau froide, pour faire condenfer & fermer fes pores tout d'un coup, & le rendre par conféquent plus compacte & en acier. *Voyez* mon Cours de Chymie.

TRIAPHARMACUM, mot compofé du Latin *tria*, trois, & du grec φάρμακον, *Medicamentum*, eft un reméde compofé de trois drogues.

TRICONGIUS, étoit une mefure des Anciens contenant trente livres de vin, ou vingt-fept livres d'huile.

TRIENS, étoit un poids des Anciens pefant trois onces.

TRIGONA, mot grec, font des remédes compofés de femences & d'autres drogues un peu ftupéfiantes, narcotiques, comme des femences de jufquiame, de pavot, de folanum.

TRITURATIO, eft une pulvérifation très-fubtile des drogues fimples qui fe fait en remuant feulement le pilon en rond dans le mortier fur la matiere fans la battre, comme quand on met en poudre de la fcammonée, du bol, de la terre figillée.

TROCHISCUS, mot grec, en François Trochifque, eft une compofition de médicaments qu'on réduit premierement en maffe dure comme celle des pilules, puis on la forme en de petits morceaux, tantôt longuets, tantôts ronds, tantôt quarrés, tantôt triangulaires, & on les fait fécher.

TRYPHERA, mot Arabe, fignifiant délicat, de bon goût.

TURBITH MINERAL, *feu PRÆCIPITATUM FLAVUM*, eft une préparation de mercure, jaune, vomitive, purgative : La dofe en eft depuis deux grains jufqu'à fix. *Voyez* mon Cours de Chymie.

V.

V APPA, en François vin éventé, eft du vin dont la meilleure partie de l'efprit s'eft évaporée ou diffipée.

Vaiſſeau circulatoi-re.

VAS CIRCULATORIUM, étoit autrefois un Pelican ; mais c'eſt préſentement une jonction de deux matras , dont le col de l'un entre dans celui de l'autre; on y met circuler quelques liqueurs ſur un feu de digeſtion.

Enfer.

VAS INFERNALE, Enfer, eſt un vaiſſeau de verre, au col duquel on a exactement joint & maſtiqué un petit entonnoir de verre, enſorte que ſon bec entrant dans la capacité du vaiſſeau, les liqueurs, qu'on y verſe, y tombent facilement, mais elles n'en peuvent ſortir, d'où vient qu'on l'appelle *Enfer* ; ce vaiſſeau peut ſervir pour faire circuler les liqueurs, pourvû qu'on bouche exactement l'ouverture de l'entonnoir ; mais il n'eſt point en uſage.

VECTIARIA *MEDICAMENTA*, ſont des purgatifs violents ; ce nom vient du Latin *vectis*, bâton, comme ſi l'on avoit voulu faire entendre que ces remédes chaſſent les humeurs à coups de bâtons, on les appelle en Grec μοχλικα, à μοχλὸς, *vectis*, ex ὁχλέω, *moveo*.

VENTER EQUINUS, eſt du fumier de cheval chaud, on y met en digeſtion pluſieurs matieres.

· VERMIFUGA, à *verme*, ver, & *fuga*, fuite, ſont des remédes qui chaſſent ou font mourir les vers ; tels ſont le mercure, le pourpier, le ſemen contra, la coralline.

Veſſie de cuivre.

VESICA ÆNEA, eſt une grande cucurbite de cuivre, laquelle ſert pour la diſtillation des plantes, quand on en veut tirer de l'eau.

VESICATORIUM, eſt un emplâtre qui excite des veſſies quand il eſt appliqué ſur la peau ; les mouches cantharides en font la baſe & les vertus ; *Veſicatoires*.

VINACEA, c'eſt le marc du raiſin qui a été exprimé au preſſoir.

VINUM MANNÆ, Vin de manne, c'eſt de la manne diſſoute dans de l'eau, & tenue long-temps en fermentation chaudement.

VINUM MELLIS, c'eſt de l'hydromel vineux. *Voyez* mon Cours de Chymie.

Vin ſtibié, Vin éméti-que.

VINUM STIBIATUM, Vin ſtibié, c'eſt du vin rendu émétique par quelque préparation d'antimoine vomitive, comme du foie d'antimoine, du régule d'antimoine, du verre d'antimoine.

VIROSUS, dérive du mot *virus*, venin.

Cryſtaux de Lune.

VITRIOLUM LUNÆ, eſt de l'argent diſſout & cryſtalliſé ; on l'appelle *Cryſtaux de Lune. Voyez* mon Livre de Chymie.

Sel de Mars.

VITRIOLUM MARTIS, eſt le ſel de Mars fait par cryſtalliſation. *Voyez* mon Cours de Chymie.

VITRIOLUM VENERIS, eſt du cuivre diſſout & cryſtalliſé. *Voyez* le même Livre.

VITRUM ANTIMONII, eſt un antimoine purifié de ſon ſoufre groſſier par la calcination, & vitrifié par la fuſion. *Voyez* encore le même Livre.

Tablettes de longue vie.

VIVIFICANTES IMPERIALES TABELLÆ, en François Tablettes de longue vie, ſont des tablettes de confection alkermes, cardiaques : La doſe en eſt depuis une dragme juſqu'à trois.

Poids.

UNCIA, en François Once, eſt un poids peſant la ſeiziéme partie de la livre des Marchands, & la douziéme partie de la livre de Médecine.

UNGUENTUM, ab *ungere*, oindre, ſignifie onguent.

VOLCAN, eſt un lieu qui jette des flammes venant de deſſous terre, comme le Mont Veſuve, le Mont Etna ; on appelle auſſi Volcan d'eau, certains lieux qui vomiſſent des eaux, mais c'eſt improprement.

URETICA, voyez *DIURETICA.*

Urne, me-ſure.

URNA, étoit une grande meſure des Anciens contenant quarante livres de vin, ou environ trente-cinq livres d'huile.

USTIO, eſt quand on brûle quelque mixte, ſoit pour le réduire en cendres, comme quand on veut tirer le ſel d'une plante ; ſoit pour en faire une matiere alkaline, comme quand on brûle l'ivoire, la corne de cerf ; ſoit pour le purifier de quelque partie nuiſible, comme quand on calcine le cuivre.

UTERINA REMEDIA, ab *Utero*, Matrice, font des remédes propres pour les maladies de la matrice ; tels font l'armoife, le caſtor, le camphre.

VULNERARIA, à *Vulnere*, Plaie, font des remédes déterſifs, deſſicatifs, propres pour guérir les plaies ; tels font l'eau phagedenique, les teintures d'aloës, de myrrhe, le plantain, l'ariftoloche.

X.

XEROCOLLYRIUM, à ξηρὸς, *aridus*, &, κολλύριον, *collyrium*, eſt un collyre fec ; tels font les trochifques *albi Rhafis*.

XEROMYRUM, à ξηρὸς *aridus*, & μύρον *unguentum*, eſt un mélange de myrrhe & d'aloës.

XEROPHTHALMICA, à ξηρὸς & ὀφθαλμία, *Ophthalmia ficca*, font des remédes propres pour l'inflammation féche des yeux ; tels font le lait de femme, les eaux de chelidoine, d'euphraife, de cyanus, de plantain.

Z.

ZINGIBER LAXATIVUM, voyez *DIAZINGIBER*.

ZULAPIUM, en François Julep, eſt un mélange de fyrop & d'eau.

ZYME & ZYMOSIS, à ζέω, *ferveo*, eſt du levain.

ZYTUS, à ζέω, *ferveo*, eſt de la biere.

CHAPITRE V.
DES VAISSEAUX
ET
DES INSTRUMENTS
QUI SERVENT EN PHARMACIE.

Vaisseaux servant en Pharmacie.

LES Vaisseaux qui servent à la cuite des compositions de la Pharmacie, font les baffines de cuivre fimples ou étamées, les chaudieres, les poëles, les poëlons, les marmites, les coquemarts, les baffines d'étain, les terrines, les plats, les écuelles, les pots de terre, les cucurbites de verre & de grès, les cucurbites de cuivre étamées en dedans avec leurs refrigerants, les cornues de verre & de grès, les creufets.

Matiere des Vaiffeaux.

On doit, autant qu'on peut, préferer les vaiffeaux de terre ou de verre à ceux de cuivre, pour les préparations qu'on emploie par la bouche, parce que la terre ni le verre ne communiquent aucune impreffion aux drogues, & le cuivre en peut donner; mais comme les vaiffeaux de terre & de verre font ordinairement petits, qu'ils caffent facilement au feu, & que ceux de terre font affez fouvent pénétrés par les liqueurs; on peut fe fervir des vaiffeaux de cuivre étamés, fans craindre que le métal fe communique au médicament, car l'étain ne fe raréfie pas facilement comme le cuivre : De plus, il faut remarquer qu'une baffine de cuivre, quand elle ne feroit pas étamée ne donne ni goût ni odeur aux liqueurs qu'on fait bouillir dedans, pourvû qu'on ait foin de les verfer dans une terrine en même - temps qu'on retire cette baffine de deffus le feu, car pendant qu'elle eft fur le feu, les petits corps ignés, qui paffent au travers du cuivre, foulevent tellement la liqueur, qu'ils l'empêchent de toucher au fond de la baffine, & par conféquent de prendre l'odeur & le goût de l'airain, comme je l'ai remarqué plus au long dans mon Cours de Chymie, au chapitre du Cuivre : On trouvera dans le même Livre les defcriptions & les figures des cucurbites, des cornuës, des creufets qui fervent beaucoup plus en Chymie qu'en Galénique.

Les vaiffeaux employés aux infufions, & à garder les compofitions Galéniques, font les pots d'or, d'argent, d'étain, de plomb, de terre, de grès, de terre verniffée, de fayance, de verre, de cryftal, les bouteilles, les cruches, les boëtes.

L'or, l'argent & l'étain font les métaux les plus convenables pour la fabrique des vaiffeaux qui doivent fervir aux infufions, & à conferver les remédes; mais comme ils ne font pas impénétrables à plufieurs fels & à la plûpart des efprits des mixtes, ils peuvent communiquer quelque legere impreffion aux compofitions qu'on met dedans; c'eft pourquoi je préfererois à ces métaux en cette occafion, le verre & la terre qui ne peuvent rien donner; le grès entre toutes les terres, eft celle qui feroit la plus convenable pour ces vaiffeaux, car outre qu'elle eft toûjours fort nette, elle eft la moins poreufe & la plus propre pour empêcher la diffipation qui fe pourroit faire des parties fubtiles des remédes, mais comme le grès n'eft pas commun en tout Pays, & que d'ailleurs les différences des terres ne font ici aucun préjudice confidérable, on peut fe fervir en place, de la fayance ou des terres verniffées.

Chevrettes. Pots à cau & gu.

On préfere la fayance aux autres terres chez les Apoticaires, à caufe de fa beauté & de fa netteté; ils en font faire des efpéces de pots qu'ils appellent *chevrettes* pour y garder les fyrops, les miels, les huiles ; d'autres qu'ils appellent *pots à canon*, à cauſe de leur forme, pour y mettre les électuaires, les baumes, les onguents; d'autres plus petits qu'ils appellent *piluliers*, à cauſe qu'ils y gardent les maſſes des pilules. *Piluliers. Uſage.*

Le plomb n'eſt guére employé pour les vaiſſeaux, ſi ce n'eſt lorſqu'on veut em-pêcher qu'un mixte ou une compoſition ne ſe durciſſe, ou ne ſe deſſéche trop ; par exemple, on conſerve le muſc dans des boëtes de plomb, afin qu'étant plus fraîchement dans ce métal qu'ailleurs, il ſe diſſipe moins de ſes parties. Pluſieurs employent des boëtes de plomb préférablement à d'autres, pour conſerver la thériaque, l'orvietan, le mithridat, parce que ces compoſitions y retiennent mieux une juſte conſiſtance, que dans des pots d'une autre matiere ; mais il y a à craindre que quelques particules du plomb ne ſe détachent, & ne ſe mêlent dans les antidotes, ce qui pourroit en quelque maniere les alterer.

Le verre & le cryſtal ſont les plus belles matieres, & les plus propres qu'on puiſſe employer pour les vaiſſeaux de Pharmacie ; ils ont la netteté qu'il eſt très-facile d'entretenir, la tranſparence qui fait qu'on voit les drogues renfermées dans le vaiſſeau, ſans qu'il ſoit beſoin de l'ouvrir, & la petiteſſe des pores qui empê-che la diſſipation des parties ſubtiles des médicaments ; mais la fragilité de ces vaiſſeaux empêche qu'on ne les emploie auſſi fréquemment qu'on voudroit.

On fait des poudriers de verre : ce ſont des eſpéces de pots oblongs ou ovales attachés ſur des pieds ſemblables à ceux des verres à boire ; on y garde les poudres compoſées, les trochiſques. On fait des bouteilles de toutes façons & de toutes grandeurs, pour y garder les eaux ſpiritueuſes, les teintures, les élixirs, les eſprits, les eſſences, & des pots pour y garder diverſes opérations de Chymie, les précipités, les ſublimés, les préparations d'antimoine. *Poudriers de verre.* *Bouteilles de verre.*

Les cruches ſont ordinairement de terre, de grès, elles ſervent aux infuſions des huiles. *Cruches.*

Les boëtes doivent être faites d'un bois le moins ſujet aux vers, on leur donne telle figure qu'on veut, mais la quarrée eſt la plus ordinaire ; elles ſont employées pour y ſerrer les drogues ſimples ſéches, comme le ſené, l'agaric, la rhubarbe.

Les inſtruments, dont on ſe ſert en Pharmacie, ſont les mortiers de bronze avec leurs pilons proportionnés, les mortiers de cuivre, d'étain, de plomb, de verre avec leurs pilons de la même matiere ; les mortiers de marbre & de pierre avec leurs pilons de bois, les porphyres, les écailles de mer avec leurs molettes pour broyer les pierreries, les preſſes avec leurs plaques & leur barre de fer, les fourneaux, les pincettes, les poëles à feu, les entonnoirs, les ſeringues, les eſpatules, les biſtortiers, les rapes, les cuillers, les écumoires, les biberons ou cuillers percées, les toiles fortes & déliées, les étamines, les tamis, les blanchets, les chauſſes d'hippocras, les languettes à filtrer, les meſures, les poids, les balances, les marteaux, les couteaux, les ciſeaux, les carrelets, les diſpenſaires. *Inſtruments de Pharmacie.*

Les mortiers de bronze ſont grands & petits ; les grands ſervent à faire preſque toutes les poudres, à malaxer les maſſes des pilules & des trochiſques, à éteindre le vif argent, leurs pilons ſont de fer, & comme pour les très-grands mortiers il eſt néceſſaire d'avoir des pilons de grandeur proportionnée, & par conſéquent fort peſants, on les ſuſpend quelquefois par une corde liée à une eſpéce d'arc pliant, que l'on attache au plancher, afin de ſoulager l'Artiſte. *Mortiers & leurs pilons.*

Les petits mortiers de la même matiere ſont de différente grandeur & capacité, ils ſervent les uns pour réduire en poudre une petite quantité de drogues faciles à être pulvériſées, les autres pour diſſoudre les compoſitions qui entrent dans les potions, dans les lavements, dans les collyres, dans les injections ; on fait auſſi de petits mortiers d'argent, d'étain, de cuivre qu'on fait ſervir aux mêmes uſages que les précédents.

Les mortiers de plomb ſont employés pour faire l'onguent nutritum, le beurre de Saturne, les liniments deſſicatifs, où l'on veut que le métal communique ſon impreſſion.

Les mortiers de fer ſont grands & petits ; les grands ſervent à réduire en poudre plufieurs ingrédients qui entrent dans les remédes qu'on applique extérieurement ; les petits font employés pour recevoir les matieres en fufion qu'on y jette, & à faire le foie d'antimoine, quand on n'en veut faire qu'une quantité médiocre.

Les mortiers de marbre font grands & petits ; les grands fervent à battre les amandes, les noix, les avelines, les femences dont on veut tirer l'huile par expreffion, à écrafer les plantes dont on veut tirer le fuc ; les petits fervent à battre les amandes, les femences froides pour faire les émulfions.

Les mortiers de pierre bien propres pourroient fervir au défaut de ceux de marbre ; mais on ne les emploie guere que pour les poudres corrofives, comme quand on pulvérife le précipité rouge, ou quand on mêle le mercure crud avec le fublimé corrofif pour faire le fublimé doux ; les mortiers de verre & de marbre peuvent fervir aux mêmes ufages.

Porphyres.
Écailles de mer.
Molette.

Les porphyres & les écailles de mer font employés pour réduire en poudre impalpable les drogues les plus dures, comme les pierres précieufes, le corail, les perles, la tutie ; on les broye avec une molette qui eft un petit billot de porphyre ou d'écaille de mer poli en deffous, rond ou de figure propre à être empoigné facilement.

Entonnoirs.

Les entonnoirs font de cuivre, de fer blanc, de terre, de grès & de verre, ils fervent pour mettre les liqueurs dans les bouteilles & pour foûtenir le filtre ; mais comme les entonnoirs de métal font fujets à fe rouiller, & à communiquer leur odeur ou leur impreffion aux liqueurs qui y paffent, on doit leur préferer les entonnoirs de verre ou de grès, foit dans la Chymie, foit dans la Galenique.

Les feringues font ou d'argent, ou d'étain, ou de cuivre ; on en fait de grandes & de petites ; les grandes doivent contenir une livre de liqueur, elles fervent pour donner des lavements ; les petites doivent contenir deux ou trois onces de liqueur, elles fervent pour les injections qu'on fait dans la verge, dans la matrice, dans les plaies.

Seringues.

Les feringues d'argent fe trouvent rarement chez les Apothicaires, à caufe de leur prix, ils fe fervent ordinairement de celles d'étain qui font auffi bonnes ; celles de cuivre ne font guére ufitées à caufe du verdet qui fe forme dedans, & qui peut fe mêler dans les liqueurs ; on peut néanmoins les employer pour les injections vulneraires, où le verd de gris ne nuit point.

Efpatules.

Les efpatules font ou d'argent ou d'étain fonnant, ou de fer ou d'acier, ou de cuivre, ou d'ivoire, ou de bois de gayac, ou de buis, ou de bois commun.

Les efpatules d'argent font rares à caufe de leur valeur ; mais elles font plus propres que celles des autres métaux, parce qu'elles ne font point fujettes à fe rouiller, on les emploie pour les confections cordiales ; les efpatules d'étain fonnant peuvent fuppléer à leur défaut.

Les efpatules d'acier doivent être préferées à celles de fer, parce que la matiére en étant plus compacte, elle fe rouille moins, & elle imprime par conféquent moins de fa qualité aux médicaments, mais on les fait ordinairement de fer, & l'on en voit peu d'acier ; à la vérité la faute n'eft pas grande, car ce métal ne peut communiquer aux remédes aucune qualité maligne.

Quant aux efpatules de cuivre, elles ne doivent point être employées pour les médicaments qui fervent intérieurement, parce qu'elles peuvent leur communiquer un goût & une odeur de verdet qui ne leur convient point.

Les efpatules d'ivoire font fort propres pour les confections, celles de gayac ; de buis & de bois commun fervent pour remuer & enfoncer les herbes & les autres ingrédients qui entrent dans les infufions ou dans les décoctions pour tirer les pulpes.

Biftortiers.
Rapes,
Rapoires.

Les biftortiers font des rouleaux de bois qui fervent pour mélanger les médicaments, & pour étendre les tablettes.

Les rapes ou rapoires font de fer blanc attachées fur du bois, on s'en fert pour raper l'agaric qu'on veut mettre en poudre, pour raper les fruits & les racines dont on veut tirer le fuc.

Les cuillers font d'or, d'argent, de cuivre, de fer, de bois, de nacre de perles, d'ivoire, d'écaille de tortue.

Les cuillers d'or font rares à caufe de leur valeur, celles d'argent fuppléent à leur défaut, les grandes cuillers & les écumoires font ordinairement de cuivre, mais ceux qui aiment la propreté & l'exactitude en ont d'argent, car le cuivre peut laiffer de fon odeur aux liqueurs où on le trempe.

Les cuillers de fer à manche long fervent fouvent en Chymie, pour porter les matieres pulvérifées dans les creufets rougis au feu.

Les cuillers de bois peuvent fervir pour tirer les pulpes.

Les cuillers de nacre de perles, d'ivoire, d'écaille de tortue font fort propres à faire prendre des fyrops, des potions, ou d'autres liqueurs aux malades.

Les biberons ou cuillers couvertes font d'argent ou d'étain, ils fervent pour faire prendre aux malades les bouillons, les tifanes, les remédes liquides avec plus de facilité que par les écuelles. *Biberons, Cuillers couvertes.*

Les preffes fe font de différentes figures, leur matiere eft toûjours du bois fort & compacte ; mais quand on veut preffer des ingrédiens dont le fuc ou l'huile eft difficile à détacher, on les met entre deux plaques de fer ou de bois garnies de fer blanc; on fe fert auffi de plaques de bois de noyer fimples, pour retirer les huiles d'amandes, de noix, de ben, les fucs des plantes ; on emploie auffi une barre de fer ronde, qu'on met dans les trous de la preffe pour la faire tourner avec plus de force. *Preffes. Plaques. Barre de fer.*

On enveloppe les matieres qu'on veut paffer dans des toiles fortes. *Toiles fortes.*

Les étamines coupées en quarré fervent à couler les médecines, les émulfions, les tifanes. *Etamines.*

Les tamis font couverts ou découverts; les couverts font de crin ou de foie, ils fervent pour paffer les poudres fubtiles ; les découverts font de crin, ils font employés, tantôt pour paffer les poudres groffieres, comme les farines, les poudres fternutatoires, tantôt pour paffer les pulpes. *Tamis.*

Les blanchets font des morceaux de drap blanc taillés en quarré, ils fervent pour paffer les fyrops & les autres liqueurs qu'on veut clarifier. *Blanchets.*

Les chauffes ou manches d'hippocras font auffi faites de drap blanc, leur figure eft large par haut, & allant fucceffivement en pointe comme un capuchon, afin que les liqueurs coulent plus facilement ; on les emploie aux mêmes ufages que les blanchets. *Chauffes ou Manches d'hippocras.*

Les languettes font de petits morceaux de drap longuets & étroits, lefquels on a fait tremper par un bout dans la liqueur qu'on veut filtrer, & dont l'autre bout pend dans un vaiffeau qu'on a placé deffous, pour recevoir la liqueur qui tombe claire goutte à goutte ; c'eft une maniere de filtration. *Languettes de drap à filtrer.*

Le papier à filtrer doit être gris fans colle ; on l'appelle en latin *charta emporetica.* *Papier à filtrer. Charta emporetica.*

Les fourneaux, qui fervent en Pharmacie, font en partie ceux qu'on emploie en Chymie; on peut les voir décrits & repréfentés en figures dans mon Livre de Chymie. *Fourneaux.*

Les difpenfaires font des efpéces de boëtes plates, quarrées, fans couvercles, faites en façon de tiroirs; ils fervent pour contenir les ingrédiens qui doivent entrer dans une compofition, bien mondés, préparés, difpenfés ou arrangés par ordre.

CHAPITRE VI.

Des Poids & des Mefures.

JE parlerai premierement des Poids & des Mefures dont on fe fert, & que les Apothicaires doivent avoir ; puis je traiterai de ceux qui ne font plus en ufage, mais qui fe trouvent encore quelquefois dans les Livres.

Des Poids qui sont en usage.

LES Poids, dont nous nous servons, sont la livre, le quarteron, l'once, la dragme, le scrupule & le grain.

As. Pondo. La livre marchande est de seize onces, qui font deux marcs des Orfévres, mais la livre de Médecine n'est que de douze onces, les Anciens la désignoient par *As* ou *Pondo*, mais les Modernes les désignent par ce caractere ℔ j ; pour la demi-livre l'on met ℔ ß.

Quarteron. Le quarteron, poids de Marchand, est de quatre onces, & poids de Médecine de trois onces ; il est désigné par 4. art. j, le demi-quarteron est désigné par 4. art. ß.

4. art. j.
4. art. ß. Il faut remarquer que les livres marchandes des différentes Villes de France ne sont pas toûjours d'une égale pesanteur, car par exemple, la livre de Rouen pése plus que celle de Paris, & celle de Paris pése plus que celle du Languedoc, de la Provence, du Dauphiné, du Lyonnois.

Once. L'once est toûjours la seiziéme partie de la livre poids de Marchand, & la douziéme partie de la livre poids de Médecine ; ainsi l'on ne doit point admettre deux sortes d'onces, une de poids de Marchand & l'autre de poids de Médecine, comme quelques-uns font ; car l'once de la livre du poids de Médecine est égale à celle du poids de Marchand : On désigne l'once de Médecine par ce caractere ℥ j, & la demi-once par ℥ ß, l'once est composée de huit dragmes.

℥ i.
℥ ß.
Dragme, ou Gros. La dragme est la huitiéme partie d'une once désignée par ce caractere ʒ j, qui est comme un 3 en chiffre, parce qu'elle est composée de trois scrupules, la demi-dragme est désignée par ʒ ß ; on appelle aussi la drag. un gros, & le poids d'un écu d'or.

ʒ i.
ʒ ß.
Scrupule. Le scrupule est la troisiéme partie d'une dragme désignée par ce caractere ℈ j, il est composé de vingt-quatre grains, le demi-scrupule est marqué par ℈ ß.

℈ i.
℈ ß.
Grain. Le grain est la vingt-quatriéme partie d'un scrupule désigné par gr. ı. On doit se servir de celui qui est fait de leton, & qu'on emploie dans le commerce, car quand on se sert des grains de bled ou des grains d'orges, comme plusieurs font, on n'est pas bien sûr du poids, à cause que ces grains sont de pesanteurs différentes.

gr. j.

Des Poids des Anciens.

LEs Poids, dont les Anciens se servoient, mais qui ne sont plus en usage, sont l'æréole, la silique, le danich, l'obole, le denier, l'aureus, l'exagium, le sextula, le solidum, le silicus, le duella, le dupondium, le sexcunx, le sextans, le triens, le quadrans, le quincunx, le sexunx, le septunx, l'octunx, le dodrans, le dextans & le deunx.

Æreolus, Chalcus. L'æréole, appellé en Latin *Æreolus, seu Chalcus*, étoit autrefois un poids en usage chez les Grecs, il étoit composé de deux grains.

Kirat, ceration, siliqua. La silique, appellée des Arabes *Kirat*, des Grecs *Cération*, & des Latins *Siliqua*, étoit composée de quatre grains.

Danich. Le danich étoit un poids usité seulement chez les Arabes, il étoit composé de huit grains.

Obolus Onolosat. L'obole, appellée en Latin *Obolus*, & en Arabe *Onolosat*, étoit composée de douze grains, c'étoit proprement le demi-scrupule.

Denarius. Le denier, appellé en Latin *Denarius*, étoit plus pesant chez les Médecins qu'il n'est chez les Orfévres, car il étoit composé de la septiéme partie d'une once, qui est quatre-vingt-deux grains & deux septiémes de grain, au lieu que chez les Orfévres, le denier n'est compté que pour deux scrupules, ou pour la douziéme partie d'une once. Les Romains confondoient autrefois le denier avec la dragme, à cause du peu de différence qu'il y avoit : on désignoit le denier par ce caractere * , qui est une petite étoile, ou par *Den.* I.

*Den. ı. ***
Aureus, exagium sextula, solidum. *Aureus, exagium, sextula & solidum*, étoient des poids d'une égale pesanteur, composés de quatre scrupules chacun.

Silicus, ou *Affarius*, étoit compofé de deux dragmes.

Duella, étoit compofé de huit fcrupules.

Dupondium, étoit notre demi-once.

Sefcunx, feu *fefcuncia*, étoit un poids pefant une once & demie.

Sextans, étoit compofé de deux onces.

Triens, étoit compofé de trois onces.

Quadrans, étoit compofé de quatre onces.

Quincunx, étoit compofé de cinq onces.

Sexunx, étoit compofé de fix onces.

Septunx, étoit compofé de fept onces.

Octunx, feu *bes*, feu *beffis*, étoit compofé de huit onces.

Dodrans, étoit compofé de neuf onces.

Dextans, étoit compofé de dix onces.

Deunx, étoit compofé de douze onces.

Chacun de ces poids étoient défignés par deux ou trois des premieres lettres.

Des Mefures.

ON ne peut guére établir de regles générales à l'égard des mefures , parce qu'elles différent en grandeur & en nom dans les différentes Villes ; les Apothicaires ne doivent s'en fervir qu'après avoir pefé ce qu'elles peuvent contenir , encore ne fera-ce que pour mefurer les liqueurs ordinaires, comme l'eau , les dé-coctions, les tifanes, l'huile d'olives , afin de n'être pas obligés d'avoir toujours des balances à la main, pour des chofes où l'on n'a pas befoin d'une régularité de poids tout-à-fait exacte ; mais pour les autres liqueurs , il vaut mieux que les Apo-thicaires , qui doivent être très-exacts dans les dofes, emploient les poids , que les mefures ; car ces liqueurs étant de nature différente , plus ou moins raréfiées & l'é-geres, ou plus ou moins fixes & pefantes, & par conféquent tenant des volumes différents en des poids égaux, on fe tromperoit aifément par les mefures ; le fyrop, par exemple , eft plus pefant que l'eau , & il contient moins de volume ; l'eau com-mune eft plus pefante que le vin, le vin eft plus pefant que l'huile, l'huile eft plus pefante que l'efprit-de-vin.

Des Mefures dont on fe fert à Paris pour les Liqueurs.

LEs Mefures dont nous nous fervons à Paris font la pinte ; la chopine , le demi-fetier, le poiffon , le demi-poiffon.

La pinte contient trente & une onces d'eau ; la mefure d'Allemagne eft d'une pareille grandeur, & d'un pareil poids.

La chopine contient quinze onces & demie.

Le demi-fetier contient huit onces d'eau.

Le poiffon contient quatre onces & une dragme d'eau.

Le demi-poiffon contient deux onces & une demi-dragme d'eau.

On fe fert auffi du verre à boire, ou gobelet, appellé en Latin *Cyathus* , il contient une dofe de potion.

On emploie encore la cuiller d'argent ordinaire pour dofer les fyrops, les potions cordiales, elle contient environ demi-once de liqueur ; on défigne cette dofe par *Cochlear* j.

On ordonne les Efprits, les Elyxirs, les Effences par gouttes, qu'on défigne par *Gut.*

Des Mefures des Anciens.

LEs Mefures des Anciens qui ne font plus ufitées , font le Congius, le Bicon-gius, le Tricongius, le Chus , le Chœnix, le Sextier , l'Hémine , le grand

Congius. Myſtre, le petit Myſtre, l'Acétable, le Cyathe, le Quartarius, le Cheme.

Le Congius étoit une Meſure en uſage chez les Athéniens, elle contenoit dix livres de vin, ou neuf livres d'huile; le Bicongius contenoit le double, & le Tricongius le triple ; les Anglois ſe ſervent d'un Congius, qui ne contient que huit livres.

Chus. Le Chus contenoit huit livres de vin, ou ſept livres & un quart d'huile.

Chœnix. Le Chœnix contenoit quarante-quatre onces de vin, ou environ quarante onces d'huile.

Setier. Chiſt, ſextarius. Le ſetier a été appellé des Arabes *Chiſt*, & des Latins *Sextarius*, à cauſe qu'il contenoit la ſixiéme partie du Congius, laquelle étoit une livre huit onces de vin, ou une livre & ſix onces d'huile.

Hemina, cotyla, hemyxeſton. L'Hémine, appellée en Latin, *Hemina*, ou *Cotyla*, ou *Hemyxeſton*, étoit le demi-ſetier.

Myſtrum magnum. Le grand Myſtre, appellé en Latin, *Myſtrum magnum*, contenoit trois onces & huit ſcrupules de vin, ou trois onces d'huile.

Myſtrum parvum. Le petit Myſtre, appellé en Latin *Myſtrum parvum*, contenoit ſix dragmes & deux ſcrupules de vin, ou ſix dragmes d'huile.

Acetabulum. L'Acétable, appellée en Latin *Acetabulum*, contenoit deux onces & demie de vin, ou deux onces & deux dragmes d'huile.

Quartarius. Le Quartarius contenoit deux acétables.

Cyathus. Le Cyathe, appellé en Latin *Cyathus*, à cauſe de la reſſemblance qu'il avoit avec un verre à boire, contenoit une once, cinq dragmes & un ſcrupule de vin, ou une once & demie d'huile.

Chema. Le cheme contenoit deux petites cuillerées.

Grandes meſures des Anciens. Outre ces Meſures les Anciens en avoient encore d'autres très-grandes, comme l'Urne, l'Amphora, le Cadus, le Culeus.

Urna. L'Urne appellée en Latin *Urna*, contenoit quarante livres de vin ou environ trente-cinq livres d'huile.

L'Amphora contenoit deux Urnes.

Amphora. Ceramium, Metretes. Le Cadus, appellé en Grec *Ceramium* ou *Metretes*, contenoit une Amphore & demie.

Culeus. Le Culeus contenoit quarante Urnes.

Des Meſures de pluſieurs Ingrédiens dont on s'eſt ſervi dans ce livre.

LEs Meſures des bois, des herbes, des fleurs & des ſemences ſont le faſcicule, la poignée & la pincée.

Faſcicule. Le faſcicule eſt ce que le bras plié en rond peut contenir, on le marque par *faſc. j.*

Manipule. La poignée ou manipule eſt ce que la main peut empoigner, elle eſt déſignée par *Man. j.* ou *M. j.*

Pugillum Meſure des fruits. La pincée ou pugille, eſt ce qui peut être pris avec les trois doigts; elle eſt déſignée par *Pug. j.* ou par *p. j.*

N°. Par. La meſure des fruits & de pluſieurs animaux, ſe fait par le nombre qu'on déſigne par N°. ou par *Paires* déſignés par *Par.*

Ana, aā. Quand on trouve dans les deſcriptions, *Ana* ou *aā*, il faut entendre de chacun autant de l'un que de l'autre.

Q. S. Par *Q. S.* il faut entendre une quantité ſuffiſante, ou autant qu'il en faut.

S. A. Ex Arte. Par *S. A.* ou *ex Arte*, il faut entendre ſuivant les regles de l'art.

B. M. Par *B. M.* il faut entendre *Balneum Mariæ*, ou bain-marie.

B. V. Par *B. V.* il faut entendre *Balneum Vaporis*, ou bain de vapeur.

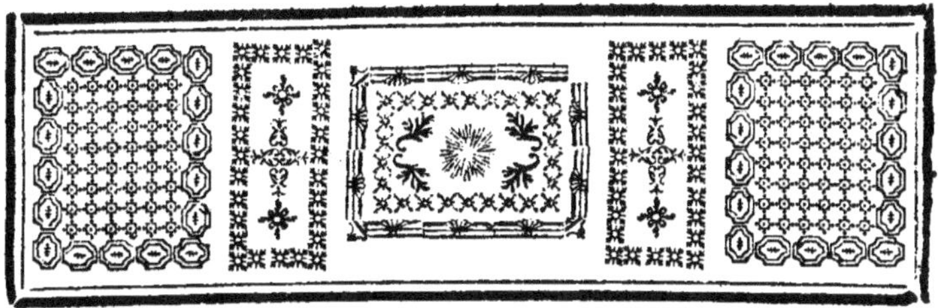

SECONDE PARTIE,

CONTENANT

PLUSIEURS PETITES PRÉPARATIONS

DE PHARMACIE.

CHAPITRE PREMIER.

Des Décoctions.

LE mot de *Décoction* vient du Verbe Latin *Decoquere*, qui signifie cuire.

La décoction se fait ou pour dissoudre les substances actives & utiles des mixtes, dans une liqueur appropriée, ou pour cuire & ramollir ces mixtes ensorte qu'on en puisse tirer les pulpes.

Les matiéres qu'on emploie ordinairement dans les décoctions sont les animaux & les végétaux ; quelquefois aussi les minéraux, comme sont l'antimoine, le vif argent. Les liqueurs qui servent pour les cuire sont l'eau, le vin, le vinaigre, le petit lait.

Comme les décoctions doivent être différentes, suivant les différentes intentions qu'on a, il seroit difficile d'établir des régles touchant la proportion de l'eau & des ingrédiens qu'on y fait bouillir. Ce qu'on peut dire en général, c'est que plus les drogues sont dures & compactes, plus il faut de liqueur pour les faire cuire.

La décoction doit être quelquefois précédée de l'infusion, afin de donner assez de temps à la liqueur pour extraire la substance des mixtes, comme quand on fait la décoction des racines de salsepareille, de squine, des bois de gayac, de buis.

On doit éviter autant que l'on peut de faire bouillir les aromatiques, parce que leurs principes volatils, qui sont les plus essentiels, se dissipent en bouillant ; il vaut mieux se contenter de les mettre infuser dans la liqueur chaude en un vaisseau bien couvert.

Lorsqu'on veut faire une décoction de plusieurs sortes d'ingrédiens, on commence par faire bouillir l'orge, les raclures de corne de cerf & d'ivoire, la racine

Modele d'une décoction.

de gramen, pendant demi-heure à un feu modéré ; on y met enfuite les autres
racines récemment cueillies, comme celles de chicorée, d'ofeille, lavées mondées
de leurs cœurs ou cordes, & coupées par petits morceaux ; on les fait bouillir pendant un quart d'heure ; on continue par les fruits, après les avoir mondés ou de
leur écorce ou de leurs grains, & coupés par morceaux, s'ils font gros ; on y met
enfuite les herbes hachées, & les femences concaffées, puis les fleurs & la réglisse
qu'on laiffe bouillir légérement : on renverfe le tout dans une terrine ou dans un
baffin d'étain où l'on a mis la cannelle concaffée, le fantal citrin, le bois de faffafras rapé & les autres aromates ; on couvre le vaiffeau, & quand la décoction eft
refroidie, on la coule avec expreffion, & on la laiffe repofer, afin qu'elle fe dépure & qu'elle devienne claire.

Si l'on veut employer dans une décoction, des animaux, comme des écreviffes,
des grenouilles, des viperes, il faut les y mettre dès le commencement ; mais il
faut toûjours éviter que la décoction foit faite à trop grand feu, de peur qu'il ne fe
faffe une trop grande diffipation des fels effentiels & volatils.

Décoction Céphalique.	*Decoctum Cephalicum.*
♃ Du gui de chêne, de la racine de pivoine mâle & de benoite ; aā. 3 vj.	♃ *Vifci quercini, radicis pæoniæ maris, & caryophyllatæ, aā.* 3 vj.
De l'ongle d'élan rapé & des bayes de geniévre, aā. 3 iij.	*Ungulæ alcis rafæ, baccarum juniperi, aā.* 3 iij.
Des feuilles de fauge, de betoine, de marjolaine, de bafilic, aā. man. j.	*Foliorum falviæ, betonicæ, majoranæ, ocimi, aā.* man. j.
Des fleurs de ftœchas, d'œillet, de muguet & de tilleul, aā. pug. j.	*Florum ftœchados, tunicæ, lilii convallium, tiliæ arboris, aā.* pug. j.
L'on fera cuire toutes ces drogues S. A. dans ℔ vj. d'eau commune.	*Coquantur S. A. in aquæ comm. lib. vj.*

REMARQUES.

On rapera le pied ou l'ongle d'élan, on coupera par petits morceaux le gui de
chêne & les racines, on les fera bouillir en trois pintes d'eau commune à un feu
moderé jufqu'à diminution d'environ la troifiéme partie de la liqueur, puis on y
ajoutera les bayes concaffées, les herbes & les fleurs qu'on ne fera bouillir qu'un
bouillon, de peur que leur odeur ne fe diffipe ; on verfera le tout dans un baffin
d'étain ou dans une terrine qu'on couvrira ; on coulera la décoction quand elle fera
refroidie, on la laiffera dépurer, & l'on s'en fervira ; elle ne peut être gardée fans
fe corrompre, que deux jours, en temps chaud, encore faut-il la mettre à la cave
dans un vaiffeau bien bouché, & quatre jours en temps froid.

Vertus.
Dofe.
Elle eft propre pour les maladies du cerveau, comme pour l'épilepfie, l'apople-
xie, la léthargie : La dofe en eft depuis deux onces jufqu'à fix.

Décoction Cordiale.	*Decoctum Cordiale.*
♃ Des racines de fcorfonère, de fceau de Salomon, de chiendent, de tormentille, aā. ℨ ß.	♃ *Radicum fcorzoneræ, figilli Salomonis, graminis, tormentillæ, aā.* ℨ ß.
Des feuilles de bourrache, de trefle aceteux, de capillaire, de langue de cerf, aā. m. j.	*Foliorum borraginis, oxytriphylli, capillorum veneris, linguæ cervinæ, aā.* m. j.
Des fleurs de buglofe, de violette, de rofes, de rofée du Soleil, aā. p. j.	*Florum bugloffi, violarum, rofarum, roris Solis, aā.* p. j.
De la réglisse bien ratiffée, ℨ iij.	*Liquiritiæ rafæ,* ℨ iij.
Que tout cela foit cuit S. A. dans liv. vj. d'eau de fontaine jufqu'à la confomption du tiers.	*Coquantur S. A. in aq. fontanæ lib. vj. ad confumptionem tertiæ partis.*

REMARQUES.

On coupera les racines par morceaux, on les concaffera & on les mettra bouillir

dans l'eau environ demi-heure, on y ajoûtera les feuilles hachées, puis les fleurs,
& enfin la réglisse ratissée & concassée ; quand la décoction aura encore bouilli un
quart d'heure, on la retirera de dessus le feu, on la laissera refroidir à demi, puis
on la coulera par un linge, ou par un blanchet, si l'on veut qu'elle soit plus claire.

Elle est propre pour fortifier le cœur, pour résister à la malignité des humeurs : *Vertu*
La dose en est depuis deux onces jusqu'à six.   *Dose*

Décoction Pectorale.	*Decoctum Pectorale.*

℞ Des écrevisses de riviere,   Nº viij.
De l'orge mondée, de racines de tussillage,
d'althæa, de grande confoude, aã.   ʒ vj.
Des jujubes & des raisins secs mondés de
leurs pépins, aã.   ℥ ß.
Des feuilles de pulmonaire, de capillaire,
d'hyssope, de scabieuse, aã.   m. j.
  De la réglisse ratissée & concassée,   ℥ ß.
Que tout cela bouille dans quatre livres ou
deux pintes d'eau commune jusqu'à la consomption du tiers.

℞ *Cancros fluviatiles,*   *Nº viij.*
Hordei mundati, radicis tussilaginis, al-
thææ, consolidæ majoris, aã.   *ʒ vj.*
Jujubarum, passularum acinis purgata-
rum, aã.   *℥ ß.*
Foliorum pulmonariæ, capillorum veneris,
hyssopi, scabiosæ, aã.   *m. j.*
Glycyrrhizæ rasæ & contusæ,   *℥ ß.*
Coquantur in aquæ communis lib. iv., ad
tertiæ partis consumptionem.

REMARQUES.

On nettoiera les racines, on les coupera par morceaux, & on les fera bouillir
avec l'orge dans l'eau, environ un quart d'heure, on ajoûtera les jujubes ouvertes, les raisins mondés de leurs pépins ; on continuera la coction encore un quart
d'heure, puis on y mettra les herbes mondées & lavées, & enfin la réglisse ratissée
& bien concassée ; on retirera la décoction de dessus le feu, quand il y en aura environ un tiers de l'humidité consumée ; lorsqu'elle sera refroidie à demi, on la
coulera pour s'en servir.

Elle est propre pour adoucir & épaissir les sérosités âcres, qui descendent du cer-   *Vertus*
veau sur la poitrine ; La dose en est depuis deux onces jusqu'à six.   *Dose*

Autre Décoction Pectorale.	*Aliud Decoctum Pectorale.*

☞ ℞ Des raisins secs mondés de leur pépins, ℥ j.
Des Dattes,   Nº vj.
Des figues séches,   Nº viij.
De l'orge mondé,   ℥ j.
On fera cuire le tout dans trois chopines ré-
duites à une pinte : alors on ajoûtera,
De réglisse,   ℥ ß.
De capillaire, de lierre terreftre, de scabieu-
se, de tussillage, aã.   m. j.
Laissez infuser pendant un quart d'heure, puis
coulez.

℞ *Uvarum passular. enucl.*   *℥ j.*
Dactylorum,   *Nº vj.*
Caricarum pinguium,   *Nº viij.*
Hordei mundati,   *℥ j.*
Coquatur in aq. font lib. iij. ad tertiæ par-
tis consumptionem ; sub finem coctionis adde,
Glycyrrhizæ,   *℥ ß.*
Folior. capill. veneris, hederæ terrest. sca-
biosæ, tussilaginis, aã.   *m j.*
Infunde per horæ quadrantem & cola.

REMARQUES.

On mondera les raisins de leurs pépins & les dattes de leurs noyaux, on les
mettra bouillir ensemble dans l'eau avec les figues séches & l'orge mondée, on continuera la coction jusqu'à diminution d'environ la troisiéme partie de l'humidité,
puis on y ajoûtera les feuilles, & après un quart d'heure, on la coulera avec
expression.

Elle est bonne pour exciter les crachats, pour la toux invétérée, & pour déta-   *Vertus*
cher les matiéres ténaces, qui, occupant les poûmons, empêchent la respiration :
La dose en est depuis deux onces jusqu'à six.   *Dose*

Décoction blanche de Sydenham. | Decoctum album Thomæ Sydenham.

℞ De la corne de cerf calcinée & de la mie de pain blanc, aā. ℥ ij.

Que cela foit mis dans trois chopines d'eau de fontaine réduites à une pinte, après quoi on y diffoudra f. q. de fucre blanc, pour donner à la liqueur un goût agréable.

℞ *Cornu cervi calcinati & micæ panis albiffimi, aā.* ℥ ij.

Coquantur in aquæ fontis lib. iij. ad lib. ij. Poftea f. q. facchari albiffimi edulcoretur.

R E M A R Q U E S.

On calcinera de la corne de cerf en blancheur, on la pulverifera, & on la mêlera avec de la mie de pain blanc, on mettra bouillir le mélange dans de l'eau à diminution du tiers, on coulera la décoction, on y diffoudra du fucre fin, la quantité qu'il en faudra pour lui donner un goût agréable.

Vertus. Elle eft propre pour la dyfenterie, pour la diarrhée, le ténefme, le crachement de fang, la toux féche & âcre, & pour les débords de cerveau ; il faut en faire fa boiffon ordinaire.

La mie de pain & la corne de cerf donnent à cette décoction une couleur blanchâtre, d'où vient qu'on l'appelle *décoction blanche*, elle eft en ufage en Angleterre.

Le fucre n'y eft ajoûté que pour le bon goût, ceux qui ne l'aimeront point, pourront s'abftenir d'y en ajoûter.

On pourroit en place du fucre employer du fyrop de grande confoude, il feroit plus convenable pour les maladies dans lefquelles on donne cette décoction.

Décoction Amère. | Decoctum Amarum.

℞ Des fommités de petite centaurée, de feuilles d'aigremoine, & de fleurs de camomille, aā.   m. ß.

De la racine de gentiane, ℥ ij.

De femences de chardon-bénit & de citron, aā. ℥ j. ß.

De fleurs de fouci, p. ij.

Du vin blanc & de l'eau de fontaine, aā. liv. j. ß.

Faites bouillir le tout jufqu'à diminution de la moitié, puis coulez.

℞ *Summitatum centaurii minoris, foliorum agrimoniæ, florum chamomillæ, aā.*   m. ß.

Radicis gentianæ, ℥ ij.

Seminis cardui benedicti & citri, aā. ℥ j. ß.

Florum calendulæ, p. ij.

Vini albi & aquæ fontis, aā. lib. j. ß.

Coquantur ad dimidias & colentur.

R E M A R Q U E S.

On concaffera les femences, on coupera la racine de gentiane par petits morceaux, on les mettra bouillir enfemble dans l'eau, puis on y ajoûtera les fommités, les feuilles, les fleurs & le vin blanc, on continuera la coction jufqu'à diminution d'environ la moitié de l'humidité, & on la coulera avec expreffion.

Décoction amere purgative. Si l'on veut rendre cette décoction purgative, on y mettra infufer chaudement pendant un jour, fix dragmes de féné, une dragme de rhubarbe, & quatre fcrupules de fel de petite centaurée.

Vertus, Dofe. Elle eft propre pour chaffer les fiévres intermittentes, pour tuer les vers, pour purifier le fang; on en prend deux fois le jour, un verre à chaque dofe, matin & foir.

La petite centaurée feule feroit capable de rendre la décoction fort amere, la racine de gentiane & les femences lui communiquent auffi quelqu'amertume.

Nous voyons fouvent que les remédes amers font fébrifuges ; la raifon en eft que la fubftance faline & fulfureufe qui compofe l'amer, eft propre à raréfier ou à diffoudre les matiéres groffieres, qui font les obftructions & la caufe de la fiévre.

Décoction

Décoction Sudorifique contre les Fiévres intermittentes.

☞ ℞ Des racines d'impératoire ,   ℨ vj.
De bois de fa(l)a(ff)ras , de fantal rouge, aā. ℥ ij.
De feuilles de verge d'or ,   m. ij.
De fleurs de petite centaurée ,   ℥ ß.
Des femences broyées de Daucus de Créte ,
                                                ℨ vj.

Il faut faire infufer le tout fans ébullition , mais très-chaudement, pendant deux heures dans un vafe exactement fermé , puis faire bouillir un peu , & vous tirerez deux pintes de décoction.

Decoctum Sudoriferum Antipyre-
ticon.

℞ *Rad. imperat.*   ℨ vj.
Ligni faffafr. fantal. rubr. aā.   ℥ ij.
Fol. virgæ aureæ,   m. ij.
Flor. centaur. min.   ℥ ß.
Sem. contufi Dauci Cretici ,   ℨ vj.
Infufa vafe arctè claufo per horas duas abfque ebullitione , fed ferè fervida , dein parùm ebulliant , tum decocti pint. ij. exhibe.

R E M A R Q U E S.

On mondera les racines, on les concaffera & on les coupera par morceaux, de même que le bois & les femences, on les mettra infufer le tout dans un vaiffeau de grès bien bouché pendant deux heures , puis on le fera bouillir pendant un quart d'heure. Quand la décoction fera à demi refroidie , on la coulera avec expreflion.

Elle eft propre pour les fiévres tierces & quartes : La dofe en eft depuis deux onces jufqu'à quatre.

Vertus.
Dofe.

Décoction Commune avec des feuilles de Séné.

☞ ℞ De l'orge entiere & bien nette ,   ℥ ij.
De feuilles de fené ,   ℥ j.
Des prunes féches bien douces,   N° vj.
Des tamarins mondés de leurs noyaux , de raifins fecs, aā.   ℥ ij.
Semence d'anis, de fenouil, aā.   ℥ ß.

Faites cuire le tout dans deux chopines d'eau de Fontaine réduites à une , fur la fin ajoûtez , de réglifle ℥ ij, de tartre ℥ ß , puis coulez la liqueur.

Decoctum Commune cum Foliorum
Sennæ.

℞ *Hordei mundati integri.*   ℥ ij.
Fol. fennæ ,   ℥ j.
Prunorum ficc. dulcium ,   N° vj.
Tamarind. enucleatorum , paffularum , aā.
                                                ℥ ij.
Seminis Anis , fæniculi, aā.   ℥ ß.
Aquæ fontanæ , lib. ij. coquantur ad dimidias , fub finem coctionis adde liquiritiæ rafæ ℥ ij. *Tartari* ℥ ß. *pofteà colentur.*

R E M A R Q U E S.

On nettoiera l'orge de fes impuretés , puis on la fera bouillir dans l'eau jufqu'à la diminution d'environ la moitié de l'humidité, avec le fené , prunes-, tamarins, raifins , femences d'anis & fenouil; fur la fin de la coction on y ajoûtera la réglifle & le tartre , puis on la coulera.

Elle eft bonne pour purger dans les maladies aiguës , en procurant aux malades une diarrhée fans aucun danger, on s'en fert auffi comme d'un purgatif ordinaire : La dofe en eft depuis deux onces jufqu'à fix , ou une verrée , on en prend deux ou trois fois par jour.

Vertus.
Dofe.

Décoction Anti-Scorbutique.

℞ Des écreviffes de riviere ,   N° xij.
Des racines de chiendent, de petit houx, de fougere mâle, aā.   ℥ j.
Des feuilles de cochlearia , de creffon alenois & de cerfeuil , aā.   p. j.
Des feuilles d'ache & de roquette, aā. p. ß.
De la réglifle bien ratiflée ,   ℨ vj.
Du bois de fallafras ,   ℥ iij

Que le tout bouille en trois pintes d'eau commune, jufqu'à la confomption du tiers.

Decoctum Antifcorbuticum.

℞ *Cancros fluviatiles ,*   N° xij.
Radic. graminis , brufci , felicis maris aā.
                                                ℥ j.
Foliorum cochleariæ, nafturtii, cerefolii, aā.
                                                p. j.
Apii , erucæ, aā.   p. ß.
Liquiritiæ rafæ ,   ℨ vj.
Ligni faffafras ,   ℥ iij.
Coquantur in aqua communis lib. vj. ad confumptionem tertiæ partis.

I

REMARQUES.

On mondera les racines, on les concassera, & on les coupera par morceaux, on les fera bouillir dans l'eau avec les écrevisses pendant trois quarts d'heure, ensuite l'on y ajoûtera les herbes hachées, & enfin la réglisse ; quand la décoction sera réduite aux deux tiers, on la retirera du feu, on y jettera le saffafras rapé ou incisé menu, on la couvrira, & quand elle sera à demi-refroidie, on la coulera avec expression.

Vertus.
Dose.

Elle est propre pour exciter l'urine, pour remédier au scorbut : La dose en est depuis deux onces jusqu'à six.

Décoction Sudorifique ou *Préservative.*	Decoctum Sudorificum vel diæteticum.
♃ Des racines de salsepareille, ℥ ij. D'esquine, ℥ j. De contrahyerva & de gayac, aā. ℥ ß, De l'antimoine crud grossierement pilé, & enfermé dans un nouet, ℥ iv. Que tout cela infuse dans quatre pintes d'eau commune, pendant douze heures sur les cendres chaudes, & qu'on le fasse ensuite bouillir jusqu'à la consomption du tiers, sur la fin on y ajoûtera ℨ vj. de reglisse concassée & bien ratissée & ℥ iij. de bois de saffafras.	♃ Radicum sarsaparilla, ℥ ij. Chinæ, ℥ j. Contrayerva, gayaci, aā. ℥ ß: Antimoni crudi crassiusculè triti & in nodulo ligari, ℥ iv. Infundantur calidè per duodecim horas in aquæ communis lib. viij, postea coquantur ad consumptionem tertiæ partis, sub finem adde liquiritiæ rasæ & contusæ ℨ vj, ligni saffafras ℥ iij.

REMARQUES.

On fendra la salsepareille en deux, & on la coupera par petits morceaux, on coupera aussi les autres racines, & l'on concassera le tout dans un mortier, on enveloppera l'antimoine grossierement pulvérisé, dans un nouet, on le mettra avec le gayac rapé & les racines concassées dans un coquemar de terre, on versera l'eau dessus, on couvrira le vaisseau, & on le mettra en digestion sur les cendres chaudes ou proche d'un petit feu pendant dix ou douze heures ; on fera bouillir ensuite la décoction jusqu'à la diminution du tiers, on y ajoûtera sur la fin le saffafras rapé & la réglisse bien concassée ; quand la décoction sera à demi refroidie, on la coulera avec expression, & l'ayant laissée reposer. On la passera par un blanchet pour la rendra claire.

Vertus.

Dose.

Elle est propre pour les rhumatismes, pour dessécher ou chasser par transpiration les humeurs nuisibles du corps ; elle arrête la gonorrhée : La dose en est depuis deux onces jusqu'à six, ou une verrée, on en prend trois ou quatre fois par jour.

Bochetum.
Bochet.

* Si après l'expression des drogues qui ont servi à faire la décoction, on remet ces mêmes drogues bouillir environ demi-heure dans cinq ou six livres d'eau, l'on aura une décoction légere ou peu chargée, qu'on appelle en Latin *Bochetum*, & en François *Bochet*, on s'en sert pour le boire ordinaire.

Décoction Commune d'un Clyftère émollient.	Decoctum emolliens commune Enematis.
♃ Des feuilles de mauve, de guimauve, pariétaire, violier, mercuriale, seneçon, aā. m. j. Des fleurs de camomille & de melilot, aā. m. ß. Que le tout bouille dans quatre pintes d'eau commune jusqu'à la consomption du tiers, après cela que l'on coule cette décoction & qu'on en fasse l'expression.	♃ Foliorum malvæ, bismalvæ, parietariæ, violarum, mercurialis, senecionis, aā. m. j. Florum chamomilla, meliloti, m. ß. Coquantur simul in aq. comm. lib. vij. aut lib. viij. ad tertiæ partis consumptionem, tunc colentur & exprimantur.

R E M A R Q U E S.

On incifera les herbes, on les mettra bouillir avec les fleurs dans l'eau jufqu'à la confomption du tiers, on retirera la décoction de deffus le feu, & quand elle fera prefque refroidie, on la coulera.

Elle amollit les humeurs, & les difpofe à l'évacuation. *Vertus.*

Si l'on veut que la décoction foit plus refraîchiffante, on y ajoûtera de la chico-rée, du concombre, de la laitue, du pourpier ; fi l'on veut qu'elle foit hyftéri-que, on y ajoûtera des feuilles de matricaire, d'armoife, de rue, des fleurs de fureau ; fi l'on veut qu'elle foit carminative, on y ajoûtera de l'anis, du fenouil, de la coriandre, du geniévre, de la menthe, de l'origan.

Décoction Déterfive pour les Clyftères.	Decoctum deterfivum pro Clyfteribus.
℞ De l'orge entiere, du fon de froment, des feuilles d'aigremoine, de renouée, de bouillon blanc, de plantain, aā. m. j.	℞ *Hordei integri, furfuris macri, folio-rum agrimoniæ, centinodiæ, verbaic plan-taginis, aī.* m. j.
Des rofes, p. ij.	*Rofarum,* p. ij.
De la graine de lin, ℥ ij.	*Seminis lini,* ℥ ij.
Faites cuire le tout dans deux pintes d'eau com-mune, jufqu'à la confomption du tiers.	*Coquantur in aquæ communis. lib. iv. ad confumptionem tertiæ partis.*

R E M A R Q U E S.

On mettra bouillir enfemble dans l'eau tous les ingrédiens confufément jufqu'à ce qu'ils foient cuits, on coulera la décoction avec expreffion pour s'en fervir.

Elle eft propre pour arrêter les cours de ventre. *Vertus.*

On fait quelquefois les décoctions déterfives dans du lait, quelquefois dans du bouillon d'une tête de mouton cuite avec fa peau, & quelquefois dans du bouillon de tripes.

CHAPITRE II.

Des Tifanes.

LE nom de *Ptifane* ou *Tifane* eft tiré du verbe Grec πτίσσειν, qui fignifie *fépa-rer l'écorce,* parce que la tifane des Anciens étoit faite avec l'orge mondée ou féparée de fon écorce ; mais la tifane des Modernes eft faite avec l'orge entiére.

La tifane diffère de la décoction feulement, en ce qu'elle n'eft pas fi chargée de drogues, car comme elle eft employée pour le boire ordinaire, on la rend le moins défagréable qu'on peut.

Tifane Commune.	Ptifana Communis.
℞ De l'orge entiere & bien nette, m. j. Qu'on la faffe bouillir dans deux pintes d'eau commune, jufqu'à la confomption du tiers. Après cela ajoutez-y une demi-once de régliffe concaffée & bien ratiflée, dont on fera une ti-fane felon l'art.	℞ *Hordei integri à fordibus expurgati,* m. j. *Coquatur in aquæ commun. lib. iv. ad con-fumptionem tertiæ partis : deindè adde liqui-ritiæ rafæ & contufæ,* ℥ ß. *Fiat ptifana. S. A.*

R E M A R Q U E S.

On nettoiera l'orge de fes impuretés, on la lavera dans de l'eau, puis l'ayant laiffée égoutter, on la fera bouillir dans l'eau jufqu'à diminution du tiers, on ver-fera cette décoction toute bouillante, dans une terrine où l'on aura mis la régliffe ratiſſée & bien concaſſée, on la laiſſera refroidir , & on la coulera.

Vertus. Elle défaltère , elle rafraîchit, elle adoucit l'âcreté des humeurs, elle tempère la fiévre , elle modère le rhume ; on en donne aux malades pour leur boiſſon ordinaire.

Il n'eſt pas beſoin que la régliſſe bouille dans la tiſane , elle communique aſſez facilement ſa ſubſtance par la ſeule infuſion ; de plus en bouillant, elle donneroit à la tiſane une eſpéce d'amertume déſagrable , principalement ſi elle étoit récente.

Tiſane citronnée. On peut rendre la tiſane citronnée en mettant tremper avec la régliſſe un citron coupé par tranches ; quelquefois on y ajoûte auſſi quelques grains de coriandre , ou un petit morceau de cannelle.

Si on veut que la tiſane ſoit un peu apéritive , on emploie à la place de l'orge, la racine de gramen ou chien-dent, on y met même bien ſouvent l'un avec l'autre ; mais la plûpart de ceux qui font un grand débit de tiſane, ne la font point par décoction , ils ſe contentent de mettre tremper de la régliſſe dans de l'eau , ſoit afin de priver la tiſane du goût fade qu'elle acquiert en bouillant , ſoit afin d'y gagner davantage.

Tiſane pectorale. On peut rendre la tiſane plus pectorale, en y ajoûtant des jujubes, des raiſins, des pommes.

<table>
<tr><td>

Tiſane Apéritive.

℞ Des racines de chiendent, d'althæa, de fraiſier , aā.   ℥ j.

Qu'elles bouillent dans deux pintes d'eau commune juſqu'à la conſomption du quart, après quoi on y ajoûtera demi-once de régliſſe concaſſée & bien ratiſſée, pour faire une tiſane S. A.

</td><td>

Ptiſana Aperiens.

℞ Radicum graminis , althææ, fragaria , aā.   ℥ j.

Coquantur in aquæ communis lib. iv. ad conſumptionem q. art partis , deindè adde liquiriciæ raſæ & concuſæ ,   ℥ ſſ.

Fiat ptiſana S. A.

</td></tr>
</table>

REMARQUES.

On nettoiera, on écraſera les racines, on les coupera par petits morceaux, & on les fera bouillir dans l'eau juſqu'à diminution du quart, on verſera la décoction bouillante dans une terrine où l'on aura mis la régliſſe ratiſſée & bien concaſſée, on la laiſſera refroidir & on la coulera.

Vertus. Elle eſt propre pour faire uriner, pour adoucir les âcretés des reins & de la veſſie, pour faire couler les chaudepiſſes, & pour en ôter l'inflammation ; on s'en ſert pour la boiſſon ordinaire.

On pourroit ajoûter à cette tiſane pluſieurs autres racines apéritives de même vertu ; mais on feroit une décoction déſagréable au lieu d'une tiſane.

On peut auſſi ajoûter, quand on le jugera à propos, une dragme de cryſtal minéral ou d'autre ſel apéritif ſur chaque pinte de la tiſane, pour qu'elle ſoit plus diurétique.

<table>
<tr><td>

Tiſane Aſtringente.

℞ De l'orge entiere ,   ℥ ij.
De la raclure de corne de cerf ,   ℥ j.
De la racine de tormentille ,   ℥ ſſ.
Des fruits d'épine-vinette ,   m. j.
Que ces ſimples bouillent dans ſix livres d'eau commune juſqu'à la conſomption du tiers, pour faire une tiſane.

</td><td>

Ptiſana Aſtringens.

℞ Hordei integri ,   ℥ ij.
Raſuræ cornu cervi ,   ℥ j.
Radicis tormentillæ,   ℥ ſſ.
Fructuum berberis ,   m. j.
Coquantur in aquæ lib. vj. ad conſumptionem tertiæ partis, & fit ptiſana.

</td></tr>
</table>

REMARQUES.

On nettoiera l'orge de ſes ordures, on la lavera, & on la mettra bouillir dans l'eau avec de la raclure de corne de cerf & la racine de tormentille concaſſée, après demi-heure de décoction , on y ajoûtera les fruits d'épine-vinette , on fera bouillir encore la liqueur environ un quart d heure , puis on la laiſſera refroidir , & on la coulera.

Elle eſt bonne pour arrêter les cours de ventre , les hémorrhagies ; on s'en ſert pour boiſſon ordinaire.	Vertus.

Ceux qui aimeront la régliſſe pourront en ajoûter dans cette tiſane.

On peut auſſi la rendre plus aſtringente en la faiſant avec de l'eau ferrée au lieu d'eau commune.

CHAPITRE III.

Des Infuſions.

LE mot d'*infuſion*, vient du verbe Latin *infundere*, qui ſignifie *mettre tremper.* On fait infuſer les drogues , ou pour les ramollir , comme quand on met tremper les dattes dans l'hydromel , ou pour les corriger en diminuant leur âcreté , comme quand on met infuſer la racine d'eſula dans le vinaigre , ou pour extraire leur ſubſtance & leur vertu , comme quand on met infuſer dans l'eau commune ou dans des ſucs , le ſéné , la rhubarbe , les mirobalans , l'agaric.

Les liqueurs qu'on emploie ordinairement pour les infuſions , & qu'on appelle en termes de Chymie *menſtrues* , ſont les eaux communes & diſtillées , le petit lair , les ſucs des plantes , l'eau de pluie , la roſée , les vins , l'eau-de-vie , l'eſprit-de-vin , le vinaigre diſtillé ou non diſtillé.	Menſtrues

On ne peut donner de régles certaines pour les proportions des drogues ſéches & des liqueurs , parce que les infuſions de même que les décoctions ſe ſont diffé-remment ſuivant les différentes intentions des Médecins , quelquefois légères & quelquefois fortes ; mais l'on doit ſçavoir que la liqueur ne pouvant s'empreindre que de la quantité de ſubſtance qu'il lui faut pour remplir ſes pores , il eſt inutile d'y mettre infuſer plus qu'une certaine quantité de drogues. C'eſt néanmoins à quoi n'ont pas fait de réflexion pluſieurs Auteurs qui farciſſent tellement leurs décoctions & leurs infuſions de drogues , qu'il y en auroit quatre fois autant que la quantité de liqueur qu'ils demandent pourroit contenir.

Pour faire les infuſions avec prudence & utilité , il faut connoître la nature de la ſubſtance de la drogue qu'on veut infuſer , afin de lui donner un diſſolvant con-venable ; toute liqueur n'eſt pas capable d'extraire les vertus de tous les mixtes ; l'eau , par exemple , eſt ſuffiſante pour tirer les ſubſtances du ſéné , de la rhubarbe , des tamarinds , mais elle n'eſt pas propre pour recevoir celles du jalap , du turbith , il faut pour ces mixtes réſineux , des liqueurs ſulfureuſes , comme l'eau-de-vie , l'eſprit-de-vin , ou autres , qui ſoient de nature à diſſoudre les réſines ; l'eau déta-che bien de l'antimoine quelque petite quantité de ſoufre diaphorétique , quand on le met infuſer ou bouillir dedans ; mais ſi l'on veut tirer la qualité vomitive de ce minéral , laquelle conſiſte dans un ſoufre ſalin , il faut le mettre infuſer dans le vin qui eſt un diſſolvant ſulfureux & ſalin. Le Mars ſi l'on en veut tirer quelque vertu , doit être infuſé dans une liqueur acide , & ainſi des autres ; c'eſt ce que la Chymie apprend beaucoup mieux que la Pharmacie Galénique.	Réflexions ſur les infu-ſions.

Le temps qu'on emploie aux infuſions n'eſt point limité , car comme les mixtes ſont plus ou moins durs , & leurs principes plus ou moins aiſés à détacher , il faut auſſi y employer des eſpaces de temps plus ou moins longs.

Infusion Purgative Commune.	*Infusio Cathartica Communis.*

♃ Du féné mondé,	ʒ iij.
Du fel de tartre ,	϶ j.

Mettez l'un & l'autre infufer chaudement pendant toute la nuit dans un demi fetier d'eau commune ; après quoi on coulera & on exprimera cette infufion pour une dofe.

♃ *Sennæ mundatæ ,*	ʒ iij.
Salis tartari ,	϶ j.

Infundantur calidè per noctem in aquæ communis lib. ß. deinde coletur infufio cum expreffione, pro dofi.

REMARQUES.

On aura de bon féné du Levant, on le mondera de fes petits bâtons & de fes feuilles jaunes & noires, s'il y en a, on le mettra dans un pot de fayance avec le fel de ta tre, on verfera deffus fix onces d'eau chaude, on couvrira le pot, on le placera fur les cendres chaudes pour l'y laiffer pendant la nuit. Le lendemain matin on fera frémir l'infufion fur le feu, & on la coulera par une étamine avec expreffion.

Vertus. Elle eft purgative. On croit que le féné purge plus de mélancolie que d'autres humeurs.

Trois gros de féné font fuffifants pour empreindre fix onces d'eau , & quand on y en mettroit davantage, l'eau ne tireroit pas plus de teinture, parce qu'une quantité de liqueur ne peut recevoir qu'une certaine quantité de fubftance comme il a été dit. Si à la place d'eau, l'on fe fert d'une décoction, il fe diffoudra moins de la fubftance du féné, parce que l'eau de la décoction fera déjà empreinte de quelqu'autre fubftance. Or comme le principal but qu'on a , quand on donne l'infufion de féné, eft de purger, il vaut mieux fe fervir de l'eau commune en cette occafion, que d'une décoction.

La dofe du féné dans les infufions n'eft pas toûjours égale , car quelquefois on n'y en met que deux gros, quelquefois un gros & demi, & quelquefois un gros, felon l'intention qu'on a de purger plus ou moins fort.

Il eft bon de faire frémir l'infufion fur le feu, ou même de la faire bouillir légérement, avant que de la couler, pour faciliter le détachement de la fubftance du féné.

Effets du fel de tartre dans cette infufion. Le fel de tartre eft ajoûté ici pour fervir de véhicule & de correctif, car non-feulement il rend l'eau plus pénétrante pour tirer la teinture du féné, mais auffi il raréfie & diffout la fubftance vifqueufe qui fe fepare de cette feuille, & il empêche par conféquent qu'elle ne s'attache comme une colle contre les membranes intérieures des inteftins & n'y caufe des picotemens ou des irritations qu'on appelle *tranchées*.

Correctifs du féné employés par les Anciens. On peut à la place du fel de tartre employer le fel polycrefte, ou le cryftal minéral ou le tartre foluble, appellé vulgairement *fel végétal* ; mais de tous les fels les alkalins font les plus propres à diffoudre les fubftances huileufes qui font les teintures, & à empêcher les tranchées. Les Anciens qui de leur temps n'avoient guère les fels en ufage dans la Médecine, employoient pour corriger le féné les drogues carminatives ou propres pour chaffer les vents, comme l'anis, le fenouil, la coriandre, la cannelle, l'écorce de citron, l'écorce d'orange, le gingembre qui ne produifoient pas un grand effet.

On fait quelquefois infufer le féné à froid, & l'on y ajoûte pour corriger fon mauvais goût, du citron ou de l'orange, de la pimprenelle.

On met auffi infufer affez fouvent avec le féné, de la rhubarbe, de l'agaric, des myrobolans, des tamarinds.

Si le féné purge plûtôt la mélancolie qu'une autre humeur , c'eft parce qu'étant

compofé de parties fixes, il a plus de difpofition à s'attacher à cette humeur qui eft
fixe & terreftre.

Teinture de Rofes.		Tinctura Rofarum.	
♃ Des rofes rouges defféchées,	℥ ß.	♃ *Rofarum rubrarum ficcatarum,*	℥ ß.
De l'efprit de vitriol,	℥ ß.	*Spiritus vitrioli,*	℥ ß.
Que tout cela foit infufé chaudement dans une chopine d'eau pendant quatre ou cinq heures, après quoi l'infufion fera coulée.		*Infunde calidè in aquâ fontanâ lib. j, per quatuor vel quinque horas, deindè coletur.*	

REMARQUES.

On aura de belles rofes rouges, on les mettra dans un pot de fayance ou de terre
verniffée, on verfera deffus deux livres d'eau bouillante, on couvrira le pot, & après
une heure d'infufion, on le découvrira & l'on verfera dans la liqueur goutte à goutte
l'efprit de vitriol, & en même-temps elle prendra une belle couleur rouge; on mettra le couvercle fur le pot, & on laiffera la matiére encore trois heures en infufion,
puis on la coulera, ce fera la teinture de rofes; on y peut mêler du fucre ou du fyrop de rofes féches pour la rendre plus agréable.

Elle eft propre pour arrêter les diarrhées, la dyfenterie, le crachement de fang
& les autres hémorrhagies; elle arrête auffi les gonorrhées & les fleurs blanches des
Femmes; on la prend en maniere de tifane, une verrée à chaque fois.

Vertus.

Si l'on veut rendre la teinture de rofes plus aftringente, il faudra mettre infufer
les rofes dans une décoction de raclure de corne de cerf faite en eau ferrée; on peut
auffi y ajoûter des balauftes ou de l'écorce de grenade.

Les rofes rouges féches font préférables aux récentes pour la teinture de rofes,
parce qu'elles font plus aftringentes; mais quand elles feroient moins bonnes, on
feroit obligé de s'en fervir au défaut des rofes récentes qu'on ne peut pas avoir toute l'année.

La teinture de rofes ne peut être gardée qu'un jour ou deux en Eté, & deux ou
trois en Hiver.

Je laiffe infufer les rofes quelque temps avant que d'y mêler l'efprit de vitriol,
afin que l'eau ayant eu le temps de diffoudre une partie de la fubftance des rofes,
l'acide trouve fur quoi agir; car quand on met l'efprit de vitriol en même-temps
que les rofes dans l'eau, la teinture ne fe colore pas tant, & la raifon de cette différence d'effets, vient de ce que l'acide du vitriol n'agit pas feulement en fervant
de véhicule à l'eau, pour tirer la teinture des rofes, mais auffi il pénétre, il incife
& il rarefie les particules de la rofe, lefquelles font déja fufpendues dans les pores
de l'eau, & il les fait paroître avec plus d'éclat. Ce qui prouve bien ce raifonne-
ment, c'eft que fi par curiofité, l'on ôte les rofes infufées de dedans la liqueur avant
que d'y verfer l'efprit de vitriol, cet acide agira bien fur l'infufion coulée, & lui
donnera une auffi belle couleur que fi les rofes y étoient encore.

On peut à la place de l'efprit de vitriol, employer l'efprit du fucre, ou l'efprit
de nitre dulcifié, ou l'efprit de fel, ou les fucs de berberis, de grofeilles; mais il
en faut mettre une plus grande ou une plus petite quantité fuivant la force de
l'acide.

On peut augmenter la quantité des rofes rouges dans l'infufion, mais la teinture en fera moins agréable au goût, ce qui eft confidérable en une liqueur qu'on
fait fouvent prendre aux malades en place de tifane pour boiffon ordinaire.

CHAPITRE IV.

Des Apozémes.

L E mot *d'apozéme* vient du Grec ἀπὸ & ξέω, *ferveo.*
Les apozémes font de fortes décoctions de plusieurs espéces de racines, d'herbes, de fleurs, de fruits, de femences & autres parties de plantes, appropriées en vertus aux maladies pour lesquelles on les donne. On rend quand on veut ces apozémes purgatifs, en y faisant infuser des drogues purgatives, comme on verra dans la fuite.

Apozéme Altérant & Apéritif.	Apozema Alterans & Aperiens.

℞ Des racines de chiendent, de petit houx, d'afperges, d'arrête bœuf & de tartre blanc, aā ℥ ß.
Des fruits d'alkékenge, de roses de chien, de poix chiches & de la femence de grémil, aā ʒ iij.
Des feuilles de chicorée, de pariétaire, de langue-de-cerf, de perfil, d'ache & de cerfeuil, aā mß.
Après avoir fait bouillir ces fimples dans trois pintes d'eau commune, réduites au tiers, il faut paffer la décoction & l'exprimer.

℞ *Radicum graminis, brufci, afparagi, ononidis, tartari albi, aā* ℥ß.
Fructuum alkekengi, cynosbati, cicerum rubrorum, feminis milii folis, aā ʒ iij.
Foliorum cichorei, parietariæ, lingua cervina, petrofelini, apii, cerefolii, aā m ß.
Coquantur in aq. comm. lib. vj. ad confumptionem tertiæ partis, deindè colentur & exprimentur.

REMARQUES.

On pulvérifera groffiérement le tartre blanc, on nettoiera bien les racines; on les concaffera, on les coupera par morceaux, & l'on fera bouillir le tout enfemble dans l'eau environ demi-heure, enfuite l'on y ajoûtera les fruits qu'on aura ouverts, les pois chiches & la femence de *milium folis* qu'on aura concaffés; quand la décoction aura encore bouilli un quart d'heure, on y mêlera les herbes incifées; on achévera de faire cuire le tout jufqu'à diminution d'environ le tiers de l'humidité, puis on retirera la décoction de deffus le feu, & lorfqu'elle fera à demi-refroidie, on la coulera & l'on exprimera les ingrédiens, on laiffera repofer la liqueur coulée, on la paffera par un blanchet pour la rendre claire; c'eft l'apozéme.

Vertus.
Dofe.

Il eft propre pour lever les obftructions du foie; de la rate, du méfentère, de la matrice, pour la pierre, pour la gravelle : La dofe en eft d'un verre.

On pourroit ajoûter à cette décoction d'apozéme, les écreviffes, les écorces de tamarifc, de caprier & plufieurs autres ingrédiens de la même vertu; mais cette defcription n'eft qu'un modéle, c'eft au Médecin à juger dans les occafions de ce qu'il y faudra ajoûter ou diminuer.

Je n'emploie pas une grande quantité des ingrédiens pour la quantité d'eau, comme on a coûtume de faire dans les defcriptions d'apozémes; mais je fuis fûr que les deux pintes de décoction qui peuvent refter, feront auffi empreintes de la fubftance des drogues qu'elles peuvent l'être; & en effet à quoi ferviroit d'en mettre davantage?

On peut faire fur ce modéle des apozémes pectoraux avec des drogues pectorales; des apozémes céphaliques avec des drogues céphaliques; des apozémes hyftériques avec des drogues hyftériques.

Apozéme ou *Bouillon Amer.*	Apozema, feu Jufculum amarum.

℞ Prenez des racines de chicorée fauvage, ℥ij.
De gentiane, ʒj.
De quinquina, ʒ ß.

℞ *Radicum cichorii filveftris,* ℥ ij.
Gentianæ, ʒ j.
Corticis Peruviani, ʒ ß.

Des

Des feuilles de pervenche & de fumeterre, aa m. j.

'Des fleurs de petite centaurée, de mille-pertuis, aa m ß.

Faites bouillir ces drogues dans deux pintes d'eau commune jusqu'à la consomption du quart, puis coulez & exprimez, & dans la colature faites infuser de la rhubarbe choisie coupée menu & mise dans un nouet, ʒ ij; ensuite dissolvez du syrop d'absinthe, ʒ iij. & du tartre martial solutif, ʒ ij, dont vous ferez un Apozéme.

Foliorum vincæ pervincæ, fumariæ, aa m j.

Florum centaurii minoris & hyperici, aa m ß.

Coquantur in aquæ communis ℔ iv. ad consumptionem quartæ partis, colentur & exprimantur, in colaturâ infunde rhabarbari electi minutim incisi & in nodulo ligati ʒ ij. & dissolve syrupi de absinthio ʒ iij. tartari martialis solutivi ʒ ij. fiat Apozema.

REMARQUES.

On coupera les racines par morceaux, on concassera le quinquina, & on les mettra bouillir ensemble dans de l'eau, on y ajoûtera les herbes incisées, & enfin les fleurs; on fera cuire le tout jusqu'à consomption d'environ le quart de l'humidité, on coulera la décoction avec forte expression, on y fera infuser la rhubarbe coupée menu & enveloppée dans un nouet de toile déliée, & l'on y dissoudra le syrop d'absinthe & le tartre martial soluble : on laisse le nouet dans la décoction jusqu'à ce qu'elle soit tout-à-fait employée; on appelle vulgairement cette espèce de décoction *apozéme* ou *bouillon amer*. Il est très-bon pour fortifier un estomac trop relâché ou rempli de glaires, il lève les obstructions, il guérit les fiévres intermittentes, il excite l'appétit; on en prend le matin & le soir un petit verre chaud, & l'on continue plusieurs jours de suite; le premier jour il semble difficile à boire & de mauvais goût, mais les jours suivans on s'y accoûtume. *[marginal: Bouillon amer. Vertus. Dose.]*

On fait encore au bain-marie un bouillon amer en la maniére suivante.

Prenez deux livres de rouelle de veau nettoyée de sa peau & de sa graisse, & coupée par petites tranches; des feuilles & racines de chicorée sauvage & de cerfeuil, de chacunes six poignées; de cresson d'eau & de fumeterre, de chacun trois poignées; de racine de gentiane, une once; de rhubarbe, trois dragmes; de fleurs de petite centaurée, une poignée; de baies de geniévre, deux onces; de tartre martial soluble, demi-once : on mondera & l'on coupera par petits morceaux les racines, on enveloppera la rhubarbe dans un nouet, on incisera les herbes & les fleurs, on concassera les baies, on mêlera le tout ensemble dans un pot de terre avec le tartre martial; on y ajoûtera cinq ou six onces d'eau, on couvrira le pot & l'on en bouchera les jointures avec du plâtre, on le mettra bouillir au bain-marie pendant six ou sept heures, puis on coulera avec forte expression tout ce qui sera dedans, on y ajoûtera quatre onces de syrop d'absinthe, & l'on aura un bouillon amer dont on prendra un petit verre à chaque dose, deux ou trois fois par jour. *[marginal: Bouillon amer fait au bain-marie. Dose.]*

Il a les mêmes vertus que le précédent, & il est un peu nourrissant, il est bon pour l'hydropisie, pour la jaunisse, pour la rétention des menstrues, pour le Scorbut. *[marginal: Vertus.]*

Apozéme ou *Bouillon Rouge*.

℞ Des racines de chicorée sauvage, d'oseille longue, de fraisier, de la réglisse ratissée, aa ʒ vj.

Des feuilles d'aigremoine, de pimprenelle, d'adiantum ou petite capillaire & de fumeterre, aa m j.

Faites bouillir le tout selon l'art dans trois pintes d'eau commune, jusqu'à la consomption du quart, puis coulez.

Apozema, seu Jusculum rubrum.

℞ Radicum cichorii silvestris, acetosæ, fragariæ, liquiritiæ rasæ, aa ʒ vj.

Foliorum agrimoniæ, pimpinellæ, adianti, fumariæ, aa m. j.

Coquantur S. A in aquæ communis ℔ vj. ad quartæ partis consumptionem & colentur.

REMARQUES.

On nettoiera bien & l'on mondera les racines de chicorée, de fraifier & d'ofeille ; on les coupera par morceaux, & on les mettra bouillir dans l'eau, on y ajoûtera les herbes hachées & enfin la réglifle concaffée, pour faire une décoction qu'on coulera, quand elle fera refroidie, fans la preffer ; on l'appelle *bouillon rouge* : **Bouillon rouge.** on y peut diffoudre, pour la rendre plus agréable, quatre onces de fyrop de pommes fimple ; & fi l'on veut la rendre plus apéritive, trois dragmes de fel végétal.

Vertus. Cet apozéme eft apéritif, humectant, propre pour lever les obftructions du **L'ofe.** foie, de la rate, pour la jauniffe ; on en boit trois ou quatre verres par jour entre les repas.

Apozéme Céphalique Purgatif.	*Apozema Cephalicum Purgans.*

℞ Des racines de benoite, de pivoine mâle, & du gui de chêne, aā   ℥ ß.

Des feuilles de bétoine, de romarin & de fauge, aā   m. ß.

Q̃e cela bouille dans deux pintes d'eau commune jufqu'à la confomption du quart. Faites enfuite la colature fans expreffion. Puis faites-y infufer pendant quinze heures du féné mondé, ʒ vj.

De rhubarbe, & de trochifques d'agaric   ʒ ij.

De baies de geniévre,   ʒ j.

De tartre foluble,   ʒ iij.

Après quoi vous coulerez l'infufion & l'exprimerez & vous y diffoudrez deux onces de fyrop de rofes folutif, compofé avec agaric, & autant de fyrop de fleurs de pêcher, pour en faire un Apozéme purgatif.

Apozema Cephalicum Purgans.

℞ Radicum caryophyllatæ, pæoniæ maris, vifci quercini, aā   ℥ ß.

Foliorum betonicæ, rorifmarini, falviæ, aā   m. ß.

Coquantur S. A. in aquæ communis ℔ iv. *ad quartæ partis confumptionem ; in colaturâ fine expreffione factâ, infunde calidè per quindecim horas, fenna mundatæ,* ʒ vj.

Rhei electi, agarici trochifcati, aā ʒ ij.

Baccarum juniperi,   ʒ j.

Tartari folubilis,   ʒ iij.

Deindè coletur infufio & exprimatur, in colaturâ dilue fyruporum rofati folutivi compofiti cum agarico, & de floribus mali perfici, aā ℥ *ij. fiat Apozema purgans.*

REMARQUES.

On nettoiera, on concaffera les racines & le gui de chêne, on les fera bouillir dans l'eau un quart d'heure, puis on y ajoûtera les feuilles, on continuera la décoction jufqu'à la confomption d'environ le quart de l'humidité, on coulera la décoction toute chaude fans preffer le marc, & l'on y mettra infufer chaudement l'efpace de quinze ou feize heures dans un pot couvert, le féné, l'agaric, la rhubarbe coupée par petits morceaux, les baies de geniévre concaffées & le tartre foluble ; on fera frémir l'infufion fur le feu, & on la coulera avec expreffion, on mêlera dans la colature les fyrops pour faire du tout un apozéme purgatif.

Vertus. Il purge toutes les humeurs & principalement la pituite du cerveau : La dofe **Dofe.** en eft depuis trois onces jufqu'à fix ; on en fait prendre plufieurs jours de fuite un ou deux verres par jour.

On doit faire la décoction des apozémes purgatifs, légère, afin qu'il fe trouve de la place dans fes pores pour les purgatifs qu'on y met.

On peut fur ce modéle préparer les apozémes purgatifs de qualités différentes en appropriant les remédes à la nature des maladies pour lefquelles on les donne.

Les apozémes en général font des remédes affez approchants des juleps dont nous allons parler, à la différence qu'il y entre un plus grand nombre de médicaments qui les rendent moins agréables : on peut ajoûter à ces décoctions toutes fortes de remédes fimples ou compofés, laxatifs ou fortifiants, & y diffoudre même des fyrops, des teintures ou des fels, fuivant les diverfes intentions qu'on peut avoir.

CHAPITRE V.
Des Juleps.

JULEP ou Juleb eſt un mot Perſan, qui ſignifie *breuvage doux* ; les Grecs l'appellent ζουλάπιον, & les Latins *Julepus* , & *Julapium* ou *Hydroſaccharum* ; c'eſt un mêlange de ſyrops & d'eaux diſtillées ou de décoctions légères , dont la proportion eſt ordinairement d'une once de ſyrop ſur ſix onces d'eau ou de décoction. *(Juleb. Julapium. Hydroſaccharum.)*

Le julep des Anciens étoit beaucoup plus ſucré que le nôtre , car c'étoit proprement un ſyrop clair.

Les juleps ſe font de différents ſyrops & de différentes liqueurs, ſuivant les maladies pour leſquelles on les donne ; ils peuvent être rendus aigres avec des eſprits ou avec des ſucs acides ; on ne les prépare qu'au temps qu'on en a beſoin , parce qu'ils ne ſe pourroient garder que deux ou trois jours en Hiver , & environ vingt-quatre heures en Été dans un lieu frais ; on n'y mêle jamais de purgatif.

Julep Cordial.		*Julepus Cordialis.*	
♃ Du ſyrop de limons ,	℥ j.	♃ *Syrupi de limonibus ,*	℥ j.
Des eaux d'alleluya , de Reine-des-prez & de bugloſe , aā	℥ ij.	*Aquar. oxytriphylli, ulmariæ , bugloſſi ,* aā	℥ ij.
Mêlez le tout pour un julep qui ſera pris en une ſeule doſe.		*Miſce , fiat julapium pro doſi.*	

REMARQUES.

On péſera premiérement le ſyrop de limons dans une phiole , puis on y verſera les eaux diſtillées , on agitera le tout enſemble , & le julep ſera fait.

Il eſt propre pour fortifier & réjouir le cœur. *(Vertus.)*

On peut au lieu des eaux diſtillées ſe ſervir d'une légère décoction de feuilles d'oxytriphyllum , de Reine-des-prez & de bugloſe.

Ceux qui recherchent particuliérement le bon goût dans les juleps, les préparent avec de l'eau commune & le ſyrop qui leur ſemble le plus agréable, comme celui de groſeilles , celui de berbéris , celui de grenades , celui de violettes , ils mêlent avec ce dernier quelques gouttes d'eſprit acide de vitriol , ou de ſoufre.

Le julep roſat ou Alexandrin ou Royal des Anciens , étoit un ſyrop clair qu'on faiſoit avec trois parties d'eau-roſe & deux parties de ſucre. *(Julep roſat, ou Alexandrin, ou Royal.)*

Julep pectoral.		*Julepus Pectoralis.*	
♃ Du ſyrop de jujubes ,	℥ j.	♃ *Syrupi Ziziphorum ,*	℥ j.
Des eaux de ſcabieuſe , de bourrache & de fleurs de coquelicot , aā	℥ ij.	*Aquæ ſcabioſæ , borraginis , florum pa-paveris rhœados , aā*	℥ ij.
Mêlez le tout pour un julep d'une doſe.		*Miſce , fiat julapium pro doſi.*	

REMARQUES.

On péſera le ſyrop de jujubes dans une phiole , & l'on y verſera les eaux diſtillées , on brouillera le tout pour délayer le ſyrop , & le julep ſera fait pour une priſe.

Il humecte la poitrine , & il adoucit les âcretés, ou les ſéroſités ſalées qui tombent deſſus. *(Vertus.)*

Julep Hyſtérique.		*Julapium Hyſtericum.*	
♃ Des eaux diſtillées de méliſſe & d'armoiſe , aā	℥ ij.	♃ *Aquæ diſtill. meliſſæ , arthemiſiæ ,* aā	℥ ij.
De l'eau de fleurs d'oranges ,	℥ j.	*Flor. aurantio.*	ʒ iÿ.

De l'eau de cannelle ,	℥ ij.	*Cinnamomi* ,	℥ ij.
Syrop d'armoife ,	℥ j.	*Syrupi de arthemifiâ* ,	℥ j.
De la teinture de caftoreum & de l'efprit vo-latil huileux aromatique , aã	gutt. viij.	*Tincturæ caftorei* , *fpiritus volat. oleofi aromat.* aã	gutt. viij.
De l'huile de fuccin rectifiée ,	gutt. iv.	*Olei fuccini rectificati* ,	gutt. iv.
Mêlez le tout pour un julep d'une dofe.		*Mifce , fiat julapium pro dofi.*	

REMARQUES.

On péfera dans une phiole le fyrop , on y mêlera bien l'huile de fuccin , la teinture de caftor & l'efprit volatil huileux , on y ajoûtera l'eau de cannelle , puis les autres eaux pour faire un julep qu'on donnera en une prife.

Vertus.   Il abat les vapeurs hyftériques , il fortifie , il excite les mois.

Julep Hyftérique camphré , *de Bateus.*	Julapium Hyftericum camphoratum , Georgii Batei.
Allumez deux gros de camphre & l'éteignez plufieurs fois dans deux onces d'eau de fontaine jufqu'à ce qu'il foit entiérement confumé , après cela coulez la liqueur.	*Incende camphor.* ʒ ij. *& fæpè extingue in aquæ fontis* ℥ ij. *ad totalem camphoræ confumptionem, tùm cola.*

REMARQUES.

On allumera le camphre au feu & on le plongera dans l'eau pour l'y éteindre , on le rallumera , & on l'éteindra ; on continuera de même jufqu'à ce qu'il foit tout confumé , enfuite on coulera l'eau , ce fera le julep hyftérique camphré.

Vertus. *Dofe.*   Il eft bon pour abattre les vapeurs , pour fortifier la matrice & le cerveau , pour exciter les mois aux femmes : La dofe en eft depuis deux onces jufqu'à huit.

Le camphre s'enflamme très-facilement , il faut le tenir avec une petite pincette , on ne doit pas s'imaginer qu'il fe diffolve dans l'eau , il ne lui donne qu'une impreffion , & il fe confume en brûlant.

Cette liqueur eft improprement appellée *julep* , puifqu'il n'y entre point de fyrop , on l'appelleroit plus juftement *eau camphrée.*

Si l'on éteignoit le camphre dans de l'eau d'armoife au lieu d'eau commune , le reméde en feroit plus falutaire.

Sur ces modeles on peut faire d'autres juleps appropriés à d'autres maladies.

Julep Hyftérique puant , *de Bateus.*	Julapium Hyftericum Fætidum Georgii Batei.
☞ Faites diffoudre d'affa fœtida bien choifie, ʒj ß. dans ℥ vj. d'eau de cerifes noires fans la moindre chaleur, dans un mortier jufqu'à ce que la liqueur devienne blanche.	*Solve Affæ fœtidæ optimæ* , ʒj ß. *In aqua ceraf. nigr.* ℥ vj. *Sine calore in mortario frigido, ut lactefcat S. A.*

REMARQUES.

On diffoudra l'affa fœtida avec l'eau diftillée de cerifes noires dans un mortier fans la moindre chaleur , jufqu'à ce que la liqueur devienne blanche comme du lait.

Vertus. *Dofe.*   Il eft bon pour fortifier la matrice , pour exciter les mois aux femmes & pour abattre les vapeurs ; la dofe en eft depuis une demi-once jufqu'à deux.

CHAPITRE VI.

Des Emulsions.

EMULSION vient du verbe Latin *emulgere* qui fignifie tirer du lait ; en effet ce reméde approche fort de la couleur & de la confiftance du lait ; on le tire des amandes, des femences froides, ou de fruits diffouts dans des eaux diftillées qu'on exprime, & qu'on édulcore avec du fucre ou avec des fyrops.

Emulfion commune.

☞ ♃ Des amandes douces féparées de leur peau, des femences de concombre, de pavot blanc, aā ℥ ij.

De fucre blanc, ℥ ß.

Il faut broyer le tout dans un mortier de marbre, en verfant deffus doucement un peu de décoction d'orge, jufqu'à ce qu'il fe forme une pâte : on verfera enfuite une livre d'eau d'orge ; faites une émulfion S. A. vous la coulerez en l'exprimant fortement.

Emulfio communis.

♃ *Amygdalarum dulcium excorticatarum,* *fem. cucumer. papaveris albi,* aā ℥ ij.
Sacchari albi, ℥ ß.
Contundantur fimul in mortario marmoreo fenfim affundendo parùm decocti hordei, donec in paftam coalefcant, dein additâ aquæ hordei, ℔ j.
F. Emulfio S. A.
Quæ fortiter exprimendo coletur.

REMARQUES.

On aura deux dragmes d'amandes douces, qu'on plongera un moment dans de l'eau chaude & l'on en féparera la peau, qui fe levera aifément, on les mettra dans un mortier de marbre avec la même quantité de femence de concombre & de pavot blanc, & une demi-once de fucre blanc ; on pilera le tout enfemble avec un pilon de bois, & quand la matiére commencera à prendre une confiftance de pâte, on y verfera environ une cuillerée d'une décoction qu'on aura faite avec de l'orge, on continuera de battre la pâte, & de la diffoudre peu-à-peu avec de la décoction, jufqu'à ce qu'on en ait employé une livre, il fe fera un lait, qu'on paffera au travers d'une étamine blanche exprimant fortement le marc.

Elle eft propre pour humecter & étancher la foif dans les maladies aiguës, les fiévres ardentes, la pleurefie, le rhumatifme, pour adoucir les âcretés d'urine ; la dofe eft un verre ou environ quatre onces.

Vertus. Dofe.

Emulfion Pectorale.

♃ Des amandes douces féparées de leur peau, No. xij.
Des quatre grandes femences froides féparées de leur peau, ℥ v.
Et de la femence de pavot blanc, ℥ j ß.
Que tout cela foit concaffé dans un mortier de marbre, en y mêlant peu-à-peu de la décoction faite avec l'orge, les jujubes & les capillaires, le tout jufqu'à la quantité de trois demi-fetiers ; après quoi coulez & exprimez la liqueur ; enfuite diffolvez-y de fyrop d'althæa ℥ vj, & autant de celui de tuffillage pour en faire trois dofes d'émulfion.

Emulfio Pectoralis.

♃ *Amygdalarum dulcium excorticatarum,* par vj.
Seminum quatuor frigidor. major. mundator : ℥ vj.
Seminis papaveris albi, ℥ ß.
Contundantur in mortario marmoreo fenfim affundendo decocti hordei, jujubarum & capillorum veneris ℔ j ß.
Colentur & exprimantur, in expreffione dilue fyruporum althæa & tuffilaginis, aā ℥ vj.
Fiat emulfio pro tribus dofibus.

REMARQUES.

On aura douze belles amandes douces, on les plongera un moment dans de l'eau chaude, & l'on en féparera la peau qui fe lévera aifément, on les mettra dans un petit mortier de marbre avec six dragmes des quatre grandes semences froides mondées, & une dragme & demie de semence de pavot blanc ; on pilera le tout ensemble avec un pilon de bois, & quand la matiére commencera à prendre une consistance de pâte, on y versera environ une cuillerée d'une décoction qu'on aura faite avec de l'orge, des jujubes, des capillaires ; on continuera de battre la pâte & de la dissoudre peu-à-peu avec la décoction, jusqu'à ce qu'on en ait employé une livre & demie, il se fera un lait qu'on passera au travers d'une étamine blanche, exprimant fortement le marc ; on mêlera dans la colature les syrops d'althæa & de tussilage, & l'on aura une émulsion pour trois prises.

Vertus.   Elle est propre pour humecter & pour adoucir les âcretés de la poitrine, pour exciter les crachats, pour calmer la toux, & provoquer le sommeil, mais elle le provoquera encore bien plus sûrement, si l'on y ajoûte une once & demie de syrop de pavot blanc ; la dose est d'un verre.

Dose.

Emulsion rafraîchissante & apéritive.

℞ des quatre grandes semences froides mondées,   ℥ j.

Des semences de mauve & de pavot blanc, aā   ℥ j.

Que ces semences soient pilées dans un mortier de marbre, en y mêlant peu à peu de la décoction faite avec les racines d'althæa & de nénuphar jusqu'à la quantité d'une pinte, Coulez ensuite & exprimez la liqueur, puis dissolvez-y de syrop d'althæa, & de nénuphar   ℥ ij.

Ce qui fera quatre à cinq doses d'émulsion.

Emulsio refrigerans & aperiens.

℞ Seminum quatuor frigidor. major. mundator.   ℥ j.

Seminum malvæ & papaveris albi, aā ℥ j. *Contundantur in mortario marmoreo sensim affundendo decocti radicum althæ & nymphæ* ℔ *ij. Colentur & exprimantur, in expressione dilue, syruporum de althæā &. de floribus nymphæ, aā*   ℥ ij.

Fiat emulsio pro quatuor aut quinque dosibus.

REMARQUES.

On pilera toutes les semences ensemble dans un mortier de marbre ▓ quand elles commenceront à se mettre en pâte, on y mêlera un peu de la décoction, on continuera à battre & à délayer la matiere, y versant peu-à-peu de la décoction, jusqu'à ce que tout y soit, il se fera un lait qu'on coulera, exprimant le marc ; on mêlera dans la colature les syrops, & l'on aura des émulsions pour quatre ou cinq prises.

Vertus.   Elle est propre pour chasser doucement le sable des reins & de la vessie, pour tempérer & adoucir les âcretés d'urine, soit qu'elles viennent d'une chaude-pisse, ou d'une autre cause.

On peut ajoûter dans ces émulsions une dragme d'yeux d'écrevisses preparés, & autant de crystal mineral, pour les rendre plus apéritives.

Emulsion Astringente.

℞ D'amandes douces dépouillées de leur peau,   N° xij.

Des semences de coton, de plantain, de thalictrum, de pavot blanc, de coings, de sumach, aā.   ℥ j. ß.

Que ces semences soient pilées, en y mêlant peu à peu jusqu'à une pinte de décoction d'orge, de racines de plantain & de grande consoude. Après cela coulez la liqueur & l'exprimez, puis dissolvez dans la colature deux onces de syrop de roses séches, & d'épine-vinette, pour en faire quatre ou cinq doses d'émulsion.

Emulsio Astringens.

℞ *Amygdalarum dulcium excorticatar.*   par. vj.

Seminum bombacis, plantaginis, thalictri, papaveris albi, cydoniorum, sumach, aā.   ℥ j. ß.

Contundantur, sensim affundendo decocti hordei, radicum plantaginis, & consolidæ majoris ℔ *ij, posteā colentur & exprimantur, in colaturā dissolve syruporum de rosis siccis, & berberis, āa.*   ℥ ij.

Fiat emulsio pro quatuor aut quinque dosibus.

REMARQUES.

On plongera douze belles amandes douces dans de l'eau chaude pour les dépouiller de leur peau, & lorsqu'elles seront pelées, on les mettra dans un petit mortier de marbre avec les semences, on pilera le tout ensemble avec un pilon de bois jusqu'à ce que la matiere se réduise presqu'en pâte; alors on y mêlera un peu de la décoction qui aura été faite avec les racines de grande consoude, de plantain & l'orge; on continuera à piler la matiere, y ajoûtant peu-à-peu de la décoction pour la délayer jusqu'à ce qu'on en ait mis deux livres, il se fera un lait qu'on coulera avec forte expression, & l'on y dissoudra les syrops; on aura une émulsion pour quatre ou cinq prises.

Elle est propre pour arrêter les crachements de sang, la dysenterie, & les autres cours de ventre & hémorrhagies.

Si l'on veut la rendre encore plus astringente, on peut y mêler de la terre sigillée, du corail préparé & de la pierre hematite, de chacun deux scrupules; il est bon même quelquefois d'y dissoudre un peu de Laudanum.

Vertus.

CHAPITRE VII.

Des Amandés & des Orgeats.

LES Amandés & les Orgeats ont beaucoup de rapport avec les Émulsions; ce sont tous remédes liquides assez agréables au goût; mais les premiers étant plus aisés à faire, sont aussi plus en usage, car on en prend pour les délices autant que pour la santé.

Amandé.	Amygdalatum.

℞ Des amandes douces pelées, ℥ ij.
Broyez-les dans un mortier, puis versez dessus peu-à-peu une chopine de décoction d'orge mondée, coulez & exprimez; ensuite dissolvez-y de sucre blanc, ℥ j. ß.
Pour faire un amandé.

℞ *Amygdalarum dulcium excorticat.* ℥ ij.
Terantur in mortario marmoreo sensim affundendo decocti hordei mundati ℔ j, *colentur & exprimantur, expressioni adde,*
Sacchari albissimi, ℥ j. ß.
Fiat amygdalatum.

REMARQUES.

On choisira des amandes douces bien entiéres & des plus nouvelles, on les plongera un moment dans l'eau chaude pour les dépouiller de leurs peaux qui se léveront facilement; cependant on fera bouillir légérement dans de l'eau, demi-poignée d'orge mondée, on jettera cette premiere eau qui sera jaunâtre & qui ne contiendra que la crasse de l'orge, on lavera encore l'orge avec de l'eau chaude jusqu'à ce qu'elle ne teigne plus, puis on la fera bouillir dans une quantité suffisante de nouvelle eau, jusqu'à ce qu'elle commence à se crever, alors on retirera la décoction de dessus le feu & on la laissera refroidir; on pilera les deux onces d'amandes pelées dans un petit mortier de marbre avec un pilon de bois, & quand elles commenceront à se mettre en pâte, on y versera peu-à-peu une livre de la décoction d'orge pour faire un lait qu'on coulera avec expression, & l'on y dissoudra le sucre en poudre; on aura un amandé qu'on pourra aromatiser avec demi-once d'eau de fleurs d'orange pour le rendre plus agréable, c'est ce que les Limonadiers vendent depuis quelques années sous le nom d'*orgeat*; il y a cette différence qu'ils n'observent pas d'y employer la décoction d'orge mondée, mais qu'en sa place ils se contentent d'eau pure pour tirer le lait des amandes, la fraîcheur de la glace qu'ils

Orgeat des Limonadiers.

lui donnent, contribue auſſi à le rendre délicieux, on peut y mêler de l'ambre & du muſc, ſi on le trouve à propos.

Vertus.

L'amandé eſt un reméde alimenteux, propre pour nourrir, humecter, rafraîchir, reſtaurer la poitrine, pour calmer la toux, pour adoucir les âcretés de la trachée-artere, pour procurer le ſommeil.

On peut, au lieu d'eau d'orge, employer le bouillon de veau ou l'eau de poulet, pour tirer le lait des amandes, & au lieu du ſucre, le ſyrop violat ou celui de capillaire, ou même les ſyrops de nénuphar & de pavot blanc, quand on voudra rendre l'amandé ſomnifere.

Orgeat.

℞ De l'orge ſéparée de ſon écorce, ℥ iij.
Faites-la bouillir à petit feu dans de l'eau bien claire, & après avoir jetté cette premiére eau, verſez-en d'autre dans laquelle l'orge bouillira pendant quatre à cinq heures. Coulez enſuite la liqueur & y faites fondre q. ſ. de ſucre blanc pour lui donner un goût agréable ; après cela donnez encore quelques bouillons à la décoction, & l'orgeat ſera fait.

Hordeatum.

℞ *Hordei electi, à corticibus purgati. ℥ iij.*
Coquantur igne lento in aquâ limpidiſ-ſimâ, quæ ubi parùm efferbuerit, projiciatur & affundatur alia, tum coquantur denuò per quatuor aut quinque horas, dein colo tranſ-mittantur, colaturæ adde ſacchari albi q. ſ. Poſteà rurſus parùm coque & fiat hordea-tum.

On lavera l'orge mondée, on la fera bouillir un demi-quart d'heure dans environ une livre & demie d'eau commune, on jettera cette premiére eau qui ſera jaune, & l'on en mettra à ſa place quatre livres d'autre bien claire, on continuera la coction à petit feu, juſqu'à ce que l'orge ſoit crevée, alors on retirera la décoction de deſſus le feu, & quand elle ſera à demi-refroidie, on écraſera l'orge avec une cuiller, & on la diſſoudra autant qu'on pourra dans la liqueur, on paſſera la diſſolution par un tamis de crin, on y ajoûtera ce qu'il faudra de ſucre pour la rendre agréable, & l'on fera mitonner le mélange ſur un petit feu, juſqu'à ce qu'il ſe ſoit épaiſſi en conſiſtance de panade claire, on en doit avoir une moyenne écuellée qu'on fera prendre au malade, chaude comme un bouillon, à l'heure du dormir ; c'eſt l'orgeat qu'on appelle vulgairement *orge mondée.*

Orgeat.
Orge mon-
dée.

Vertus.

C'eſt un reméde alimenteux ; il nourrit & reſtaure en humectant & rafraîchiſſant la poitrine ; il provoque le ſommeil, & il modére la toux.

Si les quatre livres d'eau ne ſuffiſoient pas, pour faire cuire l'orge juſqu'à crépature, il en faudroit mettre davantage ; mais il faut qu'elle ſoit chaude, car ſi on l'y verſoit froide, elle empêcheroit que l'orge ne s'amollît.

CHAPITRE VIII.

Des Potions.

Potion
cordiale.

LE mot de potion vient du verbe latin *potare*, qui ſignifie boire, ce nom peut être donné à toutes ſortes de breuvages, mais on ne l'adapte ordinairement en Médecine qu'à certains mélanges qu'on fait de pluſieurs poudres, confections, électuaires, ſyrops, élixirs, teintures, eſſences, & qu'on diſſout dans des liqueurs ; on peut préparer des potions de toutes ſortes pour chaque maladie particuliére, on en fait d'anodynes, d'émétiques, de ſtomachiques & pour divers autres deſſeins.

Ce que
c'eſt.

La potion cordiale eſt proprement un julep, dans lequel on a mêlé quelques drogues ſimples ou compoſées, comme des poudres, des confections cordiales : La potion hyſtérique eſt un julep, dans lequel on a mêlé quelques remédes hyſtéri-

ques ;

ques ; enfin la potion céphalique eſt un julep, dans lequel on a mêlé quelques médicaments céphaliques.

La potion purgat.ve eſt une Médecine ou Apozème purgatif, les doſes des drogues qui entrent dans les potions, ne peuvent être généralement déterminées au juſte, car les Médecins les font plus ou moins fortes, ſuivant leurs indications & les diverſes intentions qu'ils peuvent avoir.

Potion Cordiale.		*Potio Cordialis.*	
♃ De la confection d'hyacinthe,	℥ j.	♃ *Confectionis de hyacintho,*	℥ j.
Du ſyrop de limons ,	℥ j.	*Syrupi de limonibus ,*	℥ j.
Des eaux de bugloſe , de chardon bénit & d'alleluya, aã.	℥ j. ß.	*Aquarum bugloſſi, cardui benedicti, oxy-triphylli, aã.*	℥ j. ß.
Mêlez le tout pour en faire une potion.		*Miſce, fiat potio.*	

R E M A R Q U E S.

On diſſoudra dans un petit mortier la confection & le ſyrop dans les eaux diſtillées, pour faire du tout une potion cordiale qu'on fera prendre au malade tout· d'un coup ou à pluſieurs priſes. Doſe.

Elle eſt propre pour fortifier le cœur, pour réſiſter à la malignité des humeurs. Vertus.

On peut ajoûter dans cette potion des poudres diamargaritum frigidum , de vipère , de l'antimoine diaphorétique, du bézoard , des ſels volatils & pluſieurs autres remédes ſemblables ſuivant le beſoin.

Potion Céphalique.		*Potio Cephalica.*	
♃ De la confection alkermes,	℥ j.	♃ *Confectionis alkermes ,*	℥ j.
Du ſel volatil de corne de cerf,	℈ j.	*Salis volatil. cornu cervi,*	℈ j.
Du ſyrop d'œillets,	℥ j.	*Syrupi de floribus tunicæ ,*	℥ j.
De l'eau thériacale,	℥ ß.	*Aquæ theriacalis ,*	℥ ß.
Des eaux de bétoine, de marjolaine, de ſouci, aã.	℥ j. ß.	*Aquarum betonicæ , majoranæ, calendulæ, aã.*	℥ j. ß.
Mêlez le tout pour en faire une potion qui ſera priſe par cuillerées.		*Miſce, fiat potio ſumenda ex cochleari.*	

R E M A R Q U E S.

On diſſoudra dans un petit mortier de la confection alkermes , & le ſel volatil de corne de cerf avec le ſyrop & les eaux diſtillées pour faire une potion. Vertus.
Doſe.

Elle eſt propre pour fortifier le cerveau, pour l'épilepſie , pour l'apoplexie, pour la léthargie, pour la paralyſie ; on en prend deux ou trois cuillerées à la fois.

On peut ajoûter dans cette potion pluſieurs autres drogues céphaliques, comme la teinture de caſtor , le diaſcordium , la poudre de guttette , l'eſprit ou eſſence de girofle.

Potion contre la Colique.		*Potio Colica.*	
☞ ♃ De l'eau de menthe ,	℥ j.	♃ *Aquæ menthæ ,*	℥ j.
De fleurs d'orange, de cannelle , aã.	℥ ß.	*Naphæ, cinnamomi, ãa.*	℥ ß.
De ſyrop de Diacode ,	℥ j.	*Syrupi diacodii ,*	℥ j.
La moitié d'un jaune d'œuf.		*Vitelli ovi ,*	N. ß.
De l'huile de geniévre , d'eſprit de ſel ammoniac, de lavande compoſée, aã.	gutt. x.	*Olei juniperi , ſpiritus ſalis ammoniaci, lavandulæ comp. ãa.*	gutt. x.
De ſel d'abſinthe,	gr. ij.	*Salis abſinthii ,*	gr. ij.
Mêlez, faites une potion qu'on prendra par cuillerées.		*Miſce, fiat potio ſumenda ex cochleari.*	

R E M A R Q U E S.

On diſſoudra dans les eaux diſtillées le ſyrop de Diacode & le jaune d'œuf, on

Dofe.
Vertus.

y mêlera enfuite les efprits de fel ammoniac, de lavande, le fel & l'huile de geniévre, on aura une potion pour la colique qu'on prendra par cuillerées.

Elle eft très-propre à guerir la colique venteufe & à diffiper les vents qui s'engendrent dans l'eftomac par le défaut de la digeftion.

Potion Lénitive.　　　　　　　　　　Potio Lenitiva.

☞ ♃ De crême de tartre pulvérifée, ℈ ij.　♃ *Cremoris tartari pulv.* ℈ ij.
Faites-la diffoudre fur des charbons dans ℥ iij.　*Diffolve fuper prunam in aquæ florum fam-*
d'eau de fleurs de fureau, ajoûtez enfuite de　*buci* ℥ iij. *adde mannæ,* ℥ j. ß.
manne. ℥ j. ß.　*Syrupi rofarum folutiv.* ℥ ß.
De fyrop de rofes foluble, ℥ ß.　*Colentur.*
On paffera la liqueur.

R E M A R Q U E S.

On diffoudra dans un mortier fur du charbon le cryftal de tartre avec l'eau de fureau, puis on y mêlera la manne & le fyrop de rofes folutif, pour faire une potion

Dofe.

qu'on prendra en une dofe.

Vertus.

Elle eft bonne pour purger doucement fans caufer de tranchées aux malades.

Potion aftringente contre le crachement　Potio aftringens ad fputum & vomitum
& le vomiffement de fang, de Sylvius.　fanguinis, Francifci Deleboe Sylvii.

♃ Du fyrop de myrtilles, ℥ j.　♃ *Syrupi myrtillorum,* ℥ j.
Du fang-dragon, ℥ j.　*Sanguinis draconis,* ℥ j.
Des yeux d'écreviffes préparés, de diaphoré-　*Oculorum cancrorum præparatorum, dia-*
tique minéral, aã. ℈ j.　*phoretici mineralis, aã.* ℈ j.
De l'eau de plantain, ℥ ij.　*Aquæ plantaginis,* ℥ ij.
De l'eau de rofes, ℥ j.　　*Rofarum,* ℥ j.
Du vinaigre, ℥ vj.　*Aceti,* ℥ vj.
Mêlez, & faites une potion à prendre à la　*Mifce, fiat potio fumenda ex cochleari.*
cuiller.

R E M A R Q U E S.

On aura du fang-dragon le plus fin, on le pulvérifera fubtilement, on le mêlera avec les yeux d'écreviffes préparés & l'antimoine diaphorétique, on y ajoûtera le fyrop de myrtilles, on diffoudra le tout dans les eaux diftillées & le vinaigre, & l'on aura une potion.

Vertus.

Elle eft aftringente, propre pour arrêter le crachement & le vomiffement de fang, pour le cours de ventre & la dyfenterie, pour les pertes de fang, les fleurs blan-

Dofe.

ches, & les autres écoulements de la matrice : La dofe en eft une cuillerée, & on la réitére fouvent.

On pourroit ajoûter dans cette potion une dragme de l'eau ftyptique, de laquelle j'ai donné la defcription dans mon Cours de Chymie.

Potion Hyftérique.　　　　　　　Potio Hyfterica.

♃ Du diafcordium de Fracaftor, ℥ j.　♃ *Diafcordii Fracaftorii,* ℥ j.
Du fyrop d'armoife, ℥ j.　*Syrupi arthemifiæ,* ℥ j.
Des eaux de meliffe, de matricaire & de rue,　*Aquarum meliffæ, matricariæ, rutæ, aã.*
aã. ℥ j ß.　℥ j. ß.
De l'eau de fleurs d'oranges, ℥ ß.　　*Florum aurantiorum,* ℥ ß.
De l'eau de cannelle, ℥ ij.　　*Cinnamomi,* ℥ ij.
Du fel d'armoife, ℈ iv.　*Salis arthemifiæ,* ℈ iv.
De la teinture de caftoreum & du fel volatil　*Tinéturæ caftorei, falis volatilis oleofi,*
huileux, aã. ℥ j.　aã. ℥ j.
Mêlez le tout pour une potion qui fera prife　*Mifce, fiat potio fumenda ex cochleari.*
par cuillerées.

REMARQUES.

On diſſoudra dans les eaux diſtillées, le diaſcordium, les ſels, le ſyrop, puis on y mêlera la teinture de caſtor, on aura une potion hyſtérique qu'on fera prendre par cuillerées.

Elle eſt propre pour abattre & diſſiper les vapeurs, pour lever les obſtructions de la matrice, pour exciter les mois aux Femmes.   *Vertus.*

On peut ajoûter dans cette potion quinze grains de camphre diſſout ou liquefié par quinze gouttes d'huile de ſuccin rectifiée, mais la potion en ſera bien plus dégoûtante.

Potion Antinéphrétique.		*Potio Antinephritica.*	
♃ De ſyrop d'althæa & de l'huile d'amandes douces tirées ſans feu, aã.	℥ j. ß.	♃ *Syrupi de althæa, olei amygdalarum dulcium ſine igne extracti, aã.*	℥ j ß.
Du meilleur vin blanc,	℥ iij.	*Vini albi generoſi,*	℥ iij.
Des eaux de raves & de pariétaire, aã.	℥ ij.	*Aquarum raphani & parietariæ, aã.*	℥ ij.
Du cryſtal minéral,	ʒ j.	*Cryſtalli mineralis,*	ʒ j.
Des eſprits de térébenthine & de ſel, aã. gutt. viij.		*Spiritûs terebinthinæ, & ſalis, aã. gutt. viij.*	
Mêlez le tout pour deux doſes de potion.		*Miſce, fiat potio pro duabus doſibus.*	

REMARQUES.

On diſſoudra dans un petit mortier le cryſtal minéral avec le ſyrop, le vin & les eaux diſtillées, on mêlera enſuite les eſprits & l'huile d'amandes douces tirée ſans feu, pour faire une potion qu'on prendra en deux doſes.

Elle eſt fort bonne pour charier doucement le phlegme ou la gravelle, ou la   *Vertus.* pierre qui du rein paſſe par l'uretère dans la veſſie, & qui cauſe la colique néphrétique; elle pouſſe par les urines.

CHAPITRE IX.

Des Mixtures.

MIXTURE vient du verbe Latin *miſcere*, qui ſignifie *mêler*, ce nom paroît bien général, il pourroit être donné à une infinité d'eſpéces de mélanges qu'on fait dans la Pharmacie, néanmoins on n'a coutume de l'adapter qu'à certains mélanges d'eſprits, d'eſſences, d'élixyrs, d'eaux diſtillées, qui ſe donnant en petite doſe ne laiſſent pas de produire l'effet que d'autres remédes en grand volume produiroient, & ils agiſſent plus promptement.

Mixture Bechique.		*Mixtura Bechica.*	
♃ Du ſyrop Diacode,	℥ j. ß	♃ *Syrupi diacodii,*	℥ j. ß.
Du Mithridate, du diaſcordium, du looch ſanum, aã.	ʒ ij.	*Mithridatii, diaſcordii, looch ſani,*	℥ ij.
De l'eau de pouliot,	℥ iv.	*Aquæ pulegii,*	℥ iv.
Faites de tout cela une mixture.		*Miſce, fiat mixtura.*	

REMARQUES.

On péſera dans une même phiole toutes les drogues l'une après l'autre, & l'on mélangera bien le tout enſemble en agitant la phiole, & l'on aura une mixture.

Elle eſt propre pour calmer la toux contractée par le froid, pour détacher les   *Vertus.* phlegmes de la poitrine & exciter la perſpiration; la doſe en eſt depuis une once   *Doſe* juſqu'à deux, le ſoir en ſe mettant au lit.

Mixture Antiépileptique.	Mixtura Antiepileptica.

℞ Des eaux impériale & de cannelle, aā. ℥ j.
De l'esprit de crâne humain rectifié , ʒ ij.
De l'esprit de succin rectifié , du sel volatil hui-
leux & de la teinture de sel de tartre , aā. ʒ j.
Faites de tout cela une mixture.

℞ *Aquarum imperialis, cinnamoni, aā.* ℥ j.
Spiritûs cranii humani rectificati , ʒ ij.
*Succini rectific. salis volatilis oleosi , tinc-
turæ salis tartari , aā.* ʒ j.
Misce , fiat mixtura.

R E M A R Q U E S.

On pésera dans une même phiole toutes les drogues l'une après l'autre , & on les brouillera bien ensemble pour les mélanger , on fera une mixture qu'il faudra bien boucher.

Vertus.
Dose.

Elle est propre pour le haut mal ou épilepsie, & pour les autres maladies du cerveau ; on en donne dedans & hors le paroxysme : La dose en est depuis un scrupule jusqu'à quatre.

Mixture Hystérique.	Mixtura Hysterica.

℞ Des eaux de cannelle , thériacale , de cam-
phorat , & de fleurs d'oranges , aā. ℥ j.
Les teintures de castoreum , de safran, de suc-
cin , & de sel de tartre , aā. ʒ ij.
Des huiles distillées de sabine , de menthe ,
d'absinthe , aā. gutt. vj.
Faites de tout cela une mixture.

℞ *Aquarum cinnamomi , theriacalis , cam-
phoratæ , florum aurantiorum , aā.* ℥ j.
*Tinctura castorei , croci , succini , salis
tartari , aā.* ʒ ij.
*Olei stillatitii sabinæ , menthæ , absinthii ,
aā.* gutt. vj.
Misce fiat mixtura.

R E M A R Q U E S.

On pésera premiérement dans une phiole les teintures , on y mêlera les essences ou huiles qui se dissoudront facilement , puis on ajoûtera les eaux distillées , on mélangera bien le tout ensemble en agitant la phiole , & l'on aura une mixture qu'on bouchera bien.

Vertus.
Dose.

Elle est propre pour calmer & abaisser les vapeurs , pour exciter les menstrues : La dose en est depuis demi-dragme jusqu'à une dragme & demie.

Mixture Diurétique.	Mixtura Diuretica.

℞ De l'esprit de térébenthine , ℥ j.
De l'esprit de sel rectifié , de celui de nitre dul-
cifié & de celui de cresson , aā. ʒ iij.
De l'esprit de succin & de l'elyxir de proprié-
té , aā. ʒ ij.
Faites de tout cela une mixture.

℞ *Sp'ritûs terebinthinæ ,* ℥ j.
*Salis rectificati , nitri dulcifi-
cati , nasturtii , aā.* ʒ iij.
*Succini , elyxirii proprietatis ,
aā.* ʒ ij.
Misce, fiat mixtura.

R E M A R Q U E S.

On pésera toutes les drogues ensemble dans une phiole , on les agitera pour en faire une mixture.

Vertus.
Dose.

Elle est propre pour la pierre , pour la gravelle , pour la colique néphrétique , pour la suppression d'urine : La dose en est depuis quatre gouttes jusqu'à quinze dans du vin blanc , ou dans une autre liqueur appropriée.

CHAPITRE X.
Des Bols.

LE mot de *Bol* signifie une matiere coupée en petits morceaux , on a donné ce nom à une espéce de reméde en consistance de pâte ; c'est ordinairement un purgatif qu'on sépare en plusieurs parties avant que de le prendre.

.La répugnance qu'on a eue de tout temps pour les breuvages dégoûtans de la Médecine, a fait inventer plufieurs moyens de faire prendre les remédes fans les boire, afin que le palais en foit le moins imbu qu'il fe peut. Le bol eft un de ceux-là ; car étant enveloppé dans du pain à chanter, ou ayant été faupoudré de fucre pulvérifé, ou de poudre de réglifle, il peut être avalé fans qu'on en reflente le goût. On doit toûjours faire prendre en bols ou en pilules les préparations de mercure, & jamais en potion, de peur qu'à caufe de leur pefanteur elles ne tombent entre les dents, & ne les ébranlent.

La confiftance des bols eft ordinairement pareille à celle des électuaires, la matiére en eft différente, fuivant les différentes indications qu'on a.

Bol purgatif & apéritif contre la gonor-
rhée.

2L De la pulpe de cafle nouvellement tirée & de la confection hamec, aä.   ℥ ß.
De la térébenthine,   ʒ j.
De la crême de tartre,   ʒ ß.
D'aquila alba,   gr. xv.
Mêlez le tout pour un bol.

Bolus catharticus & aperiens ad go-
norrhæam.

2L *Pulpæ caffiæ recens extracta, confectio-*
nis hamech, aä   ℥ ß.
Terebinthinæ,   ʒ j.
Cremoris tartari,   ʒ j.
Aquilæ albæ   gr. xv.
Mifce, fiat bolus

REMARQUES.

On pulvérifera fubtilement le fublimé doux & la crême de tartre, on les mêlera avec la térébenthine de Venife, la confection & la cafle récemment mondée, & l'on fera un bol purgatif pour une prife.

Il purge & il poufle par les urines, il nettoie l'urétre & les vaifleaux fpermatiques du virus vénérien.

Dofe.
Vertus.

CHAPITRE XI.

Des Gargarifmes.

L E mot de *Gargarifme* vient du verbe Grec γαργαριζω, *fauces colluo.*
Les gargarifmes font des remédes en liqueur, propres pour les maladies de la bouche & de la gorge ; on en lave ces parties fans rien avaler.

Gargarifme contre l'inflammation du
Gofier.

2L De l'orge entiere,   ℥ j.
Des fommités de ronces, des feuilles de plantain & d'aigremoine, aä.   m. j.
Faites bouillir le tout dans une pinte d'eau commune jufqu'à la confomption du tiers, puis coulez la décoction & diflolvez dans une chopine de la coûure, de miel rofat, ℥ j. ß. de fel de Saturne, ʒ j. Pour faire un gargarifme.

Gargarifma ad inflammationem
faucium.

2L *Hordei integri,*   ℥ j.
Summitatum rubi, foliorum plantaginis &
agrimoniæ, aä   m. j.
Coquantur in aqua communis ℔ ij. *ad tertiæ partis confumptionem, colentur & in colatura* ℔ j. *diffolve mellis rofati,*   ℥ j ß.
Sacchari faturni,   ʒ j.
Fiat gargarifma.

REMARQUES.

On fera premiérement bouillir l'orge dans l'eau, puis l'on y mettra les herbes pour faire une décoction forte, laquelle on coulera, & fur une livre de cette décoction, on diffoudra une once & demie de miel rofat, & une dragme de fel de Saturne, pour faire un gargarifme.

L iij

Vertus.

Il eſt propre pour éteindre l'inflammation du goſier, pour deſſécher & guérir les petits ulcères qui peuvent s'y être formés, pour raffermir la luette relâchée, pour arrêter le flux de bouche.

On peut au lieu du ſel de Saturne, mettre une dragme & demie, ou deux draggmes de cryſtal minéral ; mais le gargariſme en ſera plus déterſif & moins deſſicatif. Comme le miel roſat n'a pas un goût fort agréable, on peut lui ſubſtituer pour les délicats le ſyrop de roſes ſéches, ou le ſyrop de mûres.

On fait auſſi les gargariſmes pour la même maladie avec de l'oxycrat, ou avec du verjus & de l'eau.

Gargariſme propre à arrêter le flux de bouche, cauſé par le Mercure.	*Gargariſma ad ſiſtendam ſalivationem, Mercurio excitatam.*
♃ De l'orge entiere, ℥ j.	♃. *Hordei integri*, ℥ j.
Des feuilles de plantain, de renouée & de roſes rouges, aā. m. ß.	*Foliorum plantaginis, roſar. rubrar. centinodiæ, aā* m. ß.
Des noix de cyprès, de l'écorce de grenade & des fleurs de ſumac, aā. ℨ. ß.	*Nucum cupreſſi, corticis granatorum, florum ſumach, aā* ℨ ß.
De la ſemence de berberis, ℨ ij.	*Seminis berberis,* ℨ ij.
Mettez le tout bouillir dans une chopine d'eau commune & autant de vin rouge juſqu'à la conſomption du tiers, puis coulez la décoction dans une chopine, dans laquelle vous diſſoudrez d'extrait de Mars aſtringent ℨ ij, de ſel de Saturne ℨ ß, de miel roſat, ℥ j.	*Coquantur in aquæ communis & vini rubri aā ℔ j. ad tertiæ partis conſumptionem, colentur, & in colaturæ ℔ j. diſſolve, extracti martis aſtringentis,* ℨ ij.
Pour faire un gargariſme ſelon l'art.	*Salis ſaturni,* ℨ ß.
	Mellis roſati, ℥ j.
	Fiat gargariſma S. A.

R E M A R Q U E S.

- On fera premiérement bouillir l'orge dans l'eau, puis on y ajoûtera l'écorce de grenade, les noix de cyprès, la ſemence de berbéris, le tout concaſſé ; on y verſera le vin, & quand la décoction aura encore un peu bouilli ; l'on y mettra les herbes inciſées & les fleurs ; on continuera la coction juſqu'à diminution du tiers, ou même de la moitié de la liqueur ; on la coulera avec forte expreſſion, & dans une livre de la colature on diſſoudra le miel roſat, l'extrait de Mars aſtringent, & le ſel de Saturne, pour faire du tout un gargariſme.

Vertus.

Il eſt fort aſtringent, propre pour deſſécher les ulcères de la bouche, pour raffermir les gencives ; & pour arrêter le flux de bouche ; il faut s'en gargariſer ſouvent.

CHAPITRE XII.

Des Maſticatoires, appellés en Latin Apophlegmatiſmi.

LEs Maſticatoires ſont des drogues âcres qu'on mâche afin qu'elles échauffent la bouche, qu'elles ouvrent les vaiſſeaux ſalivaires, qu'elles délayent la pituire, & qu'elles faſſent cracher ; telles ſont le maſtic, la bétoine, la ſauge, le tabac, le gingembre, le pyréthre, la graine de moutarde, les poivres, la racine d'iris ; on en peut faire auſſi de compoſés en la manière ſuivante.

Paſtilles Maſticatoires.	*Paſtilli Maſticatorii.*
♃ Des racines d'iris & de ſtaphiſaigre, aā ℨ ß.	♃. *Radicis ireos, ſtaphiſagriæ, aā* ℨ ß.
Du poivre long, du pyréthre & de la graine de moutarde, aā. ℨ ij.	*Piperis longi, pyrethri, ſeminis ſinapi,* ℨ ij.

Mettez le tout en poudre & l'incorporez avec le syrop de roses pâles pour en faire des pastilles.

Fiat omnium pulvis qui excipiatur syrupo rosarum pallidarum , & fiant pastilli.

REMARQUES.

On pulvérisera toutes les drogues ensemble , & l'on incorporera la poudre avec ce qu'il faudra de syrop de roses pâles pour en faire une pâte dure qu'on formera en trochisques ou en pastilles , & on les fera sécher.

Elles sont propres pour exciter le crachat , étant mâchées , on en enveloppe aussi dans un petit linge délié , & l'on mâche le nouet.   Vertus.

CHAPITRE XIII.

Des Errhines.

LEs Errhines , ἐῤῥινα , appellées aussi en Latin *Nasalia* , sont des remédes qu'on introduit dans le nez pour faire moucher & éternuer ; on leur donne diverses formes , car tantôt on les fait en poudre , tantôt en liqueur , tantôt en onguent , tantôt en masse solide , dont on forme de petits bâtons pyramidaux.

Poudre Sternutatoire.

℞ De l'ellébore blanc , du tabac & de l'iris de Florence.   ℥ ij.
Des fleurs de muguet , des feuilles de bétoine , de marjolaine , de sauge , aa   ℥ j.
Mêlez le tout pour une poudre.

Pulvis sternutatorius.

℞. Hellebori albi , tabaci , ireos Florentinæ aa   ℥ ij.
Florum lilii convallium , foliorum betonicæ , majoranæ , salviæ , aa   ℥ j.
Misce , fiat pulvis.

REMARQUES.

On mêlera toutes les drogues ensemble , & on les pilera dans un mortier de bronze , on les passera dans un tamis de crin ordinaire pour faire une poudre grossiére.

Elle est propre pour exciter l'éternuement & pour décharger le cerveau , on en respire par le nez.   Vertus.

On pourroit ajoûter un scrupule d'euphorbe dans cette poudre , lorsqu'on veut s'en servir pour réveiller quelqu'apoplectique ou léthargique ; mais dans les autres occasions il y a du danger de faire entrer l'euphorbe dans le nez , à cause de ses effets trop violents.

Errhine liquide.

℞ Des sucs tirés des racines d'iris vulgaire, de pain de pourceau , de bete & de choux-marin , aa.   ℥ j. ß.
Des feuilles de bétoine & de marjolaine, aa ℥ j.
Mêlez tout cela pour une errhine.

Errhinum liquidum.

℞. Succorum radicis ireos nostratis , ciclaminis , betæ , brassicæ marinæ , aa. ℥ j ß.
Foliorum betonicæ , majoranæ , aa. ℥ j.
Misce , fiat errhinum.

REMARQUES.

On aura environ six onces de chacune des racines récentes , on les rapera , & on les exprimera pour en avoir le suc ; on pilera bien dans un mortier des feuilles de bétoine & de marjolaine des plus vertes récemment cueillies , on les arrosera d'un peu de vin blanc , & les ayant laissé macérer environ deux heures , on les exprimera pour en avoir le suc qu'on mêlera avec celui des racines , & l'on aura une errhine.

Elle délaye & raréfie la pituite trop grossiére qui étoit arrêtée au haut du nez &   Vertus.

la fait couler , on en attire par le nez , après avoir rempli sa bouche d'eau , de peur qu'il n'y passe de l'errhine.

Comme la racine de choux marin ne peut pas être trouvée par-tout récente, pour qu'on en puisse tirer le suc , on en aura de séche dont on fera une forte décoction , qu'on substituera au suc.

On peut encore faire des errhines liquides avec des décoctions de racines de pyréthre , d'iris, de poivre , de roquette , de *persicaria non maculata* , de bétoine , de thym, de calament & de beaucoup d'autres ingrédients céphaliques & pénétrants.

Errhine en forme d'Onguent.	*Errhinum in formâ Unguenti.*

℞ Des racines séches de concombre sauvage , de pyréthre , de staphisaigre, & du poivre noir, aā.   ℥ j.
De l'huile de laurier ,   ℥ j. ß.
Faites du tout un liniment selon l'art.

℞. *Radicum cucumeris silvestris siccæ, pyrethri, staphisagriæ, piperis nigri, aā.* ℥ j.
Olei laurini ,   ℥ j ß.
Misce , fiat linimentum S. A.

R E M A R Q U E S.

On pulvérisera ensemble les racines , le staphisaigre & le poivre ; on mêlera la poudre dans l'huile de laurier , & l'on fera un onguent.

Vertus. Il est propre pour les douleurs de tête qui proviennent d'une pituite crasse , pour l'épilepsie , pour l'apoplexie, pour la paralysie , pour les maladies des yeux, on en introduit dans les narines pour faire éternuer ou moucher.

Errhine Astringente solide.	*Errhinum Astringens solidum.*

℞ Du bol d'Arménie, du sang-dragon, du corail préparé , aā.   ℥ ß.
Des roses rouges & des balaustes, aā.   ʒ iij.
Du vitriol blanc ,   ʒ ij.
Il faut pulvériser toutes ces drogues & les mêler , puis avec du blanc d'œuf en faire une masse à laquelle on donnera une figure pyramidale propre à être introduite dans les narines.

℞. *Boli Armeniæ , sanguinis draconis, coralli pp. aā.* ℥ ß.
Rosarum rubrarum , balaustiorum , aā. ʒ iij.
Vitrioli albi. ʒ ij.
Omnia pulverentur , misceantur , & cum s. q. albuminis ovi fiat massa ex quâ errhinum formetur pyramidale.

R E M A R Q U E S.

Après avoir pulvérisé tous les ingrédients subtilement, on mêlera les poudres & on malaxera le tout avec ce qu'il faudra de blanc d'œuf pour une pâte solide qu'on formera en petites pyramides propres pour être introduites dans les narines.

Vertus. Elles arrêtent l'hémorrhagie du nez , on les attache à un fil pour les pouvoir retirer quand on veut.

Errhine styptique. On peut aussi arrêter le saignement du nez , en aspirant de l'eau styptique , qu'on peut appeller en cette occasion *Errhine styptique liquide.*

CHAPITRE XIV,

Des Injections.

L E mot d'*Injection* vient du verbe *injicere* , qui signifie jetter dedans.

L'injection est une liqueur qu'on introduit avec des seringues dans plusieurs cavités du corps humain , comme dans les parties naturelles de l'un & de l'autre sexe , dans les plaies , & même dans les intestins, car les lavements sont des espéces d'injections ; les matieres des injections sont différentes , suivant les diverses indications qu'on a.

Injection

Injection pour arrêter la Gonorrhée.

℞ Des eaux de plantain & de roſes, aā. ℥ iv.
Du Miel roſat,   ʒ j.
De la pierre médicamenteuſe,   ʒ j.
Mêlez le tout pour une injection.

Injectio ad ſiſtendam Gonorrhæam.

℞. *Aquarum plantaginis & roſarum,* aā.   ℥ iv.
Mellis roſati,   ʒ j.
Lapidis medicamentoſi,   ʒ j.
Miſce, fiat injectio.

REMARQUES.

On pulvériſera la pierre médicamenteuſe, & on la diſſoudra dans le miel roſat & dans les eaux diſtillées, pour faire une injection.

Elle eſt aſtringente, propre pour raffermir les vaiſſeaux ſpermatiques, & pour arrêter la gonorrhée. _Vertus._

La pierre médicamenteuſe eſt décrite dans mon Traité de Chymie, elle eſt préférable en cette occaſion à celle des autres deſcriptions.

On doit, en ſe ſervant de cette injection, prendre des pillules aſtringentes, ſi l'on veut que la chaude-piſſe s'arrête bien, & plus promptement.

On peut, à la place de la pierre médicamenteuſe, employer les trochiſques de Rhaſis, alors l'injection ſera plus adouciſſante, mais moins déterſive & moins aſtringente.

Injection Vulnéraire.

℞ De la racine d'ariſtoloche ronde,   ʒ j.
Faites la bouillir dans trois demi-ſetiers de vin blanc juſqu'à la conſomption du tiers, coulez la décoction & diſſolvez-y enſuite de miel roſat, ℥ j. ß, de teinture de myrrhe & de celle d'aloës, aā. ℥ ß, pour faire une injection.

Injectio Vulneraria.

℞. *Radicis ariſtolochiæ rotundæ,*   ʒ j.
Coquatur in vini albi ℔ j ß. *ad tertiæ partis conſumptionem, coletur & exprimatur; in colaturá dilue mellis roſati,* ℥ j ß, *Tinctura myrrhæ, aloës, aā.* ℥ ß, *Fiat injectio.*

REMARQUES.

On coupera par petits morceaux la racine d'ariſtoloche, on la fera bouillir dans le vin blanc juſqu'à la diminution du tiers; on coulera la décoction, en exprimant le marc; on mêlera dans la colature le miel roſat & les teintures, pour faire une injection.

Elle eſt propre pour raréfier, pour déterger, pour réſoudre, pour réſiſter à la gangrène, on en ſeringue dans les plaies, on en imbibe des tentes, des plumaceaux, des compreſſes qu'on applique ſur les plaies. _Vertus._

On peut ſuivant les occaſions ſubſtituer le ſucre au miel roſat.

L'eau vulnéraire d'arquebuſade, dont je donnerai la deſcription dans ſon lieu, eſt encore une excellente injection pour les plaies; on emploie fort ſouvent au même uſage, l'eau de chaux & l'eau phagédénique.

CHAPITRE XV.

Des Lavements ou Clyſtères.

CLYSTER, ſeu *Clyſmus,* ſeu *Enema,* ſont des mots Grecs qui ſignifient, les deux premiers, *lavement;* & le dernier, *injection.*

Le lavement, à ce qu'on dit, eſt de l'invention d'une eſpéce de Cicogne qui avec ſon bec ſe met de l'eau de la mer dans le fondement, quand elle eſt conſtipée; mais quoiqu'il en ſoit, c'eſt une injection qu'on fait entrer dans les inteſtins par le moyen d'une ſeringue, ou quelquefois d'une veſſie pour remédier à pluſieurs maladies, comme pour amollir & évacuer les matieres qui, par un trop long ſéjour, s'y ſont rendurcies & deſſéchées ; pour chaſſer les vents & les vers, pour exciter l'urine, pour hâter l'accouchement , pour arrêter les cours de ventre : on peut dire que les lavements ſont des meilleurs & des plus ſalutaires remédes de la Médecine, quand ils ſont donnés à propos ; mais on en abuſe ſouvent , car un grand nombre de perſonnes accoûtument tellement leurs inteſtins à ces ſortes de remédes dont elles uſent tous les jours en ſanté comme en maladie, qu'elles rendent leur ventre pareſſeux & incapable de faire de lui-même ſes fonctions. Leur deſſein eſt de ſe rafraîchir en tenant toûjours leurs entrailles nettes & lavées ; mais elles ne prennent pas garde qu'elles empêchent par-là que la digeſtion ne ſe faſſe auſſi-bien qu'elle ſe feroit ; car il eſt beſoin d'une certaine quantité d'excréments dans les entrailles pour exciter la fermentation des aliments dans l'eſtomac : de même quand nous voulons donner une fermentation douce à pluſieurs infuſions , nous mettons le vaiſſeau qui les contient dans le fumier chaud; auſſi voyons-nous que la plûpart de ceux qui ſe ſont fait une habitude de prendre tous les jours des lavements, rendent leur tempérament fluet & délicat; ils ont le teint blême, & ils ſont plus ſuſceptibles de maladies que les autres ; on peut même aller plus loin , & dire que leurs enfants participent en naiſſant des défauts de leur tempérament.

Clyſtère émollient & laxatif.	Clyſter emolliens & laxans.
♃ De la décoction émolliente & rafraîchiſſante ordinaire , - ℔ j.	♃. Decocti emollientis & refrigerantis enematis , ℔ j.
De l'électuaire lénitif , ʒ j.	Electuarii lenitivi , ʒ j.
De miel violat , ℥ ij.	Mellis violacei , ℥ ij.
Mêlez le tout pour un clyſtère.	Miſce , fiat clyſter.

R E M A R Q U E S.

On diſſoudra dans un mortier le lénitif avec le miel violat & la décoction , pour faire un lavement.

Il eſt propre pour ceux qui ſont conſtipés , pour purger le bas-ventre des humeurs bilieuſes, & autres ; pour tempérer l'ardeur des entrailles , pour modérer la fiévre.

Quand la perſonne eſt difficile à émouvoir, on peut ajoûter dans ce lavement une dragme de cryſtal minéral ; mais ſouvent ce ſel picotant trop les inteſtins, empêche qu'on ne garde le lavement aſſez de temps, pour qu'il faſſe une évacuation louable.

On peut , au lieu du lénitif ſubſtituer un égal poids de caſſe mondée , & faire la décoction dans du petit lait, au lieu d'eau, pour rendre le lavement plus rafraîchiſſant.

Clyſtère carminatif & laxatif.	Clyſter carminativus & laxativus.
♃ Des feuilles de mauve, de pariétaire, de mercuriale & d'origan, aā. m. ß.	♃. Foliorum malvæ, parietariæ, mercurialis , origani, aā. m. ß.
Des fleurs de camomille & de mélilot, aā. p. ij.	Florum chamomillæ , meliloti , aā. p. ij.
Des baies de laurier, de geniévre & de la ſemence de fenouil, aā. ʒ ij.	Baccarum lauri & juniperi, ſeminis fœniculi, aā. ʒ ij.
Qu'on mette le tout bouillir dans deux pintes d'eau commune juſqu'à la conſomption de la moitié.	Coquantur in aquæ communis ℔ iv. ad conſumptionem dimidiæ partis, colentur cum expreſſione, & in colaturæ ℔ j. diſſolve electuarii catholici , ʒ vj.
Coulez & exprimez la décoction , puis diſſolvez-y de catholicon ʒ vj, de diaphœnic ℥ ß. & de miel anthoſat ou de romarin ℥ iij , dont on fera un clyſtère.	Diaphœnici , ℥ ß.
	Mellis anthoſiti ℥ iij.
	Fiat Clyſter.

REMARQUES.

On incifera les herbes , on concaffera les baies & les femences , on fera bouillir le tout dans quatre livres d'eau jufqu'à la diminution de la moitié , on coulera
la décoction avec expreffion , on prendra une livre de la colature , dans laquelle
on diffoudra le catholicum , le diaphœnic & le miel de romarin pour un lavement.

Il eft propre pour détacher & purger les glaires , les vents & les autres hu- *Vertus*
meurs groffieres du bas-ventre.

On peut mettre à la place du diaphœnic le hiera-picra, ou la bénédicte, & en
place du miel anthofat , le miel mercurial.

On fait quelquefois la décoction des herbes avec le vin , & l'on donne même
des lavements de fimple vin d'Efpagne.

On peut ajoûter dans les lavements carminatifs une once d'huile d'aneth ou de
camomille ; on y met auffi quelquefois une dragme de fel gemme.

Clyftère hyftérique & laxatif.	*Clyfter hyftericus & laxativus.*
♃ Des feuilles de mauve, de pariétaire, d'ar-moife, de mercuriale & de matricaire, aā. m. ß.	♃. *Foliorum malvæ , parietariæ, arthe-mifiæ , mercurialis, matricariæ ,* m. ß.
Des fleurs de camomille & de fureau, aā. p. ij.	*Florum chamomillæ , fambuci , aā.* p. ij.
Des baies de geniévre , ʒ iij.	*Baccarum juniperi ,* ʒ iij.
Que ces fimples bouillent dans deux pintes d'eau commune jufqu'à la diminution de la moitié.	*Coquantur in aqua communis* ℔ iv. *ad me-dias , colentur & exprimantur , in expref-*
Coulez enfuite & exprimez la décoction , & diffolvez dans la colature , de catholicon & de bé-nédicte ʒ vj, des trochifques de myrrhe ʒ j, & de miel mercurial ℥ iv.	*fione diffolve electuarii diacatholici , bene-dicta laxativa , aā.* ʒ vj.
Pour un clyftère.	*Trochifcorum myrrhæ ,* ʒ j.
	Mellis mercurialis , ℥ iv.
	Fiat clyfter.

REMARQUES.

On coupera les herbes , on concaffera les baies , & l'on fera bouillir le tout dans
quatre livres d'eau , jufqu'à la diminution de la moitié ; on coulera la décoction en
exprimant le marc , & dans une livre de la colature on diffoudra le catholicum , la
bénédicte , les trochifques de myrrhe pulvérifés , & le miel mercurial pour un
lavement.

Il eft propre pour calmer & abaiffer les vapeurs , les fuffocations de matrice , *Vertus.*
pour exciter l'accouchement & la fortie de l'arriere-faix , pour l'apoplexie , pour
la léthargie ; on peut y ajoûter jufqu'à quatre onces de vin émétique dans le befoin ; on met auffi pour ces forts lavements de la coloquinte & du féné dans la
décoction.

Clyftère Déterfif.	*Clyfter detergens.*
♃ De la décoction déterfive, ci-devant dé-crite , ℔ j.	♃. *Decocti detergentis enematis ante-fcripti ,* ℔ j.
Du catholicon double , ℥ ß.	*Electuarii catholici duplicati rheo ,* ℥ ß.
De miel rofat , ℥ ij.	*Mellis rofati ,* ℥ ij.
Un jaune d'œuf.	*Vitellum unius ovi ,*
Mêlez le tout pour un clyftère.	*Mifce , fiat clyfter.*

REMARQUES.

On diffoudra dans la décoction le catholicum double , un jaune d'œuf & le miel
rofat, pour faire du tout un lavement.

Vertus.

Il eſt propre pour purger en arrêtant dans les cours de ventre ; on peut en retrancher le catholicum double, ſi on le juge à propos, & mettre en place de l'huile d'amandes douces ou de lis, quand le cours de ventre eſt accompagné de glaires qui cauſent des épreintes.

Les premiers lavements qu'on donne pour le cours de ventre doivent être un peu purgatifs, parce qu'il eſt néceſſaire en ces occaſions de nettoyer les inteſtins d'une humeur qui entretient le flux, & ſouvent on guérit par cela ſeul ; mais ſi la maladie s'opiniâtre après les purgations, il faut ſe ſervir des lavements ſimplement adouciſſants & aſtringents ; on en peut faire la décoction avec le lait, le bouillon de tripes ; on y diſſout du ſucre ou du miel roſat, un jaune d'œuf, & quand le cours de ventre dégénére en dyſenterie, on y ajoûte de la térébenthine, une dragme, & de l'huile d'hypericum, une once ; d'autres fois deux onces de ſuif de mouton ; d'autres fois une once d'onguent populeum.

Clyſtère contre la douleur néphrétique.	*Clyſter ad dolorem nephriticum.*
♃ Des feuilles de mauve, de guimauve, de pariétaire & de creſſon, aã. m. ß.	♃. *Foliorum malvæ, biſmalvæ, parietariæ, naſturtii, aã.* m. ß.
Des fleurs d'hypéricum & de verge d'or, aã. p. ij.	*Florum hyperici, virgæ aureæ, aã.* p. ij.
Des baies de geniévre, ℈ iij.	*Baccarum juniperi,* ℈ iij.
Des graines de lin, ℈ ij.	*Seminis lini,* ℈ ij.
Qu'on mette bouillir ces ſimples dans deux chopines d'eau commune juſqu'à la diminution de la moitié ; coulez enſuite & exprimez la décoction, & diſſolvez dans la colature qui ſera d'une chopine, de miel violat ℥ ij, de lénitif & de bénédicte laxative, aã. ℥ ß, de térébenthine de Veniſe ℥ ij, & d'huile de lin, ℥ vj.	*Coquantur in aqua communis ℔ ij. ad conſumptionem mediæ partis, colentur & exprimantur, in colatura ℔ j. diſſolve electuarii lenitivi, benedictæ laxativæ, aã.* ℥ ß. *Mellis violati,* ℥ ij. *Terebinthinæ Venetæ,* ℥ ij. *Olei ſeminis lini,* ℥ vj.
Faites du tout un clyſtère.	*Fiat clyſter.*

R E M A R Q U E S.

On inciſera les herbes, on concaſſera les baies, & l'on fera du tout une forte décoction, de laquelle on prendra une livre, & l'on y diſſoudra les électuaires & le miel, puis on y ajoûtera l'huile & la térébenthine qui s'uniront enſemble par la chaleur, & le lavement ſera fait.

Il eſt propre pour ouvrir les conduits de l'urine, pour guérir les coliques néphrétiques & venteuſes ; on peut au lieu de la bénédicte employer le diaphænic ou l'électuaire *de pſyllio* ; on fait quelquefois la décoction dans du vin blanc ; les lavements, dans leſquels il entre des huiles ou des graiſſes, purgent moins fort que ceux où il n'en entre point, parce que les ſubſtances graſſes émouſſent par leurs parties rameuſes les pointes des purgatifs.

C H A P I T R E   XVI.
Des Suppoſitoires.

L E s Suppoſitoires ſont des médicaments ſolides qu'on faiſoit autrefois en forme de gland, mais à préſent on leur donne une figure plus commode, qui eſt celle d'un petit bâton de la groſſeur & de la longueur du petit doigt, arrondi & fait en pyramide. Ils ont été inventés pour ſuppléer au défaut des lavements, pour leſquels pluſieurs perſonnes ont de la répugnance, auſſi le mot de ſuppoſitoire vient du verbe latin *ſupponere*, qui ſignifie ſubſtituer, ou mettre une choſe à la place d'une autre : ce reméde eſt propre pour lâcher un peu le veñtre, on le met ſoi - même dans le fondement, ou bien on l'y fait mettre par un autre, on le garde quelques moments ou le plus qu'on peut, afin qu'il ait le temps de pénétrer & de ramollir un peu les matiéres, & de picoter l'inteſtin rectum pour l'exciter, mais il s'en faut bien qu'il ag ſſe autant que le lavement.

La matiére ordinaire des ſuppoſitoires eſt le miel commun cuit en une conſiſtance ſolide ; on l'éguiſe d'un peu de ſel, & on lui ôte ſa partie phlegmatique, tant pour le rendre convenable à l'intention qu'on peut avoir, que pour lui donner plus d'âcreté ; on le fait cuire juſqu'à ce qu'il ſoit noir, & qu'étant refroidi, il devienne aſſez dur pour en faire de petites quilles longues d'un doigt.

Suppoſitoires.		*Suppoſitoria.*	
♃ De miel commun,	℥ ij.	♃. *Mellis communis,*	℥ ij.
De ſel marin,	ʒ ij.	*Salis marini,*	ʒ ij.
Que ces deux ingrédients cuiſent enſemble à petit feu juſqu'à ce qu'ils aient acquis une conſiſtance aſſez dure, dont on formera des ſuppoſitoires.		*Coquantur igne lento uſque ad duritiem & formentur ſuppoſitoria.*	

REMARQUES.

On mettra dans une grande cuiller de cuivre ou de fer, ou dans un petit poëlon le miel & le ſel, on les ſera bouillir enſemble à petit feu, juſqu'à ce que la matiere ait acquis une conſiſtance ſolide, ce qu'on connoîtra, ſi l'on en met refroidir un peu, on la verſera alors toute chaude ſur le cul d'un petit mortier renverſé, & l'on en formera des ſuppoſitoires ſur un marbre ou ſur une planche graiſſée d'un peu d'huile.

On introduit ce reméde dans le fondement, & on le garde le plus long-temps   Vertus.
qu'on peut, il fait vuider le ventre de ſes excréments groſſiers.

Quand on veut faire les ſuppoſitoires plus forts, on y ajoûte de l'électuaire de hiera-picra demi once, ou de l'aloës deux dragmes.

On fait auſſi des ſuppoſitoires avec du ſavon ou avec des muſcadins.

CHAPITRE XVII.

Des Peſſaires.

LEs Peſſaires ſont des médicaments ſolides formés à peu près de la grandeur d'un doigt, mais de figure pyramidale, on les introduit dans la matrice, après les avoir attachés par un bout à un petit ruban, afin de les pouvoir retirer quand on veut.

On peut faire les peſſaires avec du liége ou avec du bois léger, ou avec une racine, ou avec un petit fourreau de linge ou de taffetas bien délié, rempli de poudres incorporées dans de la cire, de l'huile & du coton, le tout bien preſſé dans le fourreau, afin qu'il ait aſſez de ſolidité pour pouvoir être introduit dans la matrice, il faut auſſi prendre garde que la couture ſoit bien unie & applatie de peur qu'elle ne bleſſe.

Celui, qui eſt fait de bois ou de liége ou de racine, doit être oint avec un liniment où l'on aura fait entrer des drogues appropriées à l'intention qu'on a ; par exemple, ſi c'eſt pour provoquer les mois on ſe ſervira du liniment ſuivant.

tie malade, & on l'y laissera, jusqu'à ce qu'il commence à paroître trop froid au malade; alors on le retirera, & l'on mettra en sa place l'autre linge imbu de la même décoction chaude; on remouillera celui qui aura été retiré, & l'on continuera à changer ces linges alternativement pendant une heure au moins; ensuite l'on essuiera la partie fomentée. On pourroit fomenter le malade avec un linge seul, mais la fomentation ne se feroit pas si exactement; car il faudroit attendre que le linge qu'on auroit retiré fût humecté ou réchauffé dans la décoction, avant que de le réappliquer, & cependant il est à craindre que le malade ne s'enrhume, au lieu qu'ayant deux linges tout prêts, on applique l'un à la place de l'autre, dans le même temps qu'on le retire.

On doit avoir eu la précaution de mettre sous le malade un drap doublé en six ou en huit, pour empêcher que la fomentation qui peut couler des linges ne mouille son lit.

On peut encore remplir deux sachets de toile déliée, avec les ingrédients qui entrent dans la fomentation, puis les faire bouillir, comme il a été dit, & les appliquer alternativement sur le bas-ventre à la place des linges; cette derniere fomentation est plus longue à faire que la précédente, mais elle est meilleure, parce que les herbes bouillies, étant appliquées en substance sur le bas-ventre, le ramollissent & l'humectent davantage.

Fomentation propre aux dislocations & aux contusions.

℞ Des feuilles de romarin, d'hiéble, de grande consoude, de scordium, d'origan & de roses rouges, aa. m. j.
De l'écorce de grenades, des baies de laurier & de genévre, aa. ℥ j.
Que tous ces simples bien mêlés soient enfermés dans des sachets, & bouillent ensuite à petit feu dans deux pintes de gros vin, jusqu'à la diminution du tiers, après quoi ils seront appliqués chaudement sur les parties malades en forme de fomentation.

Fotus ad dislocationes & contusiones.

℞ Foliorum rorismarini, ebuli, symphyti majoris, scordii, origani, rosarum rubrarum, aa. m. j.
Corticis granatorum, baccarum lauri & juniperi, aa. ℥ j.
Permixta omnia sacculis includantur, & in vini rubri austeri ℔ iv. lento igne decoquantur ad tertiæ partis consumptionem, fiat fotus calidè admovendus.

R E M A R Q U E S.

On concassera bien les baies & l'écorce de grenade, on hachera les herbes, & l'on mêlera le tout ensemble; on remplira de ce mélange des sachets de toile déliée qu'on aura faits de la grandeur de la partie malade sur laquelle on veut les appliquer; on clòra ces sachets, & on les fera bouillir en un pot couvert, dans du gros vin noir, ou d'un rouge foncé, qu'on appelle *vin de teinte*, jusqu'à la diminution du tiers, on laissera refroidir à demi la décoction, & après avoir exprimé un des sachets légerement entre les mains, on l'appliquera sur la partie malade, on l'y laissera environ une heure, puis on le changera en le retirant, & en mettant un autre en sa place, on continuera ainsi en appliquant alternativement les sachets cinq ou six fois, autant de temps qu'il en sera besoin, on laissera le dernier qu'on aura appliqué, cinq ou six heures sur la partie.

Vertus.

Cette fomentation est propre pour fortifier & pour raffermir les os disloqués, les nerfs, les ligaments, pour résoudre les tumeurs qui suivent les contusions, & pour aider à la digestion étant appliquée sur la région de l'estomac.

CHAPITRE

CHAPITRE XIX.

De l'Embrocation.

L'EMBROCATION, appellée en Grec ἐμβροχή, à βρέχω, *pluo, irrigo*, & en Latin *embroche, aspersio, irrigatio*, est une aspersion ou un arrosement qu'on fait de quelque liqueur par le moyen des étoupes ou des éponges sur plusieurs parties du corps, & principalement sur la tête, pour ouvrir les pores & pour fortifier.

L'embrocation est proprement une lotion composée ordinairement de décoction ou d'esprit-de-vin, ou d'oxyrrhodins préparés avec des huiles & des vinaigres rosats qu'on applique sur la tête rasée des malades, tant pour prévenir le délire que pour les en garantir.

Embroche, aspersio, irrigatio.

Embrocation pour la léthargie·

℞ Des racines de souchet long, d'iris de Florence & de calamus aromaticus, aa.   ℥ ß.

Des feuilles de sauge, de romarin, de betoine, de pouillot, de marum odorant, de calament & de fleurs de stœchas, aa.   m. ß.

Du jonc odorant, des baies de laurier, de la semence de coriandre & de cumin, aa.   ℥ ij.

Faites bouillir le tout dans deux pintes d'eau commune, jusqu'à la consomption du tiers ; ensuite coulez & exprimez la décoction, puis ajoûtez dans la colature quatre onces d'eau-de-vie pour faire une embrocation sur la tête.

Embroche ad lethargum.

℞ Radic. cyperi longi, ireos Florent. calami aromatici, aa.   ℥ ß.

Foliorum salviæ, rorismarini, betoricæ, pulegii, sampsuchi, calaminthæ, florum stœchados, aa.   m. ß.

Schœninthi, baccarum lauri, seminis coriandri, cumini, aa.   ℥ ij.

Coquantur in aqua communis ℔ iv. ad tertiæ partis consumtionem ; colentur & exprimantur : in colaturâ adde aquæ vitæ,   ℥ iv.

Fiat embroche capitis.

REMARQUES.

On coupera & l'on concassera toutes les drogues, on les mêlera ensemble, & on les mettra cuire dans l'eau, en un pot de terre couvert, jusqu'à la diminution du tiers, on coulera la décoction avec expression, & quand elle sera refroidie, l'on y mêlera l'eau-de-vie ; on fera une embrocation, dont on se servira avec de la laine, ou des étoupes ou de l'éponge pour mettre sur la tête après l'avoir fait raser.

Elle est propre pour réveiller les esprits, dans la léthargie, dans l'apoplexie, dans la paralysie.

Oxyrrhodin.

℞ De l'huile rosat,   ℥ ij.
Du vinaigre rosat,   ℥ j.
Mêlez-les ensemble, & en faites un oxyrrhodin.

Oxyrrhodinum.

℞ Olei rosati,   ℥ ij.
Aceti rosati,   ℥ j.
Misce, fiat oxyrrhodinum.

REMARQUES.

On mettra dans une même phiole l'huile de roses & le vinaigre rosat, on les agitera quelque temps, afin qu'ils se mêlent autant qu'ils pourront, ce sera l'oxyrrhodin.

Il est bon pour les inflammations, pour dessécher les dartres, les gratelles ; on en frotte les parties malades ; on s'en sert encore en embrocation avec des étoupes ; lorsqu'on retire un petit chien ou un pigeon ouvert qu'on a fait appliquer vivant sur la tête, on y met en sa place l'oxyrrhodin un peu chaud, pour empêcher l'inflammation qu'on craint au cerveau, mais j'estime que ce reméde fait plus de mal que de bien ;

N

car comme il eſt aſtringent, il bouche les pores de la tête qu'on avoit ouverts par l'application du petit chien ou du pigeon, & il empêche qu'une tranſpiration très-néceſſaire ne continue à ſe faire, il vaudroit mieux mettre à la place un mélange compoſé de parties égales d'eau-de-vie & de bétoine, ou l'embrocation précédente.

Embrocation ſomnifere.		*Embroche ſomnum provocans.*	
♃ De laitue,	m. ij.	♃ *Lactucæ*,	m. ij.
Des fleurs de nymphæa & de roſes blanches, aā.	m. j.	*Florum nymphæa , roſar. albar.*, aā. m. j.	
Du pavot & de la betoine , aā.	m. ß.	*Papaveris , betonicæ*, aā.	m. ß.
Que tout cela bouille dans une pinte d'eau juſ-qu'à la conſomption du quart ; coulez enſuite, & exprimez la décoction pour en faire une embro-cation ſur la tête.		*Coquantur in aqua communis* ℔ ij. *ad conſumptionem quartæ partis ; colentur & exprimantur.*	

REMARQUES.

On fera bouillir dans l'eau les feuilles & les fleurs juſqu'à la conſomption du quart de l'humidité, on coulera la décoction, & l'on s'en ſervira pour laver la tête chaudement avec une épenge : Cette embrocation excite le ſommeil.

Si l'on n'a point de fleurs de pavot, on peut leur ſubſtituer une tête de pavot rompue par petits morceaux ; comme l'on n'a pas toûjours des roſes blanches, on peut mettre en leur place les rouges.

CHAPITRE XX.
Des Lotions.

LOTIONS, vient du verbe *Lavare*, qui ſignifie laver ; mon deſſein n'eſt pas de parler ici des bains par leſquels on ſe lave tout le corps, tant pour la ſanté que pour le plaiſir ; ils ſont préparés, ou naturellement comme les eaux minérales chaudes, & les eaux de rivieres en été, ou artificiellement par le moyen du feu, d'une maniere qui n'eſt ignorée de perſonne. Je traiterai ici ſeulement des lotions qu'on fait à quelques parties du corps en particulier avec des liqueurs médecinales, ſoit pour en ôter la craſſe & en ouvrir les pores, ſoit pour les rafraîchir, ſoit pour les fortifier, ſoit pour en appaiſer la douleur, ſoit pour faire mourir la vermine, ſoit pour provoquer le ſommeil.

On emploie des lotions plus ou moins fortes & pénétrantes, à proportion que le mal eſt plus ou moins grand ; on lave la tête avec de l'eſprit-de-vin ou de l'eau de la Reine d'Hongrie pour fortifier le cerveau, pour en guérir les contuſions, ou pour en diſſiper les humidités ſuperflues ; quelquefois on lave la tête avec de la leſſive pour en ôter la craſſe ou celle des cheveux ; on lave ou l'on humecte la racine des cheveux avec l'eſprit de miel, pour hâter leur accroiſſement ; on lave les parties attaquées de gratelle avec l'eau qui a ſervi à adoucir le précipité blanc ; on lave les pieds & les jambes avec des décoctions de laitue, de nénuphar, de mauve, de violier, de pavot, de pourpier, de ſaule, pour exciter le ſommeil.

Lotion pour faire mourir la vermine de la tête.		*Lotio ad pediculos capitis enecandos.*	
♃ De la ſtaphyſaigre ;	ʒ ij.	♃ *Staphyſagriæ*,	ʒ ij.
Du ſemen-contra,	ʒ j.	*Seminis contra*,	ʒ j.
De feuilles d'abſinthe, de tanaiſie, de betoine, de petite centauſée, aā.	m. ij.	*Foliorum abſinthii, tanaceti, betonicæ, centaurii minoris*, aā.	m. ij.

Que tout cela bouille dans deux pintes d'eau commune jufqu'à la confomption du tiers ; coulez enfuite la décoction, lavez-en la tête avec une éponge, ou des linges mouillés.

Bulliant in aqua ℔ iv. ad tertias, coletur decoctio qua caput abluatur cum fpongiis aut linteis. Fiat lotio.

R E M A R Q U E S.

On concaffera enfemble la ftaphyfaigre & le femen-contra, on coupera les herbes, on fera bouillir le tout dans de l'eau jufqu'à la diminution du tiers, on coulera la décoction, & on l'exprimera.

On en lavera la tête chaudement ; elle tue les poux & les morpions.

On peut faire cette décoction dans de l'urine pour la rendre plus forte, & y ajoûter des racines de patience & d'énula-campana, de chacune une once & demie.

Vertus.

Lotion pour la Galle.

℞ Des racines de patience & d'aunée, aā. ℥ iv.
         D'hellébore blanc,   ℥ j.
Des feuilles d'abfinthe & de creffon aquatique, aā.   m j.
Que ces plantes bouillent dans trois pintes d'eau commune jufqu'à la confomption du tiers, coulez enfuite, & exprimez la décoction, puis diffolvez dans la colature, de fel de tartre, ℥ vj. pour faire une lotion

Lotio ad fcabiem.

℞ Radicum lapathi acuti, helenii, aā. ℥ iv.
       Hellebori albi,   ℥ j.
Foliorum abfinthii, nafturtii aquatici, aā.   m. j.
Coquantur in aqua communi ℔ vj. ad confumptionem tertiæ partis, colentur & exprimantur, in colaturā diffolve falis tartari, ℥ vj. Fiat lotio.

R E M A R Q U E S.

On coupera par morceaux les racines & les feuilles, on les fera bouillir dans l'eau jufqu'à la diminution du tiers ; on coulera la décoction, & l'on y diffoudra du fel de tartre.

Cette liqueur eft propre pour deffécher & chaffer la galle, la teigne, & les autres vices de la peau ; on en lave chaudement la partie malade.

Vertus.

On peut faire cette décoction dans les lotions du précipité blanc, elle fera encore plus forte.

Lotion propre à noircir les cheveux.

℞ Des écorces de noix vertes,   ℔. ß.
       De chêne, d'aune ; des noix de galle, aā.   ℥ ij.
Des feuilles de myrte & de grenadier, aā. m. j.
Que tout cela bouille dans trois chopines d'eau jufqu'à la confomption du tiers ; coulez enfuite la décoction, & l'exprimez fortement, puis diffolvez dans la colature, d'alun de roche, & de vitriol vert d'Angleterre, ℥ j. ß. pour une lotion.

Lotio denigrans capillos

℞ Corticum nucum viridium,   ℔ ß.
       Quercûs, alni ; gallarum, aā.   ℥ ij.
Foliorum myrti, mali granati, aā. m. j.
Coquantur in aqua ℔ iij. ad confumptionem tertiæ partis, coletur decoctum & fortiter exprimatur, in colaturā diffolve, aluminis rupei, vitrioli viridis Anglicani, aā. ℥ j. ß. F. lotio.

R E M A R Q U E S.

On concaffera bien les écorces & les noix de galle, on les mêlera avec les feuilles de myrte & de grenadier, & l'on fera bouillir le tout jufqu'à la diminution du tiers ; on coulera, & on exprimera fortement la décoction, on y diffoudra l'alun & le vitriol vert d'Angleterre ; on aura une encre dont on lavera les cheveux.

Elle les noircit, on les laiffe fécher fans les effuyer.

Quoique cette lotion ne foit pas dépendante de la Médecine, mais plutôt de la teinture, elle ne déplaira pas à ceux qui, ayant les cheveux roux, cherchent autant qu'ils peuvent les moyens de les faire changer de couleur.

Vertus.

CHAPITRE XXI.
Des Mucilages.

LE Mucilage, appellé en Latin *Mucilago* ou *Mucago* , eft quelquefois une liqueur gluante qui jette des filaments quand on la verfe, & quelquefois une colle ; on le fait ordinairement avec les racines d'althæa , de fymphytum , les graines de lin , de fœnugrec , de coings , de pfyllium , les gommes adraganth , Arabique , de cerifier , de prunier , la colle de poiffon , la peau de bélier , infufées , ou bouillies dans de l'eau ; tous ces mucilages fervent pour ramollir.

Mucilage émollient ordinaire.

℞ Des racines d'althæa , . . ℥ iv.
Des femences de lin & de fœnugrec , aá. ℥ j.
Faites-les infufer chaudement pendant douze heures dans deux pintes d'eau commune , & qu'elles bouillent enfuite à petit feu, jufqu'a la confomption de la moitié , coulez après cela la décoction , & en exprimez le mucilage.

Mucago emolliens ordinaria.

℞ *Radicis althææ ,* ℥ iv.
Seminis lini & fœnugræci , aá. ℥ j.
Infundantur calidè per duodecim horas in aqua communis ℔ iv. *deindè coquantur igne lento ad medias , & coletur mucilago cum expreffione.*

REMARQUES.

On coupera les racines par petits morceaux , on les concaffera , & on les mettra dans un pot de terre vernifié avec les femences , on verfera l'eau chaude par-deffus & après avoir couvert le pot , on le placera fur les cendres chaudes ou fur un peu de feu pour entretenir la chaleur pendant dix ou douze heures ; enfuite on fera bouillir l'infufion doucement dans le même pot couvert, jufqu'à la diminution de la moitié ou jufqu'à ce qu'elle foit en mucilage ; on le coulera alors avec expreffion.

Vertus.   Ce mucilage eft propre pour ramollir les duretés, pour calmer les douleurs, pour adoucir ; on en peut faire des fomentations chaudes.

Mucilage de Gomme adraganth.

℞ De gomme adraganth la plus blanche & la plus nette que vous pourrez trouver , ℥ ß.
Faites-la infufer chaudement pendant trois ou quatre heures dans un demi-fetier d'eau commune , tirez-en le mucilage.

Mucilago Gummi tragacanthi.

℞ *Gummi tragacanthi albi & puri ,* ℥ ß.
Infunde calidè in aq. comm. ℔ ß. *per duas aut tres horas , & fiat mucago.*

REMARQUES.

On choifira de la gomme adraganth de la plus blanche & de la plus nette, on la concaffera & on la mettra dans un pot de faïance , on verfera deffus fix onces d'eau commune , on couvrira le pot , & on le placera au bain-marie chaud pendant deux ou trois heures , ou jufqu'à ce que la gomme foit toute fondue dans l'eau , & qu'il fe foit fait un mucilage en forme de gelée , on retirera alors le pot de dedans l'eau & l'on paffera le mucilage au travers d'un tamis renverfé bien propre , afin d'en féparer quelques petites faletés qui pourroient y être.

Vertus   Il eft propre pour rafraîchir la poitrine , pour adoucir la toux, pour épaiffir les crachats ; on en mêle un peu dans les fyrops pectoraux , on en applique dans les crevaffes du fein , des lévres , des mains ; on s'en fert pour donner des confiftances aux pâtes dont on forme les trochifques , les paftilles , les rotules.

On peut faire ce mucilage dans les eaux diftillées de plantain, de rofes, ou autres appropriées aux indications qu'on a.

Mucilage pour arrêter l'hémorrhagie.

℟ Des femences de pfyllium & de coings, aā. ℥ ß.

Faites-les infufer chaudement pendant douze heures dans un demi fetier d'eau de plantain, & autant d'eau de rofes; enfuite faites-les bouillir à petit feu jufqu'à la confomption du tiers; puis coulez cela & tirez-en le mucilage par expreffion.

Mucago ad hæmorrhagiam fiftendam.

℟ Seminum pfyllii & cydoniorum, aā. ℥ ß.
Infundantur calidè per 12. horas in aquar. diftillatar. plantaginis & rofar. āā. ℔ ß. deindè coquantur igne lento ad confomptionem tertiæ partis, colentur, & exprimantur.

REMARQUES.

On mettra les femences de coings & de pfyllium dans un pot de terre, on verfera deffus les eaux diftillées, on couvrira le pot & on le placera fur des cendres chaudes dix ou douze heures, puis on fera bouillir l'infufion doucement dans le même pot couvert, la remuant de temps en temps avec une efpatule d'ivoire ou de bois, jufqu'à ce que la liqueur foit réduite environ au tiers, & qu'il fe foit fait un mucilage; on le coulera au travers d'une étamine, l'exprimant le mieux qu'on pourra.

Il eft propre pour arrêter le crachement de fang & les autres hémorrhagies, on le mêle avec une partie égale de fyrop de coing ou de rofes féches, & l'on en prend une cuillerée à la dofe.

Vertu.
Dofe.

Mucilage de Colle de Poiffon.

℟ De la colle de poiffon coupée par petits morceaux, ℥ j.
Infufez chaudement dans une chopine d'eau commune, puis tirez-en le mucilage felon l'art.

Mucago ichthyocollæ.

℟ Ichthyocollæ minutim incifæ, ℥ j.
Infunde in aquæ communis ℔ j, fiat mucago S. A.

REMARQUES.

On coupera par petits morceaux la colle de poiffon, on la mettra dans un petit pot, on verfera deffus l'eau chaude, on couvrira le pot & on le placera fur les cendres chaudes, on laiffera infufer la matiere, l'agitant de temps en temps jufqu'à ce qu'elle foit entierement diffoute & qu'il fe foit fait une colle.

Ce mucilage eft fort propre pour ramollir les duretés, on le fait entrer dans plufieurs emplâtres.

Vertus.

On peut au lieu de l'eau commune, fe fervir de fucs ou de décoctions appropriées.

Si l'humidité fe confume trop & qu'il n'y en ait pas affez pour diffoudre la colle de poiffon, on peut y ajoûter un peu d'eau chaude.

Mucilage de peau de Bélier.

℟ La peau d'un bélier nouvellement écorché, coupez-la avec fa laine par petits morceaux, puis faites-la bouillir à un feu modéré dans une fuffifante quantité d'eau commune jufqu'à ce qu'elle foit tout-à-fait fondue dans l'eau; coulez enfuite la décoction & exprimez fortement la laine en tirer le mucilage.

Mucago pellis arietinæ.

℟ Pellem unam arietinam recentem cum fuâ lanâ in partes diffectam; coque igne moderato in aquæ S. Q. donec pellis omninò in aquâ diffoluta fuerit, coletur decoctum, lanaque fortiter exprimatur.

N iij

REMARQUES.

On prendra la peau d'un bélier nouvellement écorché, on la coupera par morceaux, & on la fera bouillir dans une quantité d'eau suffisante à petit feu jusqu'à ce qu'elle soit entierement dissoute, on coulera la dissolution, on exprimera fortement la laine qui sera restée, & si le mucilage n'est pas assez épais, on pourra en faire évaporer une partie de l'humidité.

Vertus.　Il est propre pour ramollir & pour fortifier, on l'emploie dans l'emplâtre pour les hernies.

Mucilage de peau d'anguille.　On fait fondre de la même maniere en mucilage, la peau d'anguille, & celles de plusieurs autres animaux.

CHAPITRE XXII.

Des Epithémes.

EPITHEME, en Grec, ἐπίθεμα, signifie *fomentation* ; il y en a de deux sortes, l'épitheme liquide & l'épitheme solide. L'épitheme liquide, est une espece de fomentation plus spiritueuse que les autres, de laquelle on ne se sert que pour les régions du cœur & du foie. L'épitheme solide, est un mélange de conserves, de thériaque, de confections, de poudres cordiales qu'on étend ordinairement sur un morceau d'écarlatte ou sur du cuir & qu'on applique vers la région du cœur pour le fortifier.

Epitheme cordial en forme liquide.	*Epithema liquidum cordiale.*
♃ Des eaux distillées de buglose, de scabieuse, de chardon-bénit, d'oseille & de roses, aā. ℥ iij.	♃ *Aquæ buglossi, scabiosæ, cardui benedicti, oxalidis, rosarum, aā.* ℥ iij.
De l'eau thériacale, ʒ j.	*Theriacalis,* ʒ j.
De la confection alkermes, ʒ ß.	*Confectionis alkermes,* ʒ ß.
De la poudre diarrhodon *abbatis*, ʒ ij.	*Pulveris diarrhodon abbatis,* ʒ ij.
Mèlez le tout, & trempez-y deux morceaux de drap qui servent alternativement, appliqués chaudement pendant une heure ou deux.	*Misce, fiat epithema quo tepidè panni laneī insuccati regioni, cordis per horam unam aut alteram alternatim admoveantur.*

REMARQUES.

On dissoudra la confection & la poudre dans les eaux distillées, & l'épitheme sera fait.

Vertus.　Il est propre pour fortifier le cœur, pour réveiller les esprits, pour résister à la malignité des humeurs ; on le fait chauffer dans un plat, on en imbibe deux morceaux de drap lesquels on applique alternativement sur la région du cœur.

On peut ajoûter à cet épithéme tels autres cordiaux qu'on jugera à propos.

Autre épitheme liquide cordial.	*Epithema liquidum cordiale in alcalescente calido.*
☞ ♃ De vin du Rhin, ℔ j.	♃ *Vini Rhenani,* ℔ j.
De cannelle, de girofle, de feuilles de macer, de noix muscade, aā. ʒ ij.	*Cinnamomi, caryophyllorum, fol. maceris, nucis myristicæ, aā.* ʒ ij.
On fera cuire le tout sur un feu de sable dans un matras de verre. On fera tremper dans cette décoction un morceau de pain rôti.	*Coquantur in phialā altā vitreā in arenā, hoc decocto imbue panem tostum.*

REMARQUES.

On pulvérisera subtilement la cannelle, le girofle & les autres ingrédients, on

les mêlera avec le vin du Rhin , & on le fera cuire fur un feu de fable dans un matras à long col, puis on laiffera refroidir la liqueur , & on la coulera avec expreffion ,
enfuite on y mettra tremper du pain roti , qu'on appliquera fur le cœur , & on le
couvrira d'une veffie de cochon. Il a la même vertu que le précédent.

Epitheme pour nettoyer les premieres voies dans les enfants nouveau-nés.	*Epithema pro infantibus recens natis ad faburram pituitofam expellendam.*
☞ ♃ De cannelle , de macer, de noix mufcade , de maftic, d'oliban , aā. ℥ ij.	♃ *Cinnamomi , maceris , nucis myriftica , maftiches , olibani , aā.* ℥ ij.
D'efprit-de-vin thériacal , ℥ iv.	*Spiritûs vini theriacalis ,* ℥ iv.
Mêlez le tout & faites une teinture. Enfuite	*M. F. tinĉura.* Dein.
♃ Un jaune d'œuf ,	♃ *Vitelli ovi ,* N. j.
De la teinture prefcrite , ℥ ß.	*Tinĉura præfcripta ,* ℥ ß.
De l'eau de rofes diftillée , ℥ ij.	*Aqua ftillatitia rofarum ,* ℥ ij.
Mêlez le tout , & appliquez-le fur l'eftomac avec de la mie de pain.	*M. Excepta pauxillo mica panis ftomacho applicentur.*

<h3 style="text-align:center">R E M A R Q U E S.</h3>

On mettra infufer fur un petit feu la cannelle , le macis, la noix mufcade, le
maftic, l'oliban avec l'efprit-de-vin thériacal, après les avoir bien coupés par petits
morceaux , & on en fera une teinture, puis on y ajoûtera le jaune d'œuf & l'eau
rofe , & on en imbibera la mie de pain.

On prétend que cet épithéme eft très-propre pour diffoudre & faire fortir les
matiéres gluantes des enfants nouveau-nés , étant appliqué chaudement fur l'eftomac
avec la mie de pain.

Vertus.

Epithéme hépatique.	*Epithema hepaticum.*
♃ Des eaux de chicorée , de buglofe , de nénuphar , & du pourpier , ℥ iij.	♃ *Aquarum cichorei , bugloffi , nenupharis , portulaca , aā.* ℥ iij.
Du vinaigre rofat , ℥ j ß.	*Aceti rofati ,* ℥ j ß.
De la poudre des trois fantaux , ℥ iij.	*Pulveris diatriafantali ,* ℥ iij.
Des trochifques de camphre , Э ij.	*Trochifcorum de camphorâ ,* Э ij.
Faites du tout un épithéme pour appliquer chaudement fur la région du foie.	*Fiat epithema regioni hepatis tepidè admovendum.*

<h3 style="text-align:center">R E M A R Q U E S.</h3>

On pulvérifera fubtilement les trochifques de camphre , on les mêlera avec la
poudre *diatriafantali* , & on les diffoudra dans les eaux diftillées & le vinaigre rofat
pour faire un épitheme

On prétend qu'il fortifie le foie en rafraîchiffant, étant appliqué deffus chaudement par le moyen de deux morceaux de drap qu'on en imbibera & dont on fe
fervira alternativement.

Vertus.

Les épithémes qu'on applique fur le cœur peuvent être de quelqu'utilité ; mais
ceux qu'on met fur le foie me paroiffent bien inutiles, les fomentations émollientes
ou le bain agiroient mieux, parce qu'ils ont plus de difpofition à humeĉter & à
ramollir que n'ont les épithémes.

Epithéme en forme folide.	*Epithema folidum.*
♃ Des conferves d'œillets & de rofes , aā. ℥ ß.	♃ *Conferva tunica , rofarum , aā.* ℥ ß.
Des confeĉtions alkermes & d'hyacinthe , aā. ℥ ij.	*Confeĉtionis alkermes & de hyacintho , aā.* ℥ ij.

De la thériaque & de la poudre *diamargaritum frigidum*, aã. ℥ j.

Faites de tout cela un épithéme folide que vous étendrez fur du cuir, & que vous appliquerez chaudement fur la région du cœur.

Theriacæ, pulveris diamargariti frigidi, aã. ℥ j.

Fiat epithema folidum fuper alutam exten- dendum & regioni cordis tepidè admoven- dum.

R E M A R Q U E S.

Verʊus

On péfera & l'on mêlera enfemble toutes les drogues pour en faire une pâte qu'on étendra fur un morceau de cuir ou d'écarlate, pour l'appliquer fur le cœur après l'avoir un peu chauffé.

Cet épithéme fortifie le cœur, en raréfiant le fang & lui donnant une circulation plus libre.

Les Anciens préféroient l'écarlate pour les épithémes, à toute autre étoffe à caufe de fa couleur rouge qui eft femblable à celle du cœur ; mais on a rejetté cette fuper- ftition en Médecine, n'étant bonne à rien.

CHAPITRE XXIII.

Des Ecuſſons.

L'ÉCUSSON, appellé en Latin *Scutum*, a pris fon nom de fa figure, c'eft un médicament qu'on applique fur l'eſtomac en emplâtre ou en poudre, fur du cuir ou dans un fachet fait en forme d'écuſſon pour fortifier & échauffer ce vif- cere débilité, foit par privation d'efprits, foit par une pituite craffe & indigefte qui enduit fa membrane intérieure ; on l'applique auffi fur le cœur.

Ecuſſon emplaſtique.

℞ De la vieille thériaque, de l'opiate de Salo- mon, du ſtorax liquide, aã. ℥ j.

De la gomme tacamahaça, & de la poudre de rofes aromatique, aã. ℥ j.

Des huiles de noix mufcade tirées par expref- fion, de girofles, & de cannelle, aã. goutt. vj.

Faites de tout cela un écuſſon pour appliquer fur la région de l'eſtomac.

Scutum emplaſticum.

℞ *Theriacæ veteris, opiatæ Salomonis, ſtyracis liquidæ, aã.* ℥ j.

Gummi tacamahacæ, pulveris aromatici rofati, aã. ℥ j.

Olei nucis mofchatæ per expreſſionem ex- tracti, caryophyllorum, cinnamomi, aã. gutt. vj.

Fiat fcutum regioni ſtomachi admovendum.

R E M A R Q U E S.

On pulvérifera fubtilement la gomme tacamahaca, on mêlera enfemble la thé- riaque, l'opiate de Salomon & le ſtorax liquide, on y incorporera la poudre de tacamahaca, celle de rofes aromatique, & les huiles pour faire une pâte qu'on étendra fur un morceau de cuir ou d'étoffe taillé en forme d'écuſſon pour appliquer fur la région de l'eſtomac.

Verʊus

Il fortifie l'eſtomac, il aide à raréfier & à diffoudre les glaires qui peuvent être dedans, il aide à la digeftion, il appaife le vomiffement.

On peut fe fervir pour le même deffein des emplâtres ſtomachiques qu'on dé- crira dans la fuite.

Ecuſſon fait avec des poudres.

℞ Du fouchet long, de la fauge, du bois d'aloës, du *calamus aromaticus*, aã. ℥ j.

Scutum ex pulvere compoſitum.

. ℞ *Cyperi longi, falviæ, ligni aloes, ca- lami aromatici*, aã. ℥ j.

Du jo..c

Du jonc odorant, de la cannelle, du girofle & de la noix muscade, aã. ʒ ß.

Des roses rouges, des feuilles de marjolaine, d'absinthe & de menthe, aã. ʒ ij.

Que tous ces ingrédients soient mis en poudre, qu'on répandra sur du coton musqué, qui sera ajusté en forme d'écusson.

Schænanthi, cinnamomi, caryophyllorum, nucis moschatæ, aã. ʒ ß.

Rosarum rubrarum, folior. majoranæ, absinthii, menthæ, aã. ʒ ij.

Fiat omnium pulvis qui cotone moschato exceptus in scuti formam concinnetur.

R E M A R Q U E S.

On pulvérisera toutes les drogues ensemble grossiérement, & l'on mêlera la poudre dans du coton musqué, qu'on aura formé en écusson assez grand pour couvrir la région de l'estomac, on enveloppera le tout en la même disposition dans de la toile ou dans du taffetas, on piquera cet écusson par petits quarrés, on y attachera des rubans aux coins pour le tenir en état, afin qu'étant porté, il demeure toûjours sur l'estomac.

Si ce reméde est pour l'usage d'une femme ou d'une fille, on emploiera du coton commun, au lieu du musqué, de peur des vapeurs.

Il fortifie & échauffe le ventricule débilité par trop de rafraîchissement, ou par des glaires qui tapissent ses membranes intérieures, ou par un défaut d'esprits, il aide à la digestion, il provoque l'appétit, il arrête le vomissement. *Vertus.*

CHAPITRE XXIV.
Des Cucuphes & des Demi-Cucuphes.

LES Cucuphes sont des bonnets piqués garnis de poudre céphalique, qu'on applique sur la tête des malades pour fortifier le cerveau.

Les demi-cucuphes ne diffèrent qu'en grandeur, car elles sont remplies des mêmes remédes, elles sont faites pour ceux qui ont la migraine, ou quelqu'autre maladie qui ne tient qu'une partie du cerveau.

Poudre préparée pour des cucuphes.

℞ Des clous de girofle, de la cannelle, du *calamus aromaticus*, du jonc odorant, de l'iris, de la marjolaine, du romarin, de la bétoine, de la sauge, du stœchas, aã. ʒ j.

Des baies de laurier, du storax, du benjoin, de la gomme tacamahaca, aã. ʒ ß.

Mettez en poudre tous ces ingrédients, & répandez cette poudre sur du coton qu'on enfermera dans un bonnet piqué.

Pulvis ad cucuphas.

℞ *Caryophyllorum, cinnamomi, calami aromatici, schœnanthi, ireos, majoranæ, roris marini, betonicæ, salviæ, stæchados, aã.* ʒ j.

Baccarum lauri, styracis, benzoïni, tacamahacæ, aã. ʒ ß.

Fiat omnium pulvis qui excipiatur bombace ad cucupham.

R E M A R Q U E S.

On pulvérisera grossierement, & l'on mêlera toutes les drogues, on répandra la poudre dans du coton qu'on enveloppera de toile & de taffetas, pour en former un bonnet, on le piquera par petits quarrés, afin que la poudre demeure en état.

Ce bonnet piqué est propre pour réjouir & fortifier le cerveau, pour l'épilepsie, pour la léthargie, pour la paralysie, pour l'apoplexie ; il raréfie, par ses parties subtiles qui entrent par les pores du crâne, la pituite trop condensée, & il lui donne quelquefois cours par le nez ou par la bouche. *Vertus.*

O

On peut ajoûter à la poudre de cette cucuphe, du musc & de l'ambre de chacun quatre grains ; mais ces aromates excitent des vapeurs à beaucoup de gens.

CHAPITRE XXV.

Des Parfums.

LES Parfums de la Médecine n'exhalent pas toûjours de bonnes odeurs, il y en a de fort agréables, & de fort désagréables ; mais tous ne tendent qu'à apporter quelque soulagement aux malades. Quoique les espéces de parfums soient d'une étendue considérable, on peut les diviser en deux générales, en parfums liquides & en parfums secs ; les parfums liquides, sont comme les eaux de senteur, les caffolettes ; les parfums secs, sont comme les pastilles, les baies ou le bois de geniévre qu'on fait brûler dans les chambres des malades, pour corriger le mauvais air.

On parfume agréablement les chambres avec de l'eau de fleur d'orange qu'on fait chauffer sur un petit feu dans une phiole d'étroite embouchure, afin que la vapeur sorte & se répande doucement.

Les parfums sont un mélange de benjoin, de storax, d'iris & d'autres drogues aromatiques en poudres grossiéres. On les humecte avec les eaux de fleur d'oranges, & on en fait une pâte liquide qu'on met dans de petits vaisseaux de cuivre étamés en dedans ; c'est ce qu'on appelle *caffolette*. Quand on veut s'en servir on en pose une sur un petit feu, afin que la matiére étant échauffée, elle répande une vapeur agréable.

Caffolette.

On parfume souvent les Hôpitaux & les autres lieux où l'on craint la malignité de l'air, avec du vinaigre chaud, ou avec de l'esprit de sel ammoniac, ou avec de l'esprit-de-vin.

On verse peu à peu un mélange d'esprit-de-vin & de soufre dans un poëlon de fer, pour en faire recevoir la vapeur aux pulmoniques

On fait brûler des poudres céphaliques pour fortifier le cerveau.

On fait brûler des poudres astringentes pour empêcher que les sérosités ne tombent sur la poitrine dans le commencement du rhume.

On fait brûler des poudres cordiales pour fortifier le cœur.

On fait brûler des poudres hystériques, du papier, des savates & plusieurs autres choses d'où il puisse sortir une odeur puante, pour appaiser les vapeurs.

On fait brûler des poudres mercurielles pour exciter le flux de bouche.

On fait des sachets de senteur, pour réjouir les mélancoliques & pour leur fortifier le cerveau, on parfume aussi leurs habits avec des poudres aromatiques.

Poudre propre à servir d'un parfum céphalique.	**Pulvis pro suffitu cephalico.**

℞ Du storax calamite & du benjoin, aā. ʒ j. ß.
De la gomme de geniévre, & de l'encens, aā.   ʒ j.
De girofle & de cannelle, aā.   Ə ij.
Des feuilles de laurier, de sauge, de romarin, de marjolaine, aā.   ʒ ß.

Faites une poudre de tous ces ingrédients, dont vous jetterez ensuite une portion sur les charbons ardents, afin que le malade en reçoive la fumée par le nez.

℞ *Styracis calamitæ, benzoini, aā.* ʒ jß.
Gummi juniperi, thuris, aā.   ʒ j.
Caryophyllorum, cinnamomi, aā. Ə ij.
Foliorum lauri, salviæ, roris marini, majoranæ, aā.   ʒ ß.
Fiat omnium pulvis crassiusculus cujus portio prunis candentibus inspergatur ut odoratum fumum expiret æger.

REMARQUES.

On pulvérifera enfemble les gommes, puis les autres drogues, le tout groffiére-ment, on mêlera ces poudres, & l'on en jettera une pincée à la fois dans un réchaud où il y aura un peu de braife ou de charbon bien allumé, pour en faire recevoir la vapeur au malade.

Ce parfum eft bon pour l'épilepfie, pour l'apoplexie, pour la paralyfie.

On peut auffi faire fentir au malade l'efprit volatil de fel ammoniac, le fel vola-til huileux, & l'eau de la Reine d'Hongrie.

Poudre pour un parfum fortifiant.

℞ Des trochifques mufqués ou d'alipta mof-chata, ℥ iij.

Du *calamus aromaticus*, du bois d'aloës, du jonc odorant, de la cannelle, du ftorax calamite & du benjoin, aā ℥ j. ß.

Du macis, du girofle, des rofes, & de la marjolaine, aā. Ə ij.

Faites de tout cela une poudre pour un parfum.

Pulvis pro fuffitu corroborante.

℞ *Trochifcorum alipt⍺ mofchat⍺,* ℥ iij.
Calami aromatici, xyloaloës, fch⍺nanthi, cinnamomi, ftyracis calamit⍺, ben⍊oini, aā. ℥ j ß.
Macis, caryophyllórum, rofarum, majora-n⍺, aā. Ə ij.
Fiat omnium pulvis ad fuffitum.

REMARQUES.

On pulvérifera groffiérement toutes les drogues, on les mêlera enfemble, & l'on en jettera quelques pincées fur du charbon allumé, pour en faire recevoir la fumée au malade.

Elle fortifie le cœur, elle récrée les efprits.

Parfum propre à provoquer les menftrues.

℞ Des racines d'iris, de coulevrée, de fu-reau, aā ℥ ß.

Des feuilles de fauge, de fabine, de marjolai-ne, de matricaire & d'armoife, aā m. ß.

Du jais, des baies de geniévre & de laurier, aā ℥ iij.

Faites une poudre de toutes ces drogues pour un parfum.

Suffitus menfes provocans.

℞ *Radicum ireos, bryoni⍺ fambuci,* aā. ℥ ß.
Foliorum falvi⍺, fabin⍺, majoran⍺, ma-tricari⍺, arthemifi⍺, aā. m. ß.
Gagatis, baccarum juniperi, lauri, aā. ℥ iij.
Fiat omnium pulvis pro fuffitu.

REMARQUES.

On pulvérifera groffiérement toutes les drogues, on mêlera les poudres, & l'on en jettera un peu dans un réchaud de feu, pour en faire recevoir la vapeur au malade.

Ce parfum eft propre pour calmer le grand mouvement des férofités qui coulent du cerveau fur la poitrine dans le commencement du rhume, & pour les adoucir.

Parfum propre à arréter une humeur qui tombe fur les poumons.

℞ Du fuccin, du maftic, de la gomme taca-mahaca, des rofes, du ladanum, & du fucre, aā. ℥ ij.

Toutes ces drogues feront mifes en poudre pour un parfum.

Suffitus ad fiftendum humorem dela-bentem ad pulmones.

℞ *Succini, maftiches, gummi tacamaha-c⍺, rofarum, ladani, facchari,* aā. ℥ ij.
Fiat pulvis pro fuffimigio.

REMARQUES.

On pilera groffiérement, & l'on mêlera toutes les drogues enfemble pour en faire une poudre dont on parfumera la matrice , lui en faifant recevoir la fumée.

Ce parfum excite les mois aux femmes , parce qu'il raréfie & diffout le fang trop groffier qui faifoit des obftructions dans la matrice.

Venus.
Pour fe fervir utilement de ce reméde , il faut que , la malade étant affife fur une chaife percée , on mette deffous elle un peu de feu dans un réchaut ou dans une chauffrette où l'on aura jetté quelques pincées de la poudre.

Parfum propre à exciter le flux de bouche pour le traitement de la vérole.	Suffimentum ad falivationem excitandam in lue venereâ.
♃ Du cinnabre, ℥ j ß.	♃ Cinnabaris , ℥ j ß.
Des grains de geniévre, de l'encens, du maftic, du ladanum, aã. ℥ j ß.	Granorum juniperi , thuris, maftiches, ladani, aã. ℥ j ß.
Que toutes ces drogues foient pilées & confervées pour un parfum.	Terantur omnia & ad ufum ferventur pro fuffimento.

R E M A R Q U E S.

On pulvérifera & l'on mettra toutes les drogues enfemble, on jettera une partie de la poudre dans un réchaut de feu, & l'on en fera recevoir la vapeur au malade de temps en temps, jufqu'à ce que la falivation foit venue.

Cette maniére de faire recevoir le mercure eft dangereufe, il en arrive fouvent de fâcheux accidents, foit parce qu'il entre une trop grande quantité de mercure dans le corps à la fois, foit parce qu'il fe jette prefque tout fur une partie, foit parce qu'il affecte les nerfs, & qu'il caufe la paralyfie Les frictions avec l'onguent mercuriel fe font avec moins de rifque, parce que le mercure y eft étendu par tout le corps, & il n'eft pas introduit avec tant de violence.

Il n'y a que le cinnabre dans cette poudre qui excite la falivation, les autres drogues ne fervent que pour le corriger ou pour le volatilifer ; on peut voir la defcription du cinnabre dans mon Livre de Chymie.

CHAPITRE XXVI.

Du Frontal.

LE Frontal eft un reméde qu'on applique fur le front, pour diminuer un peu le mal de tête, & pour provoquer le fommeil ; on le compofe tantôt avec des médicaments fecs, comme avec les rofes, les fantaux, la bétoine, la marjolaine, la coriandre, quand il s'agit de raréfier une pituite craffe, & de fortifier le cerveau ; tantôt avec des linges mouillés d'eau de rofes & de vinaigre rofat, pour arrêter le fang du nez ; tantôt avec des onguents, des feuilles de plantes, des fleurs vertes pilées, des conferves, de l'opium, pour provoquer le fommeil, & pour appaifer la douleur de tête.

Frontal fec.	Frontale ficcum.
♃ Des rofes rouges féches, du fantal citrin, & du bois de faffafras, aã. ℥ ij.	♃ Rofarum rubr. ficcatarum, fantali citrini, ligni faffafras, aã. ℥ ij.
Des fleurs de fureau, de muguet, de bétoine, de ftœchas, & de girofle, aã. ℥ j.	Florum fambuci, lilii convallium, betonica, ftœchados, caryophyllorum, aã. ℥ j.
Pilez toutes ces drogues & les enfermez dans un linge mollet en double que vous appliquerez fur le front.	Terantur omnia & linteo duplici convoluta fronti applicentur.

REMARQUES.

On pulvérifera toutes les drogues en les arrofant avec de l'eau de rofes, on enveloppera la poudre dans un morceau de linge mollet & délié, & on l'appliquera au front.

Ce frontal eft propre pour fortifier le cerveau.

La vertu de ce reméde confifte dans des parties fpiritueufes qui pénétrent les pores du crâne, & qui raréfiant une pituite grofliére & vifqueufe, donnent plus de liberté aux efprits animaux de circuler.

Vertus.

Frontal liquide.		*Frontale liquidum.*	
♃ De laitue,	m. j.	♃ Folior. *lactucæ*,	m. j.
Des conferves de rofes & de nénuphar, aā. ʒ ß.		*Confervarum rofarum & nymphææ*, aā. ʒ ß.	
D'onguent populeum,	ʒ iij.	*Unguenti populei*,	ʒ iij.
De fel marin,	ʒ j.	*Salis marini*,	ʒ j.
D'extrait liquide d'opium,	ʒ ß.	*Extracti liquidioris opii*,	ʒ ß.
Mêlez le tout pour un frontal.		*Mifce, fiat frontale.*	

REMARQUES.

On pulvérifera fubtilement le fel, on pilera dans un un mortier de marbre les feuilles de laitue, on mêlera avec les conferves l'extrait d'opium, le fel & l'onguent populeum; on fera du tout un frontal, qu'on étendra fur un linge, & qu'on appliquera fur le front & fur les tempes.

Il eft propre pour calmer les grandes douleurs de tête, & pour faire dormir.

Vertus.

CHAPITRE XXVII.

Des Collyres.

CE que les Grecs appellent Κολλύρια, les Latins *Collyria*, les Arabes *Sief*, eft nommé en François *Collyres*; ce font des remédes deftinés particulierement pour les maladies des yeux; mais on a donné ce nom improprement à quelques liqueurs dont on fe fert pour les ulcères vénériens. Les collyres font ou fecs, ou liquides; les collyres fecs, font comme les trochifques de Rhafis, la tutie préparée, le fucre candi, l'iris, le vitriol blanc qu'on fouffle dans l'œil avec un petit chalumeau pour diffiper les cataractes dans leur commencement; les collyres liquides font compofés d'eaux & de poudres ophthalmiques, comme la tutie préparée diffoute dans les eaux d'euphraife, de rofes, de plantain, de fenouil, de chélidoine: on appelle encore *Collyres*, des onguents ophthalmiques, comme l'onguent de tutie & plufieurs autres dont il fera parlé au Chapitre des Onguents.

Collyre rafraîchiffant.		*Collyrium refrigerans.*	
♃ Des eaux de plantain, d'euphraife & de rofes, aā.	ʒ ij.	♃ *Aquarum plantaginis, euphrafiæ, rofarum*, aā.	ʒ ij.
Du blanc d'œuf.	ʒ ß.	*Albuminis ovorum*,	ʒ ß.
Mêlez cela pour un collyre.		*Mifce, fiat collyrium.*	

REMARQUES.

On brouillera enfemble le blanc d'œuf avec les eaux diftillées, pour faire un collyre.

Vertus. Il est propre pour les inflammations & les douleurs des yeux, il lie & il adoucit par sa partie glutineuse les sels âcres qui font la cause du mal ; on imbibe de ce collyre un linge fin ou un petit morceau de maigre de veau, & on l'applique sur l'œil malade.

Ceux qui emploient trop de blanc d'œuf dans leur collyre, voient souvent un effet du reméde contraire à celui qu'ils ont attendu ; car au lieu de diminuer l'inflammation, il l'augmente en faisant enfler l'œil, parce que la glutinosité du blanc d'œuf se desséchant sur la superficie de l'œil, par la grande chaleur qui accompagne toûjours les ophthalmies, elle arrête presqu'entiérement la transpiration, ce qui fait gonfler les vaisseaux, & mettre les humeurs plus en fermentation qu'elles n'étoient.

On peut au lieu de blanc d'œuf employer un léger mucilage de graine de coing.

Collyre Détersif.

℞ Du verre d'antimoine subtilement pulvérisé, de la tutie préparée & du sel de Saturne, aa. ℈j.
Des eaux d'euphraise, de plantain, de roses & de grande chélidoine, aa. ʒj.
Mêlez le tout pour un collyre.

Collyrium Detergens.

℞ *Vitri antimonii subtilissimè pulverati, tutiæ præparatæ, salis saturni, aa.* ℈j.
Aquar. euphrasiæ, plantaginis, rosarum, chelidonii majoris, aa. ʒj.
Misce, fiat collyrium.

REMARQUES.

On broiera le verre d'antimoine en poudre impalpable, on le dissoudra avec la tutie préparée & le sel de Saturne dans les eaux distillées, & on fera un collyre.

Vertus. Il est propre pour consumer la cataracte dans son commencement, & pour nettoyer les yeux de leur sanie ; on en imbibe de petits linges fins bien blancs, & on les applique sur l'œil malade.

Collyre, de le Brun.

℞ De l'alcës hépatique. ʒj.
Du vin blanc & de l'eau de roses blanches, aa. ʒj. ß.
Mêlez cela, & en faites un collyre selon l'art.

Collyrium D. Bruni.

℞ *Aloes hepaticæ,* ʒj.
Vini albi, aquæ rosarum albarum, ʒj ß.
Misce, fiat collyrium S. A.

REMARQUES.

On pulvérisera l'aloës, on le mettra dans une phiole, on versera dessus le vin blanc & l'eau-rose, on posera la phiole sur le sable chaud, & on y laissera la matiére en digestion pendant douze heures, puis on filtrera la liqueur.

Vertus. Ce collyre est recommandé pour la galle qui se forme sur les paupieres, il déterge & il desséche, on en imbibe un coton ou un linge qu'on applique dessus : l'aloës se dissout presqu'entiérement dans la liqueur, il ne reste indissoluble que la partie terrestre qu'on sépare par la filtration.

Collyre, de Charas.

℞ Du sucre candi, ʒj.
De la racine d'iris de Florence, ʒ iij.
De la tutie préparée, ʒ ij.
De la Sarcocolle, du vitriol blanc & de l'alcës succotrin, ʒj.
Du girofle, ℈j.
Des eaux distillées d'euphraise, de fenouil & de roses, aa. ʒ viij.
Du vin d'Espagne, ℔ ij.

Collyrium Moysis Charas.

℞ *Sacchari candi,* - ʒj.
Radicis ireos Florentinæ, ʒ iij.
Tutiæ præparatæ, ʒ ij.
Sarcocollæ, vitrioli albi, & aloës succotrinæ, aa. ʒj.
Caryophyllorum, ℈j.
Aquarum stillatitiarum euphrasiæ, fœniculi & rosarum, aa. ʒ viij.
Vini Hispanici, ℔ij.

Toutes ces drogues, étant pulvérifées & mêlées avec les eaux & le vin d'Efpagne, feront enfermées dans une bouteille de verre fort, & bien bouchée, qu'on expofera enfuite au foleil d'été pendant quinze jours, & qu'on remuera de temps en temps, ou bien on la mettra au feu de fable très-modéré pendant le même temps ; après quoi la liqueur pure fera gardée comme un très-bon collyre.

Pulverata pharmaca omnia, aquis & vino Hifpanico permixta & lagenâ forti vitreâ diligentur obturatâ excepta, foli æftivo per quindecim dies exponantur & per vices agitentur, vel igni arenæ moderatiffimo per idem tempus committantur, & liquor purus pro collyrio optimo fervetur.

REMARQUES.

On pulvérifera fubtilement toutes les drogues féches, on les mettra dans une grande bouteille, ou dans un matras, on verfera deffus le vin d'Efpagne & les eaux diftillées, on bouchera bien le vaiffeau, & on l'expofera pendant quinze jours au foleil, ou à la chaleur d'un petit feu de fable, l'agitant de temps en temps, enfuite on laiffera précipiter la matiére, & l'on fe fervira de la liqueur claire.

Ce collyre eft propre pour nettoyer les yeux de leur fanie, pour diffiper les cataractes, pour guérir les ulcères & la galle qui naiffent autour des paupiéres, on en imbibe de petits linges fins qu'on applique fur les yeux malades. *Vertus.*

Collyre pour préferver les yeux de la petite vérole.

Collyrium ad confervandos oculos contra variolas.

℞ Du fafran oriental.   ℈ j.
Qu'il infufe pendant trois heures dans une once & demie des eaux de rofes, de plantain & d'euphraife.
Coulez enfuite la liqueur, & diffolvez dans la colature feize grains de pierre médicamenteufe pour un collyre.

℞ Croci orientalis,   ℈ j.
Infunde per tres horas in aquarum rofarum, plantaginis, euphrafiæ, aā.   ℥ j ß.
Deindè colentur, & in colaturâ diffolve lapidis medicamentofi,   gr. xvj.
Fiat collyrium.

REMARQUES.

On mettra tremper le fafran trois ou quatre heures dans les eaux diftillées, puis on coulera l'infufion qui aura pris une teinture rouge, on y diffoudra la pierre médicamenteufe pour faire un collyre, dont on lavera les yeux fouvent.

Il eft propre pour nettoyer la fanie des yeux, pour éclaircir la vûe, pour empêcher que l'âcreté de l'humeur de la petite vérole ne faffe trop d'impreffion fur les yeux. *Vertus.*

Collyre, ou Eau ophthalmique, de M. Daquin.

Collyrium vel Aqua ophthalmica Ant. Daquin.

℞ De la tutie préparée & du girofle pulvérifé, aā.   ℥ j ß.
Du fucre-candi,   ℥ j.
Du camphre & de l'aloés,   ʒ j ß.
Du vin d'Efpagne,   ℔ iv.
De l'eau de rofes blanches,   ℔ ß.
Des eaux de chelidoine, de fenouil, d'euphraife & de rue, aā.   ℥ ij.
Toutes ces drogues bien mêlées feront mifes dans une bouteille de verre bien bouchée, qui fera expofée au foleil d'été pendant quinze jours, puis le tout fera gardé pour l'ufage.

℞ Tutiæ præparatæ, caryophyllorum pulveratorum, aā.   ℥ j ß.
Sacchari candi,   ℥ j.
Camphoræ, aloës, aā.   ʒ j ß.
Vini Hifpanici,   ℔ iv.
Aquæ rofarum albarum,   ℔ ß.
Chelidonia, fæniculi, euphrafiæ, rutæ, aā.   ℥ ij.
Omnia fimul mixta lagenâ vitreâ diligenter obturatâ excipiantur, & foli æftivo per quindecim dies exponantur, deindè fimul ferventur ad ufum.

REMARQUES.

On pulvérisera les drogues, & les ayant mêlées, on les mettra dans une grande bouteille de verre, on versera dessus le vin d'Espagne & les eaux distillées, on bouchera exactement la bouteille, & on l'exposera au soleil en été pendant quinze jours, l'agitant de temps en temps, & enfin on laissera reposer le tout ; le collyre sera fait, on en versera par inclination à clair & l'on s'en servira.

Vertus.   Il est propre pour nettoyer & fortifier les yeux, pour éclaircir la vûe, pour dissiper les cataractes.

Collyre bleu. — Collyrium cæruleum.

℞ De l'eau qui aura servi à éteindre de la chaux vive, après l'avoir filtrée,   ℔ j.
Du sel ammoniac bien pulvérisé,   ʒ j.
L'une & l'autre mêlés ensemble seront jettés dans un vaisseau de cuivre, dans lequel on les laissera pendant la nuit, après l'on filtrera la liqueur qui sera gardée pour l'usage.

℞ Aquæ extinctionis calcis vivæ filtratæ,   ℔ j.
Salis armoniaci pulverati,   ʒ j.
Simul mixta in pelvim æneam conjiciantur, illicque per noctem maneant, filtratus liquor ad usum servetur.

REMARQUES.

On aura de l'eau de chaux nouvellement faite, c'est-à-dire, de l'eau commune, dans laquelle on aura éteint nouvellement de la chaux, & qu'on aura filtrée pour la rendre bien claire, on y dissoudra le sel ammoniac, on versera la dissolution dans une bassine de cuivre, & on l'y laissera pendant une nuit, où jusqu'à ce qu'ayant rongé une petite portion de cuivre, elle soit devenue bleue, on la filtrera & on la gardera ; ce sera le collyre bleu.

Collyre Bleu.
Vertus.   Il est bon pour nettoyer les yeux de leur sanie, pour dessécher les petits ulcéres qui y viennent, pour éclaircir la vûe, pour consumer les cataractes.

Collyre, ou Eau ophthalmique, de M^{de}. Fouquet. — Collyrium seu Aqua ophthalmica D^{næ}. Fouquet.

℞ De la tutie préparée,   ʒ ij.
De l'écorce de macis bien pulvérisée,   ʒ j.
Du vitriol blanc,   ʒ j.
Des eaux de fenouil & de roses ; aã.   ℔ j ß.
De l'eau de plantain,   ℔ ß.
Le tout bien mêlé & mis dans une bouteille bien bouchée, sera exposé au soleil d'été pendant quelques jours, puis la liqueur sera gardée pour l'usage.

℞ Tutiæ præparatæ,   ʒ ij.
Maceris subtilissimè pulverati,   ʒ ij.
Vitrioli albi,   ʒ j.
Aquæ fæniculi, rosarum, aã.   ℔ j ß.
Plantaginis,   ℔ ß.
Simul mixta in lagenâ obturatâ, soli æstivo per aliquot dies exponantur, deindè servetur collyrium ad usus.

REMARQUES.

On mettra toutes les drogues pulvérisées & mêlées dans une bouteille de verre.

On versera dessus les eaux distillées, on bouchera exactement la bouteille, & on l'exposera quelques jours au soleil en été, puis on laissera reposer la liqueur, & le collyre sera fait.

Vertus.   C'est un bon reméde pour déterger & fortifier les yeux, pour éclaircir la vûe, pour dessécher les ulceres.

Collyre de Lanfranc. — Collyrium Lanfranci.

℞ De l'orpiment,   ʒ ij.
Du vert-de-gris,   ʒ j.
De la myrrhe & de l'aloës, aã,   Ə j.
Pulvérisez l'un & l'autre très-subtilement, dis-

℞ Auripigmenti   ʒ ij.
Viridis æris,   ʒ j.
Myrrhæ, aloës, aã.   Ə j.
Terantur subtilissimè & dissolvantur in vini

folvez-les enfuite dans une pinte de vin blanc, après quoi vous y ajoûterez trois onces des eaux de plantain, & de rofes, & le collyre fera fait. — *albi ℔ j. Aquarum plantaginis & rofarum, aã. ℥ iij. Fiat collyrium.*

REMARQUES.

On pulvérifera fubtilement l'orpiment, le verdet, la myrrhe & l'aloës, on mêlera les poudres, & on les diffoudra dans le vin blanc & les eaux diftillées, on verfera le tout dans une bouteille pour s'en fervir au befoin.

Cette liqueur appellée improprement *collyre*, eft propre pour déterger les ulcères vénériens, on en fait des injections dans les parties naturelles des Hommes & des Femmes, pour guérir les ulcères & arrêter les gonorrhées, mais on l'adoucit auparavant avec trois ou quatre fois autant d'eau de plantain, car il agiroit avec trop d'âcreté, fi on l'employoit pur.

Collyre de Damantius.   Collyrium Damantii.

Collyre de Damantius		Collyrium Damantii	
℞ De la pierre calaminaire,	℥ j ß.	℞ *Lapidis calaminaris,*	℥ j ß.
Du fucre candi,	℥ j.	*Sacchari candi,*	℥ j.
De la tutie préparée, de l'aloës & du fel de verre, aã.	℥ ß.	*Tutiæ pp. aloës, falis vitri, aã.*	℥ ß.
De la farcocolle & du vitriol blanc, aã.	℥ iij.	*Sarcocollæ, vitrioli albi, aã.*	℥ iij.
Du camphre,	℥ j.	*Camphoræ,*	℥ j.
Du fafran,	Ɔ ß.	*Croci,*	Ɔ ß.
Des eaux de rofes & de fenouil,	℥ ij.	*Aquarum rofarum, & fæniculi,*	℥ ij.
Du vin blanc une pinte, pour faire un collyre felon l'art.		*Vini albi,*	℔ ij.
		F. collyrium S. A.	

REMARQUES.

On pulvérifera bien fubtilement toutes les drogues, on les mettra dans un matras, on verfera deffus les eaux diftillées & le vin blanc, on bouchera le matras, & on le placera fur un petit feu de fable, pour faire digérer la matiére pendant vingt-quatre heures, l'agitant de temps en temps, enfuite l'ayant retirée de deffus le feu, on la laiffera raffeoir, & l'on fe fervira de la liqueur claire.

Elle eft propre pour emporter les cataractes des yeux, on s'en fert auffi pour déterger & deffécher les ulcères.

Collyre fec.   Collyrium ficcum.

Collyre fec		Collyrium ficcum	
℞ Du fucre candi,	℥ iij.	℞ *Sacchari candi,*	℥ iij.
De la tutie préparée & de la pierre médicamenteufe, aã.	℥ j.	*Tutiæ præparatæ, lapidis medicamentofi, aã.*	℥ j.
De l'aloës fuccotrin & de l'iris de Florence, aã.	℥ ß.	*Aloës fuccotrina, ireos Florentinæ, aã.*	℥ ß.
Toutes ces drogues pulvérifées & mêlées enfemble feront gardées pour un collyre fec.		*Omnia fubtiliter pulverata & permixta pro collyrio ficco ferventur.*	

REMARQUES.

On pulvérifera fubtilement, & l'on mêlera toutes les drogues enfemble, puis on aura le collyre fec.

Il eft propre pour confumer les cataractes extérieures, pour déterger l'œil de fa fanie, & pour éclaircir la vûe; on en met trois ou quatre grains dans un chalumeau de plume, on les fouffle dans l'œil; on peut auffi en diffoudre une dragme dans quatre onces d'eau de fenouil, de plantain, de chélidoine & d'euphraife pour en faire un collyre liquide.

P

CHAPITRE XXVIII.

Des Cataplasmes.

LE Cataplasme est appellé en Grec & en Latin *Cataplasma* , à Κατά, & πλάσμω , *formo* , *fingo* ; c'est un reméde pour l'extérieur, ayant une consistance de pâte , composé ordinairement de farines, de pulpes, d'huiles , d'onguents, de gommes , de poudres ; on l'applique sur les parties du corps humain, tantôt pour ramollir , tantôt pour résoudre, tantôt pour appaiser les douleurs , tantôt pour exciter la suppuration , tantôt pour irriter & réveiller les esprits.

Cataplasme anodyn & résolutif.		Cataplasma anodynum & resolutivum.	
℞ De la mie de pain ,	℥ iv.	℞ *Micæ panis albi ,*	℥ iv.
Du lait nouvellement trait,	℔ j.	*Lactis recenter mulcti ,*	℔ j.
Faites cuire l'un & l'autre en consistance de cataplasme , puis y ajoûtez deux jaunes d'œufs ,		*Coquantur f. a. ad consistentiam cataplasmatis , deindé adde vitellos ovorum ,*	N°. ij.
D'huile rosat ,	℥ j.	*Olei rosati ,*	℥ j.
De safran bien pulvérisé ,	ʒ j.	*Croci subtiliter pulverati ,*	ʒ j.
pour un cataplasme.		*Fiat cataplasma.*	

REMARQUES.

On émiera le pain , & on le fera cuire dans le lait, remuant incessamment la maiére avec un bistortier jusqu'à ce qu'elle soit en consistance de bouillie épaisse ou de cataplasme ; on la retirera alors du feu , & quand elle sera refroidie , on y mêlera les jaunes d'œufs , l'huile rosat & le safran en poudre pour faire un cataplasme.

Vertus. Il est propre pour résoudre , pour appaiser les douleurs, pour dissiper les tumeurs ; on en applique chaudement sur la partie malade.

On ajoûte quelquefois dans la composition de ce cataplasme une dragme de Laudanum pour le rendre plus propre à calmer les douleurs.

Cataplasme émollient & digestif.		Cataplasma emolliens & digestivum.	
℞ Des racines de lis & d'althæa , aã.	℥ iij.	℞ *Radicum liliorum & althæa , aã.*	℥ iij.
Des feuilles de mauve , de guimauve , & de violier , aã.	m. ij.	*Foliorum malvæ, althææ, violarum, aã.*	m. ij.
Faites bouillir ces plantes dans trois pintes d'eau commune , jusqu'à ce qu'elles soient réduites en pulpe , après cela broyez les dans un mortier , & tirez-en la pulpe par le tamis; faites cuire ensuite à petit feu dans la décoction la pulpe des herbes, avec ℥ iij de farine de lin , & de fénugrec, jusqu'à une consistance raisonnable , enfin ajoûtez-y d'onguent basilicum , ℥ iij, de fleurs de camomille mises en poudre subtile ℥ ß , & vous aurez un cataplasme composé selon l'art.		*Coque ex arte in aqua communis,* ℔ vj. *Usque ad putrilaginem, deindé contunde in mortario & per cribrum cerne. Colaturam & pultem secretam, cum farinæ lini & fænugræci , aã.* ℥ iij. *Coque igne lento semper agitando ad debitam spissitudinem , tunc adde unguénti basilici ,* ℥ iij. *Florum chamomillæ pulveratorum ,* ℥ ß. *Fiat cataplasma.*		

REMARQUES.

On fera cuire les oignons ou racines de lis dans les cendres chaudes, ou dans la braise, jusqu'à ce qu'ils soient bien mols, on coupera les farines d'althæa & les herbes ; on les fera bouillir ensemble dans l'eau jusqu'à ce qu'elles soient presque réduites en pulpe, on coulera la décoction, on pilera les racines & les herbes cuites ensemble dans un mortier de marbre, & l'on en tirera la pulpe par un tamis de crin ; on fera cependant cuire à petit feu les farines avec la décoction , les agi-

tant inceffamment avec un biftortier jufqu'à ce que la matiére ait pris une confiftance de bouillie , on y mêlera alors les pulpes , on la remettra fur le feu pour lui
faire prendre encore quelques bouillons jufqu'à ce qu'elle foit fuffifamment épaiffie pour un cataplafme, on la retirera du feu , & l'on y mêlera l'onguent bafilicum qui
fe fondra aifément par la chaleur, & enfin les fleurs de camomille pulvérifées ,
pour faire un cataplafme.

Il eft propre à ramollir & à exciter la fuppuration ; on en étend fur du linge , Vertus;
& on l'applique chaudement fur les tumeurs.

Cataplafme de crottes de Chien , *de Bateus.*	*Cataplafma cynanchicum ,* Georgii Batei
♃ Des crottes blanches de chien pulvérifées, ℥ j. De la pulpe de conferve de rofes rouges , ℥ ij. Du fyrop de Diacode ou de laudanum liquide , q. f. Mêlez cela , & faites un cataplafme pour l'appli- quer chaudement fous le menton depuis une oreille jufqu'à l'autre , mais auparavant il fera bon de de faire faigner le malade.	♃ *Albi canis pulverati ,* ℥ j. *Pulpæ confervæ rofarum rubrarum ,* ℥ ij. *Syrupi de meconio aut laudani liquidi ,* q. f. *Mifce , fiat cataplafma fub mento adhiben-* *dum ab aure ad aurem poft phlebotomiam.*

R E M A R Q U E S.

On pulvérifera des crottes de chien blanches , on les mêlera avec la conferve de
rofes liquide qu'on aura paffée par un tamis pour en avoir la pulpe , & ce qu'il faudra de diacode pour faire un cataplafme qu'on appliquera chaudement au haut de la
gorge vers le menton , depuis une oreille jufqu'à l'autre , & l'on ne fera cette application qu'après avoir fait les faignées néceffaires : il eft bon pour l'efquinancie ,
il eft réfolutif , il calme un peu la douleur.

Comme ce cataplafme eft arrêtant & ftupéfiant , il eft très-à-propos de faire fai- Dofes
gner le malade fuffifamment avant que de l'appliquer , de peur qu'en fixant l'humeur ou l'inflammation , qui fait l'efquinancie , il ne bouche trop le paffage des
aliments , & n'augmente l'embarras , au lieu de le diminuer.

Comme le fyrop de méconium ne fe trouve pas communément dans les boutiques , on peut lui fubftituer le laudanum liquide ou le diacode.

Cataplafme de nid d'hirondelle , *de Mynficht.*	*Cataplafma de nido hirundinis ,* A. Mynficht.
♃ Un nid d'hirondelles , De crottes de chien , ℥ jß. Des racines d'althæa & de lis, aã. ℥ j. Des figues graffes & des dattes , N° iij. Faites bouillir ces ingrédients dans l'eau com- mune jufqu'à ce qu'ils foient réduits en pulpe ; ajoûtez-y enfuite , Des farines de fénugrec , de froment & de lin , aã. ℨ vj. Un jaune d'œuf , D'huile violat , ℥ iij. De cervelle de chat ℥ ß. De poudre de fleurs de camomille , ℨ vj. De hibou & d'hirondelles brûlées , aã. ℥ ij. De fafran oriental , ℈ j. Mêlez le tout pour un cataplafme.	♃ *Nidum unum hirundinis ,* *Albi Græci . id eft , ftercoris canini ,* ℥ jß. *Radicis althææ , liliorum , aã.* ℥ j. *Caricas pingues , dactyles , aã.* N°. iij. *Coque in aquâ communi ad remanentiam* *pultis ; pofteà adde ,* *Farinæ fœnugræci , tritici , lini , aã.* ℨ vj. *Vitellum unius ovi ,* *Olei violarum ,* ℥ iij. *Cerebri cati ,* ℥ ß. *Pulveris florum chamomillæ ,* ℨ vj. *Noctuæ & hirundinum combuftarum, aã.* ℨ ij. *Croci orientalis ,* ℈ j. *Mifce , fiat cataplafma.*

R E M A R Q U E S.

On prendra un nid d'hirondelles qu'on coupera par petits morceaux , on cou-

pera auffi la racine d'althæa , les figues & les dattes ; on les fera bouillir dans trois
ou quatre livres d'eau jufqu'à ce que le tout foit bien mol , on coulera la décoction ,
& l'on pilera le marc avec l'oignon de lis qu'on aura fait cuire fous les cendres
chaudes, dans un mortier de pierre ou de marbre ; on en tirera la pulpe par un tamis
de crin ; on demêlera dans un poëlon les farines de froment , de lin & de fénu-
grec avec la décoction , on les fera cuire jufqu'en confiftance de cataplafme , on y
ajoûtera les pulpes , la cervelle de chat, le jaune d'œuf , l'huile violat , la crotte
de chien, la fleur de camomille pulvérifée , le hibou & l'hirondelle brûlée entre
deux pots & pulvérifée avec le fafran en poudre fubtile , pour faire du tout un cataplafme.

Vertus.   Il eft propre pour l'efquinancie , appliqué au col fur la gorge chaudement , &
pour les autres occafions où il faut réfoudre.

Cataplafme apopleclique , *de Bateus.*	Cataplafma apoplecticum , Georgii Batei.

℞ De la racine de bryone récente ,	℥ ij.	℞ *Radicis bryoniæ recentis ,*	℥ ij.
Lu favon noir , de la graine de moutarde ,		*Saponis nigri , feminis finapi ,*	℥ j.
aâ.	℥ j.	*Cantharidum ,*	ℨ vj.
Des cantharides pulvérifées ,	ℨ vj.	*Aceti optimi , f. q.*	
Du meilleur vinaigre , q. f.		*Fiat cataplafma pro capite rafo.*	
Faites du tout un cataplafme que vous applique- rez chaudement fur la tête rafée.			

R E M A R Q U E S.

On aura de la racine de bryone récente ou nouvellement tirée de terre , on la
rapera, on pulvérifera les mouches cantharides , on battera dans un mortier la graine
de moutarde jufqu'à ce qu'elle foit en pâte, on y mêlera le favon noir , la racine
de bryone rapée , les cantharides pulvérifées , & ce qu'il faudra de vinaigre bien
fort pour un cataplafme qu'on fera chauffer un peu , & qu'on appliquera fur la tête
après l'avoir rafée.

V.rtus.   Il eft veficatoire ; il irrite, il attire les férofités , il eft propre pour l'apoplexie ,
pour la léthargie, pour la paralyfie & pour les autres occafions où il eft befoin de
réveiller les efprits, on ne s'en fert jamais qu'extérieurement.

La principale action de ce cataplafme veficatoire vient des cantharides ; ainfi on
le pourroit rendre plus fort ou plus foible , fi l'on en augmentoit la quantité ou
qu'on la diminuât. Quelques - uns ayant doublé la quantité de ces mouches font des
petits emplâtres de ce cataplafme ; ils en appliquent un tous les jours à la nu-
que du col , & par-là ils attirent & font fortir les férofités , ils continuent ce reméde deux ou trois mois , & par-là ils foulagent les maux d'yeux & des autres parties de la tête qui viennent de fluxions.

Si l'apoplexie étoit forte , il feroit bon d'appliquer fur la tête rafée une ventoufe
avec quelques fcarifications, avant que d'y mettre le cataplafme.

CHAPITRE XXIX.

Des Dentrifiques.

LEs Dentrifiques appellés en Latin *Dentrificia* , font des remédes qu'on emploie pour nettoyer les dents & pour les conferver , comme font les bois de

lentifque , les fantaux , le bois de rofes , les coraux préparés , le pain brûlé , la pierre ponce , l'os de féche , le cryftal calciné , la corne de cerf brûlée , l'ivoire brû-lé , la coquille d'œuf brûlée ; ces alkalis mêlés ou féparés font fort propres à net-toyer les dents & à abforber l'âcreté des fels qui y demeurent après le manger & qui les peuvent carier. On fe fert des dentrifiques en cure-dent , comme du bois de lentifque , du bois de rofes ; en poudre , comme des matiéres alkalines pulvéri-fées , dont je viens de parler ; & en opiates , comme quand on met ces poudres en une pâte liquide avec une quantité fuffifante de miel rofat ou de fyrop de rofes fé-ches. Je décrirai les poudres & les opiates dentrifiques en leur rang.

L'efprit de fel & de vitriol blanchiffent les dents en peu de temps , mais ils les corrodent & les ufent.

CHAPITRE XXX.

De la préparation du Corail , des perles , de la nacre de perles , des yeux ou pierres d'écreviffes , du fpodium ou ivoire brûlé , des porcelaines , des pierres précieufes , du fuccin ou Karabé , de la pierre hématite , de la pierre d'aimant & de plufieurs autres matié-res femblables.

LA préparation de ces matiéres ne confifte qu'à les réduire en poudre impalpa-ble ; les mortiers ne fuffifent pas pour en faire une auffi exacte atténuation , on a recours aux porphyres & aux écailles de mer ; les marbres communs peuvent être propres pour la préparation des matiéres tendres , comme des yeux d'écreviffes , de l'ivoire brûlé ; mais fi l'on y broyoit des corps plus durs , il s'en mêleroit avec la poudre , parce que la matiére grattant le marbre , elle en détacheroit une partie. Afin donc de bien préparer ces matieres , par exemple le corail , il faut en prendre la quantité qu'on voudra du rouge ou du blanc , ou du rouge feul , on le pulvérifera autant qu'on pourra dans un mortier de bronze , on jettera la poudre fur une table de porphyre ou d'écaille de mer , on y mêlera la quantité qu'il faudra d'eau de rofes ou d'eau de plantain pour la réduire en pâte liquide ; on broiera cette pâte avec une molette pendant deux jours , ou jufqu'à ce qu'elle ne faffe plus de bruit , ce qui montrera que le corail fera en poudre très-fubtile ; on formera la matiere en petits trochifques pour la faire fécher ; c'eft le corail préparé.

Il eft propre pour arrêter les cours de ventre , les hémorrhagies , les gonorrhées : La dofe en eft depuis fix grains jufqu'à un fcrupule. On préfére ordinairement le co-rail rouge aux autres efpéces de coraux pour la Médecine , à caufe de fa teinture qui eft eftimée bonne pour fortifier le cœur. J'ai fait voir dans mon traité de Chymie que cette teinture ne vient que d'une petite quantité de bitume qui n'a aucune vertu en foi , & que la qualité du corail ne confifte qu'en ce qu'étant une matiére alkali-ne , il détruit les humeurs falées ou acides du corps , qui caufoient par leur âcreté les maladies pour lefquelles on le donne ; ainfi le corail blanc me paroît être auffi eftimable en Médecine , & faire les mêmes effets que le corail rouge.

A mefure qu'on pulvérife le corail rouge , il perd fa couleur , & il devient en couleur de chair ; l'eau qu'on y mêle ne fert que pour le broyer plus facilement & avec plus d'exactitude.

* Quoique je n'aie pas grande eftime pour ce qui fait la couleur du corail rouge ,

j'ai donné dans mon Cours de Chymie de la onziéme édition plusieurs maniéres de tirer la teinture du corail ; ces teintures font empreintes des qualités des menftrues qui ont fervi à les tirer : il en eft parlé dans les Mémoires de l'Académie Royale des Sciences.

Les perles, la nacre de perles , les porcelaines & les autres coquillages ont à peu près la même dureté que le corail ; il faut bien autant de temps pour les broyer fur le porphyre ; mais les yeux d'écreviffes, l'ivoire brûlé & les autres matiéres femblables calcinées n'ont pas befoin d'une fi longue trituration , ils cédent facilement à la molette.

Les pierres précieufes font plus dures que le corail ; ainfi elles doivent être broyées plus long-temps.

Les marques pour connoître qu'une matiére eft fuffifamment broyée, c'eft quand elle ne crie plus fous la molette, & qu'on ne la fent point fous les doigts.

CHAPITRE XXXI.

De la préparation de la Tutie & de la Pierre calaminaire.

LA préparation de ces deux matiéres n'eft différente de la précédente, qu'en ce qu'on les calcine & qu'on les lave avant que de les pulvérifer, afin d'en enlever les parties falines & les plus fulfureufes.

On prendra donc une de ces deux drogues ; par exemple , de la tutie la quantité qu'on voudra , on la mettra rougir dans un creufet entre les charbons ardents ; on l'éteindra en la jettant dans un vaiffeau rempli d'eau & l'y laiffant pendant un quart d'heure, on retirera la tutie de l'eau, & on la remettra rougir & éteindre encore deux fois, comme devant, en de nouvelles eaux ; enfuite la tutie, étant hors de l'eau & égouttée , on la broiera fur le porphyre avec une molette, y mêlant ce qu'il faudra d'eau de rofes ou de plantain, jufqu'à ce qu'elle foit en poudre impalpable ; alors on la formera en petits trochifques , & on la fera fécher.

Vertus.　Elle eft deffiçative & propre pour les maladies des yeux, c'eft la bafe de l'onguent pompholyx , on en mêle dans les collyres & dans du beurre frais ; elle nettoie la fanie des yeux en deffêchant & fortifiant les fibres.

Plufieurs fe contentent de laver la tutie fans la calciner, ce qui ne fait pas une différence fort confidérable.

CHAPITRE XXXII.

De la préparation du Bol , de la Terre figillée , de la Craie , des Litharges , de la Cérufe.

CETTE préparation confifte à pulvérifer les matiéres , & à les purifier de quelques parties groffiéres & terreftres qu'elles contiennent.

On prendra donc une de ces drogues, par exemple, du bol fin, telle quantité qu'on voudra, on le pulvérifera fubtilement dans un mortier de bronze, & l'ayant mis dans une terrine, on verfera deffus de l'eau de plantain ; on agitera la matiére avec un biftortier, & on la verfera doucement dans un autre vaiffeau, afin que le plus pur & le plus fubtil de la poudre coule avec l'eau ; on continuera à laver, à agiter la matiére, & à verfer la liqueur trouble dans un autre vaiſſeau, juſqu'à ce qu'il ne reſte au fond que du ſable, ou une autre impureté groſſiére qu'on rejettera ; on verſera toute la matiére dans un entonnoir garni de papier gris, afin que l'eau s'en ſépare, & l'on formera en petits trochiſques le bol qui y ſera reſté, pour le faire ſécher au ſoleil.

Il eſt aſtringent & propre pour arrêter les cours de ventre, les hémorrhagies & les gonorrhées : La doſe en eſt depuis dix grains juſqu'à un ſcrupule.

Cette préparation n'eſt pas d'une grande utilité, car on ſépare bien peu de ma- tiére groſſiére du bol fin ; de plus, cette impureté ne ſeroit pas capable de cauſer aucun méchant effet dans le corps : pour le bol groſſier, comme il ne ſert qu'exté- rieurement, on ne lui donne point d'autre préparation que de le réduire en poudre dans un mortier.

Les lithargès n'ont pas plus beſoin de préparation que le bol, il ſuffit de les met- tre en poudre ſubtile dans un mortier de bronze : elles ſe diſſolvent auſſi aiſément de cette maniere dans les graiſſes & dans les huiles en bouillant pour donner conſi- ſtance aux emplâtres, que ſi on les avoit bien lavées.

Quand à la céruſe, la lotion peut augmenter ſa blancheur, & la rendre plus pro- pre pour le coſmétique & pour la peinture, où elle eſt ſouvent employée, mais pour la Pharmacie, il ſuffit de la réduire en poudre ſubtile.

Vertus.
Doſe.

CHAPITRE XXXIII.

De la préparation du Lapis Lazuli pour faire l'Outremer.

CETTE préparation conſiſte à ſéparer du *Lapis Lazuli* la partie bleue, ſaline & ſulfureuſe, d'avec ſa partie métallique & terreſtre.

On prendra la quantité qu'on voudra de cette pierre la plus bleue, on la pulvéri- ſera dans un mortier de bronze, puis on la broiera ſur le porphyre avec un peu d'eau commune, juſqu'à ce qu'elle ne faſſe aucun bruit ſous la molette : on la mêle- ra alors dans une pâte graſſe, telle qu'elle ſoit, ou dans une eſpéce de paſtel com- poſée de poix graſſe, de cire, d'huile de lin ou autre ; on lavera le mélange en le maniant inceſſamment ſur un marbre incliné avec de l'eau qu'on y verſera peu à peu ; on fera tomber la lotion qui ſera bleue dans un vaiſſeau qu'on aura placé ſous le marbre : on continuera à laver la matiére, juſqu'à ce qu'elle ne rende plus de bleu, mais on aura ſoin de ſéparer les lotions, car les premiéres contiendront le plus bel outremer : on les laiſſera répoſer, on verſera l'eau par inclination, & l'on trouvera au fond une belle poudre bleue précipitée, on la mettra égoutter dans un entonnoir garni de papier gris, puis on la fera ſécher ; c'eſt l'Outremer dont ſe ſervent les Pein- tres pour peindre en huile ou en mignature : il eſt eſtimé à proportion de la beau- té de ſa couleur ; on ſe ſert auſſi en Médecine du *Lapis Lazuli* préparé : mais comme la pâte graſſe dont on ſe ſert pour l'envelopper peut y donner quelque impreſſion déſagréable, je ſerois d'avis qu'on ſe contentât de le broyer ſur le porphyre ; il ne ſera pas à la vérité ſi pur ni ſi haut en couleur que l'autre, parce qu'il s'y ſera mêlé quelques terreſtréités que la pâte graſſe retiendroit, mais ces impuretés ſont de nulle conſéquence, & elles ne nuiront pas tant dans la préparation, que le feroit l'impreſſion de la pâte graſſe.

Le *Lapis Lazuli* préparé eſt eſtimé cordial, propre pour réſiſter au venin, pour

Vertus.

Dofe. purifier le fang , il entre dans la confection Alkermes : La dofe eft depuis quatre grains jufqu'à quinze.

On tire de l'Or du Lapis Lazuli. Si l'on brûle la pâte graffe qui refte après les lotions , on y trouvera quelques particules d'or.

CHAPITRE XXXIV.

De la préparation de la Gomme Lacque.

CETTE préparation confifte à purifier la gomme de fes parties terreftres, en lui imprimant une qualité vulnéraire ou déterfive.

On fera une décoction de deux dragmes de racine d'ariftoloche, & d'autant de fleurs de fchœnanthe, dans deux livres d'eau , jufqu'à la diminution du tiers ; on coulera la décoction , & l'on y fera bouillir lentement quatre onces de gomme lacque concaffée, mais non pas réduite en poudre , jufqu'à ce que la partie la plus pure de la gomme fe foit féparée des féces , & qu'elle furnage la liqueur ; on ramaffera cette partie pure , on la fera fécher au foleil.

Elle eft déterfive , aftringente , propre pour fortifier l'eftomac & les gencives ; les Teinturiers s'en fervent : on en fait auffi la bafe de la cire à cacheter les Lettres.

CHAPITRE XXXV.

De la préparation de la Scammonée en ce qu'on appelle Dacridium ou Diacridium, *& en François* Diagrede.

LE deffein que les Anciens ont eu en préparant la fcammonée , a été de la corriger en donnant un frein à fa qualité purgative , enforte que fon effet fut moins violent , & qu'elle excitât moins de tranchées dans le corps ; mais j'eftime que toutes les préparations qu'on lui donne font bien inutiles, puifqu'encore que nous nous fervions tous les jours de cette gomme fans qu'elle ait été préparée , nous n'en voyons aucuns mauvais effets, & nous n'appercevons point que la préparation lui donne rien de meilleur. La fcammonée qui nous vient d'Alep eft la plus eftimée, il fuffiroit qu'on la choifît la plus pure , la plus réfineufe , la plus friable qui fe pourroit trouver , & qu'on la réduifit en poudre fubtile ; néanmoins je rapporterai ici fes préparations.

Préparation de la fcammonée dans le coing. La préparation la plus ordinaire qu'on donnoit autrefois à la fcammonée , étoit de l'enfermer dans une poire de coing creufée en dedans , de faire cuire la poire dans les cendres chaudes, puis de tirer la fcammonée imbue du fuc de coing , & de la faire fécher pour s'en fervir ; ou bien ils mêloient enfemble dans une terrine deux parties de bonne fcammonée pulvérifée, & une partie de fuc de coing dépuré :

Autre préparation de la fcammonée dans le foufre.
Cydoniat. ils mettoient la terrine au foleil ou fur un petit feu, & ils faifoient évaporer l'humidité de la matière , en l'agitant avec une efpatule jufqu'à ce qu'elle eût pris une confiftance folide ; quelques-uns fe fervent encore de ces préparations ; c'eft ce qu'on appelle *Diacridium cydoniatum* ; on prétend par l'aftriction du coing avoir corrigé la qualité trop purgative de la fcammonée.

Préparation de la Scammo- La méthode la plus ufitée préfentement pour préparer la fcammonée eft de la réduire

duire en poudre, & de lui faire recevoir au travers d'un papier gris la vapeur du née dans le soufre qu'on fait brûler dans un réchaut de feu environ demi-quart d'heure, la re- *soufre.* muant doucement de temps en temps avec une espatule ; on pretend que cette vapeur sulfureuse raréfie la substance glutineuse de la scammonée, & l'empêche de causer des tranchées : on appelle cette préparation *Diacridium sulfuratum.* *Diacridium sulfuratum.*

S'il est nécessaire d'une préparation à la scammonée, il n'y en a point de meil- leure que la suivante.

On fera tremper pendant environ deux heures demi-once de réglisse bien concas- *Prépara-* sée dans neuf onces d'eau chaude, on coulera l'infusion & l'on y mêlera quatre onces *tion de la* de bonne scammonée, dans une écuelle de grès ; on posera l'écuelle sur le sable, & *Scammo-* par un petit feu l'on fera évaporer l'humidité jusqu'à ce que la scammonée ait repris *née avec la* sa solidité, on l'appelle *Diacridium glycyrrhisatum* ; c'est un fort bon purgatif, *Diacridium* elle purge principalement l'humeur mélancolique ; elle agit sans tranchées : La *glycyrrhisa-* dose en est depuis dix grains jusqu'à un scrupule. L'extrait de réglisse qui est mêlé *tum.* dans cette préparation de scammonée l'adoucit beaucoup, c'est pourquoi l'on en *Vertus.* peut faire prendre une plus grande dose que des autres diagrédes ; j'en donne or- *Dose.* dinairement vingt grains, & je m'en trouve bien.

Pour garder le diagréde glycyrrhisé, il faut l'enfermer dans une bouteille, car autrement il s'humecte aisément à cause de l'extrait de réglisse.

CHAPITRE XXXVI.

De la préparation de l'Euphorbe.

LA préparation de l'euphorbe consiste à le purifier & à l'adoucir.

On aura de l'euphorbe, du plus beau & du plus pur, la quantité qu'on vou- dra, on le réduira en poudre, on le mettra dans un matras, on versera dessus du suc de citron dépuré jusqu'à la hauteur de quatre doigts, on bouchera le matras & on le placera en digestion au feu de sable, on l'agitera de temps en temps, & quand la gomme sera dissoute, on coulera la liqueur par un linge dans un vaisseau de verre ou de grès, & l'ayant mis sur un feu de sable, on en fera évaporer l'humi- dité jusqu'à la consistance d'extrait ; c'est l'euphorbe préparé, on le gardera dans un pot.

On en mêle dans quelques pilules céphaliques & arthritiques en petite quantité, *Vertus.* il délaie la pituite, & la purge par bas.

Il faut humecter l'euphorbe avec un peu de suc de citron en le mettant en pou- dre, pour éviter d'en être incommodé, car pour peu qu'il en monte dans le nez & dans les yeux, il y cause une âcreté & une ardeur insupportable.

Si l'euphorbe n'est point tout-à-fait dissous dans le suc de limons après la dige- stion, il faut séparer la liqueur par inclination, & mettre de nouveau suc de citron sur ce qui restera, pour achever de dissoudre la gomme. L'extrait de citron qui re- ste avec l'euphorbe après l'évaporation de l'humidité, fixe par ses parties acides le volatil de la gomme, & l'empêche d'agir avec tant d'âcreté qu'elle faisoit.

Il y a encore une autre préparation de l'euphorbe qui est la plus commune : on *Autre pré-* broie l'euphorbe sur le porphyre avec de l'huile d'amandes douces pour en faire une *paration de* masse, on met cette masse dans une poire de coing ou dans un citron qu'on a cavé *l'Euphorbe.*

en dedans, on enveloppe ce fruit de pâte commune, & on le fait cuire au four ; on retire enfuite la maffe d'euphorbe, & on la garde dans un pot pour l'ufage.

L'huile d'amandes douces & le fuc de coing ou de citron, qui entrent dans cette préparation, peuvent un peu adoucir les fels âcres de l'euphorbe, mais quelque correction qu'on lui donne, il lui refte toûjours beaucoup de corrofif capable de produire des effets violents; c'eft pourquoi je défapprouve fort l'ufage de l'euphorbe pour l'intérieur, il y a affez d'autres remédes dans la Médecine qu'on peut fubftituer à celui-là.

CHAPITRE XXXVII.

Maniére de faire l'œfipe.

Lana fucci-da.

PRENEZ la quantité que vous voudrez de laine graffe tirée du col & d'entre les cuiffes des brebis, fans avoir été nettoyée : on l'appelle en Latin *Lana fuc- cida* ; lavez-la plufieurs fois dans l'eau bouillante, jufqu'à ce qu'elle ait été dégraif- fée, preffez fortement & ramaffez toutes les lotions enfemble, battez-les dans deux vaiffeaux jufqu'à ce qu'il s'y foit fait béaucoup d'écume, laiffez repofer le tout, & ramaffez la graiffe qui furnagera, verfez de l'eau froide fur la liqueur & la battez encore de nouveau, afin qu'il s'y faffe de nouvelle écume, & qu'il y paroiffe encore de la graiffe, ramaffez-la, & continuez l'agitation de la liqueur, jufqu'à ce qu'il ne paroiffe plus d'écume ni de graiffe ; lavez alors dans de l'eau froide ce que vous aurez ramaffé, le nettoyant avec la main des ordures qui peuvent y être, & changeant d'eau jufqu'à ce que la matiére foit privée d'acrimonie, puis gardez-la dans un pot.

Œfipus hu- mida.

L'œfipe eft employée dans les emplâtres pour ramollir & pour réfoudre, on l'ap- pelle en Latin *œfipus humida*, parce qu'elle eft toûjours humide.

Ufages

On peut fe fervir de laine lavée, comme d'une autre, aux ufages ordinaires.

CHAPITRE XXXVIII.

Maniére de préparer l'Elaterium.

L'ELATERIUM eft proprement le fuc de concombre fauvage, dès qu'il a été tiré ; mais comme il ne fe conferveroit pas long-temps, on le prépare en la maniere fuivante.

On écrafe les concombres fauvages mûrs dans un mortier de pierre ou de mar- bre, on les laiffe en digeftion quatre ou cinq heures à froid, on les échauffe, on les met à la preffe dans un linge pour en tirer le fuc : on met ce fuc dans un vaiffeau de verre ou de grès, & l'on en fait évaporer l'humidité jufqu'à la confiftance d'extrait ou de pilules ; c'eft *l'Elaterium*.

Quelques-uns laiffent repofer le fuc, & en féparent les féces, qu'ils font deffécher au foleil, c'eft ce qu'ils appellent *Elaterium* ; d'autres rejettent les féces, & font évaporer le fuc dépuré jufqu'à la confiftance d'extrait ; mais je crois qu'on ramaffe bien mieux la qualité du concombre fauvage, en tirant cet extrait, fans avoir laiffé dé- purer le fuc, comme je l'ai décrit.

L'Elaterium purge vigoureufement la pituite craffe, la mélancolie, les férofités ; on s'en fert dans l'apoplexie, dans la léthargie, dans l'hydropifie, dans la mélan-

colie hypochondriaque : La dofe en eft depuis trois grains jufqu'à demi-fcrupule.
On laiffe les concombres pilés quelques heures en digeftion , afin que, les parties vifqueufes s'étant raréfiées , le fuc s'en tire plus facilement.

CHAPITRE XXXIX.

*Maniére de préparer les Fécules de Bryone , d'Iris noftras , d'Arum ;
& d'autres Racines femblables.*

LE nom de Fécule, ou *Fæcula* en Latin, vient de *fæces* , qui fignifie la lie , car les fécules font comme des lies qui fe précipitent au fond des vaiffeaux, où l'on a mis repofer les fucs. Pour faire des fécules, il faut prendre une bonne quantité d'une efpéce de racines des plus groffes & des mieux nourries , récemment tirées de terre , par exemple de la Bryone , huit ou neuf livres, on en féparera l'écorce avec un couteau, enforte qu'elle foit bien blanche & bien nette , on la rapera , & l'on en tirera le fuc en la maniere ordinaire ; on laiffera repofer ce fuc dans une terrine pendant dix ou douze heures , on le verfera par inclination dans un autre vaiffeau , & l'on trouvera au fond des fécules fort blanches reffemblantes à de l'amidon , on les fera fécher au foleil , & on les gardera en poudre.

Elles font hydragogues , elles purgent les férofités, on en donne dans l'hydropifie , & dans les autres maladies où il s'agit de faire uriner : La dofe en eft depuis dix grains jufqu'à demi-dragme.   *Vertus. Dofe.*

Le fuc qui fe fépare d'avec les fécules eft propre pour purger les eaux , on en peut donner depuis demi once jufqu'à deux onces : fi on veut le conferver , il en faut remplir une bouteille jufqu'au col, & y mettre deffus un peu d'huile pour empêcher l'air d'y entrer.   *Suc de racines de Bryone , moyen de le conferver.*

Les fécules d'Iris font un peu plus purgatives que celles de bryone , & celles d'*Arum* font plus purgatives que celles d'Iris ; les fécules d'*Arum* ou de *Dracontium* font appellées par quelques Auteurs *gerfa* , ou *cerufa ferpentaria.*

Les racines féches en poudre fubtile produiroient en Médecine un auffi bon effet que les fécules.

CHAPITRE XL.

Préparation de l'Oignon de Scille.

CES préparations confiftent , la premiére à faire fécher les oignons de fcille ; pour les priver d'une humidité nuifible & fuperflue ; la feconde à faire cuire la fcille , pour en pouvoir tirer la pulpe.

Pour la premiére , on prendra des oignons de fcille de groffeur médiocre, bien fains & bien nourris, on en féparera avec un couteau de bois l'écorce ou les premiéres feuilles féches, qu'on rejettera ; enfuite on lévera les lamines blanchâtres , laiffant le cœur & les racines, comme inutiles, on fera fécher ces lamines au foleil.

On les emploie pour le vinaigre fcillitic , dont je parlerai en fon rang.

Pour la feconde , on enveloppera les oignons de fcille de pâte ordinaire , & on les mettra cuire au four jufqu'à ce qu'ils foient mous , ce qu'on connoîtra en introduifant dedans un petit bâton pointu, on en féparera alors la pâte cuite en croûte ,   *Ufages*

& l'on tirera la pulpe de la fcille : elle eft employée pour faire les trochifques de fcille, dont je parlerai dans la fuite.

La fcille entre dans plufieurs compofitions, elle raréfie & incife la pituite, on s'en fert pour l'épilepfie, pour réfifter au venin, pour l'afthme.

Tous les Auteurs avertiffent de ne point fe fervir des couteaux ordinaires pour féparer les lamines de la fcille, ils prétendent que le fer rend cet oignon venimeux.

CHAPITRE XLI.

De la préparation des racines d'Efula & d'Ellebore noir ; des feuilles de Mezereum ou Laureola ; des graines de Coriandre & de Cumin.

CETTE préparation ne confifte qu'à faire tremper les ingrédients dans du vinaigre pour emporter une partie de leur force, puis à les faire fécher.

On prendra une des drogues, par exemple, on choifira des racines de petite éfule, les plus groffes & les mieux nourries la quantité qu'on voudra, on les concaffera, & on en féparera le cœur, appellé *corde*, qu'on rejettera, on fera fécher au foleil les racines ainfi mondées, puis on les mettra dans du fort vinaigre pendant vingt-quatre heures, on les retirera, & on les fera fécher au foleil.

Elles purgent violemment la pituite, il en entre dans plufieurs compofitions.

Le vinaigre, à la vérité, diminue de beaucoup la force de la racine d'éfule, car il emporte prefque toute fa fubftance, & il fixe par fon acide ce qui refte ; mais cette préparation eft une deftruction prefque totale de la vertu du mixte, il me femble qu'il vaudroit mieux diminuer la dofe qu'on emploie dans les compofitions, & fe contenter pour toute préparation de la faire fécher, après l'avoir mondée, comme j'ai dit, & de la pulvérifer : mais fi l'on veut abfolument une préparation, je voudrois qu'on donnât à cette racine un correctif qui en émouffant les pointes de fon fel, la fît agir plus doucement ; on pourroit donc, ayant réduit quatre onces de racines d'éfule en poudre, y mêler demi-once de crême de tartre, & autant de gomme adraganth pulvérifée, & malaxer le mélange en une maffe avec le mucilage de gomme adraganth, pour en former des trochifques qu'on feroit fécher.

Les Anciens fe fervoient de *mezereum* ou *laureola* dans les forts purgatifs, mais il n'eft plus en ufage, il purge trop violemment.

Pour les femences de coriandre & de cumin, c'eft un abus que de vouloir leur donner un correctif, elles n'ont rien de malin, & on leur ôte ce qu'elles ont de bon en les faifant tremper dans le vinaigre, car cette liqueur emporte la plus grande partie de leur fubftance volatile, en laquelle confifte leur vertu, & elle fixe ce qui leur en refte.

CHAPITRE XLII.

Maniére de faire l'Acacias noftras.

ON aura une bonne quantité de prunes fauvages mûres nouvellement cueillies, on les écrafera dans un mortier de marbre, & les ayant laiffé digérer quelques heures à froid, on en tirera le fuc par la preffe ; on mettra ce fuc dans une terrine, & l'on en fera évaporer l'humidité par un petit feu, jufqu'à la confiftance folide, c'eft l'acacias *noftras*.

On s'en fert dans les remédes aftringents, au lieu de l'acacia véritable, il arrête les cours de ventre, le crachement de fang, il réfifte à la malignité des humeurs : La dofe en eft depuis un fcrupule jufqu'à une dragme.

Vertus.

Dofe.

CHAPITRE XLIII.

De la préparation de la Térébenthine claire.

COMME la térébenthine eft difficile à prendre par la bouche, à caufe de fa glutinofité & de fon mauvais goût, on a cherché les moyens de la durcir, afin de la rendre en état d'être prife en boles ou en pilules.

On fe contente en hiver de la laver plufieurs fois avec l'eau de pariétaire ou avec celle de raves, nòn pas tant pour emporter quelque faleté qu'elle pourroit avoir contractée, que pour la rendre plus ferme ; elle fe condenfe par les lotions, & elle devient blanche : on n'emploie pour la bouche que la térébenthine la plus claire.

Lotion de la Térében-thine.

En été, les lotions ne fuffifent pas pour rendre la térébenthine en état d'être prife par la bouche, elle feroit encore trop molle, il faut la faire cuire dans une eau diftillée ou dans une décoction apéritive, jufqu'à ce qu'étant refroidie elle ait la confiftance de réfine, & qu'en en puiffe former des pilules ; cette cuite eft ordinairement faite en une demi-heure, la térébenthine fe fépare d'avec la liqueur, qui refte comme inutile.

Coction de la Térében-thine.

La térébenthine lavée ou cuite eft apéritive, on l'emploie pour la pierre, pour la gravelle, pour les gonorrhées, pour les ulcères du rein, de la veffie, de la matrice : La dofe en eft depuis un fcrupule jufqu'à une dragme.

Vertus.

Dofe.

Les lotions & la coction privent la térébenthine d'une partie de fon fel effentiel, en quoi confifte fa principale vertu, mais la difficulté qu'il y a de la faire prendre liquide comme elle eft naturellement, eft caufe qu'on a inventé ces préparations ; on pourroit néanmoins s'en paffer, la réduifant en boles ou en pilules par le mélange qu'on en feroit avec des poudres apéritives, comme avec celles de cloportes, de cryftal minéral, de cryftal de tartre, des racines d'althæa, de mercure doux, d'yeux d'écreviffes ; ou avec des compofitions purgatives, comme la confection hâmech, celle *de pfyllio*, le catholicum, le lénitif fin : la térébenthine de Chio n'a pas befoin de préparation, car elle eft folide, & en état d'être formée en pilules.

Moyen de rendre la Térében-thine dure fans cuire ni lotion.

CHAPITRE XLIV.

De la préparation des poumons de Renard, du foie & des inteftins du Loup, de l'arrière-faix, & des autres matieres femblables.

CETTE préparation ne confifte qu'à faire fécher des vifcères d'animaux, afin de pouvoir les garder & les mettre en poucre quand on voudra.

On prendra, par exemple, des poumons de Renard bien fains, tirés de l'animal récemment tué, on les lavera, on les coupera par tranches, on les fera fécher au four

Q iij

par une douce chaleur, puis on les enveloppera d'hyſope ou de marrube pour les garder.

Vertus.
Doſe. Ils ſont eſtimés pour les maladies de la poitrine & des poumons, comme pour l'aſthme, pour la phthiſie : La doſe en eſt depuis un ſcrupule juſqu'à une dragme.

Il ne faut pas que le Renard, dont on veut tirer les poumons, ſoit mort de maladie, de peur que ce viſcère ne fût imbu de quelque méchante impreſſion, ni qu'il ait péri de vieilleſſe, car il feroit privé d'eſprits ; il faut qu'il ſoit mort de mort violente, afin que le poumon ſoit dans ſa vigueur & abondant en eſprits : on doit obſerver la même choſe à l'égard du Loup, dont on retirera le foie & les inteſtins. Pour l'arriere-faix, il faut qu'il vienne d'une femme ſaine, qu'il ſoit entier & bien conditionné.

Lotion
ordinaire
du poumon
du Renard. On ſe ſert ordinairement, pour laver les poumons du Renard, d'une décoction d'hyſope & de ſcabieuſe faite dans le vin blanc, mais outre que toute l'impreſſion, que cette liqueur remplie des ſubſtances volatiles a pû communiquer à la chair du poumon, ſe diſſipe bientôt, quand on la fait ſécher dans le four ; il y a bien de l'apparence qu'une lotion ſpiritueuſe enleve avec ſoi une partie du ſel volatil du poumon, en quoi conſiſte ſa principale vertu ; j'aime mieux me ſervir de l'eau commune en cette occaſion, elle n'emporte rien avec ſoi quand elle s'évapore dans e four,

On peut réduire le poumon de Renard en poudre, dès qu'il a été ſéché, & garder la poudre dans une bouteille de verre bien bouchée, mais ſi on le garde en morceaux, il faut l'envelopper avec des herbes appropriées à ſa vertu, & qui puiſſent réſiſter au vers : l'hyſope, le marrube ſec, ſont aſſez convenables pour ce ſujet.

Vertus &
doſe du foie
& des inteſtins du
Loup. On préparera de la même maniere le foie & les inteſtins du Loup par morceaux, afin qu'ils ſéchent plus facilement dans le four ; ils ſont propres pour la colique venteuſe : La doſe en eſt depuis un ſcrupule juſqu'à une dragme ; on peut les conſerver enveloppés dans des feuilles de menthe ou d'origan ſéches.

Vertus &
doſe de l'arriere-faix
préparé. L'arriere-faix préparé de même eſt dit propre pour empêcher les tranchées des femmes en couche : la doſe en eſt depuis un ſcrupule juſqu'à une dragme ; on peut pour le conſerver l'envelopper dans des feuilles de ſauge, de marjolaine, de ſouci.

CHAPITRE XLV.

De la préparation des Crapauds, des Vers de terre, des Cloportes & d'autres Inſectes ſemblables.

CETTE préparation conſiſte à faire ſécher au ſoleil les animaux, pour pouvoir les conſerver & les mettre en poudre, quand on voudra.

On prendra donc, par exemple, des crapauds, après les avoir tués, on les lavera & on les pendra par un pied en quelque lieu expoſé au ſoleil, pour les y faire ſécher.

Vertus du
crapaud. On prétend que le crapaud entier deſſéché étant tenu dans la main, ou deſſous l'aiſſelle, ou derriere l'oreille, ou pendu au col, arrête le ſaignement du nez, & qu'étant appliqué ſur le nombril, il guérit le flux d'hémorrhoïdes, on en applique en poudre ſur les bubons ou charbons peſtilentiels, & ſur les bubons vénériens, il en attire la malignité en dehors, & il les fait fuppurer; on en donne auffi par la bouche pour l'hydropifie, depuis demi-fcrupule jufqu'à demi-dragme. *Dofe.*

Après avoir bien lavé les vers de terre dans l'eau, & enfuite dans du vin pour les faire mourir, on les attachera à une ficelle par un bout, & on les fera fécher au foleil; ils font réfolutifs; on les emploie dans les compofitions de quelques emplâtres. *Vertus des vers de terre préparés.*

On lave les cloportes, & on les fait mourir dans du vin blanc ou dans de l'eau aiguifée d'efprit de fel, puis on les fait fécher au foleil pour les pouvoir mettre en poudre : ils font apéritifs & propres pour faire jetter la gravelle, la pierre, pour la colique néphrétique, pour les rétentions d'urine : la dofe en eft depuis un fcrupule jufqu'à une dragme. *Vertus des cloportes préparés. Dofe.*

* Il eft à remarquer que, fi l'on a préparé par la maniére que nous venons de dire feize onces de cloportes, elles ne péferont étant féches, que fept onces & demie.

CHAPITRE XLVI.

De la préparation du Sang de Bouc.

CETTE préparation confifte à faire fécher doucement le fang de Bouc, pour le pouvoir garder & réduire en poudre, quand on voudra.

On fera nourrir à la maifon pendant un mois un bouc d'âge moyen, avec la pimprenelle, l'ache, le perfil, la mauve & le faxifrage; on lui fera enfuite ouvrir les artères, & on ramaffera le fang qui en coulera, on le laiffera raffeoir, puis en ayant féparé la férofité, on le fera fécher au foleil, ou à une chaleur douce du feu.

Il eft fudorifique & apéritif, on en donne dans les pleuréfies, dans les fiévres malignes : La dofe en eft depuis un fcrupule jufqu'à quatre. *Vertus. Dofe.*

La nourriture choifie qu'on donne au bouc communique dans fon fang une bonne impreffion, en le rendant plus pur & plus fpiritueux.

* Plufieurs préférent au fang du bouc domeftique, celui du bouc fauvage qu'on trouve en Suiffe, & qu'on appelle *Bouc-Eftain.* On a donné le nom de *Bouquain* au fang de bouc préparé quel qu'il foit. *Préparation du fang humain.*

Le fang humain fe defféche de la même maniére, il faut prendre celui d'une perfonne faine qui ne fe fait faigner que par précaution.

Il eft réfolutif, il entre dans quelques remédes extérieurs. *Vertus.*

CHAPITRE XLVII.

De la Préparation des Vipéres.

CETTE préparation confifte à faire fécher les vipères pour les pouvoir garder & les mettre en poudre, quand on voudra.

On choifira des vipères les plus groffes & les plus vives au printemps & en automne, on en coupera la tête; on les écorchera & l'on en féparera les entrailles, on lavera les troncs dans de l'eau, on les attachera à une ficelle, & on les mettra fécher pendues en un lieu fec, on amaffera auffi les cœurs & les foies, & on les fera fécher de la même maniére.

Prépara-tion de la graiſſe de viperes. On ſéparera la graiſſe des inteſtins, on la fera fondre doucement dans une écuelle ſur un peu de feu, on la coulera avec expreſſion au travers d'un linge fin pour la purger de ſes membranes, & étant refroidie, on la verſera dans une bouteille de verre pour l'y garder ; elle eſt liquide comme de l'huile à cauſe de la quantité du ſel volatil qu'elle contient, qui excéde de beaucoup celui des graiſſes des autres animaux.

Moyen pour con-ſerver les viperes. Quand on veut conſerver long-temps entiers les troncs, les cœurs & les foies des viperes ſecs, il eſt bon de les oindre légérement avec du baume du Perou, car il empêche que les vers ne s'y mettent.

Poudre de viperes. La poudre de viperes ſe fait tantôt en pulvériſant les troncs de viperes ſeuls, & tantôt en y ajoûtant leurs foies & leurs cœurs, elle eſt meilleure de cette derniere maniere, mais elle ne peut pas être gardée ſi long-temps, que quand on la fait avec les troncs ſeuls, à cauſe que les foies & les cœurs étant graiſſeux ou huileux, la font rancir & les vers s'y engendrent.

Vertus. La poudre de viperes eſt propre pour purifier le ſang, pour chaſſer les mauvaiſes humeurs par la tranſpiration, pour réſiſter au venin, pour les fiévres inrermittentes, *Doſe.* pour la fiévre maligne, pour la petite vérole, pour la peſte : La doſe en eſt depuis huit grains juſqu'à deux ſcrupules.

Béʒoard animal. Le foie & le cœur mis enſemble en poudre, ſont ce qu'on appelle *Béʒoard ani-mal* : la doſe en eſt depuis ſix grains juſqu'à un ſcrupule.

Doſe. *Vertus de la graiſſe de viperes.* La graiſſe de viperes eſt propre pour raréfier les humeurs, pour exciter la tranſpiration ; on en donne dans les fiévres malignes, dans la petite vérole : la doſe en eſt depuis une goutte juſqu'à ſix ; on s'en ſert auſſi extérieurement pour réſoudre *Doſe.* les tumeurs ; il en entre dans l'emplâtre de Vigo.

Quand la vipere eſt morte, elle n'a plus aucun venin, comme l'expérience le démontre ; il n'eſt point beſoin de ſe ſervir des précautions inutiles des Anciens, pour corriger une qualité imaginaire qu'ils diſent reſter dans les chairs de cet animal, il ſuffit de la faire ſécher, afin qu'on la puiſſe mettre en poudre ; jai parlé plus au long de la vipere & de ſes préparations dans mon Livre de Chymie : c'eſt-là où je renvoie le Lecteur pour en ſçavoir davantage.

prépara-tion des ſerpents. Les ſerpents peuvent être préparés de la même maniere, mais ils n'ont pas tant de vertu que les viperes.

CHAPITRE XLVIII.

Préparation de la Corne de Cerf, de l'Ivoire, du Crâne Humain, du Pied d'Eland & des Os des Animaux.

CES parties d'animaux ne contenant rien de malin, & leur ſubſtance étant d'une nature à ſe diſſoudre aiſément dans l'eſtomac, elles n'ont point beſoin d'autre préparation que de celles d'être rapées & pulvériſées ſubtilement, mais comme on a voulu rafiner, croyant mieux faire, on a inventé la préparation ſuivante.

Calcina-tion de la corne de cerf. Prenez quelqu'une de ces matieres, par exemple, la corne de cerf, faites la ſcier par petits morceaux, mettez-la brûler dans le feu & calciner, juſqu'à ce qu'elle ſoit réduite en une eſpéce de chaux blanche & ſpongieuſe ; c'eſt ce qu'on appelle *Corne de cerf calcinée en blancheur.*

Les

Les Alchymiftes ont encore voulu raffiner fur cette calcination , ils ftratifient le morceaux de corne de cerf avec de la brique & du charbon allumé , afin de faire prendre une impreffion & une couleur de brique à la corne de cerf , pendant qu'elle brûle , comme fi cette terre pouvoit lui communiquer quelque qualité ; ils appellent la corne de cerf brûlée de cette maniere , *Corne de cerf philofophiquement calcinée ou préparée.* Ce nom fi relevé lui eft donné à l'occafion des briques qui font la principale matiere des fourneaux , dans lefquels les Alchymiftes travaillent à leur prétendue Pierre Philofophale. *(Corne de cerf philofophiquement préparée.)*

Après que la corne de cerf a été fuffifamment calcinée , on la broie bien fubtilement fur un porphyre avec un peu d'eau , puis on la forme en petits trochifques qu'on met fécher pour les garder , c'eft ce qu'on appelle *Corne de cerf préparée :* elle a été rendue alkaline par la calcination. *(Corne de cerf préparée.)*

Elle eft propre pour arrêter le cours de ventre , les hémorrhagies , les gonorrhées , pour adoucir les acides de l'eftomac : La dofe en eft depuis un demi fcrupule jufqu'à une dragme. *(Vertus. Dofe.)*

Par ces préparations l'on rend les parties des animaux alkalines & plus aftringentes qu'elles n'étoient , mais en même temps on détruit ce qu'elles ont de meilleur , car on laiffe diffiper par le feu , leur fel volatil & leur huile , dans lefquels confiftoit leur principale vertu , & il ne refte proprement qu'une tête morte à laquelle les Anciens Médecins attribuent des vertus cordiales , céphaliques , fudorifiques , alexitaires , comme fi la calcination n'avoit fait qu'ouvrir ces matieres pour rendre leur qualité plus exaltée.

Les Modernes préparent la corne de cerf par une méthode beaucoup plus raifonnable fans détruire leur vertu. *(Préparation de la corne de cerf.)*

Ils font couper les cornes de cerf en morceaux , il les attachent dans les chapiteaux des alambics où ils font diftiller les herbes aromatiques , céphaliques ou cordiales , afin que ces morceaux de corne de cerf s'empreignent des efprits des herbes , & enfuite ils les retirent pour s'en fervir.

Cette préparation ne peut donner qu'une bonne impreffion à la matiere , mais comme l'on n'a pas toûjours la commodité de ces diftillations , on peut fe contenter de raper la corne de cerf & de la pulvérifer fubtilement comme il a été dit.

On fera de même à l'égard du crâne humain , mais il faut choifir celui d'une perfonne morte de mort violente , on le rompra par morceaux , & on le fera fécher afin qu'il puiffe être mis en poudre. *(Préparation du crâne humain.)*

Il eft propre contre l'épilepfie , la paralyfie , l'apoplexie , & les autres maladies du cerveau : La dofe en eft depuis demi-fcrupule jufqu'à deux fcrupules. *(Vertus. Dofe.)*

Le crâne d'une perfonne morte d'une mort violente & prompte eft meilleur pour les remédes , que celui d'une perfonne morte de maladie longue , ou qui auroit été tiré d'un cimetiere , parce que ce premier a retenu prefque tous fes efprits , au lieu qu'ils ont été épuifés en l'autre , foit par la maladie , foit dans la terre.

On prépare ordinairement l'ivoire comme la corne de cerf , par la calcination , en une matiere blanche qu'on appelle *Spodium.* Il y a les mêmes abus en cette préparation qu'en celle de la corne de cerf , parce que tous les principes actifs & effentiels fe font diffipés par le feu , mais on fe fert de cet ivoire brûlé comme d'une matiere alkaline qui a les mêmes vertus que la corne de cerf brûlée. Quand on aura befoin de la vertu cordiale de l'ivoire , il faudra fe contenter , pour toute préparation, de le raper & de le mettre en poudre. *(Préparation de l'ivoire. Spodium.)*

R

On doit auſſi raper le pied d'éland & les os , ſi l'on veut les mettre en poudre ;
mais il n'eſt point néceſſaire d'en faire aucune préparation.

CHAPITRE XLIX.

Préparation des Hirondelles.

ON tirera de leurs nids des petits d'hirondelles vivants , on les égorgera & l'on
fera répandre leur ſang ſur leurs aîles, on les ſaupoudrera d'un peu de ſel commun en poudre , & on les mettra calciner dans un pot de terre bien bouché au milieu des charbons ardents pendant environ une heure , on retirera enſuite le pot , &
l'ayant laiſſé refroidir , on le débouchera & l'on ramaſſera une matiere brune qu'on
trouvera dedans , laquelle on reduira en poudre ſubtile.

Vertus,
Doſe.
    Elle eſt propre pour exciter l'urine , pour chaſſer la pierre , la gravelle : La doſe en
eſt depuis demi-ſcrupule juſqu'à demi-dragme.

REMARQUES.

Quelque bien qu'on bouche le pot, on ne ſçauroit calciner les hirondelles qu'on
ne faſſe diſſiper le ſel volatil qui fait le meilleur de leur vertu ; ainſi je trouve que
cette préparation a été mal inventée , il vaudroit mieux pour toute préparation ſe
contenter de faire ſécher au four les petits des hirondelles & les réduire en poudre

---

CHAPITRE L.

Des Préparations de l'Eponge & du Poil de Liévre.

ON prépare les éponges en deux manieres , pour des uſages bien différents , car
l'une eſt deſtinée pour la bouche , l'autre pour les plaies ; la premiere prépara-

Calcina-
tion des é-
ponges.
    tion ſe fait ainſi : On lavera bien ces éponges dans de l'eau & on les fera ſécher, on
les mettra dans un pot de terre qui ne ſera point verni en dedans , on bouchera le
pot exactement & on l'entourera de charbons , pour faire calciner la matiere pendant une heure , ou juſqu'à ce qu'elle ſoit réduite en une matiere brune , on retirera
le pot du feu , on remaſſera cette matiere , on la pulveriſera ſubtilement , on la
gardera.

Vertus.
Doſe.
    Elle eſt bonne pour le goître , pour le ſcorbut , elle eſt apéritive : La doſe en eſt
depuis ſix grains juſqu'à un ſcrupule.

On prépare de la même maniere le poil de liévre.

La cendre d'éponge ou l'éponge calcinée contient un ſel fixe en quoi conſiſte ſa
vertu.

Vertus des
poils de lié-
vre.
    Pour les poils de liévre , ils perdent dans la calcination leur ſel qui eſt volatil ,
& il ne leur reſte pas grande vertu ; on les donne pour exciter l'urine : La doſe en
eſt depuis demi-ſcrupule juſqu'à demi-dragme.

L'autre préparation de l'éponge ſe fait par la méthode ſuivante.

Prépara-
tion de l'é-
ponge pour
les plaies.
    On coupera avec des ciſeaux , par petits morceaux le plus menu qu'il ſe pourra,
de l'éponge fine & bien nette , on la mêlera avec de la cire jaune qu'on aura mis
fondre ſur le feu , on remuera le mélange avec une eſpatule , & quand il ſera preſ-

que refroidi, on le mettra dans un linge à la preſſe, pour en faire une forme de gâteau, on le retirera de la preſſe, on en ſéparera, pendant qu'il ſera encore un peu chaud, le linge & la cire qui ſera paſſée au travers & l'on aura l'éponge préparée ; elle eſt propre pour déterger & pour abſorber les ſéroſités âcres qui abreuvent les plaies & qui entretiennent le mal, on y en met des petits morceaux.

Vertus.

CHAPITRE LI.

De la Préparation du Cachou.

CETTE préparation conſiſte à rendre le cachou moins amer, plus agréable au goût, odorant & en petits grains faciles à tenir dans la bouche.

On pulvériſera & l'on mêlera enſemble deux onces de cachou avec une once de ſucre candi, un grain de muſc & autant d'ambre gris, on incorporera la poudre en pâte dure avec une quantité ſuffiſante de mucilage de gomme adraganth tiré en eau de fleurs d'oranges, pour en faire une maſſe qu'on formera en petits grains longuets, leſquels on fera ſécher, & on les gardera dans une boëte cloſe.

Le cachou préparé eſt bon pour fortifier l'eſtomac, pour exciter l'appétit, pour donner bonne bouche, pour réſiſter au mauvais air ; l'on en met trois ou quatre grains dans la bouche, & on les y laiſſe fondre doucement.

On peut augmenter la doſe du muſc & de l'ambre ſelon qu'on le jugera à propos, mais les perſonnes ſujettes aux vapeurs doivent faire retrancher ces aromates de la compoſition, parce qu'ils cauſent ſouvent des accidents fâcheux qui ſeroient capables de produire plus de mal que le reméde ne feroit de bien.

Vertus.

CHAPITRE LII.

De l'Oleoſaccharum *ou* Elæoſaccharum

L'OLEOSACCHARUM, comme le mot le porte, eſt une huile ou eſſence incorporée dans du ſucre candi en poudre, on en peut préparer d'autant d'eſpéces qu'on a de ſortes d'huiles.

On prend donc, par exemple, une dragme d'eſſence de cannelle, on la mêle exactement dans un mortier de marbre ou de verre, avec quatre onces de ſucre candi réduit en poudre bien ſubtile, on enferme le mélange dans une bouteille de verre, afin qu'il conſerve ſon odeur.

Oleoſaccharum de cannelle.

Il réjouit le cœur, il fortifie le cerveau & l'eſtomac, il répare les forces abattues, il excite les mois aux femmes : La doſe en eſt depuis un ſcrupule juſqu'à deux dans quelque liqueur appropriée.

Vertus. Doſe.

REMARQUES.

Comme les eſſences ou huiles ne ſe diſſolvent point dans les liqueurs aqueuſes, à cauſe de la diſproportion des parties qui le compoſent ; on a inventé cette préparation à deſſein de diviſer & raréfier tellement les parties de l'eſſence par le ſucre candi, qu'elles puiſſent être en état de ſe diſſoudre dans telle liqueur qu'on voudra ; c'eſt ce qui arrive auſſi ; car le ſucre candi ſert d'un interméde entre la liqueur & l'huile pour les unir.

L'effence donne , à la vérité, une couleur blanchâtre dans les liqueurs aqueufes , où l'on a diffous l'*oleofaccharum* , mais elle ne fe ramaffe point.

On n'a pas befoin de mettre les effences en *oleofaccharum* , quand on veut les mêler dans des liqueurs fulfureufes, comme dans l'eau-de-vie , dans l'efprit-de-vin , car elles s'y lient facilement , étant de fubftance homogene avec ces efprits.

CHAPITRE LIII.

De la préparation du Cryftal & des Cailloux.

COMME le cryftal & les cailloux font trop durs pour être mis en poudre par la maniere ordinaire, on a recours à la préparation fuivante.

On prend, par exemple , du cryftal la quantité qu'on veut , on le met rougir dans le feu , puis on l'éteint dans de l'eau froide; quand il eft refroidi, on regarde s'il eft attendri & s'il fe rompt facilement ; s'il eft encore trop dur, on le remet rougir au feu , & on l'éteint dans de l'eau froide comme auparavant , il devient friable ; on le pulvérife alors groffiérement dans un mortier , & on le broie fur un porphyre avec un peu d'eau de verveine pour le rendre impalpable ; on en forme de petits trochifques qu'on fait fécher ; c'eft le cryftal préparé.

<table><tr><td>Vertus.
Dofe.</td><td>On l'eftime propre à exciter le lait aux nourrices : La dofe en eft depuis fix grains jufqu'à deux fcrupules.</td></tr></table>

REMARQUES.

On jette le cryftal rougi , dans l'eau froide, afin que fe refroidiffant tout d'un coup, fes parties ne fe rejoignent point auffi exactement qu'elles l'étoient.

Les cailloux font plus durs , ils demandent une plus longue préparation que le cryftal ; quelques-uns le font éteindre dans du vinaigre , les autres dans une diffolution de fel ammoniac.

Ils font eftimés bons pour faire fortir la pierre & la gravelle du rein & de la veffie , mais ils me paroiffent bien plus propres à en produire qu'à en ôter.

CHAPITRE LIV.

De la Préparation de la Pierre-Ponce , appellée en Latin Pumex.

CETTE préparation confifte à nettoyer la pierre-ponce de quelqu'impureté qu'elle pourroit avoir , & de l'attendrir avec du lait de vache, pour la pouvoir pulvérifer bien fubtilement.

On fera rougir dans le feu telle quantité qu'on voudra de pierre - ponce , on l'éteindra dans du lait de vache, on la broiera fur le porphyre , & on la formera en petits trochifques pour la faire fécher.

<table><tr><td>Vertus.</td><td>On l'eftime propre pour abforber les acides de l'eftomac, pour arrêter les cours de ventre & pour blanchir les dents.</td></tr></table>

CHAPITRE LV.

De la Préparation de la Terre de Vitriol.

CETTE préparation confiste à dépouiller le colcothar de son sel.

On prendra la quantité qu'on voudra du colcothar qui reste après la distillation de l'huile de vitriol, on le mettra dans une terrine, on versera dessus beaucoup d'eau chaude & on l'y laissera tremper neuf ou dix heures ; on filtrera la liqueur, & l'on mettra sur la matiére, autant de nouvelle eau chaude que devant, on la laissera infuser quelques heures, puis on filtrera la liqueur, on continuera ces lotions jusqu'à ce qu'elles se retirent insipides, on fera alors sécher la terre rouge qui restera & on la gardera.

Elle est astringente & fortifiante ; elle arrête le sang étant appliquée sur les plaies. *Vertus.*

R E M A R Q U E S.

Si après avoir filtré vos lotions, vous en faites évaporer l'humidité dans un plat de terre, vous aurez le sel de vitriol. *Sel de vitriol.*

Il est vomitif : La dose en est depuis un scrupule jusqu'à une dragme. *Vertu. Dose.*

Quand la terre de vitriol a été gardée quelque temps à l'air, elle reprend de nouveau sel, soit parce que l'acide de l'air s'y introduit, soit parce que celui qui étoit comme enveloppé dans la matiére, se développe par la fermentation. Quand cette terre est bien enveloppée & enfermée, elle demeure plus long-temps douce & insipide.

CHAPITRE LVI.

De la Préparation de l'Alun de Plume & de la Pierre Amiante.

CETTE préparation n'est qu'une calcination qu'on donne à l'alun de plume, & à la pierre amiante pour les réduire en poudre.

On mêlera ensemble une partie d'alun de plume, ou de pierre amiante, & deux parties de sel commun ; on mettra le mélange dans un creuset qu'on placera au milieu d'un grand feu de charbon pour faire fondre le sel, on continuera cette calcination pendant sept ou huit heures, puis on versera le tout dans de l'eau froide, le sel s'y dissoudra & l'on trouvera l'alun de plume en poudre au fond du vaisseau, on le lavera plusieurs fois, & on le gardera.

Il est employé pour embellir la peau, on en mêle deux dragmes dans une once de pommade. *Usage.*

R E M A R Q U E S.

Le feu seul coule sur l'alun de plume & sur la pierre d'amiante, sans y faire d'impression ni sans les diviser, il faut lui aider à pénétrer ces mixtes, qui sont des espéces de talc, par le moyen d'un sel. *Vertus.*

L'alun de plume préparé ne s'attache guére à la peau, à cause de sa substance graisseuse.

CHAPITRE LVII.

De la Préparation ou Purification de plufieurs Gommes qu'on ne peut mettre aifément en poudre , comme du Galbanum , de la Gomme Ammoniac , de l'Opopanax , du Sagapenum.

ON prendra la quantité qu'on voudra d'une ou de plufieurs de ces gommes, on les écrafera par petits morceaux , & on les mettra tremper quelques heures dans du vinaigre , on les y fera fondre fur un petit feu, on paffera la diffolution par une étamine avec forte expreffion, on remettra le marc dans de nouveau vinaigre fur le feu pour achever de diffoudre le refte de la gomme , on coulera la diffolution comme auparavant , & on la mêlera avec l'autre dans une terrine qu'on placera fur le feu, pour en confumer l'humidité jufqu'à la confiftance d'emplâtre , & l'on aura les gommes pulvérifées.

Elles font propres pour ramollir , pour réfoudre , pour aider à la fuppuration , pour abattre les vapeurs , on les applique fur le nombril & fur les tumeurs.

R E M A R Q U E S.

On fe fert quelquefois d'autres diffolvants que du vinaigre commun pour purifier les gommes , car on tâche toûjours d'approprier ces liqueurs aux effets qu'on demande, ainfi l'on emploie tantôt le vinaigre fcillitic, tantôt le vin , tantôt les fucs des plantes , mais il vaut beaucoup mieux, quand on le peut, mettre les gommes en poudre avec leurs impuretés , que de les préparer, parce que dans la purification on laiffe échapper beaucoup des fels volatils & fubtils, qui font la principale vertu de ces gommes ; ce qu'il eft facile de reconnoître par l'odeur forte & pénétrante qu'on en reffent ; de plus le vinaigre fixe ou modère la volatilité de ce qui refte , enforte qu'il en diminue la vertu.

Quand on veut pulvérifer ces gommes , il faut choifir les plus belles & les plus nettes en larmes, & les faire fécher doucement entre deux papiers au foleil ou au feu, il eft facile de les mettre en poudre , quand elles font mêlées avec beaucoup d'autres drogues comme dans la poudre de la thériaque.

CHAPITRE LVIII.

Des Sucs.

LES fucs font des liqueurs qu'on tire des végétaux par incifion ou par expreffion ; on en tire auffi des animaux, mais on leur donne d'autres noms.

Origine du fuc des plantes.

Le fuc fert pour la nourriture, & pour la fubfiftance du végétal aux mêmes ufages que le chyle , la lymphe & le fang fervent à celles de l'animal. Son origine vient d'une humeur de la terre, qui étant pouffée par la chaleur du foleil, & entrant par les pores de la racine, monte dans les fibres de la plante, où elle circule dans tous les endroits néceffaires pour fa nourriture & pour fon accroiffement.

Maniére de tirer le fuc par incifion.

Le fuc qui fe tire par incifion eft plus pur & meilleur que celui qu'on retire par expreffion, parce que la preffe fait couler beaucoup de parties terreftres avec la liqueur. Pour avoir le fuc par incifion, on fait des taillades ou incifions à la plante ou à fa racine, & il fort peu à peu par ces ouvertures une humeur qu'on fait évaporer au foleil ou à une chaleur très-lente. C'eft de cette maniere qu'on prépare l'aloës fuccotrin, la fcammonée, le fang-dragon.

Les fucs fe tirent par expreffion en pilant la plante ou quelqu'une de fes parties, dans un mortier, & l'exprimant fortement, il en fort une liqueur qu'on peut faire par la chaleur du foleil ou par le feu. De cette maniere, on prépare l'aloës caballin, le méconium que nous appellons *Opium*, l'acacia, l'hypociftis, l'élaterium.

On tire davantage de fuc de la plante, fi, avant que de l'exprimer, on la laiffe pilée quelques heures en digeftion, que fi on l'exprime dès qu'elle eft pilée, parce que dans la digeftion le fuc fe détache, fe raréfie & devient moins vifqueux.

On a plus de peine à tirer le fuc des plantes vifqueufes, comme de la bourrache, de la buglofe, que des autres, il eft bon de les faire chauffer avant que de les exprimer.

Plufieurs plantes font naturellement fi fucculentes, qu'on eft obligé de les arrofer de quelque liqueur appropriée à leur vertu, lorfqu'on en veut tirer le fuc, telles font la petite centaurée, la verge d'or, l'armoife, l'euphraife & plufieurs racines.

Quand on veut garder les fucs en liqueur, il faut les dépurer, foit en les faifant bouillir un bouillon, & en les coulant, foit en les laiffant repofer un jour ou deux au foleil, & en les féparant enfuite par inclination de leur fédiment, puis on en remplira des bouteilles jufqu'au col, y ajoûtant un peu d'huile d'amande ou autre, à la hauteur de deux doigts; cette huile bouchant le paffage à l'air extérieur, empêche qu'il ne fe faffe de fermentation dans le fuc, & par conféquent de corruption; on peut le garder bon par ce moyen du moins une année.

Suc de Régliffe noir.	Succus liquiritiæ niger.
♃ De l'extrait de régliffe,　　℔ ij. Du fucre blanc,　　℔ ß. Des gommes adraganth & Arabique, aã. ℥ iv. Mélez le tout pour en former de petits bâtons ou des paftilles felon l'art.	♃ *Extracti liquiritiæ,*　　℔ ij. *Sacchari albi,*　　℔ ß. *Gummi tragacanthi & Arabici, aã.*　℥ iv. *Mifce, fiat maffa ex quâ formentur baculi vel rotulæ S. A.*

REMARQUES.

Pour faire l'extrait de régliffe, on ratiffera & l'on concaffera une bonne quantité de régliffe verte ou féche, & l'ayant féparée par filaments, on la mettra dans une grande terrine, on verfera deffus beaucoup d'eau chaude, on la laiffera en digeftion fur un petit feu pendant fept ou huit heures, on coulera l'infufion avec expreffion, on remettra tremper le marc dans de nouvelle eau chaude, & l'on coulera l'infufion comme devant, on mêlera les colatures enfemble, & l'on en fera évaporer l'humidité fur un feu modéré jufqu'à la confiftance d'extrait; on le gardera dans un pot.

C'eft le meilleur extrait de régliffe qu'on puiffe faire, mais il ne peut pas être gardé en forme de bâtons ni des paftilles, à caufe qu'il s'humecte trop facilement; de plus il a un goût un peu trop âcre & peu agréable.

Pour pouvoir donc lui donner la forme qu'on voudra, & pour lui procurer un goût agréable, on y mêlera les gommes & le fucre marqués dans la defcription. On concaffera pour cet effet des gommes Arabique & adraganth, de chacune quatre onces, on les mettra tremper chaudement dans environ trois livres d'eau jufqu'à ce qu'elles fe foient fondues en mucilage, on paffera le tout par un tamis propre, on mêlera ce qui fera paffé avec la demi-livre de fucre & les deux livres d'extrait de réglilfe dans une terrine ; on fera évaporer l'humidité du mélange à petit feu, l'agitant continuellement avec une efpatule, jufqu'à ce qu'il foit réduit en une confiftance d'extrait ou de pâte dure ; on le formera alors en bâtons ou en paftilles, ce fera un fuc de réglilfe facile à garder.

Vertus. Il eft bon pour le rhume, pour faciliter le crachat, pour adoucir les âcretés de la poitrine, on en lailfe fondre un petit morceau dans la bouche.

Les gommes adraganth & Arabique qui entrent dans cette compofition, rendent le fuc de réglilfe plus glutineux qu'il ne feroit étant feul fans mélange ; elles lui donnent aulfi une meilleure qualité pour adoucir & embarralfer les férofités âcres qui tombent par la trachée-artère fur les poumons.

Suc de réglilfe de Blois. On débite chez les Marchands certain fuc de réglilfe dont on veut que l'origine vienne de Blois, il eft tellement rempli de gomme Arabique, qu'il ne contient prefqu'autre chofe : on pourroit à plus jufte titre l'appeller *gomme glycyrrhifée*, que fuc de réglilfe ; il eft formé en long bâton plat, large d'un doigt, de couleur brune. Pour le préparer, on fait une forte décoction de réglilfe, dans laquelle l'on met fondre fur le feu beaucoup de gomme Arabique concalfée & un peu de fucre, on coule la liqueur, & l'on en fait confumer l'humidité jufqu'à ce qu'elle foit en confiftance requife pour en former des bâtons. L'avarice a eu fans doute beaucoup de part à l'invention de cette efpéce de fuc de réglilfe, car la gomme Arabique étant à bon marché, il coûte peu à faire, & on le vend cher ; mais quoiqu'il contienne peu d'extrait de réglilfe, il ne lailfe pas d'avoir fes vertus, car comme la gomme Arabique eft glutineufe ou mucilagineufe, elle adoucit les âcretés du gofier, & modère la toux.

On nous apporte d'Efpagne beaucoup de fuc de réglilfe en petits pains noirs que les Droguiftes vendent, mais il eft le plus fouvent graveleux & rempli d'ordures.

Suc de réglilfe pour les chevaux. *Les Maréchaux emploient aulfi le fuc de réglilfe pour le rhume de leurs chevaux, mais c'eft après l'avoir mêlé avec beaucoup d'autres drogues échauffantes, comme on le peut voir dans le Parfait Maréchal fait par M. Soleyfel.

Suc de Réglilfe blanc.	**Succus liquiritiæ albus.**
♃ Du fucre très-blanc & très-fin, ℔ j.	♃ *Sacchari albilfimi,* ℔ j.
De l'amydon, ℨ ij.	*Amyli,* ℨ ij.
De la réglilfe bien ratilfée & pulvérifée, ʒ vj.	*Pulveris liquiritiæ mundatæ,* ʒ vj.
De l'iris de Florence, ʒ ß.	*Ircos Florentinæ,* ʒ ß.
De la gomme adraganth, ʒ ij.	*Gummi tragacanthi,* ʒ ij.
Du mufc & de l'ambre gris, aã. gr. j.	*Mofchi, ambra grifea, aã.* gr. j.

Que tout cela foit mis en poudre & mêlé, puis avec une fuffifante quantité de mucilage de gomme adraganth tiré dans de l'eau de rofes, qu'on en falfe une pâte ferme dans un mortier de marbre, dont on formera des bâtons ou des paftilles qu'on fera fécher à l'ombre, & qu'on gardera pour l'ufage.

Pulverentur omnia, mifceantur, & cum f. q. mucaginis gummi tragacanthi in aquâ rofarum extractæ, fiat in mortario marmoreo pafta folidior ex quâ formentur rotulæ vel baculi in umbra ficcandi & ad ufum fervandi.

R E M A R Q U E S.

On prendra une livre de fucre royal & deux onces d'amydon bien blanc, on les pulvérifera enfemble, on ratilfera fix dragmes de belle réglilfe féche, on la mettra en poudre avec demi-once d'iris de Florence ; on choifira deux dragmes de belle gomme adraganth, bien blanche & bien nette, on la réduira en poudre dans un mortier de bronze qu'on aura fait chauffer ; on mettra un grain d'ambre gris & autant de mufc dans un mortier de marbre, on les pulvérifera avec un peu de fucre,

&

l'on y mêlera toutes les poudres. On mettra tremper environ trois dragmes de gomme adraganth, belle, blanche & nette, concassée dans quatre onces d'eau-rose pour faire un mucilage épais, on en prendra la quantité qu'il faudra pour incorporer la poudre en pâte dure, & l'on en formera des rotules, ou de petits bâtons, qu'on mettra ensuite sécher à l'ombre; c'est le suc de réglisse blanc.

Il est employé pour les maladies de poitrine, pour l'asthme, pour exciter le crachat; il n'a pas tant de vertu que le précédent; mais à cause de son goût agréable il est beaucoup plus usité, il est fort improprement appellé *suc de réglisse*, puisqu'il n'y entre qu'un peu de réglisse en poudre. Vertus.

La gomme adraganth qu'on mêle dans cette composition ne sert pas seulement à lier les autres drogues & à durcir la pâte; elle est bonne pour la poitrine, car elle agglutine & adoucit par son mucilage la sérosité salée qui descend du cerveau, & elle fait cracher plus aisément; l'amydon y est mis pour la même intention; la poudre d'iris atténue les phlegmes qui sont trop épais, & avec le musc & l'ambre elle donne une bonne odeur à la composition; ceux, qui sont sujets aux vapeurs, peuvent faire retrancher le musc & l'ambre. Effet de la gomme adraganth.

On doit laisser fondre le suc de réglisse fort doucement dans la bouche, afin qu'il ait le temps d'humecter la poitrine en passant.

CHAPITRE LIX.

Du Rob, du Sapa & du Defrutum.

ROB, ou Robub, est un nom Arabe, par lequel on entend le suc de quelque fruit que ce soit, cuit en consistance de miel. Robub.

Le nom de *sapa* ne se donne qu'au moût ou suc de raisins cuits; on peut aussi l'appeller *rob*, car le sapa en est une espéce. Sapa.

Le *defrutum* n'est autre chose que le suc des raisins évaporé à diminution seulement de la troisiéme partie. Quand on le met fermenter dans un tonneau, il s'en fait un vin de liqueur, qu'on appelle *vin cuit*. Defrutum.

Rob, ou *Résiné*.	Rob, *seu* Sapa.
℞ Du suc de raisins blancs bien mûrs, & nouvellement exprimé, ℔ xx.	℞ *Succi uvarum albarum perfectè maturarum recenter expressi,* ℔ xx.
Faites-les cuire à petit feu dans un vaisseau de terre vernissé jusqu'à consistance de miel.	*Coque igne lento in vase fictili vitreato donec consistentiam mellis acquirant.*

REMARQUES.

Il faut faire évaporer le moût ou suc de raisins blancs dès qu'il a été exprimé, car si on le laissoit fermenter quelque temps, il changeroit de nature, en ce qu'il se convertiroit en vin, & il en sortiroit des esprits dans l'évaporation; on mettra ce suc dans une grande terrine ou dans un pot de terre vernissé, on placera le vaisseau sur un feu médiocre, & l'on en fera évaporer l'humidité jusqu'à consistance de miel, c'est ce qu'on appelle vulgairement *raisiné*; l'on y ajoûte quelquefois du sucre, du coing, de la cannelle, du girofle, pour le rendre plus agréable au goût.

Le sapa est employé pour les petits chancres qui naissent dans la bouche, il les déterge & il les guérit; on s'en sert aussi en aliment, & principalement lorsqu'on y ajoûte le sucre & le coing.

S

Robs de coings, de berbéris, de fureau, de verjus, de cerifes, de cornes ou cornouilles.

On prépare de la même maniere les robs de coings, de grofeilles, de berberis, de baies de fureau, de verjus, de cerifes, de cornes ou cornouilles.

Rob de Mûres, autrement dit, Diamorum *fimple.*	Rob Mororum *feu* Diamorum fimplex.
♃ Du fuc de mûres cultivées bien dépuré, ℔ iv.	♃ *Succi mororum domefticorum depurati,* ℔ iv.
Du miel bien écumé. ℔ ij.	*Mellis defpumati,* ℔ ij.
Que cela foit cuit jufqu'à une confiftance raifonnable.	*Coquantur ad juftam confiftentiam.*

R E M A R Q U E S.

On aura des mûres cueillies avant leur parfaite maturité, on les pilera dans un mortier de marbre, l'on en tirera le fuc qu'on laiffera dépurer un jour ou deux au foleil, puis on le paffera par un blanchet, on en mêlera deux parties avec une partie de miel dans un plat de terre verniffé, & on les fera évaporer à un feu médiocre jufqu'à confiftance de miel ; ce fera le rob de mûres fimple, qu'on gardera dans un pot. Il eft bon pour les inflammations de la gorge, pour les apthes qui viennent au palais & à la langue.

Vertus.

On pourroit au lieu de mûres domeftiques fe fervir de mûres fauvages. Quelques-uns retranchent le miel de ce rob, mais il en eft moins agréable.

Rob de Mûres, autrement dit, Diamorum *compofé.*	Rob Mororum *feu* Diamorum compofitum.
♃ Des fucs de mûres domeftiques & fauvages bien dépurés, & du miel bien écumé, aã. ℔ ij.	♃ *Succi mororum batinorum, id eft, rubi, & domefticorum depuratorum, mellis defpumati,* aã. ℔ ij.
Du fuc de raifins cuit, ℥ iij.	*Sapæ,* ℥ iij.
Du verjus, ℥ j.	*Omphacii,* ℥ j.
De la myrrhe & du fafran, aã. ʒ j ß.	*Myrrhæ, croci,* aã. ʒ j ß.
Faites de tout cela un rob f. a.	*Fiat rob S. A.*

R E M A R Q U E S.

Après avoir tiré les fucs des mûres domeftiques & fauvages, & les avoir dépurés, comme il a été dit, on les fera cuire avec le miel, le verjus & le fapa, jufqu'à confiftance de miel, puis on y mêlera la myrrhe & le fafran qu'on aura réduits en poudre bien fubtile, pour faire un rob qu'on gardera au befoin.

Vertus.
Dof.

Il eft propre pour déterger les phlegmes de la poitrine, pour faciliter la refpiration. La dofe en eft depuis une dragme jufqu'à demi-once.

Rob de Noix, autrement dit, Dianucum, ou Diacaryon *de Galien.*	Rob Nucum, Dianucum dictum ; *feu* Diacaryon, Galeni.
♃ Du fuc des écorces de noix vertes, tiré pendant les jours caniculaires, & bien dépuré, ℔ iv.	♃ *Succi corticum viridium juglandium diebus canicularibus extracti & depurati,* ℔ iv.
Du miel bien écumé. ℔ ij.	*Mellis defpumati,* ℔ ij.
Que tout cela foit cuit f. a. pour un rob.	*Coquatur ut artis eft ; F. rob.*

R E M A R Q U E S.

On ramaffera au mois de Juillet ou d'Août une bonne quantité d'écorces de noix vertes, on les pilera dans un mortier, & l'on en tirera le fuc, on le dépurera en lui faifant prendre un bouillon, & le paffant par un linge; l'on mêlera deux parties de ce fuc de noix avec une partie de miel écumé, on les fera cuire enfemble à un feu médiocre dans une terrine verniffée jufqu'à confiftance de miel, c'eft le rob de noix.

Il eft propre pour fortifier l'eftomac, pour faire fuer, pour réfifter au venin; La dofe en eft depuis une dragme jufqu'à demi-once.　　　　　*Vertus. Dofe.*

Si l'on ne pouvoit pas tirer aifément le fuc des écorces de noix vertes pilées, on les humecteroit avec de l'eau de noix diftillée, ou avec une forte décoction d'autres écorces de noix.

Rob de Véronique.	*Rob Veronicæ.*
♃ Du fuc de véronique bien dépuré, ℔ ij.	♃ *Succi veronica depurati,* ℔ ij
Du fucre, ou du miel bien écumé, ℔ j.	*Sacchari, vel mellis defpumati,* ℔ j.
Que cela foit cuit S. A.	*Coquantur S. A.*

R E M A R Q U E S.

On tirera le fuc de véronique à la maniére ordinaire, on le dépurera en le faifant légérement bouillir, & le paffant par un blanchet, on en mêlera deux parties avec une partie de miel ou de fucre dans une terrine verniffée, & l'on en fera confumer l'humidité à un feu médiocre jufqu'à confiftance de miel.

Ce rob eft propre pour les ulcères du poumon, pour l'afthme, pour faire uriner, pour purifier le fang; La dofe en eft depuis trois dragmes jufqu'à une once.　　*Vertus. Dofe.*

CHAPITRE LX.

Des Gelées.

LES Gelées, appellées en Latin *Gelatina*, parce qu'elles fe congélent au froid; ou quelquefois *Myva*, font des fucs de fruits, & de plufieurs parties d'animaux, qui ayant été privés par le feu d'une portion de leur humidité aqueufe, fe congélent en confiftance de colle; la caufe de ces congélations vient d'un mélange des fels volatils ou effentiels avec une portion d'huile, car les pointes des fels s'étant entrelaffées dans les parties rameufes de l'huile, elles y perdent leur mouvement, & arrètent la fluidité de l'huile & du phlegme qui s'y rencontrent. Plufieurs mucilages font proprement des gelées, comme ceux qu'on tire de la gomme adraganth, de la gomme Arabique, de la graine de coing.　　*Galatina; Myva.*　　*Caufe de la congélation des fucs.*

Tous les fucs ne fe convertiffent pas en gelée, il faut qu'il s'y rencontre une quantité fuffifante & une proportion de fel & d'huile. Les fruits, & les gommes entre les végétaux, étant la plûpart remplis de ces principes, donnent plus de gelée que les autres parties des végétaux, mais ils n'en rendent pas tous également. Les fruits d'où l'on en tire le plus, font les pommes, le verjus, le coing, la grofeille, l'abricot. Quant aux animaux, comme ils font remplis de fels volatils & d'huile, toutes leurs parties peuvent donner de la gelée, mais les unes plus que les autres.

Gelée de Coings.	*Myva, feu gelatina Cydoniorum.*
♃ Des coings qui ne foient pas encore mûrs, ℔ viij.	♃ *Cydoniorum nondùm maturorum,* ℔ viij.

Coupez-les par morceaux avec leur écorce & leur femence , & les faites bouillir dans dix pintes d'eau jufqu'à la confomption de la moitié ; coulez enfuite la décoction , & en exprimez le marc ; enfuite clarifiez la colature avec le blanc d'œuf & fix livres du meilleur fucre , & faites cuire la liqueur clarifiée fur un feu lent jufqu'à la confiftance de gelée.

Deindé fruftatim incide cum cortice & feminibus & in aquâ communis ℔ xx. decoque ad dimidiâ circiter partis confumptionem , decoctum cola , & cydonia exprime ; colaturam ovi albumine cum facchari optimi ℔ vj. clarifica , & clarum liquorem lento igne ad gelatinæ confiftentiam coque.

REMARQUES.

On aura des poires de coing qui n'aient point encore atteint une parfaite maturité , afin qu'elles foient plus aftringentes , on les effuiera avec un linge , on les coupera par morceaux , fans en féparer la peau ni les femences ; on les fera bouillir dans l'eau jufqu'à diminution de la moitié , on coulera la décoction avec forte expreffion , on y mêlera le fucre , on clarifiera le tout avec un blanc d'œuf , & l'ayant paffé par un blanchet ou par une chauffe de drap , on le fera cuire jufqu'à confiftance de gelée , ce qu'on connoîtra en mettant refroidir un peu de la liqueur fur une affiette ; on verfera alors cette gelée chaude dans des boëtes de bois plates , ou dans des vafes de verre ou de porcelaine , c'eft ce qu'on appelle *Cotignac*.

Cotignac.

Vertus

Il eft propre pour fortifier le cœur & l'eftomac , pour arrêter le cours de ventre , les hémorrhagies , pour aider la digeftion , pour arrêter le vomiffement ; La dofe en eft la groffeur d'une aveline , & davantage fi l'on veut ; c'eft une confiture agréable au goût , qu'on mange autant pour les délices que pour la fanté.

Gelée de pommes & d'abricots.

Les gelées de pommes de reinette & d'abricots fe font de la même maniere.

Aromatifation du Cotignac.

On peut aromatifer le cotignac en y jettant fur la fin de la cuiffon un nouet de linge fin , rempli de demi-once de cannelle & de deux dragmes de girofle concaffés ; on retirera ce nouet quand on fera prêt à verfer le cotignac dans les vaiffeaux deftinés pour le garder ; ceux qui aimeront le mufc & l'ambre pourront en ajoûter quelques grains dans le nouet.

Aromatifation du Cotignac , felon Méfué.

Méfué demande qu'on aromatife cette gelée de coing avec la cannelle & du cardamome , de chacun trois dragmes ; du girofle , du fafran , des trochifques de *gallia mofchata* , de chacun deux dragmes ; du gingembre , du maftic , du bois d'aloës & du macis , de chacun une dragme & demie ; du mufc , un fcrupule ; le tout enclos dans un nouet.

Mais cette grande diverfité de drogues rend la gelée dégoûtante , & elle n'a pas plus de vertu , que quand on l'aromatife en la maniere que j'ai marquée. Le même Auteur demande qu'on y ajoûte dix livres de vin , mais comme l'efprit s'en diffipe en bouillant , il ne peut pas communiquer une grande vertu à la gelée ; il peut à la vérité augmenter la couleur rouge qu'on demande dans le cotignac pour agrément , mais la peau & la femence du coing qu'on laiffe bouillir avec le refte , lui en donnent affez.

Cotignac laxatif.

On prépare un cotignac laxatif en mêlant dans la gelée , ou dans la marmelade de coing , avant qu'elle foit refroidie , de la fcammonée ou d'autres purgatifs ; j'en rapporterai une defcription en traitant des électuaires purgatifs.

Gelée de Grofeille.   Gelatina Ribefiorum.

℞ Du fuc de grofeilles ,   ℔ vj.
Du fucre blanc ,   ℔ iv.
Mêlez cela & le cuifez jufqu'à la confiftance de gelée.

℞ Succi ribefiorum ,   ℔ vj.
Sacchari albi ,   ℔ iv.
Mifce & coque ad confiftentiam gelatinæ.

REMARQUES.

On aura des grofeilles rouges mûres ; on les féparera de leur grappes vertes , on les écrafera dans un mortier de marbre , & l'on exprimera le fuc au travers d'un linge ; on mêlera ce fuc avec le fucre, on clarifiera le mélange avec un blanc d'œuf, on le paſſera par un blanchet, & on le fera cuire dans une baſſine jufqu'à la conſiſtance de gelée , on la verſera encore chaude dans des pots.

‍♦ Elle eſt propre pour arrêter les diarrhées, pour réjouir & fortifier le cœur ; on en prend à la cuiller ; elle eſt plus employée dans les aliments que dans la Méde-cine.

On peut faire de la même maniere la gelée de verjus.

Il faut laiſſer le moins de temps qu'on peut la gelée dans la baſſine hors du feu, quand elle eſt achevée , de peur qu'elle ne diſſolve par fon acide quelque légère portion du cuivre, qui lui donneroit un goût âcre & défagréable.

On prépare encore la gelée de grofeilles en la maniere fuivante.

On fait clarifier & cuire trois livres de fucre dans de l'eau commune jufqu'à conſiſtance de tablettes ; on y jette quatre livres de beaux grains de grofeilles dé-purés de leurs grappes vertes , on fait bouillir le tout dix ou douze bouillons, ou jufqu'à ce que les grofeilles foient crevées, fans pourtant les écrafer avec la cuiller ; on verfe la matiere bouillante fur un tamis de crin renverfé qu'on a placé dans un baſſin de faïance ou dans une terrine commune , on laiſſe paſſer la liqueur doucement, & l'on a une belle gelée qui a beaucoup plus le goût du fruit que la précédente , parce qu'elle n'a pas tant bouilli. Cette méthode vient de Tours , où les Dames excellent à faire les confitures, & principalement celle-ci, car la gelée de grofeilles de Tours eſt meilleure que les autres : il eſt vrai auſſi que les grofeilles de ce pays-là ont meilleur goût qu'ailleurs.

(marginal notes: Vertus. / Gelée de verjus, / Gelée de grofeilles de Tours.)

Gelée de Corne de Cerf.	Gelatina Cornu Cervi.
♃ De la raclure de corne de Cerf , ℔ ß.	♃ Rafura cornu cervi , ℔ ß.
Faites-la cuire à petit feu dans trois pintes d'eau commune, ou autant qu'il en faut , jufqu'à la conſiſtance de gelée.	Coque igne lento in aqua communis , ℔ vj. aut Q. S. ad conſiſtentiam gelatinæ , tunc cola & exprime , colaturam clarifica ovi al-bumine , tum adde.
Coulez enfuite la décoction & l'exprimez ; mê-lez-y une demi-livre du meilleur fucre, puis vous la clarifierez avec le blanc d'œuf, & vous y ajoû-terez quatre onces de vin blanc & une once de jus de citron, & la gelée fera faite.	Sacchari optimi , ℔ ß. Vini albi , ℥ iv. Succi citri , ℥ j. Fiat galatina S. A.

REMARQUES.

On mettra dans un pot de terre verniſſé la corne de Cerf rapée , on verfera deſſus fix livres d'eau, on couvrira le pot, & l'ayant placé proche du feu, on fera bouillir doucement la matiere jufqu'à la confomption d'environ les deux tiers de l'humidité ; on regardera alors, en faifant refroidir un peu de la liqueur fur une aſſiette, fi elle fe condenfe en gelée ; fi elle ne s'y prend point, on ajoûtera de nou-velle eau chaude dans le pot, & on continuera la coction jufqu'à ce qu'il fe foit fait une gelée, on la coulera avec forte expreſſion , on battra un blanc d'œuf avec le vin blanc & le fuc de citron, on y mêlera la gelée & le fucre ; on fera bouillir le tout légérement pour le clarifier, & l'on paſſera la liqueur par un blanchet ; c'eſt la gelée de corne de Cerf, qu'on laiſſera refroidir dans des pots de verre ou de faïance.

Vertus. Elle eft propre pour réfifter à la malignité des humeurs, pour arrêter les cours de ventre, le vomiffement, le crachement de fang ; elle reftaure les forces abattues ; elle nourrit & fortifie l'eftomac ; on en ufe à la cuiller, c'eft un reméde alimenteux.

La corne de Cerf ne peut être ramollie pour donner fa gelée, qu'elle n'ait bouilli long-temps. Il eft à propos que ce foit à petit feu, afin de conferver fon fel volatil, car fans lui il ne fe feroit point de gelée.

Quelques-uns ajoûtent dans la décoction fur la fin de la cuiffon un petit nouet rempli de graine de coing, afin que la gelée fe fige plus facilement, mais alors elle fe fait rougeâtre & trop ferme, au lieu qu'elle doit être claire, tranfparente & tremblante ; d'autres y ajoûtent un pied de veau, alors c'eft de la gelée de viande.

Le jus de citron & le vin blanc fervent pour clarifier la gelée, & pour lui donner un bon goût ; quelques-uns y font bouillir pendant la clarification un petit morceau de cannelle.

Quand on a verfé la gelée dans les pots, il faut les mettre dans un lieu frais & fec, afin qu'elle fe prenne plus facilement ; elle demeure quelquefois en été neuf ou dix heures à fe congeler, elle ne fe garde guére plus long-temps que la gelée de viande, c'eft pourquoi l'on n'en doit pas faire beaucoup à la fois.

On pourroit faire la gelée de Viperes de même que celle de corne de Cerf, mais elle aura beaucoup plus de vertu, fi on la prépare en la maniere fuivante.

Gelée de Vipere. Prenez dix ou douze troncs de Viperes nouvellement féparés de leurs peaux & de leurs entrailles, & encore vivants, coupez-les par morceaux, & les mettez avec leurs cœurs & leurs foies dans un pot de terre, couvrez-le exactement, enduifant les jointures de pâte, placez ce pot au bain-marie qu'on fera bouillir de fuite fur le feu pendant cinq ou fix heures, jufqu'à ce que les Viperes foient cuites dans leur propre fuc ; verfez alors tout ce qui fera dans le pot fur un linge dans une écuelle, coulez la liqueur, & exprimez les Viperes cuites pendant qu'elles font encore bien chaudes, afin d'en avoir toute la fubftance ; laiffez refroidir la colature fans la remuer, elle fe congelera, & vous aurez une fort bonne gelée de Viperes, agréable au goût, & toute empreinte des fels volatils de l'animal, car il ne s'en fera fait aucune diffipation pendant la coction.

Vertus. La gelée de Viperes eft un reftaurant, elle ranime les forces abattues, elle réfifte à la malignité des humeurs, elle excite la tranfpiration, elle eft bonne pour la pefte, pour les fiévres malignes, pour la lépre, pour la vérole ; **Dofe.** La dofe en eft une cuillerée.

CHAPITRE LXI.

Des Vins Médecinaux.

LE vin médecinal eft un vin empreint des fubftances & des qualités d'une ou de plufieurs efpéces de drogues médecinales.

Vin d'Abfinthe.		*Vinum Abfinthii.*	
♃ Des fommités fleuries d'abfinthe, féches & coupées en menues parties,	faſc. j.	♃ Summitatum floridarum ficc. abfinthii incifarum,	faſc. j.
De la cannelle concaffée,	ʒ iij.	Cinnamomi contufi,	ʒ iij.

Mettez ces fommités dans un baril capable de contenir cinquante pintes ou environ ; rempliffez enfuite le baril de fuc de raifins blancs mûrs, nouvellement exprimés, mettez-les enfuite fermenter dans un cellier, & la fermentation étant finie, rempliffez le baril de vin blanc, puis bouchez-le exactement & le réfervez pour l'ufage.

Immitte in doliolum quod ℔ c. aut circiter contineat ; impleatur doliolum fucco racemorum all or. recenter expreffo, & reponatur in cellâ vinariâ ad fermentationem ; quâ peractâ, quod per fermentationem deperditum eft vino albo fuppleatur, & diligenter obturato dolio vinum fervetur.

R E M A R Q U E S.

On aura au temps de vendange un petit tonneau d'environ cinquante pintes de Paris ; on y fera entrer par la bonde les fommités d'abfinthe & la cannelle concaffée, on remplira le tonneau de moût, ou fuc de raifin blanc mûr, nouvellement exprimé ; on placera le tonneau à la cave fans y mettre la bonde, & on laiffera fermenter la liqueur ; quand la fermentation fera finie, on remplira le tonneau de vin blanc, parce qu'en bouillant il s'en fera perdu, on le bouchera bien ; & quand on voudra avoir du vin d'abfinthe, on en tirera par une fontaine à la maniere ordinaire.

Il fortifie l'eftomac, il excite l'appétit, il tue les vers, il guérit la colique venteufe, il abat les vapeurs, il excite les mois aux femmes ; on en prend depuis une once jufqu'à quatre ; La dofe ordinaire eft un demi-verre, on en continue l'ufage quelques jours.

Il faut faire fécher les fommités de l'abfinthe, quand la plante eft dans fa vigueur, & les garder pour le temps des vendanges ; l'abfinthe verte ne feroit pas fi bonne pour cette opération que l'abfinthe féche, à caufe du phlegme qu'elle contient ; la cannelle eft ajoûtée ici pour donner une odeur & un goût plus agréable au vin d'abfinthe.

Le moût eft préférable au vin dans cette opération, parce que la fermentation qui s'y fait, détache mieux les parties falines & fpiritueufes des ingrédients.

Le marc de l'abfinthe & de la cannelle fe précipite au fond du tonneau avec la lie.

Vin Néphrétique de Bauderon.

℞ Des racines de raifort fauvage, de chardon rolland, de petit houx, de bardane, de perfil, d'arrête-bœuf, aã. ℔ j.

Des baies de geniévre, d'alkékenge, de petit houx, de laurier, de la femence de grémil, aã. ℔ ß.

Des quatre grandes femences froides, aã. ℥ ij.

Des feuilles de bétoine, de pimprenelle & de pariétaire, aã. m. iv.

Que toutes ces plantes bien nettoyées foient mifes en macération, au temps des vendanges, dans un baril de cinquante pintes, demi-plein de moût nouvellement exprimé, dans lequel il reftera pendant trois à quatre mois, après quoi l'on coulera la liqueur, qu'on enfermera enfuite dans des bouteilles de verre bien bouchées, & on les gardera pour l'ufage.

Vinum Nephriticum Bauderoni.

℞ *Radicum raphani filveftris, eringii, brufci, perfonatæ, petrofelini, ononidis, aã.* ℔ j,

Baccarum juniperi, halicacabi, rufci, lauri, feminis milii folis, aã. ℔ ß.

Seminum quatuor frigidorum majorum, aã. ℥ ij.

Foliorum betonicæ, pimpinellæ & parietariæ, aã. m. iv.

Omnia mundata in dolio mufti tempore vindemiarum lib. quinquaginta femipleno macerentur, fpatio trium aut quatuor menfium, deindè colentur & vinum in vafis vitreis diligenter obftructis fervetur ufui.

R E M A R Q U E S.

On cueillera les racines & les herbes en leur plus grande vigueur ; on les nettoiera, on les expofera deux ou trois jours au foleil pour en faire confumer une partie du phlegme, on les coupera par petits morceaux, on concaffera les baies &

les femences, on mettra le tout en temps de vendange dans un petit tonneau ; on verfera deffus cinquante livres de moût ou de fuc de raifin blanc , on ne bouchera le tonneau qu'avec un linge , & on laiffera fermenter la matiere ; quand la fermentation aura ceffé , on bouchera exactement le tonneau , & après trois ou quatre mois d'infufion , on coulera la liqueur , & on la gardera dans des bouteilles de verre ou de grès bien bouchées ; c'eft le vin néphrétique.

Vertûs.
Dofe.
Il nettoie le rein & les urétères de phlegme , de pierre , ou de gravelle, il excite l'urine, il léve les obftructions , il provoque les mois aux femmes ; La dofe en eft depuis une once jufqu'à trois.

Le moût tiré du raifin blanc eft plus propre pour cette opération, que celui qu'on tire du raifin rouge , parce qu'il eft moins terreftre & plus apéritif.

La fermentation aide à détacher les principes des ingrédients qui entrent dans cette infufion , ainfi il eft plus à propos de fe fervir en cette occafion du moût , que du vin.

Vin Martial.	Vinum martiale.
♃ Du fafran de Mars apéritif, préparé fans feu , ℥ iv.	♃ *Croci martis aperientis fine igne præp.* ℥ iv.
De la cannelle , & de l'écorce extérieure d'oranges amères , aā. ʒ ij.	*Cinnamomi , corticis exterioris aurantiorum amarorum , aā.* ʒ ij.
Du Macis , ʒ j.	*Macis ,* ʒ j.
Du fafran , ʒ ß.	*Croci ,* ʒ ß.
Que tout cela foit infufé & digeré pendant quinze jours dans deux pintes de bon vin blanc , après quoi l'infufion fera coulée & gardée pour l'ufage.	*Infundantur & digerantur per 15. dies in vini albi generofi* ℔ iv. *deindé coletur infufio & fervetur ad ufum.*

R E M A R Q U E S.

On prendra du fafran de Mars préparé à la rofée ou à la pluie , comme je l'ai décrit dans mon Livre de Chymie ; on le broiera bien , & on le mettra dans un matras avec le fafran , le macis , l'écorce jaune ou extérieure des oranges amères , & la cannelle concaffée ; on verfera deffus quatre livres de bon vin blanc ; on bouchera le vaiffeau , & on le placera en digeftion au fumier , ou au foleil , ou au bain-marie un peu chaud , on l'y laiffera quinze jours , le remuant de temps en temps , puis on le coulera , ou bien on le laiffera repofer fur le marc des drogues pour s'en fervir au befoin.

Vertus.
Dofe.
C'eft un fort apéritif , il excite les mois aux femmes , il léve les obftructions de la rate , du pancréas, du méfentère : La dofe en eft depuis une once jufqu'à trois ; on peut y ajoûter du fucre ou du fyrop des cinq racines , pour rendre le goût moins défagréable.

La principale drogue qui entre dans cette préparation eft le Mars , il faut le mettre en poudre bien fubtile , afin que le vin s'en empreigne plus facilement.

Si l'on faifoit cette opération en temps de vendange , il feroit plus à propos de fe fervir du fuc des raifins blancs nouvellement tiré , que du vin fait , parce que ce fuc diffoudroit mieux le fer que ne feroit le vin ; il ne faut pourtant pas croire que le moût ni le vin diffolvent entiérement la rouillure du fer , ils ne fe chargent que de la partie la plus faline & la plus raréfiée , ce qu'il y a de plus groffier demeure au fond avec le marc des autres drogues.

On bouchera bien le vaiffeau , de peur que les efprits ne fe diffipent dans le temps de la fermentation , mais il ne faut pas qu'il foit plein , car la liqueur en fermentant creveroit tout , il y doit avoir au moins un tiers de vuide.

Ce

Ce vin eſt apéritif, principalement à cauſe des parties ſalines qu'il contient, mais il faut en uſer pluſieurs jours de ſuite, ſi l'on veut en voir l'effet.

Vin Magiſtral purgatif.	*Vinum Magiſtrale purgans.*
♃ Des feuilles de ſéné mondées, ℥ vj.	♃ *Foliorum ſennæ mundatorum,* ℥ vj.
Des hermodactes, de la racine d'*arum* ſéche, & de la ſemence de violettes, ãã ℥ ij.	*Hermodactylorum, radicis aronis ſicc. ſeminis violarum,* ãã. ℥ ij.
Des trochiſques d'agaric & de la rhubarbe choiſie, ãã. ℥ j ß.	*Agarici trochiſcati, rhabarbari electi,* ãã. ℥ j ß.
De la cannel'e, ℥ j.	*Cinnamomi,* ℥ j.
Que tout cela ſoit infuſé ſ. a. pendant 24. heures dans une pinte de vin, & que la colature ſoit gardée pour l'uſage.	*Infundantur omnia ſimul ſ. a. per viginti quatuor horas in vini albi,* ℔ ij. *Colatura ſervetur ad uſum.*

REMARQUES.

On mettra dans un matras le ſéné entier, les hermodactes, la racine d'*arum*, la ſemence de violettes, la cannelle, les trochiſques d'agaric, la rhubarbe coupée par petits morceaux; on verſera deſſus le vin blanc, on bouchera le matras, & on le placera en digeſtion au bain-marie, ou dans le fumier, pendant vingt-quatre heures, enſuite on coulera l'infuſion avec expreſſion, on la laiſſera repoſer, & on s'en ſervira.

C'eſt un purgatif propre pour les tempéraments pituiteux & mélancoliques, il eſt bon pour la paralyſie, pour l'apoplexie, pour la fiévre quarte, pour le ſcorbut : On en donne un verre le matin à jeun, & l'on continue pluſieurs jours de ſuite. Vertus. Dose.

On peut ajoûter dans l'infuſion de ce vin deux dragmes de jalap & une dragme de racine d'hellébore noir concaſſées, quand on voudra purger les mélancoliques-hypochondriaques.

Je ne fais point entrer de ſels dans cette infuſion, parce que le vin contient un tartre qui tient lieu d'un autre ſel; on peut mêler dans l'infuſion coulée trois onces de ſyrop de pommes compoſé, elle en purgera davantage.

Vin fébrifuge.	*Vinum febrifugum.*
♃ Du quinquina pulvériſé, ℥ ij.	♃ *Kinæ Kinæ pulver.* ℥ ij.
Du meilleur vin blanc, ℔ iv.	*Vini albi generoſi,* ℔ iv.
Mettez cela dans un matras aſſez grand pour que le tiers en reſte à vuide, puis le vaiſſeau étant bien fermé, il faut remuer & agiter fortement tout ce qui s'y trouve contenu, & le mettre dans un lieu chaud pendant vingt-quatre heures, réitérant fréquemment l'agitation des drogues; après cela verſez la liqueur par inclination, & laiſſez le marc dans le fond.	*Infundantur matratio ſatis capaci, itd ut tertia pars vacua remaneat, vaſeque rité clauſo probè agitentur & reponantur in loco tepido per 24. horas ſæpiùs materiam movendo, hinc liquorem per inclinationem effunde relicto magmate in fundo.*

REMARQUES.

On choiſira de bon quinquina, on le pulvériſera, & on le mettra dans un matras aſſez grand; on verſera deſſus le vin blanc, on bouchera le vaiſſeau, & on le placera en un lieu chaud, afin que la matiere y demeure en digeſtion pendant vingt-quatre heures, l'agitant de temps en temps; enſuite on la laiſſera repoſer, puis on verſera par inclination la liqueur, on aura un vin un peu amer qu'on pourra garder dans des bouteilles environ quinze jours.

Il chaſſe les fiévres intermittentes; on en fait prendre au malade, dans les heures de l'intermiſſion de quatre heures en quatre heures, un demi-verre à chaque fois Vertus. Dose.

T

pendant quinze jours de fuite ; mais quand la fiévre eſt arrêtée , on ſe contente d'une ou deux doſes par jour , pour empêcher le retour de l'accès.

L'on prend ce vin un peu trouble dans les commencements , c'eſt-à-dire , qu'on le brouille un peu avant que de le tirer de deſſus le marc , il arrêtera la fiévre.

On mêle ſouvent un tiers d'eau de ſcorſonère avec le vin blanc dans lequel on veut faire infuſer le quinquina , afin de modérer ſa force qui incommode les femmes.

Il eſt bon d'avoir été ſaigné & purgé ſuffiſamment , avant que de ſe mettre à l'uſage de ce reméde , parce qu'il fixe les humeurs.

Le vin blanc eſt préférable au rouge pour extraire la ſubſtance du quinquina , parce qu'il eſt plus pénétrant , mais la différence ne ſera pas bien grande ſi l'on ſe ſert du vin rouge à la place du blanc.

Si l'on veut mettre de nouveau vin ſur la matiére reſtée au fond du matras & laiſſer l'infuſion en digeſtion comme auparavant , on aura un ſecond vin fébrifuge qui ſera moins chargé de ſubſtance que le premier , mais qui ne laiſſera pas de produire de l'effet.

Vin émétique ou *ſtibié*.	Vinum Emeticum aut Stibiatum.

♃ Du ſafran des métaux ,	℥ iij.	*♃ Croci metallorum ,*	*℥ iij.*
Du meilleur vin blanc ,	℔ iv.	*Vini albi generoſi ,*	*℔ iv.*

Mettez-les enſemble dans une bouteille de verre, & le vaiſſeau étant bien bouché , il faut les laiſſer dans un lieu tempéré pour macérer au moins pendant huit jours, ayant ſoin de remuer ſouvent la matiére ; après cela laiſſez le vaiſſeau en repos, afin que lorſqu'on voudra s'en ſervir ou puiſſe verſer le vin clarifié par inclination , ſans que l'antimoine s'y mêle.

In lagenâ vitreâ ſimul collocentur , probéque obturato vaſe , in loco temperato ſaltem per octiduum macerentur , ſæpe agitentur , ſimulque tandem ſerventur ut uſûs tempore vinum clarum antimonium ſupernatans per inclinationem effundi & ſumi poſſit.

REMARQUES.

On prendra le ſafran des métaux, ou à ſon défaut du foie d'antimoine bien pulvériſé ; on le mettra dans une bouteille de verre ; on verſera deſſus le vin blanc, & ayant bouché la bouteille , on laiſſera digérer la matiere pendant huit jours, l'agitant ſouvent, puis on la laiſſera repoſer & on la gardera ; on en ſéparera le vin émétique clair , en le verſant par inclination quand on voudra s'en ſervir.

Vertus, Doſe.   Il excite le vomiſſement, il purge auſſi par bas : La doſe en eſt depuis demi-once juſqu'à trois onces.

Si après qu'on aura retiré tout le vin émétique de deſſus le marc, on y verſe de nouveau vin blanc, & qu'on les laiſſe digérer comme devant, il ſe fera du vin émétique : on pourra même réitérer à en remettre trois ou quatre fois, le vin ſe chargera toûjours d'aſſez d'antimoine pour devenir un puiſſant émétique ; mais ſi enſuite l'on veut encore faire infuſer le marc du ſafran des métaux dans de nouveau vin , il ne ſe fera plus qu'un vin émétique foible.

Si par curioſité on fait ſécher le ſafran des métaux après qu'il aura ſervi aux infuſions, & qu'on le péſe , on trouvera qu'il n'aura preſque pas diminué de poids.

On fait encore du vin émétique en laiſſant du vin blanc quelques jours dans un gobelet ou dans une taſſe de régule d'antimoine , comme je l'ai décrit dans mon Cours de Chymie : on peut auſſi changer le vin trente ou quarante fois, il deviendra toûjours émétique , & ſi enſuite celui qu'on y mettra ſe fait moins émétique que le précédent , il faudra ratiſſer avec une lime douce un peu de craſſe qui ſe fera faite au-dedans du gobelet ou de la tasse, après quoi le vin blanc qu'on y mettra se chargera de la substance de l'antimoine comme devant, & il deviendra émétique, mais le gobelet avant que d'être limé n'aura point diminué de son poids ; c'est ce qui a fait croire à plusieurs Chymistes que l'antimoine n'agissoit que par irradiation, suivant ses figures rayonnantes, & qu'il ne s'en faisoit aucune dissolution dans les liqueurs, mais c'est une explication difficile à concevoir : il est bien plus raisonnable de dire qu'il se dissout quelque petite portion de l'antimoine dans le vin qui pourroit faire diminuer le poids de ce qui reste, mais qu'en la place de ce qui est sorti, il entre plusieurs particules du tartre de vin, ou de l'air ; de même que quand on calcine le régule d'antimoine au soleil ou au feu, il y entre des corpuscules du feu ou du soleil, à la place du soufre qui en sort en fumée, puisque nous voyons qu'il augmente de poids par la calcination.

Le vin ne peut prendre de l'antimoine qu'une certaine quantité d'impression ; car quand vous y mettriez quatre fois autant de safran des métaux que j'en ai marqué, & quând vous le laisseriez en infusion quatre ou cinq mois, il ne deviendroit pas plus émétique.

Le vin, qui est un dissolvant salin & sulphureux, est fort convenable pour dissoudre le soufre salin de l'antimoine, en quoi consiste sa vertu vomitive ; l'eau n'agiroit point sur ce mixte pour en tirer aucun émétique, à moins qu'elle ne fût empreinte de sels.

Le soufre salin de l'antimoine étant agité par la chaleur de l'estomac dès qu'il y est entré, il en picote rudement les fibres, il excite une convulsion qui fait un bouleversement du viscère, & par conséquent le vomissement : nous voyons aussi que tous les forts vomitifs contiennent un soufre salin. Comment l'antimoine fait vomir.

Ce qui peut s'écouler du reméde vers les intestins, excite le purgatif par le ventre, il arrive même assez souvent que le vomitif n'ébranlant point assez les fibres du ventricule, il a le temps de s'écouler dans les intestins, & alors il n'agit que par bas.

On doit éviter de faire prendre le vin émétique aux personnes délicates qui ont la poitrine étroite, de peur que dans les efforts du vomissement quelque veine ne se rompe.

Quand le vomitif fait ses efforts, il est bon de donner quelques cuillerées de bouillon gras pour faciliter le vomissement.

On mêle souvent l'émétique avec des remédes qui purgent par bas, afin de le corriger, car comme le purgatif le détermine en partie par le bas, il agit avec moins de violence dans le ventricule.

Vin Hydragogue de Bauderon.

℞ ♃ Des racines de jalap, de méchoacan, d'iris-*noftras* coupée par tranches, de petite éfule séche qui aura été mise dans le vinaigre, aā. ℔ j.

De racines de charderonnette, de semences d'iéble, de persil, aā. ℥ vj.

Des feuilles d'eupatoire, de soldanelle, & de laureole, aā. m. vj.

De cannelle chöisie, ℥ ij.

De spica nard coupé par morceaux, ℥ i.

De moût d'excellent vin blanc, ℔ L.

Après avoir coupé ou incisé le tout, il faut le faire digérer dans un tonneau à demi plein, au temps des vendanges, l'espace de trois ou quatre

Vinum Hydragogum Bauderoni.

℞ ♃ *Radicis jalappæ, mechoacanæ, iridis-noftratis per taleolas divifæ, efulæ in aceto infufæ & ficcatæ, aā.* ℔ j.

Radicis chamæleonis albi, femin. ebuli, petrofelini, aā. ℥ vj.

Folior. eupatorii, foldanellæ, laureolæ, aā. m. vj.

Cinnamomi electi, ℥ ij.

Nardi indicæ minutim incifæ, ℥ j.

Mufti vini albi optimi, ℔ L.

Omnia incifa aut contufa macerentur in dolio mufti tempore vindemiarum femipleno, fpatio trium aut quatuor menfium, deindè co-

mois ; couler enfuite la liqueur ; & garder pour le befoin ce vin dans des vaiffeaux de verre exacte- ment bouchés.

lentur ; & vinum in vafis vitreis diligenter obturatis fervetur ufui.

REMARQUES.

On prendra les racines & les herbes en leur plus grande vigueur, on les coupe- ra par petits morceaux, on mettra infufer la racine d'éfule dans le vinaigre, & après l'avoir laiffé fécher au foleil, on la mêlera avec les femences concaffées ; puis on mettra le tout en temps de vendange dans un petit tonneau, fur lequel on verfera cinquante livres de moût ou de fuc de raifin blanc, on ne bouchera le tonneau que légérement, & on laiffera fermenter la matiére ; quand la fermentation aura ceffé, on bouchera exactement le tonneau, & après trois ou quatre mois d'infufion, on coulera la liqueur, & on la confervera dans des bouteilles de grès ou de verre bien bouchées.

Vertus. Dofe. Il purge les eaux & les férofités dans les hydropiques, & réfout les obftructions les plus invétérées, pourvû que le malade foit robufte, & que les vifcères ne foient point débilités. La dofe en eft depuis une once jufqu'à deux, deux fois par femaines.

Vin contre l'Hydropifie.		*Vinum Hydropicum.*	
☞ ℞ De l'écorce d'iéble, des racines d'iris de Florence, aā.	℥ ij.	☞ ℞ *Cortic. ebuli, rad. irid. Florentinæ* aā.	℥ ij.
D'écorce intérieure d'aune noir féche,	℥ ß.	*Corticis interioris alni nigræ bacciferæ, exficc.*	℥ ß.
Des racines d'énula campana, de fcille, aā.	℥ ß.	*Rad. enulæ campanæ, fcillæ, aā.*	℥ ß.
De jalap,	℥ ß.	*Jalappæ,*	℥ ß.
D'hellebore noir,	ʒ ij.	*Hellebori nigri,*	ʒ ij.
De baies de geniévre,	ʒ ij ß.	*Baccæ juniperi,*	ʒ ij ß.
De feuilles de féné,	℥ ij.	*Fol. fennæ,*	℥ ij.
Du fel d'abfinthe,	℈ iv.	*Sal abfinthii,*	℈ iv.
Du vin blanc,	℔ iv.	*Vini albi,*	℔ iv.

Il faut faire digérer le tout à froid pendant plufieurs jours, puis filtrer la liqueur.

Digerantur frigidè per aliquot dies, deindè filtretur liquor.

REMARQUES.

On mettra dans un tonneau l'écorce de petit fureau, les racines d'iris de Flo- rence, l'écorce intérieure d'aune, les racines d'énula campana, de fcille, de jalap, d'hellébore noir, les baies de geniévre, le féné, le fel d'abfinthe ; on verfera deffus le vin blanc, & on le placera en digeftion pendant quelques jours, enfuite on coulera l'infufion avec expreffion, on la filtrera & on s'en fervira.

Vertus. Dofe. C'eft un excellent purgatif dans l'hydropifie anafarque, il évacue les férofités & les eaux ; on en donne deux verres par jour.

Vin Hippocratique ou Hippocras.		*Vinum Hippocraticum.*	
℞ De très-beau fucre blanc pulvérifé,	℔ ii ß.	℞ *Sacchari albi pulverati,*	℔ ii ß.
Des amandes douces concaffées,	℥ iv.	*Amygdalarum dulcium contufarum,*	℥ iv.
De la cannelle groffiérement pilée,	℥ i ß.	*Cinnamomi craffiufculè triti,*	℥ i ß.

Mêlez ces trois drogues, & les laiffez infufer pendant vingt-quatre heures dans fept pintes de bon vin rouge, & une chopine d'eau-de-vie.

Coulez-les enfuite deux ou trois fois par la manche d'hippocras, puis diffolvez dans la cola- ture clarifiée demi-grain d'ambre gris, & autant de mufc, pour faire un vin hippocratique.

Mifceantur omnia & infundantur per vi- genti quatuor horas in vini rubri generofi ℔ xiv, & aquæ vitæ ℔ j.

Deindè bis aut ter colentur per manicam hippocratis, in colaturâ clarâ diffolve ambræ grifeæ, mofchi, aā.   gr. ß.

Fiat vinum hippocraticum.

REMARQUES.

On choisira de belles & bonnes amandes douces, on les frottera dans un linge bien net pour en ôter la crasse, on les concassera dans un mortier de marbre : on pulvérisera le sucre & la cannelle grossiérement, on les mêlera avec les amandes concassées dans le même mortier de marbre, & ayant pilé quelque temps le mélange avec un pilon de bois, on le mettra dans un grand pot de terre, on versera par dessus l'eau-de-vie & le vin ; on brouillera bien le tout avec un bistortier ou avec une spatule de bois, on couvrira le vaisseau, & on laissera la matiere en digestion à froid pendant un jour ; ensuite on la mêlera derechef, la versant plusieurs fois d'un bassin à l'autre, jusqu'à ce que le sucre soit fondu ; on la jettera alors dans une chausse d'hippocras pour la faire passer & repasser au travers, jusqu'à ce que la liqueur soit clarifiée & transparente comme du vin le plus pur ; on mettra dans ce temps-là sous la chausse un petit nouet qui contiendra le musc, & l'ambre qu'on aura pulvérisés, avec environ une dragme de sucre candi, on posera ce petit nouet dans un entonnoir de verre sur un peu de coton, & l'on mettra l'entonnoir sur une bouteille qui recevra l'hippocras à mesure qu'il passera & qu'il se parfumera de l'odeur des aromates ; on gardera cet hippocras dans des bouteilles bien bouchées.

Vertus.
Dose.

Il est bon pour aider à la digestion, pour résister au venin, pour donner de la vigueur à ceux qui n'en ont pas assez, mais il n'est ordinairement employé que pour les délices, on en prend depuis une once jusqu'à quatre.

Cette préparation a été appellée *hippocras* ou *vin d'Hippocrate*, soit parce qu'*Hippocrate* a inventé quelque liqueur qui en approchoit, soit parce que la chausse, dont on se sert pour la passer, a été mise en usage par le même *Hippocrate*.

Dans la méthode ordinaire de faire l'hippocras, on y fait entrer des girofles, du macis, du cardamome, du gingembre, du poivre-long, du *galanga* ; mais comme ce vin est plus souvent employé pour les délices que pour les remédes, on retranche ces ingrédients qui lui donneroient un goût de Médecine trop âpre.

Quand on voudra faire de l'hippocras blanc, on se servira de vin blanc, & quand on le voudra rouge, on se servira de vin rosé, mais il faut que ce soit du meilleur, si l'on veut que l'hippocras soit bon. Ceux à qui les odeurs du musc & d'ambre font mal, peuvent les retrancher de la composition.

Biére purgative de Sydenham.	Cerevisia purgativa Thomæ Sydenhami.
♃ De la racine de polypode de chêne, ℔ j.	♃ Rad. *polypodii quercini*, ℔ j.
De la rhubarbe des Moines, des feuilles de féné, & des raisins dont on aura ôté les pepins, ℔ ß.	*Rhabarbari monachorum, foliorum fenna, passularum enucleatarum*, aã. ℔ ß.
De la rhubarbe coupée par tranches, & de la racine de raifort sauvage, aã. ℥ iij.	*Rhabarbari incisi, & radicis raphani rusticani*, aã. ℥ iij.
Des feuilles de cochlearia domestique, & de lauge, aã. m. iv.	*Foliorum cochleariæ hortensis, & salviæ*, aã. m. iv.
Des oranges coupées par tranches, N°. iv.	*Aurantia per talleolas incisa*, N°. iv.
Mettez le tout dans un baril capable de contenir 10. à 15. pintes de biére sans houblon, qu'on appelle *aile d'Angleterre*, pendant qu'elle fermente encore, & on laissera la matiére en digestion pendant 5. ou 6. jours ; puis on coulera & on exprimera la liqueur qu'on gardera pour l'usage.	*Infunde in congiis 4. vel 6. cerevisiæ non lupulatæ, fermentationis tempore ; omnia digerantur per 5. aut 6. dies, coletur deinde & exprimatur liquor ad usum servandus.*

REMARQUES.

On mondera & l'on concassera bien la racine de polypode de chêne ; on coupera par petits morceaux les rhubarbes & la racine de rave fauvage, on mondera les raifins de leurs pépins ; on coupera les quatre oranges amères par tranches, on mêlera ces ingrédiens avec les feuilles, & l'on mettra le mélange dans un petit tonneau, on verfera deffus quarante-huit livres d'une biére qu'on fait en Angleterre fans houblon, & qu'on appelle *Aile*, pendant qu'elle fermente encore : on bouchera le vaiffeau, & on laiffera la matiere en digeftion durant cinq ou fix jours, on la coulera enfuite avec expreffion, & on laiffera purifier la liqueur coulée par réfidence, c'eft la biére purgative.

Vertus.   Elle purge doucement les férofités & les autres humeurs par les felles & par les urines ; on peut s'en fervir pour le fcorbut, pour les rhumatifmes, pour les fluxions d'humeurs fubtiles, pour purifier le fang. L'Auteur recommande d'en ufer pour boiffon ordinaire pendant quatorze ou vingt-un jours, & principalement au matin.

J'ai mis cette préparation au rang des vins médecinaux, parce que la biére eft une liqueur vineufe ; elle ne peut guère être préparée ailleurs qu'en Angleterre, parce qu'on fait très-rarement l'Aile aux autres Pays.

Eau clairette fimple.		Aqua clareta fimplex.	
♃ L'eau de-vie,	℔ j.	♃ *Aquæ vitæ,*	℔ j.
Du fucre blanc,	℥ iv.	*Sacchari albi,*	℥ iv.
De la cannelle groffiérement battue,	℥ j.	*Cinnamomi craffiufculè triti,*	℥ j.

Laiffez les infufer dans un matras bien bouché pendant vingt-quatre heures, enfuite coulez la liqueur deux ou trois fois par la chauffe d'hippocras, puis gardez-la pour l'ufage.   *Infundantur fimul in matratio benè obturato, fpatio viginti quatuor horarum, deindè bis aut ter colentur per manicam hippocratis, & ferva ad ufum.*

REMARQUES.

On pulvérifera fubtilement le fucre ; on concaffera bien la cannelle, & on les mettra enfemble dans un matras ; on y verfera de l'eau-de-vie, on agitera bien le mélange, & le matras étant bien exactement bouché, on le mettra en digeftion au bain de vapeur tiéde, ou dans le fumier, pendant vingt-quatre heures ; on renverfera enfuite l'infufion dans une chauffe d'hippocras, ou fur un blanchet pour la couler, mais quand elle fera coulée, on la repaffera encore plufieurs fois fur le même marc pour faire fondre le fucre entiérement, pour empreindre bien la liqueur de la fubftance de la cannelle ; & pour la clarifier & purifier parfaitement, on la gardera dans une bouteille de verre bien bouchée, c'eft l'eau clairette fimple.

Eau clairette fimple.
Vertus.
Dofe.   Elle eft propre pour fortifier & pour réjouir le cœur, elle aide à la digeftion, elle diffipe les vents, elle excite les mois aux femmes : La dofe en eft depuis deux dragmes jufqu'à une once.

L'eau clairette eft proprement une teinture de cannelle rendue douce & agréable au goût par le fucre, on y diffout quelquefois un grain ou deux d'ambre gris pour la rendre plus cordiale, mais alors elle n'eft plus propre pour les femmes, à caufe de l'odeur qui leur excite des vapeurs.

Par la commune méthode on y fait entrer un tiers d'eau-rofe avec deux tiers d'eau-de-vie, mais j'eftime l'eau-de-vie feule meilleure & plus convenable pour tirer la teinture de la cannelle & pour fortifier, outre que l'odeur de la rofe n'eft pas bonne à tout le monde.

Quand on a l'eau clairette, on peut fort bien fe paffer de l'eau de cannelle, car ces deux liqueurs ont une liqueur & un goût femblable, excepté que celle-ci eft plus agréable.

Eau clairette composée.

℞ De la cannelle, du macis & du girofle, aă.   ʒ j.
Du galanga,   ʒ ß.
Du petit cardamome, du jonc odorant, aă. ʒ ij.
Du gingembre,   ʒ ß.
Du sucre pulvérisé,   ʒ viij.
D'eau-de-vie,   ℔ ij.

Toutes ces drogues seront mises en digestion pendant vingt-quatre heures, puis la liqueur sera passée par la chausse d'hippocras deux ou trois fois, & sera gardée dans un vaisseau propre, pour l'usage.

Aqua clareta composita.

℞ *Cinnamomi, macis, caryophyllorum*, aă.   ʒ j.
Galangæ,   ʒ ß.
Cardamomi minoris, schœnanthi, aă. ʒ ij.
Zingiberis,   ʒ ß.
Sacchari pulverati,   ʒ viij.
Aquæ vitæ,   ℔ ij.

Omnia simul digerantur per viginti quatuor horas, postea trajiciantur ter quaterve per manicam hippocratis, & fiat aqua clareta, in vase idoneo reponenda & servanda.

REMARQUES.

On concassera ensemble tous les ingrédients, on les mettra avec le sucre dans un matras, on versera dessus l'eau-de-vie, on bouchera exactement le matras & on le placera en digestion au bain-marie d'eau tiéde pour l'y laisser vingt-quatre heures, l'agitant souvent; ensuite on versera le tout sur un blanchet ou dans une chausse d'hippocras, & quand la liqueur sera passée, on la reversera sur le marc; on continuera de même deux ou trois fois, afin de tirer mieux la force des ingrédients & pour rendre la teinture plus claire, puis on la gardera dans une bouteille bien bouchée.

Elle fortifie le cœur, l'estomac, le cerveau, elle aide à la digestion, elle répare les forces abattues, elle résiste au venin : La dose en est depuis deux dragmes jusqu'à six. *(Vertus. Dose.)*

Cette préparation est proprement une teinture des ingrédients marqués faite dans l'eau-de-vie, qui étant un dissolvant sulfureux est propre à extraire les substances de ces drogues qui sont aussi sulfureuses; le sucre y est mis pour donner bon goût.

On pourroit rendre cette eau clairette purgative, en y dissolvant des résines de jalap & de scammonée, de chacune une dragme.

On pourroit aussi la rendre émétique, en y faisant tremper pendant cinq ou six jours une once de safran des métaux.

Ratafia de Cerises.

℞ Du suc de cerises bien dépuré,   ℔ xij.
Des sucs de groseilles & de framboises pareillement dépurés, aă.   ℔ iij.
De la meilleure eau-de-vie,   ℔ xx.
Faites infuser pendant deux jours dans ce mélange des noyaux de cerises pilés,   ℔ ij.
Du sucre blanc pulvérisé,   ℔ viij.
De la semence de coriandre, de la cannelle & du girofle battus, aă.   ʒ i ß.

Agitez le tout fortement, & après la dissolution du sucre, que tout ce mélange soit passé par la chausse d'hippocras, puis gardez la colature dans des phioles bien bouchées pour l'usage.

Ratafia ceraforum.

℞ *Succi depurator. ceraforum*,   ℔ xij.
Succorum ribesiorum & frambæsiarum, aă.   ℔ iij.
Aquæ vitæ optimæ,   ℔ xx.
In his infunde per biduum nucleorum ceraforum contuforum,   ℔ ij.
Sacchari albi pulverati,   ℔ viij.
Seminis coriandri, cinnamomi, caryophyllor. contufor. aă.   ʒ i ß.

Agitentur simul, & post dissolutionem sacchari trajiciantur per manicam hippocratis, colatura servetur in lagenis rité obturatis, ad usum.

REMARQUES.

Pour bien faire ce ratafia, on aura des cerises, des groseilles & des framboises rouges lorsqu'elles sont dans leur force & vigueur; on les écrasera, & les ayant laiſſé fermenter cinq ou ſix heures, on les exprimera pour en tirer le ſuc, on expoſera ce ſuc deux jours au ſoleil pour le faire dépurer , puis on le paſſera par un blanchet , il ſe ſéparera de ſa lie, & il deviendra clair & d'une belle couleur rouge ; on prendra les noyaux qui ſeront demeurés dans le marc des cer, ſes après l'expreſſion , on les caſſera bien dans un mortier , on les mêlera dans le ſucre en poudre, & on mettra infuſer le mélange pendant deux jours dans les ſucs dépurés, agitant la matiere de temps en temps avec un biſtortier , afin de faire fondre le ſucre ſans l'aide du feu.

Cependant on aura mis infuſer un égal eſpace de temps dans l'eau-de-vie, en un vaiſſeau bien bouché, la coriandre , le girofle & la cannelle, on paſſera enſuite l'infuſion par la chauſſe d'hippocras pluſieurs fois, juſqu'à ce qu'elle ſoit claire , puis on paſſera ſur le marc l'autre infuſion de noyaux & de ſucre ; on mêlera exactement les liqueurs paſſées , & l'on gardera ce mélange dans des bouteilles bien bouchées ; c'eſt le Ratafia.

<table><tr><td>Vertus.</td><td></td></tr><tr><td></td><td></td></tr><tr><td>Doſe.</td><td></td></tr></table>

Il eſt cordial , ſtomacal , céphalique , il excite un agréable mouvement dans les eſprits , il aide à la digeſtion , il raréfie & diſſout la pituite trop groſſiere ; il excite le crachat, il préſerve du mauvais air : La doſe en eſt depuis demi-once juſqu'à deux onces.

Cette liqueur eſt extrêmement à la mode, on en prépare par beaucoup de méthodes, chacun s'efforçant d'y ajoûter quelque choſe du ſien, & l'on n'a pas tant d'égard à ſa vertu médecinale qu'au bon goût : l'on trouvera dans ce ratafia de quoi ſe contenter, tant pour l'un que pour l'autre ; car outre que toutes les drogues qui y entrent ſont remplies de bonnes qualités, il a meilleur goût que la plûpart des autres ratafias ; ceux qui n'aiment pas la douceur peuvent retrancher une partie du ſucre.

Le ratafia étoit autrefois appellé *eau ceriſée*, on ſe contentoit pour ſa préparation de mettre tremper des ceriſes entieres & un peu de ſucre dans l'eau-de-vie, en une bouteille bien bouchée qu'on expoſoit au ſoleil ; quelques-uns y ajoûtoient de l'anis , les autres de la coriandre, les autres de la cannelle. Le ſoleil aide par ſa chaleur à la diſſolution de la ſubſtance des ceriſes, mais il fait diſſiper le plus ſubtil & le meilleur de l'eau-de-vie.

Il ne faut point employer le feu pour faire le ratafia, parce qu'il emporteroit beaucoup du goût des fruits.

Ratafia d'Œillets.

℞ Des œillets rouges ſimples bien épluchés , leur ôtant leurs parties blanches & herbeuſes, ℔ ij.

Mettez-les dans un vaiſſeau bien bouché , & les faites infuſer dans x. pintes d'eau-de-vie ; coulez enſuite la liqueur & l'exprimez légérement , puis infuſez de nouveau dans cette colature durant ſix jours ,

De ſucre blanc pulvériſé , ℔ vij.

Des noyaux de pêches & d'abricots concaſſés , aã. Nº. xij.

De cannelle , ℥ j.

Du girofle concaſſé , ℥ ß.

Après quoi on agitera ce mélange pour la parfaite diſſolution du ſucre ; enſuite on coulera par la chauſſe d'hippocras, & la liqueur clarifiée ſera réſervée pour l'uſage dans des bouteilles bien bouchées.

Ratafia Caryophyllorum hortenſium.

℞ *Florum Caryophyllorum hortenſium rubrorum ſimplicium à parte herboſâ mundatorum,* ℔ ij.

Infunde per dies octo in aqua vitæ xx. vaſe exacté obturato, deindé coletur infuſio cum levi expreſſione : in colaturâ rurſus infunde per ſex dies,

Sacchari albi pulverati , ℔ vij.

Nucleos perſicor. & armeniacor. contuſor. aã. N. xij.

Cinnamomi , ℥ j.

Caryophyllorum craſſiuſculé tritor. ℥ ß.

Tunc agitentur ad diſſolutionem perfectam ſacchari & colentur per manicam hippocratis, liquor clarus ſervetur in lagenis rité obturatis ad uſum.

R EMARQUES

REMARQUES.

On aura des œillets de jardin, simples, rouges, odorants, nouvellement cueillis, en leur plus grande vigueur, on les mondera avec des ciseaux de leurs parties herbeuses & blanches, on les pésera & on les mettra dans une grande cruche de grès; on versera dessus l'eau-de-vie, on bouchera le vaisseau exactement, & on laissera la matiére en infusion pendant huit jours : on la coulera ensuite par un linge avec légère expression.

On mettra dans la même cruche le sucre en poudre, les noyaux de pêches & d'abricots bien concassés, les girofles & la cannelle qu'on aura réduits en poudre grossiére, ou versera par-dessus la teinture d'œillets, on brouillera le tout ensemble, & on le laissera en digestion à froid pendant six jours, remuant de temps en temps la matiére, ensuite le sucre étant bien dissous, on la passera par une chausse d'hippocras, deux ou trois fois, ou jusqu'à ce qu'elle soit bien claire, on la gardera dans des bouteilles bien bouchées : c'est le Ratafia d'œillets.

Il est propre pour fortifier toutes les parties vitales, & principalement le cerveau, il réjouit le cœur, il ranime la mémoire, il préserve de la malignité en temps de peste : La dose en est depuis deux dragmes jusqu'à une once, il a un goût fort agréable.

Comme la fleur d'œillets est légère, il y en aura suffisamment de deux livres pour empreindre de son odeur & de son goût vingt livres d'eau-de-vie; mais ceux qui ne trouveront pas la teinture assez forte pourront en faire une seconde, en réitérant d'y mettre infuser comme auparavant, quand elle aura été coulée, une pareille quantité d'œillets. On a plus d'égard à l'agrément du goût dans les préparations du ratafia, qu'aux qualités médecinales.

On n'exprime pas l'infusion des œillets avec beaucoup de force, quand on la coule, de peur de faire sortir des fleurs un dernier suc qui a un goût herbeux : on préfère les œillets simples & rouges aux autres, à cause qu'ils sont plus odorants & plus colorés; mais comme plusieurs personnes demandent une plus forte & plus belle teinture, elles ajoûtent dans l'infusion sept ou huit onces de fleurs de coquelicot à demi-féchées au soleil, ce qui à mon avis diminue son bon goût.

Ce ratafia est beaucoup plus fort que le précédent, à cause qu'il ne contient pas tant de sucs, & que par conséquent l'eau-de-vie n'est pas si affoiblie.

Ratafia de Noyaux.	*Ratafia è nucleis.*
♃ Des noyaux de pêches & d'abricots bien concassés, aã. ℔ i ß.	♃ *Nucleorum persicorum & armeniacorum contusor. aã.* ℔ i ß.
De la cannelle, ʒ j.	*Cinnamomi,* ʒ j.
Du girofle & de la semence de coriandre concassé grossiérement, aã. ʒ ß.	*Caryophyllorum & seminis coriandri crassiusculè triti, aã.* ʒ ß.
Du sucre pulvérisé, ℔ iii ß.	*Sacchari pulverati,* ℔ iii ß.
Mettez le tout dans un vaisseau bien bouché avec cinq pintes d'eau-de-vie, pendant vingt jours, après quoi coulez la liqueur & la gardez pour l'usage.	*Infunde in aquæ vitæ ℔ x. per viginti dies, vase bene clauso, deindè filtretur liquor, & servetur ad usum.*

REMARQUES.

On aura des noyaux de pêches & d'abricots, on les concassera bien, & on les mettra avec leurs coquilles dans une cruche, on y mêlera la cannelle, les girofles, la coriandre, bien concassées ou grossierement pulvérifées, & le sucre en poudre;

V.

on verfera deffus l'eau-de-vie, on bouchera bien le vaiffeau, & on laiffera la matiére en digeftion à froid pendant vingt jours, l'agitant fouvent pour faire diffoudre le fucre, on verfera enfuite l'infufion dans un chauffe d'hippocras, pour faire
paffer la liqueur deux ou trois fois jufqu'à ce qu'elle foit claire, on la gardera
alors dans des bouteilles bien bouchées ; c'eft le Ratafia de noyaux qui a un goût
fort agréable.

Vertus.
Dofe.

Il eft cordial, céphalique, ftomachal, apéritif, propre pour exciter les mois aux
femmes : La dofe en eft depuis deux dragmes jufqu'à une once.

Comme ce ratafia eft bien fort, plufieurs y mêlent du jus d'abricots, les autres
du fuc de raifin mufcat, pour le tempérer & l'affoiblir.

On fait une infinité d'autres efpéces de ratafia qu'il feroit trop long de rapporter ici, il fuffit que j'aie marqué les principales qui peuvent fervir dans la Médecine auffi bien que pour les délices. Ceux qui aimeront les odeurs, ou qui en auront
befoin pourront diffoudre dans vingt-quatre livres de ratafia deux grains de mufc,
& autant d'ambre gris.

Ratafia de Citron.	Ratafia Citri.
♃ L'écorce jaune extérieure d'un citron cou-pé par tranches, & le fuc de ce même citron que vous aurez nouvellement tiré & dépuré.	♃ *Corticem flavum exteriorem unius citri minutim incifum, & fuccum ejufdem citri re-center extractum & depuratum.*
De fucre fin pulvérifé, ℔ ß. D'eau-de-vie, ℔ ij.	*Sacchari albiffimi pulver.* ℔ ß. *Aqua vitæ,* ℔ ij.
Mettez le tout dans un matras, que vous laiffe-rez en digeftion dans un vaiffeau bien bouché pen-dant quinze jours, enfuite filtrez la liqueur & la gardez pour l'ufage.	*Infundantur in matratio, & ftent in di-geftione, in vafe exacté obturato, per quin-decim dies, deindè filtretur liquor & ferve-tur.*

R E M A R Q U E S.

On lévera avec un couteau l'écorce jaune & extérieure d'un bon citron de moyenne groffeur, on la coupera par petits morceaux, on la mettra dans un matras avec
le fucre en poudre bien blanc & bien pur. On tirera par expreffion le fuc du même
citron, on le mettra un peu dépurer par réfidence, & étant clair, on le verfera
dans le même matras fur les autres ingrédients, on y ajoûtera enfin l'eau-de-vie
qui fera bonne, claire & bien choifie ; on bouchera exactement le vaiffeau, & on
l'agitera afin que tout s'y mêle bien, puis on le laiffera en digeftion à froid pendant quinze jours le remuant chaque jour, afin de faire diffoudre le fucre & la fubftance effentielle de l'écorce de citron ; le feiziéme jour on filtrera la liqueur, ou
bien on la paffera par un blanchet neuf & bien propre, on aura un ratafia clair de
Aromati-
fation du
ratafia.

couleur approchante du citron, qu'on gardera dans une bouteille bien bouchée : il
a une odeur & un goût très-agréable, mais il peut les avoir encore plus fatisfaifan-
tes, fi l'on y ajoûte cinq ou fix gouttes d'effence d'ambre gris.

Vertus,
Dofe.

Il eft cordial, il fortifie l'eftomac & le cerveau, il donne de la vigueur, il réfifte
au mauvais air & à la malignité des humeurs : La dofe en eft depuis demi-once
jufqu'à deux onces.

Le goût délicieux de ce ratafia vient d'une proportion convenable de citron
qu'on y a fait entrer, celle que j'ai marquée m'a paru la meilleure. Mais quand on
y en met davantage le goût de citron prédomine trop dans la liqueur, & y fait un
défagrément plutôt qu'un agrément, c'eft pourquoi il ne faut employer ici qu'un
citron de moyenne groffeur.

Si l'on veut faire de ce ratafia une quantité plus grande que celle qui a été décrite , par exemple , le double , le triple , il ne faudra pas mettre du citron à proportion de ce que j'ai demandé , il y en auroit trop , & je sçai par expérience que le citron y communiqueroit un goût trop âcre , il vaut mieux en mettre moins d'abord , & si l'on s'apperçoit ensuite que le ratafia n'ait pas assez du goût du citron , on en ajoûtera encore , car cette préparation est plutôt estimée pour son bon goût que pour sa vertu , & il la faut rendre la plus délicieuse qu'il est possible.

La raison pourquoi plusieurs citrons employés dans une plus grande quantité de ratafia donnent à proportion plus de leur odeur & de leur goût , que quand on n'en fait entrer que la quantité que j'ai demandée , est apparemment que ces citrons unis & ramassés ensemble fermentent davantage , & communiquent par conséquent à la liqueur plus de leur substance.

Comme l'écorce de citron qui donne le principal agrément au ratafia ne se rencontre pas toûjours d'une égale force & bonté , il est à propos de la bien choisir & de la lever avec adresse , prenant garde que son essence la plus volatile ne s'échappe & ne se dissipe en l'air.

CHAPITRE LXII.

Des Vinaigres Médecinaux.

L E vinaigre médecinal est un vinaigre rempli des substances & des vertus d'une ou de plusieurs espéces de drogues qui servent en Médecine.

Vinaigre de Sureau.	*Acetum Sambucinum.*

℞ Des fleurs de sureau desséchées , ℔ j.
Du meilleur vinaigre , ℔ viij.

Mettez cela dans un vaisseau de verre bien bouché , que vous exposerez au soleil pendant dix-huit à vingt jours , ensuite vous coulerez & exprimerez la liqueur , que vous mêlerez avec pareille quantité de fleurs , & que vous exposerez au soleil comme la première fois durant le même espace de temps ; faites ensuite la colature & l'exprimez tout de nouveau , afin de le garder pour l'usage.

On pourra préparer de même le vinaigre rosat , de giroflées , de romarin , de sauge , de souci , de plantain montagneux , de corne de cerf , d'œillets , de lavande , de pavots.

℞ *Florum sambuci siccor.* ℔ j.
Aceti acerrimi , ℔ viij.
Vase vitreo benè obturato excipiantur per octodecimaut viginti dies insolentur , deindè colentur & exprimantur; colatura cum pari florum pondere , in eodem vase iterùm per idem tempus insoletur , coletur & exprimatur.

Eodem modo parantur aceta rosarum , tunicæ , rorismarini , salviæ , calendulæ , doronici , coronopi , caryophyllorum , lavandulæ, papaveris erratici.

R E M A R Q U E S.

On fera sécher à demi des fleurs de sureau , lorsqu'elles sont en leur vigueur , on les mettra dans une grande bouteille de verre , on versera le vinaigre par dessus , on bouchera la bouteille , & on l'exposera au soleil pendant dix-huit ou vingt jours , on coulera la liqueur avec expression , on mettra dans la bouteille autant de nouvelles fleurs de sureau séches qu'auparavant , on y versera l'infusion coulée , & l'ayant bouchée , on la remettra en digestion au soleil comme auparavant , puis on coulera la liqueur pour s'en servir , c'est le vinaigre de sureau.

Il est propre pour inciser , pour déterger les phlegmes , pour exciter l'appétit ,

Vinaigre
de sureau.
Vertus,

V ij

pour réfifter au venin ; on s'en fert plus dans les aliments que dans les remédes.

On fait deffécher à demi les fleurs de fureau & les rofes rouges avant que de les mettre tremper dans le vinaigre, de peur que leur phlegme n'affoibliffe cette liqueur acide ; il eft vrai qu'il fe diffipe quelque peu de l'odeur en féchant, mais il en refte affez. Je ne trouverois pas à propos qu'on en fît de même à l'égard des fleurs d'œillets, quand on veut les mettre tremper dans du vinaigre, car le meilleur pourroit s'en diffiper, il vaut mieux les employer récemment cueillies.

Vinaigre d'eftragon. Vinaigre de capucine. Quelques-uns font auffi de la même maniere du vinaigre de feuilles d'eftragon, du vinaigre de fleurs de capucine, on les emploie dans la cuifine, ils font fort agréable au goût.

Vinaigre de rue compofé.	*Acetum rutaceum compofitum.*
☞ ♃ Des feuilles fraîches de rue, m. ij.	☞ ♃ *Folior. rutæ recentium,* m. ij.
Du caftoreum choifi, ʒ iij.	*Caftorei optimi,* ʒ iij.
D'affa-fœtida, ʒ j.	*Affæ fætidæ,* ʒ j.
Du fort vinaigre, ℔ ij.	*Aceti vini acerrimi,* ℔ ij.
Mettez le tout dans un vaiffeau de verre ou de terre verniffée, d'étroite embouchure ; vous l'expoferez au grand foleil d'été l'efpace de 40. jours & plus ; on coulera enfuite la liqueur.	*Infolentur æftivis caloribus in vafe vitreo vel fictili vitreato, auguftioris orificii, per dies quadraginta vel plures ; dein colentur.*

R E M A R Q U E S.

On mettra des feuilles vertes de rue dans une grande bouteille de verre avec du caftoreum, de l'affa fœtida, on verfera le vinaigre par deffus, on bouchera la bouteille, & on l'expofera au foleil pendant quarante jours, puis on coulera la liqueur pour s'en fervir, c'eft le vinaigre de rue compofé.

Vertus. Il eft eftimé propre pour les vertiges, la léthargie & les vapeurs des femmes, on leur en fait fentir, & on en frotte les tempes.

Vinaigre fcillitique.	*Acetum fcilliticum.*
♃ Deux ou trois oignons de fcille dont vous ôterez l'écorce & le cœur avec un couteau de bois ou d'ébéne, & dont vous couperez enfuite par morceaux les lames en menues parties que vous expoferez au foleil pendant plufieurs jours, pour en confumer l'humidité fuperflue ; après cela vous mettrez une livre de ces oignons ainfi préparés dans un vaiffeau capable de contenir cette matiére avec quatre pintes du meilleur vinaigre blanc ; vous boucherez enfuite le vaiffeau & l'expoferez au foleil pendant 40. jours ; puis vous coulerez & exprimerez l'infufion, & vous garderez le vinaigre pour l'ufage.	♃ *Scillas duas aut tres, quarum corticem externum & cor, cultro ligneo aut eburneo eximes, läminas inter corticem & cor exiftentes, in partes divides, & foli per multos dies ad humidi fuperflui confumptionem expones ; harum ℔ j. in lagenam capacem immittes, illique fuperaffundes aceti albi acerrimi ℔ viij. lagenam obturabis & per quadraginta dies radiis folaribus expones ; colatis deindè & expreffis laminis, acetum fervabis ad ufum.*

R E M A R Q U E S.

On aura deux ou trois oignons de fcille bien nourris & bien fains, on les mondera d'une écorce de deffus qui eft à demi-féche, on féparera les lamines avec un couteau de bois ou d'ivoire, & l'on rejettera le cœur, on coupera avec le même couteau ces lamines par morceaux, & on les expofera au foleil jufqu'à ce qu'elles foient prefque féches, on en mettra une livre dans une grande bouteille de verre, & l'on verfera deffus huit livres de bon vinaigre blanc, on bouchera la bouteille,

& on la placera en digeſtion au ſoleil pour l'y laiſſer quarante jours, puis on coulera l'infuſion avec expreſſion, & on la gardera dans une bouteille bien bouchée, c'eſt le vinaigre ſcillitic.

Il eſt eſtimé propre pour l'épilepſie, pour purifier le ſang, pour réſiſter au venin, pour chaſſer les vents : La doſe en eſt depuis une once juſqu'à trois ; on s'en ſert auſſi dans les gargariſmes pour l'eſquinancie. Vertus. Doſe.

Tous les Auteurs recommandent qu'on ſe ſerve d'un couteau de bois ou d'ivoire ou de canne pour ſéparer & couper les lamines des ſcilles, on prétend qu'un couteau de fer les rendroit venimeuſes : cet oignon à la vérité eſt rempli d'un ſuc acide & pénétrant qui peut diſſoudre & ſe charger de quelques parties les plus diſſolubles du fer, mais je n'ai pas vû d'expérience qu'il le rendît venimeux.

On fait ſécher les lamines de ſcille, afin de les priver d'une partie de leur humidité phlegmatique qui affoibliroit le vinaigre.

Vinaigre Thériacal.

℞ Des racines d'angélique, de grande valériane, de meu Athamantique, d'impératoire, de gentiane, de vincetoxicum, de carline, de zédoaire, de tormentille, & de biſtorte, aã. ʒ vj.
De l'écorce de citron ſéche & de ſa ſemence, des baies de geniévre, du petit cardamome, des cubebes, ʒ ß.
Des feuilles de rue, de ſcordium, de dictame de Crete, de chardon bénit, de petite centaurée, des fleurs d'oranges & des roſes rouges, aã. m. ß.
Mettez les racines & les ſemences concaſſées, avec les feuilles hachées en menues parties dans une bouteille de verre aſſez ample.
Jettez par-deſſus ces drogues, trois pintes du meilleur vinaigre. ·
Bouchez la bouteille & l'expoſez pendant douze jours aux rayons du ſoleil, obſervant d'agiter ces matiéres le plus fréquemment que faire ſe pourra. Après cela coulez & exprimez la liqueur, & la gardez pour l'uſage.

Acetum Theriacale.

℞ *Radicum angelicæ, valerianæ majoris, meu Athamanti i, imperatoriæ, gentianæ, vincetoxici, carlinæ, ʒedoariæ, tormentillæ, biſtortæ, aã.* ʒ vj.
Corticis citri ſicci, ſeminis ejuſdem, baccarum juniperi, cardamomi minoris, cubebarum, aã. ʒ ß.
Foliorum rutæ, ſcordii, dictamni Cretici, cardui benedicti, centaurii minoris, Florum arantiorum, roſarum rubrarum, aã. m. ß.
Radices & ſemina contuſa, cum foliis inciſis excipiantur lagená vitreá ſatis ampliá illiſque ſuper affundantur aceti acerrimi ℔ vj.
Obturetur lagena & per dies duodecim radiis ſolaribus exponatur, ſæpiùs agitando, poſteá colentur & exprimantur omnia, ſerveturque acetum ad uſum.

REMARQUES.

On cueillera les racines, les feuilles & les fleurs dans leur vigueur, on les fera ſécher à l'ombre, on les concaſſera avec l'écorce de citron, les baies & les ſemences, on mettra le tout enſemble dans une bouteille de verre, on verſera deſſus le vinaigre, on bouchera la bouteille, & on l'expoſera au ſoleil pendant douze jours, on l'agitera de temps en temps, enſuite l'on coulera la liqueur, & l'on exprimera le marc, on gardera ce vinaigre thériacal dans une bouteille bien bouchée.

Il eſt bon contre toutes les maladies contagieuſes, il réſiſte au mauvais air, il tue les vers, il diſſipe les vents : La doſe en eſt depuis deux dragmes juſqu'à une once ; on s'en ſert auſſi dans les errhines, on l'applique extérieurement ſur les tempes, aux narines, ſur l'eſtomac, aux poignets. Vertus. Doſe.

Vinaigre de litharge.

℞ De la litharge bien pulvériſée, ℔ ß.
De vinaigre diſtillé, ℔ iv.

Acetum Lithargyrii.

℞ *Lithargyrii ſubtiliſſimè triti,* ℔ ß.
Aceti ſtillaritii, ℔ iv.

Il faut les tenir en infufion pendant quelques jours , en remuant fouvent ; les faire enfuite bouillir légérement , jufqu'à ce que le vinaigre foit dulcifié , on le filtrera enfuite par le papier ; & on le gardera pour le befoin.

Stent in infufione diebus aliquot , fæpè agitando , dein ebulliant leviter , donec acetum dulcificatum extet , quod per chartam emporeticam filtretur , & liquor fervetur ufui.

REMARQUES.

On mettra la litharge & le vinaigre diftillé dans une grande bouteille de verre ; on le laiffera infufer pendant quelques jours , on agitera la bouteille de temps en temps, puis on lui fera prendre un petit bouillon, jufqu'à ce que le vinaigre foit dulcifié ; enfuite l'on filtrera la liqueur par un papier pour s'en fervir , c'eft le vinaigre de litharge.

Vertus.   Il eft propre pour déterger & deffécher les ulcères malins & fétides , comme auffi dans la teigne.

CHAPITRE LXIII.

Du Verjus & de fes préparations.

Omphacium.

Agrefta-Uva acerba.

Eau de verjus.

LE verjus eft appellé en Latin *omphacium*, ou *agrefta*, ou *uva acerba* ; c'eft une efpéce de gros raifin qu'on cueille avant qu'il foit mûr , fon acidité ftyptique vient d'un fel effentiel terreftre qui y domine, & qui tient les autres principes fixés, fa préparation ordinaire eft de l'écrafer , de le mettre à la preffe pour en tirer le fuc qu'on laiffe enfuite dépurer dans des barils. Il eft employé pour rafraîchir , pour faire uriner ; on en mêle dans de l'eau avec du fucre, c'eft ce qu'on appelle *eau de verjus* , qu'on boit plus fouvent par délices que par reméde ; on en fait auffi un fyrop que je rapporterai en fon rang. On fe fert du verjus en gargarifme , & on le mêle avec les eaux de plantain & de rofes pour les inflammations de la gorge, le plus grand ufage du verjus eft dans les aliments ; on y mêle du fel pour le pouvoir garder, car autrement il fe corromproit.

Préparation du Verjus.

℞ Du fucre candi ,   ℥ ij.
De l'alun de roche , du magiftere de bifmuth , & des porcelaines préparées , aā.   ℥ ß.
Du fel de verre ,   ʒ iij.
Mêlez enfemble ces ingrédients pulvérifés , puis mettez-les dans une bouteille de verre, & verfez par-deffus trois pintes de verjus diftillé ; bouchez la bouteille & l'expofez au foleil pendant quinze jours, remuez-la fouvent pendant cet intervalle , puis filtrez la liqueur & la gardez pour l'ufage.

Præparatio Omphacii.

℞ *Sacchari candi ,*   ℥ ij.
Aluminis rupei, magifterii bifmuth , buccinorum præpar. aā.   ℥ ß.
Salis vitri ,   ʒ iij.
Pulverata & mixta omnia ; excipiantur lagenâ vitreâ , illifque fuperaffundantur omphacii deftillati   ℔ vj.
Obturetur lagena & per dies 15. radiis folaribus exponatur fæpiùs agitando , deindè filtretur liquor & fervetur ad ufum.

REMARQUES.

Cette préparation de verjus n'eft pas commune, mais elle eft la plus raifonnable.

On pulvérifera enfemble le fucre candi , le fel de verre , & l'alun de roche , on mêlera la poudre avec les porcelaines préparées & le magiftère de bifmuth , on mettra le tout dans une bouteille, on versera deſſus le verjus qu'on aura fait diſtiller au feu de ſable dans une cucurbite de verre ou de grès en la maniere ordinaire, on bouchera bien la bouteille, & on l'expoſera pendant quinze jours au ſoleil la remuant de temps en temps, on filtrera enſuite la liqueur, ou bien on la gardera ſur le marc pour en verſer par inclination dans un petit vaſe de porcelaine à meſure qu'on voudra s'en ſervir.

Le verjus préparé nettoie le viſage, & en ôte les lentes & les rouſſeurs : on s'en lave tous les jours avec un petit linge.

On emploie ici le verjus diſtillé parce qu'il ſe conſerve mieux que celui qui ne l'eſt point.

L'alun, le ſucre candi & le ſel de verre ſe diſſolvent entiérement dans le verjus & ils le rendent plus pénétrant & plus déterſif, mais il ne ſe diſſout guére du biſmuth, ni des porcelaines, parce que l'acidité du verjus eſt foible, le peu qui s'en diſſout ſert avec les autres ingrédients à effacer les taches du viſage.

On mêle ordinairement dans la préparation du verjus, de l'alun de plume, du ſublimé corroſif & quelquefois du verdet, l'alun de plume n'y ſert de rien, car il ne s'en peut diſſoudre ni ſéparer aucune partie ; le ſublimé corroſif étant une préparation de mercure, ne doit point être employé dans des liqueurs qu'on applique ſur le viſage, parce qu'il pourroit exciter une ſalivation ; pour le verdet c'eſt une rouillure de cuivre qui n'eſt aucunement bonne pour être miſe au viſage, à cauſe de ſa mauvaiſe odeur & de ſa couleur.

CHAPITRE LXIV.

De la préparation du Fiel de Bœuf.

LE fiel de bœuf contient du ſel volatil qui le rend déterſif & propre à nettoyer la peau, mais comme il eſt fort viſqueux, & qu'il ſe corromproit facilement étant gardé, on lui donne quelque préparation comme on va voir dans la ſuite.

Préparation du fiel de bœuf.		*Præparatio fellis bovis.*	
♃ Du ſucre candi,	℥ j.	♃ *Sacchari candi,*	℥ j.
De l'alun de roche,	℥ ß.	*Aluminis rupei,*	℥ ß.
Du borax & du ſel de verre, aā.	℥ iij.	*Boracis, ſalis vitri, aā.*	℥ iij.

Mettez toutes ces drogues pulvériſées dans une bouteille de verre, & verſez par-deſſus une pinte de fiel de bœuf diſtillé, bouchez après cela la bouteille très-exactement & l'expoſez pendant quinze jours aux rayons du ſoleil, la remuant ſouvent pendant ce temps-là, puis filtrez la liqueur & la gardez pour l'uſage.

Pulverata omnia in lagenam vitream immitte, illiſque ſuperaffunde fellis bovis deſtillati, ℔ ij.

Obturetur lagena & per quindecim dies radiis ſolaribus exponatur ſæpé agitando, deindé filtretur liquor & ſervetur ad uſum.

REMARQUES.

On pulvériſera toutes les drogues enſemble, on les mettra dans une bouteille de verre, on verſera deſſus le fiel qu'on aura fait diſtiller dans une cucurbite de verre ou de grès au feu de ſable, on bouchera la bouteille, & on l'expoſera au ſoleil ou dans le fumier l'efpace de quinze jours, l'agitant de temps en temps, puis on filtrera la liqueur & on la gardera ; c'eft le fiel de bœuf préparé.

Vertus. Il a à peu près les mêmes qualités que le verjus préparé, pour décraffer la peau ; mais on l'eftime plus puiffant.

On fait diftiller le fiel de bœuf, afin qu'il fe conferve mieux, & qu'il foit plus convenable à être employé fur le vifage des Dames ; on y ajoûte ordinairement du camphre, mais il n'y fert guère, car il ne s'en diffout rien dans les liqueurs aqueu-fes, & il donne une odeur fort défagréable ; j'en ai retranché auffi l'alun de plume & le fublimé corrofif, que quelques-uns y mettent par les raifons que j'ai dites dans les remarques fur les préparations du verjus.

Les fels qui entrent dans la préparation du fiel de bœuf fervent à le rendre plus pénétrant & plus déterfif, afin qu'il efface mieux les taches du vifage.

Il ne faut pas que la bouteille foit pleine, afin qu'on puiffe agiter la liqueur de temps en temps.

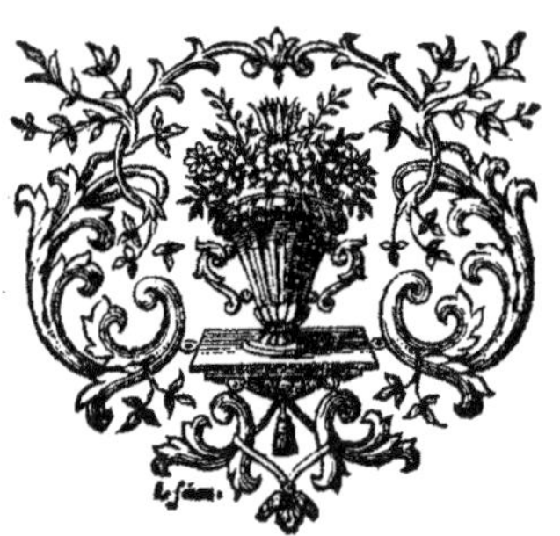

TROISIÈME

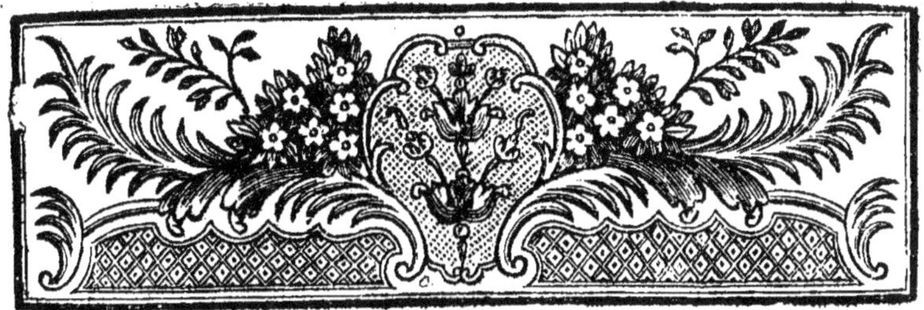

TROISIÉME PARTIE.

DES PRÉPARATIONS

ET

COMPOSITIONS INTERNES·

CHAPITRE PREMIER.

Des Condits.

E S condits ou confitures ont été inventés en intention de conſerver les parties des végétaux dans leur vertu, de maintenir le bon
goût des uns, & de corriger l'âpreté des autres, tant pour les uſages
de la Médecine, que pour les délices de la bouche.

L'Apothicaire n'eſt obligé de tenir dans ſa boutique d'autres condits que ceux qui ſervent pour la Médecine, & il laiſſe aux Confi-
ſeurs à préparer les confitures dont l'uſage eſt ſeulement pour le bon goût. Je ne
traiterai donc ici que de ceux qui ſont employés dans la Médecine.

Quand on a deſſein de confire les plantes ou leurs parties, il faut les choiſir bien
nourries & en leur vigueur. Si par exemple, on veut confire les racines, on doit les
tirer de terre au printemps avant qu'elles aient pouſſé leurs tiges ; car alors leur
vertu eſt moins diſſipée, & elles ſont moins nourries, plus ſucculentes & plus
tendres : les fleurs doivent être cueillies, quand elles ſont encore en boutons, & la
plûpart des fruits avant leur maturité.

Racines de ſatyrium confites.	Radices Satyrii conditæ.
♃ Des racines de ſatyrium, ℥ j.	♃ *Radicum ſatyrii,* ℥ jł
Faites-les bouillir juſqu'à ce qu'elles ſojent bien	*Coque ad mollitiem in aquæ communis ſ. q.*

X

ramollies dans f. q. d'eau commune, puis diſſolvez dans la décoction du plus beau ſucre blanc, ℔ j ß.

Cuiſez cela juſqu'à la conſiſtance d'un ſyrop épais, écumez-le, puis le jettez tout chaud ſur les racines que vous aurez miſes dans un vaiſſeau de terre verniſſé ; après quelques jours recuiſez de nouveau ce même ſyrop qui ſera décuit, juſqu'à ſa première conſiſtance, & les jettez encore ſur les racines ; réitérez cette coction trois ou quatre fois, de telle ſorte que le ſyrop ſe puiſſe après cela garder avec les racines dans la conſiſtance que vous lui aurez donnée.

On peut confire de même les racines d'acorus vulgaire, d'angélique, de bourrache, de bugloſe, de calamus aromaticus, de bénoîte, de cyclamen, de chicorée, d'aunée, d'eringium, de pimprenelle, de pivoine, de grande conſoude, de ſcorſonère, de zédoaire, de gingembre ; les écorces d'oranges, les noix & la muſcade.

in decoto diſſolve ſacchari albiſſimi, ℔ j ß.

Coque ad ſyrupi craſſioris conſiſtentiam, deſpuma, calidumque ſyrupum, radicibus in vaſe fictili vitreato poſitis, ſuperfunde : poſt dies aliquot decantatum ſyrupum ad priorem conſiſtentiam recoque, calidumque radicibus ſuperfunde, idque ter quaterve repete, & tandem itâ ſyrupum coque, ut in debitâ conſiſtentiâ poſſit in poſterum cum radicibus aſſervari.

Eodem modo condiuntur radices acori vulgaris, angelicæ, borraginis, bugloſſi, calami aromatici, caryophyllatæ, cyclaminis, cichorii, enulæ campanæ, eringii, pimpinellæ, pæoniæ, ſymphyti majoris, ſcorzoneræ, zedoariæ, zingiberis; cortices aurantiorum, nuces juglandes & moſchatæ.

REMARQUES.

On aura des racines de ſatyrium nouvellement tirées de la terre au printemps, avant qu'elles aient pouſſé leurs tiges, on les nettoiera bien, & on les fera bouillir dans ce qu'il faudra d'eau commune, juſqu'à ce qu'elles ſoient molles, on les retirera de la décoction, & on le mettra dans un pot de terre verniſſé ou de grès, on mêlera le ſucre dans la décoction, & on le fera cuire en conſiſtance de ſyrop épais, on le verſera tout chaud ſur les racines, on l'y laiſſera quelques jours, il s'y décuira par l'humidité aqueuſe qu'il en aura tirée, on le ſéparera, & l'ayant fait recuire auſſi fort qu'auparavant, on le reverſera tout bouillant ſur les racines où on le laiſſera encore quelques jours, on réitérera la même choſe encore une fois ou deux, écumant le ſyrop à chaque fois, & le faiſant recuire juſqu'à ce que les racines aient été bien pénétrées par le ſucre, on gardera ces racines confites en un lieu ſec.

Elles ſont propres pour exciter la ſemence, pour fortifier les reins, la veſſie, les parties génitales, on en donne auſſi à ceux qui ſe ſont trop épuiſés avec les femmes :

La doſe en eſt une ou deux racines tous les matins à jeun, ou trois heures après dîner.

On peut confire de la même manière toutes les autres racines, mais il faut auparavant ôter les cordes ou le cœur de celles qui en ont, comme en celles de chicorée ; quelques-uns en ſéparent les écorces, ce que je n'approuve pas, parce que la principale vertu des racines réſide ſouvent dans leur écorce.

On laiſſe tremper les racines dans le ſyrop avant que de les faire cuire tout-à-fait, afin qu'elles en ſoient pénétrées entièrement, & qu'on puiſſe les garder ſans qu'elles ſe gâtent.

La vertu du ſatyrium conſiſte dans ſon ſel, qui s'étant répandu dans le ſang, excite une douce fermentation, par le moyen de laquelle les eſprits ſont pouſſés plus abondamment dans les vaiſſeaux ſpermatiques.

Ecorces de Citrons confites.   *Cortices Citri conditi.*

℞ Des écorces de citrons coupées ſelon leur longueur, autant que vous le jugerez à propos.

Laiſſez-les tremper pendant quinze jours dans

℞ *Corticum malorum citreorum in fruſta oblonga inciſorum quantùm libuerit.*

Per dies quindecim aquâ marinâ com

l'eau marine, tirez-les enfuite de cette eau, & les jettez dans de l'eau de fontaine que vous changerez fouvent, & dans laquelle vous les laifferez jufqu'à ce qu'elles foient entiérement deffalées. Faites les bouillir après cela dans de nouvelle eau, afin de leur ôter abfolument tout ce qui pourroit leur refter de falure, cuifez-les enfuite jufqu'à ce qu'elles foient fuffifamment attendries, après quoi vous les deffécherez dans un linge bien net autant qu'il fera poffible, puis vous les mettrez dans un vaiffeau de terre verniffé, vous jetterez enfuite chaudement par-deffus du fucre cuit en confiftance dans leur propre décoction, le double du poids des écorces, & la coction de ce fyrop fera réitérée autant de fois que nous l'avons dit ci-devant dans la confiture du fatyrium:

On peut confire de même les écorces d'oranges, les côtes de laitues, d'épine jaune, de bardane & d'angélique.

mittantur, educantur poftea ex illâ aquâ, & in fontanam aquam injiciantur, in eâque fæpiùs renovatâ relinquantur, donec falfedinem depofuerint, bulliant tandem leviter in novâ aquâ, ut fi quid fuperfit falfedinis auferatur, tunc in recenti aquâ ad fufficientem teneritatem coquantur, deindè linteo mundo quantùm fieri poteft exficcat in vafe fictili vitreato collocentur ; illis facchari in proprio corticum decocto ad debitam confiftentiam cocti, pondus corticum duplex, calidè fuperfundatur, illiufque coctio & fuperfufio repetatur, ut in fuperiori radicum fatyrii conditurâ diximus.

Eodem modo condiantur cortices aurantiorum, caules lactucæ, fcolymi, bardanæ, angelicæ.

R E M A R Q U E S.

On coupera des écorces de citrons par quartiers, ou fi l'on veut par morceaux plus petits, on les arrangera dans un pot de terre, on verfera deffus de l'eau falée, qui les furpaffera entiérement, on couvrira le pot, & on laiffera la matiére en infufion pendant quinze jours, on retirera enfuite l'eau falée, & on lavera les écorces plufieurs fois dans de l'eau de fontaine, les laiffant tremper quelques temps à chaque fois, on les fera même bouillir légérement dans cette eau, pour en emporter tout le fel marin qui pourroit y être refté, puis on les fera cuire dans de nouvelle eau jufqu'à ce qu'elles foient attendries fuffifamment ; on les retirera alors de leur décoction, on les effuiera doucement avec un linge net & propre, on les péfera, & on les arrangera les unes fur les autres dans un pot de terre verniffé, on fera cependant cuire le double du poids de fucre blanc dans la décoction des écorces jufqu'à la confiftance d'opiate ; on le verfera tout chaud fur les écorces, on couvrira le pot, & on laiffera pendant quelques jours la matiére en digeftion, afin que le fucre ait le temps de pénétrer les écorces ; enfuite l'on verfera doucement le fyrop dans une baffine, on le fera cuire auffi fortement que devant, & on le renverfera fur les écorces, on réitérera les infufions des écorces, & les coctions du fyrop jufqu'à ce qu'il fe tienne dans fa confiftance, & que les écorces ne le décuifent plus, ce qui montrera que l'humidité aqueufe fuperflue en fera abforbée : on gardera alors ces écorces de citrons confites dans leur fyrop ; mais fi on veut les faire cuire à fec, on les retirera de dedans leur fyrop, on les laiffera bien égoutter, puis on fera cuire de beau fucre dans de l'eau jufqu'à la confiftance de tablettes, on y jettera doucement les écorces, & on les y fera bouillir à petit feu pour confumer l'humidité qu'elles peuvent avoir apportée, & pour redonner au fucre fa même cuiffon ; alors on retirera les écorces, laiffant bien égoutter le fyrop, & on les étendra fur des claies qu'on placera dans une étuve, afin qu'elles y foient féchées.

Elles fortifient le cœur & l'eftomac.

Le premier fyrop peut fervir aux mêmes ufages.

Quand on veut employer les écorces de citron & d'orange dans les compofitions, on les pile premiérement dans un mortier de marbre, on les amollit avec un peu

Vertus,

de ſyrop d'œillet ou de capillaire, & on les paſſe en pulpe au travers d'un tamis de crin.

On met tremper les écorces dans de l'eau ſalée avant que de les confire, afin de les rendre fermes & belles; car ſi l'on n'obſervoit cette circonſtance, elles ſe ſépareroient en petits morceaux, & elles ſeroient ſi molles qu'on ne pourroit pas les faire ſécher.

Je ſerois d'avis qu'on laiſſât ces ſortes de préparations pour les délices, & que lorſqu'on veut uſer des écorces de citrons & d'oranges en Médecine, on ſe contentât de les employer récemment tirées de deſſus le fruit, elles auroient toute leur vertu, au lieu qu'en les confiſant on fait diſſiper preſque toutes leurs parties volatiles.

Les tiges ne doivent pas tremper, ni bouillir ſi long-temps que les écorces, parce qu'elles ſont plus tendres.

Je pourrois ajoûter ici les deſcriptions de pluſieurs condits ou confitures de feuilles, de fleurs, de fruits qui ſervent en Médecine; mais il vaut mieux les réduire en conſerves, parce qu'on n'y fait pas une ſi grande diſſipation des ſubſtances volatiles.

CHAPITRE II.

Des Conſerves.

ENTRE les parties de la plante, la fleur eſt celle qui ſe détruit le plus facilement, parce qu'elle eſt compoſée d'une ſubſtance volatile ou éthérée; c'eſt auſſi la fleur qui eſt la matiére ordinaire des conſerves, quoiqu'on y emploie quelquefois des feuilles, des racines & des fruits.

Différence des Condits & des Conſerves. Les conſerves différent des condits par leur conſiſtance, car elles ſont préparées en pâte, au lieu que les condits ſont des fruits, ou des racines cuits entiers, ou coupés par parties dans le ſucre.

Le nom de *Conſerve* leur a été juſtement donné, puiſqu'elles ne ſont faites que pour conſerver les parties des végétaux dans toute leur bonté, car le ſucre qu'on y mêle étant un ſel, il en bouche les pores, il abſorbe le trop d'humidité aqueuſe, & il empêche que l'air n'y entre pour exciter la fermentation, que nous appellons *corruption*. Il eſt néanmoins à remarquer que les conſerves liquides fermentent quelques jours après avoir été faites, parce que les ſels & les autres parties ſubtiles de la plante ſe détachent, ſe mettent en mouvement, & font raréfier la matiére la plus groſſiére de la compoſition, mais cette fermentation étant intérieure, elle ne fait qu'unir & lier les parties de la plante avec le ſucre, & en augmenter la vertu.

On fait deux ſortes de conſerves, une liquide & l'autre ſolide; mais la liquide eſt préférable à la ſolide, parce qu'il y a moins de ſucre, mais la ſolide eſt quelquefois plus agréable au goût; je donnerai des modéles de l'une & de l'autre.

Conſerve de Violettes.	Conſerva Violarum.
♃ Des feuilles de violettes nouvellement cueillies, & bien épluchées, ℔ ß.	♃ *Violarum recentium mundatarum,* ℔ ß.
Du ſucre blanc, ℔ j ß.	*Sacchari albi,* ℔ j ß.
Faites-en une conſerve ſ. a.	*Fiat conſerva ſ. a.*

On peut faire de même des conserves de fleurs de buglose, de bourrache, de nymphæa, de mauve, d'althæa, de chicorée, de lis blancs, de pivoine & de coquelicot.

Eodem modo parantur conservæ florum buglossi, borraginis, nymphæa, malvæ, althææ, cichorii, liliorum alborum, pæoniæ, papaveris rhœados.

REMARQUES.

On aura des violettes printanieres nouvellement cueillies, des plus hautes en couleur & des plus odorantes ; on les pilera dans un mortier de marbre jusqu'à ce qu'elles soient en forme de pulpe ; on fera cependant cuire le sucre dans cinq ou six onces d'eau commune en consistance de tablettes ; on le retirera de dessus le feu, & lorsqu'il sera à demi-refroidi, on y mêlera les violettes pilées, on versera cette conserve encore un peu chaude dans son pot, & on l'y laissera refroidir sans la remuer, afin qu'il se forme dessus une petite croûte qui aide à la conserver.

Elle est cordiale & pectorale, elle adoucit les âcretés du sang, elle excite le crachat, elle lâche un peu le ventre ; La dose en est depuis une dragme jusqu'à demi-once le matin à jeun.

Vertus. Dose.

Les violettes simples sont préférables aux violettes doubles dans la Médecine, parce qu'elles ont beaucoup plus d'odeur & de vertu ; il les faut cueillir le matin ou le soir en beau temps, on en trouve présentement en plusieurs saisons, mais celles du printemps sont les meilleures.

On n'emploie ordinairement dans la composition des conserves liquides que deux parties de sucre sur une partie de fleurs, mais comme les violettes sont fort humides, & qu'elles tiennent un grand volume, la conserve ne demeureroit guére sans s'aigrir, si l'on n'y en mettoit pas davantage : il en arriveroit de même à toutes les autres conserves de fleurs légères & humides, comme sont celles qui sont ici rapportées, si l'on n'observoit la même précaution en les faisant ; car il faut que toutes les parties de la fleur soient comme enveloppées dans le sucre, autrement l'air y entreroit, & il y exciteroit une fermentation étrangere.

On pourroit se contenter de mêler le sucre en poudre dans les fleurs pilées pour faire cette conserve à la maniere ordinaire, mais la trop grande humidité des violettes rendroit la conserve trop liquide ; il est mieux de faire cuire le sucre, & d'y mêler la fleur pilée, non-seulement afin que la chaleur du feu consume une partie de l'humidité, & fasse un mélange exact, mais aussi afin qu'il se forme une croûte sur la matiere, comme il a été dit, car par cette méthode, la conserve se garde bien plus long-temps dans sa beauté, que par la commune.

La violette contient un sel âcre, enveloppé de beaucoup de parties mucilagineuses, ce sel fait sans doute sa qualité laxative, mais il empêche qu'elle ne produise un effet sur la poitrine aussi bon qu'il seroit à souhaiter.

Conserve de Roses molle.   Conserva Rosarum mollis.

℞ Des feuilles de boutons de roses rouges nouvellement cueillies, & séparées de leurs parties blanches, ℔ j.
Du plus beau sucre blanc, ℔ ij.
Faites-en une conserve s. a.

℞ *Rosarum rubrarum recentium exungulatarum,* ℔ j.
Sacchari albissimi, ℔ ij.
Fiat ex arte conserva.

REMARQUES.

On aura des boutons de roses rouges avant qu'ils soient épanouis ; on en séparera avec des ciseaux la partie blanche qu'on appelle onglet ; on pesera une livre des boutons ainſi mondés ; on les fera bouillir quelques bouillons dans environ trois livres d'eau commune ; on coulera la liqueur , exprimant les roſes , on pilera ces roſes qui ſeront amollies dans un mortier de marbre juſqu'à ce qu'elles ſoient en pulpe , & qu'elles ſe délaient entiérement dans la bouche ; on fera cependant cuire dans la décoction coulée deux livres de ſucre blanc juſqu'à la conſiſtance d'électuaire , l'on y mêlera exactement hors du feu avec un biſtortier les roſes pilées , on remettra la baſſine ſur un très-petit feu , & en agitant continuellement la conſerve , on en fera conſumer doucement l'humidité juſqu'à ce qu'elle ait acquis une conſiſtance raiſonnable ; puis on la mettra dans un pot pour la garder.

Vertus.   Elle eſt propre pour modérer la toux , pour arrêter les hémorrhagies , le vomiſſement , le cours de ventre , pour fortifier le cœur & l'eſtomac , pour aider à *Doſe.*   la digeſtion : La doſe en eſt depuis une dragme juſqu'à trois ; elle entre ordinairement dans les épithémes ſolides.

Autre préparation de conſerves de roſes.   La commune méthode pour préparer la conſerve de roſes , eſt de battre les boutons de roſes rouges mondées dans un mortier de marbre , avec le double de leur poids de ſucre , juſqu'à ce que le mélange ſoit en forme d'électuaire ; puis de mettre la conſerve dans un pot de terre , & de l'expoſer au ſoleil quelques jours , afin qu'il s'y faſſe une fermentation & une union plus exacte des parties ; cette maniere de faire la conſerve eſt naturelle , & d'autant plus eſtimable qu'on n'y emploie point de feu ; mais la conſerve ne ſe conſerve pas ſi long-temps dans ſa beauté , parce que le ſucre n'a pas ſi bien pénétré & ne s'eſt pas ſi bien uni aux roſes que par l'autre méthode ; ajoûtez qu'en faiſant la conſerve ſur le feu , on prive les roſes d'une partie de leur humidité phlegmatique , laquelle donne lieu à une fermentation qui détruit leur couleur.

On me dira , ſans doute , que le feu fait évaporer le plus ſubtil & le plus odorant des roſes , & qu'il diminue par conſéquent leur vertu , mais les roſes rouges ne ſont guère odorantes , & leur vertu ne conſiſte qu'en leur aſtriction , que le feu n'enléve point.

On doit commencer à faire la conſerve dès que les roſes ſont coupées , car ſi on les laiſſe long-temps à l'air , elles diminuent en beauté , & principalement quand elles demeurent à l'ombre : la décoction en emporte preſque toute la teinture , mais il n'importe pas , puiſqu'on ſe ſert de cette décoction pour faire cuire le ſucre ; la teinture ne ſe perd point en bouillant , car lorſque le mélange eſt fait , la conſerve paroît auſſi teinte qu'elle le peut être.

Si l'on mêle dans la conſerve de roſes quelques gouttes d'eſprit de vitriol ou de ſoufre , ces acides lui donneront une couleur plus relevée & un goût plus agréable , mais elle pâlira en vieilliſſant.

Les anciens Auteurs préfèrent dans leurs recettes la conſerve de roſes vieille à la nouvelle , ſans doute à cauſe qu'elle a plus fermenté , mais celle qui eſt faite ſuivant la deſcription que j'ai donnée , aura autant de vertu , nouvelle que vieille , & elle ne perdra point ſa couleur en vieilliſſant.

Conſerves de roſes pâles & muſcates.   On prépare auſſi des conſerves de roſes pâles & de roſes muſcates , mais en celles-là il ne faut point de feu , parce qu'il détruiroit leurs parties volatiles , en quoi conſiſte leur vertu , il ſuffit de les piler dans un mortier de marbre avec le double de leur poids de ſucre.

Vertus   Elles lâchent le ventre , mais en vieilliſſant elles perdent beaucoup de leur qualité ; les roſes muſcates dans les pays chauds ſont fort purgatives.

Conserve de Roses solide.

℞ Des roses rouges bien épluchées & desséchées , mises en poudre subtile , ℥ j.
Arrosez-les avec ℥ ß ou environ d'esprit de vitriol.
Après cela prenez du sucre blanc , ℔ j.
De l'eau de roses , ℔ iv.

Faites cuire le tout en consistance de tablettes , & mêlez-y ensuite la poudre des roses , & quand la matiére sera à peu près refroidie , formez-en des tablettes ou des pastilles pour l'usage.

Conserva Rosarum solida.

℞ *Rosarum rubrarum mundatarum , siccatarum & in pulverem subtilem redactarum* ℥ j.
Irrorentur spiritûs vitrioli ℥ ß, *aut circiter;*
tunc excipiantur sacchari albi , ℔ j.
Aquæ rosarum , ℥ iv.
Coquantur simul ad consistentiam tabellarum , deinde pulvis rosarum immisceatur , & ubi ferè refrixerint , formentur tabellæ vel rotulæ ad usum.

R E M A R Q U E S.

On mettra sécher des roses rouges mondées de leurs onglets au soleil le plus ardent , afin qu'étant séchées en peu de temps elles conservent leur couleur , qu'elles perdroient en partie si l'on employoit trop de temps à les faire sécher ; on en pulvérisera subtilement une once ; on mêlera dans la poudre avec une espatule de bois environ demi-dragme d'esprit de vitriol. On fera cuire une livre de sucre fin dans quatre onces d'eau de roses jusqu'à la consistance de tablettes , on la retirera du feu & l'on y incorpora avec une spatule de bois la poudre de roses vitriolée ; quand la matiere sera presque refroidie , vous la jetterez par morceaux sur un marbre ou sur un papier oint d'huile d'amandes douces pour la laisser durcir , puis on la gardera dans une boëte , c'est la conserve de roses solide ou séche.

On lui attribue les mêmes vertus qu'à la conserve de roses liquide , mais elle n'en a pas tant ; elle est bonne pour les délicats , car le goût en est agréable , on la porte dans la poche afin d'en pouvoir user souvent pour le rhume , pour fortifier l'estomac , & pour arrêter le cours de ventre.   *Vertus.*

L'esprit de vitriol dont on arrose la poudre des roses , rend la conserve beaucoup plus belle qu'elle ne seroit , parce qu'il étend & raréfie les parties qui donnent la couleur à la rose.

Conserve de Fleurs de Pas-d'âne.

℞ Des fleurs de pas-d'âne nouvellement cueillies , ℔ ß.
Du sucre blanc , ℔ j.
Faites-en une conserve s. a.

On peut préparer de même des conserves de fleurs de bétoine , de muguet , de souci , de tilleul , de primevère , de pêcher , de sauge , d'oeillets , de rossolis , de genêt , d'hyssope , de romarin , de scabieuse.

Conserva Florum Tussilaginis.

℞ *Florum tussilaginis recent.* ℔ ß.
Sacchari albi , ℔ j.
Fiat conserva s. a.
Eodem modo parantur conservæ florum betonicæ , lilii convallium , calendulæ , tiliæ arboris , primulæ veris, persicorum , salviæ , tunicæ , roris solis , genistæ , hyssopi , roris marini , scabiosæ.

R E M A R Q U E S.

On aura des fleurs de pas-d'âne , belles , & récemment cueillies dans leur vigueur au commencement du printemps , on les mondera de leur queue , on les pilera long-temps dans un mortier de marbre jusqu'à ce qu'elles soient en pâte , on y ajoûtera le sucre en poudre ; on battra encore le mélange jusqu'à ce qu'il soit bien lié ; c'est la conserve de tussilage : on la mettra dans un pot où il restera un tiers de vuide , on bouchera le pot , & on l'exposera quelques jours au soleil pour faire fermenter la conserve.

C'est un bon reméde pour les maladies de la poitrine , pour le rhume , pour la   *Vertus.*

Dose. phthifie, pour l'afthme ; elle excite le crachat : La dofe en eft depuis une dragme jufqu'à trois.

Conferve de fleurs de Pied-de-Chat.	Conferva Florum Pedis cati.

℞ Des fleurs de pied-de-chat nouvellement cueillies, ℔ ß.

Faites-les bouillir dans trois chopines d'eau commune jufqu'à la confomption du tiers.

Puis diffolvez dans la colature ℔ ij de fucre blanc, cuifez le tout en confiftance de tablettes. Faites-en une conferve, de laquelle étant refroidie, vous formerez des paftilles pour l'ufage.

℞ *Florum pedis cati recentium,*   ℔ ß.

Coquantur in aquâ communis ℔ iij, *ad tertiæ partis confumptionem ; in colaturâ diffolve facchari albi ,*   ℔ ij.

Coquantur ad confiftentiam tabellarum, & fiat conferva ex quâ dum refrixerit formentur rotulæ ad ufum.

REMARQUES.

On mettra infufer & bouillir des fleurs des pied-de-chat récemment cueillies pour en faire deux livres de décoction ; on la coulera avec forte expreffion, & l'on y fera cuire deux livres de fucre blanc jufqu'à la confiftance de tablettes, on retirer a la matiere de deffus le feu, l'agitant toûjours, & quand elle fera prefque refroidie, on la jettera en morceaux ou en rotules fur un marbre ou fur un papier oint d'huile d'amandes douces, pour l'y laiffer durcir ; puis on la ferrera dans une boëte qu'on placera dans un lieu fec, car cette conferve s'humecte aifément.

Vertus.
Dose. Elle eft bonne pour le rhume, elle adoucit les âcretés du gofier en faifant cracher, on en donne aux pulmoniques, elle purifie le fang : La dofe en eft depuis une dragme jufqu'à trois.

On pourroit faire la conferve de pied-de-chat comme celle de pas-d'âne, mais elle feroit défagréable & fort difficile à prendre, parce que la fleur du pied-de-chat fe réduit dans la bouche en filaments cotoneux, qui ne peuvent point être divifés fous les dents.

Conferve de Capillaire.	Conferva Capillorum veneris.

℞ De capillaire nouvellement cueilli,   ℔ j.
Du fucre blanc,   ℔ ij.
Faites-en une conferve f. a.

On peut préparer de même des conferves de fommités d'abfinthe, de feuilles de tamaris, de lierre terreftre, d'alleluia, de menthe, de meliffe, de rue, de fcordium, d'euphraife, de fumeterre, de cochlearia, de marrube blanc, de marjolaine.

℞ *Capillorum veneris recent.*   ℔ j.
Sacchari albi,   ℔ ij.
Fiat conferva f. a.

Eodem modo parantur confervæ fummitatum abfinthii, foliorum tamarifci, hederæ terreftris, oxytriphylli, menthæ, meliffæ, rutæ, fcordii, euphrafiæ, fumariæ, cochleariæ, marrubii albi, majoranæ.

REMARQUES.

La conferve de capillaire doit être préparée dans les lieux où l'on a le véritable capillaire, & où il a beaucoup d'odeur & de vertu, comme en Languedoc, en Provence, en Canada.

On aura du véritable adianthum, du politrich, du ceterach, on en féparera le pédicule, ce qu'il y aura de dur ; on incifera les feuilles, on les pilera dans un mortier de marbre jufqu'à ce qu'elles foient bien en pâte ; on y mêlera alors le double de leur poids de fucre blanc ; on pilera encore le mélange, & l'on en fera une conferve, qu'on mettra dans un pot pour la garder.

C'eft

C'eſt un bon reméde pour les maladies de la poitrine , de la rate , La doſe en eſt depuis une dragme juſqu'à demi-once.

Quand on eſt obligé de préparer la conſerve de capillaire dans les pays tempérés, il faut choiſir les plus belles plantes des eſpéces qu'on aura ; car quand on ne les trouveroit point toutes , il n'importe pas beaucoup , l'adiantum & le ceterach ſont les principales ; on doit les cueillir en beau temps , lorſqu'elles ſont odorantes & dans leur vigueur.

Comme les capillaires n'ont guère de ſuc , il ne s'y rencontre quelquefois pas aſſez d'humidité pour liquéfier le ſucre , il faut alors y mêler un peu de ſyrop de capillaires : il vaut mieux laiſſer fermenter cette conſerve à l'ombre qu'au ſoleil , de peur que la chaleur ne la deſſéche , plutôt que de la faire fermenter.

On peut faire de bon ſyrop de capillaires avec la conſerve de capillaires prépa-rée en Languedoc , comme il ſera dit en ſon lieu.

Conſerve de racines d'Aunée.

♃ Des racines d'aunée autant que vous vou-drez ; faites les bouillir dans ſ. q. d'eau de fon-taine , juſqu'à ce qu'elles ſoient bien ramollies , pilez-les enſuite & les paſſez par un tamis ; après cela faites cuire dans la décoction le poids dou-ble du ſucre , par rapport à celui des racines , & cela juſqu'à la conſiſtance d'un électuaire ſolide , auquel étant un peu refroidi vous mêlerez la pul-pe tamiſée des racines ; enfin la conſerve étant refroidie vous la mettrez dans un vaiſſeau propre à la conſerver.

Conſerva radicum Enulæ Campanæ.

♃ *Radicum helenii ſeu enulæ campanæ quantùm libuerit ; coquantur ad mollitiem in ſ. q. aquæ fontanæ , deindè pinſentur , & per cribrum inverſum trajiciantur ; decoctum co-quatur lento igne cum ſacchari duplo radi-cum pondere ad electuarii ſolidi conſiſten-tiam , illique tantiſper refrigerato , trajecta pulpa permiſceatur , refrigerataque conſerva, vaſe idoneo recondatur.*

R E M A R Q U E S.

On prendra la quantité qu'on voudra de racines d'énula campana , on les cou-pera par morceaux ; on les mettra bouillir à petit feu dans ce qu'il faudra d'eau en un pot de terre couvert , juſqu'à ce qu'elles ſoient molles ; on les retirera alors de la décoction , & on les pilera dans un mortier de marbre ; on les paſſera par un tamis , & ayant peſé la pulpe , on fera cuire dans la décoction le double de ſon poids de ſucre blanc juſqu'à la conſiſtance de ſucre roſat ; on la retirera du feu , & l'ayant laiſſée un peu refroidir , on y démêlera la pulpe , remuant avec un biſtortier, juſqu'à ce que la conſerve ſoit froide ; on la renverſera dans un pot , & on la gardera.

C'eſt un bon reméde pour les maladies de la poitrine , elle excite le crachat , on peut s'en ſervir pour l'aſthme ; elle fortifie l'eſtomac , elle excite l'appétit , elle ré-ſiſte au venin , elle guérit la gratelle , elle provoque les mois aux femmes : La doſe en eſt depuis une dragme juſqu'à trois.

On peut préparer de la même maniére les conſerves de toutes les racines moël-leuſes , comme celles d'*althæa* , & de *ſymphytum*.

On fait cuire la racine à petit feu afin de conſerver le ſel eſſentiel & l'huile , dans leſquels conſiſte ſa vertu , car l'ébullition trop forte en feroit diſſiper beaucoup. Quand on veut connoître ſi le ſucre eſt cuit en ſucre roſat , il faut tremper une eſpatule dedans , & ſi en la retirant il ſe fait de longs filaments , il eſt comme il faut.

Si , après que le mélange eſt fait , la conſerve eſt trop liquide , il faut la mettre deſſécher ſur un petit feu en la remuant toûjours , on pourra la renverſer toute chaude dans le pot, mais il faut l'y laisser refroidir à découvert, car si on la couvroit étant encore chaude, l'humidité qui s'en éléve en vapeur seroit contrainte de retomber dessus, & elle la feroit moisir, au lieu qu'en là laissant refroidir découverte sans la remuer, il se formera dessus une petite croûte qui aidera à la conserver.

Vertus. Cette conserve est bonne pour l'asthme, parce qu'étant remplie d'un soufre salin, elle atténue & discute les phlegmes qui embarrassent les fibres des poumons.

Conserve de Cynorrhodon.

℞ Des fruits mûrs de cynorrhodon, vulgairement dit gratte cul, dont on aura ôté les pépins avec soin, la quantité qu'il vous plaira, & après les avoir arrosés avec du vin blanc, broyez-les dans un mortier de marbre, puis les passez par le tamis; mêlez après cela la pulpe avec une fois autant de sucre, & faites cuire le tout à petit feu pour en faire une conserve.

Conserva Cynosbati.

℞ *Fructuum cynorrhodon maturorum, apertorum & à seminibus mundatorum, quantùm libuerit, irrorentur vino albo, contundantur in mortario marmoreo & per cribrum inversum trajiciantur; pulpa cum facchari duplo pondere misceatur, coquatur igne lento, & fiat conserva.*

REMARQUES.

On aura trois ou quatre livres des fruits du cynorrhodon bien rouges, dès plus gros, lorsqu'ils sont en leur mâturité; on les ouvrira avec un couteau; on en ôtera les pépins & la partie cotoneuse qui est dedans, on les mettra dans une terrine, & on les humectera avec de bon vin blanc; on couvrira la terrine, & on la mettra à la cave, on l'y laissera deux ou trois jours, ou jusqu'à ce que le fruit se soit amolli; on l'écrasera alors dans un mortier de marbre, & l'on en tirera la pulpe par un tamis renversé; on y mêlera le double de son poids de sucre blanc, & on le fera cuire & dessécher, l'agitant continuellement avec un bistortier jusqu'à ce qu'il soit en consistance convenable; c'est la conserve de cynorrhodon.

Vertus. Elle est propre pour arrêter le cours de ventre, pour exciter l'urine; on s'en *Dose.* sert pour la gravelle; elle fortifie le cœur: La dose en est depuis une dragme jusqu'à six.

J'arrose les fruits de vin blanc, & je les mets à la cave pour les amollir & pour augmenter leur vertu, le vin leur donne aussi une belle couleur.

Cette conserve est fort agréable au goût, sa qualité astringente vient de l'acide verd du cynorrhodon.

En resserrant le ventre, elle pousse par les urines, non-seulement à cause de son sel essentiel, qui se mêlant dans le sang, peut en faire précipiter la sérosité avec plus de vîtesse, mais aussi parce que ordinairement les remédes qui donnent de l'astriction au ventre provoquent les urines: la raison en est que l'humidité, qui s'évacuoit par les selles, n'ayant plus le passage libre, elle sort par les urines; aussi arrête-t-on souvent des cours de ventre par des apéritifs, & l'on excite les urines par des astringents.

Conserve d'Ache solide.

℞ Des sommités d'ache nouvellement cueillies, ℥ ij.

Coupez-les & les réduisez en forme de pulpe en les pilant dans un mortier de marbre; mêlez-les ensuite avec une livre de sucre blanc cuit en consistance de tablettes, & faites-en une conserve solide f. a.

Conserva Apii solida.

℞ *Summitatum apii recentium,* ℥ ij. *Incidantur & contundantur ad pultis formam in mortario marmoreo, postea misceantur exactè in facchari albi ad consistentiam tabellarum cocti,* ℔ j. *F. conserva solida f. a.*

REMARQUES.

On cueillera des fommités d'ache les plus tendres, lorfque la plante eft dans fa vigueur, on les hachera menu, & on les battra dans un mortier de marbre jufqu'à ce qu'elles foient réduites en pulpe, qui étant mife dans la bouche s'y fonde : on fera cependant cuire une livre de fucre blanc dans de l'eau jufqu'à la confiftance de fucre rofat, on y mèlera hors du feu l'ache pilée, puis ayant remis le mélange fur un petit feu, on le fera deffécher jufqu'à ce qu'il foit affez dur ; on le jettera alors par morceaux fur du papier oint d'huile d'amandes douces, c'eft la conferve d'ache, on la gardera dans une boëte.

Elle eft propre pour exciter le crachat, pour fortifier les poumons, pour facili-ter la refpiration, pour chaffer les vents, pour exciter l'urine & les mois aux fem-mes, pour réfifter au venin. La dofe en eft depuis deux dragmes jufqu'à une once. *Vertus. Dofe.*

Quand on voudra faire une conferve d'ache réguliére liquide, il faut procédei comme en la conferve de capillaires, mais parce que le goût en eft fort défagréable, on peut faire celle-ci, qui à la vérité n'a pas tant de vertu, mais qui fuppléera au dé-faut de l'autre, pour les perfonnes délicates.

Conferve de baies de Geniévre.	Conferva baccarum Juniperi.

☞ ♃ Des baies de geniévre récemment cueil-lies, ℔ iv.

Après les avoir concaffées on les fera cuire dans l'eau commune jufqu'à ce qu'elles fe foient amollies : On les paffera enfuite par un tamis pour en faire une pulpe qu'on gardera pour le be-foin. Lorfqu'on aura filtré l'eau où l'on aura fait cuire les baies, on y diffoudra ℔ ij. de fucre & on la fera cuire en confiftance de fyrop. On mêlera alors dans le fyrop les ingrédients fuivants bien pulvérifés,

De rhubarbe choifie, ℥ vj.
De cannelle, ℥ j ß.
De mufcade, ℥ ß.
De galan a min. ℥ vj
De calamus aromaticus, de gingembre, de macis, aā. ℈ iv.

Lorfque tous ces ingrédiens auront été parfai-tement mêlés enfemble fur un feu doux, la confer-ve fera faite, on la retirera du feu on & la gardera.

☞ ♃ Baccarum juniperi recens collec-tarum, ℔ iv.

Contufa coquantur in aquâ communi ad mollitiem, tunc trajiciantur per fetaceum ut fiat pulpa, quæ affervetur ; in aquâ verò de-cantatâ, in qua bacca decoctæ funt, folvantur facchari ℔ ij. & decoquantur ad confiftentiam fyrupi. Tunc verò huic fyrupo admifceantur fequentia fubtiliffimè pulverifata,

Rhabarb. elect. ℥ vj.
Cinnamomi optim. ℥ i ß.
Nuc. mofch. ℥ ß.
Galang. min. ℥ vj.
Calami arom. zingiber. macis, aā. ℈ jv.

Et dum dein omnia leni igne probè incor-porata five mixta funt, removeantur ab igne & ferventur.

REMARQUES.

On prendra des baies de geniévre, on les coupera par morceaux, on les met-tra bouillir à petit feu dans ce qu'il faudra d'eau, en un pot de terre couvert, juf-qu'à ce qu'elles foient molles, on les retirera alors de la décoction, & on les paffera par un tamis. on fera cuire dans la décoction deux livres de fucre blanc jufqu'à la confiftance de fyrop, puis on y démêlera la pulpe & les autres ingrédients bien pulvérifés, remuant avec un biftortier, jufqu'à ce que la conferve foit faite, en-fuite on la retirera du feu, & l'ayant laiffé un peu refroidir, on la renverfera dans un pot & on le gardera.

C'eft un excellent reméde pour fortifier l'eftomac pour exciter l'urine, & tenir le ventre libre. *Vertus.*

CHAPITRE III.

Du Miel & de ses préparations.

LE miel est un assemblage de la meilleure substance des fleurs & de quelques fruits, laquelle des mouches à miel amassent dans leurs ruches.

Pline dit que le premier qui trouva le miel, fut un certain Aristée, Athénien ; les Curétes furent les premiers Peuples qui s'en servirent, à ce que rapportent quelques Historiens.

Les saisons dans lesquelles on ramasse le miel en France, sont le printemps & l'automne ; les abeilles en ce temps-là font leur provision de miel pour l'été & pour l'hiver, car dans l'été la sécheresse emporte la substance des fleurs, & dans l'hiver il n'y a rien dont elles puissent tirer du miel.

Lorsqu'on voit une assez grande quantité de miel dans les ruches, on en retire une partie des tablettes, mais il ne faut pas ôter tout, car les abeilles n'y retourneroient plus, on leur en laisse une partie pour leur subsistance. Ces tablettes sont disposées en petits hexagones de cire qui contiennent du miel, on les met dans un sac de toile à la presse, le miel sort, & la cire reste en gâteau dans le sac, mais quand on veut faire du beau miel, il faut suspendre le sac au soleil, & ayant mis un vaisseau dessous, laisser couler le miel sans le presser. De cette maniére il est non-seulement plus beau & de meilleur goût, mais il est plus net que celui qui a été pressé ; la presse fait souvent couler de la cire avec le miel, c'est la raison pourquoi plusieurs miels sentent la cire, & dans la distillation qu'on en fait par la chymie, on retire des morceaux de cire qui se font élevés avec l'esprit. De plus, quand il se rencontre des vers ou des mouches dans le miel, la presse les écrase & les y mêle, ce qui n'arrive point quand on le fait sans expression ; il faut le mettre ensuite dans un lieu frais, afin qu'il s'y fige ; ce qui restera dans le sac quand il ne coule plus rien, peut être mis à la presse, & gardé à part.

Les Anciens avoient le miel beaucoup plus en usage que nous ne l'avons, parce que le sucre n'étoit pas alors si commun qu'il l'est présentement : on le préfère pourtant encore au sucre dans plusieurs compositions, & en effet il est meilleur en quelques rencontres, par exemple, il purge dans les lavements, & le sucre ne purge point, il déterge les plaies plus que le sucre ; c'est pourquoi l'on en mêle dans les digestifs ; il lie & conserve mieux les compositions où il entre, que le sucre, à cause d'une partie visqueuse qu'il contient, c'est par cette raison qu'on l'emploie dans la thériaque, dans le mithridate.

Si l'on considère encore l'origine du miel, on se déterminera aisément à le préférer au sucre, car il est proprement composé de la substance la plus essentielle des fleurs que les abeilles ramassent ; ainsi l'on peut dire qu'il contient la quintessence des plantes.

Le meilleur miel est celui qu'on fait en Dauphiné, en Languedoc, aux environs de Narbonne, parce que les fleurs du thym, du romarin, du muguet, de la violette, & les autres plantes dont les abeilles tirent du miel, y sont beaucoup plus odorantes & plus remplies d'esprits qu'ailleurs, à cause de l'ardeur du soleil. Nous voyons aussi que le miel qui est fait sur les montagnes où le soleil donne à plomb, est considérablement plus beau & plus spiritueux que l'autre.

Choix.   Quand on emploie le miel pour la bouche, il faut se servir de celui de Nar-

bonne, parce qu'il eſt le plus beau, le plus ſpiritueux & le plus agréable au goût ;
mais pour les lavements & pour les remédes extérieurs, je préférerois le miel jaune
ordinaire, parce qu'il a un peu d'âcreté qui le rend plus purgatif & plus déterſif que
le blanc ; il faut le choiſir d'une conſiſtance entre dur & liquide, bien lié en ſes
parties.

Le miel eſt un bon aliment pour ceux qui ont long-temps jeûné, car il eſt léger,
il ſe diſtribue très-facilement, & il répand dans les vaiſſeaux un ſuc doux & léger
qui eſt comme un baume de la vie ; c'eſt ce qui faiſoit dire à Démocrite que pour
vivre long-temps, il falloit s'arroſer par dedans de miel, & s'oindre d'huile par
dehors. Il faut pourtant remarquer que les tempéraments bilieux ne ſe trouvent pas
bien de l'uſage du miel par la bouche, parce qu'il ſe lie facilement avec la bile, &
il ſemble qu'il ſe convertiſſe en cette humeur : En effet, la ſaveur douce ſe change
facilement en amertume, car nous voyons que lorſqu'on fait cuire trop le miel, la
régliſſe, le ſucre, & pluſieurs autres matiéres douces, elles deviennent amères ; il
ſe pourroit faire que la chaleur trop grande des entrailles en feroit de même.

Le miel lâche le ventre, il eſt bon pour les maladies de la poitrine & du pou- **Vertus.**
mon, on en fait des hydromels ; il déterge puiſſamment, on l'emploie dans les lavements.

J'ai traité dans mon Livre de Chymie de la diſtillation du miel, je ne parlerai
ici que des opérations dont on ſe ſert dans la Pharmacie Galénique.

Hydromel vineux.	Hydromel vinoſum.
♃ De très-bon miel blanc, ℔ iv. De l'eau commune, ℔ xx.	♃ *Mellis albi optimi*, ℔ iv. *Aquæ communis*, ℔ xx.
Faites-les bouillir enſemble dans un vaiſſeau de cuivre étamé & bien bouché, juſqu'à la conſomption du tiers, ou juſqu'à ce qu'un œuf frais que l'on y jettera nage ſur la liqueur.	*In vaſe æneo ſtanno obdučto, ſimul igne lento ad tertiæ partis conſumptionem coquantur, vel donec ovum recens inječtum non demergatur, ſed ſupernatet.*
Pendant la cuiſſon on aura ſoin d'ôter toute l'écume, puis l'hydromel étant cuit & raſſis à loiſir, ſera enfermé dans un baril que l'on expoſera au ſoleil, ou que l'on mettra dans une étuve pendant quarante jours, même plus long-temps ſi la fermentation n'eſt pas ceſſée, après quoi on bouchera le baril, & on le gardera à la cave pour le beſoin.	*Inter coquendum verò omnis ſpuma diligenter auferatur, hydromel cočtum quiete depuratum & doliolo exceptum ſolis radiis exponatur, vel in hypocauſtum transferatur, illicque per quadraginta dies maneat, vel donec nullum fermentationis ſignum appareat, obturatum deindè doliolum, in cellâ vinariâ reponatur.*

REMARQUES.

On mettra dans une baſſine de cuivre étamée quatre livres de miel & vingt livres d'eau, on les fera cuire enſemble à un petit feu juſqu'à la conſomption d'environ le tiers de l'humidité, ou juſqu'à ce qu'un œuf puiſſe nager dedans, on écumera cependant la liqueur, on la verſera dans un baril, on l'expoſera à la chaleur
du ſoleil, ou bien on placera le baril dans une étuve, & on l'y laiſſera quarante
jours, ou juſqu'à ce que la liqueur ne fermente plus, l'agitant de temps en temps,
enſuite on le bouchera, on le deſcendra à la cave, & on le gardera.

Il fortifie l'eſtomac, il réjouit le cœur, il eſt propre pour exciter le mouvement **Vertus.**
des eſprits, on l'emploie plus ſouvent pour les délices que pour la Médecine, car
il eſt pour le moins auſſi agréable au goût, & auſſi vineux que du vin d'Eſpagne,

Dose.

il lui reſſemble même beaucoup : La doſe en eſt depuis demi-once juſqu'à deux onces.

Melicratum, Mulſa, Apome-li.

Melicratum, *Mulſa*, *Hydromel & Apomeli*, ſont des noms dont on ſe ſervoit autrefois pour ſignifier de l'eau miellée ; on faiſoit auſſi un mélange de vin & de miel , & on l'appelloit *Oinomel*.

Oinomel. Hydromel ordinaire.

L'hydromel ordinaire ſe prépare comme l'hydromel vineux, excepté qu'on ne le fait point fermenter.

On fait ſouvent des hydromels vulnéraires avec des décoctions d'herbes vulnéraires, & un peu de miel pour en faire boire à ceux qui ſont malades.

Eſprit de l'hydromel vineux pareil à celui du vin.

L'hydromel vineux eſt proprement un miel diſſout, dont l'huile & le ſel ont été exaltés par la fermentation, enſorte qu'on pourroit tirer de cet hydromel, un eſprit inflammable pareil à celui du vin, par la diſtillation, comme j'ai dit dans mon Traité de Chymie.

Il vaut mieux prendre du miel blanc pour cette opération, que du miel ordinaire à cauſe du goût qui en eſt meilleur, & afin que l'hydromel ſoit plus pur & plus clair ; le miel de Narbonne ſeroit préférable aux autres, mais comme il n'eſt pas bien commun, on peut ſe ſervir à la place du miel blanc le plus beau qu'on pourra trouver.

On fait cuire l'hydromel juſqu'à ce qu'un œuf frais puiſſe nager deſſus, car par cette marque l'on connoît que la liqueur a aſſez de conſiſtance pour être conſervée, ſi elle étoit trop claire, l'œuf tomberoit au fond.

Il ne faut remplir que les deux tiers du baril, afin que la fermentation ait de l'eſpace, & qu'il ne ſe perde rien. On ne bouchera le baril pendant la fermentation, que d'un papier ou d'un linge, mais quand elle ſera achevée & que le baril ſera à la cave, on le bouchera avec ſa bonde, en la maniére ordinaire ; ſi on le remplit d'hydromel vineux, il s'en gardera mieux.

Explication de la fermentation de l'hydromel

Pour expliquer la fermentation de l'hydromel, il faut ſçavoir que le miel contient naturellement un ſel acide eſſentiel & de l'huile, comme on le démontre par la Chymie. Ce ſel eſt mis en mouvement par la chaleur, & il tend à ſe développer, mais il trouve une ſubſtance huileuſe & embarraſſante qui le retient ; il faut donc qu'il agiſſe ſur cette huile, & qu'il en raréfie & atténue les parties pour avoir ſon mouvement libre, c'eſt ce qui cauſe la fermentation, d'où il réſulte un eſprit vineux, parce que l'huile ayant été long-temps raréfiée & diviſée par le ſel, elle devient eſprit.

Quand l'hydromel eſt devenu vineux, la fermentation ceſſe, parce que les ſels acides qui ſont comme autant de petits couteaux, ayant tout-à-fait diſſéqué ce qui s'oppoſoit à leur mouvement, il ne ſe doit plus faire d'effort, ni par conſéquent de gonflement dans la liqueur.

Il eſt à remarquer qu'il ſe fait la même choſe dans la fermentation de l'hydromel que dans celle du vin d'Eſpagne, parce que les mêmes principes & la même diſpoſition des parties ſe rencontrent en l'un comme en l'autre, il y a pourtant cette différence, que dans le ſuc des raiſins, il ſe trouve une plus grande quantité de ſels que dans l'hydromel, c'eſt ce qui fait que la fermentation en eſt plus prompte, quoiqu'on n'y donne aucune chaleur étrangère. Ceux qui voudront être inſtruits plus au long de la fermentation des vins, pourront lire ce que j'en ai écrit dans mon Livre de Chymie.

La chaleur du ſoleil ſeroit préférable à celle des étuves pour exciter la fermentation de l'hydromel, mais comme l'on n'en peut jouir que pendant une partie du jour, l'opération eſt plus promptement faite, quand on met le baril aux étuves qu'on rend chaudes le jour & la nuit par le feu.

On peut ſe ſervir de l'hydromel vineux aux mêmes uſages qu'on ſe ſert du vin d'Eſpagne, & ſi l'on en buvoit par excès, il enivreroit de même Les Hollandois & les autres Nations qui habitent les pays froids, où le raiſin n'acquiert pas la qualité ni la maturité requiſe, pour qu'on en puiſſe faire du vin, préparent de l'hydromel vineux plus fréquemment que nous ne faiſons en France, & ils en boivent au lieu de vin.

Oxymel ſimple.		*Oxymel ſimplex.*	
♃ De bon miel,	℔ ij.	♃ *Mellis optimi deſpumati,*	℔ ij.
Du vinaigre de vin blanc,	℔ j.	*Aceti vini albi,*	℔ j.
Faites-les cuire enſemble à petit feu juſqu'à la conſiſtance d'un ſyrop.		*Coquantur ſimul igne lento ad ſyrupi conſiſtentiam.*	

R E M A R Q U E S.

On mêlera dans un plat de terre deux parties de bon miel blanc, & une partie de vinaigre blanc, on placera le plat ſur le feu, & l'on fera bouillir doucement le mélange, l'écumant à meſure qu'il paroîtra de l'écume, & quand il ſera cuit en conſiſtance de ſyrop, on le gardera.

Il eſt eſtimé propre pour inciſer & pour déraciner les humeurs craſſes & viſqueuſes qui ſont attachées à la gorge & à la poitrine ; on le mêle dans des gargariſmes & des loochs, on en peut prendre auſſi à la cuiller : La doſe en eſt une demi-cuillerée.

Oxymel eſt un mot Grec, qui ſignifie mélange de miel & de vinaigre, on l'appelle encore *acetum mulſum*, c'eſt-à-dire, vinaigre miellé.

On doit éviter de faire cette préparation dans un vaiſſeau d'airain, de peur que l'acide du vinaigre corrodant le métal, ne fît mêler du verd-de gris dans la liqueur.

On peut faire écumer le miel avant que de le mêler avec le vinaigre, mais en cuiſant, l'acide fait fort bien ſéparer l'écume, s'il y en eſt reſté.

L'oxymel n'eſt pas convenable à la poitrine, quand elle eſt irritée par des humeurs trop âcres qui tombent deſſus, au contraire par ſon acidité il feroit touſſer & il l'irriteroit encore davantage ; mais il eſt propre à inciſer par ſes pointes, & à diſſoudre la pituite groſſiére qui s'attache en pluſieurs endroits ; il eſt bon de l'avaler doucement afin qu'il ait le temps de pénétrer les phlegmes qu'il rencontre en ſon paſſage.

Oxymel Scillitic.		*Oxymel Scilliticum.*	
♃ Du meilleur miel,	℔ iij.	♃ *Mellis optimi,*	℔ iij.
Du vinaigre ſcillitic,	℔ ij.	*Aceti ſcillitici,*	℔ ij.
Faites-les cuire à petit feu, écumez-les avec ſoin, & faites-en l'oxymel ſcillitic.		*Coquantur igne lento, deſpumentur & f. oxymel ſcilliticum.*	

R E M A R Q U E S.

On mêlera dans un plat de terre verniſſé trois parties de miel blanc avec deux parties de vinaigre ſcillitic ; on les fera cuire à petit feu les écumant juſqu'à la conſiſtance de ſyrop, c'eſt l'oxymel ſcillitic.

Vertus.

Il eſt propre pour inciſer & atténuer les phlegmes qui ſont recuits & attachés aux poumons, à la poitrine & aux autres viſcères ; on s'en ſert pour l'eſquinancie, pour l'épilepſie, on le mêle dans les loochs & dans les gargariſmes ; on en prend

Doſe.

auſſi dans des eaux appropriées depuis une dragme juſqu'à demi-once, il a plus de force que l'oxymel ſimple pour détacher les phlegmes.

Oxymel compoſé, de Meſué.	Oxymel compoſitum, Meſue.
♃ Des racines d'ache bien nettes, de perſil, de petit houx, de fenouil, d'aſperges, aã. ℥ ij. Des ſemences d'ache, de fenouil & de perſil, aã. ℥ j. Que toutes ces plantes groſſiérement concaſſées reſtent en macération dans vj. ℔ d'eau pendant ving-quatre heures, cuiſez-les après cela juſqu'à la conſomption du tiers : ajoûtez à la colature, De miel, ℔ iij. De vinaigre, ℔ i ß. Que le tout ſoit cuit en conſiſtance de ſyrop.	♃ Radicum mundatarum apii, petro-ſelini, ruſci, fœniculi, aſparagi, aã. ℥ ij. Seminum apii, fœniculi, petroſelini, aã. ℥ j. Omnia contuſa macerentur ſimul calidè in aquæ communis ℔ vj. per viginti qua-tuor horas, tunc coquantur ad tertiæ par-tis conſumptionem, colato adde, Mellis optimi, ℔ iij. Aceti, ℔ i ß. Coquantur ad conſiſtentiam ſyrupi.

R E M A R Q U E S.

On aura les racines dans leur vigueur, on les nettoiera bien, on en ſéparera la corde, on les coupera par petits morceaux, on concaſſera les ſemences, on mettra le tout enſemble dans un pot verniſſé, on verſera deſſus l'eau commune toute bouillante, on couvrira le pot, & on laiſſera la matiére en digeſtion pendant vingt-quatre heures, on placera le pot ſur le feu, & on la fera bouillir juſqu'à la con-ſomption du tiers, on coulera la décoction avec expreſſion, on la mêlera avec le miel & le vinaigre, on clarifiera le mélange avec un blanc d'œuf, & après l'avoir paſſé par un blanchet, on le fera bouillir juſqu'à la conſiſtance de ſyrop, c'eſt l'hy-dromel compoſé.

Vertus.

Il eſt eſtimé propre pour ouvrir les obſtructions du foie, de la rate, des reins, il atténue & déterge les humeurs craſſes & lentes : La doſe en eſt depuis demi-

Doſe.

once juſqu'à une once.

Oxymel ſcillitic compoſé.

Si au lieu du vinaigre commun vous employez le vinaigre ſcillitic dans cette opération, vous aurez l'oxymel ſcillitic compoſé.

Je ne mêle point le vinaigre dans la décoction, parce qu'il feroit plutôt durcir les racines que les amollir ; de plus, il laiſſeroit la plus grande partie de ſes pointes dans le marc qu'on rejette.

Je ne puis approuver de mêler du vinaigre qui eſt aſtringent, dans un reméde qu'on veut rendre apéritif.

Oxymel compoſé pour la difficulté de reſpirer.	Oxymel compoſitum ad dyſpnæam.
☞ ♃ Des racines d'iris de Florence, ℥ j. De gingembre, ʒ i ß. D'agaric très-blanc, ℥ i ß. Des feuilles d'hyſope, de marrube, de piment, d'origan, de ſcabieuſe, de capillaire, de tuſſila-ge, aã. ℥ ß. Après avoir coupé & broyé toutes ces drogues, on les fera cuire dans ſuffiſante quantité d'eau, on	☞ ♃ Rad. irid. Florentinæ, ℥ j. Zinzib. ʒ i ß. Agarici albiſſ. ℥ i ß. Folihyſſopi, marrubii, botryos, origani, ſcabioſæ, capilli veneris, tuſſilaginis, aã. ℥ ß. Contuſa & inciſa decoquantur in ſ. q. aquæ, & fiat fortis expreſſio ad ℔ j. cui adde,

en

en fera une forte expreſſion , & dans environ ℔ j. de liqueur on ajoûtera d'excellent miel, ℔ ij.
De vinaigre , ℔ j.
On fera cuire ceci juſqu'à la conſiſtance d'oxymel.

Mellis optimi , ℔ ij.
Aceti vini , ℔ j.
Coquantur ad conſiſtentiam oxymellitis.

REMARQUES.

On aura les racines dans leur vigueur, on les nettoiera bien , on en ſéparera la corde , on les coupera par petits morceaux , on mettra le tout enſemble dans un pot verniſſé , on verſera deſſus l'eau commune toute bouillante , on couvrira le pot , & on laiſſera la matiére en digeſtion pendant douze heures , on placera le pot ſur le feu, & on fera bouillir le tout juſqu'à conſomption du tiers , on coulera la décoction avec expreſſion , on la mêlera avec le miel & le vinaigre , on la paſſera par un blanchet, on la fera bouillir juſqu'à la conſiſtance d'oxymel.

Il eſt pectoral, il atténue les matiéres tenaces des poumons & leur en facilite la ſortie , il lâche le ventre.　Vertus.

Oxymel Diurétique, de Bauderon.

℞ Des racines d'ache, de fenouil, de perſil, de petit houx, d'aſperges, aā. ℥ ij.
De ſemences de fenouil, & d'ache, aā. ℥ j.
On coupera le tout fort menu , & on le fera cuire dans ℔ xij. d'eau juſqu'à la diminution de la moitié. On fera bouillir cette décoction clarifiée avec une ſuffiſante quantité de miel , on y ajoûtera ſur la fin de vinaigre , ℔ j.

Oxymel Diureticum , Bauderoni.

℞ *Radic. apii , fœniculi , petroſelini , ruſci , aſparagi , aā.* ℥ ij.
Semin. fœniculi , apii , aā. ℥ j.
Conciſa & inciſa coquantur in ℔ xij *aquæ ad medias : expreſſum & clarificatum cum mellis quantitate idonea coquatur in ſyrupum , addendo ſub finem aceti vini albi ,* ℔ j.

REMARQUES.

On prendra les racines dans leur vigueur , on les nettoiera bien , on en ſéparera la corde , on les coupera par petits morceaux , on concaſſera les ſemences , on mettra le tout enſemble dans un pot verniſſé , on verſera deſſus l'eau commune toute bouillante, on couvrira le pot , & on laiſſera la matiére en digeſtion pendant vingt-quatre heures , on placera le pot ſur le feu, & on fera bouillir le tout juſqu'à la conſomption de la moitié, on coulera la décoction avec expreſſion , on la mêlera avec le miel & le vinaigre , on clarifiera le mélange avec un blanc d'œuf, & après l'avoir paſſé par un blanchet , on le fera bouillir juſqu'à la conſiſtance de ſyrop, c'eſt l'hydromel diurétique.

Il inciſe & déterge les humeurs craſſes & lentes, ouvre les obſtructions du foie , de la rate & des reins, chaſſe les ordures de la veſſie, provoque l'urine & les ſueurs : La doſe en eſt depuis demi-once juſqu'à une once.　Vertus.　Doſe.

Oxymel qui imite le ſcillitique.

℞ Des feuilles de bétoine , d'aigremoire , d'abſinthe, de fumeterre , de quintefeuille , aā. m. j ß.
Des feuilles d'hiſope, de porreau, de thym , aā. m. j.
Des racines de fenouil, d'aſperges, de perſil, aā. ℥ j.
Les racines & les feuilles étant coupées bien

Oxymel ſcilliticum æmulans , Prævotii.

℞ *Fol. betonicæ , agrimoniæ , abſinthii , fumariæ , pentaphylli , aā.* m. j ß.
Hiſſopi , praſii , thymi , aā. m. j.
Radic. fœniculi , aſparagi , petroſelin. , aā. ℥ j.
Conciſa & conjracta coquantur in aqua

menu , on les fera cuire dans ℔ jv. d'eau de fontaine où l'on aura mis de miel ℔ ij.

On fera bouillir le tout à un très-petit feu , jusqu'à ce que le miel soit écumé ; après avoir passé la liqueur, on y ajoûtera de fort vinaigre ℔ j.

De semence d'anis,   ℥ ij.

De racines d'angélique, d'impératoire, aã. ℥ j.

Il faut de nouveau faire cuire le tout jusqu'à la consistance de syrop : On coulera une seconde fois la liqueur par un blanchet.

fontis ℔ jv. quæ exceperint , mellis ℔ ij.

Ebulliant lentissimo igne ad perfectam despumationem mellis ; factâ posteâ colaturâ , adde,

Aceti optimi ,   *℔ j.*

Sem. anisi ,   *℥ ij.*

Rad. angelicæ , imperatoriæ , aã.   *℥ j.*

Coque lento igne ad consistentiam syrupi , fiat denuò colatura per rariorem pannum.

REMARQUES.

On prendra les feuilles & les racines coupées par petits morceaux avec deux livres de miel , on mettra le tout enfemble dans un pot vernissé , on versera dessus quatre livres d'eau de fontaine toute bouillante , on couvrira le pot , on le placera sur le feu , & on le fera bouillir légérement jusqu'à ce que le miel soit écumé , & après avoir coulé la décoction, on y ajoûtera le vinaigre , les semences d'anis, les racines d'angélique & d'impératoire , ensuite on fera bouillir de nouveau la décoction jusqu'à la consistance de syrop, on clarifiera le mélange avec un blanc d'œuf , & on le passera par un blanchet.

Vertus.   Il est propre pour ouvrir les obstructions de la rate & du foie , il atténue, & il déterge les humeurs crasses & lentes : La dose en est depuis demi-once jusqu'à

Dose.   une once.

Miel Rosat.   Mel Rosatum.

℞ Du suc de roses rouges , & de très-bon miel, de chacun parties égales.

Qu'ils soient clarifiés avec un blanc d'œuf , & cuits en consistance de syrop.

℞ *Succi rosarum rubrarum , mellis optimi , aã. partes æquales.*

Ovi albumine simul clarificentur & coquantur ad syrupi consistentiam.

REMARQUES.

On pilera des roses rouges récemment cueillies , dans un mortier de marbre , jusqu'à ce qu'elles soient en pâte ; on les laissera cinq ou six heures en digestion à froid , puis on les mettra à la presse pour en tirer le suc , on pésera ce suc, on le mêlera avec autant de bon miel, on clarifiera le mélange par le moyen d'un blanc d'œuf , puis l'ayant passé chaudement par un blanchet , on le fera cuire en consistance de syrop , & on le gardera.

Vertus.   Il est déterfif & astringent, on l'emploie dans les gargarismes , pour les maux de la bouche & de la gorge , dans les injections & dans les lavemens , quand il est besoin de resserrer le ventre.

Les roses rouges font préférables à toutes les autres espéces de roses pour la préparation du miel rosat , à cause de leur vertu astringente. Si l'on vouloit faire un miel rosat laxatif , on se serviroit des roses pâles simples ; mais il ne seroit guére en usage.

Autre manière de faire le miel rosat.   On pourroit encore préparer le miel rosat en mettant digérer au soleil pendant dix ou douze jours , une partie des roses rouges bien pilées , & mêlées avec deux parties de bon miel dans un pot de terre couvert ; on feroit ensuite bouillir doucement la matiére après y avoir ajoûté une quantité suffisante de décoction de roses rouges , puis on la couleroit , on l'exprimeroit , on la clarifieroit , & on la feroit cuire selon l'art ; ce miel rosat ne céderoit pas en vertu au précédent.

Il ne faut point craindre de dissiper le peu de parties volatiles qui est dans les roses rouges en les faisant bouillir, car elles sont inutiles dans le miel rosat, on n'y demande que les parties fixes qui sont les plus astringentes.

Miel violat.

℞ Des violettes nouvellement cueillies, ℔ iv.
Du miel commun, ℔ xij.
Mêlez-les ensemble & les laissez en digestion pendant huit jours dans un lieu chaud, après cela faites-les bouillir avec ℔ ij. de décoction de fleurs ou de feuilles de violettes jusqu'à la consomption du quart ; coulez-les ensuite avec expression, puis faites cuire la colature en consistance de syrop, observant d'ôter l'écume avec soin, & gardez ce miel pour l'usage.

Mel violatum.

℞ Violarum recentium, ℔ iv.
Mellis communis, ℔ xij.
Misceantur & digerantur in loco calido per octo dies, deindè cum decocti florum aut foliorum violarum ℔ ij. bulliant ad quartæ partis consumptionem, tunc colentur & exprimantur, colatura coquatur ad consistentiam syrupi, despumetur & servetur ad usum.

REMARQUES.

On mêlera dans un pot de terre les violettes avec le miel, on bouchera le pot, on le mettra en digestion dans le fumier ou en un autre lieu chaud sept ou huit jours ; ensuite l'on fera une forte décoction de fleurs ou de feuilles de violettes, on la coulera ; on la mêlera dans la bassine avec la matiére digérée, on fera bouillir le mélange jusqu'à diminution d'environ le quart de l'humidité, on le coulera, on l'exprimera, & on fera cuire la colature jusqu'à la consistance de syrop, l'écumant de temps en temps ; on gardera ce miel violat dans des cruches de grès.

Il est propre pour adoucir, pour rafraîchir & pour lâcher le ventre, on ne s'en sert que dans les lavements, on en met depuis une once jusqu'à trois à chaque clystère. *Vertus, Dose.*

Les violettes simples sont préférables aux violettes doubles pour le miel violat, parce qu'elles sont laxatives. Les Apothicaires n'y emploient ordinairement que le bouton qui reste après qu'on en a tiré la fleur bleue dont on fait la conserve & le syrop violat ; c'est aussi dans ce bouton que consiste la qualité purgative de la violette.

On peut encore faire le miel violat en peu de temps avec parties égales d'une forte décoction de violettes & de miel ; mais la première préparation est la meilleure. *Autre préparation du miel violat.*

On peut clarifier le miel violat comme le miel rosat avec un blanc d'œuf, mais comme il ne sert jamais qu'en lavements, cette délicatesse est bien inutile.

On ne doit point se soucier de l'odeur ni de la couleur des violettes dans le miel violat, elles ne serviroient à rien, on n'y demande qu'une qualité laxative qui consiste principalement dans son sel ; & une substance mucilagineuse émolliente qui consiste dans l'huile.

Miel de Menthe.

℞ Du suc de menthe dépuré,
Du miel commun, aā. parties égales.
Faites-les cuire jusqu'à la consistance de syrop.

Mel Menthæ.

℞ Succi menthæ depurati.
Mellis communis aā. partes æquales.
Coquantur simul ad consistentiam syrupi.

REMARQUES.

On tirera le suc de menthe par expression en la méthode ordinaire, on le dépurera en le faisant bouillir légérement & le passant par un blanchet ; on mêlera le suc dépuré avec un poids égal de miel commun , on les fera cuire enſemble les écumant juſqu'à la conſiſtance de ſyrop , ce ſera le miel de menthe.

On l'emploie dans les lavéments pour le flux dé ventre & les vers : La doſe en eſt depuis une once juſqu'à trois.

Miel de Nénuphar.		Mel Nenupharinum.	
♃ Des fleurs de nymphæa ,	℔ iv.	♃ *Florum nymphæa ,*	℔ iv.
De l'eau commune,	℔ viij.	*Aquæ communis ,*	℔ viij.
Faites-les bouillir enſemble à petit feu juſqu'à la conſomption du tiers , après cela coulez & exprimez la liqueur & mêlez dans la colature de miel commun ,	℔ vj.	*Bulliant ſimul igne lento ad tertiæ partis conſumptionem , tunc colentur & exprimantur , in colaturâ miſce mellis communis ,*	℔ vi.
Cuiſez le tout & l'écumez juſqu'à la conſiſtance de ſyrop.		*Coquantur & deſpumentur ad conſiſtentiam ſyrupi.*	

REMARQUES.

On aura des fleurs de nénuphar nouvellement cueillies , on les mettra bouillir dans de l'eau pour en faire une décoction auſſi chargée qu'elle pourra l'être de la ſubſtance des fleurs , on la coulera avec expreſſion , on y mêlera environ un poids égal de miel commun , on fera bouillir doucement le mélange , l'écumant de temps en temps juſqu'à la conſiſtance de ſyrop ; c'eſt le miel de nénuphar.

Il eſt propre pour rafraîchir , pour humecter , pour adoucir les inteſtins , pour modérer les cours de ventre , on ne s'en ſert que dans les lavements : La doſe en eſt depuis une once juſqu'à trois.

Il ſeroit inutile de faire bouillir pluſieurs fois de nouvelles fleurs de nénuphar dans une même eau comme quelques deſcriptions le demandent, car une ſeule fois eſt capable d'empreindre & de charger entiérement les pores de la liqueur de leur ſubſtance viſqueuſe.

Miel Mercurial.	Mel Mercuriale.
♃ Du ſuc de mercuriale dépuré , & du miel commun , aā. parties égales.	♃ *Succi mercurialis depurati , mellis communis, aā. partes æquales.*
Faites-les cuire juſqu'à la conſiſtance de ſyrop.	*Coquantur ſimul ad conſiſtentiam ſyrupi.*
On peut préparer de même le miel de nicotiane.	*Eodem modo paratur mel nicotianæ.*

REMARQUES.

On tirera le ſuc de mercuriale par expreſſion en la méthode ordinaire , on le dépurera en le faiſant bouillir légérement , & le paſſant par un blanchet.

On mêlera le ſuc dépuré avec un poids égal de miel commun , on le fera cuire enſemble les écumant juſqu'à la conſiſtance de ſyrop; ce ſera le miel mercurial , on le coulera par un tamis découvert , & on le gardera dans des cruches.

Il eſt plus purgatif que les miels précédents , on l'emploie dans les lavements , pour la colique venteuſe , pour les maladies hyſtériques : La doſe en eſt depuis une once juſqu'à trois.

Le miel de nicotiane purge violemment , on s'en ſert dans les lavements des apoplectiques , des léthargiques.

Miel Anthoſat , ou de Romarin.		Mel Anthoſatum.	
♃ Des fleurs nouvelles de romarin ,	℔ j.	♃ *Florum roris marini recentium ,*	℔ j.
Du miel bien écumé ,	℔ iv.	*Mellis deſpumati ,*	℔ iv.

Laiſſez-les en digeſtion expoſés au ſoleil pendant un mois, après cela ajoûtez-y un peu d'eau de romarin diſtillée, cuiſez-les légérement, coulez & exprimez la liqueur, & la gardez pour l'uſage.

Infunde & inſola per menſem, deindè addito parùm aquæ roris marini diſtillati, coque leviter, cola & exprime.

R E M A R Q U E S.

On concaſſera dans un mortier de marbre les fleurs de romarin nouvellement cueillies, on les mêlera avec le miel écumé les battant quelque temps enſemble, on mettra le mélange dans un pot de terre verniſſé, on le bouchera bien, on l'expoſera au ſoleil, ou bien on le mettra dans un fumier pendant un mois, enſuite on y ajoûtera environ demi-livre d'eau de romarin diſtillée, ou à ſon défaut, de décoction de romarin, on rebouchera le pot, on le mettra ſur un petit feu, & dès que la matiere bouillira, on la coulera avec forte expreſſion, on laiſſera refroidir le miel, & on le gardera.

Il eſt bon pour la colique venteuſe, pour la léthargie, pour la paralyſie, pour les maladies hyſtériques; on ne s'en ſert ordinairement que pour les lavements : La doſe en eſt depuis une once juſqu'à trois; mais on pourroit auſſi s'en ſervir par la bouche.

Vertus.

Doſe.

Comme la plus grande vertu des fleurs de romarin conſiſte dans ſes parties volatiles, on évite de faire une longue coction dans la préparation de ce miel, de peur qu'elles ne ſe diſſipent.

On laiſſe long-temps en digeſtion les fleurs de romarin dans le miel, afin que leur vertu s'y communique ſuffiſamment.

L'eau de romarin qu'on ajoûte au mélange n'eſt que pour le liquefier, afin qu'on le puiſſe faire bouillir un bouillon, le couler & réduire le miel en une conſiſtance de ſyrop.

On ne demande ordinairement que trois livres de miel ſur une livre de fleurs de romarin; mais comme ces fleurs ſont légères, & qu'elles tiennent un grand volume, il y en a ſuffiſamment en une livre, pour empreindre quatre livres de miel

Au défaut de la fleur, on pourroit ſubſtituer les feuilles de romarin, car elles ſont fort chargées de ſels & de parties huileuſes volatiles qui doivent communiquer au miel beaucoup de vertu.

Miel de Pariétaire.

℞ Des feuilles de pariétaire nouvellement cueillies, faſc. ij.

Coupez-les & les pilez; après cela faites les cuire dans xx ℔ d'eau commune juſqu'à conſomption du tiers, coulez enſuite la liqueur & l'exprimez; que la colature bouille une ſeconde fois avec la même quantité de feuilles de pariétaire, coulez de nouveau & exprimez les feces, & faites cuire enfin la colature avec ℔ xij. de miel commun en conſiſtance de ſyrop, ôtez l'écume pendant la cuiſſon, & gardez la compoſition pour l'uſage.

On peut préparer de la même maniére du miel, de petite centaurée, de *vulvaria*, & de myrte.

Mel Parietariæ.

℞ *Foliorum parietariæ recentium, faſc. ij.*

Incidantur, contundantur, & decoquantur in xx ℔. aquæ communis ad tertiæ partis conſumptionem, deindè colentur & exprimantur; colatura cum pari quantitate foliorum parietariæ contuſorum bulliat iterùm, coletur & exprimatur, liquor tandem cum mellis communis ℔ xij. ad ſyrupi conſiſtentiam percoquatur, deſpumetur & ſervetur.

Eodem modo parantur mel centaurii minoris, vulvariæ, myrti.

REMARQUES.

On aura une bonne quantité de pariétaire tendre, cueillie dans sa force, on la coupera, on la battra dans un mortier pour l'écraser, on la mettra bouillir dans une bassine avec vingt livres d'eau jusqu'à diminution du tiers, on coulera la décoction avec expression; on fera bouillir de rechef dans la colature une pareille quantité de pariétaire écrasée, environ demi-heure, on coulera la liqueur, exprimant fortement les herbes, on la mêlera avec un poids égal de miel commun, & l'on fera cuire le mélange en l'écumant, jusqu'à la consistance de syrop; c'est le miel de pariétaire.

Vertus. — Il n'est employé que dans les lavements; on s'en sert pour la colique néphrétique, pour la pierre, pour la douleur des reins, pour la difficulté d'uriner; on en met *Dose.* deux ou trois onces dans chaque lavement.

Miel d'Ellébore.	Mel Helleboratum.
℞ Des racines d'ellébore noir séches & bien broyées, ℔ j. Faites les infuser chaudement dans ℔ xiv. d'eau commune, pendant trois jours, après cela faites bouillir l'infusion jusqu'à la consomption de la moitié, coulez ensuite la liqueur, & exprimez les feces; puis mêlez dans la colature de miel commun, ℔ vj. Cuisez le tout en consistance de syrop.	℞ *Radicum hellebori nigri sic. carum contusarum,* ℔ j. *Infunde calidè per tres dies in aqua communis* ℔ xiv *deindè coque ad medias, cola & exprime, in colaturâ misce mellis communis,* ℔ vj. *Coquantur ad consistentiam syrupi,*

REMARQUES.

On concassera l'ellébore noir, & on le mettra infuser chaudement dans l'eau pendant trois jours, puis on fera bouillir l'infusion à petit feu jusqu'à la consomption de la moitié, on la coulera avec expression, & l'on y fera cuire le miel jusqu'à consistance de syrop, on l'écumera & on le gardera.

Vertus. — On peut s'en servir par la bouche & en lavement pour la léthargie, pour l'apo-*Dose.* plexie, pour la manie, pour la mélancolie hypocondriaque : La dose par la bouche en est depuis une dragme jusqu'à demi-once, il purge par haut & par bas : La dose en lavement en est depuis demi-once jusqu'à trois onces.

Autre maniére de faire le miel d'ellébore. — On pourroit au lieu de faire la décoction de l'ellébore, le mêler concassé dans le miel, & le laisser en digestion au soleil ou dans le fumier pendant quinze jours, puis y ajoûter de l'eau, faire bouillir la matiére doucement pendant deux ou trois heures, la couler avec expression, & la faire cuire en consistance requise; ce miel auroit autant de vertu que le précédent.

Miel d'ellébore blanc. — Si à la place de la racine d'ellébore noir on employoit celle d'ellébore blanc, le miel en seroit beaucoup plus purgatif; mais il ne pourroit servir que pour les lavements, parce qu'il seroit trop âcre pour être pris par la bouche.

Miel de Raisins cuits au soleil.	Mel Passulatum.
℞ Des raisins secs mondés de leurs pépins, ℔ ij. Faites-les infuser dans ℔ vj. d'eau chaude, & le jour suivant faites les bouillir jusqu'à la consomption de la moitié, & les exprimez fortement; puis faites cuire l'expression avec du miel, ℔ ij.	℞ *Uvarum passarum ab acinis purgatarum,* ℔ ij. *Infunde in aqua calentis* ℔ vj. *sequenti die coque ad medias & fortiter exprime, expressum cum mellis* ℔ ij. *bullire finito in mellis consistentiam.*

On mondera les raifins de leurs pépins, on les mettra infufer chaudement vingt-quatre heures dans l'eau, puis on fera bouillir l'infufion à diminution de la moitié, on la coulera & on l'exprimera fortement, on y fera cuire du miel en l'écumant jufqu'à la confiftance de fyrop.

Le miel de raifins eft propre pour le rhume, pour exciter le crachat, pour tempérer les âcretés de la poitrine : La dofe en eft depuis demi-once jufqu'à une once.

Vertus.
Dofe.

Quelques-uns appellent *miel de raifins* la décoction des raifins évaporée en confiftance de miel ou d'extrait ; mais les noms de *Rob* ou de *Sapa* conviendroient mieux à cette préparation.

Miel *Ánacardin.*

℞ Des anacardes,   ℔ j.

Pilez-les & les infufez chaudement pendant 24. heures dans ℔ vj. d'eau commune, faites-les bouillir enfuite jufqu'à la confomption de la moitié de la liqueur, puis mêlez dans la colature du miel écumé,   ℔ iij.

Faites cuire le tout en confiftance de fyrop.

On peut préparer de même le miel de myrobolans.

Mel Anacardinum.

℞ *Anacardiorum,*   ℔ j.

Contundantur & infundantur calidè per viginti quatuor horas in aquæ communis ℔ vj. *deindè bulliant ad medias, in colaturâ mifce mellis defpumati,* ℔ iij.

Coquantur ad confiftentiam fyrupi.

Eodem modo paratur mel myrobalanorum.

Mel Myro-balanorum.

On conçaffera bien une livre d'anacardes, on les mettra infufer vingt-quatre heures dans l'eau chaude, on fera bouillir l'infufion jufquà diminution de la moitié, on la coulera, on l'exprimera & l'on y fera cuire le miel jufqu'à la confiftance de fyrop, on l'écumera & on le gardera.

Il eft propre pour les maladies du cerveau, il fortifie les nerfs, il atténue & raréfie la pituite trop craffe ; on le donne par la bouche depuis demi-once jufqu'à une once.

Vertus.
Dofe.

Dans les lieux où l'on a des anacardes récentes on en tire un rob ou extrait, qu'on appelle improprement *miel d'anacardes*

Autre miel d'anacar-des.

CHAPITRE IV.

Des Syrops.

LES Anciens fe fervoient dans leurs maladies d'eaux fucrées qu'ils appelloient *Juleps* ; mais comme ces liqueurs ne pouvoient pas être confervées long-temps, on s'eft avifé de leur donner une coction, & l'on en fait le fyrop appellé en Latin *fyrupus*, du Grec *σύρω, traho*, & *ἰχώς, fuccus* ; en effet, la plûpart des fyrops font faits avec des fucs de plantes & du fucre ou du miel.

D'où viennent les fyrops & l'étymologie du mot.

Les fyrops font proprement des conferves liquides des fubftances les plus pures des mixtes ; on les fait ordinairement avec le fucre plutôt qu'avec le miel, & on les clarifie, afin de leur donner un goût & une couleur plus agréable. L'Apothicaire doit les renouveller affez fouvent ; car en vieilliffant ils perdent beaucoup de leurs vertus ; il eft vrai qu'il y en a plufieurs qu'on ne fçauroit faire plus fouvent qu'une fois en l'année, mais il y en a auffi qu'on peut renouveller plufieurs fois.

La clarification des fyrops fe fait en la maniére fuivante.

On met dans une baffine un blanc d'œuf & trois ou quatre onces de la liqueur. Mais il ne faut pas qu'elle foit chaude, car le blanc d'œuf fe cuiroit, on les bat enfemble quelque-temps avec des verges, & le tout fe convertit en écume, on ajoûte par deffus le fucre & le refte de la liqueur ; on fait bouillir le mélange fur le feu quelques bouillons, afin que le blanc d'œuf, qui eft vifqueux, fe charge de la craffe qui eft dans le fyrop, & fe fépare aux côtés de la baffine, quand on voit que le fyrop qui bout au milieu eft bien clair, on l'écume & on le paffe par un blanchet ou par une chauffe d'hippocras ; on fait enfuite le fyrop clarifié jufqu'à la confiftance requife, l'écumant de temps en temps s'il en eft befoin.

Quand on a plus de trois livres de fucre à clarifier, il eft à propos d'y employer plus d'un blanc d'œuf; car on doit y en mettre à proportion de la quantité du fucre.

La confiftance de fyrop doit être glutineufe, un peu vifqueufe, formant quand on le verfe doucement de dedans une cuiller, des gouttes groffes fur la fin & un filet court; mais tous les fyrops n'ont pas befoin d'une auffi forte coction les uns que les autres. Les fyrops acides, comme ceux de berberis, de grofeilles, de grenades, fe confervent affez, quoiqu'ils n'aient qu'une légère coction à caufe de leur fel acide. Quand aux fyrops qui ne poffédent point cet acide & qui font deftinés à être gardés long-temps, ils doivent recevoir une coction plus forte, il faut pourtant prendre garde qu'ils ne foient pas trop cuits, de peur qu'ils ne fe candiffent en refroidiffant, ce qui obligeroit l'Apothicaire de les faire refondre au bain-marie, & d'y ajoûter un peu d'eau; le candi eft une cryftallifation du fucre. Les fyrops qu'on fait avec des caffonades, font moins fujets à fe candir que ceux qu'on prépare avec du fucre en pain, parce que la caffonade contient une onctuofité qui l'empêche de fe cryftallifer fi facilement ; mais pour éviter que le fyrop ne candiffe, il ne faut qu'y mêler pendant qu'il cuit, environ demi-once de miel de Narbonne ou d'autre miel blanc pour chaque livre de fucre; il eft bon encore de le remuer un peu avec une cuiller dans le temps qu'il refroidit, pour empêcher qu'il ne fe condenfe au fond ; & l'on doit être averti de ne le renfermer point dans le vaiffeau où l'on a deffein de le garder, jufqu'à ce qu'il foit entiérement refroidi ; car il peut arriver, que quand on l'a mis encore un peu chaud dans ce vaiffeau couvert, l'humidité, qui monte en vapeur au couvercle, retombe fur le fyrop, & il s'y fait du moifi au-deffus, & du candi au fond.

Syrops d'Œillets.	Syrupus Florum Tunicæ.

♃ Des fleurs d'œillets rouges bien épluchées, ℔ ij.

Faites-les infufer chaudement pendant douze heures dans ℔ vj. d'eau commune, & après les avoir fait bouillir légérement, coulez & exprimez l'infufion, & dans la colature faites infufer de nouveau pareille quantité de fleurs, que vous ferez bouillir comme la premiére fois, & que vous coulerez & exprimerez enfuite ; après quoi vous diffoudrez ℔ iv. du meilleur fucre dans cette feconde infufion, vous la clarifierez & vous lui donnerez enfuite fur un petit feu, la confiftance de fyrop f. a.

♃ *Florum tunicæ feu caryophyllorum hortenfium rubrorum mundatorum*, ℔ ij.

Infundantur calidè per duodecim horas in aquæ communis ℔ vj. tunc poft levem ebullitionem coletur & exprimatur infufio, in colaturâ infunde ut anteà æqualem florum tunicæ novorum quantitatem, deindè leviter bulliant, colentur & exprimantur ; liquor tandem cum facchari optimi ℔ iv. clarificetur & igne lento coquatur in fyrupum. f. a.

REMARQUES

REMARQUES

On aura des œillets bien rouges & bien odorants nouvellement cueillis, on les mondera de leur partie herbeuse & blanche, retenant seulement la partie purpurine ; on les mettra dans un pot de faïance ou de terre vernissé, & on versera dessus l'eau toute bouillante ; on couvrira le pot, & on laissera la matière en digestion dix ou douze heures ; ensuite on fera bouillir l'infusion légérement, & on la coulera avec expression ; on y mettra tremper autant de nouvelles fleurs d'œillets comme auparavant, puis on fera encore bouillir légérement l'infusion, & on la coulera, exprimant fortement le marc ; on aura une forte teinture d'œillets, on y mêlera le sucre, on clarifiera le mélange avec un blanc d'œuf, & après l'avoir passé par un blanchet, on le fera cuire doucement en consistance de syrop ; on aura un syrop d'œillets fort agréable au goût.

Il est bon pour fortifier l'estomac, pour réjouir le cœur & le cerveau, pour résister au venin, pour chasser par la transpiration les mauvaises humeurs ; on le donne pour la peste, pour la petite vérole, pour les fiévres malignes, pour l'épilepsie : La dose en est depuis demi-once jusqu'à une once.

Vertus.

Dose.

Il seroit inutile de faire davantage d'infusion de nouveaux œillets, après les deux qui sont décrites, parce que l'eau ne pourroit pas en prendre plus de substance qu'elle en a pris. L'œillet donne au syrop une odeur de girofle fort agréable ; mais on pourroit la rendre plus forte, en faisant bouillir dans le syrop clarifié, sur la fin de la coction, deux ou trois dragmes de girofles concassé & enveloppé en un nouet de linge clair, le syrop en seroit aussi plus céphalique.

Il fortifie l'estomac, parce qu'il est composé de parties spiritueuses & salines qui raréfient les phlegmes, & qui raffermissent les fibres de ce viscère ; ensorte que la digestion s'en fait mieux ; il réjouit le cœur en raréfiant le sang, & le faisant circuler avec plus de vîtesse : c'est aussi par ses parties spiritueuses qu'il ouvre les pores, & qu'il chasse par la transpiration les mauvaises humeurs ; il est bon pour les épileptiques, parce qu'il fortifie par ses esprits le cerveau qui est attaqué dans cette maladie.

Syrop de Capillaire simple.	Syrupus Capillorum Veneris simplex.
♃ Des capillaires nouvellement cueillis, ℥ vj. Coupez-les, & les laissez infuser chaudement pendant 6. ou 7. heures dans ℔ iv. d'eau commune, puis vous les ferez bouillir jusqu'à la consomption du quart, & après les avoir coulés & exprimés, vous ajoûterez à la colature de sucre blanc ℔ iij. vous la clarifierez & en ferez un syrop selon l'art.	♃ *Capillorum Veneris recentium, ℥ vi. Incidantur & infundantur calidé per horas 6. aut 7. in aq. comm. ℔ iv. deindé bulliant ad consumptionem quartæ partis, colentur & exprimantur ; colaturæ adde sacchari albi ℔ iij. clarificetur & fiat syrupus ex arte.*

REMARQUES.

On aura des capillaires récemment cueillis, des plus beaux & des plus odorants qu'on pourra trouver, on les coupera menu, & on les mettra tremper chaudement dans l'eau pendant six ou sept heures ; on fera ensuite bouillir l'infusion jusqu'à diminution de la quatriéme partie, on la coulera avec expression & on y mêlera le sucre, on clarifiera le mélange avec un blanc d'œuf, & après l'avoir passé par un blanchet, on le fera cuir jusqu'à consistance de syrop.

Il est bon pour la toux, pour les maladies de la poitrine ; pour adoucir la matrice après l'accouchement, & pour les maux de rate, on en prend par cuillerée, & l'on en mêle dans les juleps, dans les émulsions, dans la ptisane.

Vertus.
Dose.

Les plus grands, les plus beaux & les meilleurs capillaires croiffent en Canada, ceux du Languedoc & de la Provence font beaucoup plus petits, mais ils approchent fort en vertu de ceux du Canada ; les capillaires qui croiffent en nos Pays tempérés, font moindres en force & en vertu ; plufieurs Apothicaires font venir des capillaires fecs de Canada ou de Montpellier pour en faire leur fyrop de capillaire ; mais la meilleure méthode eft de faire venir la conferve de capillaire des mêmes Pays, & l'employer pour la compofition de ce fyrop, car comme l'herbe a fermenté avec le fucre dans la conferve, le détachement de fes principes fe fait aifément pour le fyrop.

Autre manière de faire le fyrop de capillaire.

On prendra donc une livre de conferve de capillaires du Languedoc, on la mettra infufer chaudement dans quatre livres d'eau commune pendant quatre ou cinq heures, enfuite on coulera l'infufion avec expreffion, on y mêlera trois livres de fucre blanc, on clarifiera le mélange avec un blanc d'œuf, & on le fera cuire en confiftance de fyrop.

La grande réputation qu'ont les capillaires de Montpellier donne lieu à plufieurs Colporteurs ou autres Marchands d'abufer le Public par un prétendu fyrop de capillaire qu'ils difent venir de Montpellier ; ce fyrop n'eft autre chofe que du fucre clarifié, qui peut auffi-bien être préparé à Paris qu'à Montpellier ; ainfi il eft affez inutile de lui faire fouffrir un fi long voyage, il eft facile de reconnoître ce que je dis en examinant fa couleur & fon goût, car au lieu que le véritable fyrop de capillaire doit avoir une couleur rougeâtre & un goût de capillaire très-aifé à diftinguer, celui-là eft clair, d'un blanc jaunâtre & d'un goût de fucre tout pur ; qu'il foit donc préparé à Montpellier, fi l'on veut, il n'en vaut pas mieux. Il faut pourtant avouer que ce n'eft pas pour épargner les capillaires qu'on en prive ce fyrop, car cette herbe eft affez commune & de peu de valeur dans le Languedoc ; mais c'eft afin que le fyrop ait une belle couleur & un goût plus agréable ; auffi a-t-on tellement accoutumé le Public, principalement dans Paris, à cette couleur & à ce goût du prétendu fyrop de capillaire de la rue de la Huchette, que quand on en ordonne du véritable aux malades, ils ne le reconnoiffent point, & ils préfèrent l'autre qui n'a d'autre vertu que celle que lui donne le fucre.

On ne doit point avoir de répugnance pour le goût des capillaires, car il eft agréable ; le fyrop de capillaire eft bon pour les maladies de la poitrine, parce qu'il adoucit l'humeur âcre qui y tombe, & qu'il excite le crachat : on le donne mêlé avec de l'huile d'amandes douces aux enfants & aux femmes nouvellement accouchées.

On peut rendre le fyrop de capillaire plus teint & plus pectoral en augmentant la quantité du capillaire qui entre dans fa compofition, & en y ajoûtant une once & demie de réglifle, mais il en fera un peu moins agréable au goût ; on peut auffi y employer les cinq efpéces de capillaires, & même la langue de cerf vulgairement appellée *fcolopendre*, ou bien n'y en mettre que d'une ou de deux fortes : il eft affez indifférent de quelle efpéce de capillaire on empreint le fyrop, car elles ont toutes une vertu femblable.

Syrop de Capillaire compofé, de Fernel.	Syrupus Capillorum Veneris compofitus, feu fyrupus Adianti, Fernelii.
♃ Du capillaire vulgaire, du polytric, de la fauve-vie, de la fcolopendre vulgaire ou langue de cerf, aā. m. j.	♃ *Adianti vulgaris, polytrichi, falva vita, feu ruta muraria, fcolopendrii vulgaris, feu lingua cervina,* aā. m. j.

Du saxifrage, de la bétoine & de la pimprenelle, aã. man. ß.

Laissez ces plantes en macération pendant 24. heures dans ℔ vj. d'eau, & les faites bouillir ensuite jusqu'à la consomption du tiers, puis dans la colature légérement exprimée, dissolvez ℔ iij. & ℥ iij. du meilleur sucre blanc, que vous cuirez ensuite en consistance de syrop.

Saxifraga , betonicæ , pimpinella , aã. man. ß.

Macerentur per viginti quatuor horas in aqua ℔ vj. dein coquantur ad consumptionem tertiæ partis , in colato leviter expresso dissolve facchari optimi ℔ iij. cum ℥ iij. Coquantur in syrupi crassitudinem.

REMARQUES.

On incisera les herbes, on les mettra tremper chaudement dans de l'eau pendant vingt-quatre heures, puis on fera bouillir l'infusion jusqu'à diminution du tiers ; on la coulera avec expression, on y mêlera le sucre, on clarifiera le mélange avec un blanc d'œuf, & après l'avoir passé par un blanchet, ou par une chausse d'hippocras, on le fera cuire en consistance de syrop.

Il est propre pour exciter le crachat & les urines, pour aider à la respiration, pour provoquer les mois aux femmes, pour adoucir les âcretés du sang, pour les ulcères du poumon, pour les maux de rate, & autres maladies de poitrine : La dose en est depuis demi-once jusqu'à une once.

Vertus.

Dose.

Syrop d'Absinthe simple.

℞ De l'absinthe vulgaire, ℔ ß.
Faites-la d'abord infuser, puis bouillir dans ℔ iij. d'eau commune.

Après cela vous ferez cuire la colature bien ratissée, avec ℔ j ß. de miel en consistance de syrop f. a.

Syrupus de Absinthio simplex.

℞ *Absinthii vulgaris,* ℔ ß.
Infundatur primò , posteà coquatur in aqua communis , ℔ iij.
Colatura post sufficientem residentiam coquatur cum mellis optimi , ℔ j ß,
Fiat syrupus f. a.

REMARQUES.

On aura des sommités, ou des feuilles d'absinthe, quand la plante est dans sa vigueur ; on les incisera menu, & on les mettra tremper chaudement cinq ou six heures dans l'eau, puis on fera bouillir l'infusion à la diminution du tiers, on la coulera, & l'on fera cuire le mélange en l'écumant jusqu'en consistance de syrop.

Il aide à la digestion, il fortifie l'estomac, il tue les vers : La dose en est depuis demi-once jusqu'à une once ; on s'en sert pour mondifier les plaies, mais il n'est pas tant en usage que le suivant.

Vertus.
Dose.

* Comme la qualité du syrop d'absinthe simple ne réside que dans l'absinthe, plusieurs malades se servent à la place de syrop, de l'absinthe préparée en guise de thé, y ajoûtant un peu de sucre, ou du miel de Narbonne ; par cette maniére ils composent sur le champ une espéce de syrop clair qu'ils boivent tout chaud ; il est à la vérité plus amer que le véritable, mais l'amertume plaît à beaucoup de gens, les filles & les femmes se servent de cette absinthe préparée en thé, pour provoquer leurs ordinaires.

Absinthe préparée en guise de thé.

Syrop d'Absinthe composé.

℞ Des sommités séches de grande absinthe, ℔ ß.
Des roses rouges & du tartre blanc, aã. ℥ ij.
Du nard indique, ℥ iij.
Du suc de coings dépuré & du vin blanc, aã. ℔ iij ß.
Tous ces simples étant dans un vaisseau bien

Syrupus de Absinthio compositus seu major.

℞ *Summitatum absinthii majoris sic.* ℔ ß.
Rosarum rubrarum , tartari albi , aã. ℥ ij.
Nardi indicæ , ℥ iij.
Succi cydoniorum depurati , & vini albi , aã. ℔ iij ß.
Vase probè clauso macerentur calidè per

bouché, feront laissés en infusion pendant 24. heures, puis on les fera bouillir à petit feu jusqu'à la consomption du tiers. La colature dans laquelle on aura dissout ℔ iv. de sucre blanc, sera clarifiée & cuite en consistance de syrop, on y mêlera, lorsqu'il sera refroidi, de la teinture d'absinthe tirée avec l'esprit-de-vin, ℥ ij. Faites le syrop s. a.

horas viginti quatuor; deindè igne lento bulliant ad tertiæ partis consumptionem, colatura albumine clarificetur cum facchari albi ℔ iv. & coquatur in syrupum cui refrigerato permisceantur, tinctura absinthii spiritu vini extracta, ℥ ij. Fiat syrupus s. a.

REMARQUES.

On aura des sommités de grande absinthe séches; on les coupera menu avec le spica nard, on les mettra dans un pot de terre vernissé, on mêlera les roses & le tartre pulvérisé grossiérement, on versera sur le mélange le suc de coings dépuré & le vin blanc, on couvrira le pot, & on le mettra pendant vingt-quatre heures en un lieu chaud, ensuite l'on fera bouillir l'infusion à petit feu, jusqu'à la diminution du tiers, on la coulera, on y mêlera le sucre, on clarifiera le mélange avec un blanc d'œuf, & on le fera cuire en consistance de syrop épais, quand il sera refroidi, l'on y mêlera exactement la teinture d'absinthe, & l'on gardera ce syrop.

Vertus.

Dose.

Il est propre pour fortifier l'estomac, pour aider à la digestion, pour arrêter les diarrhées, pour la colique venteuse, pour les maladies hystériques, il provoque l'urine & les mois aux Femmes : La dose en est depuis demi-once jusqu'à une once, on s'en sert aussi extérieurement mêlé dans les onguents pour déterger les plaies & les vieux ulcères, pour résister à la corruption.

Comme les usages principaux de ce syrop sont de fortifier l'estomac étant donné intérieurement, ou de déterger, & de résister à la pourriture étant appliqué extérieurement, le suc de coings & les vins avec lesquels on tire la teinture des ingrédients sont des menstrues bien convenables ; car par leur qualité styptique, ils peuvent resserrer & raffermir les fibres de l'estomac, qui étant relâchées causent la foiblesse de ce viscère ; l'esprit-de-vin à la vérité se dissipe en bouillant, & il emporte avec lui le plus volatil des drogues, mais on ne peut remédier à cet accident qu'en ajoûtant dans le syrop cuit & refroidi la teinture d'absinthe faite dans l'esprit-de-vin, ou si l'on aime mieux un scrupule d'essence d'absinthe mêlée dans environ une once de sucre candi en poudre.

On pourroit substituer de la cannelle au spica nard, si l'on en craint le méchant goût, quelques-uns se servent de la petite absinthe qui n'est point amère, mais le syrop n'en a pas tant de vertu.

Autre syrop d'absinthe.

On peut faire un syrop d'absinthe sur le champ sans feu, agitant ensemble parties égales de vin d'absinthe & de sucre en poudre avec un peu d'eau de cannelle, jusqu'à ce que le sucre soit fondu ; ce syrop sera clair, & il ne se gardera pas si long-temps que l'autre, mais il ne sera guère de moindre vertu pour l'intérieur.

Teinture d'absinthe.

Pour faire la teinture d'absinthe, on mettra dans un matras des sommités d'absinthe séches, on versera dessus de l'esprit-de-vin la quantité qu'il en faudra seulement pour faire que l'herbe soit bien humectée, on bouchera le matras ; on laissera la matiére en digestion pendant cinq ou six jours, puis on coulera la liqueur.

Vertus.

Dose.

Elle est propre pour fortifier l'estomac, pour aider à la digestion, pour exciter les mois aux Femmes : La dose en est depuis six gouttes jusqu'à trente.

Syrop d'Althæa, de Fernel.   *Syrupus de Altæa seu de Ibisco, Fernelii.*

♃ Des racines d'althæa,   ℥ ij.   ♃ *Radicum althææ,*   ℥ ij.

De celles de chiendent , d'afperge , de réglifſe , de raiſins ſecs , & des poix chiches, aã. ʒ j.

Des fommités d'althæa , de mauve , de pariétaire , de pimprenelle . d'adiante vulgaire, & de capillaire de Montpellier , aã. m. j.

Des quatre femences froides , grandes & petites , aã. ʒ ij.

On fera bouillir ces fimples dans ℔ viij. d'eau commune jufqu'à la conſomption du tiers, on en coulera enſuite la décoction & on exprimera le marc, puis on y diſſoudra ℔ iv. du meilleur fucre, on la clarifiera enfuite , & on la cuira en confiftance de fyrop ſ. a.

Radic. graminis , aſparagi , glycyrrhizæ , uvarum paſſarum & expurgatarum, cicerum rubrorum , aã. ʒ j.

Summitatum althææ, malvæ , parietariæ, pimpinellæ , adianti vulgaris, capillorum Veneris Monfpelienſ. aã. m. j.

Quatuor feminum frigidorum majorum & minorum , aã. ʒ ij.

Bulliant ex arte in aqua communis ℔ viij. ad conſumptionem tertiæ partis, colentur & exprimantur ; colatura cum facchari optimi ℔ iv. ovi albumine clarificetur & coquatur in fyrupum , ſ. a.

REMARQUES.

On choiſira les racines les plus groſſes & les mieux nourries, on les concaſſera, & on les coupera par morceaux; on fera bouillir dans l'eau celles de gramen, enfuite celles d'afperge & d'althæa , puis les pois chiches concaſſés , les raiſins mondés de leurs pépins, les herbes, les femences & la réglitſe concaſſée , pour faire du tout une forte décoction qu'on coulera en exprimant légérement le marc ; on mêlera dans la colature le fucre , on clarifiera le mélange avec un blanc d'œuf , & on le fera cuire en fyrop.

Il eſt bon pour adoucir la pituite âcre qui defcend fur la poitrine & dans les reins, il excite le crachat, il provoque l'urine , il fait fortir le fable des reins; il eſt propre pour la colique néphrétique : la dofe en eſt depuis demi-once jufqu'à une once & demie ; on en mêle dans les ptifannes, dans les juleps , dans les émulfions, on en fait prendre auſſi à la cuiller pour calmer la toux.

La fubftance mucilageufe de l'althæa rend ce fyrop fort glutineux , & il paroît cuit avant qu'il le foit , c'eſt pourquoi il eſt néceſſaire qu'il bouille jufqu'à ce qu'il foit aſſez épais , fi l'on veut le garder quelque temps ; c'eſt ce mucilage qui lui donne le plus de vertu, car par fes parties huileufes ou rameufes , il lie & embarraſſe les fels âcres & falés qui diſtillent du cerveau ; il épaiſſit les humeurs trop féreufes qui excitent la toux, il fait couler avec douceur le fable , la pierre & les phlegmes des reins & de la veſſie.

Les ingrédients qui entrent dans cette compoſition contiennent auſſi beaucoup de parties falines qui fervent de véhicule au mucilage pour le faire pénétrer & pouſſer par les urines.

Les defcriptions du fyrop d'althæa fe trouvent différentes dans les Difpenfaires; celle-ci m'a paru raifonnable, je l'ai tirée de la Pharmacopée Royale.

On peut faire un fyrop d'althæa fimple avec une infufion de racines d'althæa faire dans de l'eau chaude , & du fucre , parties égales ; on les fera cuire enfemble en confiftance de fyrop.

Il eſt excellent pour les âcretés de la poitrine, pour le rhume.

Ibifcum , en Grec Ἰβίσκον , eſt l'althæa.

Vertus.

Dofe.

Syrop d'althæa fimple.

Vertus.

Ibifcum.

Syrop d'Armoiſe, de Fernel.
Syrupus Arthemifiæ, Fernelii.

℞ Des feuilles d'armoife, m. ij.

De pouillot , d'origan , de calament de montagne, d'herbe au chat, de méliſſe, de fabine, de marjolaine, d'hifope, de marrube

℞ Foliorum arthemifiæ , m. ij.

Pulegii, origani , calaminthæ montanæ , nepetæ , meliſſophylli , fabinæ , fampſuchi , hiſſopi , praſii blanc, d'hypericum avec fa fleur, de chamædrys, de chamæpitys, de matricaire & de bétoine, aã. m j.

Des racines d'iris vulgaire, d'aunée, de garence, de pivoine, de leviftic & de fenouil, aã. ℥ ß.

Des femences d'anis, de perfil, de fenouil, de bafilic, de daucus de Créte, de nielle Romaine & de rue, aã. ʒ iij.

Il faut piler ces fimples & les laiffer en macération pendant 24. heures, dans ℔ viij. d'hydromel, puis les faire bouillir jufqu'à la réduction de v. ℔. Après cela faites cuire, en confiftance de fyrop, la colature dans laquelle on aura mis ℔ v. de fucre en diffolution, & jettez-y fur la fin un nouet dans lequel on aura enfermé ʒ j. de cannelle, de fpica nard, ʒ iij. Faites un fyrop f. a.

albi, hyperici cum flore, chamædryos, chamæpityos, matricariæ, betonicæ, aã. m. j.

Radicum ireos noftratis, helenii, rubiæ majoris, pæoniæ, leviftici, fœniculi aã.   ℥ ß.

Seminis anifi, petrofelini, fœniculi, ocymi, dauci Cretici, nigellæ Romanæ, rutæ, aã.   ʒ iij.

Contufa omnia macerentur horis viginti quatuor in hydromelitis ℔ viij. & coquantur ad ℔ v. colatura cum facchari ℔ v. percoquatur in fyrupum, addendo fub finem coctionis fequentia contufa & in nodulo inclufa, cinnamomi ʒ j. fpicæ nardi ʒ iij. Fiat fyrupus f. a.

R E M A R Q U E S.

On choifira tous les ingrédients qui entrent dans la compofition de ce fyrop, les plus & les mieux nourris ; on lavera les racines, on les coupera par morceaux, on les concaffera dans un mortier de marbre, & on les mettra dans un pot de terre verniffé ; on y mêlera les femences bien nettes & bien concaffées, & les herbes hachées menu & écrafées dans un mortier ; on verfera deffus huit livres d'hydromel qu'on aura fait avec une livre de miel fondu & écumé dans fept livres d'eau ; on couvrira le pot, & l'on mettra la matiére en digeftion chaudement pendant vingt-quatre heures ; on la fera bouillir enfuite à feu lent jufqu'à diminution d'environ le tiers de l'humidité ; on coulera la décoction avec forte expreffion, on y mêlera le fucre, on clarifiera le mélange avec deux blancs d'œufs, & on le fera cuire en confiftance de fyrop, y jettant fur la fin le nouet rempli de cannelle groffiérement pulvérifée, & du fpica nard coupé menu avec des cifeaux ; on laiffera le nouet toûjours tremper dans le fyrop, afin qu'il ait du temps pour lui communiquer fa vertu.

Vertus.

Ce fyrop eft propre pour exciter les mois aux femmes, pour abattre les vapeurs, pour appaifer la colique venteufe, pour fortifier le cerveau, pour réfifter au venin, & pour exciter l'urine : La dofe en eft depuis demi-once jufqu'à une once & demie.

Dofe.

On ne peut point empêcher que le feu ne faffe diffiper le plus fubtil des drogues de cette compofition pendant qu'elles bouillent, ce qui prive le fyrop d'une partie de la vertu qu'il feroit bon qu'il eût, mais il lui refte les principes fixes des plantes qui font les plus propres pour exciter les mois & les urines.

Plufieurs font tremper les racines féparément, afin de les faire bouillir plus long-temps que les herbes & les femences ; mais j'eftime qu'il eft plus à propos de mettre infufer le tout enfemble, afin que la fermentation fe faffe mieux, & que la vertu foit plus difpofée à fe détacher de la matiére dans la décoction ; de plus, comme les racines font caffées, leur fubftance eft aifée à diffoudre, & on les fait bouillir avec les autres drogues affez long-temps, pour qu'elles cuifent fuffifamment.

Il ne faut point mettre le nouet dans le fyrop, plutôt que vers la fin de la cuiffon, afin de conferver les parties volatiles de la cannelle & du fpica nard, car elles fe diffiperoient, fi on faifoit bouillir long-temps le nouet.

Fernel a tiré cette defcription de celle de Matthieu des Degrez, elle eft moins embarraffée & mieux ordonnée ; toutes les plantes qui y font employées, font bonnes & fpécifiques pour les maladies dans lefquelles on les donne. Mais fans faire un fi grand entaſſement de drogues, on pourroit compoſer un ſyrop d'armoiſe, qui auroit pour le moins autant de bonnes qualités que celui-ci, & qui tiendroit plus de la vertu de l'armoiſe, comme on le trouve préparé en la maniere ſuivante.

Syrop d'Armoiſe réformé.	*Syrupus Arthemiſiæ, authoris.*

♃ Des feuilles d'armoiſe nouvellement cueillies, m. iv.	*Foliorum arthemiſiæ recentium,* m. iv.

Coupez-les & les pilez, puis laiſſez-les infuſer pendant 12. heures dans ℔ iv. d'eau d'armoiſe diſtillée, après cela faites bouillir cette infuſion juſqu'à la conſomption du quart. Coulez-la enſuite, & faites-en une forte expreſſion, diſſolvez y ℔ ij. de ſucre, puis clarifiez-la, & la faites cuire en conſiſtance de ſyrop, y ajoûtant ſur la fin de la cuite, un nouer dans lequel on enfermera,

De ſel d'armoiſe, ℥ ß.
De bonne cannelle groſſierement battue, ʒ iij.
De ſpica nard haché menu & de caſtoreum, aā. ʒ j.

Alors le ſyrop ſera fait.

Incidantur, contundantur, & infundantur per duodecim horas in aquâ arthemiſiæ diſtillatæ ℔ iv. deindè bulliant ad quartæ partis conſumptionem : coletur decoctum cum expreſſione forti. Colatura cum ſacchari ℔ ij. clarificetur, & coquatur in ſyrupum, ſub finem coctionis adde ſequentia in nodulo ligata,

Salis arthemiſiæ, ℥ ß.
Cinnamomi electi craſſiuſculè triti, ʒ iij.
Spicæ nardi inciſæ, caſtorei aā. ʒ j.
Fiat ſyrupus.

Syrop de Chicorée, de Nicolas Florentin.	*Syrupus Cichorii, Nicolai Florentini.*

♃ De l'orge entiére & bien nette, ℥ iv.
Des racines d'ache, de fenouil, d'aſperges, aā. ℥ ij.
Des feuilles de chicorée, de piſſenlit, d'endive, de laitron, de laitue cultivée, de laitue ſauvage épineuſe, d'hépatique, de fumeterre & de houblon, aā. m. j.
Des capillaires de Montpellier, du polytric, de l'adiante vulgaire, du ceterac, de la régliſſe ratiſſée, des baies d'alkékenge & de la ſemence de cuſcute, aā. ʒ vj.
Faites cuire ces ſimples ſ. a. dans ℔ xij. d'eau, ou plus s'il le faut, juſqu'à la conſomption du tiers. Coulez enſuite & exprimez la décoction, & après avoir mis ℔ vj. de ſucre en diſſolution dans la colature, on la clarifiera & on la fera cuire en conſiſtance de ſyrop.

♃ Hordei integri à ſordibus expurgati, ℥ iv.
Radicum apii, fœniculi, aſparagi, aā. ℥ ij.
Foliorum cichorii, taraxaci, endiviæ, ſonchi lævis, lactucæ ſativæ & ſilveſt. ſpinas in dorſo ferentis, hepaticæ, fumariæ, lupuli, aā. m. j.
Capillor. Veneris Monſpel. polytrichi, adianti vulgaris, ceterach, radicum glycyrrhizæ raſæ, baccarum alkekengi, ſeminis cuſcutæ, aā. ʒ vj.
Coquantur ex arte in aquâ ℔ xij. aut quantùm ſufficit, ad tertiæ partis conſumptionem, decoctum coletur & exprimatur ; colatura ovi albumine cum ſacchari ℔ vj. clarificetur & coquatur in ſyrupum.

R E M A R Q U E S.

On nettoiera l'orge de ſes paillettes, on la lavera dans de l'eau chaude, puis l'ayant retirée & ſéchée dans un linge blanc, on la fera bouillir environ un quart d'heure dans douze livres d'eau, on ajoûtera les racines qu'on aura choiſies bien nourries, qu'on aura lavées, mondées de leurs cordes & coupées par morceaux, puis les baies, la cuſcute, les herbes hachées, & enfin la régliſſe concaſſée ; quand le tout aura bouilli juſqu'à diminution du tiers de l'humidité, on coulera la décoction avec expreſſion, on y mêlera le ſucre, on clarifiera le mélange avec un blanc d'œuf, & on le fera cuire en conſiſtance de ſyrop.

Il eſt hépatique & ſplénique, parce qu'étant compoſé d'ingrédients apéritifs, il débouche les obſtructions qui ſe ſont faites dans les petits vaiſſeaux du foie & de la

Vertus.

rate, on en peut donner pour l'hydropifie, pour la cachexie, pour la jauniffe; on en mêle dans les juleps, dans les émulfions, dans les apozémes.

L'orge dont la vertu eft d'épaiffir les humeurs & de refferrer le ventre, ne me paroît pas être une drogue bien appropriée dans ce fyrop, qui doit être pénétrant pour ouvrir les petits vaiffeaux obftrués du foie, de la rate & du méfentère.

La laitue qui eft narcotique ne peut non plus apporter que de l'empêchement à la vertu des autres herbes, car on fçait affez que le propre des narcotiques eft de coaguler & de fufpendre le mouvement des efprits.

L'Auteur de cette defcription y fait entrer ces deux ingrédients, comme des rafraî-chiffants propres à fortifier le foie; mais on doit confidérer que le fyrop de chico-rée agit beaucoup mieux en ouvrant le paffage des liqueurs dans les petits vaiffeaux du foie, de la rate, & du méfentère, qu'en donnant du rafraîchiffement à ces vifcè-res, de plus ce rafraîchiffement n'eft pas trop affûré, car nous voyons fouvent que les narcotiques, & les autres drogues qui arrêtent les humeurs, donnent lieu à des fermentations qui caufent plus de chaleur que n'en pourroient exciter les remédes qu'on appelle *chauds*; je trouverois donc à propos qu'on retranchât de cette def-cription l'orge & la laitue.

Les capillaires & la régliffe ont une vertu pectorale & adouciffante qui ne peut rien gâter dans cette compofition; mais ces ingrédients n'étant pas néceffaires dans un fyrop hépatique & apéritif, on pourroit les ôter, afin que l'eau de la déco-ction ne remplit fes pores que des fubftances les plus utiles & les plus convenables à fa qualité.

Il feroit à propos de faire entrer ici les racines de chicorée fauvage & de *tara-xacum*; je m'étonne qu'on les ait omifes dans toutes les defcriptions qu'on a don-nées de ce fyrop, puifqu'on fçait affez que la principale vertu de ces plantes réfide dans leurs racines.

La femence de chicorée pourroit être mife à la place de l'orge, mais en moindre dofe à caufe de fa fubftance huileufe.

On devroit auffi faire entrer dans la compofition de ce fyrop la fleur de chico-rée nouvellement cueillie; mais comme on ne trouve pas toûjours de la chicorée en fleur, on en peut ramaffer dans fon temps, en faire de la conferve, & en mettre fur la fin de la décoction.

De cette maniére on donneroit au fyrop la vertu de toute la plante de chico-rée, & l'on pourroit à plus jufte titre l'appeller *fyrop de chicorée*, que quand il eft préparé en la maniére ordinaire, où pour toute chicorée fur fix livres de fucre, on ne fait entrer que trois poignées de feuilles de chicorée fauvage, de *taraxacum* & d'endive; il eft vrai que les autres plantes ajoûtées à ce fyrop ont beaucoup de vertus, & que chacune d'elles produit fon effet; mais comme l'on a appellé cette compofition *fyrop de chicorée*, on doit autant qu'on peut lui donner la vertu de la plante, afin que ceux qui l'emploient ne foient point trompés dans l'idée qu'ils ont de ce reméde; je voudrois donc qu'on réformât le fyrop de chicorée en la maniére fuivante.

<table>
<tr><td>Syrop de Chicorée réformé.</td><td>Syrupus Cichorii reformatus;</td></tr>
<tr><td>℞ Des racines de chicorée fauvage, de piffen-lit, d'ache, de fenouil, d'afperges, aã.   ℥ ij.
Des feuilles de chicorée, de piffenlit, d'endive,</td><td>℞ Radic. cichorii filveftris, taraxaci, apii, fœniculi, afparagi, aã.   ℥ ij.
Folior. cichorii, taraxaci, endiviæ,
de</td></tr>
</table>

de laitron , d'hépatique, de fumeterre, & de houblon , aã.	m. j ß.

Des fleurs de chicorée,	ꝫ. j.

De la femence de chicorée concaffée,	℥ ij.

De la femence de cufcute & des baies d'alkekenge, aã.	ʒ vj.

Faites cuire ces fimples dans fuffifante quantité d'eau , puis clarifiez la colature après que vous y aurez diffout ℔ vj. de fucre, & la cuifez en confiftance de fyrop.

fonchi lævis , hepaticæ , fumariæ , lupuli , aã.	*m. j ß.*

Florum cichorii,	*ꝫ. j.*

Seminis cichorii contufi ,	*℥ ij.*

Cufcutæ , baccar. alkekengi, aã.	*ʒ vj.*

Coquantur ex arte in aquæ f. q. colatura cum facchari ℔ vj. clarificetur & coquatur in fyrupum.

R E M A R Q U E S.

On pourroit préparer un fyrop de chicorée fimple avec le fuc de la chicorée fauvage dépuré & le fucre blanc parties égales qu'on feroit cuire en confiftance de fyrop.

Il eft apéritif , il purifie le fang.

Syrop de Chicorée compofé
de Rhubarbe.

℞ De la rhubarbe choifie & coupée par petits morceaux ,	℥ iij.

Du fel de chicorée ,	ʒ vj.

Faites-les infufer pendant 24. heures dans ℔ iv. d'eau de chicorée diftillée , puis on fera bouillir cette infufion légérement , puis l'ayant coulée & exprimée, elle fera clarifiée par réfidence & filtration, enfuite évaporée à petit feu jufqu'en confiftance de fyrop ; enfin on la mêlera exactement avec ℔ iv. du fyrop précédent qui lui donnera fa derniére perfection.

Syrupus de Cichorio compofitus
cum Rheo.

℞ *Rhabarbari electi incifi ,*	*℥ iij.*

Salis cichorii ,	*ʒ vj.*

Infundantur calidè fpatium 24. horarum , in aquæ cichorii diftillatæ ℔ iv. deindè leviter bulliant , colentur & exprimantur ; colatura clarificetur per refidentiam & filtrationem , poftea lento igne evaporetur ad confiftentiam fyrupi & exactè diluatur in fyrupi de cichorio furpradicti ℔ iv. F. fyrup.

R E M A R Q U E S

On mettra dans un pot de terre verniffé la rhubarbe coupée par petits morceaux avec le fel fixe de chicorée, on verfera deffus l'eau de chicorée toute bouillante , on bouchera le pot , & on laiffera tremper la matiére fur les cendres chaudes pendant 24. heures , on la fera enfuite bouillir légérement , on coulera l'infufion avec forte impreffion. Si le marc de la rhubarbe eft encore teint , on le fera infufer de nouveau dans d'autre eau de chicorée trois ou quatre heures , puis l'ayant fait bouillir deux ou trois bouillons , on coulera l'infufion comme ci-devant ; on mêlera les colatures & on les laiffera repofer quelques heures, afin qu'elles fe dépurent de leur partie groffiére , qui tombera au fond , on les filtrera par des languettes de drap, ou bien on les paffera par un blanchet ; on mettra cette teinture ainfi purifiée dans un plat de terre verniffé , & à un petit feu , l'on en fera évaporer l'humidité jufqu'en confiftance de fyrop ; alors on péfera quatre livres de fyrop de chicorée, on le fera bouillir cinq ou fix bouillons dans une baffine , afin qu'il foit cuit dans une confiftance plus épaiffe qu'à l'ordinaire , & ayant retiré la baffine de deffus le feu, on le décuira en y mêlant exactement la teinture de rhubarbe épaiffie , puis on gardera ce fyrop.

Il purge en refferrant, il eft bon pour les cours de ventre , dans les obftructions des petits vaiffeaux du foie , de la rate, du méfentère, dans la jauniffe , pour tuer les vers ; La dofe en eft depuis demi-once jufqu'à deux onces.	Vertus.

Je n'ai point ici fuivi la méthode ordinaire , qui eft de tirer la teinture de la	Dofe.

B b

rhubarbe dans une partie de la décoction dont on fait le ſyrop , parce que cette décoction étant déjà chargée de la ſubſtance de pluſieurs ingrédiens , elle n'eſt pas en état de s'empreindre en tous ſes pores de celle de la rhubarbe ; j'ai trouvé plus à propos d'employer en cette occaſion l'eau de chicorée , qui étant diſtillée & claire comme de l'eau commune , pourra plus facilement extraire ce qu'il y a de bon dans la rhubarbe.

Les Anciens ont cru qu'on pouvoit rendre la rhubarbe plus active , & corriger les tranchées que ſa ſubſtance purgative pourroit cauſer , en y mêlant quelque médicament compoſé de parties tenues & ſpiritueuſes , comme le ſpica nard , la cannelle , le ſantal citrin , c'eſt ce qu'ils ont appellé correctifs , mais la rhubarbe eſt un remé e ſi doux & ſi incapable de fair aucun méchant effet dans le corps , qu'il eſt très-inutile de lui join re des correctifs ; pour ce qui eſt d'accélérer ſa vertu purgative , comme s'expriment ordinairement les Auteurs , nous ne voyons point par les expériences que la rhubarbe mêlée avec ces prétendus correctifs agiſſe plus vîte : tout ce qu'ils peuvent faire , c'eſt une impreſſion de chaleur dans le corps plus grande qu'il n'y en auroit , ſi on donnoit la rhubarbe ſeule : de plus , ces drogues occupant leur place dans l'infuſion , empêchent que la liqueur ne s'empreigne d'autant de parties de la rhubarbe qu'e le le pourroit faire ; c'eſt pour ces raiſons que j'ai retranché trois dragmes de ſpica nard qu'on met ordinairement tremper avec les trois onces de rhubarbe ; auſſi-bien la partie volatile , en laquelle conſiſte ſa princip le vertu ſe diſſiperoit elle dans la coction & dans l'évaporation.

Que ſi nonobſtant ces raiſons on ſe trouve tellement attaché à ce qu'ont ſtatué les Anciens , qu'on n'en veuille rien relâcher , on pourra envelopper le ſpica nard inciſé menu avec des ciſeaux dans un linge fin , & mettre tremper ce nouet dans le ſyrop ; par ce moyen on communiqueroit la meilleure ſubſtance du ſpica nard au ſyrop , ſans qu'elle empêchât que l'infuſion ne s'empreignît entiérement de la ſubſtance de la rhubarbe : pluſieurs voulant éviter dans ce ſyrop le mauvais goût & l'odeur déſagréable du ſpica nard, lui ſubſtituent la cannelle & le ſantal citrin.

Mais ſi la rhubarbe a beſoin d'un correctif , on ne peut lui en donner un meilleur qu'un alkali fixe , comme eſt le ſel de chicorée que j'ai fait entrer dans l'infuſion , non pas à la vérité à ce deſſein , mais pour aider à tirer la teinture de la rhubarbe , pour rendre le ſyrop d'autant plus empreint de la qualité de la chicorée , & pour augmenter ſa vertu apéritive.

Je fais évaporer ſéparément à petit feu l'humidité de la teinture purifiée juſqu'à une conſiſtance aſſez épaiſſe , afin que n'étant point obligé de la mettre bouillir avec le ſyrop , on conſerve autant qu'il ſe peut le purgatif de la rhubarbe , qui réſide dans des parties aſſez ſubtiles , & qu'une chaleur trop forte enleveroit. Je fais enſuite cuire le ſyrop plus qu'à l'ordinaire , parce qu'il ſe décuit par l'infuſion épaiſſie qu'on y fait entrer : mais ſi après le mélange le ſyrop n'avoit pas aſſez de conſiſtance , on le rendroit plus épais en le mettant quelque-temps ſur un petit feu , & l'agitant avec une cuiller ou avec un biſtortier.

Quelques-uns augmentent la doſe de la rhubarbe dans le ſyrop de chicorée , & d'autres la diminuent ſuivant les indications qu'ils ont ; mais la doſe la plus ſuivie eſt celle que j'ai décrite.

Chaque once de ſyrop de chicorée compoſé contient l'extrait ou ſubſtance de demi-dragme de rhubarbe , & neuf grains de ſel de chicorée.

Syrop de Pommes simple, de Mesué.	Syrupus de Pomis simplex, Mesue.

℞ Parties égales de suc de pommes de reinette épuré, & du meilleur sucre blanc.

Faites-les cuire ensemble dans un vaisseau de terre vernissé sur un feu modéré jusqu'a la consistance de syrop.

℞ *Succi pomorum renettorum depurati, sacchari albissimi ana partes æquales.*

Coquantur simul in vase fictili vitreato igne moderato ad consistentiam syrupi.

REMARQUES.

On rapera des pommes de reinette, on les laissera quelques heures en digestion à froid, puis on les exprimera, on mettra le suc dans des bouteilles de verre, on l'exposera au soleil, jusqu'à ce qu'il soit clair & dépuré, ou s'il ne fait point de soleil, on remplira les bouteilles de suc jusqu'au col, puis l'on y versera de l'huile d'amandes douces à la hauteur d'un doigt, on les bouchera, & on les laissera en repos jusqu'à ce que le suc soit dépuré, on le filtrera alors par un papier gris, on le pésera, on le mêlera avec un égal poids de sucre fin dans un plat de terre vernissé, & à un petit feu l'on fera cuire le mélange, en l'écumant jusqu'à la consistance de syrop.

Il est cordial, pectoral, lientérique, propre pour la mélancolie : La dose en est depuis demi-once jusqu'à une once & demie. *Vertus. Dose.*

La pomme de reinette doit être préférée à toutes les autres espéces de pommes pour ce syrop, à cause de son bon goût & de sa vertu. Elle est fort commune ; mais si l'on en manquoit, il en faudroit choisir d'autres, les meilleures qu'on pourra trouver ; on en rapera une quantité suffisante, & on les laissera digérer dix ou douze heures avant que de les exprimer, afin qu'une légère fermentation qui s'y fait en raréfie la viscosité, & qu'on en tire plus aisément le suc.

Si le suc des pommes avec lequel on veut faire le syrop n'avoit pas été suffisamment dépuré, il se feroit plutôt une gelée qu'un syrop, il faut qu'il soit clair & qu'il se filtre par le papier gris.

On ne doit point se servir d'un vaisseau de cuivre pour faire ce syrop, à cause d'un acide qui se trouvant toûjours dans les pommes pourroit l'empreindre de l'odeur du métal.

On se contente quelquefois pour faire ce syrop de mettre fondre sur un feu modéré deux parties de sucre fin en poudre, dans une partie de suc de pommes bien dépuré, sans les faire bouillir. *Autre maniére de faire le syrop de pommes.*

On peut encore faire un syrop de pommes simple sans feu en la maniére suivante.

Mettez dans un grand plat de faïance ou de terre vernissé un tamis de crin découvert, arrangez dedans lit sur lit des pommes de reinette coupées en tranches minces, & bien saupoudrées de sucre fin en poudre, couvrez le tout d'un linge délié, mettez-le à la cave ou en un autre lieu humide, & l'y laissez trois ou quatre jours, après lesquels vous trouverez dans le plat du syrop qui aura coulé par défaillance, parce que l'humidité des pommes & celle du lieu auront liquéfié le sucre. *Syrop de pommes fait sans feu.*

Ce syrop est fort agréable au goût, & il doit être meilleur que les autres pour la santé, parce qu'il n'a reçu aucune impression du feu, mais il ne se garde pas tant.

Le cidre ne sert point à faire du syrop de pommes, quoique ce soit un suc de pommes bien dépuré, parce que dans la fermentation il a changé de nature, & il est devenu vineux.

B b ij

Syrop de Pommes compofé, *du Roi Sabor.*	*Syrupus de Pomis compofitus,* *Regis Saboris.*
♃ Du fuç épuré de pommes de reinette, ℔ iv.	♃ *Succor. depurat. pomor. redolent.*℔ iv.
Des fucs de bourrache & de buglofe, aã. ℔ ij.	*Borraginis & bugloffi,* aã. ℔ ij.
Des feuilles de féné mondé, ℥ viij.	*Foliorum fennæ mundatorum,* ℥ viij.
Du tartre foluble, ℥ ij.	*Tartari folubilis,* ℥ ij.
Du fafran enfermé dans un nouet, ʒ j ß.	*Croci in nodulo ligati,* ʒ j ß.
Du fucre blanc, ℔ iv.	*Sacchari albi,* ℔ iv.
Faites-en un fyrop f. a.	*Fiat Syrupus f. a.*

R E M A R Q U E S.

Après avoir tiré les fucs par expreffion, on les mêlera enfemble, on les fera bouillir légérement, puis on les paffera chaudement par un blanchet pour les dépurer. On mettra dans un pot de terre verniffé le féné & le tartre foluble; on verfera deffus les fucs dépurés, on couvrira le pot., on mettra la matiére en digeftion au bain-marie pendant deux jours; enfuite on la fera bouillir environ un quart-d'heure, & on la coulera avec expreffion, on y mêlera quatre livres de fucre blanc, on clarifiera le mélange, & on le fera cuire en fyrop; on y jettera, quand on fera prêt de le retirer de deffus le feu, le nouet rempli de fafran qu'on laiffera toûjours tremper dedans, & qu'on preffera de temps en temps avec une cuiller, afin que fa teinture & fa vertu fe répandent dans le fyrop.

Vertus.
Dofe.

Le fyrop de pommes compofé eft purgatif, apéritif, hyftérique; on s'en fert pour purger la mélancolie, pour provoquer les mois aux femmes : La dofe en eft depuis demi-once jufqu'à deux onces.

Syrop de pommes du Roi Sabor.

Comme ce fyrop a été inventé en faveur d'un Roi des Medes nommé Sabor, on l'a toûjours appellé *Syrop de pommes du Roi Sabor.*

Les Auteurs ne font pas d'accord fur la quantité du féné qu'il faut faire entrer dans la compofition de ce fyrop, les uns en demandent plus, les autres moins; la plus grande partie n'en veut que quatre onces dans quatre livres de fucre, & les autres en ordonnent jufqu'à quinze onces, ce qui eft bien différent; il me femble qu'on a plus de raifon d'en mettre quinze onces que quatre, puifque ce fyrop n'étant purgatif que par le féné, il doit en être chargé fuffifamment pour produire quelque effet; or il eft aifé de voir que quatre onces de féné ne font pas capables d'empreindre entiérement fix livres de fyrop de fubftance purgative, principalement fi l'on confidère qu'il fe diffipe beaucoup de ce purgatif dans la décoction.

Mais comme au contraire quinze onces de féné font un volume un peu trop grand pour la quantité du fyrop, il y a apparence qu'on en retire le marc encore chargé d'une partie de fa fubftance.

J'ai donc crû qu'il étoit à propos de partager le différent, & j'en ai mis huit onces; c'eft deux onces de féné pour chaque livre de fucre, ce qui ma paru fuffifant pour rendre le fyrop purgatif.

Les correctifs qu'on donne ordinairement au féné dans la defcription du fyrop de pommes compofé, font demi-once d'anis, autant de fenouil, & quelques-uns y ajoûtent une dragme de girofle, mais ces ingrédients ou prétendus correctifs n'empêchent nullement que le féné n'excite des tranchées, & le fyrop ne reçoit rien de leurs parties fpiritueufes, parce qu'elles s'évaporent en bouillant; il vaut donc beaucoup mieux leur fubftituer, comme j'ai fait, le tartre foluble qui eft le véritable correctif, car ce fel raréfie & diffout la fubftance glutineufe du féné, qui en s'attachant à la membrane intérieure des inteftins , cauferoit des tranchées. De plus , il aide à la liqueur à pénétrer le féné , & à tirer fa teinture.

Si l'on veut empêcher que le fyrop ne candiffe , il faut y mêler quand on le fait cuire trois ou quatre onces de miel écumé ; c'eft apparemment par fa vifcofité que le miel empêche cette cryftallifation.

Si l'on faifoit bouillir le fafran dans le fyrop , il fe diffiperoit beaucoup de fes parties volatiles ; pour l'y mettre, il vaut mieux attendre que le fyrop foit cuit , & comme la fubftance du fafran eft affez naturellement difpofée à fe détacher , elle fe diffoudra dans le fyrop chaud , quoique cette fleur foit enclofe dans un linge. Il eft bon que le nouet foit grand & d'une toile déliée , afin que le fafran étant affez au large , le fyrop le pénétre plus facilement , & qu'il en reçoive la qualité qui eft hyftérique & apéritive.

Comme ce fyrop eft appellé fyrop de pommes , & qu'on s'attend en l'employant d'avoir la vertu du fruit , il femble qu'on ne devroit employer pour toute liqueur dans fa compofition que du fuc de pommes , mais les fucs de bourrache & de buglofe ayant une qualité fort convenable à celle que l'on attend de ce fyrop , je crois qu'il faut avoir la complaifance pour les Anciens de fuivre leur méthode , au moins la chofe ne mérite-t-elle pas d'être critiquée.

Il entre fur chaque once de fyrop de pommes compofé de cette defcription la fubftance ou l'extrait d'environ foixante-quatre grains de féné , & feize grains de tartre foluble.

Syrop de Pommes Magiftral.		Syrupus de Pomis magiftralis.	
♃ Du fuc de pommes de reinett⋅,	℔ iij.	♃ Succor. pomorum redolentium,	℔ iij.
Des fucs de bourrache & de buglofe, aã.	℔ j ß.	Borraginis & bugloffi, aã.	℔ j ß
Des feuilles de féné mondées,	℔ ß.	Foliorum fennæ mundator.	℔ ß.
De l'épithyme de Crète,	℥ ij.	Epithymi Cretenfis,	℥ ij.
De l'agaric le plus blanc & de la rhubarbe, aã. ℥ ß.		Agarici albiffimi, rhabarbari, aã. ℥ ß.	
Des femences d'anis & de fenouil, aã.	ʒ iij.	Seminis anifi, fæniculi, aã.	ʒ iij.
Du gingembre & du macis, aã.	Ɔ iv.	Zingiberis, macis, aã.	Ɔ iv.
De la cannelle,	Ɔ ij.	Cinnamomi,	Ɔ ij.
Du fafran,	ʒ ß.	Croci,	ʒ ß.
Du fucre blanc,	℔ iv.	Sacchari albi,	℔ iv.
Faites de tout cela un fyrop f. a.		Fiat fyrupus f. a.	

REMARQUES.

On coupera la rhubarbe & l'agaric par petits morceaux , on concaffera l'anis , le fenouil & le gingembre , & les ayant mêlés avec le féné & l'épithyme , on mettra le mélange dans un pot de terre verniffé ; on verfera deffus les fucs dépurés , on couvrira le pot , l'on mettra la matiére en digeftion chaudement pendant deux jours , on fera bouillir enfuite l'infufion jufqu'à la diminution d'environ le quart ; on la coulera avec forte expreffion , on y mêlera le fucre , on clarifiera le mélange avec un blanc d'œuf , & on le fera cuire en fyrop , on y ajoûtera fur la fin la cannelle concaffée , le macis & le fafran enveloppés dans un nouet qu'on laiffera toûjours tremper dans le fyrop.

Il purge toutes les humeurs , on le donne particuliérement aux mélancoliques : La dofe en eft depuis demi-once jufqu'à deux onces.

Ce fyrop fe trouvedécrit dans plufieurs Pharmacopées , & entr'autres dans celle de Londres ; on lui a donné le furnom de *magiftral* pour exprimer qu'il a plus de

Vertus,
Dofe.

vertus que les autres fyrops de pommes; fes principales qualités font tirées du féné, de l'agaric & de la rhubarbe qui y entrent, les autres drogues n'y apportent pas une grande utilité, & elles empêchent, en étendant leurs fubftances dans les fucs, qu'ils ne s'empreignent entiérement de celles des purgatifs ; je ferois donc d'avis qu'on en retranchât une bonne partie, comme les deux onces d'épithyme, qui par leur grand volume dans l'infufion offufquent, par maniére de dire, les autres drogues, les femences d'anis, de fenouil, & le gingembre, & qu'on mît en leur place une once & demie de tartre folub'e ; ce fel, bien loin d'empêcher que les fucs ne fe chargeaffent de la fubftance des purgatifs, les exciteroit, & il donneroit au fyrop une vertu apéritive qu'il ne tire point des drogues que je voudrois ôter. Je fçai bien que l'Auteur de la defcription de ce fyrop y a entremêlé ces ingrédients à deffein de corriger les purgatifs & de fortifier les vifcères ; mais pour un correctif des purgatifs, le tartre eft beaucoup plus fûr, car étant un fel, il eft de nature beaucoup plus propre à atténuer & à raréfier les fubftances vifqueufes qui pourroient s'attacher contre les membranes internes des vifcères, & caufer ce qu'on appelle tranchées.

Pour ce qui eft de fortifier les vifcères pendant que les purgatifs agiffent dans le corps, il eft difficile de concevoir qu'ils le puiffent faire ; mais quand la chofe feroit poffible, il faudroit l'empêcher, puifqu'il eft néceffaire qu'en ce temps-là les parties foient débilitées, & les fibres relâchées par les remédes, afin que la diffolution des humeurs qu'on veut évacuer, fe faffe plus facilement.

Quant aux aromates qu'on ajoûte fur la fin enveloppés dans un nouet, leur ufage doit être d'apporter quelque agrément au fyrop, afin qu'on le prenne avec moins de répugnance ; on ne les met que fur la fin, de peur de faire diffiper leur parties odoriférantes.

Les fucs étant déjà empreints de leur propre fubftance, fi dépurés qu'ils foient, ne peuvent pas contenir beaucoup de celles des drogues qu'on y met infufer ; c'eft pourquoi l'on devroit faire diftiller du moins ceux de bourrache & de buglofe, avant que de les employer pour l'infufion ; ils feroient beaucoup plus fufceptibles des impreffions des drogues, & leurs pores étant dégagés de l'extrait groffier & vifqueux des plantes, pourroient fe remplir entiérement de celui des drogues purgatives : voici donc comme je voudrois reformer cette compofition de fyrop.

Syrop de Pommes Magiſtral réformé.	Syrupus de Pomis magiſtralis reformatus.
♃ Des feuilles de féné mondées, ℔ ſs.	♃ *Foliorum fennæ mundatorum*, ℔ ſs.
Du tartre foluble, ℥ j ſs.	*Tartari folubilis*, ℥ j ſs.
De l'agaric très-blanc & de la rhubarbe, aā. ℥ ſs.	*Agarici albiſſimi, rhabarbari*, aā. ℥ ſs.
Infufez-les chaudement pendant trois jours dans du fuc de pommes de reinette bien dépuré, ℔ iij.	*Infundantur calidè per triduum in fucci pomorum redolentium* ℔ iij. *aquarum diſtillatarum borraginis & bugloſſi*, aā. ℔ j ſs.
dans de l'eau de bourrache diftillée, & de celle de buglofe, aā. ℔ j ſs.	
Après cela diffolvez dans la colature du fucre blanc ℔ iv. que vous clarifierez enfuite avec le blanc d'œuf, & que vous cuirez en confiftance de fyrop : Vous y ajoûterez fur la fin de la cuite de macis, Ɗ iv.	*Deindè bulliant leviter, colentur & exprimantur, in colaturâ diſſolve facchari albi* ℔ iv. *clarificentur ovi albumine & coquantur ad confiſtentiam fyrupi : Adde fub finem coctionis fequentia in nodulo ligata, macis*, Ɗ iv
De cannelle, Ɗ ij.	*Cinnamomi*, Ɗ ij
De fafran, ℨ ſs.	*Croci*, ℨ ſs.

Renfermez le tout dans un nouet qu'on laissera dans le syrop.

Fiat syrupus & relinquatur nodulus in syrupo.

Syrop de pommes avec Ellébore.

℞ Des feuilles de séné mondées, ℥ ij.

Des racines d'ellébore noir, des écorces de tamarisc & de câprier, du sel d'absinthe, aā. ℥ ß.

Du suc de pommes de reinette épuré, ℔ iv.

De la semence d'agnus castus, ℥ iij.

Que toutes ces drogues restent en macération pendant 3. jours, puis faites-les cuire jusqu'à la consomption du tiers ; coulez ensuite la liqueur avec expression, après cela cuisez dans la colature de sucre blanc, ℔ ij.

Ajoûtez-y sur la fin de la cuite du safran oriental enfermé dans un nouet, ℥ j.

F. un syrop s. a.

Syrupus de Pomis helleboratus.

℞ *Foliorum sennæ mundatorum,* ℥ ij.

Radicum hellebori nigri, corticum tamarisci, capparum, salis absinthii, aā. ℥ ß.

Succi pomorum reaolentium depur. ℔ iv.

Seminis agni casti, ℥ iij.

Macerentur simul per tres dies, deinde coquantur ad consumptionem tertiæ partis, colentur & exprimantur ; in colaturâ percoque sacchari albi, ℔ ij.

Sub finem coctionis adde croci orientalis in nodulo ligati, ℥ j.

Fiat syrupus s. a.

R E M A R Q U E S.

On concassera les racines, les écorces & les semences, on les mettra dans un pot de terre vernissé avec les autres drogues, on versera dessus le suc des pommes dépuré tout chaud, on couvrira le pot, on mettra la matiére en digestion en un lieu chaud pendant trois jours, ensuite on la fera bouillir à la diminution d'environ la troisiéme partie, on la coulera avec forte expression, on y mêlera le sucre, on clarafiera le mélange, & on le fera cuire en consistance de syrop, on y ajoûtera sur la fin le petit nouet, & on l'y laissera toûjours.

Ce syrop est propre pour lever les obstructions de la rate, du méfentère, du pancréas, il purge la mélancolie, on en donne aux fous, aux rateleux, il excite les mois aux femmes : La dose en est depuis demi-once jusqu'à une once & demie.

Outre que la vertu apéritive du sel d'absinthe est fort convenable dans la composition de ce syrop, c'est un fort bon correctif pour les purgatifs, car étant alkali, il atténue & dissout leurs viscosités, qui causeroient des tranchées dans les viscères.

Syrop de Fleurs de Pécher.

℞ Des fleurs de pêcher nouvellement cueillies & pilées grossiérement, ℔ ij.

De l'eau chaude. ℔ viij

Laissez-les macérer pendant 12. heures, après cela faites-les bouillir légérement & les exprimez. Que ces macérations, colatures & expressions d'un pareil poids de fleurs soient répétées trois ou quatre fois pendant le même espace de temps : enfin dans la derniére expression dissolvez du sucre blanc, ℔ viij.

Faites un syrop s. a.

Syrupus de floribus persicorum, incerti autoris.

℞ *Florum persicor. recentium leviter contusor* ℔ ij.

Aquæ calentis, ℔ viij.

Macerentur per horas 12. tum leviter bulliant & exprimantur. Eædem novorum florum pari pondere ac per tempus æquè longum macerationes, colaturæ, expressiones, ter aut quater repetantur, tandemque in expressione postremâ dissolve sacchari albi, ℔ viij.

F. syrupus s. a.

R E M A R Q U E S.

On écrasera dans un mortier de marbre les fleurs de pêcher nouvellement cueillies : on les mettra dans un pot de terre vernissé, on versera dessus l'eau toute bouillante, on couvrira le pot, & on laissera la matiére en digestion pendant douze heures, on la fera bouillir légérement, on la coulera & on l'exprimera fortement. On fera dans la colature trois ou quatre fois pareilles infusions de nouvelles fleurs de pêcher, les coulant & les exprimant comme devant ; enfin dans la derniére colature on mêlera le sucre, on clarifiera le mélange avec le blanc d'œuf, & on le fera cuire en syrop.

Vertus. Il purge doucement, principalement les sérosités ; c'est pourquoi on l'estime pour purger le cerveau, il est propre aussi pour les obstructions, pour les vers :

Dose. La dose en est depuis demi-once jusqu'à deux onces.

Il ne s'agit pour faire l'infusion de fleurs de pêcher que d'empreindre l'eau autant qu'elle peut l'être de leur substance, & l'on reconnoîtra que cette infusion est assez forte, lorsque les fleurs en sortiront pour le moins aussi teintes qu'elles y étoient entrées ; il seroit inutile alors d'en employer davantage, parce que les pores de l'eau en étant remplis, ils ne pourroient plus rien recevoir.

Moyen de garder l'infusion de pêcher, pour en préparer le syrop quand on veut. On peut garder une partie de l'infusion de fleurs de pêcher coulée dans des bouteilles de verre ou de grès, mettant un peu d'huile d'amandes par-dessus pour empêcher l'air d'y entrer, & quand on voudra faire le syrop, on retirera l'huile avec du coton, on versera par inclination la liqueur claire, on la filtrera, & on la fera cuire avec autant de sucre.

Si en mêlant le sucre avec l'infusion, on y ajoûte quelques onces de conserve de fleurs de pêcher, qu'on fasse un peu bouillir le mélange, qu'on le coule avec expression, qu'on le clarifie & qu'on le fasse cuire, on aura un syrop qui sentira l'amande, & qui aura autant de vertu que s'il avoit été fait au printemps.

Syrop de fleurs de pêcher fait avec le suc des fleurs. On peut au lieu de l'infusion tirer le suc des fleurs de pêcher par expression, après les avoir suffisamment pilées dans un mortier de marbre, & ayant mêlé un égal poids de sucre avec le suc, clarifier le mélange, & en faire un syrop de fleurs de pêcher pour le moins aussi bon que le précédent.

Syrop de fleurs de pêcher fait sans feu. On peut aussi faire un syrop de fleurs de pêcher sans feu en la maniére suivante. Pilez & mélangez bien dans un mortier de marbre, quatre livres de fleurs de pêcher & autant de sucre en poudre, ajoûtez-y huit onces d'eau commune, brouillez le tout pour en faire une conserve liquide, étendez un linge clair sur un pot de faïance, ou de terre vernissé, lequel ait l'embouchure grande, liez-le autour du rebord, & y faites une cavité dans le milieu ; mettez-y votre conserve & la couvrez d'un autre linge, placez le pot à la cave ou en un autre lieu humide, & l'y laissez quelques jours, vous trouverez au fond du pot un syrop de fleurs de pêcher, qui aura bon goût & beaucoup de vertu ; on peut au lieu du linge se servir d'un tamis propre renversé ; comme tout le sucre n'aura pas été résous en syrop, on pourra faire bouillir dans de l'eau la conserve restante, couler la décoction la clarifier & la faire cuire en consistance de syrop, ce sera le syrop de fleurs de pêcher ordinaire.

Syrop de feuilles de pêcher. On peut encore faire un syrop de fleurs de pêcher en employant les feuilles les plus tendres de l'arbre, au lieu de fleurs ; il aura la même vertu que l'autre, mais il sera un peu plus purgatif.

<table>
<tr><td>

Syrop de Fleurs de Pêcher.
composé.

</td><td>

Syrupus de Floribus Persicorum
compositus.

</td></tr>
<tr><td>

♃ Des trochisques d'agaric,   ℥ j.
Faites-les infuser pendant vingt-quatre heures dans deux livres de suc de fleurs de pêcher, puis

</td><td>

♃ *Agarici trochiscati,*   ℥ j.
Infundantur calidè per viginti quatuor horas in succi florum persicorum ℔ ij ,
bouillir

</td></tr>
</table>

bouillir légérement ; diſſolvez enſuite dans la colature faite avec expreſſion ,

De ſucre blanc, ℔ j ß.
De Manne, ℥ iv.

Clarifiez le tout , & le cuiſez à feu lent en conſiſtance de ſyrop.

deindè leviter bulliant ; in colaturâ cum expreſſione factâ diſſolve
Sacchari albi , ℔ j ß.
Manna Calabrina. ℥ iv.
Clarificentur & coquantur igne lento ad conſiſtentiam ſyrupi.

REMARQUES.

On concaſſera bien les trochiſques d'agaric, on les mettra infuſer chaudement vingt-quatre heures dans le ſuc de fleurs de pêcher qu'on aura tiré par expreſſion en la maniére ordinaire , on fera bouillir légérement l'infuſion, on la coulera, on l'exprimera, on y mêlera le ſucre & la manne, on clarifiera le mélange par réſidence , & l'on en fera évaporer l'humidité dans une terrine à un petit feu juſqu'à conſiſtance de ſyrop , on l'écumera, on le coulera tout chaud, & on le gardera.

Il eſt plus purgatif que le commun, & plus propre pour purger le cerveau : La doſe en eſt depuis demi-once juſqu'à une once & demie.

On doit éviter de faire bouillir ce ſyrop , de peur de perdre les ſubſtances volatiles des purgatifs, il vaut mieux en faire évaporer l'humidité à une douce chaleur.

Comme il ſe rencontre toûjours quelques légères impuretés dans la manne & dans le ſucre, il eſt à propos de couler le ſyrop après l'avoir écumé.

Syrop de Roſes ſolutif, de Méſué.   Syrupus Roſatus ſolutivus, Meſue.

℞ Du ſuc épuré de roſes pâles , du ſucre blanc, de chacun parties égales ; mêlez-les, & les cuiſez en conſiſtance de ſyrop ſ. a.

On peut préparer de même le ſyrop de roſes muſcates, & celui de fleurs d'acacia.

℞ *Succi defæcati roſarum pallidarum , ſacchari albi aā. partes æquales ; miſce & coque in ſyrupum ſ. a.*

Eodem modo parantur ſyrupus roſarum moſchatorum, & ſyrupus florum acaciæ.

REMARQUES.

On aura des roſes pâles ſimples , nouvellement épanouies & cueillies au matin , on les mondera de leurs pédicules & de leurs calyces, on les pilera dans un mortier de marbre, & les ayant laiſſées quelques heures en digeſtion, on les exprimera pour en tirer le ſuc, qu'on laiſſera raſſeoir & dépurer au ſoleil, ou dans un autre lieu chaud, on le verſera par inclination, & l'ayant paſſé par un blanchet, on le mêlera avec un poids égal de ſucre fin , on en fera évaporer l'humidité à un petit feu juſqu'à la conſiſtance de ſyrop.

Il purge les ſéroſités & les autres humeurs doucement en fortifiant l'eſtomac ; La doſe en eſt depuis demi-once juſqu'à deux onces.

Les roſes pâles ſimples ſont préférables aux doubles pour ce ſyrop , parce qu'elles ſont plus odorantes & plus purgatives, il les faut cueillir au matin en beautemps, quand elles ſont bien épanouies.

J'ai vû des perſonnes être purgées par l'odeur ſimple des roſes , par les ſelles avec grande violence, ſans les avoir miſes dans la bouche ; la cauſe de cet effet vient des parties ſpiritueuſes volatiles de la roſe, qui étant entrées par le nez dans le cerveau, en raréfient & en délaient la pituite, laquelle coule dans l'eſtomac, où en picotant les membranes du viſcère par ſon ſel , elle excite une eſpéce de convulſion qui fait le vomiſſement ; celle qui deſcend dans les inteſtins y agit auſſi , mais par les ſelles.

Le fyrop de rofes mufcates eft plus purgatif que celui de rofes pâles, principalement quand on le fait aux pays chauds, où les rofes mufcates ont beaucoup plus de force qu'ailleurs.

Le fyrop de fleurs d'acacia purge fort doucement, & il purifie le fang: La dofe eft de deux onces.

On fait ordinairement des infufions de rofes dans l'eau huit ou neuf fois, ou jufqu'à ce qu'elle foit fi chargée de la fubftance des rofes que le marc en forte teint, ce qui eft un figne qu'elle n'en peut recevoir davantage, mais la méthode de tirer le fuc eft la plus courte & la meilleure, parce qu'on ne fait point diffiper les parties volatiles de la rofe dans lefquelles confifte fa qualité. Le fyrop, principalement celui qui a été fait avec ce fuc, étant nouvellement préparé, a moins d'odeur que quand il a été gardé quelques mois, parce que fes parties effentielles n'ont pas encore été beaucoup fpiritualifées; mais à mefure qu'on le garde, il fe fait une exaltation des principes qui lui donne de l'odeur; c'eft peut-être ce que les anciens Médecins ont reconnu, lorfqu'ils demandent dans leurs recettes, le fyrop de rofes qui ait été fait l'année précédente.

Si au lieu de faire cuire le fyrop, comme il a été dit, on mêle le fucre pulvérifé & le fuc de rofes dépuré, dans une cucurbite de verre, qu'on adapte deffus un chapiteau avec fon récipient, qu'on lute exactement les jointures, & qu'on faffe diftiller au bain marie, ou au bain de vapeur, environ la quatriéme partie de la liqueur; on aura de fort bonne eau de rofes, & le fyrop fe trouvera dans la cucurbite, auffi bon que s'il étoit fait par la méthode ordinaire; car l'humidité qui en fera fortie par la diftillation lui aura laiffé une confiftance raifonnable de fyrop, comme s'il avoit bouilli, mais il aura acquis quelque petit goût, & un peu d'odeur de diftillation, ce qui ne diminue en rien fa vertu.

On peut garder le fuc des rofes dans des bouteilles, mettant un peu d'huile d'amandes douces deffus, & préparer le fyrop quand on voudra.

On peut auffi faire un fyrop de rofes fans feu de la même maniére que j'ai décrit le fyrop de fleurs de pêcher fans feu dans les remarques.

Syrop de Rofes compofé avec le Séné & l'Agaric.	*Syrupus Rofatus compofitus cum Sennâ & Agarico.*
℞ Des feuilles de féné mondées, ℥ ij. De l'agaric coupé par petits morceaux, ℥ j. Du tartre foluble, ℥ ß. Infufez cela chaudement pendant 24. heures dans du fuc de rofes pâles épuré, ℔ iij. Faites bouillir enfuite l'infufion légérement, puis coul. z & exprimez cette liqueur dans laquelle vous diffoudrez ℔ ij. de fucre que vous clarifierez & ferez cuire en fyrop.	℞ *Foliorum fennæ orient. mundat.* ℥ ij. *Agarici electi incifi,* ℥ j. *Tartari folubilis,* ℥ ß. *Infundantur tepidè horis viginti quatuor in furci rofarum pallidarum defæcati* ℔ iij. *Deindè leviter bulliant, colentur & exprimantur, colatura cum facchari* ℔ ij *clarificetur & coquatur in fyrupum.*

R E M A R Q U E S.

On coupera l'agaric par petits morceaux, on les mettra avec le féné & le tartre foluble dans un pot de terre verniffé, on verfera deffus le fuc de rofes dépuré, on couvrira le pot, on le mettra dans de l'eau chaude pour faire digérer la matiére vingt-quatre heures, enfuite on le fera bouillir légérement, on coulera avec forte expreffion, on y mêlera le fucre, on clarifiera le mélange avec un blanc d'œuf, & l'ayant paffé par un blanchet, on le fera cuire en fyrop à un petit feu.

Ce fyrop eft plus purgatif que le précédent, on s'en fert pour purger le cerveau & l'humeur mélancolique : La dofe en eft depuis demi-once jufqu'à une once & demie.

Le fuc des rofes qui eft déja chargé de fa propre fubftance, ne peut pas diffoudre beaucoup de celle du féné & de l'agaric, ces matiéres fortent de l'infufion encore empreintes d'une partie de leur vertu purgative qui y eft reftée.

On pourroit tirer la teinture du féné & de l'agaric dans de l'eau, & ayant fait épaiffir cette teinture fur un petit feu jufqu'en confiftance de fyrop épais, la mêler dans le fyrop de rofes folutif, il eft vrai que dans l'évaporation il fe diffipe beaucoup du purgatif, mais la même diffipation fe fait auffi par l'autre méthode.

Le tartre foluble vaut incomparablement mieux que le gingembre, l'anis, le fenouil dont on a coutume de fe fervir dans cette occafion pour corriger les purgatifs, outre qu'il aide encore à en tirer la teinture.

Un Auteur ajoûte dans ce fyrop, quand il eft cuit, quelques gouttes d'effences d'anis & de girofle, mais cette aromatifation me paroît inutile, le fyrop eft affez parfumé par l'odeur de la rofe.

On fait entrer quelquefois de la rhubarbe dans l'infufion de ce fyrop, afin qu'il purge la bile, on prépare auffi quelquefois trois fortes de fyrops de rofes compofés, un avec la rhubarbe, un autre avec le féné, un autre avec l'agaric.

Les fyrops de rofes compofés perdent beaucoup de leur vertu purgative en vieilliffant, c'eft pourquoi il eft bon de n'en faire que peu à la fois, afin de les renouveller plus fouvent.

Vertus.
Dofe.

Syrop de rofes compofé de rhubarbe.

Syrop de Rofes compofé d'Ellébore.	Syrupus Rofarum compofitus cum Helleboro.
♃ Des écorces de myrobolans citrins & des feuilles de féné mondées, aā. ℥ j.	*Corticum myrobalanorum citrinorum, foliorum fennæ mundatorum,* ℥ j.
De la racine d'ellébore noir, de la rhubarbe & du tartre foluble, aā. ℥ ß.	*Radicis hellebori nigri, rhabarbari, tartari folubilis, aā.* ℥ ß.
Faites infufer ces drogues chaudement pendant 24. heures dans ℔ iij de rofes épurées; puis faites-les bouillir jufqu'à la confomption du quart; après cela diffolvez dans la colature faite avec expreffion ℔ ij de fucre, clarifiez le tout, & en faites un fyrop f. a.	*Infundantur calidè per viginti quatuor horas in fucci rofarum pallidarum depurati ℔ iij ; deindè bulliant ad confumptionem quartæ partis, colentur & exprimantur, in colaturâ diffolve facchari ℔ ij, clarificentur & coquantur in fyrupum f. a.*

R E M A R Q U E S.

On aura de la racine d'ellébore féche, on la concaffera bien avec les myrobolans citrins dont on aura féparé les noyaux, on coupera la rhubarbe par petits morceaux, on mettra le tout avec le féné & le tartre foluble dans un pot de terre verniffé, on verfera deffus le fuc de rofes pâles dépuré par réfidence & paffé par un blanchet, on couvrira le pot & on le mettra au bain-marie chaud pendant vingt-quatre heures, puis on fera bouillir doucement l'infufion, on la coulera : on y mêlera le fucre, & ayant clarifié le mélange avec un blanc d'œuf, on en fera confumer l'humidité à petit feu jufqu'en confiftance de fyrop.

Il purge plus fortement que les fyrops de rofes précédents, & quelquefois il fait vomir, on le donne pour la mélancolie hypocondriaque, pour l'épilepfie, pour l'apoplexie, pour la paralyfie, pour la teigne, pour la ladrerie : La dofe en eft depuis deux dragmes jufqu'à fix.

Vertus.
Dofe.

On fait quelquefois entrer dans la defcription de ce fyrop, de l'epithyme, du polypode, des girofles, de la femence de citron, de la régliffe ; mais ces drogues font inutiles dans un fyrop purgatif, & elles occupent les pores du fuc, enforte qu'il ne s'empreint pas tant qu'il feroit des purgatifs.

Le tartre foluble aide à tirer la teinture des purgatifs & à les corriger, il modère un peu la qualité vomitive de l'ellébore en fixant en quelque façon fa fubftance & en enveloppant un fel acide effentiel qui eft capable de picoter les fibres de l'eftomac, & de caufer le vomiffement ; mais comme l'alkali du tartre foluble eft extrêmement affoibli par l'acide du cryftal de tartre qui entre dans la compofition de ce fel, il ne peut pas fi bien détruire les pointes du fel effentiel de l'ellébore, qu'il n'en refte beaucoup, enforte que ce fyrop excite le vomiffement aux eftomacs délicats ; les myrobolans, la rhubarbe diminuent auffi l'action vomitive de l'ellébore, parce qu'ils la déterminent en bas par les felles ; on pourroit abattre entiérement cette qualité vomitive en fubftituant du fel fixe au tartre foluble, mais le fyrop en auroit moins de vertu, car le fel alkali ayant trop rompu les pointes du fel effentiel acide de l'ellébore, il ne fe feroit point affez d'irritation dans les vifcères, & le fyrop purgeroit moins ; il eft bon qu'il irrite un peu, & qu'il fecoue le corps dans les maladies où il eft employé.

Lorfqu'on voudra conferver toute la force de l'ellébore dans l'infufion, il faudra à la place du tartre foluble, mettre du cryftal de tartre ou du tartre blanc, ce mixte étant acide ne détruira point le fel effentiel de l'ellébore, & le fyrop purgera par haut & par bas.

Syrop de Rofes féches.	*Syrupus Rofarum ficcarum.*
♃ Des rofes rouges defléchées, ℥ x. Infufez les pendant 8. heures dans ℔ iij d'eau chaude, puis faites-les bouillir jufqu'à la diminution du quart ; après cela diffolvez dans la colature faite avec expreffion, de beau fucre ℔ ij. clarifiez le tout & en faites un fyrop f. a.	♃ *Rofar. rubr. ficcar.* ℥ x. *Infundantur per horas 8. in aqua calida* ℔ iij ; *deindé coquantur ad quartæ partis confumptionem, colentur & exprimantur ; colatura facchari* ℔ ij, *clarificetur & coquatur in fyrupum f. a.*

R E M A R Q U E S.

On mettra dans un pot de terre verniffé les rofes féches les plus belles qu'on pourra trouver, on verfera deffus l'eau bouillante, on couvrira le pot, & on laiffera la matiére en digeftion huit ou neuf heures, enfuite on la fera bouillir, on la coulera avec expreffion, & dans la colature on mêlera le fucre, on clarifiera le mélange, & on le fera cuire en confiftance de fyrop.

Vertus.

Dofe.

Ce fyrop eft bon pour arrêter la diarrhée, la dyfenterie, le vomiffement de fang, pour l'efquinancie, pour fortifier l'eftomac : La dofe en eft depuis demi-once jufqu'à deux onces.

Ce fyrop eft teint de la couleur des rofes, mais on peut relever confidérablement cette couleur & le rendre plus beau, en mêlant dans l'infufion ou dans le fyrop, quand il eft cuit, douze ou quinze gouttes d'efprit de vitriol ou de foufre, ou une dragme & demie d'efprit de fucre, ou deux onces de fuc de grenade ou de berberis.

On peut faire plufieurs infufions de rofes féches dans la même eau, mais c'eft un travail inutile, car dix onces de rofes féches doivent être fuffifantes pour remplir de leur fubftance les pores de trois livres d'eau ; & quand on fait une feconde infufion, les rofes ne trouvant plus de place pour communiquer leur impreffion, on les retire auffi teintes qu'on les y avoit mifes.

Syrop de Nerprun purgatif.

℞ Du fuc des baies meures de nerprun purga-
tif épuré,   ℔ vj.
Du fucre,   ℔ iv.
Du miel bien écumé,   ℔ ß.
Cuifez cela enfemble fur un petit feu jufqu'à confiftance de fyrop, & ajoûtez-y fur la fin de la cuite dans un nouet, de cannelle,   ʒ iij.
De maftic,   ʒ ij.
Faites-en un fyrop f. a.

Syrupus de Rhamno cathartico.

℞ Succi baccar. maturar. rhamni ca-
thartici depurati,   ℔ vj.
Sacchari,   ℔ iv.
Mellis defpumati,   ℔ ß.
Coquantur fimul igne lento ad fpiffitu-
dinem fyrupi ; adde fub finem coctionis fe-
quentia in nodulo ligata, cinnamomi, ʒ iij.
Maftiches,   ʒ ij.
F. fyrup. f. a.

REMARQUES.

On aura beaucoup de baies mûres de nerprun, on les écrafera dans un mortier de marbre, on les laiffera quelques heures en digeftion, puis on les exprimera, on fera dépurer le fuc en le laiffant repofer dix ou douze heures en un lieu chaud, & le féparant de fes féces par inclination, on le mêlera avec le fucre & le miel, on fera cuire le mélange à petit feu jufqu'à confiftance de fyrop, on y ajoûtera fur la fin de la cuiffon, la cannelle & le maftic concaffés & enveloppés dans un nouet qu'on laiffera toûjours tremper dans le fyrop.

Il eft fort purgatif, il évacue principalement les férofités, on en donne aux goutteux, aux hydropiques & à ceux qui ont des obftructions : La dofe en eft depuis deux dragmes jufqu'à une once & demie ; il faut manger auffi-tôt qu'on l'a pris. *Vertus. Dofe.*

Ce fyrop eft décrit dans plufieurs Pharmacopées fous le nom de *Syrop hydra-gogue*, on le fait fouvent avec du miel fans fucre, mais il eft plus convenable d'employer le fucre en un fyrop qu'on prend par la bouche, le miel que j'ajoûte dans la defcription, eft pour empêcher que le fyrop ne candiffe quand on le garde. *Syrop hy-dragogue*

La cannelle & le maftic font joints ici pour corriger l'action violente du fyrop, en empêchant les tranchées, & pour fortifier l'eftomac pendant la purgation, mais ces ingrédients font inutiles en cette occafion ; le manger, dès qu'on a pris ce fyrop, eft le meilleur correctif qu'on lui puiffe donner, & il fortifie plus l'eftomac que ne feroient la cannelle & le maftic ; tout ce que ces aromates peuvent faire ici, c'eft de donner un peu d'odeur agréable au fyrop.

Si après avoir pris ce fyrop, on demeuroit long-temps fans manger, comme l'on obferve après avoir pris une autre efpéce de purgatif, il pourroit caufer des tranchées, parce que le nerprun contient un fel effentiel acide qui picoteroit les membranes du ventricule & des inteftins, mais la fubftance mucilagineufe des aliments adoucit ce fel en liant & embarraffant fes pointes.

Syrop d'Epithyme.

℞ De l'épithyme,   ʒ ii ß.
Des myrobolans citrins & Indiques, aã. ʒ xv.
Embliques & belleriques, de l'a-
garic, de la racine de polypode, de la réglifle, du thym, du calament, de la buglofe, du ftæchas, aã.   ʒ vj.

Syrupus de Epithymo.

℞ Epithymi,   ʒ ii ß.
Myrobalanor. citrinor. & Indor. aã. ʒ xv.
Emblicorum, & bellericorum,
agarici, radicis polypodii, glycyrrhiza, herbarum thymi, calaminthæ, bugloffi, ftæchados, aã.   ʒ vj.

De fumeterre, de cuscute, aā. ℥ x.
Des roses rouges, des semences de fenouil doux
& d'anis, aā. ℥ ii ß.
De pruneaux doux, par. xx.
Des raisins secs, ℥ iv.
Des tamarinds, ℥ ii ß.
Que tout cela soit mis en macération pendant 24. heures dans ℔ x. d'eau de fontaine, puis faites bouillir le tout jusqu'à la consomption du tiers ; coulez ensuite cette liqueur avec expression, & dissolvez dans la colature ℔ v de sucre blanc, pour en faire un syrop.

Fumaria, cuscutæ, aā. ℥ x.
Rosarum rubrarum, seminis fœniculi dulcis, anisi, aā. ℥ ii ß.
Prunorum dulcium, par. xx.
Uvarum passarum, ℥ iv.
Tamarindorum, ℥ ii ß.
Macerentur òmnia per viginti quatuor horas in aquâ fontanâ ℔ x ; deindè coquantur ad consumptionem tertiæ partis ; colentur & exprimantur : colatura cum facchari albi ℔ v, coquatur in fyrupum.

REMARQUES.

On concassera les myrobolans, le polypode, la réglisse, les semences, on incisera l'épithyme & les herbes, on rapera l'agaric, on mondera les raisins de leurs pépins, on humectera & l'on délaiera les tamarinds peu à peu avec l'eau bouillante, on y mettra tremper toutes les drogues pendant vingt-quatre heures dans un pot de terre couvert ; on fera ensuite bouillir l'infusion à la diminution du tiers, on la coulera avec forte expression, on la laissera repofer quelques heures ; puis on la versera par inclination pour en séparer les féces qu'on rejettera ; on mêlera dans la liqueur purifiée le sucre ; on mettra le mélange dans un plat de terre, & l'on en fera consumer l'humidité à petit feu jusqu'à consistance de syrop.

Vertus. Il est employé pour purger la bile noire & la mélancolie hypochondriaque, on en donne aux lépreux, aux galleux, aux vérolés, aux épileptiques, & à ceux qui ont des cancers & des ulcères malins : *Dose.* La dose en est depuis demi-once jusqu'à deux onces.

Purgatifs de la composition. Les principaux purgatifs qui entrent dans la composition de ce syrop & qui font ses vertus les plus essentielles font les myrobolans & l'agaric ; mais ils font tellement offusqués par la quantité des autres drogues qu'ils n'y peuvent guère communiquer de leurs qualités ; je serois d'avis qu'on en retranchât beaucoup, & qu'on mît en leur place du sel de fumeterre, il aideroit à tirer la teinture des ingrédients, à corriger les purgatifs, & il rendroit le syrop plus apéritif & par conséquent plus propre pour les maladies où il est employé ; je voudrois donc composer ce syrop en la maniére suivante.

Syrop d'Epithyme, réformé,

℞ De l'épithyme, des myrobolans citrins & des tamarinds, aā. ℥ ii ß.
De l'agaric, du sel de fumeterre, aā. ℥ vj.
Infusez cela chaudement pendant 24. heures dans ℔ iv d'eau de buglose distillée, & après quelques bouillons, coulez avec expression.
Clarifiez la colature avec du sucre, ℔ ij.
Cuisez en consistance de syrop.

Syrupus Epithymi reformatus.

℞ *Epithymi, mirobalanorum citrinorum, tamarindorum, aā.* ℥ ii ß.
Agarici, salis fumariæ, ℥ vj.
Infundantur calidè horis 24. in aquâ buglossi stillatitiæ ℔ iv ; deindè bulliant leviter, colentur & exprimantur.
Colatura cum facchari, ℔ ij. clarificetur & coquatur in fyrupum.

On pourroit faire entrer deux onces de miel écumé dans la composition de ce syrop pour empêcher qu'il ne candît.

Syrop de Fumeterre simple.

℞ Du suc de fumeterre épuré, & du sucre blanc, aā. ℔ ij.

Syrupus Fumariæ simplex.

℞ *Succi fumariæ depurati, facchari albi, aā.* ℔ ij.

Cuifez-les enfemble , & en faites un fyrop   Coquantur fimul & fiat fyrupus
felon l'art.   f. a.

R E M A R Q U E S.

On cueillera de la fumeterre dans fa vigueur , on la pilera dans un mortier & on l'exprimera à la preffe pour en tirer le fuc, on clarifiera ce fuc en le faifant bouillir un bouillon & le paffant par un blancher.

On mêlera enfemble parties égales de ce fuc de fumeterre dépuré & de fucre blanc, on fera bouillir le mélange à petit feu dans un plat de terre jufqu'à la confiftance de fyrop , l'écumant de temps en temps.

Ce fyrop eft propre pour la gale , pour les dartres, pour exciter l'urine ; il purifie le fang : La dofe en eft depuis demi-once jufqu'à une once & demie.

Vertus.
Dofe.

La fumeterre contient beaucoup de fel effentiel propre à exciter une efpéce de fermentation dans les vaiffeaux ; c'eft par cette raifon qu'elle purifie le fang , car dans la raréfaction , il fe fépare beaucoup de fes férofités les plus âcres qui fortent par les pores ou par les urines.

*Syrop de Fumeterre compofé ,
de Méfué.*

Syrupus Fumariæ major ,
feu compofitus , Mefué.

℞ Des mirobolans citrins & chepulés ,
aã.   ℥ ii ß.

Des fleurs d'abfinthe vulgaire, de bourrache, ou de buglofe , de violettes, de cufcute , aã.   ℥ j.

De l'épythyme & du polipode , aã.   ʒ vij.

De la réglife , de la femence d'anis & des rofes rouges, aã.   ℥ ß.

Des pruneaux & des raifins fecs mondés de leurs pépins, aã.   ℔ ß.

Des tamarins & de la pulpe de caffe , aã.   ℥ ij.

Faites cuire le tout dans ℔ x. d'eau de fontaine, jufqu'à la diminution du tiers : après avoir coulé la liqueur ajoûtez-y du fuc dépuré de fumeterre, du fucre blanc , aã.   ℔ iij.

Faites de tout cela un fyrop f. a.

Myrobalanorum citrinorum & chebulorum , aã.   ℥ ii ß.

Florum abfinthii Pontici majoris feu vulgaris , buglojfi vel borraginis , violarum, cufcutæ, aã.   ℥ j.

Epithymi, polypodii mundati , aã. ʒ vij.

Glycyrrhifæ , feminis anifi , rofarum rubrarum , aã.   ℥ ß.

Prunorum , paffularum exacinatarum , aã.   ℔ ß.

Tamarindorum , pulpæ caffiæ fiftulæ , aã.   ℥ ij.

Coquantur in aqua fontanæ ℔ x. ad tertias , colaturæ adde fucci fumariæ depurati , facchari albi , aã.   ℔ iij.

F. fyrupus f. a.

R E M A R Q U E S.

Pour bien faire ce fyrop on aura de la fumeterre dans fa vigueur , on la pilera dans un mortier , & l'on exprimera le fuc à la preffe , on dépurera ce fuc en le faifant bouillir un bouillon & le paffant par un blancher, on mettra infufer dans ce fuc chaudement pendant vingt quatre heures , les tamarinds que l'on y démêlera peu à peu , & les myrobolans bien concaffés ; on fera bouillir enfuite légérement l'infufion, on la coulera avec expreffion , on y diffoudra la pulpe de caffe , on la mettra bouillir encore un bouillon & on la coulera de nouveau , puis on en fera évaporer doucement l'humidité dans un plat de terre jufqu'à confiftance de fyrop.

D'une autre part , on choifira de la racine de polypode de chêne de la plus groffe & de la mieux nourrie, on la nettoiera de fes filaments , on la concaffera bien dans un mortier & on la fera bouillir dans l'eau environ demi-heure , on y ajoûtera les prunes, les raifins , l'abfinthe , l'anis , & enfin la réglife ratiffée & concaffée , la cufcute , l'épithyme & les fleurs ; quand la décoction fera faite , on la coulera, on l'exprimera, on la laissera rasseoir, & on la versera par inclination pour la séparer de ses féces ; on y fera cuire le sucre, l'écumant jusqu'à la consistance de miel, on mêlera alors exactement la liqueur purgative, & l'on fera du tout un syrop en consistance raisonnable, pour le garder au besoin.

Vertus.   Il est propre pour lâcher le ventre, pour lever les obstructions, pour fortifier l'estomac & le foie, pour guérir les dartres, la lépre, la gale & les autres mala-

Dose.   dies de la peau : La dose en est depuis une once jusqu'à deux.

Cette description me paroît embarrassée de drogues dont la plûpart sont inutiles, les autres nuisibles, & les autres mal appropriées ; les fleurs de bourrache, la réglisse, l'anis, le polypode, les raisins ne peuvent pas beaucoup servir ici ; les roses rouges ont une astriction qui ne peut que nuire à la vertu des purgatifs ; les prunes, la casse, les tamarinds, sont des médicaments de substance trop épaisse pour s'accommoder bien dans un syrop qui doit être coulant ; de plus on a toûjours ces drogues prêtes pour les employer dans les médecines, quand les Médecins le jugent à propos ; je ferois donc d'avis qu'on réformât ce syrop en la maniére suivante.

Syrop de Fumeterre composé, réformé.

℞ Des myrobolans citrins, des feuilles de séné du Levant, des semences de violettes, aā. ℥ iij.
Du sel de fumeterre, ℥ j.
Faites-les infuser chaudement pendant 24. heures dans ℔ iv. du suc de fumeterre épuré, qu'ils bouillent ensuite légérement, & que l'on coule & exprime cette infusion ; après quoi l'on dissoudra de sucre ℔ iij. dans la colature, on la clarifiera, & on en fera un syrop s. a.

Syrupus Fumariæ compositus, reformatus.

℞ *Myrobalanorum citrinorum, foliorum sennæ orientalis, seminis violar.* aā. ℥ iij.
Salis fumariæ, ℥ j.
Infundantur calidè per 24. horas in succi fumariæ depurati ℔ iv. *deindè bulliant leviter, colentur & exprimantur, colatura cum sacchari* ℔ iij. *clarificetur & coquatur in syrupum s. a.*

REMARQUES.

Ce syrop sera plus purgatif que l'autre, il contiendra davantage de la vertu de la fumeterre dont il porte le nom, & il sera fait avec moins d'embarras ; j'y emploie les myrobolans citrins préférablement aux autres, parce qu'on les estime les meilleurs, mais on en peut mettre parties égales de chepules & de citrins, comme on le demande dans la description ordinaire, si on juge à propos ; je préfère la semence de violétte à la fleur, parce qu'elle est plus purgative. Le séné augmentera aussi la faculté purgative du syrop ; mais sans cette addition il purgeroit bien peu ; outre que le sel de fumeterre augmente la qualité apéritive de ce syrop, il sert de correctif ; car comme alkali, il raréfie leur substance visqueuse & il l'empêche de s'attacher trop aux membranes des viscères & d'y causer des tranchées par leur âcreté.

Syrop Magistral purgatif.

℞ De la racine d'iris vulgaire, des hermodactes, aā. ℥ ij.
Du turbith gommeux, du méchoacan & du jalap, aā. ℥ i ß.
De l'iéble, de la rhubarbe, des feuilles de séné du Levant, du tartre soluble, aā. ℥ j.
Des trochisques d'agaric, des semences de violettes, des feuilles de gratiole & de soldanelle, aā. ℥ ß.
Tous ces simples pilés seront mis en infusion pendant 4. jours dans ℔ iv. de bon vin blanc

Syrupus Magistralis catharticus.

℞ *Radicis iridis nostratis, hermodactylorum,* aā. ℥ ij.
Turbith gummosi, mechoacanæ, jalap, aā. ℥ i ß.
Ebuli, rhei electi, foliorum sennæ orientalis, tartari solubilis, aā. ℥ j.
Agarici trochiscati, seminis violarum, foliorum gratiolæ & soldanellæ, aā. ℥ ß.
Omnia contusa infundantur per quatuor dies in vini albi generosi ℔ iv.

après

après quoi la teinture sera filtrée par le papier gris, ou par la chausse d'hippocras, puis sera évaporée sur un petit feu jusqu'à consistance de syrop.

Prenez le marc de l'infusion susdite, faites-le bouillir dans ℔ vj. d'eau commune, jusqu'à consomption du tiers, coulez ensuite cette décoction & exprimez le marc, puis cuisez la colature avec ℔ iv. de sucre blanc & autant de miel jusqu'à consistance de syrop, en y mêlant exactement la teinture ci-dessus décrite, & faites un syrop.

deindè filtretur tinctura per chartam emporeticam aut per manicam hippocratis, & igne lento ad consistentiam syrupi evaporetur.

Residuum infusionis suprascriptæ coquatur in aquæ communis ℔ vj. ad consumptionem tertiæ partis, deindè coletur decoctio & exprimatur ; colatura cum facchari albi & mellis despumati āā ℔ iv. coquatur in syrupum quocum exactè misceatur tinctura suprascripta, & fiat syrupus.

REMARQUES.

On concassera les drogues, on les mêlera ensemble, on les mettra tremper pendant quatre jours dans le vin blanc, en un vaisseau bien bouché qu'on aura placé dans le fumier ou au soleil ; ensuite l'on filtrera la teinture par le papier gris, & l'on en fera évaporer l'humidité dans un plat de terre à petit feu, jusqu'à ce que la liqueur ait acquis une consistance approchante de celle du syrop.

On prendra le marc des drogues qui sera resté après la filtration ; on le fera bouillir dans six livres d'eau jusqu'à diminution du tiers, on coulera & l'on exprimera la décoction, on y mêlera le sucre & le miel, on clarifiera le mélange & on le fera cuire en syrop épais ; alors on le retirera du feu & l'on y mêlera exactement la teinture épaissie, pour faire du tout un syrop qu'on gardera au besoin.

Il purge puissamment les sérosités & la pituite grossiére du cerveau, il léve les obstructions, il est bon pour l'hydropisie, pour faire venir les mois aux femmes, pour les pâles-couleurs : La dose en est depuis demi-once jusqu'à une once & demie.

On emploie le vin pour l'infusion des drogues qui entrent dans la composition de ce syrop, parce qu'étant résineuses, il leur faut un dissolvant sulfureux ; le tartre soluble y est mis pour aider au vin à tirer la teinture des mixtes, pour corriger les purgatifs, & pour rendre ce syrop plus apéritif.

On ne fait évaporer beaucoup de l'humidité de la teinture, qu'après qu'elle a été filtrée, afin que n'étant pas obligé de la faire bouillir avec le syrop, on en conserve mieux le purgatif.

On tire par le moyen de l'eau, le reste de la substance utile des médicaments, & comme cette substance est la plus fixe, il n'y a pas tant à craindre qu'elle se dissipe en bouillant.

Le miel qu'on ajoûte avec le sucre, ne sert qu'à empêcher que le syrop ne candisse en vieillissant.

Syrop Magistral astringent,
ou *Syrop Dysentérique.*

℞ De la rhubarbe, ℥ j.
Des myrobolans citrins, ℥ ß.
De l'écorce de grenades, des roses rouges, aā. ℥ iij.

Mettez infuser chaudement ces drogues l'espace de 24. heures dans de l'eau de plantain distillée ℔ iij. ensuite faites-les bouillir légérement, & dans colature que vous exprimerez fortement, mêlez du suc d'épine-vinette épuré, ℥ iv.
De sucre blanc, ℔ ij.
Clarifiez & cuisez le tout pour un syrop s. a.

Syrupus Magistralis astringens,
seu Syrupus Dysentericus.

℞ *Rhabarbari electi,* ℥ j.
Myrobalanorum citrinorum, ℥ ß.
Corticis granatorum, rosarum rubrarum, aā. ℥ iij.

Infundantur calidè per 24. horas in aquæ plantaginis stillatitiæ ℔ iij. deindè bulliant leviter, in colaturâ cum expressione forti factâ misce succi berberis depurati, ℥ iv.
Sacchari albi, ℔ ij.
Clarificentur & coquantur s. a. in syrupum.

Vertus.

Dose.

D d

REMARQUES.

On coupera la rhubarbe par petits morceaux, on concaſſera les myrobolans & l'écorce de grenade, on mettra toutes les drogues infuſer enſemble chaudement dans l'eau de plantain pendant vingt-quatre heures, on fera bouillir l'infuſion quelques bouillons, & on la coulera avec forte expreſſion, on y mêlera le ſuc de berberis & le ſucre ; on clarifiera le mélange avec un blanc d'œuf, on le paſſera par un blanchet, & on le fera cuire en ſyrop.

Vertus.   Il évacue très-doucement les humeurs bilieuſes par le ventre, en reſſerrant ; il eſt bon pour la dyſenterie & pour les autres cours de ventre, il fortifie l'eſtomac. La *Doſe,*   doſe en eſt depuis une once juſqu'à trois ; on en prend ordinairement trois cuillerées ou une once & demie, huit ou neuf matins de ſuite à jeun.

Il n'y a pas bien long-temps que ce ſyrop a été décrit dans quelques Pharmacopées ; il ne paroiſſoit que dans de ſimples manuſcrits dont pluſieurs perſonnes faiſoient un ſecret, il eſt préſentement beaucoup en uſage ; je l'avois omis par mégarde dans la premiére édition de cette Pharmacopée ; il varie un peu dans les deſcriptions pour les doſes des ingrédients, je donne celle ci pour la meilleure : on y demande ordinairement de l'eau de roſes avec celles de plantain en parties égales ; mais comme l'odeur & la vertu de l'eau de roſes ſe diſſipe en bouillant, je l'ai crue inutile ; de plus, comme les Apothicaires tirent toûjours leur eau de roſes, des roſes pâles ou des roſes blanches, parce qu'elles ont plus d'odeur que les autres, l'eau de roſes qu'on demanderoit ici comme aſtringente, ne l'eſt aucunement ; au contraire elle a retenu de la vertu des roſes qui l'ont rendue plutôt un peu laxative qu'aſtringente ; au reſte les roſes rouges qu'on emploie dans cette compoſition ſuppléent au défaut de leur eau.

Syrop Magiſtral aſtringent d'un Auteur incertain.	*Syrupus Magiſtralis aſtringens Auctoris incerti.*

☞ ♃ De l'écorce de grenade, de baies de myrte, a͠i.   ℥ iij.
Des néfles pas encore mûres,   ℔ ß.
Des ſemences de berbéris, des fleurs de grenadier, des roſes rouges, a͠a.   ℥ i ß.
De cachou,   ℥ j.
Après avoir coupé & broyé toutes ces drogues, on les fera cuire dans une ſ. q. d'eau de pluie ; on coulera la liqueur, & y ajoûtera ℔ iij. de ſucre blanc. Quand on aura clarifié la liqueur on y ajoûtera du ſuc de citron ℔ j ß. Il faut enſuite faire cuire le tout en conſiſtance de ſyrop.

☞ ♃ *Cortic. granator. baccar. myrti, a͠i.*   ℥ iij.
Meſpilorum immaturor.   ℔ ß.
Semin. berberis. flor. balauſtior. roſar. rubr. a͠a.   ℥ i ß.
Catechu,   ℥ j.
Conciſa ac contuſa coque in ſ. q. aqua pluviæ, ac colaturæ addantur ſacchari albi ℔ iij. Quibus jam clarificatis addantur ſucc. cydoniorum,   ℔ j ß.
Atque indè ſimul coquantur ad conſiſtentiam ſyrupi.

REMARQUES.

On concaſſera l'écorce de grenade, on coupera les baies de myrte & toutes les autres drogues, qu'on mettra infuſer enſemble chaudement dans une quantité ſuffiſante d'eau commune pendant vingt-quatre heures, on fera enſuite bouillir l'infuſion quelques bouillons, & on la coulera avec forte expreſſion, on y mêlera le ſuc de coing & le ſucre, on clarifiera le mélange avec un blanc d'œuf, on le paſſera par un blanchet & on le fera cuire en ſyrop.

Vertus.   Il a la même vertu que le précédent, excepté qu'il ne purge pas.

Syrop Magiſtral céphalique, de Charas.

☞ ♃ De la raclûre de bois de gayac, de la racine d'eſquine coupée par tranches, aã. ʒ j ß.

On les fera infuſer l'eſpace de 12. heures dans ℔ iv. d'eau commune, on les fera bouillir enſuite juſqu'à la diminutiou du tiers ; puis on y ajoûtera des feuilles de verveine, m. j.

De ſtæchas, de marjolaine, aã. p. j.

De ſéné orient. mondé enfermé dans un nouet, ʒ iij.

Des trochiſques d'agaric, ʒ ij.

De rhubarbe choiſie, ʒ iij.

Après une ou deux coctions paſſez la liqueur avec forte expreſſion : lorſquelle aura été clarifiée par réſidence ou par filtration, vous la ferez cuire avec ℔ j ß. du ſucre en conſiſtance de ſyrop.

Syrupus Magiſtralis cephalicus Moyſis Charas.

☞ ♃ Raſuræ ligni guaïaci, radicis chinæ in taleolas diviſæ, aã. ʒ j ß.

Infundantur omnia ſpatio duodecim horarum, in aquæ communis ℔ iv. deindè coquantur ad dimidiæ partis conſumptionem, poſteà adde ſol verbenæ, m. j.

Stoechados, majoranæ, aã. p. j.

Sennæ orient. mundat. in nodulo incluſa, ʒ iij.

Agarici trochiſ ati, ʒ ij.

Rhabarbari electi, ʒ iij.

Poſt unám vel alteram coctionem colentur & fortiter exprimantur ; colatura per reſidentiam & per filtrationem clarificata cum ſacchari ℔ j ß. coquatur in ſyrupum.

R E M A R Q U E S.

On prendra de la raclure de bois de gayac & des racines d'eſquine diviſée par morceaux, on les fera infuſer pendant douze heures dans quatre livres d'eau commune, on fera bouillir le mélange juſqu'à diminution de la moitié ; on ajoûtera enſuite les feuilles de verveine, de ſtæchas, de majolaine, le ſéné, les trochiſques d'agaric & la rhubarbe coupée par petits morceaux, on fera bouillir légérement l'infuſion, on la coulera, on l'exprimera, & l'ayant laiſſé repoſer, on la filtrera par la languette de drap ; on la mêlera dans un plat de terre avec le ſucre, & à un petit feu, l'on en fera évaporer l'humidité juſqu'à conſiſtance de ſyrop.

Il eſt propre pour appaiſer les douleurs de tête, il purge la pituite & la mélancolie. Vertus

Syrop Céphalique d'un Auteur incertain.

☞ ♃ Des feuilles nouvellement cueillies de bétoine, de calament, de méliſſe, de marjolaine, de thym, aã. ʒ jv.

De romarin ſéchées, de ſauge, d'origan de Créte, ʒ j ß.

De fleurs de ſtœchas, ʒ ij.

De lavande, ʒ j.

De ſemence de pivoine, de rue, aã. ʒ ß.

Faites cuire le tout dans ſ. q. d'eau comm. juſqu'à la diminution du quart ; coulez enſuite avec forte expreſſion ; clarifiez la colature par réſidence & par filtration, puis ajoûtez-y du ſucre & d'excellent miel bien écumé, aã. ℔ ij. faites cuire en conſiſtance de ſyrop.

Syrupus Cephalicus Auctoris incerti.

☞ ♃ Herbar. recent. betonicæ, calamint. montan. meliſſæ, majoranæ, thymi, aã. ʒ iv.

Roriſmar. ſiccat. ſalviæ, origani Cretici, aã. ʒ j ß.

Fior. ſtoechados, ʒ ij.

Lavendulæ, ʒ j.

Sem. pæoniæ, rutæ, aã. ʒ ß.

Coquantur in ſ. q. aquæ communis, ad quartæ partis conſumptionem, dein colentur & fortiter exprimantur ; colatura per reſidentiam & filtrationem clarificata cum ſacchari & mellis optimi deſpumati, aã. ℔ iv. coquatur in ſyrupum.

R E M A R Q U E S.

On fera bouillir dans une quantité ſuffiſante d'eau commune les ingrédients juſqu'à conſomption du quart de l'humidité, on la coulera, on l'exprimera fortement, & après avoir laiſſé repoſer la liqueur pendant quelques heures, on la filtrera

D d ij

par la languette, puis on y mêlera le sucre & le miel dans un plat de terre verniffé, & à un feu médiocre, on fera évaporer l'humidité jufqu'à confiftance de fyrop.

Vertus.
Dofe.   Il a la même vertu que le précédent, excepté qu'il ne purge point : La dofe en eft depuis une once jufqu'à une once & demie.

Syrop de Scammonée.

℞ De la fcammonée choifie & concaffée groffiérement,   ʒ vj.

     De la régliffe ratiffée & concaffée,   ʒ iij.

     Faites-les infufer pendant 3. jours dans d'eau-de-vie ℔ i ß. que la teinture foit filtrée enfuite & évaporée fur un feu lent, mettez de fucre blanc en poudre ℔ ij. & cuifez jufqu'à confiftance de fyrop.

Syrupus de Scammonio.

℞ *Scammonii electi craffiufculè triti,*   ʒ vj.

     Liquiritiæ rafæ & contufæ,   ʒ iij.

     Infundantur per tres dies in aquâ vitæ ℔ i ß. *deindè filtretur tinctura & cum facchari albi pulverati* ℔ ij. *evaporetur in fyrupum.*

REMARQUES.

On pulvérifera groffiérement la fcammonée, on ratiffera & l'on concaffera bien la régliffe ; on les mettra enfemble dans un matras, on verfera deffus l'eau-de-vie, on bouchera le matras, & l'ayant placé dans le fumier ou dans un autre lieu chaud, on laiffera la matiére en digeftion pendant trois jours, l'agitant de temps en temps, on filtrera enfuite l'infufion, & l'ayant mife dans un plat de terre, on y mêlera le fucre en poudre ; on pofera le plat fur un petit feu pour faire fondre le fucre & évaporer l'humidité jufqu'à confiftance de fyrop.

Vertus.
Dofe.   Il eft propre pour purger les mélancoliques hypochondriaques, les léthargiques, les apoplectiques : La dofe en eft depuis deux dragmes jufqu'à une once & demie ; c'eft un purgatif vigoureux.

L'eau-de-vie eft un diffolvant convenable pour diffoudre la fcammonée qui eft réfineufe ; elle fe charge auffi de la fubftance de la régliffe qui fert de correctif à la fcammonée.

L'efprit-de-vin qui eft dans la teinture s'évapore comme la partie la plus légère lorfqu'on met le fyrop fur le feu, &. il refte le phlegme de l'eau-de-vie, le fucre, la réfine de la fcammonée & l'extrait de la régliffe, qui étant bien unis enfemble font un fyrop ; il ne faut point craindre que la vertu purgative de la fcammonée fe foit diffipée dans l'évaporation, car la réfine dans laquelle elle confifte, eft pefante.

ʒ ii.   Sur deux dragmes de ce fyrop, il entre la fubftance ou la réfine de trois grains de fcammonée.

ʒ iij.   Sur trois dragmes de fyrop, il entre la fubftance de quatre grains & demi de fcammonée.

ʒ ß.   Sur demi-once de fyrop, il entre la fubftance de fix grains de fcamonnée.

ʒ v.   Sur cinq dragmes de fyrop, il entre la fubftance de fept grains & demi de fcammonée.

ʒ vj.   Sur fix dragmes de fyrop, il entre la fubftance de neuf grains de fcammonée.

ʒ vij.   Sur fept dragmes de fyrop, il entre la fubftance de dix grains & demi de fcammonée.

ʒ j.   Sur une once de fyrop, il entre la fubftance de demi-fcrupule de fcammonée.

ʒ ix.   Sur neuf dragmes de fyrop, il entre la fubftance de treize grains & demi de fcammonée.

ʒ x.   Sur dix dragmes de fyrop, il entre la fubftance de quinze grains de fcammonée.

ʒ xj.   Sur onze dragmes de fyrop, il entre la fubftance de feize grains & demi de fcammonée.

Sur une once & demie de syrop, il entre la substance de dix-huit grains de scammonée.

La scammonée ne se dissout pas entiérement dans l'eau de vie, on rejette comme inutile sa partie crasse & terrestre qui demeure au fond du matras avec le marc de la réglisse

On a mis en usage dans le vulgaire un syrop de scammonée qu'on compose en la maniére suivante.

On met dans un plat de terre la scammonée en poudre, du sucre aussi pulvérisé & de l'eau-de-vie, on allume l'eau-de-vie & quand elle est brûlée, il reste un syrop qu'on sépare de ses féces par inclination, il est purgatif ; mais comme la dose de la scammonée y est mal observée, parce qu'on en met tantôt plus & tantôt moins, il a quelquefois plus & quelquefois moins de force ; j'en ai vû qui produisoit de bons effets en purgeant comme les purgatifs ordinaires, & d'autre qui excitoit des superpurgations & des flux de sang.

La maniére de préparer ce syrop est irreguliére, car en faisant brûler l'eau-de-vie, on enléve beaucoup de parties de la scammonée, il vaut mieux s'en tenir à la premiere description.

Syrop de Mercuriale simple.	Syrupus Mercurialis simplex.
♃ Du suc de mercuriale écumé, & du sucre blanc, aā. ℔ ij.	♃ *Succi mercurialis depurati, sacchari albi, aā.* ℔ ij.
Faites-les cuire ensemble jusqu'à consistance de syrop.	*Coquantur simul ad consistentiam syrupi.*

R E M A R Q U E S.

On cueillera de la mercuriale en sa plus grande vigueur, on la pilera dans un mortier de marbre, & l'on en tirera le suc par la presse, on dépurera ce suc en le faisant bouillir un bouillon & le filtrant ou le passant par un blanchet ; on mêlera ensemble parties égales de suc de mercuriale dépuré & de sucre, dans un plat de terre, on placera le plat sur un petit feu pour faire dissoudre le sucre & pour faire évaporer l'humidité superflue jusqu'à consistance de syrop.

Il lâche le ventre, il excite les mois aux femmes, il est propre pour faire sortir l'arriére-faix, il purifie le sang : La dose en est depuis une once jusqu'à trois.

En faisant cuire ce syrop par évaporation, il retiendra plus de la qualité de la mercuriale, que si on le faisoit bouillir, parce qu'il ne s'évaporera que la partie la plus phlegmatique, & il se fera moins de dissipation.

Syrop de Mercuriale composé.	Syrupus Mercurialis compositus.
♃ Du suc de mercuriale épuré, ℔ iß.	♃ *Succor. depurator. mercurialis,* ℔ ß.
De bourrache & de buglose, aā. ℥ viij.	*Borraginis, buglossi,* aā. ℥ viij.
Des racines d'iris vulgaire, ℥ iv.	*Radicis ireos nostratis,* ℥ iv.
De gentiane, ℥ ij.	*Gentianæ,* ℥ ij.
Du sucre blanc, ou du miel de Narbonne, ℔ ij.	*Sacchari albi, vel mellis Narbonensis* ℔ ij. *fiat syrupus s. a.*
Faites-en un syrop s. a.	

R E M A R Q U E S.

On pilera les herbes dans un mortier de marbre, on rapera la racine d'iris, & l'on tirera les sucs par expression ; on les dépurera en les faisant bouillir légérement & les passant par un blanchet ou par un filtre ; on fera tremper chaudement dans

D d iij

ces fucs dépurés qu'on aura mêlés enfemble, la racine de gentiane coupée par morceaux, pendant vingt-quatre heures, puis on coulera la liqueur avec expreffion, on la laiffera purifier par réfidence, & l'ayant féparée de fes féces, on la mettra dans un plat de terre avec le fucre ou le miel, & fur un petit feu l'on en fera évaporer l'humidité jufqu'à confiftance de fyrop.

Vertus.
Dofe.
Syrop de longue vie.
~ Syrop de Calabre.
Syrop de gentiane.

Ce fyrop eft purgatif, on le donne pour purger les férofités, pour donner de l'appétit, pour purifier le fang, pour exciter les mois aux femmes, pour provoquer l'accouchement, pour faire fortir l'arriére-faix : La dofe en eft depuis une once jufqu'à trois ; c'eft un bon reméde pour l'afthme, fi l'on en prend tous les matins une cuillerée pendant un mois ; on l'appelle *fyrop de longue-vie* ou *de Calabre.* Quelques Pharmacopées le décrivent fous le nom de *fyrupus de gentianâ.*

On fait ordinairement tremper la racine de gentiane dans du vin blanc pour en joindre enfuite la teinture avec les fucs : cette méthode feroit bonne fi l'on n'étoit pas obligé d'en faire confumer l'humidité avec le fucre, car le vin blanc eft un diffolvant plus convenable que les fucs pour extraire la fubftance de la racine, mais lorfqu'on le feroit évaporer, il en emporteroit beaucoup plus de la partie volatile que ne font les fucs.

Cette racine eft employée dans le fyrop pour augmenter fa vertu hyftérique & pour purifier le fang.

Syrop Violat fimple.	Syrupus Violarum fimplex.
♃ Des fleurs de violettes nouvellement cueillies & bien épluchées, ℔ ij.	♃ *Florum violarum recentium mundatorum,* ℔ ij.
De l'eau commune bouillante, ℔ iv.	*Aquæ communis ferventis,* ℔ iv.
Faites-les macérer pendant 8. heures dans un vaiffeau de terre verniflé bien couvert ; réitérez l'infufion encore chaude d'une pareille quantité de violettes nouvellement cueillies pendant le même efpace de temps, clarifiez enfuite pendant 3. heures de réfidence, jufqu'à ℔ iij. de cette infufion, puis diffolvez de fucre blanc pulvérifé, ℔ vj.	*Macerentur horis octo in vafe terreo vitreato cooperto, in expreffo calente denud infunde pari temporis intervallo, violarum recentium tantumdem, in expreffionis priùs clarificatâ per fimplicem trium horarum refidentiam* ℔ iij. *diffolve ad vaporem balnei mariæ, facchari albi pulverati,* ℔ vj.
Pour en faire un fyrop f. a.	*Fiat fyrupus f. a.*

R E M A R Q U E S.

On mettra dans un pot de terre verniffé, deux livres de belles violettes nouvellement cueillies & mondées ; on verfera deffus quatre livres d'eau chaude, on couvrira le pot, & on laiffera la matiére huit ou neuf heures en digeftion ; on fera chauffer l'infufion au bain-marie, on la coulera avec forte expreffion, on y mettra infufer comme devant, une pareille quantité de violettes, on coulera & on exprimera fortement cette feconde infufion, on la laiffera repofer trois ou quatre heures, on la verfera par inclination pour la féparer de fes féces, on la péfera, on la mêlera avec le double de fon poids de fucre pulvérifé, dans un baffin d'étain ou dans le même pot de terre, on pofera le vaiffeau fur un bain de vapeur, c'eft-à-dire, fur un pot à demi-rempli d'eau bouillante, & l'on remuera le mélange avec une cuiller d'argent jufqu'à ce que tout le fucre foit diffous, alors on le coulera & on le gardera.

Vertus.
Dofe.

On le donne pour rafraîchir & humecter la poitrine, pour épaiffir & adoucir les humeurs trop âcres, pour tempérer la bile, pour défaltérer dans les fiévres ardentes, & dans le rhume : La dofe en eft depuis demi-once jufqu'à une once.

De la même maniére on peut préparer le fyrop de *Cyanus*.

Quoiqu'on ait trouvé le moyen d'avoir de la fleur de violette en automne auffi belle qu'au printemps, on doit toûjours préférer celle du Printemps, comme la meilleure & la plus odorante.

On monde les violettes non-feulement pour en avoir une plus belle teinture, mais auffi pour empêcher que le purgatif ne fe mêle dans ce fyrop ; car le calyce ou partie herbeufe de cette fleur eft un peu purgatif.

Les violettes fimples font préférables en Medécine aux violettes doubles, elles ont plus de couleur, plus d'odeur & plus de vertu ; celles qui ont été cultivées font en certains pays plus belles que celles des bois, & en d'autres pays les violettes des bois font plus belles que les cultivées ; il faut toûjours choifir les plus belles & les plus odorantes.

Il ne faut pas attendre fur la fin du temps des violettes à faire un fyrop violat, car elles perdent leur beauté à mefure que la faifon avance, les premiéres qui paroiffent font toûjours les plus belles & les meilleures, il les faut cueillir en beau temps, & les mettre dans un linge mouillé d'eau fraîche, afin de les conferver en leur beauté, jufqu'à ce qu'on les ait mondées, & qu'on les emploie.

Par les deux infufions décrites, l'eau doit être autant chargée qu'elle peut l'être de la fubftance des violettes, il feroit inutile d'en faire une troifiéme. Quelques-uns, au lieu des infufions, tirent le fuc de violettes mondées, ce qui eft une auffi bonne méthode, mais il en coute davantage, cette fleur eft peu fucculente, de plus, il refte beaucoup de la teinture & de la vertu de la violette dans le marc exprimé.

On ne fait point bouillir la teinture ni le fyrop de violette, parce que l'ébullition en détruiroit la couleur, & en feroit diffiper les parties les plus volatiles ; mais on doit y employer deux parties de fucre fur une partie de teinture, afin que la confiftance du fyrop foit convenable.

Il faut pulvérifer le fucre affez fubtilement, afin qu'il fe fonde avec facilité dans l'infufion de violette, & l'on doit laiffer le fyrop fur le bain bouillant, ou fur du feu à nud jufqu'à ce qu'il foit fort chaud, car quand on ne le fait pas chauffer fuffifamment, le fyrop fe conferve peu, à caufe qu'une portion de fucre qui n'a pû être diffoute exactement fe précipite au fond.

Quelques-uns même font prendre un bouillon au fyrop, il perd à la vérité dans ce temps-là un peu de fa belle couleur, mais il la reprend quelques jours après, parce que les parties fulfureufes de la violette, qui s'étoient écartées en bouillant, fe réuniffent & s'étendent quand le fyrop eft refroidi.

Quelques uns mêlent dans le fyrop violat un peu de liqueur acide, comme de l'efprit de vitriol, de l'efprit de foufre, du fuc de citron pour lui donner une plus belle couleur & pour le rendre plus rafraîchiffant & plus agréable au goût, mais comme ces acides y excitent une fermentation, il devient rougeâtre & il fe conferve moins, il vaut mieux garder le fyrop fans acide, on y en mêlera toûjours bien fur le champ, lorfqu'on jugera à propos d'en faire prendre à quelque malade.

D'autres ajoûtent dans l'infufion des violettes un peu de racine d'iris de Florence concaffée, afin d'augmenter le goût du fyrop, car l'iris de Florence a une odeur de violette ; mais elle communique une petite âcreté au fyrop : ce qu'il eft bon d'éviter.

Quand le fyrop eft refroidi, on trouve deffus une écume blanche qu'il faut retirer

doucement avec une cuiller , puis verser le fyrop dans des cruches ou dans des bouteilles de verre qu'on bouchera bien , il faut être foigneux de les mettre pendant
l'été , en un lieu frais & fec, car la grande chaleur fait fermenter le fyrop violat &
lui fait perdre fa couleur , il fe forme ordinairement deffus une croûte qui aide à
le conferver , parce qu'elle empêche l'air d'y entrer.

Le fyrop violat a plus de vertu & plus d'agrément pour le goût & pour la couleur, les premiers fix mois que dans les derniers mois de l'année , mais en quelque
temps que ce foit, il eft facile d'y remarquer une petite âcreté qui vient de la
violette.

Syrop Violat compofé, *de Méfué.*	*Syrupus Violatus compofitus,* *Mefue.*

♃ Des fleurs de violettes nouvellement cueil-
lies & bien épluchées ,   ℥ ij.
   De jujubes & de febeftes, aā.   n. x.
   Des femences de coings & de mauve,aā.   ℥ j.
   Faites-les cuire dans une f. q. d'eau de courge,
clarifiez la colature , dans laquelle vous aurez dif-
fous de fucre blanc ℔ i ß. puis la cuifez en confi-
ftance de fyrop f. a.
	*♃ Florum violarum recentium munda-
	tarum,* ℥ ij.
	   Jujubas , febeften , aā. n. x.
	   Seminum cydoniorum , malvæ , aā. ℥ j.
	   *Coquantur in aquâ cucurbitæ diftillatæ
	f. q. colatura cum facchari albi ℔ i ß.
	clarificetur & coquatur f. a.*

R E M A R Q U E S.

On ouvrira les jujubes & les fébeftes, on enveloppera les femences dans un nouet,
on fera bouillir le tout dans environ quatre livres d'eau de courge diftillée, on y
mettra enfuite les violettes , & quand la décoction fera diminuée du quart, on la
coulera avec expreffion, on y mêlera le fucre, on clarifiera le mélange avec un blanc
d'œuf, & on le fera cuire en fyrop.

Vertus. Il eft propre pour adoucir les âcretés de la gorge & de la poitrine ; car il lie & il
embarraffe par fes parties mucilagineufes les férofités falées qui y defcendent; il excite le crachat, il tempère les ardeurs de l'urine , il foulage dans les douleurs de la
néphrétique ; il en faut prendre à la cuiller , l'avalant doucement afin qu'il ait le
temps de faire fon effet.

Il faut que le nouet dans lequel on enveloppe les femences de coing & de mauve,
foit de toile claire & affez ample , enforte qu'elles foient au large ; car elles fe gon-
flent en bouillant ; fi on les mettoit dans la décoction à nud , elles la rendroient trop
mucilagineufe.

Eau de
courge.
Vertus. Pour faire de l'eau de courge , il faut avoir plufieurs courges , quand elles font
dans leur vigueur, les couper par morceaux, les écrafer bien, les mettre dans une
cucurbite avec fon chapiteau , y adapter un récipient , & fur un feu modéré, faire
diftiller l'humidité. Cette eau eft fort humectante & rafraîchiffante.

Syrop Violat folutif.	*Syrupus Violatus folutivus.*

♃ Des fleurs entiéres de violettes nouvellement
cueillies ,   ℔ ij.
   De la femence de violettes concaffées,   ℔ ß.
   Faites-les infufer pendant 12. heures dans
℔ vj. d'eau chaude, & après quelques bouillons,
coulez la décoction & l'exprimez, puis dans la
colature que vous ferez réchauffer, mettez infufer
une feconde, une troifiéme & une quatriéme fois, &
	*♃ Florum violarum integrorum recen-
	tium,* ℔ ij.
	   Seminis violarum contufi, ℔ ß.
	   *Infundantur horis duodecim in aquæ fer-
	ventis ℔ vj. deindè bulliant leviter , co-
	lentur & exprimantur , eidem colaturæ
	recalefactæ infunde fecundò itemque tertiò,
	ac quartò, imo fi lubeat novies, tantum-*

même

même jufqu'à 9. fois, fi vous le jugez à propos, autant de violettes & de leur femence pendant le même
efpace de temps que la première fois ; enfin ,
clarifiez la dernière colature dans laquelle vous aurez diffous de fucre blanc ℔ iij. & la cuifez en confiftance de fyrop f. a.

*dem violarum recentium & feminis viola-
rum , per idem temporis fpatium , ac pri-
mâ vice , denique ultima colatura cum facchari albi ℔ iij. clarificetur & coquatur
in fyrupum f. a.*

R E M A R Q U E S.

On emploiera ici les violettes entières fans les monder, parce que la partie herbeufe qu'on retireroit en les mondant eft la partie la plus purgative de la fleur ; de
plus on ne doit pas tant rechercher pour ce fyrop la beauté de la teinture que la vertu purgative ; on ajoûtera dans l'infufion , la femence de violettes qui eft beaucoup
plus purgative que la fleur , & qui par conféquent doit augmenter fa vertu : on fera
l'infufion chaudement dans un pot de terre couvert , pendant douze heures, on la
fera bouillir légérement, on la coulera avec expreffion, on mettra derechef infufer
de nouvelles fleurs & de la femence de violettes comme devant : dans l'infufion coulée , on réitérera des infufions & colatures jufqu'à ce que la liqueur foit entièrement empreinte de la fubftance des violettes , ce qu'on connoîtra lorfque les fleurs
fortiront teintes de la liqueur.

On fait ordinairement neuf infufions , mais les dernières font inutiles ; car la liqueur étant tout-à-fait chargée de la teinture des premières fleurs , elle ne peut plus
rien recevoir.

On mêlera le fucre dans la dernière infufion coulée ; on clarifiera le mélange
avec un blanc d'œuf , & on le fera cuire en confiftance de fyrop.

Il purge la bile & les férofités : La dofe en eft depuis demi-once jufqu'à deux
onces.

Vertus.
Dofe.

Quelques uns mettent tremper, dans l'infufion de violettes coulée, de la rhubarbe
ou du féné , ou de l'agaric , pour rendre le fyrop plus purgatif ; on pourroit auffi
y ajoûter du tartre foluble.

Syrop de Rhubarbe.

♃ De la rhubarbe choifie ,　　　　　℔ ß.
Du tartre foluble ,　　　　　　　　ʒ vj.
  Faites-les infufer chaudement dans f. q. d'eau
commune pendant 12. heures; après cela faites-les
bouillir légérement, puis coulez la décoction &
l'exprimez ; enfin clarifiez la colature par réfidence, diffolvez-y de fucre blanc ℔ iij. puis cuifez-
la en confiftance de fyrop.

Syrupus de Rhabarbaro.

*♃ Rhabarbari electi ,　　　　　　℔ ß.
Tartari folubilis ,　　　　　　　　ʒ vj.
  Infundantur calidè in aq. comm. q. f.
per 12. horas ; deindè bulliant leviter ,
colentur & exprimantur ; colatura per refidentiam clarificetur & cum facchari
albi ℔ iij. coquatur in fyrupum.*

R E M A R Q U E S.

On coupera la rhubarbe par petits morceaux , on la mettra avec le tartre foluble
dans un pot de terre verniffé , on verfera deffus trois ou quatre livres d'eau bouillante , on couvrira le pot & on laiffera la matière en digeftion dix ou douze heures,
on la fera bouillir légérement, on la coulera avec expreffion, on remettra le marc
exprimé dans le pot , on le fera tremper encore dans de nouvelle eau chaude pendant
cinq ou fix heures, puis l'ayant fait bouillir & couler comme auparavant, on mêlera
les teintures, on les laiffera repofer, & on les filtrera par la languette de drap , on
les mêlera avec le fucre, & à petit feu l'on en fera évaporer l'humidité jufqu'à confiftance de fyrop.

E e

Vertus.
Dose.

Il purge la bile, il eſt bon dans les cours de ventre, parce qu'il évacue en reſſerrant, on le donne pour les vers : La doſe en eſt depuis demi-once juſqu'à deux onces.

Le tartre ſoluble aide à tirer la teinture de la rhubarbe, & il donne une vertu apéritive au ſyrop.

La ſeconde infuſion qu'on fait de la rhubarbe, eſt pour achever d'en extraire toute la teinture.

Il eſt plus à propos de faire cuire le ſyrop par évaporation que par ébullition, afin qu'il ſe diſſipe moins des parties purgatives de la rhubarbe.

Ce ſyrop a beaucoup de rapport pour ſes effets avec celui de chicorée compoſé : mais il eſt un peu plus purgatif, parce qu'outre que l'eau ſimple avec laquelle on le fait, eſt bien plus capable de ſe charger de la ſubſtance de la rhubarbe que n'eſt la forte décoction du ſyrop de chicorée, il y entre davantage de rhubarbe.

Syrop de Séné.	Syrupus de Sennâ.

℞ Des feuilles de ſéné du Levant mondées, ℔ ß.
Du tartre ſoluble, ʒ.vj.
Faites-les infuſer chaudement pendant 24. heures dans d'eau commune ℔ iij. puis bouillir légèrement ; après cela coulez & exprimez l'infuſion ; clarifiez enſuite la colature, tant par réſidence que par filtration, avec ℔ ij de ſucre ; mêlez le tout, & le cuiſez en conſiſtance de ſyrop.

Syrupi
colocynt.
& hellebo-
ri nigri.

On peut préparer de la même maniére le ſyrop de coloquinte & celui d'ellébore noir.

℞ *Foliorum ſennæ orient. mundat.* ℔ ß.
Tartari ſolubilis, ʒ vj.
Infundantur calidè horis 24. *in aquæ communis* ℔ iij. *deindè bulliant leviter, infuſio coletur & exprimatur, colatura per reſidentiam & per filtrationem purificata, cum ſacchari* ℔ ij. *miſceatur & igne lento coquatur in ſyrupum.*

Eodem modo parantur ſyrupi colocynthidos, hellebori nigri.

R E M A R Q U E S.

On mettra infuſer pendant vingt-quatre heures chaudement le ſéné & le tartre ſoluble dans l'eau commune, on fera bouillir légérement l'infuſion, on la coulera avec expreſſion, on la laiſſera repoſer, & on la filtrera par une languette de drap, ou par le blanchet, on la mêlera dans un plat de terre avec le ſucre, & l'on en fera évaporer à petit feu, l'humidité ſuperflue juſqu'à conſiſtance de ſyrop.

Vertus.
Dose.

Il eſt propre pour purger les humeurs mélancoliques & bilieuſes : La doſe en eſt depuis demi-once juſqu'à deux onces.

Le tartre eſt mêlé dans l'infuſion de ce ſyrop pour aider à tirer la teinture du ſéné, & pour lui ſervir de correctif ; car il en diſſout la ſubſtance viſqueuſe qui s'attachant aux inteſtins, y cauſeroit des tranchées.

On fait cuire le ſyrop par évaporation ſans le faire bouillir, afin d'y retenir autant qu'il ſe peut de la vertu purgative du ſéné ; mais quelque précaution qu'on prenne il s'en diſſipe beaucoup, c'eſt pourquoi je trouverois à propos qu'on ſe contentât des infuſions du ſéné qu'on peut faire chaque jour, ſuivant les occaſions, ſans s'embarraſſer de compoſer du ſyrop de ſéné.

Ce ſyrop a du rapport avec le ſyrop de pommes compoſé ; mais il eſt plus purgatif.

Syrop de trois Drogues.	Syrupus de tribus.

℞ Des feuilles de ſéné de Levant mondées, ʒ iv.
Des trochiſques d'agaric, ʒ ij.
De la rhubarbe & du tartre ſoluble, aã. ʒ j.
Infuſez le tout enſemble pendant 24. heures dans d'eau commune ℔ iv, puis le faites bouillir

℞ *Foliorum ſennæ orient. mundat.* ʒ iv.
Agarici trochiſcati, ʒ ij.
Rhabarbari, tartari ſolubilis, aã. ʒ j.
Infundantur ſimul calidè per viginti quatuor horas in aquæ communis ℔ iv. *deindè*

légérement ; coulez enfuite & exprimez l'infufion, après quoi vous clarifierez la colature, tànt par réfidence que par filtration, & vous la cuirez enfuite avec ce fucre blanc ℔ iij. jufqu'à confiftance de fyrop.

bulliant leviter, colentur & exprimantur, colatura per refidentiam & filtrationem clarificata cum facchari albi ℔ iij. coquatur in fyrupum.

REMARQUES.

On mondera le féné, on concaffera les trochifques d'agaric, & l'on coupera la rhubarbe en petits morceaux, on mêlera le tout enfemble dans un pot avec le tartre foluble, on verfera fur le mélange l'eau bouillante, on couvrira le pot, on laiffera la matiére en digeftion vingt-quatre heures, enfuite on fera bouillir légérement l'infufion, on la coulera avec expreffion, on la laiffera raffeoir, & on la filtrera par la languette de drap, on y mêlera dans un plat de terre le fucre en poudre, on placera le plat fur un feu lent, & l'on en fera évaporer l'humidité jufqu'à confiftance de fyrop.

Il eft panchymagogue, c'eft-à-dire propre à purger toutes fortes d'humeurs, on en donne aux paralytiques, aux léthargiques, aux apopleſtiques, aux épileptiques, parce qu'il évacue les humeurs du cerveau : La dofe en eft depuis demi-once jufqu'à deux onces. *Vertus.* *Dofe.*

Ce fyrop a pris fon nom des trois drogues purgatives qui y entrent ; fçavoir, de l'agaric, de la rhubarbe & du féné ; le tartre foluble n'y eft ajoûté que pour correctif, & pour aider à tirer la teinture des purgatifs.

Si, après avoir exprimé la matiére de l'infufion, on veut la remettre tremper dans de nouvelle eau bouillante pendant fept ou huit heures, la faire bouillir quelques bouillons, la couler & exprimer comme auparavant, on aura un refte de teinture & de vertu des purgatifs qu'on pourra mêler avec la premiére, après l'avoir filtrée.

Syrop de Carthame.

℞ De la femence de carthame,   ℥ iv.
De raifins mondés,   ℥ ij.
Des racines de polypode de chêne,   ℥ i ß.
De celles d'afperge, d'angélique, de réglifle, de fenouil, des femences d'anis, de fenouil, d'ammi & de daucus, aã.   ℥ j.
Des écorces de tamarifc & de cufcute, & des fruits d'alkekenge, aã.   ℥ ß.
De l'adiante blanc, de l'hifope, du thym, de l'origan, du chamœdrys, du chamœpitys, de la fcolopendre & de la buglofe, aã.   m. ß.
Faites de toutes ces drogues une décoction dans une f. q. d'eau commune, jufqu'à la confomption du tiers ; coulez enfuite & exprimez la liqueur, puis infufez dans la colature bien chaude,
De feuilles de féné mondées,   ℥ i ß.
De rhubarbe choifie,   ʒ vj.
De trochifques d'agaric,   ℥ ß.
De gingembre,   ʒ j.
Laiffez macérer tout cela pendant 24. heures, puis le faites bouillir légérement ; après quoi vous coulerez & exprimerez la décoction, & dans la colature que vous aurez clarifiée par réfidence

Syrupus de Carthamo aut Diacnicum.

℞ *Seminis carthami,*   ℥ iv.
Uvarum mundatarum,   ℥ ii.
Radicum polypodii querni,   ℥ j ß.
     Afparagi, angelicæ, glycyrrhifæ, fæniculi, feminum anifi, fæniculi, ammeos, dauci, aã.   ℥ j.
Corticum tamarifci, cufcutæ, fructuum halicacabi, aã.   ℥ ß.
Foliorum adianti albi, hyffopi, thymi, origani, chamædryos, chamæpityos, fcolopendrii, buglofſi, aã.   m. ß.

Decoquantur in aquæ communis, q. f. ad confumptionem tertiæ partis, colentur ac colaturæ calenti infunde
Foliorum fennæ mundatorum,   ℥ j ß.
Rhabarbari electi,   ʒ vj.
Agarici trochifcati,   ℥ ß.
Zingiberis,   ʒ j.

Macerentur horis 24. deindè bulliant leviter, colentur & exprimantur, in colaturâ per refidentiam & per filtrationem

& par filtration ; vous diffoudrez de fucre blanc, ℔ j.

De fyrop violat folutif & de fyrop aceteux fimple, aā. ʒ ij.

Vous cuirez le tout doucement jufqu'en confiftance de fyrop.

clarificata diffolve facchari albi, ℔ j.

Syrupi violati folutivi acetofi, & fimplicis, aā, ʒ ij.

Coquantur iterùm modicè ad juftam confiftentiam.

REMARQUES.

On coupera les racines , on concaffera l'écorce de tamarifc & les femences , on mondera les raifins , on incifera les herbes , on les fera bouillir méthodiquement dans une quantité fuffifante d'eau commune , pour en faire environ trois livres de décoction , on y mettra infufer chaudement pendant vingt-quatre heures le féné mondé , la rhubarbe coupée par petits morceaux , les trochifques d'agaric & le gingembre concaffé, on fera bouillir légérement l'infufion , on la coulera , on l'exprimera , & l'ayant laiffé repofer , on la filtrera par la languette de drap, on la mêlera dans un plat de terre avec le fucre & les fyrops , & fur un petit feu l'on en fera évaporer l'humidité jufqu'à confiftance de fyrop.

Vertus. Il purge la pituite & la mélancolie , il léve les obftructions , il purifie le fang: *Dofe.* La dofe en eft depuis demi-once jufqu'à une once & demie.

J'ai rapporté la defcription du fyrop de carthame, comme je l'ai trouvée dans les Difpenfaires, il eft aifé d'y remarquer un grand embarras de drogues inutiles qui empêchent l'action des remédes effentiels ; car la décoction étant empreinte de la fubftance des ingrédients altérants , elle n'eft prefque plus capable de recevoir celle des purgatifs qui eft la plus néceffaire ; je trouverois donc à propos qu'on retranchât la décoction , & qu'on fe fervît à fa place de l'eau de buglofe diftillée , pour tirer la teinture des purgatifs , ce menftrue étant clair fera en état de fe charger de leur qualité.

Le fyrop acéteux me femble peu convenable pour cette compofition, à caufe que le vinaigre qui y entre , le rend plutôt aftringent qu'apéritif.

Le gingembre eft bien inutile ici, puifque l'agaric qu'on y emploie étant trochifqué , il n'a pas befoin de cet autre correctif.

Il feroit à propos de mêler dans l'infufion, du tartre foluble pour corriger le fené , & pour aider à tirer la teinture des purgatifs : Voici donc comme je voudrois reformer cette defcription.

Syrop de Carthame réformé.

℞ De la femence de carthame , ʒ iv.

Des feuilles de féné mondées, ʒ j ß.

De la rhubarbe choifie , ʒ vj.

Des trochifques d'agaric , & du tartre foluble, aā. ʒ ß.

Faites infufer tout cela chaudement pendant 24. heures dans ℔ iij. d'eau diftillée de buglofe , puis le faites bouillir légérement ; coulez enfuite & exprimez l'infufion , puis diffolvez dans la colature que vous aurez clarifiée par réfidence & par filtration , ℔ j ß. de fucre blanc, & ℔ ß. de fyrop rofat folutif ; après cela cuifez le tout fur un feu lent en confiftance de fyrop.

Syrupus de Carthamo reformatus.

℞ Seminis carthami contufi , ʒ iv.

Foliorum fennæ mundator. ʒ j ß.

Rhei electi , ʒ vj,

Agarici trochifcati & tartari folubilis aā. ʒ ß.

Infundantur calidè per viginti quatuor horas in aquæ bugloffi diftillatæ ℔ iij. deindè bulliant leviter , colentur & exprimantur , in colaturâ per refidentiam & filtrationem clarificatâ diffolve facchari albi ℔ j ß. fyrupi rofati folutivi ℔ ß. coquantur igne lento ad confiftentiam fyrupi.

Syrop de Polypode.

℞ Du polypode de chêne, ℔ j.

En cas qu'on le puisse avoir tout nouveau, il faudra le couper par petits morceaux, sinon il faudra le concasser grossiérement, & le faire infuser chaudement pendant vingt-quatre heures dans six pintes d'eau de fontaine, puis l'y faire bouillir jusqu'à la consomption de la moitié, & y ajoûter sur la fin :

Du *calamus aromaticus*, ℥ j.
De la semence de fenouil, ʒ iij.

Faites bouillir de nouveau la décoction légérement, & ajoûtez ensuite à cette décoction, après l'avoir coulée

Du suc ou de l'infusion de roses pâles, ℔ j ß.
Des sucs de bourrache, de fumeterre & de houblon, aā. ℔ ß.

Puis dans ces sucs mêlés avec la premiére décoction, faites infuser chaudement pendant vingt-quatre heures

Des feuilles de séné du Levant, ʒ vj.
Des petits raisins secs, ℥ iij.
Des myrobolans citrins, chébules & Indiques, aā. ℥ j ß.

Aprés cela faites bouillir le tout jusqu'à la consomption du tiers; coulez ensuite & exprimez la décoction, & dissolvez dans la colature que vous aurez clarifiée par résidence & par filtration, iij ℔ de sucre, & cuisez tout cela a consistance de syrop.

Syrupus de Polypodio.

℞ *Polypodii quercini*, ℔ j.

Id, si recens haberi potest, incidatur, sin minùs crassiusculè contundatur, infundaturque horis viginti quatuor in aqua fontana ℔ x ij. *deindè bulliant ad consumptionem medietatis, ac in fine adde*
Calami aromatici, ℥ j.

Seminis fœniculi, ʒ iij.

Iterùm leviter bulliant, ac decocto huic colato adde,
Succi vel infusionis rosarum pallid. ℔ j ß.

Borraginis, fumariæ, lupuli, aā. ℔ ß.

In his succis & aliis liquoribus infunde calidè per viginti quatuor horas,
Foliorum sennæ orientalis, ʒ vj.

Passularum minorum, ℥ iij.
Myrobalanorum citrinorum, chebulorum Indorum, aā. ℥ j ß.

Deinè bulliant ad consumptionem tertiæ partis, colentur & exprimantur, colatura, per residentiam & per filtrationem clarificata, cum facchari ℔ iij. *coquatur in syrupum.*

REMARQUES.

On aura de la racine de polypode récente, on la coupera par petits morceaux, mais si l'on n'en peut avoir que de la séche, on la pulvérisera grossiérement, & on la fera tremper pendant vingt-quatre heures dans l'eau chaudement; on mettra ensuite bouillir l'infusion jusqu'à la consomption de la moitié; on y ajoûtera sur la fin le *calamus aromaticus* & la semence de fenouil concassés, on coulera la décoction avec expression, on la mêlera avec les sucs, & l'on fera infuser chaudement dans toute la liqueur les raisins mondés, le séné & les myrobalans concassés pendant vingt-quatre heures; on fera ensuite bouillir doucement l'infusion jusqu'à diminution du tiers, on la coulera, on l'exprimera, on la laissera reposer quelques heures, on la filtrera par la languette, on y mêlera le sucre dans un plat de terre vernissé; & sur un feu médiocre, on fera évaporer l'humidité jusqu'à consistance de syrop.

Il purge la bile noire & la mélancolie, il purifie le sang & les autres humeurs : La dose en est depuis demi-once jusqu'à une once & demie.

Cette description est farcie de plusieurs ingrédients inutiles qui empêchent que les drogues essentielles ne communiquent suffisamment leur vertu au syrop; le *calamus aromaticus* & la semence de fenouil me paroissent peu nécessaires dans la décoction; de plus leurs parties volatiles, en quoi consistent leurs qualités, sont la plûpart détruites en bouillant.

Les sucs étant chargés de leurs propres substances, ne sont guère en état de s'empreindre de celles des purgatifs, c'eſt pourquoi je ſerois d'avis qu'au lieu des ſucs de bourrache, de fumeterre & de houblon, on employât leurs eaux diſtillées qui ſont claires & diſpoſées à recevoir les teintures des drogues.

Pour les raiſins, outre qu'il ſont bien inutiles dans cette compoſition, ils occupent par leur ſubſtance mielleuſe ; la plus grande partie des pores de la liqueur, enſorte qu'il en reſte peu pour celle des purgatifs.

Je voudrois mêler dans l'infuſion demi-once de tartre ſoluble pour aider à tirer la teinture des mixtes, & pour corriger leur qualité purgative, enſorte qu'ils ne donnent point de tranchées. Voici donc comme je ſerois d'avis qu'on réformât cette deſcription.

Syrop de Polypode, réformé.

℞ Du polypode de chêne bien battu, ℔ j.
Mettez-le en infuſion pendant vingt-quatre heures dans cinq pintes d'eau de fontaine ; faites bouillir juſqu'à la moitié ; ajoûtez à la colature :
Du ſuc ou de l'infuſion de roſes pâles, ℔ j ß.
Des eaux diſtillées de bourrache, de fumeterre & de houblon, aā. ℔ ß.
Dans ces ſucs & liqueurs infuſez chaudement pendant vingt-quatre heures des feuilles de ſéné oriental, ℔ ß.
Des myrobolans citrins, chébules & Indiques, aā. ʒ j ß.
Puis faites bouillir ces drogues à feu lent juſqu'à conſomption du quart, coulez & exprimez, puis faites cuire la colature par réſidence & par filtration clarifiée, avec ℔ iij. de ſucre juſqu'à conſiſtance de ſyrop.

Syrupus de Polypodio reformatus.

℞ Polypodii querni exaŭè contuſi, ℔ j.
Infundatur horis viginti quatuor in aquæ fontanæ ℔ x. deinde bulliant ad medias, in colato adde, ſucci vel infuſionis roſarum pallidarum, ℔ j ß.
Aquarum diſtillatarum borraginis, fumariæ, lupuli, aā. ℔ ß.
In his ſuccis & liquoribus infunde calidè per viginti quatuor horas, foliorum ſennæ orientalis, ℔ ß.
Myrobalanorum citrinorum, chebulorum, Indorum, aā. ʒ j ß.
Deindè bulliant igne lento ad conſumptionem quartæ partis, colentur & exprimantur, colatura per reſidentiam & per filtrationem clarificata cum ſacchari ℔ iij. coquatur in ſyrupum.

Syrop d'Endive ſimple,
de N. Prevoſt.

℞ Du ſuc d'endive domeſtique bien purifié, ℔ viij.
Du ſucre blanc, ℔ v ß.
Faites-les cuire enſemble en conſiſtance de ſyrop.

Syrupus Intubi, ſeu Endiviæ ſimplex,
Nic. Præpoſiti.

℞ Succi endiviæ ſativæ à fæce purgati, ℔ viij.
Sacchari albi, ℔ v ß.
Coque in ſyrupum ſ. a.

R E M A R Q U E S.

Pour bien tirer le ſuc de l'endive, il faut la piler dans un mortier de marbre, & la laiſſer digérer à froid ſept ou huit heures, puis la mettre en preſſe, le ſuc en coulera plus aiſément que ſi on l'eût exprimée auſſi-tôt après l'avoir pilée, parce que la viſcoſité ſe raréfie par la fermentation, on le dépure enſuite en le faiſant bouillir un bouillon ſur le feu, ſa partie craſſe ſe ſéparera, & on le filtrera par un blanchet ou par un papier gris ; on mêlera enſemble le ſuc dépuré & le ſucre en la proportion marquée dans la recette ; on les fera bouillir à petit feu, les écumant juſqu'à conſiſtance de ſyrop.

Vertus.
Doſe.

On le donne dans les fièvres, dans la pleuréſie ; il purifie le ſang, il tempère l'ardeur de la bile : La doſe en eſt depuis demi-once juſqu'à deux onces.

Syrop d'Endive composé, de Gentil.

℞ Des sucs d'endive ou scariole domestique & hépatique bien purifiés, aã. ℔ iij.

De l'orge entiere, de capillaires, des quatre grandes semences froides, aã. ℨ j.

De roses rouges, de violettes, de lentille d'eau & du polytric, ℨ ß.

Faites cuire ces simples dans les sucs selon l'art, & dans l'expression dissolvez de sucre blanc ℔ iv, puis la faites cuire en consistance de syrop, y ajoûtant sur la fin de la cuisson·

Du santal rouge & blanc & du fruit de berberis, aã. ℨ j.

De cannelle, ℨ ß.

Syrupus Intubi seu Endiviæ compositus, Gentilis.

℞ *Succorum intubi seu scariolæ domesticæ & hepaticæ depuratorum*, aã. ℔ iij.

Hordei integri, capillorum Veneris, seminum frigidor. majorum, aã. ℨ j.

Rosarum rubrarum, violarum, lentis palustris, polytrichi, aã ℨ ß.

Technicè coquantur in succis, expressum clarificatum cum facchari albi, ℔ iv, *coquantur in syrupum, sub finem coctionis adde, santalorum albi & rubri, uvæ oxyacanthæ seu berberis*, aã. ℨ j.

Cinnamomi, ℨ ß.

REMARQUES.

Après avoir tiré & dépuré les sucs, on y fera bouillir l'orge & les autres ingrédients pour en faire une décoction selon l'art; on la coulera, on l'exprimera, on la mêlera avec le sucre, on clarifiera le mélange, & on le fera cuire en consistance de syrop, on l'aromatisera avec les santaux, la cannelle & le berberis concassés & enveloppés dans un nouet qu'on y jettera sur la fin de la cuisson, & qu'on y laissera toûjours.

Il est propre pour tempérer les ardeurs de la fiévre & de la bile, il humecte & rafraîchit le foie & les reins, il excite l'urine : La dose en est depuis demi-once jusqu'à une once & demie.

Vertus. Dose.

Ce syrop est fort peu en usage.

Syrop d'Endive cathartique, d'Andernac.

℞ Des feuilles d'endive & de chicorée sauvage, aã. m iij.

Des feuilles d'adianthe blanc & noir, de scolopendre, d'aigremoine & de fumeterre, aã. m ß.

Des fleurs de violettes, de buglose & de bourrache, aã. p j.

Des racines de polypode de chêne, ℨ j.

De réglisse, ℨ vj.

D'ache, de fenouil & d'asperges, aã. ℨ ß.

Des raisins secs & mondés, ℨ j.

Des Prunes de Damas, N° xx.

Des fruits d'alkékenge & de la cuscute, aã. ℨ iiij.

De l'orge & de la semence de carthame, aã. ℨ ß.

Des quatre grandes semences froides, aã. ℨ ij.

Des semences d'endive & de chicorée, aã. ℨ j ß.

Faites cuire tous ces simples dans l'eau commune jusqu'à la consomption du tiers, & dans trois demi-setiers de cette décoction bien coulée, faites infuser séparément pendant la nuit

De la rhubarbe choisie, ℨ iij ß.

Des feuilles de séné mondées, ℨ j ß.

Des trochisques d'agaric, ℨ j.

Des myrobolans chepules & citrins, aã. ℨ ß.

Syrupus Dialtereos seu Endiviæ catharticus, Andernaci.

℞ *Foliorum endiviæ, cichorii silvestris*, aã. m. iij.

Fol. adianthi albi, nigri, scolopendrii, agrimoniæ, fumariæ, aã. m. ß.

Florum violarum, buglossi, borraginis, aã. p. j.

Radicum polypodii querni, ℨ j.

Liquiritiæ rasæ, ℨ vj.

Apii, fœniculi, asparagi, aã. ℨ ß.

Uvarum passarum mundat. ℨ j.

Pruna damascena, N°. xx.

Fructuum halicacabi, cuscutæ, aã. ℨ iiij.

Hordei, seminis carthami, aã. ℨ ß.

Seminum quatuor frigidor. major. aã. ℨ ij.

Seminis endiviæ cichorii, aã. ℨ j ß.

Omnia in aqua ad tertias decoquantur, & in hujus decocti rité colati ℔ j ß. *macerentur seorsum per noctem*

Rhabarbari electi, ℨ iij ß.

Foliorum sennæ mundator. ℨ j ß.

Agarici trochiscati, ℨ j.

Myrobalanorum chebulorum & citrinorum, aã. ℨ ß.

Du gingembre & de la cannelle, aā.	℥ j.	Zingiberis, cinnamomi, aā. ℥ j.
Coulez de nouveau cette infusion & l'exprimez, puis ajoûtez-y :		Colatis expressisque iterùm adde,
Du sucre,	℔ j.	Sacchari albi, ℔ j.
Du syrop rosat solutif,	℥ iıj.	Syrupi rosati solutivi, ℥ iıj.
Enfin, on fera cuire ce mélange à petit feu jusqu'à une épaisseur raisonnable.		Mixta omnia rursum modicè coquantur ad justam spissitudinem.

REMARQUES.

Ce syrop est appellé *Diasereos*, à cause de l'endive qui en fait la base, & qui est appellée en Latin *seris*.

On fera premierement bouillir l'orge entiére & la racine de polypode bien concassée, puis les racines d'ache, de fenouil & d'asperge, après les avoir mondées & coupées par morceaux, ensuite les semences concassées & les fruits (les feuilles étant incisées) enfin, les fleurs & la réglisse ratissée & bien concassée. Quand la décoction sera faite, on la coulera, & l'on y mettra tremper chaudement toute la nuit les purgatifs, on fera ensuite bouillir légérement l'infusion, on la coulera avec expression, on la clarifiera par résidence & par filtration, on y mêlera le sucre & le syrop rosat, on fera cuire le mélange en syrop à petit feu.

Vertus.
Dose.

Il est propre pour lever les obstructions, il purge la pituite, la bile & la mélancolie : La dose en est depuis demi-once jusqu'à deux onces.

Il y a plusieurs défauts dans cette description : Premiérement, il y entre quatre fois plus d'ingrédients qu'il n'en faut pour faire une livre & demie de décoction que l'on demande. En second lieu, cette quantité de décoction est trop petite pour tirer la vertu des purgatifs, outre qu'étant déja empreinte de la substance des plantes, elle n'est guère capable d'en recevoir d'autre. En troisiéme lieu, la dose du sucre est trop petite pour une si grande quantité de drogues, il en faudroit deux fois autant.

Comme on a donné le nom d'endive à ce syrop, il me semble que le but principal qu'on doit avoir, est de lui communiquer la vertu de la plante ; mais on l'a tellement farci d'autres ingrédients, qu'à peine l'endive s'y reconnoît-elle : je serois d'avis qu'on le réformât en la maniére suivante.

Syrop d'Endive purgatif, réformé.	Syrupus Endiviæ catharticus reformatus.
♃ De la rhubarbe choisie coupée menu, ℥ ij ß.	♃ Rhei electi minutim incisi, ℥ ij ß.
Des feuilles de séné du Levant mondées, ℥ j ß.	Foliorum orientalis mundator. ℥ j ß.
De trochisques d'agaric, ℥ j.	Agarici trochiscati, ℥ j.
Des myrobolans citrins & chébules, & du sel de chicorée, aā. ℥ ß.	Myrobalanorum citrinorum & chebulorum, salis cichorii, aā. ℥ ß.
Infusez ces drogues chaudement pendant vingt-quatre heures dans deux pintes d'eau distillée d'endive, & après quelques bouillons, coulez & exprimez, puis dans la colature clarifiée par résidence & par filtration, faites dissoudre de syrop d'endive simple ℔ iij ß, avec du syrop rosat solut. f & du miel blanc, aā. ℥ iıj, & cuisez le tout à feu lent en consistance de syrop.	Infundantur calidè per viginti quatuor horas in aqua endiviæ distillata, ℔ iv. deindè bulliant leviter, colentur & exprimantur : in colaturá per residentiam & per filtrationen clarificatá dissolve syrupi endiviæ simplicis ℔ iij ß. syrupi rosati solutivi & mellis albi, aā. ℥ iıj. coquantur igne lento in syrupum.

Je mets le sel de chicorée à la place de la cannelle & du gingembre, parce qu'il est plus propre pour servir de correctif aux purgatifs, pour augmenter la vertu du sy-

rop,

rop, & aider à tirer la teinture des drogues ; j'ajoûte le miel pour empêcher que le
syrop ne candisse étant gardé.

Syrop Hydragogue, *de M. Daquin.*	Syrupus Hydragogus, Ant. Daquin.

℞ Des racines de méchoacan, d'iris vulgaire,
d'iéble nouvelle, de la moëlle de femence de carthame, des feuilles de féné du Levant & des feuilles
de foldanelle féches, aã. ℥ j ß.

Du turbith gommeux, de hermodactes, du jalap, & de la rhubarbe choisie, aã. ʒ vj.

Des racines de valériane majeure, de chardon
roland, d'*enula campana* ou aunée, d'*afarum*,
d'écorce de racines de caprier & de tamaric, du
fantal citrin, de la femence d'iéble, & des baies de
geniévre, aã. ℥ ß.

De l'aigremoine, du *chamædrys*, du ceterach &
des fleurs de genêt, aã. m j.

De la limure d'acier enfermée dans un nouet,
& du tartre blanc de Montpellier concassé, aã. ℥ ij.

Faites infufer fur les cendres chaudes tous ces
fimples, coupés ou concassés dans trois chopines
de fuc épuré, tant de racine de fureau que de
feuilles de cerfeuil, & dans une pinte d'eau de chicorée distillée, pendant 24. heures ; puis faites-les
bouillir à petit feu pendant une heure & demie,
coulez enfuite la décoction & l'exprimez fortement ;
après cela diffolvez dans la colature, ℔ iv. du meilleur fuc e, clarifiez-la enfuite, & la cuifez en fyrop ;
y ajoûtant fur la fin de la cuiffon, ℥ ij. de tartre
vitriolé & autant de fel polycrefte ; enfin le fyrop
étant refroidi, on le pourra parfumer avec trois
gouttes d'huile de cannelle incorporée avec du
fucre en poudre.

℞ *Radicis mechoacanæ, ireos noftra-*
tis, ebuli recentis, medullæ feminis car-
thami, folliculorum fennæ orientalis, fo-
liorum foldanellæ ficcorum, aã. ℥ j ß.

Turbith gummofi, hermodactylorum,
jalapæ, rhei electi, aã. ʒ vj.

Radicum valerianæ majoris, eryngii,
enulæ campanæ, afari, corticis radi-
cis capparis & tamarifci, fantali ci-
trini, feminis ebuli, baccarum junipe-
ri, aã. ℥ ß.

Foliorum agrimoniæ, chamædryos, ce-
terach, florum genistæ, aã. m. j.

Limaturæ chalybis nodulo inclufæ, tar-
tari albi Monfpel. contufi, aã. ℥ ij.

Contufa aut incifa omnia in fuccorum
radicis fambuci & foliorum cerefolii de-
puratorum aã. ℔ iij. *& aquæ cichorii dif-*
tillatæ ℔ ij. *fuper cineres calidos horis*
viginti quatuor infundantur ; deindè per
fefquihoram lento igne bulliant, colentur
& fortiter exprimantur ; liquor verò cum
facchari optimi ℔ iv. *clarificetur & co-*
quatur in fyrupum, fub finem addendo
tartari vitriolati & falis polychrefti, aã.
℥ ij. *refrigeratus fyrupus olei cinnamomi*
guttis tribus faccharo pulverato exceptis
aromatizari poterit.

REMARQUES.

Après avoir incifé & concassé les ingrédients, on les mettra enfemble dans un pot
de terre verniffé, on verfera deffus les fucs & l'eau diftillée, on bouchera le pot &
on le placera fur les cendres chaudes, on laiffera la matiére en digeftion pendant
vingt-quatre heures, on la fera bouillir enfuite à petit feu pendant environ une
heure & demie, on la coulera & on l'exprimera fortement, on mêlera la colature
avec le fucre, on clarifiera le mélange, & on le fera cuire en fyrop, ou y ajoûtera
fur la fin le tartre vitriolé & le fel polycrefte ; quand le fyrop fera refroidi ou pourra l'aromatifer avec trois gouttes d'effence de cannelle mêlées en oleofaccharum
dans un peu de fucre candi pulvérifé.

Ce fyrop eft propre pour l'hydropifie, pour les rhumatifmes, pour la goutte fciatique, il purge par les felles & par les urines : La dofe en eft depuis demi-once
jufqu'à deux onces.

Vertus
Dofe.

F f

Syrop Hydragogue, d'Heurnius.

☞ ℞ Des racines de valériane, d'ache, de fenouil, de perfil, de chardon roland, d'afperges, aã. ℥ ij.

Des racines d'endive, de chicorée, de polytric, d'eupatoire, aã. m. j.

De la femence de lierre, ℥ j.

Des feuilles d'herbe a pauvre-homme, m. j.

Des feuilles de laureole bien nettoyées, ℥ ß.

Des raifins fecs, ℥ ij.

De la femence d'anis, ℥ ß.

On fera une décoction d'environ demi-livre de liqueur, on y a oûtera f. q de miel & on formera un fyrop qu'on aromatifera avec des poudres féches d'angelique & de mente: on n'en donnera qu'aux perfonnes robuftes.

Syrupus Hydragogus, Heurnii.

☞ ℞ Rad. valerianæ, apii, fœniculi, petrofelini, eryngii, afparagi, aã ℥ ij.

Endiviæ, cichorii, polytrichi, eupatorii, aã. m. j.

Sem. hederæ, ℥ j.

Folior. gratiolæ, m. j.

Daphnoïdes rectè præparatorum, ℥ ß.

Uvarum ficcarum, ℥ ij.

Sem. anifi, ℥ ß.

Fiat decoctio ad fefquilibram; addatur mellis q. f. & fiat fyrupus aromatizandus pulvere angelicæ & menthæ ficcæ : non nifi robuftis eft propinandus.

REMARQUES.

Après avoir concaffé & incifé les ingrédients, on les mettra enfemble dans un pot de terre verniffé : on verfera deffus une quantité fuffifante d'eau, on bouchera le pot, & on le placera fur les cendres chaudes; on laiffera la matiére en digeftion pendant vingt-quatre heures, on la fera bouillir enfuite à petit feu pendant environ deux heures, on la coulera & on l'exprimera fortement, on mêlera la colature avec le miel, on clarifiera le mélange, & on le fera cuire en fyrop, quand le fyrop fera refroidi, on l'aromatifera avec des poudres féches d'angélique & de mente.

Vertus.   *Dofe.*   Il eft propre pour l'hydropifie, il évacue les humeurs féreufes par les felles & par les urines; mais il ne faut le donner qu'aux perfonnes robuftes : La dofe en eft depuis demi-once jufqu'à deux onces.

Syrop Panchymagogue, de Meyff.

Vertus.   *Dofe.*

☞ ℞ Des racines d'afperges, de polypode recemment cueilli, aã. ℥ ij.

Des feuilles de mauve, de mercuriale, de rapontic, de fumeterre, aã. m. iij.

De laitue de chicorée, aã. m. ij.

De buglofe, de bourrache, aã. m. j ß.

D'ofeille, de mente, des fommités de fenouil, de thym, d'hifope, aã. m. j.

Des fommités de romarin, m. ß.

Des fleurs de fouci, p. iij.

Des rofes pâles, Nᵒ xxx.

Des fleurs de genêt, de fureau, aã. p. xv.

Faites cuire le tout dans f. q. de fucs dépurés de mercuriale, de fumetere, de rofes pâles, & de chicorée, jufqu'a la diminution de la moitié, enforte qu'après l'expreffion il refle ℔ ij. de liqueur, à la-

Syrupus Panchymagogus five Catholicus vernus, Meyff.

☞ ℞ Radic. afparagi, polypodii recentis, aã. ℥ j.

Folior. malvæ, mercurialis, hippolapathi, fumariæ, aã. m. iij.

Lactucæ, cichorii, aã. m. ij.

Buglofi, borraginis, aã. m. j ß.

Acetofæ, menthæ, fummitatum fœniculi, thymi, hiffopi, aã. m. j.

Summitt. rorifmarini, aã. m. ß.

Florum calendulæ, p. iij.

Rofarum pallidarum, Nᵒ xxx.

Florum geniftæ, fambuci, aã. p. xv.

F. decoctio in fufficiente quantitate fuccorum depuratorum mercurialis, fumariæ, rofarum pallidarum & cichorii ad medietatis confumptionem, ut fuperfin

quelle vous ajoûterez ℔ ij. de miel. Vous ferez   *paſt expreſſionem* ℔ j. *quibus adde mellis*
cuire le tout en conſiſtance de ſyrop.   ℔ ij *Coque in ſyrupum.*

R E M A R Q U E S.

On inciſera & on concaſſera tous les ingrédients, on les mettra enſemble dans un pot de terre verniſſé, on verſera deſſus les ſucs dépurés, on fera bouillir le tout à petit feu juſqu'à la conſomption de la moitié de l'humidité, on la coûlera & on l'exprimera fortement; on mêlera la colature avec le miel, on clarifiera le mélange & on le fera cuire en ſyrop.

Il eſt propre pour réſoudre les obſtructions, il purge ſans cauſer de colique : La doſe en eſt depuis depuis deux onces juſqu'à quatre.

| *Syrop apéritif cachectique,* | *Syrupus Aperiens cachecticus,* |
| *de M. Daquin.* | Ant. Daquin. |

♃ Des racines d'ache, de fenouil, de perſil, de garance & de petite ariſtoloche, aa.   ℥ij.

Nettoyez-les & les concaſſez, & les ayant miſes dans un vaiſſeau de terre verniſſé, arroſez-les de vinaigre ſcilliric, puis ayant couvert le vaiſſeau, laiſſez-les y infuſer pendant vingt-quatre heures, & faites-les bouillir enſuite à petit feu dans quatre pintes d'eau ferrée, juſqu'à la conſomption du quart. Après cela on y ajoûtera

Des feuilles d'armoiſe, d'aigremoine, d'abſinthe, de poulliot, & de chamædrys, aa.   m. j.
De rue,   m ß.

On coupera ces herbes & on les fera bouillir pendant un quart d'heure avec la premiére infuſion, puis on y ajoûtera

D'épithyme, de fleurs de matricaire, de camomille & d'hypericon, aa.   p. ij.

Après quelques bouillons, ôtez la décoction du feu, coulez-la & l'exprimez. Diſſolvez enſuite ℔ v de ſucre dans la colature; clarifiez-la & la cuiſez en ſyrop, & ſi vous voulez le rendre purgatif, ajoûtez

De la rhubarbe choiſie coupée par petits morceaux & des feuilles de ſéné du Levant mondées, aa.   ℥ ij.

Des racines de jalap, de méchoacan, d'hermodactes & de bryone blanche concaſſées, aa.   ℥ j.
Du tartre vitriolé,   ℥ vj.

Infuſez le tout pendant 24. heures dans un vaiſſeau de terre verniſſé, dont l'entrée ſoit étroite & bien bouchée, & dans lequel on aura mis préalablement trois chopines d'eau de méliſſe; on fera bouillir cette infuſion légérement, on la coulera & on l'exprimera, puis on fera cuire le ſyrop en conſiſtance d'électuaire mou; après quoi l'on y mêlera l'infuſion purgative clarifiée, & on fera cuire le tout en ſyrop, lequel étant refroidi, on y ajoû-

---

♃ Radicum apii, fœniculi, petroſelini, rubiæ tinctorum, ariſtolochiæ tenuis, aa. ℥ij.

Mundentur, contundantur, vaſeque fictili vitreato exceptæ, aceto ſcillitico irrorentur, cooperto vaſe tepidè macerentur horis viginti quatuor, deindè in aquæ chalybeatæ ℔ vi j. *lento ignè coquantur ad quartæ partis conſumptionem, poſteà adde*

Foliorum arthemiſiæ, abſinthii, agrimoniæ, pulegii, chamædryos, aa.   m. j.
Rutæ,   m. ß.

Inciſæ herbæ cum reliquis per horæ quadrantem bulliant, deindè injice epithymi, florum matricariæ, chamomillæ hyperici, aa.   p. ij.

Poſt aliquot ebullitiones decoctum ab igne remove, cola & exprime; colaturam cum ſacchari ℔ v. *clarifica & coque in ſyrupum, quem ſi purgantem cupias,*

♃ *Rhabarbari electi minutim inciſi, foliorum oriental. mundator,* aa.   ℥ ij.

Hermodactylorum, radicum jalapæ, mechoacanæ, bryoniæ albæ contuſarum, aa.   ℥ j.

Tartari vitriolati,   ℥ vj.

Infundantur horis viginti quatuor in vaſe fictili vitreato anguſti orificii rectè cooperto, in aquæ meliſſæ ℔ij. *deindè tantiſper bulliant, colentur & exprimantur, clarificatus liquor priori ſyrupo ad electuarii mollis conſiſtentiam cocto permixtus, lento igne ad debitam ſyrupi conſiſtentiam percoquatur, cui refrigerato* tera ℥ ß. d'oleofaccharum, de cannelle & autant de teinture de fafran.

oleofacchari, cinnamomi & tinctura croci aā. ℥ ß. addatur.

R E M A R Q U E S.

Après avoir mondé & nettoyé les racines, on les écrafera avec un biftortier, on les mettra dans un pot de terre verniffé, on les arrofera de vinaigre fcillitic, on couvrira le pot, on le placera en un lieu chaud pour laiffer la matiére en digeftion pendant vingt quatre heures ; enfuite on la fera bouillir dans l'eau ferrée à petit feu à diminution du quart, puis on fera cuire les herbes un quart d'heure, enfuite les fleurs quelques bouillons ; on coulera la décoction, on l'exprimera, on mêlera dans la colature le fucre, on clarifiera le mélange, & on le fera cuire en fyrop.

Si l'on veut rendre ce fyrop purgatif, on mettra dans un pot de terre verniffé la rhubarbe coupée par petits morceaux, le féné mondé, le tartre vitriolé, le méchoacan, le jalap, les hermodactes & la bryone concaffés, on verfera deffus l'eau de méliffe, on couvrira le pot, & on laiffera la matiére en digeftion pendant vingt-quatre heures, on fera bouillir légérement l'infufion, on la coulera & on l'exprimera ; on fera cuire le fyrop en confiftance d'opiate, puis on y mêlera l'infufion purgative coulée, & fur un petit feu l'on fera confumer l'humidité du mélange jufqu'à confiftance de fyrop, dans lequel, lorfqu'il fera refroidi, on ajoûtera demi-once d'oleofaccharum, de cannelle & autant de teinture de fafran.

Vertus.   Ce fyrop défopile en purgeant les humeurs vifqueufes ou terreftres qui faifoient l'obftruction ; on le donne dans les cachexies, dans l'hydropifie, dans les pâles couleurs, dans les rétentions des mois :

Dofe.   La dofe en eft depuis demi-once jufqu'à deux onces.

Syrop fortifiant.

Syrup fortifiant. — Syrupus Roborans.

℞ De la rhubarbe choifie, coupée par petits morceaux   ℥ iv.
Des baies de myrte concaffées, & des rofes rouges bien épluchées, aā.   ℥ iij.
Du tartre blanc concaffé,   ℥ j.
Infufez ces drogues chaudement pendant vingt-quatre heures dans fix pintes d'eau ferrée : que l'infufion bouille enfuite légérement, & qu'après cela elle foit coulée & exprimée, puis clarifiez avec le blanc d'œuf & ℔ iv. de fucre, & la cuifez en fyrop.

℞ *Rhabarbari electi incifi,*   ℥.iv.
Baccarum myrti contufarum, rofarum rubrarum exungulatar. aā.   ℥ iij.
Tartari albi contufi,   ℥ j.
Omnia infundantur calidè horis viginti quatuor, in aqua chalybeata ℔ vj deindè leviter bulliant, colentur & exprimantur, liquor verò ovi albumine cum facchari ℔ iv. clarificetur & coquatur in fyrupum.

R E M A R Q U E S.

On coupera la rhubarbe par petits morceaux, on concaffera les baies de myrte & le tartre blanc, on mettra le tout avec les rofes dans un pot de terre verniffé ; on verfera deffus l'eau ferrée, on bouchera le pot, on le placera fur les cendres chaudes, on laiffera la matiére en digeftion pendant 24. heures, on la fera bouillir légérement, on la coulera & on l'exprimera, on mêlera le fucre dans la colature, on clarifiera le mélange avec un blanc d'œuf, & on le fera cuire en fyrop.

Vertus.   Il eft propre pour fortifier l'eftomac & les autres vifcères, pour arrêter les cours

Dofe.   de ventre & les hémorrhagies : La dofe en eft depuis demi-once jufqu'à deux onces.

Syrop Lientérique, de M. Daquin.

℞ Des fommités de grande abfinthe & des rofes rouges féparées de leurs onglets, aã.   m. iij.
De la limure d'acier enfermée dans un nouet,
                                              ℥ ij.
De la rhubarbe choifie & de l'écorce de myrobolans citrins, aã   —   ℥ j ß.
Du tartre blanc pulvérifé,   ℥ j.
Du fantal rouge,   ℥ ß.
Mettez tout cela dans un vaiffeau de terre verniffé, avec ℔ ij. de fuc de plantain & autant de celui de rofes, faites-les infufer fur les cendres chaudes pendant vingt-quatre heures, & bouillir enfuite
fur un feu lent pendant un quart d'heure, puis
coulez l'infufion & l'exprimez; clarifiez-la enfuite
avec le blanc d'œuf, & ℔ lv. du meilleur fucre,
& la cuifez en fyrop.

Syrupus Lientericus, Ant. Daquin.

℞ Summitatum abfinthii majoris, rofarum rubrarum exungulat. aã.   m. i.j.
Limatura chalybis in nodulo inclufæ,   ℥ i.j.
Rhei electi & corticis mirobalanorum citrin. aã   ℥ j ß.
Tartari albi pulverati,   ℥ j.
Santali rubri contufi,   ℥ ß.
In vafe fictili vitreato collocentur cum
fuccorum plantaginis & rofarum rubrarum aã. ℔ ij & cineribus calidis, horis
viginti quatuor committantur, deindè
lento igne per horæ quadrantem bulliant,
colentur & exprimantur, liquor verò ovi
albumine cum facchari optimi ℔ iv. clarificetur & coquatur in fyrupum.

R E M A R Q U E S.

R E M A R Q U E S.

On mettra toutes les drogues enfemble dans un pot de terre verniffé, on verfera
deffus les fucs des rofes rouges & de plantain, on couvrira le pot, on le placera fur
les cendres chaudes pour l'y laiffer pendant vingt-quatre heures; enfuite l'on fera
bouillir l'infufion doucement pendant un quart d'heure, on la coulera avec expreffion; on mêlera le fucre dans la colature, & par le moyen d'un blanc d'œuf on la
clarifiera, puis on la fera cuire en fyrop.

Il arrête le cours de ventre & particuliérement la lienterie; il fortifie l'eftomac   Vertus.
& les autres vifcères, il adoucit l'acrimonie des humeurs; on s'en fert pour les hémorrhagies : La dofe en eft depuis demi-once jufqu'à une once & demie.   Dofe.

Comme la première caufe de la lienterie vient de ce que les fibres de l'eftomac
font débilitées ou relâchées, enforte qu'il ne fe fait point de coction des aliments, les
ingrédients qui entrent dans la compofition de ce fyrop font fort convenables; car
après avoir purgé doucement l'humeur qui peut caufer le relâchement, ils refler-
rent & fortifient les fibres de ce vifcère.

Syrop Chalybé, apéritif, cathartique, de M. Daquin.

℞ De la limure d'acier enfermée dans un nouet
lâche & fufpendu,   ℥ vj.
Des racines de fenouil, de chicorée, de garance, aã.   ℥ iij.
Du tartre blanc concaffé,   ℥ ij.
Mêlez tout cela dans un vaiffeau de terre verniffé, & verfez par-deffus quatre pintes & chopine d'eau chalybée très-chaude, & laiffez-le tout en
infufion fur les cendres chaudes pendant douze
heures, le vaiffeau étant bien bouché, faites bouillir enfuite ce mélange pendant une heure fur un
feu lent. Puis, après y avoir ajoûté
Des feuilles de rue, de houblon, de patience,

Syrupus Chalybeatus aperiens catharticus, Ant. Daquin.

℞ Limatura chalybis in nodulo laxo &
fufpenfo ligata,   ℥ vj.
Radicum fœniculi, cichorii & rubiæ
tinctorum, aã.   ℥ iij.
Tartari albi contufi,   ℥ ij.
In vafe fictili vitreato pofitis, fuperfundantur ℔ ix. aquæ ferventis in qua
chalybis fruftum candens fepties extin-
ctum fuerit, vafeque cooperto, horis duodecim fuper cineres calidos macerentur,
deindè per horam lento igne bulliant :
additifque
Foliorum rutæ, lupuli, lapathi acuti,

d'aigremoine & de capillaire de Montpellier , aā. m. iij.

faites-les bouillir de nouveau jusqu'à diminution du tiers , puis coulez la décoction & l'exprimez. Cependant faités infuser séparément pendant 12. heures sur les cendres chaudes, dans deux pintes de la même eau chalibée

    Des feuilles de séné du Levant mondées , ℔ ß.
    De semence de carthame concassées   ℥ iv.
    Du tartre vitriolé ,   ℥ j.

    Que cette infusion bouille ensuite légérement, qu'elle soit coulée , exprimée , clarifiée avec le blanc d'œuf, & une ℔ ß. du meilleur sucre, puis gardée.

    Alors la colature de la premiere décoction étant clarifiée avec le blanc d'œuf & ℔ v. de sucre, on la fera cuire sur un feu lent jusqu'à consistance d'électuaire solide, & dans ce temps-là la colature clarifiée de la seconde décoction sera mêlée avec la premiére , & sera cuite à petit feu en consistance de syrop, lequel étant refroidi , sera aromatisé avec six gouttes d'essence de cannelle incorporées avec le sucre pulvérisé.

agrimoniæ , capillor. Veneris Monspeliensis , aā.   m ij.

bulliant iterùm ad tertiæ partis consumptionem , colentur & exprimantur. Interìm

    ℞ *Foliorum sennæ orientalis mundatorum,*   ℔ ß.
    Seminis carthami contusi,   ℥ iv.
    Tartari vitriolati ,   ℥ j.

    Macerentur seorsùm super cineres calidos horis duodecim , in ejusdem aquæ chalybeatæ ℔ iv. *Posteà leviter bulliant , colentur & exprimantur, colatura ovi albumine cum sacchari optimi* ℔ ß. *clarificetur & servetur.*

    Tunc prioris decocti colatura ovi albumine cum sacchari ℔ v. *ex arte clarificetur, & lento igne coquatur ferè ad electuarii solidi consistentiam , quo tempore liquor clarus posterioris decocti priori permisceatur , & igne ad syrupi consistentiam coquatur , qui refrigeratus , olei cinnamomi stillatitii gut. vj. saccharo pulverato exceptis aromatizandus erit.*

REMARQUES.

On fera éteindre sept fois dans de l'eau un morceau d'acier rougi au feu, on mettra cette eau ferrée dans une cruche de terre vernissée , on attachera à l'anse de la cruche la ficelle qui suspendra le nouet de limaille d'acier , ensorte que le nouet trempe dans l'eau ferrée ; on y ajoûtera le tartre blanc grossiérement pulvérisé & les racines mondées & coupées par morceaux, on couvrira la cruche, & l'ayant placée sur les cendres chaudes , on laissera la matiére en digestion pendant douze heures , puis on la fera bouillir à petit feu pendant une heure , & l'on y jettera les herbes incisées, on continuera la coction jusqu'à diminution du tiers de l'humidité , on coulera la décoction avec expression , & on la laissera reposer.

Cependant on mettra infuser en un pot de terre couvert sur les cendres chaudes pendant douze heures , le séné, la semence de carthame & le tartre vitriolé dans de l'eau ferrée , on fera bouillir légérement l'infusion, on la coulera & on l'exprimera ; on mêlera dans l'infusion coulée, demi-livre de sucre ; on clarifiera le mélange avec un blanc d'œuf & on le gardera.

On mêlera la premiére décoction avec cinq livres de sucre , on clarifiera le mélange avec un blanc d'œuf, & on le fera cuire en consistance de tablettes, on y ajoûtera alors l'infusion purgative clarifiée, & sur un petit feu, on réduira le tout en consistance de syrop, lequel étant refroidi, on l'aromatisera avec six gouttes d'essence de cannelle mêlée avec ce qu'il faudra de sucre candi en poudre pour faire un *oleo-saccharum.*

Vertus.   Ce syrop est propre pour lever les obstructions du foie, de la rate, du mésentère, de la matrice, pour purger doucement les humeurs visqueuses & tartareuses, on le donne dans la cachexie , dans l'hydropisie, dans les pâles couleurs, dans

Dose.   les retentions des régles : La dose en est depuis demi-once jusqu'à deux onces.

Syrop d'Iéble.

Syrupus Ebuli.

♃ De l'écorce de racines d'iéble nouvellement cueillies ; ℥ iv.
Des feuilles d'iéble , m. ij.
De la femence d'iéble concaffée, ℥ ij.
Infufez-les chaudement dans une pinte de vin blanc & autant d'eau commune pendant 24. heures jufqu'à diminution du tiers , puis coulez l'infufion & l'exprimez, après quoi la colature étant clarifiée par réfidence & par filtration, vous y diffoudrez ℔ ij. de fucre blanc & ℈ vj. de fel d'iéble.

♃ *Corticis radicum ebuli recentium,* ℥ iv.
Foliorum ebuli , m. ij.
Seminis ebuli contufi , ℥ ij.
Infundantur calidè in vini albi & aquæ communis , aā. ℔ j. *per viginti quatuor horas , deindè coquantur ad confumptionem tertiæ partis , colentur & exprimantur, in colaturâ per refidentiam & per filtrationem clarificatâ diffolve facchari albi ,* ℔ ij.
Salis ebuli , ℈ vj.
Coquantur igne lento in fyrupum f. a.

R E M A R Q U E S.

On aura des racines d'iéble nouvellement tirées de la terre, on les nettoiera bien , on les mondera de leurs cordes ou cœurs , & on prendra les écorces premiére & feconde , qu'on coupera par petits morceaux , on les mettra dans un pot de terre verniffé avec les femences concaffées & les feuilles d'iéble incifées , on verfera deffus le vin blanc & l'eau, on bouchera le pot, on le placera fur les cendres chaudes , & on laiffera la matiére en digeftion pendant vingt-quatre heures ; enfuite on la fera bouillir à la diminution du tiers , on la coulera , on l'exprimera , on la laiffera raffeoir & on la filtrera , on la mèlera avec le fucre & le fel d'iéble , & à petit feu, l'on en fera confumer l'humidité jufqu'à la confiftance de fyrop.

Il purge les férofités par les felles & par les urines , on s'en fert pour les hydropiques , pour les goutteux , pour la rétention des menftrues : La dofe en eft depuis demi-once jufqu'à trois onces.

On peut faire le fyrop d'iéble avec parties égales de fuc d'iéble dépuré & de fucre, que l'on fera cuire enfemble , mais il ne fera pas fi purgatif que le précédent.

Vertus.
Dofe.

Autre fyrop d'iéble.

Syrop de fleurs de genêt , fimple.

Syrupus de floribus geniftæ fimplex.

♃ Des fleurs de genêt nouvellement cueillies & légérement pilées, ℔ j.
De l'eau bien chaude , ℔ v.
Laiffez-les macérer pendant douze heures , puis faites-les bouillir légérement & exprimez la décoction ; réitérez trois fois le même procédé , obfervant d'ajoûter à chaque fois la même qua tité de nouvelles fleurs qu'on laiffera en macération le même efpace de tems , & dans la derniére expreffion, diffolvez
De fucre blanc , ℔ iij.
De miel commun , ℥ ij.
De fel de genêt , ℥ j.
Clarifiez-la , & la cuifez en fyrop.

♃ *Florum geniftæ recentium leviter contuforum,* ℔ j.
Aquæ calentis , ℔ v.
Macerentur per horas duodecim , tumque leviter bulliant & exprimantur ; eædem novorum florum pari pondere , ac per tempus æquè longum macerationes , colaturæ expreffiones ter repetantur , tandemque in expreffione poftremâ diffolve facchari albi, ℔ iij.
Mellis communis , ℥ iij.
Salis geniftæ, ℥ j.
Clarificentur & coquantur in fyrupum.

R E M A R Q U E S.

On écrafera dans un mortier de marbre une livre de fleurs de genêt nouvellement cueillies , on les mettra dans un pot de terre verniffé , on verfera deffus quatre livres d'eau bouillante , on couvrira le pot, & on laiffera tremper les fleurs pendant douze heures ; on fera enfuite bouillir légérement l'infufion , on la coulera & on l'exprimera ; on y mettra une pareille quantité de fleurs de genêt , on procédera comme auparavant ; on réitérera les mêmes infufions encore deux fois, puis dans la derniére colature on mêlera le sucre , le miel & le sel de genêt ; on clarifiera le mélange avec un blanc d'œuf, & on le fera cuire en syrop.

Vertus.
Dose.
Il est apéritif , & propre pour lever les obstructions de la rate , & du mésentère , il fortifie le cœur & l'estomac ; on en donne aux mélancoliques : La dose en est depuis demi-once jusqu'à une once & demie

Il faut faire des infusions jusqu'à ce que l'eau soit tout-à-fait chargée de la substance des fleurs , mais trois ou quatre doivent suffire ; on reconnoîtra que la liqueur sera parfaitement empreinte , lorsque les fleurs sortiront de l'infusion teintes. Le sel de genêt augmente la vertu apéritive de ce syrop , le miel n'y est ajoûté que pour empêcher qu'il ne se candisse en vieillissant.

Autre sy-
rop de ge-
nét.
On pourroit encore faire un syrop de genêt avec le suc des fleurs tiré par expression , & le sucre parties égales.

Syrop de Genét composé, de Quercetan.

℞ Des fleurs de genêt , ℔ iij.
Des sommités de frêne , & des feuilles de fumeterre ; de chacune ℔ j. ajoûtez-y des fleurs d'hépatique & de ceterach , aā. m. j.
Des fleurs de bourrache, de buglose , de violettes & d'épithyme , aā. p. ij.
De la semence de fenouil , d'anis , de chardon-bénit , aā. ʒ vj.
De la canelle , ʒ ij.
Faites infuser ces simples pendant 24. heures au bain-marie bien chaud ; puis coulez & exprimez fortement l'infusion , & dans cette expression vous laisserez encore macérer pendant trois jours comme la premiére fois au bain-marie
De polypode de chêne concassé , ʒ j ß.
De pulpes de tamarinds , ℥ i j.
De feuilles de féné , ℥ iv.
Laquelle infusion on exprimera fortement après le temps fini , & l'on dissoudra dans la colature
De sucre blanc , ℔ ij.
De syrop de pommes simple , ℔ j.
Après l'avoir clarifiée , on la cuira en consistance de syrop.

Syrupus Genistæ compositus, Quercetani.

℞ Succorum florum genistæ , ℔ iij.
Summitatum fraxini , foliorum fumariæ, aā. ℔ j.
His adde foliorum hepaticæ , ceterach, aā. m. j.
Florum borraginis , buglossi , violarum, epithymi , aā. p. ij.
Seminis fæniculi , anisi , cardui benedicti , aā. ʒ vj.
Cinnamomi , ʒ ij.
Macerentur ad ignem B. M. fervidi , dein fortiter exprimantur , in qua expressione denuo adde & macera ut priùs per triduum ad eundem ignem balnei, polypodii querni contusi , ʒ j ß.
Pulpæ tamarindorum ℥ iij.
Foliorum sennæ , ℥ iv.
Tandem fortiter exprimantur & in expressione misceantur :
Sacchari albi , ℔ ij.
Syrupi de pomis redolentibus simpl ℔ j.
Clarificentur & coquantur in syrupum.

R E M A R Q U E S.

On tirera par expression les sucs de fleurs de genêt , de frêne & de fumeterre ; on les dépurera , & on y fera infuser chaudement au bain-marie pendant vingt-quatre heures en un pot de terre vernissé , les semences & la canuelle concassées , les fleurs & les feuilles incisées , on fera bouillir légéremeut l'infusion , on la coulera , on l'exprimera , & dans la colature on fera infuser pendant trois jours au bain-marie chaud, le polypode bien concassé , les tamarinds délayés & le séné mondé ; on fera ensuite bouillir légérement l'infusion , on la coulera avec forte expression , on y mêlera le sucre & le syrop de pommes simple , on clarifiera , & l'on fera cuire le mélange en consistance de syrop.

Vertus.
Dose.
Il évacue la bile recuite , on en donne aux mélancoliques hypocondriaques : La dose en est depuis une once jusqu'à deux.

Il entre dans la description de ce syrop beaucoup d'ingrédients inutiles, qui
empêchent

empêchent que les sucs ne s'empreignent autant qu'ils pourroient de la vertu des purgatifs ; on feroit fort bien de retrancher les drogues de la première infusion , & de mettre en leur place de la semence de violette & du sel de genêt. Voici donc comme je voudrois réformer cette description.

Syrop de Genêt composé, réformé.

℞ Des sucs dépurés de fleurs de genêt , ℔ iij.
Des sommités de frêne & de fumeterre, aã. ℔ j.
Ajoûtez-y des feuilles de séné mondées , ʒ iv.
De la semence de violettes concassée , ʒ ij.
Du sel de genêt , ʒ j.
Des tamarinds , ʒ iij.
Du polypode de chêne concassé , ʒ j ß.

Il faut mettre macérer chaudement ces drogues ensemble pendant 3. jours , puis les faire bouillir doucement , les couler & exprimer , & dans la colature clarifiée par résidence & filtration dissolvez-y
De sucre blanc , ℔ ij.
Du syrop de pommes simple , ℔ j.

Faites cuire le tout à feu lent en consistance de syrop.

Syrupus Genistæ compositus, reformatus.

℞ Succor. depurator. flor. genistæ, ℔ iij.
Summitatum fraxini & fumariæ, aã. ℔ j.
His adde foliorum sennæ , ʒ iv.
Seminis violarum contusi , ʒ ij.
Salis genistæ ʒ j.
Tamarindorum , ʒ iij.
Polypodii querni contusi , ʒ j ß.

Macerentur simul calidè per triduum : deindè bulliant leviter , colentur & exprimantur , in colaturâ per residentiam & filtrationem clarificatâ dissolve
Sacchari albi , ℔ ij.
Syrupi de pomis simplicis , ℔ j.
Coquantur igne lento in syrupum.

On ajoûte ici le genêt pour augmenter la vertu apéritive du syrop , pour aider à tirer la teinture des purgatifs , & pour les corriger , en raréfiant leur substance visqueuse.

Syrop de Raisins secs laxatif.

℞ Des raisins de Corinthe mondés , ℔ ij.
Faites-les cuire dans ℔ viij. d'eau commune jusqu'à la consomption du tiers , puis coulez la décoction , & l'exprimez ; ensuite infusez dans l'expression des feuilles de séné mondées, ʒ ij ß.
De la semence d'anis , ʒ ß.
De la cannelle , ʒ ij.

Que ce mélange bouille légérement , & que la décoction soit coulée & exprimée , puis dissolvez dans la colature ,
De sucre blanc , ℔ ij.
De manne , ℔ ß.

Après cela cuisez le tout à petit feu en consistance de syrop.

Syrupus Passularum laxativus.

℞ Passularum minorum seu Corinthiacarum benè lotarum , ℔ ij.
Coquantur in aquâ communis , ℔ viij. ad consumptionem tertiæ partis , deindè colentur & exprimantur , in expressione infunde calidè per viginti quatuor horas foliorum sennæ mundatorum , ʒ ij ß.
Seminis anisi , ʒ ß.
Cinnamomi , ʒ ij.
Bulliant leviter , colentur & exprimantur , in colaturâ dissolve
Sacchari albi , ℔ ij.
Mannæ , ℔ ß.
Coquantur igne lento in syrupum.

REMARQUES.

On lavera & on nettoiera les raisins de Corinthe , on les fera cuire dans l'eau jusqu'à ce qu'ils soient mous ; on coulera la décoction avec expression , on y fera infuser chaudement, vingt-quatre heures , en un pot de terre verniffé , le séné mondé , l'anis & la cannelle concassés ; on fera ensuite bouillir légérement l'infusion , on la coulera avec expression , on y dissoudra le sucre & la manne ; on coulera la dissolution , & l'on en fera consumer l'humidité sur un petit feu jusqu'à la consistance de syrop.

G g

Vertus,
Dofe.

Il purge l'humeur bilieufe & les férofités : La dofe en eft depuis demi-once jufqu'à deux onces.

L'anis & la cannelle ne font employés dans l'infufion que pour corriger le féné, mais comme ces ingrédients ne produifent qu'un très-petit effet en cette occafion, je ferois d'avis qu'on leur fubftituât fix dragmes de tartre foluble ; ce fel aidera à tirer la teinture du féné, & en raréfiant fa partie vifqueufe, il empêchera qu'elle ne s'attache aux membranes internes des vifcères, & qu'elle ne caufe des tranchées ; de plus, il augmente la vertu apéritive du fyrop.

Plufieurs defcriptions n'ordonnent qu'une livre de fucre pour ce fyrop, mais la quantité n'eft pas bien proportionnée au refte des drogues ; j'ai trouvé à propos de doubler la dofe.

On peut faire le fyrop de raifins fimple avec la décoction des raifins & le fucre parties égales ; mais les fyrops de raifins fimples & compofés font peu en ufage en Médecine.

Syrop de Pyréthre, de Mynficht.

℞ De l'agaric blanc,   ℥ j ß.
De la racine de pyréthre,   ℥ j.
    De pivoine mâle, d'acorus, & de pimprenelle, aã.   ℥ ß.
Des femences de fenouil, de pivoine, & des baies de géniévre, aã.   ʒ iij.
De la matricaire, de l'aigremoine, de l'hifope, de primevere, de la marjolaine, de la menthe fauvage, & de l'herbe à chat, aã.   ʒ ij.
Des fleurs de muguet des bois, de bouillon blanc, de buglofe, de romarin, aã.   ʒ j ß.
De la cannelle, de la noix mufcade, & des cubébes, aã.   ʒ j.
Que ces fimples coupés & concaffés reftent en infufion pendant toute la nuit dans ℔ iij. d'eau de fauge, & autant d'eau de romarin, qu'ils bouillent après cela jufqu'à la confomption du tiers, puis diffolvez dans ℔ iv. de cette colature
De fucre blanc,   ℔ ij.
Mêlez tout cela, & le cuifez jufqu'à la confiftance de fyrop.

Syrupus de Pyrethro, A. Mynficht.

Agarici albi,   ℥ i ß.
Radicis pyrethri,   ℥ j.
    Pæoniæ maris, acori, pimpinella, aã.   ℥ ß.
Seminum fœniculi, pæoniæ, baccarum juniperi, aã.   ʒ iij.
Herbarum matricariæ, agrimoniæ, hyffopi, primulæ veris, majoranæ, mentaftri, nepetæ, aã.   ʒ ij.
Florum lilii convallium, verbafci, bugloffi, anthos, aã.   ʒ j ß.
Cinnamomi, nucis mofchatæ, cubebarum, aã.   ʒ j.
Incifa & contufa infundantur in aquarum falviæ & rorifmarini, aã. ℔ iij. ftent in infufione per noctem, poftea coquantur ad tertiæ partis confumptionem, colaturæ claræ ℔ iv. diffolve
Sacchari albi,   ℔ ij.
Mifce & coque ad confiftentiam juftam fyrupi.

R E M A R Q U E S.

On rapera l'agaric, on concaffera les racines, la cannelle, la mufcade, les baies, les femences, puis les herbes & les fleurs : on mettra infufer le tout enfemble chaudement une nuit dans les eaux diftillées de fauge & de romarin ; on fera enfuite bouillir l'infufion jufqu'à la diminution de la troifiéme partie de l'humidité ; on la coulera, exprimant fortement le marc ; on laiffera repofer la colature, on la mêlera avec le fucre, on clarifiera le mélange avec un blanc d'œuf, & on le fera cuire en confiftance de fyrop.

Vertus.

Il eft propre dans les maladies des nerfs, comme dans la paralyfie, dans les convulfions, l'épilepfie, dans la goutte fciatique ; il purge doucement, & il fortifie

Dofe.

le cerveau : La dofe en eft depuis demi-once jufqu'à une once.

Maniére de

J'ai rapporté la defcription de ce fyrop fuivant fon Auteur ; mais comme en faifant bouillir l'infufion , on laiffe échapper la partie fpiritueufe des ingrédiens dans laquelle confifte la principale vertu , je fuis d'avis qu'on faffe l'infufion dans une cucurbite de verre ou de grès qu'on couvrira d'un chapiteau de verre ; on la placera au bain marie, on y adaptera un récipient , & après avoir luté les join-tures exactement , on fera diftiller à petit feu environ une livre d'eau fpiritueufe qu'on gardera dans le récipient bien bouché ; on délutera les vaiffeaux , on verfera ce qui fera demeuré au fond de la cucurbite dans une baffine ; on y ajoûtera, s'il eft néceffaire, environ une livre d'eau commune ; on fera bouillir la matiére à la diminution du tiers , on la coulera avec expreffion , on mêlera dans la colature le fucre, on clarifiera le mélange avec un blanc d'œuf, & l'on fera cuire le fyrop en confiftance d'opiate.

de préparer le fyrop de pyré-thre , en confervant toutes les parties ef-fentielles des ingré-diens qui y entrent.

Quand il fera prefque refroidi, on le décuira avec l'eau fpiritueufe diftillée, agitant bien le tout avec un biftortier , pour en faire un fyrop qu'on gardera pour le befoin dans un vaiffeau bien bouché.

Par cette maniére l'on aura raffemblé dans ce fyrop le volatil & le fixe des plantes qui y entrent, & par conféquent on aura confervé leur vertu : le fyrop fera peut-être un peu clair , mais il n'en faut guère faire à la fois , afin qu'on ne foit point obligé de le garder long-temps ; il pourra pourtant être confervé trois ou quatre mois.

Syrop de Nicotiane fimple.	Syrupus Nicotianæ fimplex.
♃ Du fuc de nicotiane épuré , & du fucre blanc , aā. ℔ j. Cuifez-les enfemble jufqu'à la confiftance de fyrop.	♃ *Succi nicotianæ depurati , facchari albi , aā.* ℔ j. *Coquantur fimul ad fyrupi fpiffitudi-nem.*

REMARQUES.

On aura de la nicotiane , appellée *herbe à la Reine*, ou *tabac* , cueillie dans fa vigueur ; on l'incifera, on la pilera dans un mortier de marbre exactement , on la laiffera en digeftion à froid trois ou quatre heures, puis on l'exprimera pour en avoir le fuc ; on la dépurera en la faifant bouillir un bouillon , & la paffant plufieurs fois par un blanchet, on péfera le fuc dépuré, on y mêlera un poids égal de fucre, & l'on fera cuire le mélange à petit feu, l'écumant de temps en temps jufqu'à la confiftance de fyrop.

Il eft un peu vomitif ; on s'en fert pour l'afthme , pour purger le cerveau & l'eftomac, pour lever les obftructions de la rate : La dofe en eft depuis trois dragmes jufqu'à une once ; on l'applique auffi fur de vieux ulcères, il les déterge fans douleur.

Vertus. Dofe.

Syrop de Nicotiane compofé , *de Quercetan.*	Syrupus Nicotianæ compofitus , Quercetani.
♃ Du fuc de nicotiane épuré , ℔ ij ß. De l'hydromel fimple , ℔ j. Faites-y infufer chaudement pendant deux ou trois jours, des feuilles d'hifope , de politric , de capillaire, des fleurs de tuffilage , de ftœchas , de violette & de buglofe , aā. p. ij. Des femences de coton, d'ortie & de chardon	♃ *Succi nicotianæ depurati,* ℔ ij ß. *Hydromelitis fimplicis ,* ℔ j. *In quibus macerentur calidè per duos aut tres dies foliorum hyffopi, polytrichi , adianti, florum tuffilaginis, ftæchados, viola-rum , bugloffi , aā.* p. ij. *Seminis bombacis , urticæ , cardui bene-*

bénit, & des trochifques récents d'agaric, aā. ℥ j.
Des feuilles de féné, ℥ iij.
De la cannelle, du macis & du girofle, aā. ʒ j.
L'on exprimera fortement l'infufion, puis on la laiſſera repofer autant qu'il faudra pour la parfaite dépuration de fes féces; après on y mêlera parties égales de cette infufion & de fucre, & on la cuira en confiftance de fyrop.

dicti, agarici recenter trochifcati, aā. ℥ j.
Folliculorum fennæ, ℥ iij.
Cinnamomi, macis, caryophillor. aā. ʒ j.
Dein fortiter exprimantur, digerantur denuò ad perfectam fæcum depurationem, colaturæ ℔ j ſ. *adde tantumdem facchari & coquantur in fyrupum.*

REMARQUES.

On incifera les feuilles, on concaffera les femences, la cannelle, les girofles, les trochifques d'agaric; on les mettra avec les fleurs dans un pot de terre verniffé, on verfera deffus le fuc de nicotiane dépuré & l'hydromel, on couvrira le pot, & l'ayant placé en un lieu chaud, on laiffera la matiére en digeftion pendant deux ou trois jours; enfuite l'on fera bouillir légérement l'infufion, on la coulera avec expreffion, on la laiffera repofer, on la féparera de fes féces, & l'ayant filtrée par la languette, on la péfera, on y mêlera un égal poids de fucre blanc, & fur un petit feu l'on fera cuire le mélange en fyrop.

Vertus.

Il eft propre pour l'afthme, pour déterger la poitrine des humeurs craffes qu'elle peut contenir, pour purger le cerveau, pour lever les obftructions; il purge ordinairement par bas, & quelquefois par le vomiffement: La dofe en eft

Dofe.

depuis demi-once jufqu'à une once & demie.

Les purgatifs qu'on emploie dans ce fyrop fixent la qualité émétique du fuc de nicotiane, & la déterminent à agir plûtôt par bas que par le vomiffement; les autres ingrédiens qui y entrent ne font pas d'une grande utilité, & ils empêchent que le fuc de nicotiane s'empreigne d'autant de qualité purgative qu'il le pourroit, parce que leurs fubftances occupent leurs places dans fes pores; je ferois donc d'avis qu'on les retranchât, & qu'on mît à leur place une once de fel de nicotiane, pour aider à tirer les teintures du féné & de l'agaric, pour leur fervir de correctif, en raréfiant leurs parties vifqueufes qui caufent des tranchées, & pour faire mieux précipiter l'émétique de la nicotiane, enforte qu'il agiffe par les felles: Je voudrois donc réformer la compofition de ce fyrop en la maniére fuivante.

Syrop de Nicotiane compofé, réformé.

Syrupus Nicotianæ compofitus, reformatus.

Du fuc de nicotiane épuré, ℔ ij ſ.
De l'hydromel fimple, ℔ j.
Dans lefquelles vous ferez macérer chaudement pendant trois jours, des feuilles de bon féné, ℥ iij.
De l'agaric nouvellement trochifqué, du fel de nicotiane, aā. ℥ j.
De la femence de violettes écrafée, ℥ ſ.
Faites bouillir le tout doucement, coulez & exprimez, & dans la colature que vous clarifierez par réfidence & par filtration, vous diffoudrez du fucre fin, ℔ ij ſ.
Et ferez cuire le tout en confiftance de fyrop f. a.

℞ *Succi nicotianæ depurati,* ℔ ij ſ.
Hydromelitis fimplicis, ℔ j.
In quibus macerentur calidè per tres dies foliorum fennæ, ℥ iij.
Agarici recenter trochifcati, falis nicotianæ, aā. ℥ j.
Seminis violarum contufi, ℥ ſ.
Deindè bulliant leviter, colentur & exprimantur, in colaturâ per refidentiam & filtrationem clarificatâ diffolve facchari albi, ℔ ij ſ.
Coquantur igne lento in fyrupum, f. a.

### *Syrop Emétique.*	### Syrupus Emeticus.

℞ Du foie d'antimoine fubtilement pulvé-
rifé,   ʒ j ß.
  Du fuc de coing épuré,   ℔ ij.
  Laiffez-les enfemble en digeftion chaudement pendant 6. jours, dans un matras bien bouché, les remuant fouvent, filtrez enfuite la liqueur, & avec du fucre blanc ℔ ƀ. cuifez ce mélange en fyrop.

℞ *Hepatis antimonii fubtiliffimè pulve-
rati,*   ʒ jß.
  Succi cydoniorum depurati,   ℔ ij.
  Digerantur fimul in matratio obturato per fex dies calidè, fæpè agitando, deindè filtretur liquor & cum facchari albi ℔ j. coquatur in fyrupum igne lento.

R E M A R Q U E S.

On pulvérifera fubtilement le foie d'antimoine, on le mettra dans un matras, on verfera deffus le fuc de coing dépuré, on bouchera le matras, & on le placera au bain-marie chaud, ou dans le fumier ; on laiffera la matiére en digeftion pendant fix jours, l'agitant de temps en temps, afin que le fuc s'empreigne mieux de la qualité de l'antimoine ; on filtrera la liqueur, & l'ayant mêlée avec le fucre, l'on en fera évaporer l'humidité dans une terrine de grès, ou dans un vaiffeau de verre au feu de fable jufqu'à la confiftance de fyrop.

Il purge par le vomiffement & par les felles : La dofe en eft depuis deux dragmes jufqu'à une once & demie ; on s'en fert ordinairement pour les enfants & pour les perfonnes délicates.

Vertus: Dofe.

On emploie ordinairement pour cette préparation le verre d'antimoine, qui eft plus vomitif que le foie, quand on le prend en fubftance ; mais parce qu'il eft fait fans fels, la liqueur en tire moins de foufres falins que du foie d'antimoine qui eft préparé avec le falpêtre. J'ai trouvé auffi par expérience, que le fyrop émétique préparé avec le foie d'antimoine, excite mieux le vomiffement, que celui qui eft fait avec le verre.

Le foie d'antimoi-
ne eft meilleur que le verre pour le fy-rop émé-tique.

On pourroit à la place du fuc de coing fe fervir du fuc de citron, ou du verjus, ou du vinaigre.

Les acides diffolvent le foufre falin émétique de l'antimoine, mais ils en fixent une partie, c'eft pourquoi ce fyrop agit doucement par le vomiffement ; fi l'on y employoit le vin émétique ordinaire à la place du fuc acide, il feroit un peu plus vomitif ; une liqueur fimplement aqueufe ne feroit pas capable de tirer la vertu émétique de l'antimoine, il faut qu'il s'y trouve des fels pour pénétrer ce minéral, & pour diffoudre fon foufre falin.

Si l'on veut mettre autant d'autre fuc de coing fur ce qui reftera du foie d'antimoine après la filtration, & qu'on le laiffe en digeftion comme auparavant, on aura une liqueur auffi émétique que la précédente, on peut même réitérer d'en mettre jufqu'à fix fois s'il en eft befoin, car il fe détachera affez des parties de l'antimoine pour rendre toutes ces infufions émétiques.

L'antimoine excite le vomiffement, parce que fon foufre falin étant mis en grande agitation par la chaleur de l'eftomac, picotte violemment les fibres de ce vifcère, & y caufe une efpéce de convulfion qui le fait bouleverfer & repouffer en haut ce qui eft dedans. Si on veut faciliter le vomiffement pendant l'action de ce reméde, il faut faire prendre au malade quelques cuillerées de bouillons gras, on empêchera par-là les trop grands efforts, & l'on corrigera l'âcreté des humeurs

Comment l'antimoi-
ne excite le vomif-fement.
Moyen de faciliter le vomiffe-ment ; &

G g iij

de corri-
ger l'âcre-
té du re-
méde.

en liant par les parties rameufes de la graiffe leurs pointes , qui en des perfonnes délicates pourroit ouvrir des vaiffeaux & caufer des hémorrhagies.

Sy. op Émétique , d'Angel Sala.	*Syrupus Emeticus , Angeli Salæ.*
♃ Du verre d'antimoine fubtilement pulvé- rifé , ℥ j. Du fantal rouge , ℥ ß. De la cannelle , de la zédoaire , & de la femen- ce d'angélique , aã. ʒ ij. Du fafran , ʒ ß. Faites infufer le tout chaudement pendant 24. heures dans ℔ j ß. de vinaigre rofat , après cela filtrez l'infufion par le papier gris , puis diffolvez ℔ j ß. de fucre blanc dans la liqueur filtrée , & la cuifez à petit feu en confiftance de fyrop f. a.	♃ *Vitri antimonii fubtiliffimè pulve- rati ,* ℥ j. *Santali rubri ,* ℥ ß. *Cinnamomi , zedoariæ , feminis angeli- cæ , aã.* ʒ ij. *Croci ,* ʒ ß. *Infundantur omnia calidè per 24. horas in aceti rofati ℔ j ß. poftea filtrentur per chartam bibulam & in liquore filtrato dif-folve facchari albi pulverati ℔ j ß. coquan-tur igne lento in fyrupum f. a.*

R E M A R Q U E S.

On pulvérifera bien fubtilement le verre d'antimoine , on concaffera la cannel-le , le fantal , la zedoaire & la femence d'angélique ; on mettra le tout avec le fa-fran dans un matras , on verfera deffus le vinaigre rofat , on bouchera le matras , on le mettra en digeftion au bain-marie tiéde pendant vingt-quatre heures , agitant la matiére de temps en temps ; enfuite l'on filtrera la liqueur & on la mêlera avec un poids égal de fucre en poudre dans une terrine de grès ou dans un vaiffeau de verre , on placera le vaiffeau au feu de fable , & par une lente chaleur on fera éva-porer l'humidité du mélange jufqu'à la confiftance de fyrop.

Vertus.
Dofe.

Il fait vomir doucement : La dofe en eft depuis demi-once jufqu'à deux onces.

Ce fyrop eft moins vomitif que le précédent pour plufieurs raifons ; la premiére parce que le verre d'antimoine donne moins de vertu vomitive dans les infufions que ne fait le foie d'antimoine , comme je l'ai remarqué ailleurs ; la feconde , parce que les drogues qu'on mêle avec le verre d'antimoine , rempliffant une bonne partie des pores du vinaige qui eft déja empreint de la fubftance des rofes , le dif-folvant n'eft pas fi en état de fe charger du foufre falin de l'antimoine , que dans l'autre préparation ; la troifiéme , parce qu'il y entre à proportion plus de fucre , ce qui fait que la qualité de l'antimoine étant plus étendue , le fyrop en doit avoir moins de force.

Les ingrédients aromatiques ont été employés dans l'infufion à deffein de corri-ger l'émétique & de fortifier l'eftomac contre fes efforts ; mais cette précaution fait une contre indication , car puifqu'on a deffein de faire vomir , & par confé-quent d'irriter & de relâcher les fibres de l'eftomac ; on ne doit rien donner dans le même temps , qui les affermiffe & qui empêche de rejetter ce qui a été émû ; Je ferois donc d'avis qu'on retranchât de cette compofition , le fantal , la cannelle , la zedoaire , la graine d'angélique & le fafran ; le meilleur correctif qu'on puiffe donner aux effets violents de l'émétique, eft le bouillon gras ou l'huile d'aman-des douces , car ces liqueurs excitent l'évacuation en adouciffant l'âcreté du reméde & des humeurs , & en rendant les conduits plus fouples.

L'eftomac fe fortifie ordinairement affez de foi-même , quand il a été nettoyé de ce qui le fatiguoit ; mais au cas qu'il fût demeuré quelque foibleffe procédante d'un refte d'humeur vifqueufe , ou d'une fimple privation d'efprits , les drogues que j:

voudrois retrancher de ce fyrop, ou d'autres d'une qualité pareille, feroient alors données fort à propos.

Il arrive bien fouvent en fait d'émétique, qu'une petite dofe tourmente davantage un malade qu'une grande, parce qu'elle demeure plus de temps à faire vomir, & cependant elle caufe des fermentations & des remuemens fort incommodes dans l'eftomac; il ne faut pas auffi en donner une trop grande, de peur qu'elle n'agiffe trop violemment, on doit en proportionner la dofe à la force de celui à qui on la donne.

Il n'eft pas toûjours fûr que l'émétique faffe vomir, il pouffe quelquefois par le bas, foit parce que les fibres de l'eftomac étant robuftes & fortes, elles ne font point picotées affez fortement pour qu'il fe faffe convulfion en la partie, foit parce qu'au contraire ces mêmes fibres font trop débilitées, comme il arrive dans la fuite des grandes & longues maladies, foit parce que le reméde émétique rencontre en fon chemin quelqu'humeur faline qui le précipite dans les inteftins; quoiqu'il en foit, l'humeur eft toûjours évacuée, mais plus doucement; il eft pourtant à fouhaiter dans plufieurs maladies que l'émétique agiffe par en haut, afin que les efforts qu'on fait puiffent détacher les humeurs les plus attachées, raréfier & diffoudre la matiére des obftructions & ouvrir les pores pour faire fortir ce qui eft traufpirable.

Autre fyrop émétique & purgatif.	Syrupus alius Emeticus & catharticus.
♃ Des racines de cabaret, ℥ iij.	♃ *Radicum afari,* ℥ iij.
De petite éfule & d'éllébore noir, aã. ℥ ij.	*Efulæ, hellebori nigri,* aã. ℥ij.
Infufez chaudement ces fimples pilés pendant 24. heures dans ℔ iv. d'eau commune, qu'elles bouillent enfuite à petit feu jufqu'à la confomption du quart. Coulez enfuite & exprimez l'infufion, clarifiez la colature par réfidence & par filtration, puis diffolvez-y	*Omnia contufa infundantur calidé* 24. *horis in aquâ communis* ℔ iv. *deindé bulliant igne lento ad confumptionem quartæ partis, colentur & exprimantur, in colaturâ per refidentiam & per filtrationem clarificatâ diffolve:*
De fucre blanc ℔ ij.	*Sacchari albi,* ℔ ij.
Faites un fyrop f. a.	*Coquantur in fyrupum f. a.*

REMARQUES.

On concaffera les racines, on les mettra dans un pot de terre verniffé, on verfera deffus l'eau bouillante, on couvrira le pot, on le placera en un lieu chaud, & on laiffera la matiére en digeftion pendant vingt-quatre heures; on fera enfuite bouillir doucement l'infufion à la diminution du quart, on la coulera, on l'exprimera & l'ayant laiffée repofer, on la filtrera par une un languette de drap, puis on la mêlera avec le fucre & l'on fera cuire le mélange en fyrop qu'on gardera au befoin.

Il purge fortement par haut & par bas: il eft bon pour les hydropiques, pour les hypocondriaques, pour les apopléctiques: La dofe eft depuis deux dragmes jufqu'à fix.

Comme ce fyrop eft compofé de remédes violents, on ne doit s'en fervir qu'en des occafions où il eft queftion de remuer bien fortement les humeurs.

Autre fyrop émétique, de Prévoft.	Syrupus alter Emeticus, Prævotii.
♃ Des rameaux verds de genêt des jardins, ℥ ſ.	♃ *Ramulcr. viridium genifta hort.* ℥ ß.

Des feuilles de laurier, de tabac, aã. m. j.	*Fol. lauri, tabaci, aã.* m. j.
De femence de citron groſſiérement pilé, ℥ ij.	*Sem. citri craſſo modo contuſorum,* ℥ ij.
Faites bouillir le tout dans ſ. q. d'eau juſqu'à la diminution de la moitié. On coulera la décoction dans laquelle on laiſſera infuſer pendant 12. heures	*Bulliant cum ſ. q. aquæ ad conſumptionem medietatis. Fiat colatura cui infunde per horas 12.*
De la racine d'*aſarum*, d'agaric crud, aã. ℥ ij.	*Rad. aſari, agarici crudi,* aã. ℥ ij.
On paſſera une ſeconde fois la liqueur ; & après l'avoir clarifiée, on y ajoûtera ℔ j. de miel, puis on fera cuire le mélange à petit feu juſqu'en conſiſtance de ſyrop.	*Fiat rurſus colatura, & clarificato adde mellis* ℔ j. *coque lento igne ad conſiſtentiam ſyrupi.*

R E M A R Q U E S.

On coupera les branches de genêt de jardin en petits morceaux, on inciſera les feuilles de laurier & de tabac, on concaſſera groſſiérement les ſemences de citron, on fera cuire le tout avec de l'eau commune juſqu'à la conſomption de la moitié de l'humidité, on coulera la décoction, enſuite on y ajoûtera les racines de cabaret & d'agaric, & après avoir laiſſé infuſer les racines dans la colature pendant douze heures ſur le feu, on coulera la liqueur, on l'exprimera, & l'ayant laiſſée repoſer on la clarifiera, puis on la mêlera avec le miel, & l'on fera cuire le mélange en ſyrop qu'on gardera au beſoin.

Vertus. Doſe. Il purge avec violence par haut & par bas, il eſt propre pour les apoplectiques & les hydropiques : La doſe en eſt depuis une demi-once juſqu'à une once.

Syrop de Perles Orientales, de Mynſicht.	Syrupus Perlarum Orientalium, A. Mynſicht.
♃ Des eaux diſtillées de roſes, de bourrache & de bugloſe, aã. ℔ ß.	♃ *Aquarum diſtillatarum roſarum, borraginis, bugloſſi,* aã. ℔ ß.
Du ſel de perles, ℥ ß.	*Salis perlarum,* ℥ ß.
Mêlez le tout, & la diſſolution des perles étant faite, ajoûtez-y des amandes douces une q. ſ.	*Mixtis ſolutis adde amygdalarum dulcium q. ſ.*
Faites-en une émulſion, à laquelle vous ajoûterez enſuite	*Fiat optima emulſio cui poſteà immiſce*
De ſucre blanc, ℔ j.	*Sacchari albi,* ℔ j.
Vous ferez cuire le tout en conſiſtance de ſyrop.	*Coque ad juſtam conſiſtentiam ſyrupi.*

R E M A R Q U E S.

Le ſel perles ſe prépare de la même maniére que le ſel de corail, duquel on trouvera la deſcription dans mon Livre de Chymie.

On diſſoudra le ſel de perles dans les eaux diſtillées, on battra dans un mortier de marbre une once d'amandes douces pelées, on les démêlera dans la diſſolution du ſel de perles, pour faire un lait qu'on paſſera par une étamine avec expreſſion ; on mêlera dans ce lait le ſucre, on fera cuire le mélange à petit feu en conſiſtance de ſyrop, on le coulera chaudement, & on le gardera.

Vertus. Doſe. Il eſt eſtimé propre pour fortifier le cœur & le cerveau, pour exciter le lait aux nourrices, & la ſemence à l'un & à l'autre ſexe : La doſe en eſt depuis demi-once juſqu'à une once.

Le principal effet des perles eſt d'adoucir par leur vertu alkaline les acides ou les ſels trop âcres qui ſe rencontrent dans le corps, mais le ſel de perles n'a point retenu cette qualité, il en a été privé dans la préparation qu'on en a faite avec le
diſſolvant

diſſolvant acide : je ne me ſuis point apperçu que ce ſel eût d'autre faculté qu'un peu d'aſtriction ; je n'ai donc pas grande foi à ce ſyrop.

Syrop de Berbéris.	Syrupus Berberis.

♃ Du ſuc de fruits mûrs de berbéris nouvellement tiré & épuré,		♃ Succi fructuum maturorum berberis recenter extracti & defæcati ,	
De ſucre blanc, aā.	℔ ij.	Sacchari albi aā.	℔ ij.
Cuiſez-les enſemble à petit feu en conſiſtance de ſyrop.		Coquantur ſimul igne lento ad conſiſtentiam ſyrupi.	

R E M A R Q U E S.

On choiſira des fruits de berbéris mûrs , on les écraſera bien dans un mortier de marbre , on les laiſſera trois ou quatre heures en digeſtion à froid , puis on les mettra à la preſſe pour en tirer le ſuc.

> Moyen de tirer le ſuc de berbéris.

Pour dépurer ce ſuc , on le mettra dans une bouteille , & on l'expoſera deux ou trois jours au ſoleil ſans le remuer , puis on le filtrera ; ſi l'on veut le garder longtemps , on en emplira des bouteilles juſqu'au col , on ajoûtera par deſſus de l'huile d'amandes douces à la hauteur de deux travers de doigts , pour empêcher que l'air n'y entre , & le faſſe corrompre.

> Moyen de dépurer ce ſuc & de le garder.

On mettra dans un plat de terre verniſſé , un poids égal de ſuc de berbéris & de ſucre blanc ; on placera le plat ſur un petit feu , & l'on fera conſumer l humidité de la liqueur juſqu'à conſiſtance de ſyrop.

Il eſt aſtringent & rafraîchiſſant ; on l'emploie dans les juleps pour arrêter les cours de ventre , pour fortifier le cœur , & pour réſiſter à la malignité des humeurs : La doſe en eſt depuis demi-once juſqu'à une once & demie.

> Vertus.
>
> Doſe.

Le ſyrop de berbéris étant acide & fort agréable au goût , doit être fait dans un vaiſſeau de terre , préférablement à un de métal , dont il pourroit tirer une impreſſion ; on le fait cuire par évaporation , afin qu'il n'y ait que la partie phlegmatique qui ſe conſume ; car ſi on le faiſoit bouillir , une partie de ſon ſel eſſentiel ou acide ſe diſſiperoit , & le ſyrop en auroit moins de vertu.

On peut encore faire le ſyrop de berbéris , en mettant ſimplement fondre deux parties de ſucre dans une partie de ſuc de berbéris , ſans qu'il ſoit beſoin de le faire bouillir ni évaporer ; car on n'aura employé que la quantité du ſuc qu'il faudra pour liquéfier le ſucre en ſyrop.

> Autre maniére de faire le ſyrop de berbéris.

Ce dernier ſyrop de berbéris ſera encore plus agréable au goût que le précédent ; mais comme il ne contiendra pas tant d'acides du fruit , il aura moins de vertu.

Syrop de Corail.	Syrupus Corallorum.

♃ Des coraux préparés ,	℥ iv.	♃ Corallorum præparatorum ,	℥ iv.
Du ſuc de berbéris épuré ,	℔ iij.	Succi berberis defæcati ,	℔ iij.
Mettez-les enſemble en digeſtion pendant deux jours dans un matras bien bouché ; après cela filtrez la liqueur , & avec un poids égal de ſucre blanc , faites-en un ſyrop ſ. a.		Digerantur ſimul calidè in matratio duobus diebus , deindè filtretur liquor , & cum pari pondere ſacchari albi fiat ex arte ſyrupus.	

R E M A R Q U E S.

On mettra les coraux préparés ou broyés ſubtilement ſur le porphyre dans un matras ; on verſera deſſus le ſuc de berbéris dépuré , on bouchera le matras , & on

H h

le placera dans le fumier chaud, ou au bain-marie, pour faire digérer la matiére pendant deux jours, l'agitant de temps en temps ; on filtrera la liqueur, & l'ayant pefée, on la mettra dans un plat de terre verniffé, avec un poids égal de fucre blanc ; on placera le plat fur un petit feu, & l'on fera évaporer l'humidité jufqu'à confiftance de fyrop.

Vertus. On l'eftime propre pour fortifier l'eftomac & le foie, pour arrêter les cours de ventre, les flux de menftrues & d'hémorrhoïdes, le crachement de fang & les autres hémorrhagies : *Dofe.* La dofe en eft depuis demi-once jufqu'une une once.

Quand on a verfé le fuc de berbéris fur le corail, il fe fait une ébullition ou effervecence confidérable, qui raréfie beaucoup la liqueur ; c'eft pourquoi il eft néceffaire que le matras foit affez ample, car autrement elle pafferoit par deffus en s'élevant ; cette effervefcence provient de ce que le fuc de berbéris qui eft acide, pénétre le corail qui eft alkali, & il fe fait un écartement violent des parties de ce mixte.

On tient la matiére long-temps en digeftion, & on l'agite quelquefois, afin d'exciter le fuc acide à diffoudre autant de corail qu'il en peut contenir, après quoi le diffolvant a perdu prefque toute fon acidité, parce que fes pointes fe font émouffées contre le corps folide du corail, ou bien fe font comme engaînés dans fes pores ; on peut fubftituer au fuc de berbéris le fuc de grenades, le fuc de coings, le fuc de grofeilles, le verjus, le vinaigre ; mais on prend ordinairement en cette occafion un fuc acide rouge, pour imiter la couleur du corail.

Il reftera beaucoup de corail au fond du matras, parce que l'acide foible du fuc de berbéris qu'on a employé n'étoit pas fuffifant pour le diffoudre entiérement ; on peut le faire fécher, & le garder pour une opération femblable.

Il ne faut point faire bouillir le fyrop, de peur qu'une partie du corail diffous ne fe fépare, & ne fe précipite au fond.

La plûpart des grandes vertus qu'on a attribuées au corail me paroiffent affez imaginaires, comme celles de fortifier le cœur, & d'arrêter le fang, étant fimplement attaché ou fufpendu au col ; outre cela, les Anciens ont cru qu'il fe détachoit du corail rouge pris intérieurement, une teinture fpiritueufe, capable de produire des effets confidérables, comme de purifier le fang, de fortifier le cœur ; il fe trouve même encore beaucoup de Médecins prévenus de cette opinion, c'eft ce qui fait qu'on a coutume de préférer en Médecine le corail rouge aux autres efpéces ; je n'ai point remarqué en donnant ce reméde, qu'il eût d'autre vertu que celle d'un alkali qui abforbe les acides, & la teinture que j'en ai tirée par la Chymie ne m'a paru qu'une matiére bitumineufe fans vertu. J'eftime donc le corail pour les maladies caufées par des fels âcres, comme font la plûpart des cours de ventre, pour les hémorrhagies parce que ces fels s'embarraffant dans les pores du corail, y émouffent leurs pointes, & y perdent beaucoup de leur mouvement ; c'eft pourquoi je trouve qu'on a tort de donner au corail aucune autre préparation, que celle d'être broyé fous la mollette ; & le fyrop de corail me femble inventé mal-à-propos, car le fuc acide de berbéris fait par avance fur le corail, ce que les humeurs trop âcres ou trop acides du corps pourroient faire, & le corail demeure fans vertu pour adoucir ces humeurs, puifqu'étant déja raréfié & pénétré quand il entre dans le corps, les fels ne trouvent plus de matiére alkaline contre qui agir, ni de pores pour fe loger.

Pour ce qui eft du fuc de berbéris, bien loin que par l'addition du corail, il foit rendu plus cordial & plus efficace pour les maladies, au contraire cette matiére alkaline ayant détruit son acidité dans laquelle confiftoit sa principale vertu, il devient beaucoup plus foible & moins falutaire.

Syrop de Grenades.	*Syrupus Granatorum.*

℞ Du fuc de grenades acides nouvellement tiré & épuré,
    Du fucre blanc, aā. ℔ ij.
    Cuifez-les à petit feu en confiftance de fyrop.

℞ *Succi granatorum acidorum recenter extracti & depurati,*
    Sacchari albi, aā. ℔ ij.
    Coquantur igne lento in fyrupum.

R E M A R Q U E S.

On ouvrira des grenades aigres, on en féparera les grains qu'on écrafera dans un mortier de marbre, on les laiffera quelques heures en digeftion à froid, puis on les exprimera pour en avoir le fuc; on déparera ce fuc en l'expofant quelques jours au foleil dans une bouteille, puis on le filtrera par le papier gris. Si l'on veut le garder, on en emplira des phioles jufqu'au col, & on le couvrira d'huile d'amandes douces à la hauteur d'un pouce. *(Dépuration du fuc de grenades.)*

On mêlera dans un plat de terre égales parties du fuc de grenades dépuré, & de fucre blanc; on mettra le plat fur un petit feu, & l'on fera évaporer l'humidité du mélange jufqu'à confiftance du fyrop. *(Moyen de le garder fans qu'il fe gâte.)*

Il réjouit le cœur, il arrête le vomiffement, les flux de ventre & les hémorrhagies, il défaltère en rafraîchiffant: La dofe en eft depuis demi-once jufqu'à une once & demie. *(Vertu. Dofe.)*

On peut préparer un fyrop de grenades, en faifant fimplement fondre deux parties de fucre fur une partie de fuc dépuré. *(Autre préparation du fyrop de grenades.)*

Les grenades aigres font les plus en ufage dans la Médecine, parce qu'elles font les plus cordiales; on peut faire de même le fyrop de grenades douces.

Ce qui fe confume dans l'évaporation n'eft que la partie la plus phlegmatique du fuc, le fel effentiel acide demeure avec le fucre.

Il n'eft pas néceffaire de faire cuire les fyrops aigres autant que les autres; car le fel effentiel acide qu'ils contiennent les conferve, quoi qu'ils n'aient pas la confiftance ordinaire; il faut faire fécher l'écorce de grenade au foleil; elle eft aftringente.

Syrop de Grofeilles rouges.	*Syrupus Ribefiorum rubrorum.*

℞ Du fuc de grofeilles rouges nouvellement tiré & épuré, ℔ j.
    Du fucre blanc, ℔ ij.
    Faites-en un fyrop f. a.

℞ *Succi ribefiorum rubrorum recenter extracti & depurati,* ℔ j.
    Sacchari albi, ℔ ij.
    Fiat ex arte fyrupus.

R E M A R Q U E S.

On écrafera dans un mortier de marbre des grofeilles rouges; on en tirera le fuc dont on remplira des bouteilles jufqu'au col, on mettra deffus de l'huile d'amandes douces, à la hauteur de deux doigts, on bouchera les bouteilles, & on laiffera dépurer ce fuc quinze ou vingt jours, ou jufqu'à ce que les féces fe foient précipitées au fond & qu'il foit bien clair, on le filtrera alors par le papier gris, on le péfera & on le mêlera avec le double de fon poids de fucre blanc, & alors le fyrop fera fait, on l'écumera, on le coulera & on le gardera.

Vertus.
Dose.

Il est astringent & rafraîchissant, il réjouit le cœur : La dose en est depuis demi-once jusqu'à une once.

On emploie ordinairement les groseilles rouges plutôt que les autres pour le syrop à cause de leur couleur agréable ; on pourroit aussi se servir des groseilles blanches, car elles ont le même goût & la même vertu, mais pour les noires elles sont de méchant goût & de peu d'usage.

Si l'on faisoit le syrop dès que le suc a été exprimé, il se congeleroit.

On n'emploie ici qu'une partie de suc sur deux parties de sucre, afin que n'étant point obligé faire bouillir le syrop il se tienne clair.

Le syrop de groseilles est plus commode pour les juleps que la gelée, parce qu'il se mêle plus vite & sans peine.

Syrop de Coings.	*Syrupus Cydoniorum.*
♃ Du suc de coings épuré, De sucre blanc, aā. ℔ ij. Cuisez-les à feu lent en consistance de syrop s. a.	♃ *Succi cydoniorum depurati,* *Sacchari albi,* aā. ℔ ij. *Coquantur igne lento in syrupum s. a.*

R E M A R Q U E S.

On rapera des poires de coings, on tirera le suc par expression & on le mettra dépurer deux ou trois jours au soleil, ensuite on le filtrera.

Suc de
coings, sa
dépuration

On mêlera dans un plat de terre vernissé parties égales de suc de coings dépuré & de sucre blanc, on placera le plat sur un petit feu, & l'on fera évaporer l'humidité du mélange jusqu'à consistance de syrop ; on peut quand il est refroidi, l'aromatiser avec deux ou trois gouttes d'essence de girofle réduite en *oleosaccharum* avec un peu de sucre candi pulvérisé subtilement.

Vertus.
Dose.

Le syrop de coings est astringent, propre pour fortifier l'estomac, pour arrêter les cours de ventre : La dose en est depuis demi-once jusqu'à une once & demie.

Si l'on employoit le suc de coings dès qu'il est exprimé sans le dépurer, on feroit de la gelée de coings, au lieu de syrop.

Syrop de suc de Citrons, ou *de Limons.*	*Syrupus è succo Citri,* *aut* Limonis.
♃ Du suc de citrons, ou de limons nouvellement tiré & épuré, ℔ j. Du sucre blanc, ℔ ij. Mêlez-les, & en faites un syrop s. a.	♃ *Succi malorum citreorum, aut limonum recens extracti & depurati,* ℔ j. *Sacchari albi,* ℔ ij. *Misce & fiat syrupus s. a.*

R E M A R Q U E S.

On aura des citrons ou des limons les plus succulents, on en séparera l'écorce, on écrasera le dedans en un mortier de marbre avec un pilon de bois, on les laissera digérer à froid cinq ou six heures afin que leur viscosité se raréfie, on les exprimera pour en tirer le suc ; on mettra ce suc dans des bouteilles, & on l'exposera quelques jours au soleil pour le faire dépurer, on le filtrera ensuite, & l'ayant mêlé avec le double de son poids de sucre fin, dans un plat de terre vernissé, on

Mettra le mélange sur un petit feu pour faire fondre le sucre, & le syrop sera achevé ; on l'écumera & on le coulera.

Il est cordial & rafraîchissant, on le donne pour résister à la corruption des hu- Vertus.
meurs, & pour les vers : La dose en est depuis demi-once jusqu'à une once & de- Dose.
mie, on en mêle aussi dans les potions & dans les juleps.

On emploie ordinairement dans la préparation de ce syrop, pour le moins autant de suc de limons que de sucre, mais comme alors il est nécessaire de faire consumer le trop d'humidité du mélange, afin de lui donner la consistance requise, le
syrop acquiert de l'âcreté, & il n'est pas si rafraîchissant, ni si beau, ni si délicieux,
que quand il a été fait par la méthode qui a été décrite, où l'on ne met que ce qu'il
faut de suc pour liquefier le sucre & le réduire en consistance de syrop, sans qu'il
soit besoin de le faire bouillir ni évaporer.

Le syrop de limons est rafraîchissant, parce que son acidité fixe & appesantit les
sels volatils ou les soufres qui sont trop en agitation dans le corps, & modère leur
mouvement qui causoit la chaleur.

On peut faire un syrop de limons ou de citrons sans feu, en coupant le fruit par Syrop de
tranches, saupoudrant les tranches de sucre pulvérisé, & les mettant sur un limons ou
tamis renversé qu'on posera dans une grande terrine, on placera le tout à la cave de citrons
ou en un autre lieu humide, il coulera dans la terrine un syrop qui aura les mêmes fait sans
vertus que l'autre. feu.

Le syrop de limons, comme les autres syrops acides, se conserve long-temps dans
sa bonté à cause de son sel essentiel.

Syrop de suc d'alléluya.	Syrupus è succo Oxytriphylli.
♃ Du suc d'alléluya nouvellement épuré, Du sucre blanc, aā. ℔ ij. Faites-les cuire ensemble à petit feu, & fai-tes-en un syrop.	♃ *Succi Oxytriphylli recenter extracti* *& depurati,* *Sacchari albi,* ℔ ij. *Coquantur simul igne lento & fiat syrupus.*

R E M A R Q U E S

On aura de l'*oxytriphyllum*, appellé en François *alleluia*, nouvellement cueilli,
dans sa vigueur, on le pilera bien dans un mortier de marbre, & l'ayant laissé trois
ou quatre heures en digestion à froid, on l'exprimera pour en avoir le suc ; on dépurera ce suc en lui donnant un bouillon & le passant plusieurs fois par un blanchet.

On mêlera ensemble dans un plat de terre vernissé parties égales de suc d'*oxytriphyllum* dépuré & de sucre blanc, on placera le plat sur un feu modéré pour
faire fondre le sucre, & pour faire évaporer l'humidité de la liqueur jusqu'à la
consistance de syrop.

Il est propre pour désaltérer, pour fortifier le cœur, pour purifier le sang, on Vertus.
le donne dans les fiévres ardentes, dans les fiévres malignes : La dose en est depuis Dose.
demi-once jusqu'à une once & demie.

On peut faire de la même maniére le syrop d'oseille. Syrop d'o-
seille.

Syrop de Cerises aigriottes.	Syrupus Ceraforum acidulorum.
♃ Du suc de cerises acides nouvellement tiré & épuré,	♃ *Succi ceraforum acidulorum recenter* *extracti & depurati,*

H h iij

Du fucre blanc , aã. ℔ iij.	Sacchari albi , aã. ℔ iij.
Cuifez-les enfemble , & faites-en un fyrop.	Coquantur fimul, & fiat fyrupus.

REMARQUES.

On prendia des cerifes appellées *aigriottes* avant leur parfaite maturité, on les écrafera dans un mortier de marbre, & l'on en tirera le fuc, on laiffera dépurer ce fuc au foleil pendant deux jours, puis on le filtrera, on y mêlera un égal poids de fucre blanc dans un plat de terre verniffé, & l'on fera cuire le mélange eu fyrop.

Vertus.
Dofe.   Il rafraîchit, il défaltère, il eft bon pour les fébricitants, & pour tempérer la bile, on le prend en julep avec de l'eau : La dofe en eft depuis demi - once jufqu'à deux onces.

Les cerifes aigrelettes rendent le fyrop plus rafraîchiffant & plus agréable que celles qui, par une parfaite maturité, font devenues douces.

Syrop de Verjus.	Syrupus de Agreftâ , feu de omphacio.

♃ Du fuc de verjus nouvellement tiré & épu-		♃ *Succi agreftæ recens extracti & depu-*	
ré ,		*rati ,*	
Du fucre blanc , aã.	℔ ij.	*Sacchari albi , aã.*	℔ ij
Mêlez-les & les cuifez en fyrop.		*Mifceantur & coquantur in fyrupum.*	

REMARQUES.

On écrafera des grains de verjus dans un mortier de marbre, on les exprimera, pour en tirer le fuc, on dépurera ce fuc au foleil, on le filtrera, & on le mettra dans un plat de terre verniffé, on y mêlera égal poids de fucre fin, on pofera le plat fur un petit feu pour faire fondre le fucre, & pour faire confumer la liqueur doucement jufqu'à la confiftance de fyrop.

Vertus.
Dofe.   Il eft rafraîchiffant, il arrête le vomiffement, il tempère la bile, il excite l'appétit : La dofe en eft depuis demi-once jufqu'à une once & demie.

On ne doit jamais fe fervir de vaiffeaux d'airain pour les fyrops aigres, de peur qu'ils n'en tirent un verd-de-gris.

Il eft bon de faire confumer l'humidité à petit feu, afin qu'il n'y ait que le phlegme qui s'évapore.

On pourroit rendre le fyrop de verjus plus aigre en y employant plus de fuc, mais il y auroit plus d'âcreté.

Syrop de Vinaigre fimple.		Syrupus Acetatus fimplex.	
♃ Du vinaigre de vin blanc ,	℔ j.	♃ *Aceti vini albi ,*	℔ j.
Du fucre blanc ,	℔ ij.	*Sacchari albi ,*	℔ ij.
Mêlez-les & faites-en un fyrop f. a.		*Mifce & fiat fyrupus f. a.*	

REMARQUES.

On mettra dans un plat de terre verniffé, deux parties de fucre en poudre, & une partie de vinaigre blanc bien clair, on pofera le plat fur le feu, & quand le fucre fera fondu, le fyrop fera fait, on l'écumera & on le coulera.

Vertus.   Il eft propre pour rafraîchir dans les fiévres ardentes, il défaltère, il arrête le

crachement de fang & les autres hémorrhagies, il réfifte au venin : La dofe en eft   Dofe.
depuis demi-once jufqu'à une once.

Il n'eft pas befoin de faire bouillir ni faire évaporer ce fyrop parce qu'on n'y mêle du vinaigre, que la quantité qu'il en faut pour liquéfier le fucre, & pour le mettre en confiftance requife ; on peut le rendre plus aigre en y employant parties égales de fucre & de vinaigre, mais comme alors il faudra faire confumer une partie de la liqueur, l'acide volatil du vinaigre s'évaporera avec le phlegme, & le fyrop en fera plus âcre & moins agréable au goût.

Quoiqu'on emploie ordinairement le vinaigre blanc pour le fyrop, il ne feroit pas moins bon quand on fe ferviroit du vinaigre rouge.

Syrop de Vinaigre compofé.	Syrupus Acetatus compofitus.

℞ Des racines de fenouil, d'ache & d'endive, aā. ℥ iij.
Des femences d'anis, de fenouil & d'ache, aā. ℥ j.
De la femence d'endive, ℥ ß.
Cuifez ces fimples à petit feu dans ℔ viij. d'eau commune jufqu'à la diminution du tiers ; puis ajoûtez à la colature
De fucre blanc, ℔ iij.
Du meilleur vinaigre, ℔ ij.
Clarifiez le tout & le cuifez en fyrop.

℞ *Radicum fæniculi, apii, endiviæ, aā.* ℥ iij.
Seminis anifi, fæniculi, apii, aā. ℥ j.
Endiviæ, ℥ ß.
Coquantur igne lento in aquæ communis ℔ *viij. ad dimidias ; in colaturâ mifceantur*
Sacchari albi, ℔ iij.
Aceti acerrimi, ℔ ij.
Clarificentur & coquantur in fyrupum.

REMARQUES

On choifira les racines bien nourries & récemment tirées de terre dans leur vigueur, on les lavera, on les mondera, on les coupera par morceaux, on concaffera les femences, on fera bouillir le tout enfemble dans l'eau jufqu'à la diminution de la moitié, on coulera la décoction, & l'on y mêlera le fucre, on clarifiera le mélange avec un blanc d'œuf, on y ajoûtera le vinaigre, & l'on fera cuire la liqueur en fyrop.

On le dit propre à déterger la bile craffe, à raréfier la pituite, à lever les obftructions, à exciter les urines : La dofe en eft depuis demi-once jufqu'à une once.   Vertus. Dofe.

Le vinaigre qui eft aftringent me femble peu propre & convenable dans ce fyrop qu'on veut rendre apéritif.

Syrop de Vinaigre rofat, de Méfué.	Syrupus Acetatus diarrhodon, Mefue.

℞ Des racines d'ache, de fenouil & d'endive, aā. ℥ ij.
Des rofes, ℥ j.
Des femences d'anis, de fenouil & d'ache, aā. ʒ vij.
De la réglifle, ℥ ß.
Du fpica nard, ʒ ij ß.
Faites bouillir ces fimples dans ℔ vj. d'eau de fontaine, jufqu'à la diminution du tiers ; ajoûtez à la colature,
Des fucs d'endive & d'ache, aā. ℔ ij ß.

℞ *Radicum apii, fæniculi, endiviæ, aā.* ℥ ij.
Rofarum, ℥ j.
Seminum anifi, fæniculi, apii, aā. ʒ vij.
Glycyrrhifæ, ℥ ß.
Spicæ nardi, ʒ ij ß.
Coquantur in ℔ *vj. aquæ fontanæ ad tertiæ partis confumptionem, adde in colaturâ*
Succorum endiviæ, apii, ℔ ij ß.

Du vinaigre ,	℔ ij.	*Aceti ,*	℔ ij.
Faites de tout cela un syrop f. a.		*Fiat syrupus , f. a.*	

R E M A R Q U E S.

On nettoiera & l'on concassera les racines les semences , on les fera bouillir dans l'eau , on ajoûtera sur la fin les roses & la réglisse , & quand la décoction sera faite , on la coulera ; on y mêlera les sucs & le sucre , on clarifiera le mélange avec un blanc d'œuf , on le mettra dans un plat de terre en consistance d'opiate , on y ajoûtera alors le vinaigre , on fera évaporer le trop d'humidité à petit feu , jusqu'à ce que la liqueur soit en syrop ; on y jettera sur la fin le spica nard incisé menu & enveloppé dans un nouet , on le laissera toûjours tremper dans ce syrop.

Vertus.
Dose.   Il est estimé propre pour les fiévres compliquées , pour lever les obstructions du foie , de la rate & pour fortifier les viscères : La dose en est depuis demi-once jusqu'à une once.

On évite de faire bouillir le vinaigre , tant afin de conserver sa vertu , que pour empêcher qu'il n'acquiére une âceté en bouillant , laquelle seroit désagréable au goût.

On ne met le spica nard que sur la fin de la cuite du syrop , afin de conserver ses parties subtiles dans lesquelles consiste sa vertu.

Ces deux descriptions de syrops acéteux composés me paroissent mal imaginées , car on y mêle des apéritifs avec des astringents qui se détruisent l'un l'autre , ou qui diminuent de leur vertu ; le vinaigre & les roses dans la derniére sont astringents , & le reste des drogues est apéritif. Ne vaudroit-il pas mieux se servir de ces deux espéces de drogues féparement dans les occasions où elles seroient nécessaires , que de les mêler ?

Oxyfaccharum fimple.		Oxyfaccharum fimplex.	
♃ Du suc de grenades aigre ,	ʒ viij.	♃ *Succi granatorum acidorum ,*	ʒ viij.
Du vinaigre ,	ʒ iv.	*Aceti ,*	ʒ iv.
Du sucre blanc ,	℔ j.	*Sacchari albi ,*	℔ j.
Cuisez le tout en consistance de syrop.		*Coquantur fimul ad confiftentiam fyrupi.*	

On aura des grenades aigres , on en tirera le suc par expression , on le laissera dépurer au soleil , puis l'ayant filtré , l'on en mettra huit onces dans un plat de terre vernissé , avec quatre onces de vinaigre & une livre de sucre ; on posera le plat sur un petit feu pour faire fondre le sucre , & pour évaporer l'humidité jusqu'à consistance de syrop.

Vertus.   Il réjouit le cœur , il résiste à la malignité des humeurs , il rafraîchit en précipitant les vapeurs bilieuses , ou sulfureuses & salines , il arrête les cours de ventre &
Dose.   les hémorrhagies : La dose en est depuis demi once jusqu'à une once.

On entend ordinairement par *oxyfaccharum* , un mélange de vinaigre & de sucre ; mais on peut aussi donner ce nom à quelqu'autre liqueur acide que ce soit , où l'on aura dissous du sucre , puisqu'*oxyfaccharum* est composé du Grec ἰξὺς , *acidus* , & de *faccharum* , comme qui diroit sucre acide.

Cette espéce de syrop approche beaucoup du syrop de grenade , mais il est plus acide , à cause du vinaigre qui a plus de force que le suc de grenade.

On fait cette préparation dans un vaisseau de terre , plutôt que dans un de métal ,

tal, afin qu'il ne reçoive aucune méchante impreſſion ; on ſe contente d'en faire évaporer doucement l'humidité, afin de conſerver & de retenir autant qu'il ſe peut, la vertu & le bon goût des acides ; car quand on les fait bouillir il s'en diſſipe beaucoup, & ils deviennent âcres.

Oxyſaccharum compoſé, de Nic. Prévoſt.	Oxyſaccharum compoſitum, Nicolai Præpoſiti.
♃ Des capillaires, de la ſcolopendre, du polytric, de la langue de cerf, de l'hépatique, des violettes, des racines de fenouil, d'aſperges, de petit houx, & de chiendent, aā. ℥ ß. Du ſuc de grenades aigres, ℔ iv. & ℥ iij. Que ces ſimples infuſent enſemble pendant trois jours, qu'ils bouillent enſuite légérement : que l'on coule & exprime l'infuſion ; que la colature ſoit clarifiée avec ℔ ij. de ſucre, & qu'elle ſoit cuite en ſyrop ſ. a.	*♃ Capillorum Veneris, ſcolopendrii ſeu ceterach, polytrichi linguæcervinæ, hepaticæ, violarum, radicum fœniculi aſparagi, ruſci, graminis, aā. ℥ ß. Succi granatorum acidorum ℔iv. cum ℥iij. Omnia ſimul triduô macerentur, dei de bulliant leviter, colentur & exprimantur, colatura cum ſacchari albi ℔ ij. clarificetur & coquatur in ſyrupum ſ. a.*

REMARQUES.

On inciſera les herbes, on concaſſera les racines, on les mettra enſemble dans un pot de terre verniſſé ; on verſera deſſus le ſuc de grenade, on couvrira le pot, & on laiſſera digérer l'infuſion pendant trois jours ; enſuite on la fera bouillir légérement, on la coulera avec expreſſion, on y mêlera le ſucre, on clarifiera le mélange avec un blanc d'œuf, & on le fera cuire en ſyrop dans un vaiſſeau de terre.

On le dit propre pour lever les obſtructions, & pour fortifier les viſcères : La doſe en eſt depuis demi-once juſqu'à une once & demie.

Il y a dans cette compoſition la même faute qu'aux ſyrops acéteux compoſés, c'eſt qu'on ſe ſert d'une liqueur aſtringente pour tirer la ſubſtance des plantes qui ſont apéritives ; je trouve donc ces deſcriptions bien inutiles.

Syrop de Mûres ſimple.	Syrupus Mororum ſimplex.
♃ Du ſuc de mûres domeſtiques & du ſucre blanc, aā. ℔ ij. Faites-les cuire enſemble en conſiſtance de ſyrop ſ. a.	*♃ Succi mororum domeſticorum, ſacchari albi, aā. ℔ ij. Coquantur ſimul in ſyrupum ſ. a.*

REMARQUES.

On écraſera des mûres dans un mortier de marbre, on les laiſſera digérer ſept ou huit heures à froid, puis on en exprimera le ſuc au travers d'un linge ; on mêlera ce ſuc avec un égal poids de ſucre fin, & l'on fera cuire le mélange en ſyrop ; c'eſt ce qu'on appelle *Diamorum cum ſaccharo.*

Il eſt bon pour les maux de la bouche & de la gorge, ou en mêle dans les gargariſmes ; on en prend auſſi à cuillerées pour le rhume.

On peut préparer de la même manière le ſyrop de mûres ſauvages, appellé vulgairement *mûres de Renard.*

Il eſt bon pour les maux de gorge, & pour arrêter la dyſenterie.

On fait ordinairement le ſyrop de mûres ſans avoir laiſſé dépurer le ſuc ; mais ſi l'on veut ſe donner le temps de le laiſſer dépurer au ſoleil, & de le paſſer par un blanchet, le ſyrop en ſera plus beau & moins épais.

J'ai décrit ailleurs un autre *diamorum*, qui ne diffère d'avec celui-ci qu'en ce qu'on y emploie le miel au lieu du ſucre.

Syrop de Mûres composé.	*Syrupus Mororum compositus.*
℞ Du suc de mûres domestiques & du sucre blanc, aā. ℔ ij.	℞ Succi Mororum domesticorum, sacchari albi, aā. ℔ ij.
Du verjus, ℥ vj.	Omphacii, ℥ vj.
De la myrrhe & du safran, aā. ℨ ij.	Myrrhæ, croci, aā. ℨ ij.
Cuisez-les en consistance de syrop.	Coquantur ad syrupi consistentiam.

REMARQUES.

On fera bouillir ensemble le suc de mûres, le verjus & le sucre ; quand le syrop sera à demi cuit, on y jettera un nouet rempli de la myrrhe concassée & du safran ; on achevera la cuisson du syrop, & l'ayant laissé refroidir entiérement, on le versera dans une cruche ou autre vaisseau, avec le nouet qu'on y laissera toûjours tremper.

Vertus.   Ce syrop est propre pour l'esquinancie, pour les ulcères du palais & de la gorge, on en mêle dans les gargarismes ; il est détersif.

Il est bon d'employer ici les mûres un peu avant leur maturité parfaite, parce qu'elles sont alors plus détersives que quand elles sont tout-à-fait mûres.

Syrop de fleurs de Pas-d'âne simple.	Syrupus Florum Tussilaginis simplex
℞ Des fleurs de pas-d'âne ou de tussilage nouvellement cueillies, ℔ j ß.	℞ Florum tussilaginis recentium ℔ j ß.

Infusez-les chaudement pendant 12. heures dans ℔ ix. d'eau de fontaine, faites-les bouillir ensuite légérement, puis coulez & exprimez l'infusion.

Infundantur calidè horis duodecim in aqua fontanâ ℔ ix. deindè leviter bulliant, colentur & exprimantur, calidus liquor æquali florum tussilaginis recentium ponderi superfundatur ; macerentur simul ut priùs, deindè leviter bulliant, colentur & exprimantur, liquor verò ovi albumine, cum sacchari optimi ℔ iv. clarificatus, igne lento coquatur in syrupum.

Après cela remettez-y le même poids des mêmes fleurs, & réitérez la même infusion, colature & expression ; enfin, clarifiez cette seconde colature avec ℔ iv. de sucre, puis la faites cuire à petit feu en consistance de syrop.

Syrop de pied de chat.   On peut préparer de même le syrop de fleurs de pied de chat.

Eodem modo paratur syrupus flor. hispidulæ seu pedis cati.

REMARQUES.

On mettra dans un pot de terre vernissé les fleurs de pas-d'âne ou tussilage cueillies nouvellement dans leur vigueur, & mondées de leurs queues, on versera dessus l'eau toute bouillante, on couvrira le pot, on laissera le tout en macération pendant douze heures, on fera ensuite bouillir légérement l'infusion, on la coulera avec expression, & on la versera toute chaude sur une pareille quantité de nouvelles fleurs ; on laissera digérer la matiére comme devant, on la fera bouillir, on la coulera & on l'exprimera ; on mêlera le suc dans la colature, on clarifiéra le mélange avec un blanc d'œuf, & l'ayant passé par un blanchet ou par une chausse de drap, on le fera cuire en syrop.

Vertus.   Il est propre pour la toux & pour les maladies de la poitrine, on en prend à la
Dose.   cuiller, & l'on en mêle dans les juleps.

On pourroit encore faire le syrop de tussilage avec la conserve des mêmes fleurs qu'on auroit mis tremper dans l'eau, & y ajoûtant du sucre.

Syrop de pas-d'âne composé.	Syrupus de Tuffilaginis compofitus.

℞ Des racines de tuffilage , ℔ ß.
Des feuilles & des fleurs de la même plante ,
aä. m. iv.
Des capillaires de Montpellier , m. ij.
De la réglifle , ℥ j.
Faites-les bouillir dans ℔ viij. d'eau commune jufqu'à la confomption du tiers ; clarifiez la colature avec ℔ v. du meilleur fucre , & la cuifez en fyrop f. a.

℞ Radicum tuffilaginis , ✚ ß.
Foliorum & florum ejufdem , aä. m. iv.
Capilli Veneris Monfpelienfis , m. ij.
Glycyrrhizæ , ℥ j.
Coquantur in aquæ communis ℔ viij. ad tertiæ partis confumptionem , cum facchari optimi ℔ v. clarificetur decoctum & coquatur in fyrupum f. a.

R E M A R Q U E S.

On choifira des racines de tuffilage les plus groffes & les mieux nourries , on les lavera , & les ayant coupées par petit morceaux , on les fera bouillir dans l'eau environ un quart-d'heure , puis on y ajoûtera les feuilles incifées , & enfin les fleurs & la réglifle bien concaflée ; on continuera la coction jufqu'à diminution d'environ le tiers de l'humidité ; on laiflera à demi-refroidir la décoction , on la coulera & on l'exprimera , on mêlera dans la colature le fucre , on clarifiera le mélange avec un blanc d'œuf , & on le fera en fyrop.

Il eft propre pour la pleuréfie , pour l'afthme , pour détacher les phlegmes de la poitrine , & pour faire cracher : La dofe en eft depuis demi-once jufqu'à une once & demie.

Vertus.
Dofe.

Syrop de Jujubes.	Syrupus Jujubinus.

℞ Des jujubes , No. ɪx.
De l'orge mondé , de la réglifle , & des capillaires , aä. ℥ j.
Des violettes nouvellement cueillies , m. j.
Des femences de mauve , de coings , de pavot blanc , de melons , de laitue , aä. ℥ iij.
Que tout cela bouille dans ℔ vj. d'eau commune ; puis coulez la décoction & la clarifiez avec le blanc d'œuf & ℔ iij. de fucre. Cuifez-la enfuite en confiftance de fyrop.

℞ Jujubas leviter conquaffatas N°. ɪx.
Hordei mundati , glycyrrhizæ , c. pilli Veneris , aä. ℥ j.
Violarum recentium , m. j.
Seminum malvæ , cydoniorum , papaveris albi , melonis , lactucæ , aä. ℥ iij.
Coquantur ex arte in aquæ communis ℔ vj. colentur & ovi albumine cum facchari albi ℔ iij. clarificentur & coquantur in fyrupum.

R E M A R Q U E S.

On fera premiérement bouillir doucement dans l'eau l'orge mondé pendant demi-heure , puis on y mettra les jujubes qu'on aura ouvertes , enfuite les femences , les capillaires , les violettes & la réglifle ratiflée & concaflée ; on fera cuire le tout jufqu'à diminution du tiers ; on coulera la décoction , on y mêlera le fucre , & ayant clarifié le mélange avec un blanc d'œuf , on le fera cuire en confiftance de fyrop.

Il eft propre pour épaiflir les férofités ou les autres humeurs trop fubtiles & trop âcres qui tombent fur les poumons , il provoque le crachat , il fait mûrir la toux ; on le donne dans les pleuréfies , dans l'afthme & dans les autres fluxions de poitrine : La dofe en eft depuis demi-once jufqu'à une once & demie.

Vertus.

Dofe.

La plûpart des Difpenfaires ajoûtent dans la defcription de ce fyrop trois dragmes de gomme adraganth ; mais comme elle rend le fyrop trop vifqueux , les Modernes ont trouvé à propos de la retrancher ; ceux qui voudront l'y faire entrer , l'en-

Ii ij

velopperont avec la graine de coing dans un nouet de linge qu'ils mettront bouillir dans la décoction.

La vertu principale de ce syrop confiste dans sa substance glutineuse, car par elle il lie & il émousse les pointes des sels âcres qui tombent sur la poitrine, & il épaissit les sérosités trop coulantes & trop subtiles.

On fait encore un syrop de jujubes simple avec une forte décoction de jujubes & de sucre, parties égales.

Syrop de jujubes simple.

On peut préparer aussi de même le syrop de dattes, appellé en Latin, *Syrupus dactylorum.*

Syrop de dattes.

Syrop de Nénuphar.	*Syrupus Nymphææ.*
℞ Des fleurs de nénuphar blanches bien épluchées, ℔ ij.	℞ *Florum nymphææ alborum mundatorum,* ℔ ij.
Infusez-les chaudement pendant 24. heures dans ℔ ix. d'eau commune, faites-les bouillir ensuite légérement ; puis coulez l'infusion & l'exprimez. Jettez le même poids de nouvelles fleurs dans la colature & réitérez l'infusion pendant le même espace de temps, aussibien que la colature & l'expression qui seront faites comme la première fois. Enfin, cette seconde infusion sera clarifiée avec le blanc d'œuf & ℔ iv. de sucre, puis elle sera cuite en syop s. a.	*Infundatur calidè horis viginti quatuor in aqua communi ℔ ix. deindè bulliant leviter, colentur & exprimantur : liquor calidus pari novorum florum ponderi superfundatur, maceretur, bulliat, & coletur ut priùs, liquor tandem colatus ovi albumine cum facchari ℔ iv. clarificetur & coquatur in fyrupum.*

REMARQUES.

On aura des fleurs de nénuphar blanches nouvellement cueillies, on en séparera les feuilles du milieu les plus blanches & les plus nettes qu'on mettra dans un pot de terre vernissé ; on versera dessus l'eau bouillante, on couvrira le pot, on laissera la matiére en digestion pendant vingt-quatre heures, ensuite on la fera bouillir légérement ; on la coulera avec expression, on mettra dans la liqueur coulée toute chaude, autant de nouvelles fleurs de nénuphar que devant ; on les laissera en macération, on fera bouillir l'infusion, on la coulera avec expression, on y mêlera le sucre, on clarifiera le mélange avec un d'œuf, & on le fera cuire en syrop.

Vertus.

Il tempère la chaleur des entrailles, & en incrassant les humeurs trop subtiles, il provoque le sommeil, il calme les ardeurs de Venus, il modère les cours de ventre qui viennent des sels âcres & bilieux, il arrête les hémorrhagies : La dose en est depuis demi-once jusqu'à once & demie.

Dose.

On pourroit faire davantage d'infusion de fleurs de nénuphar, mais elles seroient inutiles, deux bonnes infusions doivent suffire ; car quand les pores de l'eau sont une fois remplis de la substance de la fleur, ils sont incapables d'en recevoir davantage.

Il ne faut pas croire que le syrop de nénuphar soit beaucoup somnifère, il concilie seulement un peu le sommeil, en diminuant par une substance épaississante ou quelque peu narcotique, le mouvement des esprits & des humeurs.

Syrop de Nénuphar composé, de François de Piémont.	*Syrupus Nymphææ compositus, Francisci Pedemontani.*
℞ Des fleurs blanches de nénuphar, ℥ ij. Des fleurs de nénuphar jaunes, de la semence	℞ *Florum Nymphææ alborum,* ℥ ij. *Flavorum, seminis*

de pfyllium & d'ofeille , des racines de fenouil ,
aã. ℥ j.

Des quatre grandes femences froides , aã ℥ ß.

Des quatre petites femences froides , aã. ʒ ij.

Faites bouillir ces plantes dans ℔ iv. d'eau d'orge jufqu'à la confomption de la moitié, puis ajoûtez à la colature

Du fucre blanc , ℔ j.

Du fuc de grenades acides , & du vinaigre blanc , aã. ʒ ij.

De tout cela faites un fyrop f. a. qui fera parfumé avec ʒ j ß. de fantal citrin , & autant de fpica nard.

pfyllii , oxalidis , radicum fæniculi , aã. ℥ j.

Seminum quatuor frigidorum majorum, aã. ℥ ß.

Seminum quatuor frigid. minor. aã. ʒij.

Coquantur in aquæ hordei ℔ iv. *ad medias , colaturæ addantur*

Sacchari albi , ℔ j.

Succi granatorum acidorum , aceti albi, aã. ʒij.

Fiat fyrupus qui aromatizetur cum fantali citrini , fpicæ indicæ , aã. ʒ j ß.

R E M A R Q U E S.

On mettra dans un pot de terre verniffé les fleurs de nénuphar blanches & jaunes mondées, les femences froides & celles d'ofeille concaffées, la racine de fenouil mondée & coupée par petits morceaux ; on fera quatre livres de décoction d'orge , on la verfera dans le pot fur les drogues, on les laiffera tremper quelques heures , le pot étant bien bouché , puis on les fera bouillir doucement jufqu'à la diminution de la moitié de l'humidité , y ayant ajoûté vers la moitié de la cuiffon , la femence de pfyllium enveloppée dans un nouet, on coulera la décoction, on y mêlera le fucre, le fuc de grenade & le vinaigre, on clarifiera le mélange avec un blanc d'œuf & on le fera cuire en fyrop, on l'aromatifera fur la fin avec le fantal citrin rapé , & le fpica nard incifé enveloppés dans un nouet, qu'on jettera dans le fyrop & qu'on y laiffera toûjours tremper

On eftime ce fyrop bon pour éteindre les ardeurs de la bile & de la fiévre, pour épaiffir les humeurs & pour provoquer le fommeil : La dofe en eft depuis demi-once jufqu'à une once.

Comme la femence de pfyllium eft âcre & un peu purgative quand elle a été concaffée , il vaut mieux l'employer ici entiére , afin qu'il ne s'en détache que la partie mucilagineufe , qui eft adouciffante & pectorale ; il eft bon de l'envelopper en un nouet, & de ne la mettre dans la décoction que quand elle a demi-faite , de peur qu'elle ne la rende trop vifqueufe , car la dofe en eft grande , & il y en auroit affez pour rendre le fyrop épais en opiate; je ferois d'avis qu'on en retranchât les trois quarts , & qu'alors on l'employât fans l'envelopper.

La racine de fenouil , le fantal citrin & le fpica nard ont été mis dans cette defcription , tant pour corriger la qualité narcotique & rafraîchiffante du nénuphar , que pour aromatifer le fyrop; mais cette fleur fi innocente dans fes effets n'a point befoin de correctif, ni le fyrop d'être aromatifé. Les parties fubtiles & raréfiantes de ces ingrédients ne peuvent que diminuer fa vertu , & empêcher fon action la meilleure , qui eft d'épaiffir les humeurs & de rafraîchir.

Le fuc de grenade & le vinaigre font des acides propres , à la vérité , à calmer le mouvement trop impétueux des humeurs en les condenfant , mais ils diminuent la qualité narcotique du nénuphar en la fixant trop , & l'empêchant de s'élever en une vapeur douce au cerveau, laquelle provoque le fommeil : Or comme cette qualité narcotique réfide très-foiblement dans le nénuphar , toutes ces drogues avec lefquelles on le mêle, la detruifent entiérement, c'eft pourquoi je préférerois toûjours le fyrop de nénuphar fimple à celui-ci.

Vertus.
Dofe.

Il y a encore un autre défaut dans cette description , c'est que l'Auteur y ordon=
ne trop peu de sucre pour la quantité des drogues , les proportions seroient plus ju-
stes , si l'on en doubloit la dose , & qu'au lieu d'une livre on en mît deux.

Syrop de Pavot simple , ou *de Diacode.*	Syrupus de Papavere simplex, seu Diacodium.

℞ Des têtes de pavot blanc mûres & nouvellement cueillies , ℔ ij.

Des têtes de pavot noir aussi nouvellement
cueillies , ℔ j.

Coupez-les & les infusez ensemble dans ℔ viij.
d'eau de fontaine bien chaude pendant 24. heures,
& qu'elles bouillent ensuite jusqu'à la diminution de la moitié ; coulez après cela la décoction
& l'exprimez , puis clarifiez-la avec le blanc
d'œuf & ℔ iij. de sucre, & la cuisez en syrop s. a.

℞ *Capitum papaveris albi maturorum re-*
centium , ℔ ij.

Capitum papaveris nigri etiam recen-
tium , ℔ j.

Incidantur & infundantur simul in aqua
fontanâ ferventis ℔ *viij. horis viginti qua-*
tuor , deindè bulliant ad medias , colen-
tur & exprimantur , colatura ovi albumine
cum sacchari ℔ *iij. clarificetur & coquatur*
in syrupum s. a.

R E M A R Q U E S.

On incisera par petits morceaux les têtes de pavot nouvellement cueillies dans
leur maturité ; on les mettra dans un pot de terre vernissé , on versera dessus l'eau
bouillante , on couvrira le pot & on laissera infuser la matiére vingt-quatre heures ,
on la fera bouillir ensuite doucement jusqu'à la diminution de la moitié de l'humidité , on coulera la décoction avec forte expression , on y mêlera le sucre , on clarifiera le mélange avec un blanc d'œuf , & sur un feu modéré on le fera cuire en syrop.

Vertus. Il est somnifère , propre pour adoucir les âcretés de la gorge & de la trachée-artère , il appaise les douleurs , il arrète les fluxions, la toux , le crachement de sang ,
la dysenterie ; on le donne dans toutes les occasions où il est besoin d'assoupir &

Dose. d'arrêter le mouvement des humeurs : La dose en est depuis demi-once jusqu'à dix
dragmes.

Diacode
des An-
ciens. Le diacodium des Anciens étoit proprement l'extrait des têtes de pavot où l'on
ajoûtoit un peu de sapa ou de sucre ; mais ce que nous appellons présentement *dia-*
codium , n'est autre chose que le syrop de pavot.

Il n'est pas essentiel de faire entrer le pavot noir dans la composition de ce syrop ,
si l'on n'en a point , on n'emploiera que le blanc en une quantité proportionnée.

Il seroit inutile de faire plus d'une infusion de pavot pour ce syrop , parce qu'il
en entre assez dans celle-ci pour remplir entiérement les pores de la liqueur.

Plusieurs font sécher à demi les têtes de pavot avant que de les employer pour le
syrop , afin qu'il se conserve mieux , car une humidité visqueuse qui se rencontre
dans les têtes de pavot vertes , fait fermenter le syrop ; on peut même dans le besoin
composer en hiver le syrop de pavot avec des têtes de pavot séches ; mais alors il
en faut faire deux ou trois bonnes infusions ; car l'eau ne s'empreint pas si facilement de la substance du pavot sec que de celle du pavot récent.

La vertu narcotique du pavot consiste particuliérement dans sa tête , sa graine n'en
a que très-peu ; c'est pourquoi il est assez inutile de l'employer dans l'infusion , on
s'en sert dans les émulsions , où elle produit le même effet que les semences froides.

Le pavot a plus ou moins de qualité narcotique suivant la température du Pays
où il a cru , ainsi il est beaucoup plus somnifère en Italie , en Espagne & même en

Languedoc, en Provence, qu'il n'eſt à Paris ; mais il a encore plus de vertu en
Égypte & dans la Gréce ; car c'eſt en ces Pays-là qu'on en tire l'opium , par inci-
ſion & par expreſſion.

La doſe du ſyrop de pavot en Languedoc & en Provence ne doit être que depuis
une dragme juſqu'à demi-once.

Les effets du ſyrop de pavot viennent de ce que par ſa ſubſtance glutineuſe &
embarraſſante , il épaiſſit les humeurs & arrêtent le trop grand mouvement des eſprits dans le cerveau ; on peut lire à ce ſujet ce que j'ai écrit des effets de l'opium
dans mon Livre de Chymie , en traitant du laudanum ; car c'eſt par une même raiſon que le pavot & l'opium font dormir , ils ne diffèrent dans leurs effets que du
plus au moins.

Syrop de Pavot compoſé , *de Méſué.*	Syrupus de Papavere compoſitus , Meſué.
♃ Des têtes de pavots blanc & noir, & des ſemences de laitue , aā. ℥ v.	♃ *Capitum papaveris albi & nigri cum ſeminibus laÉtuca* , aā. ℥vj.
Des ſemences de mauves & de coings, aā. ℥ vj.	*Seminum malva , cydoniorum* , aā. ℥ vj.
	Jujubas , N°. xxx.
Des jujubes , N°. xxx.	*Capillorum Veneris* , ℥ xv.
Des capillaires , ℥ xv.	*Glycyrrhiza* , ℥v.
De la régliſſe , ℥ v.	*Coquantur in aqua communis* ℔ viij. *ad*
Faites bouillir ces ſimples dans ℔ viij. d'eau	*medias , in colaturâ per reſidentiam clariſi-*
commune juſqu'à la diminution de la moitié , &	*catâ diſſolve*
dans la colature clarifiée par réſidence , diſſolvez	*Penidiorum , ſacchari albi* , aā. ℔ j.
des pénides & du ſucre blanc , aā. ℔ j.	*Coquantur ſimul in ſyrupum.*
Puis la cuiſez en ſyrop.	

On coupera menu les têtes de pavot & les capillaires , on concaſſera la régliſſe &
les ſemences de laitue ; on ouvrira les jujubes on mettra le tout enſemble dans
un pot, on verſera deſſus l'eau bouillante , on laiſſera la matiére en digeſtion dix ou
douze heures, puis on la fera bouillir juſqu'à la diminution de la moitié de l'humidité ; on enveloppera dans un nouet les ſemences de coings & de mauve , on jettera
ce nouet dans la décoction à demi-faite , on coulera la décoction quand elle ſera
achevée, & on la laiſſera raſſeoir ; on verſera par inclination dans un autre vaiſſeau
ce qui ſera clair, on y mêlera le ſucre & les pénides , & l'on fera le mélange à
petit feu juſqu'à la conſiſtance de ſyrop.

Il eſt propre pour calmer la toux , pour exciter le ſommeil , pour appaiſer les
douleurs, pour arrêter les hémorrhagies , pour rafraîchir & fortifier la poitrine ,
pour épaiſſir les humeurs trop ſubtiles : La doſe en eſt depuis demi once juſqu'à
une once & demie.

Les ſemences de coing & de mauve ſont ſi mucilagineuſes qu'elles rendroient
le ſyrop en conſiſtance de gelée liquide , ſi on les faiſoit autant bouillir que les
autres ingréd nts ; c'eſt la raiſon pourquoi on ne les met dans la décoction que
quand elle eſt à demi-faite.

La ſemence de laitue entre en une doſe exceſſive dans cette compoſition ; il me
ſemble qu'on y en mettroit aſſez , quand on changeroit les onces en dragmes.

Ce ſyrop n'eſt pas ſi ſomnifère que le précédent , parce qu'en celui ci l'eau ſe
charge dans la décoction indifféremment de diverſes ſubſtances , au lieu qu'en l'autre elle ne peut s'empreindre que de celles de pavot.

Vertus.

Doſe.

Syrop de Pavot-Rhœas, *autrement dit de Coquelicot.*	Syrupus Papaveris rhœados ; incerti Auctoris.

℞ Des fleurs de pavot rouge nouvellement cueillies,   ℔ j.
De l'eau de fontaine,   ℔ iv.
Laissez-les en macération pendant 8. heures dans un vaisseau de terre sur les cendres chaudes, puis les faites bouillir légérement; coulez ensuite la décoction & l'exprimez : Jettez après cela dans cette même décoction le même poids de nouvelles fleurs pour faire une seconde infusion, & dans la seconde colature dissolvez
De sucre,   ℔ iv.
De miel écumé,   ℥ ij.
Clarifiez-la ensuite, & la faites cuire en syrop f. a.

℞ *Florum papaveris rhœados recentium,*   ℔ j.
Aquæ fontanæ ferventis,   ℔ iv.
Macerentur in vase terreo per horas octo, super cineres calidos, deindè leviter bulliant, colentur & exprimantur, iterùm tandumdem novorum florum immittatur, flores per idem tempus macerentur, posteà leviter bulliant, colentur & exprimantur, in colaturà dissolve
Sacchari albi,   ℔ iv
Mellis despumati,   ℥ ij.
Clarificentur & coquantur in syrupum f. a.

R E M A R Q U E S.

Syrop de coquelicot. Syrop de pavot rouge. On aura des fleurs de coquelicot, ou pavot rouge nouvellement cueillies, on les mettra dans un pot de terre vernissé, on versera dessus l'eau bouillante, on couvrira le pot, & on laissera la matiére en digestion sept ou huit heures chaudement; on fera bouillir l'infusion légérement, on la coulera, on l'exprimera, & l'on y mettra tremper sur les cendres chaudes de nouvelles fleurs comme auparavant pendant un pareil temps; on fera bouillir ensuite l'infusion légérement, on la coulera, & on l'exprimera; on mêlera dans cette infusion coulée le sucre & le miel écumé, on clarifiera le mélange avec un blanc d'œuf, & on le fera cuire en syrop.

Vertus. Il est propre pour épaissir les sérosités trop subtiles, pour faire cracher ; on s'en sert pour le rhume, pour l'esquinancie, pour la pleurésie, pour la phthisie, pour le crachement de sang ; il provoque un peu le sommeil & la sueur : La dose en est

Dose. depuis demi-once jusqu'à une once & demie.

Il seroit inutile de faire plus de deux fortes infusions de la fleur de coquelicot, parce qu'il y en a suffisamment pour empreindre entiérement les pores de l'eau.

Si dans les infusions de fleurs de coquelicot on emploie les petites têtes où les feuilles des fleurs sont attachées, & d'où elles se détachent très-facilement, le syrop en sera plus somnifère & plus adoucissant.

Le miel est ajoûté dans ce syrop, pour empêcher qu'il ne candisse.

Autre maniére de faire le syrop de coquelicot. On pourroit au lieu de l'infusion des fleurs de coquelicot en tirer le suc par expression, & le faire avec un poids égal de sucre, on auroit un syrop du moins aussi bon que l'autre.

On fait sécher pendant l'été au soleil des fleurs de coquelicot, & l'on s'en sert en guise de thé, avec un peu de sucre, il produit le même effet que le syrop; on en boit une tasse tout chaud de temps en temps, entre les aliments.

L'usage de ce remède est devenu fort familier, & à la mode.

Syrop Narcotique de Succin.	Syrupus de Succino narcoticus.

℞ De l'ambre jaune réduit en poudre,   ℥ ij.
Après l'avoir fait fondre à petit feu dans une

℞ *Succini flavi in pulverem redacti,* ℥ ij.
Liquescant igne moderato in catino fi-
     écuelle

cuelle de terre verniſſée, mêlez-y d'opium coupé par morceaux, ℥ ij.

Faites-en une maſſe qu'on gardera pour l'uſage.
Enſuite prenez de cette maſſe pulvériſée, ℥ ij.
D'eau commune, ℔ iv.
Mettez bouillir le tout enſemble juſqu'à la diminution de la moitié, & filtrez cette liqueur par
le papier gris avec ℔jß. de ſucre fin, que vous ferez cuire enſemble en conſiſtance de ſyrop.

gulino, tunc miſce, opii minutè inciſi, ℥ ij.

Fiat maſſa ad uſum ſervanda. Dein
℞ *Hujus maſſæ pulveratæ,* ℥ ij.
Aquæ communis, ℔ iv.
*Bulliant ſimul ad conſumptionem mediæ
partis & filtrentur ; liquor filtratus cum
ſacchari albi,* ℔ i ß.
coquatur in ſyrupum.

R E M A R Q U E S.

On réduira en poudre le ſuccin, on le mettra dans une écuelle de terre vernie ;
on placera cette écuelle ſur le feu dans un réchaux, on la couvrira d'une autre
écuelle, la matiére ſe liquéfiera en maniére de poix fondue, l'on y mêlera alors
l'opium coupé par petits morceaux, on agitera le mélange avec une eſpatule, pour
corporiſer autant qu'on pourra les drogues, les unir enſemble, & en faire une
maſſe qui ſera noire ; on la laiſſera refroidir, & on la pulvériſera ſubtilement, on
gardera cette poudre pour s'en ſervir au beſoin ; on peut l'appeller *poudre narco-*
tique : La doſe eſt depuis un grain juſqu'à ſix. Poudre narcoti-que.

On prendra deux dragmes de cette poudre narcotique, on la démêlera dans quatre livres d'eau chaude ; on fera bouillir doucement ce mélange juſqu'à la diminution d'environ la moitié, on filtrera la liqueur par un papier gris, elle ſera jaunâtre, on la mêlera avec une livre & demie ou dix-huit onces de ſucre, & on les
fera cuire enſemble en ſyrop.

Il eſt céphalique & pectoral, il calme & adoucit les âcretés de la pituite, il forti- Vertus. Doſe.
fie en excitant le ſommeil : La doſe en eſt depuis une cuillerée juſqu'à trois, ou
depuis demi-once juſqu'à une once & demie dans une liqueur appropriée à la
maladie.

Ce ſyrop a été mis en uſage par quelques Particuliers qui l'eſtiment beaucoup ;
la ſubſtance du ſuccin n'eſt pas diſſoluble dans l'eau, étant ſeule, mais celle de
l'opium avec laquelle elle eſt mêlée, la pénétre & en diſpoſe une portion à être
diſſoute.

On pourroit faire une plus grande diſſolution de la poudre, ſi au lieu de la faire
bouillir dans l'eau ſeule, on la faiſoit bouillir dans le ſyrop pendant qu'on le
cuit, car le ſucre en diſſoudroit bien plus que l'eau ; il faudroit, quand le ſyrop ſeroit à demi-cuit, le paſſer au travers d'un blanchet, pour le purifier de la poudre
qui ne ſeroit point diſſoute.

Syrop des cinq Racines.

℞ Des racines d'ache, de fenouil, de perſil,
d'aſperges & de petit houx, aā. ℥ j.
Faites-les bouillir artiſtement dans ℔ iij. d'eau
juſqu'à la conſomption du tiers, coulez enſuite
la décoction & l'exprimez, puis diſſolvez dans
la colature
De ſucre blanc, ℔ iij.
Ajoûtez-y de vinaigre, ℥ viij.
Cuiſez le tout en ſyrop ſ. a.

Syrupus de quinque Radicibus, incerti Auctoris.

℞ *Radicum apii, fœniculi, petroſelini,
aſparagi & ruſci, aā.* ℥ j.
Coquantur ex arte in aquæ ℔ vj. *ad ter-
tiæ partis conſumptionem, colentur & ex-
primantur, in colaturâ miſceantur*
Sacchari albi, ℔ iij.
Aceti, ℥ viij
Coquantur in ſyrupum ſ. a.

K x

R E M A R Q U E S.

On choifira les racines les plus groffes, les mieux nourries, récemment tirées de terre, on les nettoiera, on les mondera, on les coupera par morceaux, & on les fera bouillir dans l'eau à la diminution du tiers, on coulera la décoction, & on l'exprimera, on y mêlera le fucre, on clarifiera le mélange avec un blanc d'œuf, & on le fera cuire dans un vaiffeau de terre verniffé jufqu'à confiftance d'opiate ; on y mêlera alors le vinaigre, & fur un petit feu l'on réduira le tout en fyrop.

Vertus. Il eft eftimé bon pour lever les obftructions du foie, de la rate, du méfentère, il excite l'urine ; on le donne aux hydropiques, à ceux qui font travaillés de la **Dofe.** gravelle, & dans toutes les autres maladies caufées par des oppilations : La dofe en eft depuis demi-once jufqu'à deux onces.

Le vinaigre qui eft aftringent me paroît mal convenable dans un fyrop apéritif, je ferois d'avis qu'on le retranchât, le fyrop en feroit plus efficace, les cinq racines qui entrent dans cette compofition font empreintes de fels effentiels qui les rendent fort apéritives.

Syrop des deux racines.	Syrupus de duabus Radicibus.

♃ Des racines de fenouil & de perfil, aã. ℥ iv.		♃ *Radicum petrofelini, & fœniculi,*		
De l'eau commune,	℔ v.	*aã.*		℥ iv.
Faites-les bouillir jufqu'à la réduction de la moitié, puis ajoûtez à la colature		*Aqua communis,*		℔ v.
		Bulliant ad medias, colatura adde		
De fucre blanc,	℔ ij.	*Sacchari albi,*		℔ ij.
Clarifiez-la enfuite, & la cuifez en fyrop f. a.		*Clarificentur & coquantur in fyrupum f.a.*		

R E M A R Q U E S.

On choifira les racines dans leur vigueur, & nouvellement forties de terre, on les mondera, on les coupera par petits morceaux, & on les fera bouillir doucement dans l'eau jufqu'à diminution de la moitié, on coulera la décoction, on l'exprimera, & l'on y mêlera le fucre, on clarifiera le mélange avec un blanc d'œuf, & on le fera cuire en fyrop.

Vertus. Il eft propre pour exciter l'urine, & pour lever les obftructions : La dofe en eft **Dofe.** depuis demi-once jufqu'à deux onces.

Syrop de Lierre terreftre.	Syrupus Hæderæ terreftris.

♃ Du fuc de lierre épuré,		♃ *Succi Hederæ terreftris depurati,*	
Du fucre blanc, aã.	℔ ij.	*Saccbari albi, aã.*	℔ ij.
Cuifez-les enfemble en fyrop f. a.		*Coquantur fimul in fyrupum f. a.*	

R E M A R Q U E S.

Comme le lierre terreftre eft peu fucculent, on auroit de la peine à en tirer le fuc, fans y ajoûter quelque liqueur.

Suc de lierre terreftre, & fa dépuration. Après avoir pilé exactement neuf ou dix poignées de lierre terreftre cueilli en fa plus grande vigueur, dans un mortier de marbre, on les humectera avec neuf ou dix onces d'eau chaude ; on couvrira le mortier, & on laiffera la matiére en digeftion dix ou douze heures, puis on l'exprimera ; on dépurera le fuc exprimé, en le faifant bouillir un bouillon, & le paffant deux ou trois fois par un blanchet ; on péſera ce ſuc dépuré, on le mêlera avec un poids égal de ſucre blanc, & ſur un petit feu on fera cuire le mélange en ſyrop.

Il eſt propre pour les maladies du poumon & de la poitrine, quand elles procédent d'une pituite craſſe qui tombe deſſus, car il déterge & conſolide ; il eſt bon pour l'aſthme, pour lever les obſtructions de la rate, du foie, du méſentère & de la matrice, il excite les mois ; c'eſt auſſi un ſudorifique : La doſe en eſt depuis demi-once juſqu'à deux onces. Vertus. Doſe.

Le lierre terreſtre eſt ordinairement dans ſa vigueur au mois d'Avril ou de Juin.

Si au lieu d'eau commune on emploie l'eau diſtillée de lierre terreſtre, ou une forte décoction de la même plante, pour humecter l'herbe pilée, le ſyrop n'en ſera que meilleur.

L'humectation qu'on fait à l'herbe pilée ne peut au plus apporter d'autre préjudice au ſuc, que de l'affoiblir un peu ; mais en récompenſe, l'eau aide à détacher le ſel eſſentiel qui demeureroit dans le marc ; mais ceux qui auront du ſcrupule pour cette humectation, pourront employer dans la compoſition de ce ſyrop deux parties de ce ſuc ſur une partie du ſucre.

Syrop d'Hiſope, de Méſué.	Syrupus de Hiſſopo, Meſué.

♃ Des feuilles d'hiſope, des racines d'ache, de fenouil & de régliſſe, aā.	ʒ x.	*Foliorum Hiſſopi, radicum apii, fœniculi, glycyrrhizæ, aā.*	ʒ x.
De l'adiante blanc,	ʒ vj.	*Adianti albi,*	ʒ vj.
Des raiſins paſſes mondés,	℥ j ß.	*Paſſularum mundatarum,*	℥ j ß.
Des jujubes & des ſebeſtes, aā.	n. xxx.	*Jujubas, mixas, id eſt, ſebeſten aā.*	n. xxx.
Des figues graſſes deſſéchées,	n. x.	*Ficus pingues ſiccas,*	n. x.
De l'orge mondée,	℥ ß.	*Hordei mundati,*	℥ ß.
Des ſemences de mauve, de coings & de la gomme adraganth, aā.	ʒ iij.	*Seminum malvæ, cydoniorum, & gummi tragacanthi, aā.*	ʒ iij.
Faites bouillir ces drogues dans ſ. q. d'eau, & diſſolvez dans la colature		*Coquantur ex arte in aqua ſ. q. & in colaturâ diſſolve.*	
De ſucre tors,	℔ ij.	*Sacchari penidiati,*	℔ ij.
Cuiſez le tout en ſyrop.		*Coque in ſyrupum.*	

R E M A R Q U E S.

On mettra premiérement bouillir l'orge mondée dans ſix livres d'eau ; en ſecond lieu, les racines d'ache & de fenouil qu'on aura bien nettoyées, mondées de leurs cordes, & coupées par petits morceaux ; en troiſiéme lieu, les fruits ouverts ; en quatriéme lieu, les feuilles inciſées, puis les graines, & la gomme adraganth enveloppée dans un nouet ; enfin la régliſſe ratiſſée & concaſſée ; quand la liqueur ſera diminuée d'un tiers, on coulera la décoction, on la clarifiera par réſidence, on y mêlera le ſucre tors, & on fera cuire le mélange en ſyrop.

Il eſt propre pour les maladies de la poitrine, quand elles ſont cauſées par des phlegmes & par des obſtructions, on le donne pour l'aſthme, il provoque les urines, il pouſſe le ſable hors des reins : La doſe en eſt depuis demi-once juſqu'à une once & demie. Vertus. Doſe.

Ce ſyrop eſt compoſé d'ingrédients de vertus différentes, l'hiſope & les racines contiennent beaucoup de ſel & d'eſprit volatil qui les rendent déterſives, pénétrantes & apéritives, les autres drogues ſont huileuſes, ou mucilagineuſes, humectantes, épaiſſiſſantes & adouciſſantes.

Les premiers ingrédients perdent beaucoup de leurs parties ſpiritueuſes dans la

K k ij

coction, mais il leur en reste assez pour servir de véhicule aux substances glutineuses, & pour leur aider à inciser & détacher les phlegmes qui sont attachés sur la
poitrine & sur les poumons ; il pourroit même arriver que si toutes ces parties spiritueuses restoient dans le syrop, il ne seroit pas si pectoral, parce qu'il auroit trop
d'âcreté ou de subtilité pour s'accommoder bien à la poitrine & aux poumons qui
sont des parties délicates, & qui ne demandent pas des remédes trop spiritueux :
Ainsi je n'approuve pas la méthode de ceux qui ordonnent qu'on fasse distiller la
partie spiritueuse de l'hisope & des racines, pour la mêler ensuite dans le syrop
qu'on aura auparavant fait cuire avec la décoction en consistance d'opiate.

Syrop de Confoude, de Fernel.	Syrupus Symphyti, Fernelii.
♃ Des racines & des sommités de grande & de petite confoude, aa.　　　　m. iij.	♃ Radicum & cimarum symphyti majo-ris & symphyti minoris, aa.　　m. iij.
Des roses rouges, de la bétoine, du plantain, de la pimprenelle, de la renouée, de la scabieuse, & du pas-d'âne, aa.　　　　　m. ij.	Florum rosarum rubrarum, herbarum be-tonicæ, plantaginis, pimpinellæ, centino-diæ, scabiosæ, tussilaginis, aa.　　m. ij.
Tirez le suc de toutes ses plantes & l'épurez, puis mêlez-y	Ex his omnibus recentibus contusis ex-primatur succus & depuretur, adde
De sucre blanc,　　　　　℔ ij ß.	Sacchari albi,　　　　　℔ ij ß.
Cuisez-les en syrop s. a.	Coquatur in syrupum s. a.

R E M A R Q U E S.

On choisira les plantes belles, succulentes, cueillies en leur vigueur, on les nettoiera, on les coupera, & on les pilera bien dans un mortier de marbre, commen-
çant par les racines, on les laissera ainsi pilées toutes ensemble dans un mortier en
digestion à froid, pendant dix ou douze heures, afin que leur substance visqueuse
se raréfie, puis on l'exprimera pour en avoir le suc, lequel on dépurera en le faisant bouillir un bouillon, & le passant plusieurs fois par un blanchet, on le mêlera
ensuite avec le sucre, & on fera cuire le mélange en consistance de syrop.

Vertus.
Dose.

Il est bon pour arrêter le crachement de sang & les autres hémorrhagies, il fortifie les poumons & la poitrine, il modère les cours de ventre : La dose en est depuis demi once jusqu'à une once & demie.

Si l'on veut faire ce syrop exactement, il faut y travailler dans le temps des roses,
afin que leur suc soit mêlé avec celui des autres ingrédients, mais ceux qui ne voudront point s'assujettir à une saison, & qui auront envie de préparer ce syrop au
printemps ou en automne, se serviront des roses séches qu'ils pileront & qu'ils
laisseront macérer avec les autres plantes, afin que leur teinture & leur vertu y soit
communiquée.

Autre ma-
niére de
préparer
le syrop
de confou-
de.

La racine de grand *symphytum* qui est le principal ingrédient de ce syrop étant
fort visqueuse, rend peu de suc, & la plus grande partie de sa vertu demeure avec
le marc. Pour remédier à cet inconvénient, je serois d'avis qu'après avoir écrasé les
racines, on les fît bouillir doucement dans de l'eau pour en avoir environ une livre & demie de décoction, qu'on pilât cependant dans un mortier de marbre, les
herbes & les fleurs, comme il a été dit, qu'on versât dessus, la décoction toute
chaude avec les racines bouillies, qu'on mêlât bien le tout avec un pilon de bois,
qu'on couvrît le mortier, qu'on laissât le mélange en macération dix ou douze heu-

res, puis qu'on l'exprimât fortement, qu'on mêlât l'expreſſion avec le ſucre, & qu'un fît clarifier & cuire le mélange en ſyrop.

On peut préparer un ſyrop de *ſymphytum* ſimple en faiſant une forte décoction de racines de grande conſoude, y mêlant un poids égal de ſucre, & faiſant clarifier & cuire le mélange en conſiſtance de ſyrop.

Syrop de
ſymphy-
tum ſim-
ple.

Syrop de Stæchas, de Fernel.	Syrupus de Stœchade, Fernelii.
℞ Des fleurs de ſtœchas Arabique, ℥ iv. Du thym, du calament, de l'origan, aā. ℥ j ſs. De la ſauge, de la bétoine & des fleurs de romarin, aā. ℥ ſs. Des ſemences de rue, de pivoine & de fenouil, aā. ʒ iij. Faites-les cuire dans ℔ x. d'eau juſqu'à réduction de la moitié ; coulez enſuite & exprimez la décoction, puis cuiſez-la en ſyrop avec ℔ ij. de ſucre & autant de miel, ajoûtez-y ſur la fin de la cuite, de la cannelle, du gingembre, & du *calamus aromaticus*, aā. ʒ ij. Que ces drogues enfermées dans un nouet de linge clair demeurent ſuſpendues dans le ſyrop.	℞ *Florum ſtæchados Arabicæ,* ℥ iv. *Folior. thymi, calaminthæ, origani,* aā. ℥ j ſs. *Salviæ, betonicæ, roriſmarini,* aā. ℥ ſs. *Seminis rutæ, pæoniæ, fæniculi,* aā. ʒ iij. *Coquantur in aquæ* ℔ x. *ad dimidias, colentur & exprimantur, colatura cum ſacchari & mellis* ℔ ij. *denuò coquatur in ſyrupum ; adde ſub finem coctionis, cinnamomi, zingiberis, calami aromatici,* aā. ʒ ij. *Ligentur aromata hæc linteo raro, & in ſyrupo appenſa maneant.*

R E M A R Q U E S.

On cueillera les plantes dans leur vigueur, on en prendra les ſommités qu'on mettra avec les fleurs & les ſemences concaſſées dans un pot de terre verniſſé, on verſera deſſus, l'eau commune, on couvrira le pot, & l'on fera bouillir la matiére juſqu'à diminution de la moitié de la liqueur, on coulera la décoction, on y mêlera le miel & le ſucre, on clarifiera le mélange avec un blanc d'œuf, & on le fera cuire en ſyrop, on y jettera ſur la fin de la cuiſſon, le gingembre, la cannelle, & le *calamus aromaticus* concaſſés enſemble & enveloppés dans un nouet de linge clair, on laiſſera toûjours ce nouet ſuſpendu dans le ſyrop, afin qu'il y communique ſes parties ſpiritueuſes & odorantes.

Ce ſyrop eſt bon pour fortifier le cerveau, les nerfs & l'eſtomac, il atténue la pituite craſſe, il chaſſe les vents & les mauvaiſes humeurs par la tranſpiration, il excite les menſtrues, il aide à la reſpiration : La doſe en eſt depuis demi-once juſqu'à une once. Vertus.
Doſe.

Le ſyrop de ſtœchas eſt décrit en pluſieurs maniéres dans les Pharmacopées ; la deſcription que je rapporte ici me ſemble la meilleure & la plus raiſonnable; néanmoins il y a pluſieurs choſes à réformer. Premiérement, l'Auteur y demande trop d'eau pour la quantité des ingrédients, & une trop longue coction : puiſque les drogues ne conſiſtent qu'en feuilles, en fleurs & en ſemences, il n'eſt pas beſoin qu'elles bouillent ſi long-temps pour en tirer la vertu ; de plus, comme ces plantes ſont toutes odorantes, & par conſéquent remplies de parties ſubtiles ou ſpiritueuſes, dans leſquelles conſiſte leur principale qualité, on détruit ce qu'elles ont de bon en les faiſant bouillir long-temps. Je ſerois donc d'avis que non-ſeulement on retranchât une partie de l'eau, mais qu'on s'appliquât à conſerver l'eſſentiel des plantes, afin que le ſyrop en demeurât empreint ; on pourroit même ſe ſervir de vin blanc au lieu d'eau ; car ce diſſolvant étant ſulphureux & ſalin ſeroit fort convenable pour ti-

K x iij

rer la partie fpiritueufe & faline des ingrédients. Voici comme on pourroit y réuffir ; & comme je voudrois réformer cette defcription de fyrop.

Syrop de Stœchas, réformé.

℞ Des feuilles de ftœchas Arabique, ℥ iv.
Des fommités de thym, de calament, & d'ori-gan, aꝟ. ℥ j ß.
De la fauge, de la bétoine, & des fleurs de ro-marin, aꝟ. ℥ ß.
De la femence de rue, de pivoine, de fenouil, aꝟ. ʒ iij.
De la cannelle, du gingembre, du *calamus aromaticus*, aꝟ. ʒ ij.
Que toutes ces drogues foient pilées & mifes enfemble dans une cucurbite de verre, & verfez-y par-deffus ℔ vj. du meilleur vin blanc.

Que la matiére infufe pendant trois jours, l'a-lambic étant bien luté fur la cucurbite, & que tout cela foit enfuite diftillé au bain-marie, pour en tirer ℔ j. ou environ d'eau aromatique; après quoi on laiffera refroidir les vaiffeaux, & la ma-tiére qui reftera dans le fond du vaiffeau fera cou-lée & exprimée, & la décoction fera clarifiée avec ℔ iv. de fucre blanc, & cuite en confiftance d'électuaire folide, lequel étant refroidi, on y mêlera l'eau aromatique diftillée avec quatre gout-tes d'effence de ftœchas, & autant de celle de ro-marin, dont on fera un fyrop qui fera gardé foi-gneufement dans une phiole de verre bien bou-chée.

Syrupus de Stœchade reformatus.

℞ *Florum ftœchados Arabicæ ficcor.* ℥ iv.
Summitatum thymi, calaminthæ, origani, aā. ℥ j ß.
Salviæ, betonicæ, flor. rorifmarini, aā. ℥ ß.
Seminis rutæ, pæoniæ, fæniculi, aā. ʒ iij.
Cinnamomi, zingiberis, calami aro-matici, aā. ʒ ij.
Omnia contundantur, mifceantur, cu-curbitæ vitreæ committantur, illifque fu-perfundantur vini albi generofi ℔ vj.

Superpofitoque & lutato alembico, ma-teria per tres dies maceretur; deindè bal-neo mariæ aut vaporis diftilletur libra una aut circiter aquæ aromaticæ; tunc refrige-ratis vafis, materia in fundo remanens co-letur & exprimatur, liquor verò ovi albumine cum facchari albi ℔ iv. clari-ficetur & coquatur ad electuarii folidi confiftentiam, cui ferè refrigerato aqua aromatica diftillata permifceatur, cum oleorum ftillatorum ftœchados & rorifma-rini gutt. iv.

Fiat fyrupus in vafe vitreo diligenter claufo fervandus.

REMARQUES.

Cette méthode de faire le fyrop de ftœchas eft beaucoup plus longue & plus em-barraffante que la commune; mais elle vaut beaucoup mieux, on ramaffe les parties fpiritueufes & volatiles par la diftillation, & les parties fixes par l'expreffion de ce qui demeure dans la cucurbite; on ne mêle la liqueur fpiritueufe que quand le fy-rop eft refroidi, afin d'éviter la diffipation que la chaleur pourroit faire.

Le fyrop qui a été cuit en opiate doit avoir une confiftance raifonnable quand il a été décuit par cette liqueur fpiritueufe, mais s'il étoit encore trop épais, on y pourroit ajoûter un peu d'eau de bétoine ou de tilleul; fi au contraire, il étoit un peu trop clair, il vaut mieux le garder en cette confiftance que de le remettre fur le feu pour le faire cuire davantage, parce que pour peu qu'on le chauffât, le plus fpiritueux & le meilleur s'en détacheroit & fe diffiperoit.

Pour bien mêler les effences dans le fyrop, il faut les avoir auparavant incorpo-rées avec un peu de fucre candi en *oleofaccharum*.

Syrop de Pourpier, de Méfué.

℞ De la femence de pourpier, ℔ ß.
Du fuc d'endive épuré, ℔ ij.

Syrupus de Portulacâ, Mefué

℞ *Seminis portulacæ,* ℔ ß.
Succi endiviæ depurati, ℔ ij.

Du ſuc de grenades aigres épuré,	℥ ix.	Succi granator. acidor. depurati ,	℥ ix.
Du ſucre ,	℔ j.	Sacchari ,	℔ j.

La ſemence pilée reſtera en macération pendant 24. heures dans le ſuc d'endive , après quoi vous le ferez bouillir juſqu'à la réduction de la moitié ; enfin cuiſez le tout en ſyrop ſ. a. avec le ſucre & le ſuc de grenades.

Tritum ſemen in ſucco endiviæ macera horis 24. poſteà igne lento coque ad dimidias , demùm cum ſaccharo & ſucco granatorum percoque in ſyrupum ſ. a.

REMARQUES.

On concaſſera la ſemence de pourpier , on la mettra dans un pot de terre verniſſé , on verſera deſſus le ſuc d'endive dépuré bien chaud , on couvrira le pot, & on laiſſera la matiére en digeſtion pendant vingt-quatre heures, on placera enſuite le pot ſur un petit feu , & l'on fera bouillir l'infuſion à diminution de la moitié , on la coulera avec expreſſion, on y mêlera le ſucre & le ſuc de grenades , on clarifiera le mélange , & on le fera cuire dans un plat de terre en conſiſtance de ſyrop.

Il eſt propre pour déſaltérer & pour calmer le trop grand mouvement des humeurs dans la fiévre, pour les duretés du foie , pour tuer les vers : La doſe en eſt depuis demi-once juſqu'à une once & demie.   Vertus. Doſe.

Je trouve que cette deſcription n'eſt pas bien doſée, qu'il y entre trop peu de ſucre pour la quantité des ſucs & des ſemences ; je ſerois d'avis qu'on y ajoûtât du moins une livre de ſucre.

Le ſuc d'endive a des vertus aſſez convenables aux effets qu'on attend de ce ſyrop ; mais puiſqu'on lui a donné le nom de ſyrop de pourpier, on devoit employer dans ſa compoſition plutôt le ſuc de pourpier que celui d'endive. Je voudrois donc réformer cette deſcription en la maniére ſuivante.

Syrop de Pourpier , réformé.		Syrupus de Portulacâ , reformatus.	
♃ De la ſemence de pourpier ,	℔ ß.	♃ *Seminis portulacæ ,*	℔ ß.

Pilez-la & la faites infuſer pendant 24. heures dans ℔ ij. de ſuc de pourpier dépuré , avec le ſuc de grenades acides dépuré ,   ℥ ix.

Contunde & infunde per viginti quatuor horas , in ſucci portulacæ depurati ℔ ij. & ſucci granatorum acidorum depurati , ℥ ix.

Enſuite faites bouillir ces drogues à feu lent juſqu'à la conſomption du tiers , coulez & exprimez , faites clarifier la colature avec ℔ iij. de ſucre dans un blanc d'œuf, & la cuiſez en ſyrop ſ. a.

Deindè bulliant igne lento ad tertiæ partis conſumptionem, tunc colentur & exprimantur , colatura cum ſacchari albi ℔ iij. ovi album. clarificet. & coq. in ſyrup. ſ. a.

REMARQUES.

On peut encore préparer un ſyrop de pourpier ſimple , en mêlant parties égales de ſuc de pourpier dépuré & de ſucre , & faiſant cuire le mélange doucement juſqu'à conſiſtance requiſe.   Syrop de pourpier ſimple.

Ce dernier ſyrop a une viſcoſité qui le rend propre à embarraſſer & à émouſſer les ſels piquants qui cauſent les âcretés de la poitrine , il a auſſi à peu près la faculté de l'autre ; on en uſe à la cuiller.   Vertus. Doſe.

Syrop de Pivoine , ſimple.		Syrupus de Pæoniâ ſimplex.	
♃ Des fleurs de pivoine ,	℔ j.	♃ *Florum pæoniæ ,*	℔ j.
Des racines de pivoine mâle , concaſſées,	℥ iv.	*Radicis pæoniæ maris contuſæ ,*	℥ iv.
De la ſemence de pivoine auſſi concaſſée ,	℥ j ß.	*Seminis pæoniæ contuſi ,*	℥ j ß.

Infuſez-les enſemble chaudement pendant 24. heures dans ℔ iv. d'eau commune , puis faites-

Infundantur ſimul caliè per viginti quatuor horas in aquâ communis ℔ iv. deindè les bouillir à petit feu jufqu'à la confomption du quart ; coulez enfuite & exprimez la décoction ; après cela diffolvez dans la colature

De fucre blanc ,	℔ ij.
De fel de pivoine,	ʒ j.

Clarifiez le tout & le cuifez en fyrop f. a.

igne lento bulliant ad quartæ partis confumptionem , colentur & exprimantur , in colaturâ diffolve

Sacchari albi ,	*℔ ij.*
Salis pæoniæ ,	*ʒ j.*

Clarificentur fimul & coquantur in fyrup. f. a.

REMARQUES.

On aura des racines & des fleurs de pivoine mâle cueillies récemment, & en leur vigueur , on coupera les racines & on les écrafera bien dans un mortier de marbre , on concaffera les femences, on mettra le tout dans un pot de terre verniffé , on verfera deffus l'eau bouillante , on couvrira le pot & on laiffera la matiére en digeftion pendant vingt-quatre heures, puis on placera le pot fur un feu médiocre , & l'on fera bouillir l'infufion doucement jufqu'à la diminution du quart , on la coulera avec expreffion, on y mêlera le fucre & le fel, on clarifiera le mélange avec un blanc d'œuf , & on le fera cuire en fyrop.

Vertus. Il eft propre pour l'épilepfie, pour la paralyfie, pour l'apoplexie, il fortifie le cer-
Dofe. veau , il provoque les urines : La dofe en eft depuis demi-once jufqu'à deux onces.

Il feroit affez inutile de faire plufieurs infufions de la fleur, de la racine & de la femence de poivoine , car une feule eft fuffifante pour empreindre entiérement les quatre livres d'eau de fa fubftance.

On pourroit rendre ce fyrop plus efficace en y mêlant exactement , quand il eft fait & refroidi , trois dragmes d'efprit volatil huileux aromatique dont on trouvera la defcription dans mon Livre de Chymie.

Syrop de Pivoine, compofé.

℞ Des racines de pivoine mâle & femelle cueillies en pleine lune , coupées par tranches & infufées pendant 24. heures dans le vin blanc ,

aã,	ʒ j ſ.
De la fermontaine ,	ʒ vj.
De contrayerva ,	ʒ ſ.
De l'ongle d'élan ,	ʒ j.
Du romarin avec fes fleurs ,	m. j.
De la bétoine , de l'hifope, de l'origan, du chamœpitys & de la rue , aã.	ʒ iij.
Du bois d'aloës , du girofle, de la femence de cardamome mineur, aã.	ʒ ii ſ.
Du gingembre & du fpica nard, aã.	ʒ j.
Du ftœchas & de la noix mufcade, aã.	ʒ ii ſ.

Faites bouillir tout cela après 24. heures d'infufion dans f. q. d'eau diftillée de racines de pivoine, ce qui peut aller jufqu'à deux pintes ; puis diffolvez dans la colature ℔ iv ſ. de fucre blanc , & cuifez le tout en fyrop.

Syrupus de Pæoniâ compofitus.

℞ *Radicis recentis utriufque pæoniæ plenilunio extractæ & poft diffectionem in taleolas , in vino albo odorifero , fpatio integri diei , infufæ , aã.*

	ʒ j ſ.
Sileris montani ,	*ʒ vj.*
Contrayervæ ,	*ʒ ſ.*
Unguiæ alcis ,	*ʒ j.*
Herbarum rorifmarini cum floribus ,	*m. j.*
Betonicæ , hiffopi, origani , ivæ arthriticæ , rutæ , aã.	*ʒ iiij.*
Ligni aloës , caryophyllorum , feminis cardamomi minoris , aã.	*ʒ ij ſ.*
Zingiberis , fpicæ nardi, aã.	*ʒ j.*
Stæchados , nucis mofchatæ , aã.	*ʒ ii ſ.*

Coque poft unius diei tepidam digeftionem in aquâ diftillatâ radicum pæoniæ f. q. ad ℔ iv. in colaturâ diffolve facchari albi ℔ iv. & percoque in fyrupum.

REMARQUES.

On tirera de terre en pleine lune des racines de pivoine mâle & femelle des mieux nourries , on les coupera par tranches, on les mettra infufer un jour dans du vin blanc,

blanc, puis les ayant retirées, on les mettra dans un pot de terre vernillé avec les autres racines, les femences, le bois d'aloës, les girofles, le gingembre, la mufca- de concaffés, l'ongle d'éland rapé, les herbes, les fleurs & le fpica nard incifés me- nu; on verfera deffus environ fix livres d'eau de pivoine diftillée, on couvrira le pot, on le placera dans un lieu chaud, pour laiffer la matiére en digeftion pendant un jour, puis on le mettra fur un feu médiocre, & l'on fera bouillir l'infufion à la diminution d'environ le tiers, on la coulera, on l'exprimera, & y ayant mêlé le fucre, on clarifiera le mélange, & on le fera cuire en confiftance de fyrop.

Il eft bon contre l'épilepfie, la paralyfie, l'apoplexie, & contre les maladies hy- ftériques, il fortifie le cerveau : La dofe en eft depuis demi-once jufqu'à une once & demie.

Vertus, Dofe.

J'ai tiré cette defcription de la Pharmacopée de Londres ; je trouve deux défauts dans la maniére qu'on y a donnée de compofer ce fyrop ; le premier, c'eft de mettre infufer la racine de pivoine dans le vin blanc, avant que de l'employer dans l'infufion avec les autres drogues ; on a apparemment prétendu l'empreindre de la qualité du vin blanc. Mais qui ne voit que ce menftrue diffout & emporte avec lui la fubftance la meilleure de la racine ? Ainfi l'on rejette ce qu'il y a de meilleur, & l'on n'emploie qu'un marc de racines de pivoine dans le fyrop. Pour réfor- mer cet abus, il faudroit retrancher cette circonftance de la defcription, & em- ployer la racine de pivoine fans préparation.

Le fecond défaut eft, qu'on n'a aucun foin de conferver dans cette préparation les parties volatiles des ingrédients, lefquelles font les plus effentielles ; car la coction fait diffiper ce qu'ils ont de plus fubtil, & il ne demeure dans le fyrop que quelques fub- ftances fixes qui n'ont pas grande vertu pour les maladies du cerveau dans lefquelles on l'emploie particuliérement. Je trouverois donc à propos qu'après avoir fait infu- fer deux ou trois jours tous les ingrédients enfemble dans l'eau de pivoine diftillée ou à fon défaut dans du vin blanc ; on fît diftiller par un alambic de verre au bain- marie, à feu lent, environ une livre & demie de l'infufion, ce feroit une eau fpi- ritueufe qui contiendroit le volatil des drogues ; qu'on fît enfuite bouillir la ma- tiére reftée dans la cucurbite jufqu'à diminution d'environ le quart de l'humidité ; qu'on la coulât avec une forte expreffion, qu'on y mêlât le fucre, qu'on clarifiât le mélange & qu'on le fît cuire en confiftance d'opiate ; que quand la matiére feroit refroidie l'on y mêlât exactement avec un biftortier, l'eau fpiritueufe diftillée & demi-once d'efprit volatil huileux aromatique, pour faire un fyrop qu'on garderoit dans un vaiffeau bien bouché.

On ramafferoit & on conferveroit par ce moyen autant qu'il feroit poffible, toutes les qualités des ingrédients ; car la diftillation ayant féparé les parties fubti- les, la décoction diffout la fubftance la plus fixe qu'on fait bouillir avec le fucre jufqu'à une confiftance bien épaiffe, afin que la matiére puiffe être décuite en fyrop par le moyen de l'eau fpiritueufe, fans qu'on foit obligé de le mettre fur le feu, qui en feroit diffiper le meilleur.

Le fyrop de pivoine compofé agit par fes parties fpiritueufes, qui étant élevées au cerveau, diffolvent l'obftruction qui s'étoit faite dans les nerfs & dans les autres paffages des efprits.

Syrop de Bétoine, fimple,	Syrupus de Betonicâ fimplex,
de Bauderon.	Bauderoni.
♃ Du fuc de bétoine épuré,	♃ *Succi betonicæ depurati,*

L l

Du fucre blanc , aᾱ.	℔ ij.	*Sacchari albi* , aᾱ.	℔ ij.

Syrop de méliſſe.

Cuifez-les enſemble en ſyrop.   *Coquantur ſimul in ſyrupum.*

On peut préparer de même le ſyrop de méliſſe.   *Eodem modo paratur ſyrupus meliſſæ.*

R E M A R Q U E S.

Maniére de tirer le ſuc de la bétoine & ſa dépuration.

On aura une bonne quantité de feuilles de bétoine verte, récemment cuillie dans ſa vigueur, on les coupera & on les battra bien dans un mortier de marbre, les humectant avec de l'eau de bétoine diſtillée ; on couvrira le mortier , on laiſſera la matiére en digeſtion à froid pendant huit ou neuf heures , on l'exprimera enſuite pour en avoir le ſuc, lequel on dépurera en le faiſant bouillir un bouillon ſur le feu , & le paſſant pluſieurs fois par un blanchet ; on le péſera enſuite , on le mêlera dans un plat de terre avec un poids égal de ſucre , & ſur un feu lent, on fera évaporer l'humidité juſqu'à conſiſtance de ſyrop.

Vertus. Doſe.

Il eſt bon pour les maladies du cerveau , il le fortifie, il provoque les urines : La doſe en eſt depuis demi-once juſqu'à deux onces.

Comme la bétoine eſt une herbe peu ſucculente , il eſt bon de l'humecter avec ſon eau diſtillée ; on la laiſſe en digeſtion , afin que le ſuc s'en détache plus facilement.

Autre préparation du ſyrop de bétoine.

On peut encore préparer le ſyrop de bétoine avec une forte infuſion des fleurs de bétoine faite dans l'eau de bétoine diſtillée.

Syrop de Bétoine compoſé ,
de Bauderon.

Syrupus de Betonicâ compoſitus ,
Bauderoni.

♃ De la bétoine ,	m. iij.	♃ *Betonicæ* ,	m. iij.
De la marjolaine ,	m. j ß.	*Majoranæ* ,	m. j ß.
Du thym & des roſes rouges , aᾱ.	m. j.	*Thymi , roſarum rubrarum* , aᾱ.	m. j.
Des violettes , du ſtœchas, de la ſauge , aᾱ.	m. ß.	*Violarum , ſtæchados , ſalviæ* , aᾱ.	m. ß.
Des racines de pivoine , de polypode & de fenouil , aᾱ.	ʒ v.	*Radicis pæoniæ , polypodii , fæniculi* , aᾱ.	ʒ v.
Des ſemences de fenouil , d'anis & d'ammi, aᾱ.	ʒ ß.	*Seminis fæniculi, aniſ, ammeos,* aᾱ. ʒ ß.	

Faites bouillir ces ſimples dans ℔ vj. d'eau de riviére juſqu'à la réduction du tiers, puis ajoûtez à la colature

Coquantur in aqua fluvialis ℔ vj. *ad tertiæ partis evaporationem , colaturæ adde*

De ſucre blanc ,	℔ iij ß.	*Sacchari albi,*	℔ iij ß.
De ſuc de bétoine ,	℔ ij.	*Succi betonicæ ,*	℔ ij.
Cuiſez le tout en ſyrop ſ. a.		*F. at ſyrupus ſ. a.*	

R E M A R Q U E S.

On coupera les racines par morceaux , on les fera bouillir environ demi-heure dans l'eau , puis on ajoûtera les ſemences concaſſées , les herbes inciſées & enfin les fleurs , on continuera de faire bouillir la décoction juſqu'à la diminution de la moitié de l'humidité, on la coulera avec expreſſion , on y ajoûtera le ſucre & le ſuc de bétoine qu'on aura tiré par expreſſion, comme j'ai dit dans les remarques ſur le ſyrop précédent ; on clarifiera le mélange avec un blanc d'œuf & on le fera cuire en ſyrop.

Vertus.   Il eſt propre pour l'apoplexie, pour la paralyſie, pour l'épilepſie, pour fortifier le cerveau, pour en diffiper la trop grande quantité de pituite craffe : La dofe en eft depuis demi-once jufqu'à une once & demie. **Dofe.**

Comme les vertus principales des drogues qui entrent dans la compofition de ce fyrop réfident dans leurs parties fpiritueufes, il n'en refte guère après la coction, car en bouillant elles fe diffipent en l'air. Je ferois donc d'avis, pour remédier à cet inconvénient, qu'on mît tremper chaudement les ingrédients mêlés, bien pilés & écrafés dans cinq livres de fuc de bétoine pendant trois jours en une cucurbite de verre couverte de fon chapiteau ; qu'on fît enfuite diftiller au bain-marie environ une livre de la liqueur, qu'on garderoit dans le récipient bien bouché ; qu'on ve fât dans une baffine, ce qui feroit refté dans la cucurbite, & qu'on le fît bouillir à petit feu jufqu'à la diminution d'environ le quart de l'humidité ; qu'on coulât la décoction avec expreffion & qu'on y mêlât le fucre, qu'on clarifiât le mélange, qu'on le fît cuire en confiftance d'opiate, & que, quand il feroit refroidi, l'on y mêlât l'eau fpiritueufe diftillée pour en faire un fyrop, auquel on pourroit ajoûter demi-once d'efprit volatil huileux aromatique & céphalique ; il faudroit garder ce fyrop dans une bouteille bien bouchée ; on en donneroit à la dofe depuis demi-once jufqu'à une once, il agiroit avec beaucoup plus d'efficace que l'autre. **Dofe.**

Syrop d'Écorce de Quinquina.

℞ De l'écorce de quinquina du Perou groffiément pilée, ℔ ß.

Infufez-la chaudement pendant trois jours dans de vin blanc, ℔ iv.

Après cela faites la bouillir à petit feu jufqu'à la réduction du quart ; coulez en uite la décoction & l'exprimez, puis clarifiez la colature avec ℔ iij. de fucre blanc, & la cuifez en fyrop f. a.

Syrupus de Cortice Kinækinæ,

℞ *Corticis kinækinæ Peruvianæ craffiufculè trita,* ℔ ß.

Infundantur calidè per tres dies in vini albi, ℔ iv.

Deindè igne lento coquantur ad quartæ partis confumptionem, colentur & exprimantur, colatura cum facchari albi ℔ iij. clarificetur & coquatur in fyrupum f. a.

REMARQUES.

On aura du bon quinquina qu'on pulvérifera groffiérement, & on le mettra dans un pot de terre verniffé, on verfera deffus le vin blanc, on couvrira le pot & on le placera en digeftion au bain-marie, ou en un autre lieu chaud pour l'y laiffer pendant trois jours, agitant de temps en temps la matiére ; on fera enfuite bouillir doucement l'infufion dans le même pot jufqu'à la diminution du quart de l'humidité, on la coulera & on l'exprimera, on y mêlera le fucre, on clarifiera le mélange avec un blanc d'œuf & on le fera cuire en confiftance de fyrop.

C'eft un fébrifuge, il arrête toutes les fiévres intermittentes: La dofe en eft depuis demi-once jufqu'à deux onces, on peut le délayer dans un verre d'eau de petite centaurée, quand on veut le faire prendre au malade. **Vertus. Dofe.**

L'expérience a montré que le vin blanc tiroit mieux la vertu du quinquina, que les autres diffolvants, c'eft pourquoi on l'a employé dans la compofition de ce fyrop, il eft vrai que pendant la coction, l'efprit du vin qui s'évapore peut emporter avec lui quelques parties du quinquina, mais le fébrifuge de cette écorce réfide principalement dans fa partie fixe.

Il eft bon de faire ce fyrop dans un vaiffeau de terre plutôt que dans une baffine, pour éviter l'impreffion du cuivre qu'il pourroit prendre.

On ne doit fe fervir de ce fyrop qu'après avoir bien purgé le malade & fait les faignées néceffaires, parce qu'il fixe les humeurs ; il faut en donner trois ou quatre fois par jour, & en continuer l'ufage au moins quinze jours ; j'ai parlé des effets du quinquina plus au long dans mon Livre de Chymie.

Syrop de Réglife, de Méfué.

2 De la régliffe ratiffée & concaffée,   ℥ ij.
De l'adiante blanc,   ℥ j.
De l'hyfope fec,   ℥ ß.
Laiffez les infufer pendant 24. heures dans ℔ iv. d'eau de fontaine, puis les faites bouillir jufqu'à la réduction de la moitié.

Coulez la décoction & l'exprimez, puis mêlez dans la colature du meilleur miel écumé, du fucre blanc, & des pénides, aã.   ℔ ß.

Clarifiez le tout & le cuifez en fyrop, en y ajoûtant fur la fin un demi-fetier d'eau de rofes.

Syrupus de Glycyrrhizâ, Mefue.

2 *Glycyrrhiza rafa & contufa.*   ℥ ij.
Adianti albi, feu capilli Veneris,   ℥ j.
Hyffopi ficca,   ℥ ß.
Macerentur fimul horis 24. in aquæ fontana ℔ iv. *dein coquantur ad dimidias, colentur & exprimantur, in colaturâ mifceantur mellis optimi defpumati, facchari albi, penidiarum, aã.*   ℔ ß.

Clarificentur fimul & percoquantur in fyrupum, adde fub finem, aquæ rofarum, ℔ ß.

REMARQUES.

On choifira de bonne régliffe, on la ratiffera & on la concaffera bien ; on incifera les herbes, on mettra le tout enfemble dans un pot de terre verniffé, on verfera deffus l'eau toute bouillante, on couvrira le pot, & on laiffera la matiére en digeftion vingt-quatre heures, on la fera bouillir enfuite jufqu'à diminution de la moitié, on la coulera avec expreffion, on y mêlera le fucre, le miel & les pœnides, on clarifiera le mélange avec un blanc d'œuf & on le fera cuire en confiftance d'opiate, on le laiffera refroidir à demi, puis on y mêlera l'eau rofe pour faire un fyrop qu'on gardera.

Vertus.
Dofe.

Il excite le crachat, il adoucit la trachée-artère, il eft propre pour la pleuréfie, pour l'afthme, & pour les autres maladies de la poitrine : La dofe en eft depuis demi-once jufqu'à deux onces.

La réglife récente eft un peu amère, on doit lui préférer celle qui eft à demiféche, il faut qu'elle foit jaune & belle en dedans, il eft bon de la concaffer jufqu'à ce qu'elle foit en filaments, afin que fa fubftance fe diffolve plus facilement dans l'eau.

Il me femble affez indifférent que l'hyfope foit employée féche ou verte dans la décoction, car fa partie fpiritueufe fe détruit également de l'une & de l'autre façon en bouillant ; cette herbe eft mife dans la compofition de ce fyrop pour le rendre déterfif & propre à raréfier le phlegme de la poitrine & des poumons, ce qu'elle peut faire par fon fel fixe.

Quand on met bouillir l'eau-rofe avec le fyrop, elle n'y laiffe non plus d'odeur que fi l'on n'y en avoit point mis, parce que fa partie volatile & odorante s'échape ; mais fi on la mêle quand le fyrop eft prefque refroidi comme je l'ai marqué, on conferve ce qu'elle a de bon.

Autre fyrop de Réglife.

2 De la racine de réglife,   ℥ ij.
Des racines de pas-d'âne & d'aunée, aõ. ℥ j ß.
D'iris de Florence,   ℥ j.
Des feuilles de pulmonaire, de marrube blanc, de fcabieufe, d'hyfope, de véronique, aã. m. j.
Des jujubes, des dattes, des figues, aã. Nº. x.

Syrupus alius de Glycyrrhizâ.

2 *Radicis liquiritia,*   ℥ ij.
Tuffilaginis, enulæ camp. aõ. ℥ j ß.
Ireos Florentinæ,   ℥ j.
Foliorum pulmonaria, praffii albi, fcabiofa, hyffopi, veronica, aã.   m. j.
Daftylos, jujubas, ficus, aã.   Nº. x.

Faites bouillir ces simples dans ℔ vj. d'eau commune jufqu'à la diminution de la moitié , puis diſſolvez dans la colature

De ſucre blanc ,								℔ iij.

Cuiſez le tout en ſyrop , y ajoûtant lorſqu'il ſera refroidi ,

D'eſſence d'anis ,								ʒj.

Coquantur in aquâ communi ℔ vj. ad dimidias , in colaturâ diſſolve

*Sacchari albi ,								℔ iij.*

Percoque in ſyrupum, cui adde dum refrixerit

*Eſſentiæ aniſi ,								ʒ j.*

R E M A R Q U E S.

On coupera & l'on concaſſera les racines , on les fera bouillir dans l'eau environ demi-heure , on y ajoûtera les fruits ouverts, les ſemences pilées & les herbes inciſées , on continuera de faire bouillir la décoction juſqu'à diminution de la moitié de l'humidité , on la coulera avec expreſſion , on y mêlera le ſucre, on clarifiera le mélange avec un blanc d'œuf , & après l'avoir paſſé par un blanchet on le fera cuire en ſyrop ; lorſqu'il ſera preſque refroidi , l'on y mêlera exactement l'eſſence d'anis ſeule ou réduite en *oleoſaccharum* avec du ſucre candi en poudre.

Ce ſyrop eſt vulnéraire, il eſt propre pour l'aſthme , pour nettoyer les ulcères du poumon, pour exciter le crachat, pour fortifier le cerveau, la poitrine & l'eſtomac : La doſe en eſt depuis demi-once juſqu'à une once & demie.   Vertus. Doſe.

On rendroit ce ſyrop plus efficace, ſi au lieu d'une dragme d'eſſence d'anis qui y entre , l'on y diſſolvoit deux dragmes de baume de ſoufre aniſé.

Syrop de fleurs d'Oranges,   Syrupus Florum Arantiorum ,
de Méſué.   Meſué.

℞ Des fleurs d'oranges nouvellement cueillies ,								℔ ß.

Infuſez-les pendant 24. heures dans ℔ ij. d'eau chaude , après quoi jettez ces fleurs & en mettez autant de nouvelles dans la même infuſion , ce que vous réitérerez juſqu'à trois fois.

Coulez la troiſiéme infuſion, peſez-en ℥ xv. & la cuiſez en ſyrop avec ℔ j. du ſucre blanc ,

℞ *Florum arantiorum recentium, ℔ ß.*

Infundantur horis viginti quatuor in aquâ communi calentis ℔ ij. tum rejectis prioribus floribus , ac reaſſumptis totidem novis , infuſio reiteretur, idque tertiâ vice ; ponderentur dein colaturæ ℥ xv. coquantur cum ſacchari albi ℔ j. in ſyrupum·

R E M A R Q U E S.

On aura des fleurs d'oranges récentes des plus odorantes, on les mettra dans un pot de terre verniſſé, on verſera deſſus l'eau bouillante , on couvrira le pot , & on laiſſera macérer la matiére vingt-quatre heures , on la fera enſuite bouillir légérement , on la coulera avec expreſſion , on mettra infuſer autant de nouvelles fleurs qu'auparavant dans la liqueur coulée , on réitérera la même infuſion pour la troiſiéme fois , puis étant coulée & exprimée , on en péſera quinze onces avec leſquelles on mêlera une livre du ſucre, on clarifiera le mélange & on le fera cuire à petit feu en conſiſtance de ſyrop.

Il fortifie le cerveau , il récrée les eſprits , il excite les ſueurs , il réſiſte à la malignité des humeurs , il abat les vapeurs hyſtériques : La doſe en eſt depuis demi-once juſqu'à deux onces.   Vertus. Doſe.

Comme la partie volatile & eſſentielle des fleurs d'oranges ſe diſſipe quand on fait bouillir le ſyrop, je ſerois d'avis qu'on réformât cette deſcription en la maniére ſuivante.

L l iij

Syrop de fleurs d'Oranges, réformé.

℞ Des fleurs d'oranges nouvellement cueillies, ℔ j.

Mettez le tout dans une cucurbite de verre, & verfez par-deffus ℔ iv. d'eau de fleurs d'oranges diftillées ; puis l'alambic étant adapté & luté, on laiffera la matiére en macération pendant 24. heures, puis on en tirera ℔ j. d'eau au bain-marie, après quoi les vaiffeaux étant refroidis, la matiére qui reftera au fond du vaiffeau fera coulée & exprimée, & la colature fera clarifiée avec le blanc d'œuf & ℔ iij. de fucre ; puis on la fera cuire jufqu'à la confiftance d'opiate, lequel étant refroidi, on y mêlera l'eau diftillée, & on en fera un fyrop.

Syrop d'écorces d'oranges amères.

On peut préparer de même le fyrop d'écorces d'oranges amères.

Syrupus Florum Arantiorum, reformatus.

℞ *Florum arantiorum recentium,* ℔ j.

Cucurbitæ vitreæ committatur, illique fuperfundantur aquæ florum arantiorum diftillatæ, ℔ iv.

Superpofitoque & lutato alembico, materia per 24. horas maceretur ; deindè balneo mariæ aut vaporis, aqua ℔ j. diftilletur, & refrigeratis vafis, materia in fundo remanens coletur & exprimatur, liquor verò ovi albumine, cum facchari albi ℔ iij. clarificetur & coquatur ad opiata confiftentiam, cui ferè refrigerato, aqua diftillata permifceatur & fiat fyrupus.

Eodem modo paretur fyrupus de corticibus arantiorum amarorum.

Syrop de fuc d'Oranges.

℞ Du fuc d'oranges amères épuré,
Du fucre blanc, aa.   ℔ ij.
Cuifez-les enfemble à petit feu en confiftance de fyrop f. a.

Syrupus de Succo Arantiorum.

℞ *Succi arantiorum amarorum depurati,*
Sacchari albi aa.   ℔ ij.
Coquantur fimul igne lento in fyrupum f. a.

R E M A R Q U E S.

On aura une bonne quantité d'oranges amères, on les coupera par quartiers, on en féparera le dedans qu'on écrafera dans un mortier de marbre avec un pilon de bois, on couvrira le mortier, & on laiffera digérer la matiére à froid pendant fept ou huit heures, puis on la preffera dans un linge ; on mettra le fuc dans des bouteilles qu'on expofera au foleil pour le faire dépurer, puis on le filtrera, on le verfera enfuite dans un plat de terre verniffé, on y mêlera un poids égal de fucre blanc, on placera le plat fur un feu médiocre pour faire confumer doucement l'humidité jufqu'à la confiftance de fyrop.

Vertus.
Dofe.

Il eft propre pour fortifier le cœur & l'eftomac, pour réfifter à la malignité des humeurs : La dofe en eft depuis demi-once jufqu'à une once & demie

Il eft bon de faire cuire ce fyrop à petit feu, afin qu'il ne s'évapore que le phlegme, & que la partie effentielle acide foit entiérement confervée.

Autre préparation du fyrop d'orange.

On pourroit encore préparer ce fyrop fans le faire bouillir en faifant fondre feulement fur le feu deux parties de fucre en poudre dans une partie de fuc d'orange dépuré.

Syrop d'orange douce.

On peut faire de la même maniére le fyrop d'oranges douces.

Syrop de Bourrache, de Méfué.

℞ Des fleurs de bourrache nouvellement cueillies,   ℔ ij.

Syrupus Borraginis, Mefue.

℞ *Florum borraginis recentium,* ℔ ij.

De l'eau de bourrache diftillée, ℔ viij. Laiffez-les infufer pendant 12. heures, puis coulez l'infufion & l'exprimez. Jettez enfuite pareille quantité de nouvelles fleurs dans la colature, & réitérez ces infufions jufqu'à trois fois : après quoi l'on mêlera ℔ iv. de fucre fur ℔ v. de la troifiéme infufion que vous clarifierez enfuite & que vous cuirez en fyrop f. a.

On peut préparer de même le fyrop de buglofe.

Aquæ borraginis diftillatæ, ℔ viij. Affufâ floribus aquâ, fic in infufione per horas duodecim dimittantur ; deindé floribus his, faélâ prius expreffione, abjeélis, infufio reaffumptis novis ac recentibus floribus fecundò atque fic tertiô, iteretur, poftmodum accipe colaturæ hujus ℔ v. facchari ℔ iv. clarificentur & coquantur in fyrupum f. a.

Eodem modo paretur fyrupus bugloffi.

Syrop de Buglofe.

REMARQUES.

On aura des fleurs de bourrache nouvellement cueillies, on les mettra dans un pot de terre verniffé, on verfera deffus l'eau de bourrache bien chaude, on couvrira le pot & on laiffera la matiére en digeftion pendant douze heures, on la fera bouillir enfuite légérement, on la coulera, on l'exprimera, on mettra de nouvelles fleurs dans l'infufion coulée, & l'on procédera comme devant, tant pour les digeftions que pour la colature ; on mettra pour la troifiéme fois de nouvelles fleurs dans la liqueur coulée, on les laiffera digérer encore douze heures ; on fera bouillir légérement l'infufion, on la coulera & on l'exprimera, on péfera cinq livres de cette infufion coulée, on les mêlera avec quatre livres de fucre, on clarifiera le mélange avec un blanc d'œuf, & on le fera cuire en fyrop

Syrop de bourrache.

Il eft propre pour humecter la poitrine, pour purifier le fang, pour récréer les efprits ; on le donne aux mélancoliques : La dofe en eft depuis demi-once jufqu'à une once & demie.

Vertus, Dofe.

Quelques defcriptions de ce fyrop demandent qu'on mette tremper les fleurs dans le fuc de bourrache ; mais comme ce fuc eft chargé de fa propre fubftance, il n'eft guère en état de tirer beaucoup de celle des fleurs, il eft plus à propos de fe fervir en cette occafion de l'eau diftillée de la plante, qui étant claire comme de l'eau commune, eft difpofée à recevoir l'impreffion qu'on veut lui donner.

On peut encore préparer un bon fyrop de bourrache, en faifant cuire enfemble parties égales de fuc de bourrache dépuré & de fucre blanc.

Autre fyrop de bourrache.

Le fyrop de buglofe approche fi fort en qualité du fyrop de bourrache, qu'on peut fort bien fubftituer l'un à la place de l'autre fans fcrupule.

Syrop Byfantin fimple, de Méfué.

℞ Des fucs d'endive domeftique & d'ache, aã.   ℔ ij.
Des fucs de houblon, de buglofe, ou de bourrache, aã.   ℔ j.
On donnera un bouillon aux fucs pour les purifier, puis on y fera cuire
De fucre blanc,   ℔ ij ß.
en confiftance de fyrop.

Syrupus Byzantinus fimplex, Mefue.

℞ Succorum endiviæ domefticæ, apii, aã   ℔ ij.
Lupuli, bugloffi vel borraginis, aã.   ℔ j.
Succi femel fervefiant & purgentur, in quibus coque
Sacchari albi,   ℔ ij ß.
Fiat fyrupus f. a.

REMARQUES.

On tirera tous les fucs par expreffion en la maniére ordinaire, on les mêlera enfemble, on les fera bouillir un bouillon, puis étant refroidis, on les paffera deux ou trois fois par un blanchet pour les dépurer, on les mêlera avec le fucre, on cla-

rifiera le mélange avec un blanc d'œuf, & on le fera cuire à petit feu, en confiftance de fyrop.

Vertus. Il eft hépatique & apéritif, on le donne pour lever les obftructions & pour faire
Dofe. uriner : La dofe en eft depuis demi-once jufqu'à deux onces.

Ce fyrop a pris fon nom de Byzance, Ville qu'on appelle préfentement *Conftan-
tinople*, peut être parce que les Médecins l'y ont mis en ufage, ou parce que Méfué
qui en a donné la defcription, l'avoit apprife d'un Médecin de Byzance ; on appelle
Syrupus encore ce fyrop, *fyrupus dinarius*, c'eft-à-dire, en Arabe *fyrop diurétique* ou
dinarius. *apéritif.*

Comme la buglofe eft vifqueufe & le houblon peu fucculent, leur fuc ne fe tire
pas bien facilement, mais pour y bien réuffir, il faut mêler confufément toutes
ces herbes en quantité à peu près proportionnée, les bien piler dans un mortier
de marbre, les laiffer en digeftion fept ou huit heures, les exprimer pour en avoir
le fuc.

Ce fyrop eft défagréable au goût, à caufe de la grande quantité des fucs qui y
entrent, car fur deux livres & demie de fucre on emploie du moins cinq livres de
fucs, il eft bon de le faire cuire à petit feu, afin d'empêcher la diffipation des fels
effentiels qui font le principal de fa vertu.

Syrop Byzantin compofé, *de Méfué.*		*Syrupus Byzantinus compofitus,* Méfué.	
♃ Des fucs épurés d'endive domeftique & d'ache, aā.	℔ ij.	♃ *Succorum depuratorum endiviæ do-* *meftica & apii*, aā.	℔ ij.
Des fucs de houblon & de buglofe, aā.	℔ j.	*Lupuli & bugloffi*, aā.	℔ j.
Faites-y bouillir de rofes rouges,	℥ ij.	*In his coque rofarum rubrarum,*	℥ ij.
De régliffe nouvelle bien ratiffée,	℥ ß.	*Glycyrrhizæ recentis & rafæ,*	℥ ß.
Des femences d'anis, de fenouil & d'ache, aā.	ʒ iij.	*Seminum anifi, fœniculi, apii,* aā.	ʒ iij.
Après cela diffolvez dans la colature		*In colaturâ diffolve*	
De fucre blanc,	℔ ij ß.	*Sacchari albi,*	℔ ij ß.
Clarifiez-la, & la cuifez en fyrop f. a.		*Clarificentur & coquantur in fyrupum* *f. a.*	

REMARQUES.

On fera bouillir doucement dans les fucs dépurés, les femences concaffées, les
rofes & la régliffe jufqu'à diminution du quart de l'humidité, on coulera la décoction, & l'on y mêlera le fucre, on clarifiera le mélange avec un blanc d'œuf & on
le fera cuire en fyrop, ajoûtant fur la fin de la cuiffon le fpica nard incifé menu &
enveloppé dans un nouet qu'on laiffera toûjours tremper dans le fyrop.

Vertus. Il eft eftimé propre à ouvrir les obftructions, à incifer, à atténuer les humeurs,
Dofe. on le donne dans la jauniffe & dans les fiévres malignes : La dofe en eft depuis demi-once jufqu'à une once.

Les rofes rouges qui font aftringentes ne me paroiffent pas convenables dans la
compofition de ce fyrop qui doit avoir une vertu apéritive ; je ferois d'avis qu'on
les retranchât de la defcription, & qu'on mît en leur place des fels de chicorée &
d'ache, de chacun deux dragmes.

Je n'emploie le fpica nard que fur la fin, & je l'enveloppe dans un nouet, afin que
fes parties volatiles foient confervées & répandues infenfiblement dans le fyrop où
l'on doit toûjours le laiffer.

Syrop

Syrop de Calament, de Méſué.

℞ Du calament domeſtique & ſauvage, aā. ℥ ij.

Des ſemences de fermontaine, de daucus de Crete & de ſchœnanthe, aā. ʒ v.

Des raiſins paſſes mondés, ℔ ſ.

Du ſucre blanc ou du miel écumé, ℔ ij.

De tout ce mélange faites-en un ſyrop ſ. a.

Syrupus è Calaminthâ, Mefue.

℞ *Calaminthæ domeſticæ & ſilveſtris, aā.* ℥ ij.

Seminum liguſtici, dauci Cretici, ſchœnanthi, aā. ʒ v.

Uvarum paſſarum & mundatarum, ℔ ſ.

Sacchari albi vel mellis deſpumati, ℔ ij.

Fiat ſyrupus ſ. a.

REMARQUES.

On mondera les raiſins de leurs pépins, on les fera bouillir dans quatre livres d'eau, environ demi-heure, puis on y jettera les ſemences concaſſées, le calament & le jonc odorant, on continuera la coction juſqu'à diminution du tiers de l'humidité, on coulera la décoction, on y mêlera le ſucre, ou le miel écumé, on clarifiera le mélange, & on le fera cuire en conſiſtance de ſyrop.

Il eſt propre pour l'aſthme, pour lever les obſtructions, pour chaſſer les vents, pour réſiſter à la corruption des humeurs, & pour exciter les mois aux femmes : La doſe en eſt depuis demi-once juſqu'à une once & demie.

Comme il entre beaucoup d'aromates dans cette préparation, on feroit bien de les mettre tremper dans de l'eau chaude, & d'en faire diſtiller à une lente chaleur, l'eſprit le plus volatil avant que de les faire bouillir, afin de conſerver ce qu'ils ont de plus eſſentiel, on feroit enſuite cuire le ſyrop en conſiſtance d'opiate, & on le décuiroit avec cet eſprit volatil.

Syrop de Camomille.

℞ Des fleurs de camomille nouvellement cueillies, ℔ j.

De l'eau de fontaine bien chaude, ℔ iv.

Laiſſez-les en macération pendant 12. heures ; puis faites-les bouillir légérement & les exprimez ; puis jettez dans la colature pareille quantité de nouvelles fleurs, que vous mettrez de nouveau en macération, ce que vous réitérerez juſqu'à trois fois. Diſſolvez dans la troiſiéme expreſſion

De ſucre blanc, ℔ iij.

Faites-en un ſyrop ſ. a.

On peut préparer de même le ſyrop de ſauge.

Syrupus de Chamæmelo.

℞ *Florum chamomillæ recentium,* ℔ j.

Aquæ fontis calentis, ℔ iv.

Macerentur per horas duodecim, tumque leviter ebulliant & exprimantur : eadem novorum florum pari pondere, ac per tempus æquè longum macerationes, colaturæ, expreſſiones ter repetantur, tandemque in expreſſione diſſolve

Sacchari albi, ℔ iij.

Fiat ſyrupus ſ. a.

Eodem modo paratur ſyrupus ſalviæ.

REMARQUES.

On aura des fleurs de camomille récemment cueillies dans leur vigueur, on les mettra infuſer douze heures dans l'eau chaude en un pot couvert, on fera bouillir légérement l'infuſion, on la coulera avec expreſſion, on y infuſera autant de nouvelles fleurs que devant, on fera bouillir légérement l'infuſion, on la coulera, on l'exprimera, on mettra pour la troiſiéme fois, de nouvelles fleurs macérer dans l'infuſion coulée, on procédera comme devant, & après la derniére colature & expreſſion, on y mêlera le ſucre, on clarifiera le mélange avec un blanc d'œuf, & à un feu modéré, on le fera cuire en conſiſtance de ſyrop.

Verius. Doſe.

Mm

Vertu.
Dofe.

Il eſt excellent pour la colique venteuſe , & pour exciter les mois aux femmes : La doſe en eſt depuis demi-once juſqu'à une once & demie.

Si l'on ajoûtoit dans ce ſyrop , quand il eſt cuit & refroidi , dix ou douze gouttes d'eſſence de camomille , on répareroit en partie celle qui s'eſt diſſipée pendant les coctions , & le ſyrop en auroit plus de vertu.

Syrop de Fraiſes.		Syrupus de Fragis.	
♃ Du ſuc de fraiſes épuré ,		♃ *Succi fragorum depurati ,*	
Du ſucre blanc , aā.	℔ ij.	*Sacchari albi ,* aā.	℔ ij.
Cuiſez-les enſemble en ſyrop.		*Coquantur ſimul in ſyrupum.*	

R E M A R Q U E S.

Pour tirer aiſément le ſuc des fraiſes , il ne faut pas attendre qu'elles ſoient trop mûres , car alors elles ſont viſqueuſes , mais il faut les prendre dans le commencement de leur maturité , on les écraſera dans un mortier de marbre , on les laiſſera trois ou quatre heures en digeſtion à froid , afin que leur viſcoſité ſe raréfie , puis on les exprimera , on fera dépurer le ſuc dans une bouteille au ſoleil , & on le filtrera , on mêlera ce ſuc dépuré avec un égal poids de ſucre fin dans un plat de terre , on le mettra ſur un feu médiocre , pour en faire conſumer l'humidité juſqu'à conſiſtance de ſyrop l'écumant de temps en temps à meſure qu'il cuira.

Vertus.
Doſe
Syrop de framboiſes.

Il réjouit le cœur , il fortifie l'eſtomac , il purifie le ſang , il excite l'urine : La doſe en eſt depuis demi-once juſqu'à une once & demie.

De la même maniére ſe fait le ſyrop de framboiſes qui poſſéde à peu près les mêmes vertus.

On pourroit préparer ce ſyrop ſans être obligé de le mettre bouillir en n'employant qu'une partie du ſuc dépuré , ſur deux parties de ſucre , car alors il n'y auroit qu'à faire fondre le ſucre dans le ſuc ſur un peu de feu.

Eaux de fraiſes & de framboiſes des Limonadiers.

Les liqueurs que les Limonadiers appellent *eaux de fraiſes & de framboiſes ,* ſont des ſyrops clairs , ou pour mieux dire , des juleps , ils écraſent les fraiſes ou les framboiſes dans un mortier de marbre , ils y mêlent du ſucre en poudre & de l'eau en une proportion convenable pour faire une liqueur claire & agréable au goût , ils laiſſent macérer le mélange quelques heures , puis l'ayant agité ou battu pluſieurs fois en le verſant de vaiſſeau en vaiſſeau , ils paſſent & repaſſent la liqueur par un blanchet , ou par une chauſſe d'hippocras juſqu'à ce qu'elle ſoit claire , ils la mettent alors rafraîchir à la glace pour la rendre plus délicieuſe.

Syrop d'Agnus-Caſtus.		Syrupus de Agno caſto.	
♃ De la ſemence d'agnus-caſtus ,	℥ iv.	♃ *Seminis agni caſti ,*	℥ iv.
De lentilles, de pſyllium & de coriandre, aā.	℥ ſ.	*Lentium , pſyllii , coriandri,* aā.	℥ ſ.
D'endive , de laitue , de courge & de melons , aā.	℥ ij.	*Endiviæ , lactucæ , portulacæ, cucurbitæ , melonum ,* aā.	℥ ij.
De chanvre & de rue, aā.	℥ ſ.	*Cannabis , rutæ ,* aā.	℥ ſ.
Des fleurs de nénuphar & des feuilles de menthe , aā.	m. ſ.	*Florum nenupharis , foliorum menthæ ,* aā.	m. ſ.
Faites-les bouillir dans ℔ iij. d'eau commune juſqu'à la conſomption du tiers ; puis coulez la décoction & l'exprimez ; après cela diſſolvez dans la colature		*Coquantur in aqua communis* ℔ iij. *ad exhalationem tertiæ partis , deindè colentur & exprimantur ; in colaturâ diſſolve*	

De sucre blanc,	℔ ij.	Sacchari albi,	℔ ij.
De suc de limons épuré,	℥ ij.	Succi limonum depurati,	℥ ij.
Cuisez le tout en consistance de syrop s. a.		Coquantur in syrupum s. a.	

R E M A R Q U E S.

On fera premiérement bouillir un peu de temps les lentilles dans l'eau, puis on y ajoûtera les semences toutes concassées à la réserve du *psyllium* qu'on enveloppera dans un nouet à cause de sa viscosité, on y mettra ensuite la menthe & la fleur de nénuphar, on fera bouillir la décoction à diminution du tiers de l'humidité, on la coulera avec expression, on y mêlera le sucre, on clarifiera le mélange avec un blanc d'œuf, & on le fera cuire en syrop épais, puis on le décuira en une juste consistance avec le suc de limons dépuré.

Ce syrop est dit propre pour tempérer les ardeurs de Vénus : La dose en est depuis demi-once jusqu'à une once & demie.

On demande trop peu de sucre dans la description à proportion des drogues, je serois d'avis qu'on y en mît trois livres, au lieu de deux.

Si au lieu du suc de limons qui entre dans ce syrop on y mêloit demi-once de vinaigre de Saturne, il produiroit bien mieux qu'il ne fait les effets qu'on lui attribue.

Vertus.
Dose.

Syrop de Raifort, de Fernel.

℞ Des racines de raifort domestique & sauvage, aa. ℥ j.

De réglisse, de saxifrage, de petit houx, de levistic, de chardon roland, d'arrête-bœuf, de persil & de fenouil, aa. ℥ ß.

Des sommités de bétoine, de pimprenelle, de pouillot, d'ortie, de cresson, de fenouil marin & de capillaires, aa. m. j.

Des fruits d'alkekenges & de jujubes, aa. N°. xx.

Des raisins secs mondés, ℨ vj.

De l'écorce de racine de laurier ou de câprier, des semences de basilic, de grande bardane, de persil de Macédoine, de seseli de Marseille, de carvi, de daucus de Créte, de grémil, aa. ℨ ij.

Faites bouillir ces simples dans ℔ x. d'eau réduites à ℔ vj. puis clarifiez la décoction avec ℔ iv. de sucre & ℔ ij. de miel écumé, & cuisez-la en syrop, y ajoûtant sur la fin de la cuisson

De cannelle, ℥ j.

De noix muscade, ℥ ß.

Syrupus Raphani, Fernelii.

℞ *Radicum raphani sativi & silvestris aa.* ℥ j.

Glycyrrhizæ, saxifragæ, rusci, levistici, eringii, restæ bovis, petroselini & fœniculi, aa. ℥ ß.

Herbarum betonicæ, pimpinellæ, pulegii, urticæ, nasturtii, crithmi, capilli Veneris, aa. m. j.

Fructuum halicacabi seu alkekengi, jujubarum, aa. N°. xx.

Uvarum passar. ab acinis purgatar. ℨ vj.

Corticis radicis lauri vel capparum, seminis ocymi, personatæ vulgo bardanæ majoris, petroselini Macedonici, seseleos Massiliensis, carvi, dauci Cretici, milii solis, aa. ℨ ij.

Coquantur quo decet ordine in aqua ℔ x. *dum sex supersint, colatura cum sacchari* ℔ iv. *& mellis despumati* ℔ ij. *clarificetur, & coquatur in syrupum ; adde sub finem*

Cinnamomi, ℥ j.

Nucis moschatæ, ℥ ß.

R E M A R Q U E S.

On choisira les racines saines & bien nourries, on les mondera, on les coupera par morceaux, & on les fera bouillir dans l'eau réservant pourtant la réglisse pour la fin : quand elles auront bouilli environ demi heure, on y mettra l'écorce, les fruits ouverts, les herbes incisées, les semences & la réglisse concassées, on fera bouillir la décoction jusqu'à diminution de plus du tiers, on la coulera, on y mêlera le fucre & le miel, on clarifiera le mélange avec deux blancs d'œufs, & on le fera cuire en fyrop, on y jettera fur la fin pour le parfumer, la cannelle & la mufcade concaffées & enveloppées dans un nouet qu'on laiffera tremper dans le fyrop.

Vertus. Il eft propre pour le fcorbut, pour atténuer, pour divifer la pierre des reins & de la veffie, & pour la faire fortir, il excite l'urine ; on s'en fert dans la colique néphrétique, dans l'hydropifie, dans la jauniffe, dans les cachexies & dans les au- *Dofe.* tres maladies où il eft befoin d'ouvrir les conduits de l'urine : La dofe en eft depuis demi-once jufqu'à deux onces.

Ce fyrop me paroît trop compofé, on pourroit en retrancher plufieurs drogues affez inutiles, comme les jujubes, les raifins, la régliffe, la bétoine, les capillaires, la mufcade, la cannelle, & mettre à leur place davantage des racines de raifort qu'on n'en demande dans la defcription, des oignons blancs, de la pariétaire, des fels de tamarifc & de genièvre, du vin blanc, car puifque ce fyrop eft deftiné pour atténuer la pierre des reins, & pour ouvrir les conduits de l'urine, il doit être em- preint, autant qu'il eft poffible, des remédes les plus effentiels. Voici donc de quelle manière je voudrois compofer un fyrop de raifort lithontriptique.

Syrop de Raifort réformé.

℞ Des racines de raifort domeftique & fauva- ge, aã. ℥ iv.

Des oignons blancs, ℥ iij.

Des racines de faxifrage, de petit houx, de chardon-roland, d'arrête-bœuf, & de perfil, aã. ℥ j.

Des feuilles de pariétaire, de pimprenelle, d'ortie, de creffon, de paffe-pierre, aã. m. ij.

Des fruits d'alkekenges, ℥ iij.

Des femences de grémil, ʒ vj.

De perfil, de fefeli de Marfeille, de carvi, de daucus, de l'écorce de la racine de câpres, aã. ʒ ij.

Que toutes ces drogues coupées & pilées, foient mifes en infufion pendant 12. heures dans ℔ viij. de vin blanc ; enfuite faites-les cuire à feu lent jufqu'à diminution du quart ; coulez & exprimez la décoction, & dans la colature diffolvez ℔ vj. de fucre blanc avec du fel de tamarifc & de génièvre, aã. ʒ vj.

Clarifiez & faites cuire le tout en confiftance de fyrop f. a.

Syrupus Raphani reformatus.

℞ *Radicum raphani fativi & filveftris, aã.* ℥ iv.

Ceparum albarum, ℥ iij.

Radicum faxifraga, rufci, eringii, refta bovis & petrofelini, aã. ℥ j.

Foliorum parietaria, pimpinella, urtica, nafturtii, crithmi, aã. m. ij.

Fructuum halicacabi, ℥ iij.

Seminum milii folis, ʒ vj.

Petrofelini, fefeli Maffilienfis, carvi, dauci, corticis radicis capparis, aã. ʒ ij.

Omnia incifa & contufa infundantur per horas duodecim in vini albi ℔ viij. deinde coquantur igne lento ad quarta partis exhalationem, coletur decoctio & exprimatur, in colatura diffolve facchari albi ℔ vj. falis tamarifci & juniperi, aã. ʒ vj.

Clarificentur & coquantur in fyrupum f. a.

REMARQUES.

Dofe. La dofe de ce fyrop fera pareille à celle du précédent, ceux qui fouffriront aifément une odeur un peu défagréable pourront mêler dans chaque dofe du fyrop trois ou quatre gouttes d'huile éthérée de térébenthine, il en aura plus de vertu.

Syrop de raves fimple. On pourroit préparer un fyrop de raves fimple avec le fuc de raves & le fucre parties égales, il auroit auffi beaucoup de vertu pour la gravelle.

Syrop de Marrube, de Fernel.

☞ ♃ De marrube blanc nouvellement cueilli, ℥ ij.

Des racines de réglisse, de polypode de chêne, de persil, de fenouil, aā. ℥ ß.

De feuilles *d'adiantum album*, d'hysope, d'origan, de calament, de thym, de stœchas, de sariette, de tussilage, aā. ʒ vj.

Des semences d'anis, de coton, aā. ʒ iij.

Des raisins secs, ℥ ij.

Des figues séches grasses, N° x.

On fera cuire le tout dans ℔ viij. d'hydromel réduites à la moitié : après avoir passé la liqueur on y mêlera de miel très-blanc & de sucre, aā. ℔ ij. On les fera cuire en consistance de syrop qu'on aromatisera avec ℥ j. de racine d'iris de Florence concassée.

Syrupus de Marrubio, Fernelii.

☞ ♃ *Marrubii albi recentis,* ℥ ij.

Rad. glycyrrhizæ, polypodii querni, apii, feniculi, aā. ℥ ß.

Herb. adianti albi, hyssopi, origani, calaminthæ, thymi, stœchados, satureiæ, tussilaginis, aā. ʒ vj.

Seminum anisi, bombacis, aā. ʒ iij.

Uvar. passar. expurgat. ℥ ij.

Ficus passas ping. N° x.

Coquantur in libris octo hydromelitis diluti ad medias : expressum cum mellis albiss. & sacchari, aā. ℔ ij. percoquatur in syrupum condiendam rad. iris Florent. tritæ ℥ j.

R E M A R Q U E S.

On choisira les racines saines & bien nourries, on les mondera, on les coupera par petits morceaux, on les fera bouillir dans l'eau environ demi-heure, on y jettera les fruits, puis les herbes, la réglisse & les semences enveloppées dans un nouet, on fera bouillir la décoction jusqu'à diminution de la moitié de l'humidité, on la coulera, on l'exprimera, & l'on y mêlera le miel & le sucre, on clarifiera le mélange avec un blanc d'œuf, & on le fera cuire en syrop qu'on aromatisera avec de la racine d'iris de Florence.

Il est bon pour la péripneumonie, la pleurésie & l'asthme, il atténue & déterge les viscosités de la poitrine, il facilite la respiration, il excite le crachat : La dose en est depuis demi-once jusqu'à une once & demie.

Vertus, Dose.

Syrop de Marrube, de Mésué.

♃ Du marrube blanc nouvellement cueilli, ℥ij.

De la réglisse, ℥ j.

Des capillaires, & de l'hysope un peu sec, aā. ʒ vj.

Du calament, de l'anis, des racines d'ache & de fenouil, aā. ʒ v.

De la racine d'iris, des semences de mauve & de fenugrec, aā. ʒ iij.

De la semence de lin & de coings, aā. ʒ ij.

Des passules mondés, ℥ v.

Des figues grasses, N° xvj.

Faites bouillir ces simples dans ℔ x. d'eau bien claire, & réduisez-les à la moitié ; puis ajoûtez à l'expression ℔ ij. de pénides & autant de miel écumé pour en faire un syrop s. a.

Syrupus de Marrubio, Mesue.

♃ *Prassii seu marrubii albi recentis,* ℥ ij.

Glycyrrhizæ, ℥ j.

Capillorum Veneris, hyssopi parùm sicci, aā. ʒ vj.

Calaminthæ, anisi, radicum apii, feniculi, aā. ʒ v.

Radicis ireos, seminis malvæ, fœnugræci, aā. ʒ iij.

Seminum lini, cydoniorum, aā. ʒ ij.

Passularum enucleatarum, ℥ v.

Caricas pingues, N° xvj.

Coquantur in aqua pura ℔ x. ad dimidias, expressioni adde penidiorum, mellis despumati, aā. ℔ ij. Fiat syrupus s. a.

R E M A R Q U E S.

On choisira les drogues belles, bien nourries, cueillies dans leur vigueur, on mondera les racines, on les coupera par petits morceaux, on les fera bouillir dans

M m iij

l'eau environ demi-heure, on y jettera enfuite les fruits, puis les herbes, la régliffe, & les femences enveloppées dans un nouet, on fera bouillir la décoction jufqu'à
diminution de la moitié de l'humidité, on la coulera, on l'exprimera & l'on y mêlera le miel & les pénides, on clarifiera le mélange avec un blanc d'œuf & on le
fera cuire en fyrop.

Vertus.   Il eft propre pour atténuer & déterger les vifcofités de la poitrine, il excite le
crachat, il aide à la refpiration, on en donne pour l'afthme, pour la pleuréfie, pour
Dofe.   la péripneumonie : La dofe en eft depuis demi-once jufqu'à une once & demie.

On renferme les femences dans un nouet, parce qu'étant toutes mucilagineufes elles rendroient la décoction trop vifqueufe, fi on les y faifoit bouillir toutes
nues.

On trouve encore d'autres defcriptions de fyrop de marrube dans les Difpenfaires où l'on fait entrer le polypode, l'origan, le thym, la farriette, le pas-d'âne, la
femence de coton; mais la defcription de Méfué m'a paru la meilleure.

Je ferois d'avis qu'on mêlât exactement dans ce fyrop, lorfqu'il feroit prefque refroidi, une dragme de baume de foufre anifé incorporé dans une once de fucre candi en poudre, & un fcrupule de fleurs de benjoin; ces ingrédients augmenteroient
beaucoup la vertu du reméde; car ils le rendroient plus propre à incifer & à pénétrer les phlegmes qui caufent des obftructions & plufieurs autres maladies dans
la poitrine.

Syrop de Menthe fimple, *de Méfué*	Syrupus de Menthâ fimplex, Mefue.

♃ Des fucs épurés de menthe, de grenades
douces & aigres,
  De fucre blanc, aā.   ℔ j.
  Faites les cuire à petit feu en confiftance de fy-
rop f. a.
	♃ *Succorum depuratorum menthæ, gra-
	natorum dulcium, & acidorum*
	  Sacchari albi, aā. ℔ j.
	  Coquantur paulatim in fyrupum f. a.

R E M A R Q U E S.

On tirera les fucs par expreffion à la maniére ordinaire, on les dépurera en leur
faifant prendre un bouillon & les paffant enfuite par un blanchet ou par une chauffe
d'hippocras, on les mettra dans un plat de terre verniffé; on y mêlera le fucre, on
fera cuire le mélange fur un petit feu jufqu'à confiftance de fyrop, on l'écumera &
on le gardera.

Vertus.   On l'eftime propre pour fortifier l'eftomac, pour arrêter le vomiffement, pour
Dofe.   chaffer les vents : La dofe en eft depuis demi-once jufqu'à une once & demie.

La quantité de fucre me paroît trop petite à proportion de celle des fucs qui
entrent dans cette defcription de fyrop, il en faudroit ajoûter encore autant.

Syrop de Menthe compofé, *de Méfué.*	Syrupus de Menthâ compofitus Méfué.

♃ Des fucs de coings aigres-doux, de coings
doux, de grenades douces, de grenades aigres-
douces, de grenades acides, aā.   ℔ i ß.
  Faites macérer pendant 24. heures dans ces fucs
des feuilles de menthe féches,   ℔ i ß.
	♃ *Succorum cydoniorum acido-dulcium,
	cydoniorum dulcium, granatorum dulcium,
	granatorum acido dulcium, fucci granato-
	rum acidorum, aā.* ℔ i ß.
	  In his fuccis horis 24. macerentur folio-

Des roses rouges ,   ℥ ij.
Faites-les bouillir ensuite dans un vaisseau de terre vernissé jusqu'à la réduction de la moitié , puis les coulez & les exprimez, & dans la colature dissolvez ℔ ij. de sucre que vous clarifierez & que vous cuirez ensuite en consistance de syrop qui sera aromatisé avec une dragme de trochisques de Gallia moschata , pilés & enfermés dans un nouet.

rum menthæ siccorum ,   *℔ i*
Rosarum rubrarum ,   *℥ ij.*
Deindè coquantur ad dimidias in vase terreo vitreato , colentur & exprimantur , colatura cum facchari ℔ ij. clarificetur & coquatur in syrupum , posteà aromatizetur cum trochiscorum Gallia moschata tritorum & in sindone ligatorum ʒ ij.

REMARQUES.

La différence des saveurs à l'égard des coings est bien petite ; mais afin de suivre l'intention de l'Auteur , on peut employer ici des coings mûrs & d'autres qui ne le soient point encore , on les rapera & on en tirera le suc.

On aura des grenades de trois sortes, si l'on en peut trouver, ou si l'on n'en trouve que de deux ou d'une , on ne laissera pas de faire le syrop en proportionnant toûjours la quantité du suc ; on séparera l'écorce des grenades , on écrasera le dedans exactement dans un mortier de marbre, on laissera la matiére en digestion à froid quelques heures ; puis on l'exprimera.

On mettra dans un pot de terre vernissé les feuilles de menthe & les roses séches , on versera dessus les sucs de coings & de grenades, on couvrira le pot & on laissera la matiére en digestion pendant vingt-quatre heures, puis on la fera bouillir à diminution de la moitié , on coulera la décoction, on l'exprimera & l'on y mêlera le sucre, on clarifiera le mélange , & on le fera cuire en syrop qu'on aromatisera avec les trochisques de *gallia moschata* , lesquels on aura concassés & enveloppés dans un nouet, on jettera ce nouet dans le syrop lorsqu'on le retirera du feu & on l'attachera à l'anse du vase dans lequel on voudra le garder.

Ce syrop est propre pour fortifier l'estomac en raffermissant ses fibres , pour empêcher le vomissement, les nausées , le hocquet, pour la lienterie : La dose en est depuis demi-once jusqu'à une once & demie.

Je trouve plusieurs défauts dans la description de ce syrop ; Premiérement , en ce qu'on veut que la menthe y soit employée séche ; car en séchant elle perd la plus grande quantité de ses parties volatiles & essentielles ; de plus elle devient si légère, qu'une livre & demie qu'on en demande tient un trop grand volume pour la quantité de suc où l'on la met infuser, quoi qu'il y en ait beaucoup. Je voudrois donc l'employer verte & dans sa vigueur. En second lieu, on la fait bouillir trop long-temps, on perd par cette longue coction, ce qu'elle a de meilleur. En troisiéme lieu, il entre trop peu de sucre dans cette composition, à proportion de autres drogues ; je voudrois donc la réformer en la maniére suivante.

Syrop de menthe composé ,
réformé.

Syrupus de Menthâ compositus ,
reformatus.

℞ Des sucs de coings & de grenades, aā. ℔ ij.
Laissez-y macérer pendant quatre jours , des feuilles de menthe nouvellement cueillies & pilées ,   ℥ viij.
Des roses rouges ,   ℥ ij.
Après cela faites bouillir légérement ce mé-

℞ Succorum cydoniorum & granatorum aā.   *℔ ij.*
In his macerentur per quatuor dies foliorum menthæ recentium contusorum , ℥ viij.
Rosarum rubrarum ,   *℥ ij.*
Deindè bulliant leviter in vase terreo

Vertus.
Dose.

lange dans un vaisseau de terre vernissé. Coulez ensuite & exprimez l'infusion ; puis clarifiez la colature avec ℔ iij. de sucre & la cuisez en syrop que vous aromatiserez ensuite avec ʒ ij. de trochisques de Gallia moschata enfermés dans un nouet, & 12. gouttes d'huile essentielle de menthe.

vitreato, colentur & exprimantur, colatura cum facchari ℔ iij. clarificetur & coquatur in fyrupum, ʃoſteà aromatizetur cum trochifcorum Galliæ moſchatæ in ſindone ligatorum ʒ ij. olei menthæ per diſtillationem extracti gutt. xij.

R E M A R Q U E S.

L'essence ou huile distillée de menthe, qu'on fait entrer dans cette derniére description, répare ce qui s'est détruit de la menthe en bouillant ; on peut réduire cette huile en *oleofaccharum*, en la mêlant avec demi-once de sucre candi bien pulvérisé, afin de la dissoudre plus parfaitement dans le syrop ; car quand les parties des huiles ne sont pas divisées ou étendues par cet interméde, elles prennent ordinairement le dessus.

Syrop de Myrte composé.	*Syrupus Myrtinus compositus.*

℞ Des baies de myrte,   ʒ ij ß.
Du santal blanc, du sumac, des balaustes, des baies de berberis & de roses rouges, aā.   ʒ i ß.
Des néfles,   ℔ ß.
Après avoir concassé ces ingrédients, faites-les bouillir dans ℔ viij. d'eau commune jusqu'à la réduction du tiers ; puis ajoûtez à l'expression des sucs de coings & de grenades aigres, aā.   ℔ ij.
De sucre blanc,   ℔ v.
Cuisez le tout en syrop s. a.

℞ Baccarum myrti, ʒ ii ß.
Santali albi, rhois culinarii vulgò ſumach, balauſtiorum, baccarum oxyacantha ſeu berberis, roſarum rubrarum, aā. ʒ iß.
Meſpilorum, ℔ ß.
Contuſis omnibus, coquantur in aqua communis ℔ viij. ad tertias, expreſſo adde ſuccorum cydoniorum & granatorum vel pomorum agreſtium, aā. ℔ ij.
Sacchari albi, ℔ v.
Coquantur in ſyrupum ſ. a.

R E M A R Q U E S

On concassera le baies de myrte & le santal blanc, on ouvrira les néfles, on incisera les balaustes & le sumach ; on mettra bouillir toutes les drogues ensemble dans l'eau à diminution du tiers, on coulera la décoction, on l'exprimera & l'on y mêlera les sucs qu'on aura tirés par expression & le sucre ; on clarifiera le mélange, & on le fera cuire en syrop.

Il est propre pour arrêter les cours de ventre & les hémorrhagies, on le donne pour fortifier l'estomac : La dose en est depuis une demi-once jusqu'à une once & demie.

Le syrop de myrte simple se fait avec le suc, ou avec une forte décoction de baies de myrte récentes & du sucre parties égales.

Je trouve qu'on fait entrer trop d'eau dans cette description pour la quantité de drogues, qui n'ont pas besoin d'une fort longue cuisson, on en pourroit retranche du moins le tiers, d'autant plus qu'on y ajoûte des sucs qui servent à la cuisson d sucre.

Syrop d'Eupatoire, de Méfué.	*Syrupus de Eupatorio, Mefue.*

℞ De l'eupatoire, des racines de petite endive, de fenouil & d'ache, aā.   ʒ ij.

℞ Eupatorii ſeu agrimoniæ, radicu intibi, fæniculi, apii, aā. ʒ j

D

De la réglisse nouvellement cueillie , ratissée & concassée , du jonc odorant , de la cuscute , de l'absinthe Pontique & de roses , aa. ʒ vj.

Des capillaires , du chardon bénit , de l'éponge de cynorrhodon , des fleurs ou des racines de buglose , des semences de fenouil & d'anis , aa. ʒ v.

De la meilleure rhubarbe & du mastic , aa. ʒ iij.

Du spica nard , de l'asarum , de la feuille Indienne , aa. ʒ ij.

Faites bouillir tout cela dans ℔ viij. d'eau jusqu'à la réduction du tiers , puis avec ℔ iv. de sucre blanc & avec ℔ ij. de suc d'ache & autant de celui d'endive , faites-en un syrop s. a.

Glycyrrhizæ recentis rasæ & contusæ , schœnanthi , cuscutæ , absinthii Pontici , rosarum rubrarum , aa. ʒ vj.

Capilli Veneris , cardui benedicti , spongiæ cynorrhodi , florum aut radicum buglossi , seminum fœniculi & anisi , aa. ʒ v.

Rhabarbari optimi , mastiches , aa. ʒ iij.

Spicæ nardi , asari , folii indici , aa. ʒ ij.

Coquantur ex arte in aquæ ℔ *viij. ad tertia partis consumptionem ; & cum facchari albi* ℔ *iv. succorum apii & endiviæ depuratorum , aa.* ℔ *ij , percoquantur in syrupum s. a.*

R E M A R Q U E S.

On nettoiera & l'on mondera les racines , on les coupera par morceaux , on les fera bouillir dans l'eau , puis on y mettra l'éponge de cynorrhodon , les herbes , les semences concassées & les fleurs ; quand la décoction sera diminuée d'un tiers , on la coulera , on y mêlera le sucre & les sucs nouvellement tirés , on clarifiera le mélange avec un blanc d'œuf & on le fera cuire en syrop , y jettant sur la fin la rhubarbe , le mastic & le spica nard enveloppés en un nouet.

Il est estimé propre pour fortifier l'estomac & le foie , il léve les obstructions ; on en donne pour l'hydropisie : La dose en est depuis demi-once jusqu'à une once & demi.

La racine d'endive n'a pas grande vertu , je voudrois employer en sa place celle de chicorée sauvage.

On pourroit faire un syrop d'aigremoine simple , en faisant cuire ensemble parties égales de suc d'aigremoine & de sucre.

Vertus.

Dose.

Syrop d'Aigremoine simpl.

Syrop de Chamædrys , de Bauderon.

℞ Du chamœdrys avec ses fleurs , ʒ viij.
De la scolopendre , ʒ iij.
De l'écorce de racine de caprier , ʒ ij.
De l'acorus verus , du jonc odorant , du nard-Indique , & des semences de persil & d'anis , aa. ʒ vj.

Laissez toutes ces drogues pilées en macération pendant deux jours dans trois chopines d'eau & autant de vin blanc , puis coulez & exprimez l'infusion , & dissolvez ensuite dans la colature ℔ iij. de sucre blanc ou de miel écumé. Clarifiez-la ensuite & la cuisez en syrop , auquel vous ajoûterez dans la cuisson ʒ ij. de cannelle.

Syrupus Chamædryos , Bauderoni.

℞ *Chamædryos cum foribus ,* ʒ viij.
Scolopendrii , ʒ iij.
Corticis radicis capparis , ʒ ij.
Acori veri , schœnanthi , nardi Indicæ , seminum petroselini & anisi , aa. ʒ vj.

Contusa biduo in aquæ & vini albi aa. ℔ *iij. super cineres calidos macerentur , deindè coquantur & exprimantur ; colatura cum facchari albi vel mellis despumati* ℔ *iij. clarificetur & coquatur in syrupum condiendum cinnamomi ,* ʒ ij.

R E M A R Q U E S.

On concassera toutes les drogues , on les mettra ensemble dans un pot de terre vernissé , on versera dessus l'eau & le vin , on couvrira le pot , on le placera en digestion sur les cendres chaudes pendant deux jours ; puis on fera bouillir doucement la matiére jusqu'à consomption du tiers de l'humidité , on la coulera , on l'ex-

N n

primera , on y mêlera le fucre, on clarifiera le mélange & on le fera cuire en fyrop lequel on aromatifera en y jettant fur la fin de la cuiſſon la cannelle concaſſée & enveloppée dans un nouet.

Vertus. Ce fyrop eſt propre à exciter les mois aux femmes, à faire uriner, à incifer & *Doſe.* déterger les humeurs trop viſqueufes : La doſe en eſt d puis demi-once juſqu'à deux onces

Les principales vertus du ſpica nard , du jonc odorant & de l'*acorus verus* réfident dans des parties ſubtiles, qui ſe diſſipent prefque toutes dans les coctions, j'aimerois mieux les réſerver pour les envelopper dans des nouets les mettre dans le fyrop lorſqu'il e prefque cuit & les y laiſſe toûjours tremper, afin qu'ils y communiquaſſent leurs odeurs & leurs qualitcs.

Syrop de Scolopendre, de Fernel.

℞ De la ſcolopendre , m. iij.
Du houblon , des capillaires, de la cufcute & de la melitſe , aa. m. ij.
Des racines de polypode de chêne mondées, de buglofe, de bourrache, des écorces de racines de caprier & de tamariſc , aa. ℥ ij.
Faites bouillir ces ſimples juſqu'à confomption du tiers dans ℔ ix. d'eau commune ; puis ajoûtez à la colature ,
Du ſucre blanc , ℔ iv.
Clariſiez-la & la cuifez en fyrop.

Syrupus Scolopendrii , Fernelii.

℞ Scolopendrii , m. iij.
Lupuli , capilli Veneris , cufcuta , meliſ-ſæ , aa. m. ij.
Radicis polypodii querni mundatæ , bugloſſi borraginis , corticum radicis cappatum & tamariſci , aa. ℥ ij.
Coquantur in aqua ℔ ix. ad confumptionem tertia partis , colato adde ſacchari albi , ℔ iv.
Clarificentur & percoquantur in fyrupum.

R E M A R Q U E S.

On nettoiera & l'on mondera les racines, on concaſſera le polypode avec les écorces, on coupera les racines de buglofe & de bourrache par petits morceaux : on mettra bouillir le tout dans l'eau environ demi heure , puis on y ajoûtera les feuilles inciſées , on continuera à faire bouillir les matieres juſqu'à diminution du tiers, on coulera la décoction , on y mêlera le fucre , on clarifiera le mélange avec un blanc d'œuf , & on le fera cuire en confiſtance de fyrop.

Vertus. Il eſt propre pour les obſtructions de la ratte , du méſentère, il excite l'urine; on en donne pour la mélancolie hypocondriaque, pour les fiévres intermittentes : La *Doſe.* doſe en eſt depuis demi-once juſqu'à une once & demie.

Autre fyrop de ſcolopendre. On pourroit faire un fyrop de ſcolopendre ſimple , avec une forte décoction de la plante & du ſucre parties égales, il auroit à peu près la même vertu que le fyrop de capillaire ordinaire.

Syrop de Cochlearia.

℞ Du ſuc de cochlearia épuré & du ſucre blanc , ℔ ij.
Du ſel de cochlearia , ℥ j.
Faites-les cuire à petit feu juſqu'à confiſtance de miel , & quand la matiére ſera refroidie , ajoûtez-y , d'eſprit de cochlearia ℥ iij. & en faites un fyrop en bonne confiſtance.

Syrupus Cochleariæ.

℞ Succi cochleariæ depurati , ſacchari albi , aa. ℔ ij.
Salis cochleariæ , ℥ j.
Coquantur ſimul igne lento , ad mellis ſpiſſitatem , adde dum refrixerit , ſpiritûs cochleariæ ℥ iij. aut q. ſ. ut fiat fyrupus juſta confiſtentiæ.

REMARQUES.

On tirera le fuc de cochlearia par expreffion, à la maniére ordinaire, on le dépu- rera en le faifant bouillir un bouillon, & le paffant & repaffant par un blanchet jufqu'à ce qu'il foit clair.

On mettra dans un plat de terre verniffé, le fuc dépuré, le fucre & le fel de cochlearia, on fera bouillir le mélange à petit feu, jufqu'à confiftance de fyrop épais.

On le laiffera refroidir prefque tout-à fait, puis on le décuira avec ce qu'il fau- dra d'efprit de cochlearia, remuant le tout avec un biftortier, jufqu'à ce qu'il ait pris une confiftance de fyrop ordinaire, on le gardera dans un vaiffeau de verre ou de terre bien bouché.

Il eft propre pour le fcorbut, il adoucit les humeurs trop acides du corps, il exci- te l'urine, il léve les obftructions de la ratte & du méfentère : La dofe en eft depuis demi-once jufqu'à une once & demi.

De la même maniére fe peuvent préparer les fyrops de creffon, de becabunga, & des autres plantes anti-fcorbutiques fucculentes.

Le fel & l'efprit de cochlearia qu'on a ajoûtés dans la compofition ordinaire de ce fyrop, contribueront à le rendre autant empreint de la verttu de la plante qu'il pourra l'être ; on ne mêle l'efprit que quand le fyrop eft refroidi, parce que la chaleur en feroit diffiper le meilleur.

On trouvera la defcription de l'efprit de cochlearia dans mon Cours de Chymie.

Dépura- tion de fuc de co- chlearia.

Vertus. Dofe.

Syrops de creffon de becabun- ga.

Syrop de Cochlearia compofé.	Syrupus Cochleariæ compofitus.

☞ ♃ Des fucs récemment tirés de cochlearia, de bécabunga, de creffon de fontaine, aã. ℔ ij.

On les fera dépurer fur un petit feu fans la plus légère effervefcence ; pendant que les fucs fe- ront encore chauds, on y ajoûtera peu à peu

De fucre blanc bien pulvérifé & tamifé, ℔ iij.

Après avoir mêlé le tout, & l'avoir laiffé re- froidir, ajoûtez-y

D'efprit de cochlearia ℥ iv, ou q. f & faites un fyrop qui ait une bonne confiftance.

☞ ♃ *Succ. recenter expreffor. cochlea- ria, becabungæ, nafturtii aquatici, aã. ℔ ij.*

Depurentur per levem calorem fine ullâ effervefcentiâ, adhuc calentibus fenfim addendo,

Sacchari albiffimi tenuiffimè triti & cribrati, ℔ iij.

Miftis & refrigeratis adde

Spiritûs cochleariæ ℥ iv. aut q. f. ut fiat fyrupus jufta confiftentia.

REMARQUES.

On tirera le fuc du cochlearia, du becabunga & du creffon aquatique par ex- preffion à la maniére ordinaire, on le dépurera en le faifant bouillir un bouillon & le paffant & repaffant par un blanchet jufqu'à ce qu'il foit clair ; puis on y ajoûtera le fucre, on fera bouillir le mélange à petit feu ; enfuite l'ayant laiffé refroidir prefque tout à fait, on le décuira avec ce qu'il faudra d'efprit de co- chlearia, remuant le tout avec un biftortier, jufqu'à ce qu'il ait pris une confiftan- ce de fyrop ordinaire, on le gardera dans un vaiffeau de terre ou de verre bien bouché.

<table>
<tr><td>

Syrop de Cannelle.

♃ De la bonne cannelle groſſiérement pulvé-
riſée ,   ℔ ſ.

Mettez-la dans une cucurbite de verre & verſez
par deſſus ℔ ij. de vin d'Eſpagne.

Et après avoir adapté & luté le chapiteau & un
récipient à ſon bec , laiſſez-le tout en digeſtion
pendant trois jours ; puis tirez-en ℥ viij. de li-
queur par la diſtillation à feu lent, après quoi la
cucurbite étant refroidie , prenez le réſidu que
vous ferez bouillir légérement avec ℔ j. d'eau
commune ; vous coulerez & exprimerez enſuite
la décoction , & vous ajoûterez ℔ ij. de ſucre
blanc à la colature, que vous clarifierez & cui-
rez en conſiſtance d'opiate , laquelle étant refroi-
die on y mêlera l'eau ſpiritueuſe diſtillée , & vj.
gouttes d'eſſence de cannelle, & on la cuira en ſy-
rop ſelon l'art.

</td><td>

Syrupus de Cinnamomo.

♃ *Cinnamomi optimi ſeu acutiſſimi craſ-
ſiuſculè triti,*   ℔ ſ.

*Ponatur in cucurbitam vitream , addan-
turque vini hiſpanici,*   ℔ ij.

*Locentur in balneum , mox appoſito &
agglutinato capitello cum præpoſito recipien-
te , ſtentque in digeſtione tribus diebus ,
poſteà fiat diſtillatio igne lento ad ℥ viij.
tum refrigeratâ cucurbitâ , excipiatur re-
ſiduum , cui adde aquæ communis ℔ j ; bul-
liant leviter , colentur & exprimantur , co-
latura cum ſacchari albi ℔ ij. clarificetur
& coquatur ad conſiſtentiam opiatæ , tunc
miſce , dum refrigerit , aquam ſpirituoſam
diſtillatam & olei cinnamomi gutt. vj. fiat
ſyrupus.*

</td></tr>
</table>

REMARQUES.

On choiſira de bonne cannelle bien piquante au goût, on la concaſſera , on la mettra dans une cucurbite de verre , on verſera deſſus le vin d'Eſpagne , on adaptera à
la cucurbite un chapiteau & un récipient, on lutera exactement les jointures : on placera le vaiſſeau au bain-marie tiéde , on laiſſera la matiére en digeſtion trois jours ,
puis on en fera diſtiller à petit feu , environ huit onces de liqueur ſpiritueuſe , on
laiſſera refroidir les vaiſſeaux , on les délutera, on renverſera dans un plat de terre
verniſſé ce qui ſera demeuré dans la cucurbite, on y ajoûtera une livre d'eau commune , on fera bouillir légérement la matiére, puis on la coulera avec expreſſion ,
on y mêlera le ſucre, on clarifiera le mélange avec un blanc d'œuf, & on le fera
cuire en conſiſtance d'opiate, on le laiſſera refroidir , puis on le décuira avec l'eau
ſpiritueuſe diſtillée , où l'on aura auparavant diſſout l'huile de cannelle, on agitera
bien le tout avec un biſtortier , & l'on gardera ce ſyrop dans une bouteille de verre
bien bouchée.

Il fortifie le cœur & l'eſtomac, il récrée & répare les eſprits , il aide à la digeſtion , il donne une haleine agréable, il excite les mois aux femmes : La doſe eſt
depuis une demi-once juſqu'à une once.

On peut préparer de la même maniére les ſyrops de girofle , de bois de roſe, de
ſaſſafras , de ſantal citrin , d'anis , de fenouil , de coriandre , de macis , de baies
de géniévre.

La vertu de la cannelle conſiſte dans un ſoufre ſalin, ou pour m'expliquer plus
clairement, dans une huile æthérée mêlée avec un ſel eſſentiel piquant, c'eſt ce
qu'on peut connoître facilement en la mâchant ; on ne peut pas lui donner une
diſſolution plus convenable que le vin d'Eſpagne qui eſt rempli d'eſprit ſulphureux
de ſel.

On enléve & on conſerve par la diſtillation les parties ſpiritueuſes & volatiles qui
s'échapperoient en bouillant, & l'on tire par la coction ce qui reſte de plus fixe des
principes actifs de la cannelle ; on ne peut pas à la vérité empêcher qu'il ne s'évapore
quelque quantité du volatil qui demeure toûjours après la diſtillation dans la cu-

curbite ; mais à la place de ce qui eſt échappé , l'on mêle l'eſſence de cannelle à la fin dans le ſyrop refroidi , & de certe maniére on lui communique autant qu'il ſe peut les bonnes qualités de la cannelle.

Si l'on n'avoit point de vin d'Eſpagne , on pourroit lui ſubſtituer de bon vin blanc.

Syrop de Chardon bénit.	*Syrupus Cardui benedicti.*
♃ Du ſuc de chardon bénit épuré & du ſucre blanc , aã.　　　　℔ ij.	♃ *Succi cardui benedicti depurati , ſacchari albi , aã.*　　　℔ ij.
Du ſel de chardon bénit ,　　℥ j.	*Salis cardui benedicti ,*　　℥ j.
Cuiſez-les en ſyrop ſelon l'art.	*Coquantur in ſyrupum ſ. a.*
On peut préparer de même les ſyrops de ſcabieuſe , de véronique & de pervenche.	*Eodem modo parantur ſyrupi ſcabioſæ , veronicæ , vincæ pervincæ.*

Syrop de ſcabieuſe , de perven-
che.

R E M A R Q U E S.

Suc de chardon bénit & ſa dépura-
tion.

On cueillera le chardon bénit dans ſa vigueur , on en ſéparera la racine qu'on rejettera , on l'inciſera , on le pilera dans un mortier de marbre , on le laiſſera digérer à froid cinq ou ſix heures , afin que le ſuc s'en détache plus aiſément ; puis on le mettra à la preſſe : on fera bouillir le ſuc ſeulement un bouillon , on le paſſera pluſieurs fois par un blanchet ou par un papier gris , juſqu à ce qu'il ſoit clair & bien dépuré , on le mettra alors avec le ſucre & le ſel de chardon bénit dans un plat de terre , on fera cuire le mélange ſur un petit feu en conſiſtance de ſyrop.

Vertus.

Il réſiſte à la malignité des humeurs , il excite la ſueur , il tue les vers , on en donne dans les fiévres malignes , dans la petite vérole , dans la peſte , dans la pleuréſie : La doſe en eſt depuis une once juſqu'à une once & demie.

Doſe.

Si l'on veut éviter que le ſyrop candiſſe en vieilliſſant , il faut y mêler deux onces de miel écumé.

Syrop de Fleurs de Mille-pertuis.	*Syrupus de Floribus Hyperici.*
♃ Des fleurs de mille-pertuis nouvellement cueillies ,　　　　℔ j.	*Florum recentium hyperici ,*　　℔ j.
De l'eau chaude ,　　　℔ iv.	*Aquæ calentis ,*　　　℔ iv.
Laiſſez-les en infuſion pendant douze heures , puis faites-les bouillir doucement & les exprimez ; enſuite vous jetterez dans la colature la même quantité de nouvelles fleurs pour en faire une ſeconde infuſion , après l'avoir coulée & exprimée , vous y diſſolverez	*Macerentur per horas xij. tumque leviter bulliant & exprimantur : eædem novorum florum pari pondere , ac per tempus æquê longum macerationes , colaturæ , expreſſiones ter repetantur , tandemque in expreſſione poſtremâ diſſolve*
De ſucre blanc ,　　　℔ iij.	*Sacchari albi ,*　　　℔ iij.
De ſel de mille-pertuis ,　　℥ j.	*Salis hyperici ,*　　　℥ j.
Vous la clarifierez enſuite & la cuirez en conſiſtance de ſyrop ſelon l'art.	*Clarificentur & coquantur ſ. a.*
On peut préparer de même les ſyrops de primevère ou coucou , & de calendule ou ſouci.	*Eodem modo parentur ſyrupi primulæ veris aut paralyſeos , & calendulæ.*

Syrop de primèvere & de ſou-
ci.

R E M A R Q U E S.

On mettra dans un pot de terre verniſſé les fleurs de mille-pertuis nouvellement cueillies , on verſera deſſus l'eau bouillante , on couvrira le pot , & on laiſſera la

N n iij

matiére en digeftion pendant douze heures, on la fera bouillir légérement, on la coulera avec expreffion, on y mettra infufer autant de nouvelles fleurs d'hypericum que devant, on réitérera la coction & l'expreffion ; on y infufera pour la troifiéme fois une pareille quantité des mêmes fleurs, & après l'avoir coulée & exprimée, on y mêlera le fucre & le fel de mille-pertuis, on clarifiera le mélange, & on le fera cuire en fyrop.

Vertus.   Il fortifie le cœur & le cerveau, il tue les vers, il réfifte à la corruption des humeurs, il eft propre pour atténuer la pierre des reins & de la veffie, & pour faire
Dofe.   uriner : La dofe en eft depuis demi-once jufqu'à une once & demie.

On a deffein de rendre l'infufion autant empreinte qu'elle peut l'être de la fubftance des fleurs : fi l'on voyoit qu'après les trois infufions, la liqueur ne fût pas encore bien teinte, on en pourroit faire une quatriéme & une cinquiéme ; mais ordinairement il fuffit de trois infufions quand elles font bien fortes, & fi l'on en fait
davantage, elles font inutiles, parce que les pores de l'eau étant remplis, il ne fe
peut plus rien diffoudre.

Syrop de Houblon.		*Syrupus de Lupulo.*	
℞ Du fuc épuré de houblon,	℔ ij.	℞ *Succorum depuratorum lupuli,*	℔ ij.
Du fuc de fumeterre,	℔ j.		*Fumariæ,* ℔ j.
Du fucre blanc,	℔ ij.	*Sacchari albi,*	℔ ij.
Du fel de houblon,	ʒ vj.	*Salis lupuli,*	ʒ vj.
Cuifez le tout à petit feu, & faites-en un fy-rop felon l'art.		*Coquantur fimul igne lento, & fiat fyru-pus f. a.*	

Le fuc de fumeterre eft facile à tirer, parce que la plante eft affez humide, mais
comme le houblon eft peu fucculent, il eft bon de l'humecter avec une forte décoction de houblon pendant qu'on le pile, & de le laiffer quelques heures en digeftion
avant que de l'exprimer.

On dépurera les fucs en les faifant bouillir un bouillon, & les paffant par un
blanchet, on les mettra enfuite dans un plat de terre avec le fucre & le fel de houblon, on fera cuire le mélange en fyrop.

Vertus.   Il purifie le fang, il en appaife les effervefcences, il provoque l'urine : La dofe
Dofe.   en eft depuis demi-once jufqu'à une once & demie.

On peut encore faire un fyrop de houblon avec le feul fuc de houblon dépuré,
& le fucre parties égales.

Syrop de Plantain.		*Syrupus Plantaginis.*	
℞ De la racine de plantain nouvellement cüeillie,	ʒ iv.	℞ *Radicis plantaginis recentis,*	ʒ iv.
De la femence de plantain,	ʒ j.	*Seminis plantaginis,*	ʒ j.
Pilez-les & les faites bouillir dans ℔ ij. d'eau de plantain diftillée jufqu'à la réduction du tiers : mêlez dans l'expreffion		*Contundantur & coquantur in aquæ plan-taginis diftillatæ* ℔ ij. *ad confumptionem tertiæ partis, in expreffo mifce fucci plan-taginis,*	℔ ij.
De fuc de plantain,	℔ ij.		
De fucre blanc,	℔ ij. ß.	*Sacchari albi,*	℔ ii ß.
Clarifiez-la enfuite, & la cuifez en fyrop.		*Clarificentur & percoquantur in fyrupum.*	

R E M A R Q U E S.

On concaffera la racine & la femence de plantain, on les mettra bouillir doucement dans l'eau de plaintain jufqu'à diminution d'environ le tiers de l'humidité, on coulera la décoction avec expreffion, on y mêlera le fuc des feuilles de plantain qu'on aura tiré récemment par expreffion, & le fucre, on clarifiera le mélange avec un blanc d'œuf, & on le fera cuire en fyrop.

Il eft propre pour arrêter les cours de ventre, les hémorrhagies, les gonorrhées: La dofe en eft depuis demi once jufqu'à deux onces.

Cette compofition de fyrop renferme les qualités de toutes les parties du plantain & c'eft affurément la meilleure qu'on puiffe donner.

La méthode ordinaire de préparer le fyrop de plantain, eft de faire bouillir enfemble parties égales du fuc de plantain dépuré & de fucre jufqu'à une confiftance raifonnable.

De cette derniére maniére on peut préparer les fyrops de centinode, d'ononis ou arrête-bœuf, de pulmonaire.

Syrop de Scordium fimple.	*Syrupus de Scordio fimplex.*
℞ Du fuc de fcordium épuré, ℔ ij ß.	℞ *Succi fcordii depurati,* ℔ ij ß.
Du fucre blanc, ℔ ij.	*Sacchari albi,* ℔ ij.
Du fel de fcordium, ℨ vj.	*Salis fcordii,* ℨ vj.
Cuifez-les en confiftance de fyrop f. a.	*Coquantur ad confiftentiam fyrupi f. a.*

REMARQUES

Comme le fcordium eft une plante peu fucculente, il eft bon de l'humecter après l'avoir pilé, avec de l'eau de fcordium diftilée, ou à fon défaut avec une forte décoction de fcordium, puis l'ayant laiffé en digeftion à froid quelques heures, le mettre à la preffe pour avoir le fuc, lequel on dépurera en le faifant bouillir un bouillon, & le paffant plufieurs fois par un blanchet, jufqu'à ce qu'il foit clair, on y mêlera alors le fucre & le fel, on clarifiera le mélange, & on le fera cuire en fyrop.

On s'en fert contre la pefte, contre les fiévres malignes, contre les vers, il excite la tranfpiration & les mois aux femmes: la dofe en eft depuis demi once jufqu'à une once & demie.

On conferve par cette méthode les fubftances du fcordium les plus fixes dans le fyrop, mais il s'échappe en bouillant beaucoup des parties volatiles qui font les plus effentielles & les plus néceffaires. Ceux qui feront curieux de bien travailler, & qui ne plaindront point leur peine, pourront remédier à cet accident en communiquant au fyrop les parties fpiritueufes & fixes du fcordium par la maniére fuivante.

On prendra cinq ou fix poignées de fommités de fcordium nouvellement cueillies en leur plus grande vigueur, on les pilera bien dans un mortier de marbre, les humectant avec environ une livre de vin blanc, on mettra la matiére dans une cucurbite de verre ou de grès, on la bouchera exactement, on la laiffera en digeftion pendant trois jours, puis y ayant adapté un chapiteau avec fon récipient & luté exactement les jointures, on fera diftiller au bain marie ou au bain de vapeur, environ fix onces de liqueur fpiritueufe on la gardera pour la mêler exactement avec un biftortier dans le fyrop de fcordium qu'on aura auparavant fait cuire en confiftance d'opiate, & laiffé refroidir prefque tout-à-fait; on gardera ce fyrop dans une bouteille bien bouchée.

Syrop de Scordium composé,
de Jérôme Mercurial.

℟ Des feuilles de sonchus léger, de bourrache, d'oseille, de pimprenelle, des fleurs de nénuphar, de roses, de bourrache, de citron, ou de son écorce, & de pimprenelle, aã.   p. v.
De la semence d'oseille & de citron, aã. ʒ v.
Faites-les bouillir dans ℔ iij. d'eau d'orge jusqu'à réduction du tiers ;
Puis cuisez en syrop la décoction précédente avec du suc de scordium épuré,   ℔ ij.
De sucre,   ℔ iv.
Y ajoûtant sur la fin de la cuisson de camphre & de musc, aã.   ʒ ß.
M. & F. un syrop.

Syrupus de Scordio compositus,
Hier. Mercurialis.

℟ *Foliorum sonchi levis, borraginis, acetosæ, pimpinellæ, florum nymphææ, rosarum, borraginis, citri vel corticis, pimpinellæ, aã.*   p. v.
Seminis acetosæ, citri, aã.   ʒ v.
Decoque in aquâ hordei ℔ iij. *ad tertias ; deindè dictum, decoctum cum succi scordii depurati,*   ℔ ij.
Sacchari,   ℔ iv.
Decoque f. a. in fine addendo camphoræ, moschi, aã.   ʒ ß.
Misce pro syrupo.

REMARQUES.

On fera une décoction de deux poignées d'orge dans quatre livres d'eau à diminution du quart, on mettra bouillir dans cette décoction coulée, les feuilles incisées, les semences concassées & les fleurs jusqu'à la consomption du tiers, on coulera la décoction avec une légère expression, on y mêlera le suc de scordium tiré par expression & dépuré, & le sucre, on clarifiera le mélange avec un blanc d'œuf, & on le fera cuire en syrop ; quand il sera hors du feu, l'on y jettera le musc & le camphre enveloppés dans un nouet, & on les y laissera toûjours tremper ; on gardera ce syrop dans un pot bien bouché.

Vertus.
Dose.
On s'en sert pour les fiévres malignes & pour les autres maladies qui viennent de corruption d'humeurs : La dose en est depuis demi-once jusqu'à une once & demie.

La composition de ce syrop me paroît mal inventée, on y mêle des épaississants ou des rafraîchissants qui ne conviennent point du tout avec la qualité du scordium qui est pénétrante, subtile & raréfiante : je voudrois donc retrancher toute la décoction, & ajoûter en sa place deux livres de suc de scordium, ou pour faire encore mieux, on pourroit préparer le syrop de scordium composé en la maniére suivante.

Syrop de Scordium composé,
réformé.

℟ Du syrop de scordium simple,   ℔ ij.
Dans laquelle vous mêlerez de l'esprit volatil huileux aromatique,   ʒ ß.
Du camphre dissous dans ʒ ij. d'esprit-de-vin, & du musc lié dans un nouet, aã.   Э ß.
Faites-en un syrop.

Syrupus Scordii compositus,
reformatus.

℟ *Syrupi scordii simplicis,*   ℔ ij.
In quibus misce spiritûs volatilis oleosi aromatici,   ʒ ß.
Caphuræ in spiritûs vini ʒ ij. *dissolutæ, & moschi in nodulo ligati, aã.*   Э ß.
Fiat syrupus.

Syrop de Joubarbe simple.

℟ Du suc de joubarbe épuré,   ℔ iij.
Du sucre blanc,   ℔ ij.
Cuisez-les en syrop f. a.

Syrupus de Sempervivo simplex.

℟ *Succi sempervivi depurati,*   ℔ iij.
Sacchari albi,   ℔ ij.
Coquantur simul in syrupum f a.
REMARQUES.

REMARQUES.

On aura de la grande joubarbe récemment cueillie, on l'écrasera bien dans un mortier de marbre, on la laissera quelques heures en digestion à froid, afin que sa viscosité se raréfie, puis on l'exprimera, on dépurera le suc en le faisant bouillir légérement, & en le passant plusieurs fois par un blanchet, on en mêlera trois parties avec deux parties de sucre blanc, & sur un feu médiocre, on les fera cuire en syrop.

Il tempère les ardeurs de Vénus, il calme le trop grand mouvement des humeurs, il éteint la soif; on en donne dans les fiévres ardentes, dans les sécheresses de bouche, & dans les autres occasions où il est besoin d'épaissir les humeurs : La dose en est depuis demi once jusqu'à une once. **Vertus.** **Dose.**

Syrop de Joubarbe composé.	Syrupus de Sempervivo compositus.

℞ Du syrop de joubarbe simple, ci-devant décrit ℔ j; dissolvez-y ʒ j. de sel ammoniac, & faites-en un syrop.

℞ Syrupi sempervivi simplicis suprascripti ℔ j. in qua dissolve salis armoniaci ʒ j. fiat syrupus.

REMARQUES.

On pulvérisera subtilement une dragme de sel ammoniac bien pur, on le dissoudra dans une livre de syrop de joubarbe simple, & l'on gardera ce syrop.

On l'estime pour calmer l'ardeur de la fiévre, pour désaltérer, pour les inflammations de la gorge : La dose en est depuis demi-once jusqu'à une once. **Vertus.** **Dose.**

Le sel ammoniac est mêlé dans ce syrop pour le corriger en raréfiant sa viscosité trop rafraichissante.

Syrop Anti-épileptique, de M. Daquin.	Syrupus Anti-epilepticus, Ant. Daquin.

℞ Du gui de chêne, de la racine de pivoine mâle & de sa semence, aā. ʒ ij.

Des racines de grande valériane, d'angélique, d'impératoire, d'iris Illyrique & de dictame blanc, aā. ʒ i.

Des feuilles de bétoine, de rue, de fleurs de muguet, de tilleul & de lavande, aā. m. j.

Du tartre blanc de Montpellier mis en poudre, ʒ j. ß.

Toutes ces plantes coupées & concassées seront mises dans un matras, & l'on versera par-dessus ℔ iij. d'eau de cerises noires, & autant de celles de fleurs de tilleul, puis le matras étant bien bouché, on laissera macérer le tout pendant vingt-quatre heures au bain-marie tiéde, après quoi on les mettra dans un bain très-chaud pendant deux ou trois heures ; l'on coulera ensuite cette infusion, on exprimera & on clarifiera la colature avec iv. ℔. de sucre, on la cuira ensuite en syrop que l'on parfumera avec trois gout-

℞ Visci quercini, radicis pœoniæ maris & seminis ejusdem, aā. ʒ ij.

Radicis valerianæ majoris, angelicæ, imperatoriæ, iridis Illyricæ, dictamni albi, aā. ʒ j.

Foliorum lilii convallium, tiliæ & lavendulæ, aā. m. j.

Tartari albi Monspeliensis pulver. ʒ i ß.

Contusa aut incisa omnia intrudantur in matratium, & superfusis aquarum cerasrum nigrorum & florum tiliæ, aā. ℔ iij. obturatoque matratio, in balneo mariæ tepido, horis viginti quatuor macerentur, deinde in ferventi balneo per horas duas aut tres detineantur, colentur & exprimantur, liquor vero cum facchari optimi ℔ iv, clarificetur & coquatur igne lento in syrupum aromatizandum oleorum stilla-

tes d'essence de lavande, & autant de celle de cannelle incorporées avec du sucre pulvérisé.   *titiorum lavandulæ & cinnamomi ana guttis iij, saccharo pulverato exceptis.*

R E M A R Q U E S.

On choisira toutes les drogues en leur force & vigueur, on les incisera, on les concassera, & on les mettra dans un grand matras, on versera dessus les eaux de cerises noires & de fleurs de tilleul, on bouchera exactement le vaisseau, & on le placera au bain-marie tiéde, pour faire digérer la matiére pendant vingt-quatre heures, puis on fera bouillir l'eau du bain deux ou trois heures ; ensuite l'on coulera l'infusion & on l'exprimera, on y mêlera le sucre, on clarifiera le mélange avec un blanc d'œuf, & sur un petit feu on le fera cuire en syrop, on l'aromatisera quand il sera froid avec les essences réduites en *oleosaccharum* par l'interméde d'une quantité suffisante de sucre candi subtilement pulvérisé.

Vertus. Ce syrop est propre contre l'épilepsie, l'apoplexie, la paralysie & contre les au-
Dose. tres maladies du cerveau : La dose en est depuis demi-once jusqu'à une once & demie.

Quoi qu'on prenne quelques mesures en faisant l'infusion des drogues qui entrent dans cette composition pour éviter l'évaporation des substances, on en laisse beaucoup échapper des plus volatiles & essentielles, lorsqu'on fait bouillir l'infusion coulée avec le sucre ; je serois d'avis que pour remédier à cet accident, on mît l'infusion après qu'elle auroit digéré suffisamment dans une cucurbite de verre, qu'on la couvrît de son chapiteau, qu'on y adaptât un récipient, & qu'on en fît distiller au bain-marie ou au bain de vapeur environ une livre de liqueur spiritueuse, qu'on laissât ensuite refroidir les vaisseaux, & qu'après les avoir délutés & séparés, on bouchât bien le récipient, qu'on fît bouillir légérement ce qui seroit demeuré dans la cucurbite, qu'on l'exprimât fortement, qu'on y mêlât le sucre, qu'on clarifiât le mélange avec un blanc d'œuf, qu'on le fît cuire en consistance d'opiate, puis qu'on le décuisît quand il seroit refroidi, en y mêlant exactement avec un bistortier l'eau spiritueuse, puis les essences aromatiques.

Par ce moyen on communiqueroit au syrop toutes les substances des mixtes dont il est composé.

Quand on a retiré par la distillation le plus spiritueux de l'infusion, on ne doit point craindre qu'en faisant bouillir ce qui reste dans la cucurbite, il se fasse beaucoup de dissipation, car il n'y demeure que des substances fixes, & il est besoin de les faire un peu bouillir afin qu'elles se dissolvent

Syrop Anti-Néphretique,
de M. Daquin.

Syrupus Antinephriticus,
Ant. Daquin.

℞ Des racines de guimauve, d'arrête-bœuf, de fraisier, de bardane, de nénuphar, des cinq racines apéritives, aā.   ℥ j. ß.
Des fruits d'alkékenge & de cynorrhodon, aā.   ℥ iij.
Des semences de bardane, de grémil, de sermontaine & des grandes semences froides mondées, des noyaux de néfles & de pêches, aā. ℥ j.
Des feuilles de saxifrage, de pimprenelle, de

℞ *Radicum althææ, ononidis, fragariæ, bardanæ, nymphææ, quinque aperientium,* aā.   ℥ j. ß.
Fructuum alkekengi & cynosbati, aā. ℥ iij.
Seminum bardanæ, milii solis, sileris montani, quatuor frigid. major. mundatorum, nucleorum mespilorum & persicorum, aā.   ℥ j.
Foliorum saxifragæ, pimpinellæ, cere-

cerfeuil, de verge dorée, de mille-pertuis & de capillaires de Montpellier, aã. m. j.
Du tartre blanc pulvérifé, ʒ ij.
Cuifez ces plantes felon l'art dans ℔ x. d'eau de pariétaire, après quoi vous clarifierez la colature avec ℔ iv. de fucre, & vous la cuirez en fyrop qui fera parfumé avec l'*oleofaccharum* anifé.

folii, virgæ aureæ, hyperici, & capillorum Veneris Monfpelienf aã. m. j.
Tartari albi pulverati, ʒ ij.
Coquuntur ex arte in aquæ parietariæ ℔ x, *colatura cum facchar optimi* ℔ iv, *clarificetur & coquatur in fyrupum oleofaccharo anifi aromatizandum.*

R E M A R Q U E S.

On nettoiera & l'on mondera les racines, on les coupera par petits morceaux, on pulvérifera groffiérement le tartre blanc ; on les mettra bouillir enfemble dans l'eau de pariétaire diftillée à petit feu environ une heure ; enfuite l'on ajoûtera les fruits ouverts, puis les noyaux, les femences concaffées, & enfin les feuilles incifées, on laiffera diminuer la décoction à moitié, on la coulera, on y ajoûtera le fucre, on clarifiera le mélange avec un blanc d'œuf, & on le fera cuire en fyrop, on l'aromatifera avec fix gouttes d'effence d'anis qu'on aura réduit en *oleofaccharum* avec demi-once de fucre candi fubtilement pulvérifé.

Ce fyrop eft bon pour atténuer la pierre & les phlegmes qui font dans le rein, dans l'urétre, dans la veffie, & pour les faire jetter, il excite l'urine, il eft bon pour les pâles couleurs : La dofe en eft depuis demi-once jufqu'à deux onces.

Vertus.

Dofe.

Syrop Anti-Afthmatique, de M. Daquin.

℞ De l'orge mondé, ʒ ij.
Des racines de pétafite, d'aunée, d'ache, de fenouil, de réglilfe & des raifins de Damas mondés, aã. ʒ j, ſ.
Des dattes fans noyaux, N° xij.
Des jujubes & des fébeftes, aã. N° xxx.
Des feuilles de pas-d'âne, de pulmonaire, des fommités d'hyfope, de marrube blanc & des capillaires de Montpellier, aã, m. j.
Des femences d'anis & de coton, aã. ʒ ſ.
Des fleurs de pas-d'âne & de pied-de-chat, aã. m. ſ.

Faites bouillir ces fimples dans ℔ ix. d'eau de fontaine, puis coulez & exprimez la décoction qui fera enfuite clarifiée avec le blanc d'œuf & ℔ v. de fucre, après quoi elle fera cuite en fyrop, que l'on aromatifera fur la fin de fa cuiffon avec goutt. vj. d'effence d'anis, & goutt. ij. de celle de cannelle incorporées avec un peu de fucre en poudre.

Syrupus Anti-Afthmaticus, Ant. Daquin.

℞ *Hordei mundati,* ʒ ij.
Radicum petafitidis, enulæ campanæ, apii, fæniculi, liquiritiæ, uvarum Damafcenarum mundatarum, aã. ʒ j ſ.
Dactylos enucleatos, N°. xij.
Jujubas, febeften, aã. N°. xxx.
Foliorum tuffilaginis, pulmonariæ, fummitatum hyffopi, praffii albi, capilli Veneris Monfpel. aã. m. j.
Seminum anifi, bombacis, aã. ʒ ſ.
Florum tuffilaginis, pedis cati. aã. m. ſ.

Fiat ex arte decoctum in ℔ ix. *aquæ fontanæ, albumine cum facchari* ℔ v. *clarificetur & coquatur in fyrupum aromatizandum olei anifi ftillatitii gutt. vj, olei cinnamomi gutt. ij, faccharo pulverato exceptis.*

R E M A R Q U E S.

On fera premiérement bouillir l'orge mondé dans l'eau environ demi-heure ; on y ajoûtera enfuite les racines mondées & coupées par petits morceaux, puis les fruits ouverts & mondés, les feuilles, les femences concaffées, les fleurs & la réglilfe ; quand la décoction aura diminué d'environ un tiers, on la laiffera refroidir à demi, on la coulera, on y mêlera le fucre, on clarifiera le mélange avec un blanc d'œuf, & on le fera cuire en confiſtance de ſyrop, on l'aromatiſera quand il ſera froid avec les eſſences d'anis & de cannelle réduites en *oleoſaccharum*, avec ce qu'il faudra de ſucre candi en poudre.

Vertus. Ce ſyrop eſt bon pour inciſer & pour détacher la pituite craſſe; il aide à la reſpiration, il débouche les obſtructions qui ſe font faites dans le poumon & dans le diaphragme; il eſt employé pour l'aſthme & pour la toux invétérée : La doſe en eſt

Doſe. depuis demi-once juſqu'à une once.

Syrop Réſomptif ou *Reſtaurant*, autrement *Syrop de Tortues*, de *Méſué.*	Syrupus Reſumptivus, five de Teſtudinibus, Meſue.

♃ De la chair de tortues de bois,	℔ j.	♃ *Carnis teſtudinum nemoralium,*	℔ j.
De celle d'écreviſſes de riviére,	℥ viij.	*Cancrorum fluviatilium,*	℥ viij.
De l'orge mondé, de la chair de dattes & de raiſins de Damas, aã.	℥ ij.	*Hordei mundati, carnis dactylorum & paſſularum Damaſcenarum, aã.*	℥ ij.
Des jujubes & des ſebeſtes, aã.	N° xij.	*Jujubas & ſebeſten, aã.*	N°. xij.
De la régliſſe ratiſſée & concaſſée,	℥ j.	*Glycyrrhizæ raſæ & contuſæ,*	℥ j.
Des pignons & des piſtaches mondées, des fleurs de violettes & de nénuphar, des ſemences de coton, de melon, de concombre & de citrouille, aã.	℥ ß.	*Nucleorum pineorum, piſtaciarum mundatarum, florum violarum & nymphææ, ſeminum bombacis, melonis, cucumeris, & cirulli, aã.*	℥ ß.
De celles de laitue & de pavot blanc, aã.	ʒij.	*Seminum lactucæ, papaveris albi, aã.*	ʒij.
Faites bouillir tout cela dans une q. ſ d'eau commune; puis coulez & exprimez la décoction, diſſolvez enſuite dans la colature		*Coquantur ex arte in aqua communis ſ. q. colentur & exprimantur, in colaturá diſſolve*	
De ſucre blanc,	℔ iij.	*Sacchari albi,*	℔ iij.

Clarifiez-la enſuite & la cuiſez en ſyrop, lequel étant refroidi ſera aromatiſé avec goutt. vj. d'eſſence d'anis, incorporées dans ℥ j. de ſucre pulvériſé.

Clarificentur & percoquantur in ſyrupum frigidè aromatizandum olei aniſi ſtillatitii gutt. vj, ſacchari pulverati ℥ j, exceptis.

R E M A R Q U E S.

On aura des tortues des bois, deſquelles on ſéparera la peau, les os & les entrailles, on en mettra bouillir à petit feu la chair avec les écreviſſes de riviére bien lavées & l'orge mondé, dans huit ou neuf livres d'eau de fontaine pendant deux heures; enſuite l'on y ajoûtera les fruits mondés & les ſemences concaſſées; enfin la régliſſe nettoyée & concaſſée & les fleurs; quand la décoction ſera faite, on la laiſſera refroidir à demi, on la coulera, on y mêlera le ſucre, on clarifiera le mélange avec un blanc d'œuf & on le fera cuire en ſyrop, on le laiſſera refroidir, puis on l'aromatiſera avec l'eſſence d'anis réduite en *oleoſaccharum* avec une once de ſucre candi ſubtilement pulvériſé

Vertus. Ce ſyrop eſt appellé *reſtaurant*, parce qu'il aide à rétablir les perſonnes qui ont été atténuées & deſſéchées par des maladies longues; il eſt bon pour les phthiſiques,

Doſe. il humecte, il adoucit l'âcreté des humeurs : La doſe en eſt depuis demi-once juſqu'à une once & demie.

Ce ſyrop ne ſe conſerve pas long-temps à cauſe des ſucs des chairs qui y entrent & qui ſe corrompent facilement, quoi qu'ils ſoient cuits avec le ſucre : par cette raiſon il ne doit être préparé que dans le temps qu'on veut l'employer.

Syrop de Kermès.	Syrupus Kermefinus.

♃ Des grains mûrs de kermès & du fucre blanc, aa.									℔ iv.
Cuifez-les en fyrop felon l'art.

♃ *Succi granorum maturorum kermes, facchari albi,* aa.									℔ iv.
Coquantur ex arte in fyrupum.

REMARQUES.

Les grains de kermès appellés *cocca baphica, feu grana infeçtoria*, en François *graine d'écarlate*, font les fruits d'un arbriffeau qui croît en Provence & en Languedoc, ils mûriffent aux mois de Mai & de Juin ; c'eft en ce temps-là qu'on les ramaffe & qu'on en fait les fyrops fur les lieux.

Cocca baphica, grana infeçtoria.
Graine d'écarlate.

On écrafe exaçtement dans un mortier de marbre les grains de kermès, quand ils font bien mûrs & bien rouges, on les laiffe en digeftion à froid fept ou huit heures, afin d'en faire un peu raréfier la fubftance vifqueufe, puis on les met dans un linge à la preffe, & l'on en fait exprimer le fuc, on laiffe repofer ce fuc quelques heures, on le fépare de fes feces les plus groffiéres en le verfant par inclination dans un autre vaiffeau, on le péfe, on y mêle autant de fucre blanc, & ayant mis le mélange fur un feu médiocre, l'on en fait confumer doucement l'humidité jufqu'à confiftance de fyrop.

Il fortifie le cœur & l'eftomac, il réfifte à la malignité des humeurs, il empêche l'avortement : La dofe en eft depuis demi-once jufqu'à une once.

Vertus.
Dofe.

Ceux qui veulent faire le fyrop de kermès plus chargé du fruit, emploient deux parties de fuc fur une partie de fucre ; mais le fyrop prend alors une couleur brune, & il ne fe garde pas fi long-temps que quand on le fait avec parties égales de fuc & de fucre.

On fait toûjours cuire le fyrop de kermès plus épais que les autres fyrops, parce que le fuc du fruit étant de fubftance vifqueufe & groffiére, il ne fe garderoit pas s'il étoit trop clair ou trop peu cuit ; de plus comme l'on tranfporte ce fyrop dans les pays éloignés, il eft néceffaire qu'il ait de la confiftance.

On fait auffi du fyrop de kermès fans feu en la maniére fuivante.

On écrafe bien dans un mortier de marbre des grains de kermès mûrs, on y mêle du fucre pulvérifé à proportion, c'eft-à-dire, environ trois parties fur une de grains, on agite le tout quelque temps, on le laiffe en digeftion à froid dix ou douze heures, puis on le coule & on l'exprime par un linge clair ou par un tamis ; ce qui en fort eft un fyrop qu'on garde comme le précédent ; il conferve des parties volatiles que l'autre a perdues par le feu.

Syrop de kermès fait fans feu.

• *Syrop Exhilarant, du Dulaurent*	Syrupus Exhilarans, And. Laurentii.

♃ Du fuc de pommes de reinettes,								℔ j.
Des fucs de buglofe & de bourrache, aa. ℥ ix.
Du fuc de meliffe,									℥ ß.
Des grains de kermès,									ʒ iij.
Des poudres de diambra,									 Э iv.
De celles de *diamargaritum frigidum* & de fafran, aa.										℥ ß.
De fucre blanc,									℔ ij.
Faites de tout cela un fyrop felon l'art.

♃ *Succi pomorum redolentium,*						℔ j.
Bugloffi, borraginis, aa. ℥ ix.
Meliffæ,									℥ ß.
Granorum kermes,									ʒ iij.
Pulveris diambræ,									Э iv.
Diamargariti frigidi, croci, aa.										℥ ß.
Sacchari albi,									℔ ij.
Fiat ex arte fyrupus.

REMARQUES.

On tirera les fucs par expreffion en la maniére ordinaire , on leur fera prendre un bouillon , & on les paffera plufieurs fois par un blanchet jufqu'à ce qu'ils foient clairs , on y mettra infufer chaudement pendant une nuit les grains de kermès con-caffés , on coulera l'infufion avec expreffion , on y mêlera le fucre , on clarifiera le mélange avec un blanc d'œuf , & on le fera cuire en fyrop , on y jettera fur la fin les poudres & le fafran enveloppés enfemble dans un nouet qu'on laiffera toûjours tremper.

Vertus.   Ce fyrop eft propre pour fortifier le cœur & le cerveau , pour exciter la circula-tion des humeurs & des efprits , on s'en fert pour récréer les mélancoliques & pour **Dofe.**   leur donner de la vigueur : La dofe en eft depuis demi-once jufqu'à deux onces.

On ne met le nouet dans le fyrop que fur la fin de la coction , de peur que les aromates qui font dedans ne fe diffipent en bouillant.

Les fucs de buglofe & de bourrache rendent le fyrop défagréable au goût , ce qui eft un grand défaut en un fyrop reftaurant comme eft celui-ci ; on pourroit y remé-dier en retranchant ces fucs & en augmentant à proportion celui de pommes , la vertu du reméde n'en feroit pas diminuée.

Pour le fuc de méliffe , quoiqu'il entre ici en fort petite quantité , il pourroit communiquer au fyrop quelque vertu , fi l'on attendoit à l'y mêler après la coction ; mais comme on le fait bouillir avec les autres fucs , on laiffe diffiper fa partie vo-latile odorante la plus effentielle.

Les grains de kermès font mis dans cette compofition en trop petite dofe ; de plus , comme on les emploie fecs , ils ont très-peu de vertu , j'aimerois mieux le fyrop de kermès. Voici donc comme je voudrois réformer la defcription de ce fyrop.

Syrop Exhilarant , réformé.	Syrupus Exhilarans , reformatus.
♃ Du fuc de pommes de reinettes épuré , ℔ ij ß.	♃ *Succi pomorum redolentium depura-ti ,* ℥ ij. ß.
Du fucre blanc , ℔ ij.	*Sacchari albi ,* ℔ ij.
Cuifez-les enfemble en confiftance de fyrop , & ajoûtez-y fur la fin de fa cuiffon ,	*Coquantur fimul ad confiftentiam fyrupi , adde fub finem*
De fyrop de kermès , ℥ iv.	*Syrupi Kermefini* ℥ iv.
D'eau de méliffe , ℥ ij.	*Aquæ meliffæ ,* ℥ ij.
De la poudre de diambra , Ɖ iv.	*Pulveris diambræ ,* Ɖ iv.
Des poudres *diamargaritum frigidum* & de fa-fran , aá. ℥ ß.	*Diamargariti frigidi , croci tenuiffimé pulverati , aa.* ℥ ß.
Et de tout cela faites un fyrop S. A.	*Fiat fyrupus S. A.*

Syrop Anti-Scorbutique , *de M. Daquin.*	Syrupus Anti-Scorbuticus , Ant. Daquin.
♃ Des racines de fougère mâle , d'angélique , de chardon-roland , de raifort fauvage , aá. ℥ iij.	♃ *Radicum filicis maris , angelicæ , eryngii & raphani rufticani , aa.* ℥ iij.
Des écorces de citron & d'oranges , aá. ℥ ij.	*Corticum citri , arantiorum , aa.* ℥ ij.
Des feuilles de méliffe , de fumeterre , de co-chléaria , de beccabunga , de creffon aquatique , de nommulaire & de menthe , aá. m. iij.	*Foliorum meliffæ , fumariæ , fcolopendrii , cochleariæ , beccabungæ , nafturtii aquati-ci , nummulariæ , menthæ , aa.* m. iij.

Des femences de creſſon de jardin, de chardon-bénit & de citrons, aã. ℥ j.

Des fleurs de genêt & d'œillets, aã. m. j.

Du tartre blanc concaſſé, ℥ ij.

Faites bouillir tout cela dans ℔ ix. d'eau chalybée : coulez enſuite & exprimez la décoction, puis clarifiez la colature avec le blanc d'œuf & ℔ vj. du meilleur ſucre. Cuiſez-la enſuite en ſyrop qui ſera aromatiſé avec goutt. iij. d'eſſence de cannelle, & autant de celle de gérofle incorporées avec du ſucre pulvériſé.

Seminum naſturtii hortenſis, cardui benedicti, & citri aã. ℥ j.

Florum geniſtæ & tunicæ, aã. m. j.

Tartari albi contuſi, ℥ ij.

Decoquantur omnia ex arte in ℔ ix. aquæ chalybeatæ, colentur & exprimantur ; liquor verò ovi albumine, cum ſacchari optimi ℔ vj. clarificatus, coquatur igne lento, in ſyrupum oleorum cinnamomi & caryophyllorum, aã. gutt. iij. ſaccharo pulverato exceptis, aromatizandum.

R E M A R Q U E S.

On mettra bouillir premiérement, les racines coupées par petits morceaux, & le tartre groſſiérement pulvériſé dans l'eau ferrée, puis les écorces & les ſemences concaſſées, enſuite les herbes inciſées, & enfin les fleurs ; lorſque la décoction aura bouilli à diminution d'environ le tiers, on la laiſſera refroidir à demi, on la coulera avec expreſſion, on y mêlera le ſucre, on clarifiera le mélange & on le fera cuire en ſyrop, on l'aromatiſera, quand il ſera fait, avec les huiles de girofle & de canelle qu'on aura réduites en *oleoſaccharum* avec une quantité ſuffiſante de ſucre candi en poudre.

Ce ſyrop eſt propre pour purifier le ſang & pour réſiſter à la malignité des humeurs, pour faire uriner, pour provoquer les mois aux femmes ; on s'en ſert dans le ſcorbut, dans les fiévres malignes & dans les autres maladies où il eſt beſoin d'exciter la circulation des humeurs : La doſe eſt depuis demi-once juſqu'à une once & demie.

On peut faire encore un bon ſyrop anti-ſcorbutique, en mêlant enſemble des ſyrops de cochlearia, de creſſon, de beccabunga, ou bien en tirant les ſucs de ces plantes & les faiſant cuire après les avoir dépurés avec du ſucre en une proportion convenable ; par exemple, ſur trois livres de ſucs dépurés, on mettra deux livres de ſucre ; ſi l'on y ajoûte une once de ſel de cochlearia ou de creſſon, le ſyrop ſera encore plus ſalutaire.

Syrop Royal, autrement *Julep Alexandrin, de Méſué.*

℞ De l'eau de roſes diſtillée, ℔ iij.

De ſucre blanc, ℔ ij.

Faites-en un ſyrop, ou un Julep.

Syrupus Regius, aliàs Julapium Alexandrinum, Meſue.

℞ *Aquæ roſarum diſtillatæ,* ℔ iij.

Sacchari albi, ℔ ij.

Fiat ſyrupus, aut julepus.

R E M A R Q U E S.

Si l'on veut faire le julep Alexandrin, il faut ſimplement mettre fondre le ſucre pulvériſé dans l'eau de roſes, mais ſi l'on veut préparer un ſyrop, il eſt néceſſaire de faire cuire le mélange en conſiſtance requiſe ; or comme en bouillant la partie volatile odorante & eſſentielle de l'eau de roſes ſe diſſipe, le ſyrop n'a pas plus de qualité que s'il avoit été fait avec de l'eau commune, c'eſt pourquoi je ſerois d'avis que quand on veut préparer ce ſyrop, on ſe contentât de mettre fondre ſur un petit feu dans une partie d'eau de roſes deux parties de ſucre, le ſyrop ſeroit fait ſans bouillir, & il ſeroit empreint de la vertu de l'eau de roſes.

Vertus. Le ſyrop Royal, ou le julep Alexandrin ſont propres pour fortifier le cerveau, le cœur, la poitrine & l'eſtomac ; on les donne auſſi dans les cours de ventre & da[ns]

Doſe. les hémorrhagies : La doſe du ſyrop eſt depuis demi-once juſqu'à deux onces, celle du julep eſt depuis une once juſqu'à quatre.

Le nom de ce ſyrop, ou julep vient de ce qu'on l'a trouvé autrefois digne d'êt[re] préſenté au Roi Alexandre le Grand.

Syrop de Fleurs de Muguet.   Syrupus de Floribus Lilii convalliu[m]

℞ Des fleurs de muguet nouvellement cueillies, ℔ j.

Mettez-les dans une cucurbite de verre, & verſez par deſſus de l'eau diſtillée de muguet ℔ iij ; placez le vaiſſeau dans un lieu chaud, puis y ayant adapté l'alambic & le récipient, laiſſez-les en digeſtion pendant trois jours, puis tirez-en ℔ j. ou environ de liqueur ſans pouſſer le feu, après quoi la cucurbite étant refroidie, prenez le réſidu de la matiére, & ajoûtez-y ℔ iij. d'eau commune que vous ferez bouillir légérement : vous coulerez enſuite & exprimerez l'infuſion, puis vous clarifierez la colature avec ℔ iij. de ſucre blanc, & vous la cuirez en opiate, dans laquelle étant refroidie, vous mêlerez l'eau diſtillée & vous en ferez un ſyrop.

℞ *Florum lilii convallium recentis[simorum]* ℔ [j.]

Intrudatur in cucurbitam vitream & ſ[uper] perfuſis aquæ florum lilii convallium diſti[l]lata ℔ ij, locentur in balneum mox app[o]ſito & agglutinato capitello cum recipiente ſtentque in digeſtione tribus diebus, poſt[ea] fiat diſtillatio igne lento ad ℔ j, aut ci[r]citer, tum refrigeratâ cucurbitâ, excipi[a]tur reſiduum, cui adde aquæ communis [℔] iij ; bulliant leviter, colentur & exprima[n]tur, colatura cum ſacchari albi ℔ iij, cl[a]rificetur & coquatur ad conſiſtentiam opi[a]tæ, tunc miſce, dum refrixerit, aquam ſp[i]rituoſam diſtillatam : fiat ſyrupus.

REMARQUES.

On aura des fleurs de lis des vallées nouvellement cueillies dans leur vigueu[r] on les mettra dans une cucurbite de verre ou de grès, on verſera deſſus l'eau de l[is] des vallées diſtillée, on couvrira le vaiſſeau de ſon chapiteau, on y adaptera u[n] récipient, on lutera les jointures, on laiſſera la matiére trois jours en digeſtion a[u] bain-marie, puis on en diſtillera ſur un feu médiocre environ une livre de lique[ur] ſpiritueuſe, on délutera les vaiſſeaux quand ils ſeront froids, on renverſera ce q[ui] ſera demeuré au fond de la cucurbite dans une baſſine, on y ajoûtera deux livr[es] d'eau ; on fera bouillir légérement la matiére, puis on la coulera avec expreſſio[n] on y mêlera le ſucre, on clarifiera le mélange & on le fera cuire en conſiſtan[ce] d'opiate, on le décuira quand il ſera preſque froid avec l'eau ſpiritueuſe diſtill[ée] pour le réduire en ſyrop.

Vertus. Il eſt propre pour fortifier le cerveau & l'eſtomac, on s'en ſert dans l'épilepſi[e] dans la paralyſie, dans l'apoplexie : La doſe en eſt depuis demi-once juſqu'à un[e]

Doſe. once & demie.

On ne pourroit pas conſerver le volatil de la fleur de muguet en quoi conſiſte [la] principale vertu, ſi l'on n'obſervoit les circonſtances que j'ai marquées, il fa[ut] faire la diſtillation à une chaleur lente, afin qu'il ne diſtille que le plus ſpiritueu[x] on fait enſuite bouillir la matiére reſtante, afin de diſſoudre la ſubſtance fixe ; j[']ajoûte de l'eau, parce qu'il n'y auroit pas aſſez de liqueur pour faire la décoctio[n] & la cuiſſon du ſucre.

Syrops de lavande, de romarin, On peut préparer de la même maniére les ſyrops de lavande, de Romarin,

de fleurs de Sureau ,
de Marjolaine ,
de Thym , & des autres plantes odorantes.

des fleurs
de fureau ,
de marjo-
laine , de
thym , &
des autres
plantes o-
dorantes.

Syrop de Gomme Ammoniac.	Syrupus de Ammoniaco.

♃ Des racines de chicorée , d'afperges & des écorces de racines de caprier , aā.　　℥ ij.
Des feuilles d'aigremoine & de cétérac , aā.　　　m. iv.
De l'abfinthe vulgaire ,　　　m. ij.
Faites-les infufer pendant 24. heures dans
De l'eau de raves & de fumeterre, aā.　　℔ ij.
De vin blanc ,　　　℥ iij.
Faites-les bouillir enfuite jufqu'à réduction de la moitié , puis clarifiez la colature en la laiffant raffeoir , & dans ℥ iv. de cette même infufion un peu tiéde , diffolvez féparement
De gomme ammoniac déja diffoute & purifiée dans le vinaigre ,　　　℥ ij.
Cuifez-le refte de l'infufion avec ℔ j. ß. de fucre blanc en confiftance de fyrop , & jettez-y le mélange de la gomme fur la fin de la cuiffon.

♃ *Radicum cichorii , afparagi , corticis radic. capparis , aā.*　　℥ ij.
Foliorum agrimoniæ , ceterach , aā.　　m. iv.
Abfinthii vulgaris ,　　m. ij.
Fiat omnium , poft debitam præparationem , infufio per horas 24. in
Aquæ raphani & fumariæ , aā.　　℔ ij.
Vini albi ,　　℥ iij.
Dein bulliant ad medias , & clarificetur colatura per fubfidentiam . in cujus adhuc tepentis ℥ iv , folve feorfùm
Gummi ammoniaci priùs in aceto vini albi acerrimo foluti & purificati　　℥ ij.
Reliquum coquatur cum facchari albiffimi ℔ i. ß , in fyrupum injectâ fub finem gummi mifturâ.

R E M A R Q U E S.

On mondera & l'on coupera les racines par morceaux , on concaffera l'écorce, on incifera les herbes , & l'on mettra le tout enfemble dans un pot de terre verniffé , on verfera deffus les eaux diftillées de raves & de fumeterre , & le vin blanc, on couvrira le pot & on laiffera la matiére en digeftion chaudement pendant vingt-quatre heures , puis on la fera bouillir doucement jufqu'à diminution d'environ la moitié, on la coulera avec expreffion , on la laiffera repofer , on la verfera par inclination , & on la paffera par un blanchet ; cependant on diffoudra de la gomme ammoniac dans du vinaigre blanc, on coulera la diffolution & on la fera épaiffir fur le feu en confiftance de fyrop épais , on péfera deux onces de cette gomme , on la diffoudra dans quatre onces de la décoction, on fera cuire le refte de la décoction avec le fucre en fyrop épais , & l'on y délaiera fur la fin de la coction la gomme ammoniac diffoure, pour faire un fyrop de jufte confiftance.

Il eft propre pour lever les obftructions de la rate , de la matrice , du méfentère , on le donne pour les pâles couleurs, pour les rétentions de mois, pour diffiper les fchirres du foie : La dofe en eft depuis demi-once jufqu'à une once.

Vertus.

Dofe.

J'ai tiré cette defcription de la Pharmacopée de Londres.

La gomme ammoniac étant d'un goût fort défagréable & d'une fubftance qui ne s'accommode guère dans les fyrops, on devroit fe contenter de la faire prendre en pilules ou en opiate, donnant par-deffus tel fyrop apéritif qu'on voudroit.

Syrop de Piment , ou *Botrys.*	Syrupus Botryos.

♃ Du piment ou botrys, du vélar ou *eryfimum ,* de l'ortie , aā.　　m. ij.
Du pas-d'âne ,　　　m. j. ß.

♃ *Herbarum botryos , eryfimi , urticæ , aā.*　　m. ij.
Tuffilaginis ,　　m. i. ß.

Faites-les bouillir dans une f. q. d'eau jufqu'à réduction de la moitié, puis mêlez avec ℔ ij. de cette décoction,

De fuc exprimé de raiforts cuits au four dans un vaiffeau bien clos, ℔ j.

Clarifiez le tout avec ℔ iij. de fucre blanc, & le cuifez en fyrop.

Coque in aqua limpidiffima q. f. ad medias, colatura ℔ ij, adde

Succi expreffi raparum claufo vafe in furno coctorum ℔ j.

Sacchari albi, ℔ iij. clarificetur & coquatur in fyrupum.

REMARQUES.

On incifera les herbes, & l'on en fera une décoction dans quatre livres d'eau à diminution de la moitié, cependant on mettra cuire au four de groffes raves dans un pot de terre couvert, puis on les écrafera, & on les exprimera pour en avoir une livre de fuc qu'on mêlera avec la décoction coulée & le fucre, on clarifiera le mélange avec un blanc d'œuf, & on le fera cuire en fyrop.

Vertus. *Dofe.* Il eft propre pour l'afthme pour fortifier la poitrine, & pour exciter l'urine : La dofe en eft depuis demi-once jufqu'à une once.

On pourroit corriger deux chofes dans la defcription de ce fyrop ; la premiére eft de faire bouillir trop long-temps les herbes, car cette longue coction diffipe beaucoup de leur fel effentiel en quoi confifte leur vertu principal ; il fuffiroit donc de les faire cuire à diminution du quart de l'humidité : la feconde, eft de faire cuire les raves au four avant que d'en tirer le fuc, car on pourroit fort bien tirer ce fuc en rapant des raves & les exprimant fimplement, fans alonger l'opération par cette circonftance inutile.

Syrop d'Eryfimum, de Lobelius.

Syrupus de Eryfimo, Lobelii.

℞ De la plante entiére nommée *eryfimum* ou velar, nouvellement cueillie, m. vj

Des racines d'aunée, de pas-d'âne nouvellement cueillies, de régliffe & des raifins fecs mondés, aã. ʒ ij.

De la bourrache, de la chicorée & des capillaires, aã. m. j. ß.

Des fleurs cordiales, de romarin, & de bétoine, ou de ftœchas, aã. m. ß.

De la femence d'anis, ʒ vj.

Après avoir coupé & pilé ces herbes, faites-en une décoction avec ℔ iij. d'eau d'orge & autant d'hydromel, diffolvez dans la colature

De fuc d'eryfimum, ℔ j. ß.

De fucre blanc, ℔ iij.

Clarifiez-les & les cuifez en fyrop.

℞ *Eryfimi totius recent's,* m. vj

Radicum enulæ campanæ, tuffilaginis recentis, glycyrrh. ʒ æ, paffularum mundatarum, aã. ʒ ij.

Herbarum borraginis, cichorii, capillorum Veneris aã. m. i. ß.

Florum cordialium, rorifmarini, ftæchados vel betonicæ, aã. m. ß.

Seminis anifi, ʒ vj.

Incifis & contufis, fiat omnium decoctio, f a in f. q aquæ hordei & hydromelitis ad ℔ iij, in colaturâ diffolve

Succi eryfimi, ℔ j. ß.

Sacchari albi, ℔ iij.

Clarificentur & coquantur in fyrupum.

REMARQUES.

Eau d'orge. On fera bouillir une poignée d'orge dans cinq livres d'eau jufqu'à diminution du tiers, ce fera l'eau d'orge ; on mettra fondre & on écumera dans un autre vaiffeau fix onces de miel dans trois livres d'eau commune, ce fera l'hydromel ; on le *Hydromel.* mêlera avec l'eau d'orge. & l'on y fera bouillir les racines nettoyées & coupées par petits morceaux, enfuite les raifins mondés, puis les herbes incifées, & enfin les fleurs, la régliffe & l'anis concaffés ; quand la décoction aura fuffifamment bouilli, on la coulera, & on mêlera le fuc d'*eryfimum* tiré par expreffion & le fucre, on clarifiera le mélange avec un blanc d'œuf, & on le fera cuire en syrop.

Il eft propre pour atténuer & pour détacher les phlegmes trop épais de la peitrine & des poumons, il excite le crachat, il provoque le lait aux nourrices, il aide à la refpiration : La dofe en eft depuis demi-once jufqu'à une once. Vertus.
Dofe.

L'eau d'orge & l'hydromel étant déja chargés de leur fubftance, ne peuvent pas recevoir celle des ingrédients qui bouillent dedans en auffi grande quantité qu'il feroit à fouhaiter, je trouve qu'on feroit mieux de fe fervir de l'eau commune pour faire la décoction, & de mêler demi-livre de miel avec le fucre, quánd on compofe le fyrop.

On peut faire un fyrop d'*eryfimum* fimple en mêlant & mettant cuire enfemble parties égales de fuc d'*eryfimum* dépuré & de fucre blanc.

Syrop de Chamæpitys, ou *Ivette.*	Syrupus Chamæpityos, vel Ivæ Arthriticæ.
♃ De chamœpitys, m. ij.	♃ *Herbarum chamæpityos.* m. ij.
De la fauge, du romarin, du pouillot de montagne, de l'origan, du calament, de la menthe fauvage, du pouillot, de l'hyfope, du thym, de la rue, de la bétoine & du ferpolet, aã. m. j.	*Salviæ, rorifmarini, polii montani, origani, calaminthæ, mentaftri, pulegii, hyffopi, thymi, rutæ, betonicæ, ferpilli, aã.* m. j.
Des racines d'*acorus*, d'ariftoloche ronde & longue, de bryone, de dictame, de gentiane, de fenouil de porc, de valériane, aã. ℥ ß.	*Radicum acori, ariftolochiæ longæ & rotundæ, bryoniæ, dictamni, gentianæ, peucedani, phu, aã.* ℥ ß.
Des racines d'ache, d'afperges, de fenouil, de de perfil, de petit houx, aã. ℥ j.	*Apii, afparagi, fœniculi, petrofelini, rufci, aã.* ℥ j.
De la racine de pyréthre, ℥ j. ß.	*Pyrethri,* ℥ j. ß.
Des fleurs de ftœchas, des femences d'anis, d'ammi, de carvi, de fenouil, de fermontaine, de féfeli, aã. ʒ iij.	*Florum ftœchados, feminis anifi, ammeos, carvi, fœniculi, liguftici, efeleos, aã* ʒ iij.
Des raifins fecs, ℥ ij.	*Uvarum paffarum,* ℥ ij.
Faites bouillir tous ces fimples dans ℔ x. d'eau, jufqu'à réduction du tiers, puis ajoûtez à la colature	*Elixentur in aquæ ℔ x, ad tertiæ partis confumptionem, quo rité paracto adde,*
De miel & de fucre, aã. ℔ ij.	*Mellis, facchari, aã.* ℔ ij.
Pour en faire un fyrop f. a. Enfuite vous le parfumerez avec	*Fiat f. a. fyrupus aromatizandus*
De cannelle, de noix mufcade, de cubébes, aã. ʒ iij.	*Cinnamomi, nucis mofchatæ, cubebarum, aã.* ʒ iij.

REMARQUES.

On nettoiera les racines, & les ayant coupées par morceaux, on les mettra bouillir dans l'eau environ demi-heure, enfuite l'on y ajoûtera les fruits & les herbes incifées, puis les femences concaffées & les fleurs, on fera cuire les ingrédients jufqu'à diminution d'environ le tiers de l'humidité, on coulera la décoction, on y mêlera le fucre & le miel, on clarifiera le mélange avec un blanc d'œuf, & on le fera cuire en fyrop, on y jettera fur la fin de la cuiffon, la cannelle, la mufcade & les cubébes enveloppées enfemble dans un nouet qu'on laiffera toûjours tremper dans le fyrop, afin que l'odeur & les qualités des drogues s'y communiquent.

Il fortifie le cerveau, l'eftomach, les nerfs & les jointures, il excite les mois aux femmes, il hâte l'accouchement, il pouffe l'arriére-faix : La dofe en eft depuis demi-once jufqu'à une once. Vertus.
Dofe.

Comme prefque tous les ingrédients qui entrent dans la compofition de ce fyrop, font odorants & par conféquent remplis d'huile æthérée & de fel volatil , ils perdent la meilleure partie de leur vertu dans la longue coction qu'on leur donne , car ces fubftances volatiles fe diffipent en bouillant ; on peut remédier à cet inconvénient en préparant le fyrop en la maniére fuivante.

On pilera tous les ingrédients dans un mortier, on les mêlera bien , on mettra le mélange dans une cucurbite de grès, on verfera deffus quatre livres de vin blanc , on couvrira la cucurbite de fon chapiteau, on laiffera la matiére en macération trois ou quatre jours , puis ayant adapté un récipient au bec du chapiteau & luté fes jointures exactement , on fera diftiller au bain-marie environ une livre d'eau fpiritueufe on laiffera refroidir les vaiffeaux , on les délutera , on verfera ce qui fera demeuré dans la cucurbite , en une baffine, on y ajoûtera trois livres d'eau commune , on mettra bouillir la matiére environ demi-heure , on la coulera , on l'exprimera , on mêlera dans la liqueur coulée le fucre & le miel , on clarifiera le mélange avec un blanc d'œuf, & on le fera cuire en confiftance d'opiate , on le décuira quand il fera prefque refroidi avec l'eau fpiritueufe , pour le réduire en fyrop, on y ajoûtera des huiles de cannelle & de mufcade de chacune un fcrupule, étendues en oleofaccharum dans une once & demie de fucre candi pulvérifé fubtilement, on gardera ce fyrop dans un vaiffeau bien bouché.

Syrop de chamœpitys fimple. On pourroit faire un fyrop de chamœpitys fimple avec deux parties de fuc ou de forte décoction de chamœpitys cueilli dans fa vigueur , & une partie de fucre fur cuits enfemble.

Syrop de Pilofelle.

℞ De la pilofelle ,   m. iij.
Des racines d'alchimille ,   ℥ j. ß.
De celle de grande confoude , de garence , de dictame blanc , de tormentille , & de biftorte , aã.   ℥ j.
De la pyrole, de la queue de cheval, du lierre terreftre, du plantain, de la langue-de-ferpent, de fraifier, de millepertuis avec fes fleurs , de la verge dorée, de l'aigremoine, de la bétoine, de la pimprenelle, de la bénoite, de la quintefeuille majeure, des choux rouges, des balauftes, des rofes rouges, aã.   m. j.
Faites bouillir le tout à petit feu dans ℔ vj. d'eau de plantain, jufqu'à réduction de moitié. Après une forte expreffion, laiffez raffeoir la colature : puis ajoûtez-y
Des mucilages de gomme adraganth, de racines d'althæa, de femences de pfyllium ; de coings, qui auront été tirés à part dans les eaux de fraifes & de bétoine, aã.   ℥ iij.
Du fucre blanc ,   ℔ ij.
Cuifez le tout enfemble en confiftance de miel.

Syrupus de Pilofellâ.

℞ Pilofellæ ,   m. iij.
Radicum alchimillæ ,   ℥ j. ß.
Confolidæ majoris , rubiæ , dictamni albi , tormentillæ , biftortæ , aã. ℥ j.

Herbarum pyrolæ , caudæ equinæ , hederæ terreftris , plantaginis , ophiogloffi , fragariæ , hyperici cum floribus , virgæ aureæ , agrimoniæ , betonicæ , pimpinellæ , caryophyllatæ , quinquefolii majoris , caulium rubrorum , balauftiorum , rofarum rubrarum , aã.   m. j.
Coque igne lento in aqua plantaginis ℔ vj , ad medias , deinde fiat cum forti expreffione colatura , cui clarificatæ per fubfidentiam adde
Mucilaginis gummi tragacanthi , radicis althææ , feminis pfyllii ; cydoniorum feorfim in aquis fragariæ & betonicæ extracta , aã.   ℥ iij.
Sacchari albi ,   ℔ ij.
Simul coque ad melleam confiftentiam.

REMARQUES.

On nettoiera & l'on coupera les racines par petits morceaux, on les mettra bouillir à petit feu dans l'eau de plantain pendant demi-heure , en y ajoûtera les herbes incifées , & enfin les fleurs , on continuera à faire bouillir la décoction jufqu'à la diminution de la moitié de la liqueur , puis on la coulera avec expreffion , on la laiffera repofer jufqu'à ce qu'elle foit claire , & on la paffera par un blanchet; on fera cependant les mucilages en la maniére fuivante.

On aura quatre pots de faïance ou de terre commune verniffée , dans un defquels on mettra une dragme & demie de gomme adraganth blanche & nette concaffée ; dans un autre pot , on mettra demi once de femence de pfyllium ; dans un autre trois dragmes de pepins de coings , & dans un autre fix dragmes de racines d'althæa bien nettoyées , coupées par petits morceaux & concaffées , on verfera fur la gomme adraganth , deux onces & demi d'eau de fraifes & autant d'eau de bétoine , on couvrira le pot , on le placera fur les cendres chaudes pendant trois ou quatre heures , ou jufqu'à ce que la gomme fe foit entiérement fondue , & qu'elle ait fait une maniére de colle avec l'eau , on paffera la matiére par un tamis renverfé bien propre ; ce fera le mucilage de gomme adraganth.

On verfera fur la femence de pfyllium trois onces d'eau de bétoine , & autant d'eau de fraifes , on couvrira le pot & on laiffera la matiére en infufion fur les cendres chaudes pendant huit ou dix heures , puis on fera bouillir l'infufion légérement & on la coulera avec expreffion ; ce fera le mucilage de pfyllium.

On verfera fur les pepins de coings deux onces & demie d'eau de bétoine & autant d'eau de fraifes ; on couvrira le pot & on laiffera la matiére en infufion pendant huit ou dix heures , on fera chauffer l'infufion jufqu'à ce qu'elle foit prête à bouillir , puis on la coulera avec expreffion : ce fera le mucilage de coings.

On verfera fur la racine d'althæa fix onces d'eau de fraifes & autant d'eau de bétoine , on couvrira le pot , & on laiffera la matiére en infufion chaudement pendant huit ou neuf heures , enfuite on la fera bouillir à la diminution des deux tiers , on coulera la décoction en l'exprimant fortement ; ce fera le mucilage d'althæa.

On péfera tous ces mucilages coulés , on les diffoudra dans la décoction purifiée, on y mêlera le fucre , & on fera cuire le fyrop en confiftance de miel , le remuant fouvent avec une efpatule de bois , de peur que les mucilages ne s'attachent au fond de la baffine.

Ce fyrop eft bon pour arrêter le crachement de fang & les autres hémorrhagies, pour épaiffir les humeurs falées & trop fubtiles qui diftillent du cerveau , pour exciter le crachat , pour nettoyer les ulcères du poumon & de la poitrine , on peut s'en fervir dans la phthifie : La dofe en eft depuis demi-once jufqu'à une once & demie.

Les mucilages qui entrent dans cette compofition , rendent le fyrop glutineux & épais ; c'eft pourquoi on le réduit en confiftance de miel ; car fi l'on fe contentoit de lui donner la confiftance ordinaire des fyrops , il fe corromproit étant gardé.

On emploie ici trop peu de fucre pour la quantité des autres drogues , il en faudroit du moins encore autant.

On pourroit rendre ce fyrop moins mucilagineux en fe contentant de faire un nouet de la gomme adraganth , de la racine d'althæa & des femences pour le faire bouillir dans le fyrop.

On peut préparer un fyrop de pilofelle fimple en mettant cuire enfemble deux parties de fuc de pilofelle dépuré & une partie de fucre.

Maniére de préparer les mucilages.

Mucilage de gomme adraganth.

Mucilage de femence de pfyllium.

Mucilage de pepins de coings.

Mucilage de racines d'althæa.

Vertus.

Dofe.

Syrop de pilofelle fimple.

Syrop de Mucilages.

Des semences de guimauve, de mauve, & de coings, aã.   ℥ j.
De la gomme adraganth,   ℨ iij.
Faites-les infuser chaudement pendant six heures dans ℔ ij. de décoction de mauves, de semences de pavot blanc, & de fruits d'alkékenge, puis exprimez-en le mucilage, ajoûtez-y ensuite
Du meilleur sucre,   ℔ j. ß.
Cuisez le tout en syrop s. a.

Syrupus de Mucilaginibus.

℞ Seminis althææ, malvarum, cydoni rum', aã.   ℥
Gummi tragacanthi,   ℨ i
Infundantur calidè per sex horas in d cocti malvarum, seminis papaveris albi grancrum alkekengi ℔ ij, tum exprimat mucilago cui aade
Sacchari optimi,   ℔ j.
Coquantur in syrupum s. a.

REMARQUES.

On fera bouillir dans environ trois livres d'eau commune une poignée de feuilles de mauve, douze ou quinze fruits d'alkékenge & six dragmes de semences de pavot blanc concassées, jusqu'à la diminution du quart, on coulera la décoction, on la versera toute chaude dans un pot de terre où l'on aura mis les semences & gomme adraganth, on couvrira le pot & on laissera infuser la matiére pendant heures, ou jusqu'à ce que le mucilage soit fait, alors on le passera chaudement un linge clair ou par un tamis renversé, on y mêlera le sucre, on mettra le mélan sur un petit feu, & l'on en fera dissiper le trop d'humidité jusqu'à ce qu'il soit consistance de miel.

Vertus.   Il est propre pour adoucir les âcretés de la pituite qui descend du cerveau; il rête les hémorrhagies, il épaissit les humeurs trop subtiles, mûrit le rhume & il

Dose.   cite le crachat: La dose en est depuis demi-once jusqu'à une once.

Quand on veut garder ce syrop, il est nécessaire de le faire cuire en consista bien épaisse, car les mucilages le font paroître cuit avant qu'il le soit; la coction doit être faite à petit feu, & l'on doit l'agiter souvent, de peur que les mucila ne s'attachent au vaisseau, & que le syrop ne prennent un goût de rôti.

Syrop de Saules.

℞ Des fleurs & des sommités de saules & des feuilles d'ortie, aã.   m. iij.
Des sommités de ronce & de bourse à berger, aã.   m. j.
Faites-les bouillir dans ℔ vj. d'eau de feuilles de saules distillée jusqu'à la réduction du tiers, puis clarifiez la colature avec ℔ ij. de sucre, & la cuisez en syrop.

Syrupus de Floribus Salicis.

℞ Florum & primorum germinum cis, foliorum urticæ, aã.   m
Summitatum rubi idæi, bursæ pasto aã.
Coquantur iu aqua foliorum salicis d lata ℔ vj. ad consumptionem tertiæ par colatura cum sacchari albi ℔ ij. clari tur & coquatur in syrupum s. a.

REMARQUES.

On aura des fleurs de saules & des bouts les plus tendres des branches, ou à défaut des feuilles les plus jeunes, on les fera bouillir avec les bouts de ronce sommités d'ortie & de bursa pastoris, dans l'eau de saule distillée jusqu'à la consomption du tiers de l'humidité; on coulera la décoction, & l'on y mêlera le cre, on clarifiera le mélange avec un blanc d'œuf, & on le fera cuire en syrop.

Vertus.   Il est propre pour arrêter les cours de ventre, le crachement de sang & les au émorrhagies : La dose en est depuis demi-once jusqu'à deux onces , on s'en sert aussi dans les gargarismes. *Dose.*

Syrop de Blancs d'Œufs.	Syrupus de Albuminibus Ovorum.
♃ Huit blancs d'œufs.	*♃ Albumina ovorum ℥8.*
Battez-les , & les dissolvez dans ℔ iij. d'eau commune ; ajoûtez-y ensuite	*Flagellentur & dissolvantur in aqua communis ℔ iij , tunc adde*
De sucre blanc , ℔ ij.	*Sacchari albi ,* ℔ ij.
Et cuisez le tout en consistance de syrop s. a.	*Coquantur & fiat syrupus s. a.*

R E M A R Q U E S.

On aura les blancs ou les glaires de huit œufs frais avec leur lait, on les battra dans une bassine avec des verges de balai bien nettes, y mêlant peu à peu trois livres d'eau, on y ajoûtera ensuite le sucre, on fera bouillir le mélange pendant demi-heure, on le passera par un blanchet ou par une chausse, on remettra cuire la colature en syrop.

Il est propre pour humecter & pour rafraîchir la poitrine, pour adoucir les âcretés qui descendent du cerveau, & pour exciter le crachat : La dose en est depuis demi-once jusqu'à une once & demie. *Vertus. Dose.*

Quoique dans la coction les blancs d'œufs semblent se séparer entiérement aux côtés de la bassine, le syrop en retient pourtant quelques parties mucilagineuses ; la plus claire & la plus détachée, c'est elle qui donne la qualité au syrop, car elle lie & aglutine les sels piquants qui causoient la toux, elle modère leur mouvement ; on pourroit rendre ce syrop encore plus efficace en y faisant bouillir, après la colature, un nouet rempli de deux dragmes de gomme adragant concassée.

Syrop de Noix , de Mésué.	Syrupus Dianucum , Mesue.
♃ Du suc de noix vertes , épuré , ℔ iv.	*♃ Succi nucum juglandium viridium depurati ,* ℔ iv.
Du miel écumé , ℔ ij.	*Mellis despumati ,* ℔ ij.
Cuisez-les ensemble en consistance de syrop.	*Coquantur simul in syrupi crassitudinem.*

R E M A R Q U E S.

On pilera bien dans un mortier des noix vertes, on les laissera un jour en digestion, puis on les mettra à la presse, il en sortira un suc qu'on fera bouillir légèrement sur le feu, afin que la partie crasse s'en sépare, on le passera ensuite par un blanchet, on le mêlera avec du miel écumé, & l'on fera cuire le mélange en syrop.

Il est propre pour les fluxions qui tombent du cerveau sur la poitrine, pour l'esquinancie, pour exciter la sueur & le crachat : La dose en est depuis demi-once jusqu'à une once & demie. *Vertus. Dose.*

Ce syrop ne diffère du rob de noix qu'en consistance.

CHAPITRE V.

Des Loochs.

LOOCH, Ἐκλειγμα (*Eclegma*) & *Linctus*, font trois mots qui fignifient une même chofe , léchement , fucement ; le premier eft Arabe. le fecond eft Grec, & le troifiéme eft Latin ; on les a donnés pour noms à des compofitions pectorales qui ont une confiftance moyenne entre les fyrops & les électuaires mous , on les fait fucer aux malades avec un bâton de régliffe qu'on trempe dedans par un bout , ou à la cuiller , afin qu'étant pris peu à peu , ils demeurent plus de temps au paffage , & humectent mieux la poitrine , on ne les prépare ordinairement que fur le champ lorfqu'on en a befoin.

Looch de Lentilles , d'Avicenne.	Looch Lentium , Avicennæ.
♃ Des lentilles rouges , p. ij.	♃ Lentium rubrarum , p. ij.
Donnez-leur une première cuiffon dans l'eau de fontaine , puis faites-les cuire une feconde fois dans ℔ ij. de nouvelle eau jufqu'à la confomption du quart ; ajoûtez-y enfuite	*Coque modicè in aquâ fontis , & rejectâ hac primâ decoctione , iterùm recoque lentes in aquæ fontis ℔ ij , ad confumptionem quartæ partis , addendo deindè*
De femences de pavot blanc , ʒ ij.	*Seminum papaveris albi , ʒ ij.*
Et après quelques bouillons , ajoûtez-y encore	*Poft aliquot fervores adde*
De raifins fecs mondés , p. j.	*Paffularum mundatarum , p. j.*
Faites encore bouillir le tout jufqu'à ce que la décoction foit réduite à ℔ j , jettez-y après cela ʒ ij. de rofes rouges ; & quand elles auront bouilli un bouillon , coulez la décoction , diffolvez dans la colature ℔ ß. de fucre candi.	*Coquantur donec veniat decoctum ad ℔ j , poftea addendo rofarum rubrarum ʒ ij, Unico fervore facto , cola , & in colaturâ permifce facchari candi , ℔ ß.*
Et enfin cuifez le tout en confiftance d'éclegme,	*Tandem coquantur ad confiftentiam eclegmatis.*

R E M A R Q U E S.

On mettra bouillir légérement les lentilles dans de l'eau commune, on jettera cette première décoction, & on les fera bouillir une feconde fois dans deux livres de nouvelle eau de fontaine jufqu'à la confomption de la quatriéme partie, on y ajoûtera alors la femence de pavot blanc , on fera bouillir la décoction quelques bouillons , on y mettra les raifins mondés de leur pepins , on continuera la coction jufqu'à ce qu'il ne refte qu'environ une livre de liqueur, enfin on y jettera les rofes , & leur ayant fait prendre un bouillon , on coulera la décoction avec forte expreffion , on la laiffera repofer , on la paffera par un blanchet ; & on la fera cuire avec le fucre candi en confiftance de looch,

Vertus.   Il déterge, il fortifie, il adoucit les âcretés de la poitrine , il foulage les maux de gorge, il eft bon pour l'enrouement, pour exciter le crachat ; on en prend avec le bout d'un bâton de réglifle ou à la cuiller.

Looch Pectoral.	Looch Pectorale.
♃ Du fucre candi, de pénides & de l'oxymel fcillitic, aā. ʒ ß.	♃ *Sacchari candi , penidiorum , oxymellis fcillitici , aā, ʒ ß.*

De

De la poudre adraganth froid , ʒ iij.
De celle de diaireos , de racine d'aunée & de réglisse pulvérisée , aā. ʒ j. ß.

Mêlez le tout , & avec une s. q. de syrop de pavot rhœas , faites-en un looch s. a.

Pulveris diatragacanthi frigidi , ʒ iij.
Diaireos , radicis enulæ campanæ & liquiritiæ subtilissimè pulveratæ , aā. ʒ j. ß.

Misce , & cum s. q. syrupi papaveris rhæados fiat looch s. a.

R E M A R Q U E S.

On pulvérisera ensemble les racines, puis les pœnides & le sucre candi, on les mêlera avec les poudres diatragacanth & diaireos , on incorporera le tout avec l'oxymel scillitic & du syrop de coquelicoq autant qu'il en faudra pour faire un looch.

On s'en sert dans la pleurésie , l'asthme , dans la phthisie & dans les autres maladies de la poitrine & des poumons ; il incise & atténue les phlegmes, il excite le crachat ; on en prend au bout d'un bâton de réglisse.

Vertus.

Looch pour arrêter le crachement de sang.

Looch ad sistendum sputum sanguinis.

♃ De la poudre adraganth froid , ʒ iij.
Des poudres de roses rouges, d'yeux d'écrevisses préparés & de corail préparé, aā. ʒ ij.
De la pierre hématite préparée, de la racine de grande consoude séchée & pulvérisée, aā. ʒ j. ß.
Du sel de saturne , gr. xv.
Du laudanum , gr. iv.
Des mucilages de semences de coings & de psyllium, aā. ʒ ß.
Mêlez le tout , & avec ce qu'il faudra de syrop de consoude faites-en un looch s. a.

♃ *Pulveris diatragacanthi frigidi,* ʒ iij.
Rosarum rubrarum , oculorum cancri præparatorum , coralli pp. aā. ʒ ij.
Lapidis hæmatitis præparat. radicis consolidæ majoris siccæ & pulveratæ , aā. ʒ j. ß.
Salis Saturni , gr. xv.
Laudani , gr. iv.
Mucilaginum seminis cydoniorum & psyllii , aā. ʒ ß.
Misce , & cum s. q. syrupi de symphyto fiat looch s. a.

R E M A R Q U E S.

On mondera les roses rouges de leurs onglets , on coupera par petits morceaux la racine de grande consoude , & on la fera sécher au soleil, on pulvérisera subtilement ces deux ingrédients ensemble.

Pour faire les mucilages de coings & de psyllium, on mettra infuser chaudement ensemble une dragme de chacune des semences dans deux ou trois onces d'eau de plantain pendant cinq ou six heures, ou jusqu'à ce que la liqueur soit glutineuse , puis on coulera le mucilage avec expression ; si l'on veut qu'il soit plus épais , il en faut faire évaporer sur un petit feu une partie de l'humidité.

On mêlera toutes les poudres ensemble , on dissoudra dans un mortier le laudanum & le sel de saturne avec environ demi-once de syrop de consoude ; on y ajoûtera les poudres & les mucilages, puis la quantité qu'il faudra encore du même syrop , agitant le tout ensemble long-temps pour faire un looch.

Il est propre non-seulement pour arrêter le crachement de sang , mais aussi toutes les autres hémorrhagies, on en prend au bout d'un bâton de réglisse.

Vertus.

Looch de choux , de Gordon.

Looch de Caulibus , Gordoni.

♃ Du suc de choux rouge épuré , ℔j.
Du safran , ʒ iij.
Du sucre & du miel, aā. ℔ ß.
Mêlez le tout & faites-en un looch.

♃ *Succi caulium rubrorum depurati,* ℔ j.
Croci , ʒ iij.
Sacchari , mellis despumati , aā. ℔ ß.
Misce ut decet , & fiat looch.

Q q

REMARQUES.

On tirera le fuc des choux rouges par expreſſion, à la maniére ordinaire, puis on le dépurera en le faiſant bouillir un bouillon & le paſſant par un blanchet, on mêlera ce fuc de choux dépuré avec le miel & le ſucre, on fera bouillir le mélange doucement juſqu'à la conſiſtance de looch, puis étant refroidi, l'on y mêlera exacte-ment le ſafran réduit en poudre très-ſubtile.

Vertus.   Ce looch eſt propre pour l'aſthme & pour les autres maladies de la poitrine & des poumons, on en prend au bout d'un bâton de réglifſe.

Looch de choux de Méſué.   Méſué décrit autrement ce looch ; il veut qu'on prenne cinq livres de fuc de choux rouges dépuré, qu'on le faſſe conſumer à petit feu, juſqu'en conſiſtance de ſyrop, puis qu'on y mêle une livre de ſapa & autant de miel écumé.

Looch de Pas d'âne, ſimple.	Looch de Farfarâ ſimplex.
♃ De la racine de pas-d'âne, ℥ iv.	♃ *Radicis farfaræ, ſeu tuſſilaginis,* ℥ iv.
Faites-la bouillir dans l'eau commune juſqu'à ce qu'elle ſoit bien ramollie, puis en tirez la pulpe au travers d'un tamis, diſſolvez-la enſuite dans la décoction, & y ajoûtez	*Coquantur in aquæ communis q. ſ. ad mollitiem, tunc per cribrum pulpam extrahe, hanc in decocto diſſolve, & adde*
De miel écumé, ℥ viij.	*Mellis deſſumati,* ℥ viij.
Enfin cuiſez le tout en conſiſtance de looch.	*Coquantur ad juſtam conſiſtentiam.*

REMARQUES.

On aura des racines de tuſſilage cueillies dans leur vigueur, on les coupera par morceaux, & on les mettra bouillir dans ce qu'il faudra d'eau, juſqu'à ce qu'elles ſoient molles, & qu'il ne reſte qu'environ ſix onces de liqueur ; on coulera la décoction, on piſera les racines dans un mortier de marbre, on en tirera la pulpe par un tamis ; on diſſoudra cette pulpe dans la décoction coulée, & l'on y mêlera le ſucre pulvériſé, on mettra le mélange ſur un petit feu pour lui donner plus de liaiſon & de conſiſtance ; le looch ſera achevé.

Vertus.   Il adoucit l'acrimonie des humeurs qui deſcendent ſur la gorge, il appaiſe la toux, il excite le crachat, il humecte la poitrine, on en uſe avec un bâton de réglifſe.

Looch de Pas-d'âne, compoſé.	Looch de Farfarâ, compoſitum.
♃ Des racines de pas-d'âne, ℥ iv.	♃ *Radicum tuſſilaginis,* ℥ iv.
De celles d'althæa, ℥ ij.	*Althæa,* ℥ ij.
Faites-les bouillir dans l'eau commune, & tirez-en la pulpe par le tamis, puis la diſſolvez de nouveau dans la décoction avec	*Coque in aquæ fontis q. ſ. pulpamque cribro exprime, hanc iterùm diſſolve in ipſo decocto cum*
Du ſucre, ℔ j.	*Sacchari albi,* ℔ j.
De miel de raiſins, ℥ vij.	*Mellis paſſulati,* ℥ vij.
De ſuc de réglifſe, ℈ iv.	*Succi glycyrrhizæ,* ℈ iv.
Agitez le tout enſemble avec un pilon de bois, & y mêlez cependant	*Agitentur ſimul validè piſtillo ligneo, & inſpergantur interim*
De la poudre de macis & de cannelle, aā. ℈ j.	*Pulveris macis, cinnamomi,* aā. ℈ j.
De celle de ſafran & de girofle, aā. ℈ ß.	*Croci. caryophyllorum,* aā. ℈ ß.
Du tout faites un looch ſ. a.	*Fiat looch ſ. a.*

REMARQUES.

On coupera les racines par morceaux, on les fera bouillir dans de l'eau jusqu'à ce qu'elles soient molles, & qu'il ne reste qu'environ une livre de liqueur, on coulera la décoction, & ayant pilé les racines dans un mortier de marbre, on en tirera la pulpe par un tamis renversé, cependant on mettra fondre dans la décoction sur un petit feu, le suc de réglisse, le sucre & le miel, on les fera cuire ensemble jusqu'à consistance de syrop, puis on y dissoudra avec un bistortier la pulpe des racines, & quand la matiére sera refroidie, l'on y mêlera exactement les poudres, & le looch sera fait.

Il est propre à épaissir les sérosités trop âcres & trop salées qui tombent sur la trachée-artère ; il fortifie la poitrine, il excite le crachat, on en use avec un bâton de réglisse.

Vertus.

Looch de Scille, simple, de Mésué.	Looch de Scillâ simplex, Mesue.
℞ Du suc de scille & de miel écumé, de chacun parties égales.	℞ *Succi scillæ & mellis despumati, aã. partes æquales.*
Cuisez-les ensemble, & faites un looch s. a.	*Coquantur simul, & fiat looch s. a.*

REMARQUES.

Comme l'oignon de scille contient une substance visqueuse, gluante & difficile à séparer, il faut le monder premiérement des feuilles sales de dessus, puis l'ayant coupé par morceaux le plus menu qu'on pourra, on le mettra dans un pot de terre qu'on couvrira exactement, on placera le pot au bain-marie bouillant, & on l'y laissera cinq ou six heures, ou jusqu'à ce que la scille étant molle on en puisse tirer le suc par expression.

On mettra dans un plat de terre vernissé parties égales de suc de scille & de miel écumé, on placera le plat sur un petit feu, & l'on fera consumer le mélange jusqu'à consistance de looch.

Il est propre pour raréfier ou atténuer les phlegmes, & pour exciter le crachat ; il aide à la respiration, on s'en sert dans l'asthme, dans la péripneumonie, on en prend au bout d'un bâton de réglisse.

Vertus.

Looch de Scille, composé, ou Looch contre l'Asthme, de Mésué.		Looch è Scillâ compositum, seu Looch ad Asthma, Mesue.	
℞ De la scille préparée,	℥ ß	℞ *Scillæ præparatæ,*	℥ ß.
De la racine d'iris,	ʒ ij.	*Radicis ireos,*	ʒ ij.
Des feuilles d'hysope & de marrube, aã. ʒ j.		*Foliorum hyssopi, marrubii, aã.* ʒ j.	
De la myrrhe & du safran, aã.	ʒ ß.	*Myrrhæ, croci, aã.*	ʒ ß.
Du miel écumé, s. q.		*Mellis despumati q. s.*	
Faites un looch s. a.		*Fiat looch s. a.*	

REMARQUES.

On pulvérisera ensemble l'iris, le marrube & l'hysope, on mettra en poudre à part le safran, après l'avoir fait sécher entre deux papiers, on réduira en poudre la myrrhe dans un mortier dont le fond aura été oint de quelques gouttes d'huile d'amandes douces ; on mêlera les poudres ensemble, on les incorporera avec la pulpe de ſcille & ce qu'il faudra de miel écumé pour faire un looch.

Vertus.   Il eſt propre pour inciſer & pour atténuer la pituite craſſe qui vient du cerveau, il remédie à l'aſthme en facilitant la reſpiration, on en prend au bout d'un bâton de régliſſe.

Looch de Pavot , de Méſué.	*Looch de Papavere , Meſue.*

℞ De la ſemence de pavot blanc ,   ℥ iij.
Des amandes douces pelées ,   ʒ j.
Des pignons, de la gomme Arabique & adraganth , & du ſuc de régliſſe , aã.   ʒ x.
De l'amydon, des ſemences de pourpier , de laitue & de coings, aã.   ʒ ß.
Du ſafran ,   ʒ j.
Des pénides ,   ℥ iv.
Du ſyrop de pavot blanc ſ. q.
Faites un éclegme.

℞ Seminis papaveris albi ,   ℥ iij.
Amygdalarum dulcium excorticatar. ʒ j.
Nucleorum pini , gummi Arabici & tragacanthi , ſucci glycyrrhiʒ , aã.   ʒ x.
Amyli , ſeminis portulacæ , laĉtucæ & cydoniorum, aã.   ʒ ß.
Croci ,   ʒ j.
Penidiorum ,   ℥ iv.
Syrupi papaveris albi q. ſ.
Fiat eclegma.

R E M A R Q U E S.

On mettra en poudre les gommes dans un mortier qu'on aura fait chauffer, afin de ſécher une humidité qui empêcheroit la pulvériſation ; on réduira le ſafran en poudre après l'avoir fait ſécher entre deux papiers en une très-lente chaleur, on mettra enſemble en poudre l'amydon, le ſuc de régliſſe & les pénides, on pilera toutes les ſemences avec les amandes & les pignons dans un mortier de marbre , y ajoûtant peu à peu du ſyrop de pavot blanc pour en faire une pâte bien liquide, on la paſſera par un tamis renverſé, & l'on mêlera dans la pulpe qui en ſortira les poudres , & autant de ſyrop de pavot qu'il en faudra pour faire un looch.

Vertus.   Il eſt propre pour agglutiner la pituite ſalée qui tombe ſur la trachée-artère par la toux, pour humeĉter la poitrine, & pour exciter le crachat : on s'en ſert dans la pleuréſie & dans les fluxions de poitrine ; il provoque le ſommeil & il appaiſe les douleurs , on en prend au bout d'un bâton de régliſſe.

Looch d'Aulx.	*Looch de Alliis.*

℞ Des aulx mondés ,   ℔ ß.
Faites-les bouillir dans la décoĉtion de pois chiches & d'hyſope juſqu'à parfaite coĉtion : après cela broyez-les & les paſſez au travers du tamis.

Cuiſez enſuite dans la décoĉtion des aulx , ℔ j. de miel écumé, juſqu'à conſiſtance d'opiate. Mêlez y après cela de la pulpe des aulx, & faites-en un looch.

℞ Alliorum mundatorum ,   ℔ ß.

Coquantur in decoĉto cicerum & hyſſopi ſiccæ ad perfeĉtam coĉtionem , deindè contundantur & per ſetaceum trajiciantur.

In decoĉtione alliorum coque mellis deſpumati ℔ j , uſque ad conſiſtentiam opiatæ , tunc miſce pulpam alliorum & fiat looch.

R E M A R Q U E S.

On fera premiérement environ quatre livres d'une forte décoĉtion de pois chiches & de feuilles d'hyſope ſéche; on la paſſera par un linge, & l'on y mettra bouillir les aulx mondés de leur premiére écorce, & coupés par morceaux juſqu'à ce qu'ils ſoient mous : on coulera la décoĉtion , on battra dans un mortier de marbre les aulx cuits , on les paſſera par un tamis de crin en forme de pulpe : cependant on fera cuire & écumer le miel dans la décoĉtion des aulx, & quand il ſera en confiſtance d'opiate , on y démêlera avec un biſtortier la pulpe , pour faire un looch qu'on gardera pour le beſoin.

Il eſt propre pour l'aſthme , pour exciter le crachat, pour raréfier & détacher la pituite épaiſſe, pour réſiſter au venin : La doſe en eſt depuis une dragme juſqu'à trois ; on y mêle , quand on eſt prêt de le prendre , ſur chaque once , demi-once de beurre frais pour adoucir l'âcreté de l'ail.

Vertus.
Doſe.

Looch de Pſyllium.	Looch de Pſyllio.
♃ Du mucilage de pſyllium , ℥ iij. De ſucre blanc , ℥ viij. Faites-en un looch ſ. a. On peut préparer de même le looch de ſemences de coings & de lin.	♃ *Mucilaginis pſyllii ,* ℥ iij. *Sacchari ,* ℥ viij. *Fiat looch ſ. a.* *Eodem modo parantur looch ſeminum cydoniorum & lini.*

Looch de coings & de lin.

┊R E M A R Q U E S.

On mettra infuſer demi-once de ſemence de pſyllium dans cinq ou ſix onces d'eau environ ſix heures, on fera bouillir l'infuſion juſqu'à ce qu'elle ſoit bien mucilagineuſe, puis on la coulera en l'exprimant fortement : on mêlera trois onces de ce mucilage avec huit onces de ſucre cuit en conſiſtance d'électuaire ſolide, & l'on fera un looch.

Il adoucit les humeurs âcres & ſéreuſes qui tombent du cerveau ſur la poitrine, il arrête le crachement de ſang, on s'en ſert au bout d'un bâton de régliſſe.

Vertus.

Looch de Poumon de Renard , de Méſué.	Looch de Pulmone Vulpis, Meſue.
♃ Du poumon de renard préparé , du ſuc de régliſſe , des capillaires , des ſemences de fenouil & d'anis , de chacun parties égales. Faites-en un looch avec du ſucre qui aura été diſſous & cuit dans l'eau de pimprenelle diſtillée.	♃ *Pulmonis vulpis præparati, ſucci glycyrrhizæ, capilli Veneris , ſeminis fœniculi & aniſi , aā. pares portiones ,* *Conſice cum ſaccharo in aquâ pimpinellâ ſoluto & coéto.*

R E M A R Q U E S.

On pulvériſera ſubtilement tous les ingrédients, excepté le ſuc de régliſſe qu'on fera diſſoudre dans de l'eau de pimprenelle , & évaporer en conſiſtance d'électuaire, puis on le mêlera avec les poudres dans un mortier de marbre, on y ajoûtera une quantité ſuffiſante de ſyrop fait avec deux parties de ſucre & une partie d'eau de pimprenelle pour faire un looch.

Il eſt propre à déterger & à conſolider les ulcères du poumon & de la poitrine , on s'en ſert pour l'aſthme & pour la phthiſie.

Vertus.

Looch de Pignons , de Méſué.	Looch de Pineis, Meſue.
♃ De la chair de dattes jaunes , ℥ iv. ʒ iij. Des pignons , ℥ iij. ʒ vj. Des amandes douces pelées, des avelines rôties, des gommes adraganth & Arabique, de la régliſſe , de l'amydon, des capillaires & de la racine d'iris, aā. ℥ ß. Du miel de raiſins, du beurre nouveau & du	♃ *Carnis dactylorum fulvor.* ℥ iv. ʒ iij. *Nucleorum pini ,* ℥ iij. ʒ vj. *Amygdalarum dulcium excorticatarum , avellanarum aſſatarum , gummi tragacanthi & Arabici, glycyrrhizæ, amyli, capilli Veneris, radicis ireos, aā.* ℥ ß. *Mellis paſſularum , butyri recentis ,*

Q q iij

sucre blanc, aa.   ℥ iv.   *sacchari albi, aa.*   ℥
   Des amandes amères,   ʒ ij.   *Amygdalarum amararum,*   ℥
   Du miel écumé f q.   *Mellis despumati q. f.*
   Faites en un looch f. a.   *Fiat looch f. a.*

REMARQUES.

On mettra premiérement en poudre la réglisse, la racine d'iris & l'amydon; o
fera une décoction des capillaires, dans une partie de laquelle on mettra tremp
chaudement les gommes pour les réduire en mucilage; on pilera dans un morti
de marbre les pignons, les dattes mondées de leur peau & de leur noyau, & h
chées menu, les amandes & les avelines, jusqu'à ce que le tout soit en pâte, on
ajoûtera les mucilages & le miel de raisins pour rendre le mélange en consistance
pulpe; on le passera par un tamis, on mettra fondre dans ce qui restera de la dé
coction des capillaires le suc de réglisse & le sucre, puis on les fera épaissir f
le feu en consistance d'opiate, l'on y mêlera la pulpe, la poudre & le beurre qu'o
aura fait fondre afin qu'il se lie plus facilement avec la matiére, enfin on y ajoûte
la quantité nécessaire du miel écumé pour faire un looch

Vertus.   Il est propre pour la toux invétérée, pour les ulcères du poumon & de la po
trine, pour l'asthme & pour exciter le crachat, on s'en sert au bout d'un bâte
de réglisse.

Cette description est bien confuse & mal digérée, il y entre des ingrédients q
ne se lient guère bien les uns avec les autres; il y a même à craindre que la tr
grande quantité des parties huileuses qui entrent dans ce looch n'exc tent des na
sées au malade.

Looch de Pourpier.	Looch de Portulaca.

℞ Du suc de pourpier,   ℔ ij.   ℞ *Succi portulaca,*   ℔
Des trochisques de terre de lemnos,   ʒ ij.   *Trochiscorum de terrâ Lemniâ,*   ℥
De ceux de karabé, de gomme Arabique, de   *De karabe, gummi Arat*
fang-dragon, aa.   ʒ j.   *ci, sanguis draconis. aa.*   ℥
De la pierre hématite, & des poils de liévre   *Lapidis hæmatitis, pilorum leporis uf*
brûlés, aa.   ℈ ij.   *rum, aa.*   ℈
De sucre blanc,   ℔ j.   *Sacchari albi,*   ℔
Faites de tout cela un looch f. a.   *Fiat looch ut artis est.*

REMARQUES

On mettra en poudre subtile les trochisques, les gommes, la pierre hématite o
sanguine, & les poils de liévre rôtis ou préparés, on fera cuire le sucre dans le f
de pourpier en syrop épais, puis quand il sera presque refroidi, on y mêlera l
poudres pour faire un looch.

Vertus.   Il est propre pour arrêter le crachement de sang & les autres hémorrhagies.

Looch des Raisins secs.	Looch Passularum.

℞ Des racines de pivoine & de réglisse,   ℞ *Radicum pæoniæ, glycyrrhizæ,*
aa.   ℥ ß.   ℥
   De l'hysope, de la mélisse & du ceterach,   *Hyssopi, melissæ, ceterach, aa.* m.
aa.   m. ß.
   Faites-les bouillir dans l'eau de pluie; puis   *Fiat omnium decoctio in f. q. aquæ pl*

ajoûtez dans la colature , après une forte expreffion , ℔ j. de petits raifins fecs mondés.

Vous les ferez bouillir & exprimerez fortement
au travers d'un linge ; après cela diffolvez dans
l'expreffion

Du fucre blanc ,   ℔ j.
Faites-en un looch felon l'art.

*vix , in colaturâ cum forti expreffione adde
paffularum minorum mundatarum ℔ j.*

*Decoquantur & per pannum linteum
fortiter exprimantur ; in expreffione diffolve*

Sacchari albi ,   ℔ j.
Fiat looch ut artis eft.

REMARQUES.

On fera bouillir la racine de pivoine coupée par morceaux dans huit livres d'eau
de pluie bien nette, on y ajoûtera les herbes incifées & la régliffe concaffée ; quand
la décoction fera confumée environ au quart , on la coulera , on y mettra cuire les
raifins mondés de leurs pepins jufqu'à ce qu'ils foient mous , on paffera alors la décoction par un linge clair , on l'exprimera fortement , puis on y mettra cuire le
fucre en confiftance de looch.

Il eft propre pour raréfier & incifer la pituite craffe qui tombe du cerveau fur   Vertus.
les poumons, pour faciliter la refpiration dans l'afthme , pour l'épilepfie ; on en
peut ufer au bout d'un bâton de régliffe , ou à la cuiller.

Looch de Guimauve , de Quercétan. | Looch de Althæâ , Quercetani.

℞ De la pulpe de racine de guimauve ,   ℥ ij.
De la poudre d'adragant froid & de diairecs ,
aã.   ʒ iij.
De fleurs de foufre ,   ʒ ij.
Du fucre candi & des pénides, aã.   ℥ ß.
Du fyrop de capillaires & de pas-d'âne , aã.
f. q.
Faites un looch f. a.

℞ Pulpæ radicis althææ ,   ℥ ij.
Pulveris diatragacanthi frigidi & diai-
reos , aã.   ʒ iij.
Florum fulphuris ,   ʒ ij.
Sacchari candi , penidiorum , aã. ℥ ß.
Syruporum capillorum Veneris & tuffila-
ginis , f. q.
Fiat looch f. a.

REMARQUES.

On mettra bouillir des racines d'altæa récentes dans de l'eau jufqu'à ce qu'elles
foient molles , on les pilera dans un mortier de marbre , & l'on en paffera la pulpe
par un tamis bien renverfé ; on pulvérifera fubtilement le fucre candi & les pénides , on mêlera toutes les poudres enfemble dans un mortier avec les fleurs de foufre ; on y verfera ce qu'il faudra de fyrop de tuffilage & de capillaires ; on agitera
& l'on battra le mélange pour le réduire en looch.

Il eft propre contre la toux invétérée , il détache les phlegmes de la poitrine, il   Vertus.
excite le crachat, il foulage les afthmatiques ; on en ufe au bout d'un bâton de
régliffe

Looch Sanum , de Méfué. | Looch Sanum & expertum , Mefue.

℞ Des raifins fecs mondés , des figues nouvellement féchées, & de dattes graffes, aã. ℥ ij.

Des jujubes & des febeftes , aã.   N° xxx.
Des femences de fœnugrec ,   ʒ v.
De lin, d'anis, de fenouil, d'hy-
fope féche , de la cannelle , de la régliffe , du ca-
lament & de l'iris , aã.   ℥ ß.
Des capillaires ,   m. j.

℞ Uvarum paffarum mundatarum , fi-
cuum recens ficcarum , dactylorum pin-
guium , aã.   ℥ ij.
Jujubas & febeften , aã.   N°. xxx.
Seminum fœnugræci ,   ʒ v.
Lini , anifi , fœniculi , hyffopi
ficcæ , cinnamomi , glycyrrhizæ , calamin-
thæ , ireos , aã.   ℥ ß.
Capillorum Veneris   m. j.

Faites bouillir le tout dans ℔ iv. d'eau jusqu'à la réduction de moitié. Cuisez la colature avec ℔ ij. de pénides jusqu'à consistance de miel, puis ajoûtez-y les poudres suivantes,

De pignons pelés & récents, ʒ v.

D'amandes douces pelées, de réglisse mondée, des gommes adraganth & Arabique, d'amydon, aā. ʒ iij.

Des racines d'iris, ʒ ij.

Des feuilles d'hysope & de capillaires, aā. m. j.

Faites du tout un looch f. a.

Coquantur omnia in ℔ iv. aquæ ad medias, colatum coque cum penidiorum ℔ ij. ad mellis crassitudinem, tunc adde sequentia pulverata,

Pineorum recentium depellatorum, ʒ v.

Amygdalarum dulcium excorticatarum, glycyrrhizæ mundatæ, gummi tragacanthi & Arabici, amyli, aā. ʒ iij.

Radicis ireos, ʒ ij.

Foliorum hyssopi & capilli Veneris, m. j.

Fiat looch f. a.

REMARQUES.

On mettra premiérement bouillir la racine d'iris, ensuite les fruits, puis les feuilles & les semences, enfin la réglisse & la cannelle, on laissera consumer la décoction jusqu'à la diminution de la moitié, on la coulera avec expression, on y fera cuire des pénides jusqu'à consistance de miel ; puis on y mêlera les poudres, pour faire un looch qu'on gardera au besoin.

Vertus. Il est propre pour adoucir la toux & les âcretés de la poitrine, il incise & il atténue les humeurs visqueuses, on peut s'en servir pour la phthisie, pour la péripneumonie, pour l'asthme ; on en prend au bout d'un bâton de réglisse.

Comme les amandes & les pignons sont trop huileux pour être réduits en poudre, je voudrois qu'on les pilât en pâte dans un mortier de marbre, qu'on y mêlât un peu de syrop ou de la décoction, & qu'on les passât par un tamis, pour ensuite démêler la pulpe dans la composition.

Au reste, cette grande description me paroît bien embarrassée : Je voudrois la réformer en la maniére suivante.

Looch Sanum, réformé.

℞ Des raisins secs mondés, des figues & des jujubes, aā. ʒ iij.

Des semences de lin & d'anis, ʒ ß.

Des feuilles d'hysope & de capillaires, m. j.

Faites-les bouillir à réduction de moitié dans ℔ iv. d'eau commune. Coulez ensuite & exprimez la décoction, puis cuisez dans la colature ℔ ij. de pénides jusqu'à consistance de miel : après cela ajoûtez-y ʒ j ß. de pignons pelés & pilés dans un mortier de marbre, puis délayés avec une f. q. de syrop d'althæa, & passés par un tamis.

De la poudre de réglisse mondée, ʒ ß.

De celles d'amydon, d'iris de Florence, des gommes adraganth & Arabique, aā. ʒ iij.

Faites du tout un looch.

Looch Sanum, reformatum.

℞ Uvarum passar. mundatarum, ficuum & jujuborum, aā, ʒ iij.

Seminis lini & anisi, aā. ʒ ß.

Foliorum hyssopi & capilli Veneris, m. j.

Coquantur in aquæ communis ℔ iv. ad medias, colentur & exprimantur, in colaturâ coque facchari penidiati ℔ ij, ad mellis consistentiam, tunc adde ʒ j ß. pineorum recentium depellator. in mortario marmoreo pistorum, cum f. q. syrupi de althæâ dilutor. & per cribrum trajector.

Pulverum glycyrrhizæ mundat. ʒ ß.

Amyli, ireos Florent. gummi tragacanthi & Arabici, aā, ʒ iij.

Fiat looch.

CHAPITRE

CHAPITRE VI.

Des Poudres.

IL eſt néceſſaire de pulvériſer les ingrédients ſecs qui entrent dans les compoſitions de Pharmacie, non-ſeulement afin qu'ils s'y mêlent plus facilement & plus
exactement, mais auſſi afin qu'ils puiſſent mieux communiquer leur vertu, quand
ils ſont dans le corps.

On fait ordinairement les poudres dans les mortiers de bronze, mais quand on
veut qu'elles ſoient plus ſubtiles, on les broie ſur le porphyre juſqu'à ce qu'elles
ſoient impalpables ; cette derniére pulvériſation n'eſt guère que pour les minéraux, les pierres & les terres.

Quand on veut mettre les gommes en poudre, il eſt néceſſaire d'oindre le fond
du mortier & le bout du pilon de quelques gouttes d'huile d'amandes douces ou
d'autre huile, autrement les gommes s'attachent au mortier, & on a de la peine
à les pulvériſer, excepté pourtant les poudres ſuivantes. *Pour pul-*
vériſer les
gommes.

Quand on veut réduire en poudre les gommes adraganth & Arabique, il faut auparavant avoir chauffé le mortier avec des charbons allumés, afin que cette chaleur faſſe diſſiper une humidité ſuperflue qui eſt dans ces gommes, & qui en empêcheroit la pulvériſation.

Quand on veut mettre en poudre le maſtic, il faut auparavant humecter le fond
du mortier & le bout du pilon d'un peu d'eau, autrement il s'attacheroit.

Quand on veut mettre en poudre des matiéres aromatiques bien ſéches, comme
la cannelle, les ſantaux, il faut les arroſer de quelque eau appropriée à leur vertu,
pour empêcher la diſſipation qui ſe feroit du plus ſubtil de leurs parties. *Pour la pul-*
vériſat. des
aromates
ſecs.

Quand on veut pulvériſer la coloquinte, il faut l'avoir auparavant frottée ou
ointe d'huile de roſes ; car autrement il s'echapperoit beaucoup de ſes parties, qui
rempliroient le lieu d'amertume. *De la co-*
loquinte.

Quand on veut mettre en poudre l'euphorbe, les cantharides, l'ellébore blanc,
il faut les humecter de quelques gouttes de vinaigre ou d'une autre liqueur appropriée, car ſi l'on ne prend cette précaution, l'Artiſte eſt fort incommodé des particules volatiles de ces matiéres, qui étant agitées par le pilon voltigent & entrent
dans le nez & dans les yeux, & par leur âcreté font pleurer & éternuer extraordi-
nairement. *Des ma-*
tiéres âcres.

Quand on veut mettre en poudre le ſafran, les roſes, & pluſieurs autres fleurs
qui conſervent toûjours quelque humidité aqueuſe, quoiqu'elles paroiſſent ſéches,
il faut les faire ſécher très-doucement entre deux papiers au ſoleil ou au feu, autrement on auroit de la peine à les mettre en poudre. *Du ſa-*
fran, des
roſes.

On ne peut pas mettre en poudre ſéparément l'opium, l'acacia, l'hypociſtis,
le ſuc de régliſſe, le galbanum, l'opopanax, le ſagapenum, l'aſſa fœtida ; mais
quand ces drogues ſont mêlées avec des ingrédients ſecs d'une autre nature, en
grande quantité, l'on en vient à bout : il en eſt de même à cet égard des amandes, des ſemences froides, des avelines, des pignons. *Drogues*
difficiles à
pulvériſer.

Quand on veut mettre en poudre le cryſtal, les cailloux, & les autres pierres
de pareille dureté, on doit les avoir auparavant pluſieurs fois rougies au feu & *Pulvéri-*
ſation du

cryftal, des cailloux.

éteintes dans de l'eau afin de les attendrir, autrement il feroit bien difficile d'en venir à bout.

Pulvérifa-tiondutalc de Venife.

Quand on veut pulvérifer le talc de Venife, il faut l'expofer environ un demi-quart d'heure à un grand feu de flamme, puis le piler dans un grand mortier de fer qu'on aura fait prefque rougir au feu.

Des cor-nes,des on-gles , &c. Du plomb & de l'é-tain.

Quand on veut pulvérifer des cornes, des ongles, l'agaric, la noix vomique, il faut les avoir auparavant rapés, puis les piler dans un mortier de métal.

Quand on veut pulvérifer le plomb, l'étain, il faut les mettre en fufion dans un plat de terre, puis le remuer toûjours fur le feu avec une efpatule pendant une demi-heure ou une heure, ils fe réduiront en poudre; on peut encore jetter ces métaux fondus dans une boëte de bois frottée au-dedans de craie, couvrir la boëte, & l'agiter comme je l'ai marqué dans mon Livre de Chymie, ils fe pulvériferont.

Il eft néceffaire de battre fortement plufieurs matiéres qu'on veut pulvérifer, comme les bois, les racines, les feuilles, les femences, les fruits, les cornes, les os; mais plufieurs autres ne doivent être que broyées dans le mortier, comme l'aloës, la fcammonée, les terres, l'amydon.

Les fels ou les autres matiéres âcres ou corrofives doivent être mifes en poudre dans des mortiers de verre, de marbre ou de pierre, pour éviter l'impreffion qu'ils pourroient recevoir du métal.

<table>
<tr><td>

Poudre de Séné.

</td><td>

Pulvis Diafenna.

</td></tr>
<tr><td>

℞ Des feuilles de féné du Levant mondées, & de la crême de tartre, aa. ℥ j.
Du diagréde, ℥ ij.
De la femence d'ammi, de la racine de galan-ga mineure, de la cannelle & du girofle, aa. ℥ j.
Faites-en une poudre f. a.

</td><td>

Poliorum fennæ Orientalis mundatorum, cremoris tartaris, aa. ℥ j.
Diacrydii, ℥ ij.
Seminis ammeos, radicis galangæ mino-ris, cinnamomi, caryophyllorum, aa. ℥ j.
Fiat pulvis. f. a.

</td></tr>
</table>

R E M A R Q U E S.

On mondera le féné de fes bâtons, on les pulvérifera avec les femences d'ammi, les girofles, le galanga & la cannelle; on broiera à part la crême de tartre, & d'une autre part la fcammonée préparée, ou diagréde, dans un mortier dont on oint le fond & le bout du pilon de deux gouttes d'huile d'amandes douces : on mêlera exactement enfemble tous les ingrédients pulvérifés pour faire une poudre qu'on gardera au befoin.

Vertus.
Dofe.

Elle purge la mélancolie & la pituite, elle provoque les mois aux femmes : La dofe en eft depuis demi-dragme jufqu'à une dragme & demie.

Pulvis tar-tarifatus folutivus.

Quelques Auteurs appellent cette poudre *pulvis tartarifatus folutivus*; elle eft rendue purgative par le féné & par le diagréde; la crême de tartre corrige le fé-né, empêchant qu'il n'excite des tranchées, & par fa qualité apéritive elle aide à lever les obftructions; pour la femence d'ammi, le galanga, la cannelle & les girofles, ils n'apportent pas un grand bien dans la compofition; au contraire, je croirois la poudre plus falutaire, fi elle étoit débarraffée de ces ingrédients, qui ne fervent qu'à lui donner beaucoup d'âcreté, & échauffer le malade.

Purgatifs de la pou-dre.
℥ ß.

Demi-dragme de la poudre diafenna contient environ treize grains de féné & trois grains de diagréde.

℈ ij.

Deux fcrupules de la poudre contiennent environ dix-huit grains de féné & quatre grains de diagréde.

Une dragme de la poudre contient environ vingt-six grains de séné & six grains   ℨ j.
de diagréde.

Quatre scrupules de la poudre contiennent environ demi-dragme de séné &   Ɵ iv.
huit grains de diagréde.

Une dragme & demie de la poudre contient environ trente-neuf grains de sé-   ℨ j. ß.
né & neuf grains de diagréde.

On trouve encore dans les Dispensaires les descriptions suivantes de la poudre
diasenna.

Autre Poudre de Séné.	Alius Pulvis Diasenna ;

℞ Des feuilles de séné mondées,   ℨ j. ß,   ℞ *Foliorum senna,*   ℨ j. ß.
Du gingembre, du macis, de la cannelle & du   *Zingiberis, macis, cinnamomi, tarta-*
tartre, aā.   ℨ j. ß.   *ri, aā.*   ℨ j. ß.
Faites-en une poudre,   *Fiat pulvis.*

A U T R E.	A L I U S.

℞ De l'herbe aux perles & de la réglisse,   ℞ *Milii solis, glycyrrhizæ, aā.* ℨ j. ß.
aā.   ℨ j. ß.
Du galanga, de la cannelle, du spica nard,   *Galangæ, cinnamomi, spicæ nardi,*
des semences de cumin, de fenouil, de carvi &   *semin. cumini, fœniculi, carvi, anisi,*
d'anis, aā.   ℨ ß,   *aā.*   ℨ ß.
Du séne autant que tous les autres ingrédients.   *Senna ad pondus omnium.*
Faites-en une poudre.   *Fiat pulvis.*

Poudre de Turbith avec la Rhubarbe.	Pulvis Diaturbith cum Rhabarbaro.

℞ Du turbith gommeux & des hermodactes,   ℞ *Turpethi gummosi, hermodactylo-*
aā.   ℨ j.   *rum, aā,*   ℨ j.
De la rhubarbe,   ℨ x.   *Rhabarbari,*   ℨ x.
Du diagréde,   ℨ ß.   *Diacrydii,*   ℨ ß.
Du santal rouge & blanc, des violettes & du   *Santali rubri & albi, violarum, zinzi-*
safran, aā.   ℨ j. ß.   *beris, aā.*   ℨ j. ß.
Du mastic, de l'anis & de la cannelle, aā. ℨ ß.   *Mastiches, anisi, cinnamomi, croci, aā.* ℨ ß.
Faites-en une poudre s. a.   *Fiat pulvis.*

R E M A R Q U E S,

On commencera par battre les santaux, qui sont les ingrédients les plus durs de
cette composition ; si l'on veut prendre la peine de les raper avant que de les mettre dans le mortier, ils seront plus facilement mis en poudre ; on y ajoûtera le turbith coupé par petits morceaux, & afin que la poudre ne s'exhale point trop, on y
mêlera l'anis, qui par sa partie huileuse l'engraissera un peu : quand ces drogues seront à demi-battues, on y mêlera la rhubarbe, la cannelle, le safran, le gingembre & les hermodactes ; on continuera à battre le tout, & l'on passera la poudre par
un tamis.

On pulvérisera séparément le diagréde & le mastic jusqu'à ce qu'ils soient impalpables, puis on les mêlera exactement avec les autres drogues pulvérisées, pour
faire une poudre qu'on gardera au besoin.

Elle purge la pituite du cerveau, la bile & la mélancolie, elle provoque les mois   Vertus

Dofe.

aux femmes ; on prétend auffi qu'elle fortifie l'eftomac & le foie : La dofe en eft depuis un fcrupule jufqu'à quatre.

Purgatifs de la poudre.

La vertu purgative & effentielle de cette poudre confifte dans les quatre premiers ingrédients qui la compofent.

Ɔ j.

Un fcrupule de la poudre diaturbith contient de turbith & d'hermodactes de chacun cinq grains , de rhubarbe fix grains , de diagréde deux grains & demi.

ʒ ß.

Demi-dragme de la poudre contient de turbith & d'hermodactes de chacun fept grains & demi , de rhubarbe neuf grains, de diagréde trois grains & les trois quarts d'un grain.

Ɔ ij.

Deux fcrupules de la poudre contiennent de turbith & d'hermodactes de chacun dix grains , de diagréde cinq grains , de rhubarbe demi-fcrupule.

ʒ j.

Une dragme de la poudre contient de turbith & d'hermodactes de chacun quinze grains , de rhubarbe dix-huit grains , de diagréde fept grains & demi.

Ɔ iv.

Quatre fcrupules de la poudre contiennent de turbith & d'hermodactes de chacun vingt grains , de rhubarbe un fcrupule , de diagréde dix grains.

Les fantaux , les violettes , le gingembre , le maftic , l'anis , la cannelle & le fafran me paroiffent bien inutiles dans cette compofition ; on pourroit y mettre à leur place de la femence de violettes & du fel de tartre , mais comme ce dernier rendroit la poudre humide & difficile à garder , il vaut mieux la réferver pour en mêler dix ou douze grains fur chaque prife de la poudre , quand on fera prêt de la donner au malade , ce fel corrigera bien mieux les purgatifs que ne pourroient faire les ingrédients dont je viens de parler , & il rendra la poudre plus apéritive ; on peut auffi employer dans la compofition , du cryftal de tartre qui n'eft pas fi fujet à s'humecter. La quantité du turbith ne me femble pas affez grande dans cette poudre ; je voudrois la doubler , & réformer la compofition en la maniére fuivante.

Poudre de Turbith avec la Rhubarbe , *réformée.*	Pulvis Diaturbith cum Rheo, reformatus.
℞ Du turbith gommeux , ʒ ij.	℞ *Turbith gummofi ,* ʒ ij.
De la rhubarbe choifie , ʒ x.	*Rhei electi ,* ʒ x.
Des hermodactes , ʒ j.	*Hermodactylorum ,* ʒ j.
Du diagréde , du cryftal de tartre & de la femence de violettes , aā. ʒ ß.	*Diacrydii , cryftalli tartari & feminis violarum , aā.* ʒ ß.
Faites-en une poudre f. a. dont la dofe fera depuis gr. viij. jufqu'à ʒ j.	*Fiat pulvis f. a. cujus dofis erit à granis viij , ufque ad ʒ j.*

Poudre de Saxe.	Pulvis Saxonicus.
℞ De la racine d'Angélique cultivée nouvellement cueillie , ʒ iv.	℞ *Radicis Angelicæ fativæ recentis ,* ʒ iv.
De celles d'angélique fauvage , de guimauve , de polypode de chêne , aā. ʒ ij.	*Angelicæ filveftris , althææ , polypodii , quercini , aā.* ʒ ij.
De celles d'ortie & de vincetoxicum , aā. ʒ j.	*Urticæ , vincetoxici , aā.* ʒ j.
De valériane , ʒ ß.	*Valerianæ ,* ʒ ß.
De l'écorce de racine de lauréole d'Allemagne , ʒ j. ß.	*Corticis radicis laureolæ Germanicæ ,* ʒ j. ß.
Toutes ces racines étant coupées feront mifes dans un vaiffeau verniffé , & l'on jettera par-deffus du fort vinaigre , en telle forte qu'il fur-	*Illæ incifæ reponantur in ollam vitream affufo aceto acerrimo quod duobus digitis radices excedat , tunc ollâ operculo*

nage de deux doigts sur les racines , puis le vaiffeau étant couvert & bien luté , l'on fera bouillir
le tout à petit feu ; après quoi l'on ouvrira le
vaiffeau , l'on jettera le vinaigre qui reftera , &
l'on fera fécher les racines de telle forte qu'on
puiffe les mettre en poudre , à laquelle on ajoûtera ,

Des fruits de l'herbe *Paris*, autrement dite *raifin de Renard* , 　　　　　　　N°. xxvj.
Faites-en une poudre.

*claufâ diligenter oblinantur & fic in ollâ
ad lentum ignem leniter omnia bulliant :
poftea ollâ apertâ , abjecto quod redun-
dat aceto , radices exficcentur quoad te-
ri poffint , denique contritis omnibus addantur*

Acini herbæ Paris dicta , 　　　N° **xxvj**.

Fiat pulvis.

R E M A R Q U E S.

On coupera toutes les racines & l'écorce par petits morceaux, on les mettra dans
un pot de terre verniffé , on verfera deffus du vinaigre , jufqu'à ce qu'il furpaffe la
matiére de deux doigts ; on couvrira le pot , & on lutera exactement les jointures
avec un lut compofé de blanc d'œuf & de farine ; on placera le pot fur un petit feu
pour faire bouillir l'infufion doucement pendant un quart-d'heure ; on retirera le
pot, on le laiffera refroidir, puis l'ayant ouvert , & rejetté le vinaigre qui s'y trouvera , on fera fécher les racines, on les pulvérifera enfuite avec les fruits de l'herbe
Paris, pour faire une poudre qu'on gardera.

Elle eft fort eftimée contre les poifons, contre la pefte & les autres maladies malignes ; elle purge violemment à caufe de l'écorce de lauréole qui y entre : La dofe
en eft depuis demi-fcrupule jufqu'à deux fcrupules, ou même jufqu'à une dragme.

On devroit fe contenter dans cette defcription de corriger l'écorce de la racine
de lauréole, en la faifant bouillir dans du vinaigre pour en ôter une partie de l'âcreté corrofive qu'elle contient.

Les autres racines n'ont rien de malin en elles qui doive être corrigé, & on leur
fait un grand tort, en ce qu'on ôte par cette décoction la fubftance la plus volatile &
la plus effentielle qu'elles aient , & l'on fixe, en les empreignant des acides du vinaigre , ce qui peut leur être refté de principes volatils : il faudroit donc réformer
cet abus, en fe contentant de faire fécher ces racines en la maniére ordinaire. Cette
poudre eft diverfement décrite dans les Difpenfaires pour les dofes des ingrédients
qui y entrent, & pour les maniéres de les préparer ; fon origine vient de Saxe,
d'où elle a pris fon nom : elle n'eft en ufage que dans l'Allemagne , elle feroit trop
violente pour nos tempéraments François.

Vertus.
Dofe.

Poudre Cholagogue, de Quercétan.

Pulvis Cholagogus, Quercetani.

♃ De la rhubarbe choifie ,	℥ iij.
Du fucre violat ,	℥ ß.
Des fleurs de violettes ,	ʒ ij.
De celles de rofes & de millepertuis , aã. ʒ j.	
De la fcammonée préparée ,	϶ j.
De la poudre des trois fantaux , de maftic &	
de cannelle ; aã.	϶ ß.
Faites-en une poudre f. a.	

♃ *Rhabarbari electi* ,	℥ iij.
Sacchari violati ,	℥ ß.
Florum violarum ,	ʒ ij.
Rofar. pallidar. hyperici, aã. ʒ j.	
Scammonii præparati ,	϶ j.
Pulveris diatriafantali , *maftiches*, *cin-*	
namomi, aã.	϶ ß.
Fiat pulvis f. a.	

R E M A R Q U E S.

On pulvérifera enfemble la rhubarbe , les fleurs & la cannelle ; d'une autre part
on mettra en poudre féparément le maftic , le diagréde & le fucre violat , on mê-

R r iij

lera toutes ces poudres enfemble avec la poudre diatriafantali, & l'on fera une poudre qu'on gardera dans un vafe de verre bien bouché, autrement elle s'humecteroit à caufe du fucre qu'elle contient.

Vertus.
Dofe.
Elle purge très-doucement la bile, & enfuite elle fortifie les vifcères ; elle eft propre dans les cours de ventre : La dofe en eft depuis un fcrupule jufqu'à quatre.

La graine de violette vaudroit mieux dans cette poudre que la fleur, parce qu'elle eft purgative.

La rofe pâle étant féche n'a prefque plus de vertu.

Le fucre violat ne fe trouve guère dans les boutiques des Apothicaires, on peut fubftituer en fa place le fucre rofat, ou plûtôt n'y en mêler que quand on voudra faire prendre la poudre au malade ; la compofition en fera beaucoup plus facile à garder.

Poudre Cholagogue, de Mynficht.		*Pulvis Cholagogus, A. Mynficht.*	
♃ De la réfine de fcammonée,	ʒ j.	♃ *Refinæ fcammonii,*	ʒ j.
De la poudre diarrhodon *Abbatis,*	ʒ ß.	*Pulveris diarrhodon Abbatis,*	ʒ ß.
De la crême de tartre,	ʒ ij.	*Cremoris tartari,*	ʒ ij.
Des rofes rouges vitriolées & des fleurs de petite centaurée, aā.	ʒ j.	*Rofarum rubrarum vitriolatarum, florum centaurii minoris, aā.*	ʒ j.
Faites-en une poudre f. a.		*Fiat pulvis f. a.*	

R E M A R Q U E S

On pulvérifera enfemble les rofes & les fleurs de petite centaurée, on broiera dans un mortier la réfine de fcammonée & la crême de tartre, on mêlera ces ingrédients pulvérifés avec la poudre diarrhodon *Abbatis,* pour faire une poudre felon l'art.

Vertus.
Dofe.
Elle purge l'humeur bilieufe, elle chaffe la fiévre : La dofe en eft depuis huit grains jufqu'à un fcrupule.

Rofes vitriolées.
Pour rendre les rofes vitriolées, on les arrofe d'un peu d'efprit de vitriol, & on les fait fécher ; cet acide augmente leur couleur.

Tout le purgatif de cette poudre vient de la réfine de fcammonée.

Purgatif de la poudre. g. viij.
Huit grains de la poudre cholagogue contiennent quatre grains de réfine de fcammonée.

* Э ß.*
Demi-fcrupule de la poudre contient fix grains de réfine de fcammonée.

Э j.
Un fcrupule de la poudre contient demi-fcrupule de réfine de fcammoné

La poudre diarrhodon, les rofes, la petite centaurée, & la crême de tartre fervent dans cette compofition à étendre les parties de la réfine, & à empêcher qu'elle ne s'attache trop contre les membranes internes des inteftins.

Quoique l'Auteur ait donné le nom de *cholagogue* à cette poudre, elle purge auffi-bien les autres humeurs que la bile.

Poudre phlegmagogue, de Quercétan.		*Pulvis Phlegmagogus, Quercetani.*	
♃ De la poudre des efpéces de diacarthami,	ʒ j.	♃ *Pulveris fpecierum diacarthami,*	ʒ j.
Du turbith & des hermodactes, aā.	ʒ ß.	*Turpethi, hermodactylorum, aā.*	ʒ ß.
Des trochifques d'agaric,	ʒ ij.	*Agarici trochifcati,*	ʒ ij.
Faites-en une poudre f. a.		*Fiat pulvis f. a.*	

REMARQUES.

On pulvérifera enſemble ſubtilement le turbith, les hermodactes, l'agaric ; on mêlera la poudre avec celle des eſpéces de diacarthami, pour faire une poudre qu'on gardera au beſoin.

Elle purge la pituite du cerveau ; on s'en ſert dans l'apoplexie, dans la léthargie, dans la paralyſie : La doſe en eſt depuis un ſcrupule juſqu'à une dragme & demie.

Vertus.
Doſe.

Poudre Mélanagogue, de Quercétan.		Pulvis Melanagogus, Quercetani.	
♃ Du ſucre candi blanc,	℥ j. ß.	♃ Sacchari candi albi,	℥ j. ß.
Des feuilles de ſéné mondées,	℥ j.	Foliorum ſennæ mundatorum,	℥ j.
Du cryſtal de tartre,	ʒ vj.	Cryſtalli tartari,	ʒ vj.
Des ſemences d'anis & de fenouil, aā.	ʒ j.	Seminum aniſi, fœniculi, aā.	ʒ j.
De la cannelle,	Ə ij.	Cinnamomi,	Ə ij.
Faites-en une poudre ſ. a.		Fiat pulvis ſ. a.	

REMARQUES.

On pulvérifera enſemble le ſéné, la cannelle & les ſemences ; d'une autre part le ſucre candi & le cryſtal de tartre ; on mêlera le tout pour faire une poudre compoſée qu'on gardera au beſoin.

Elle purge principalement l'humeur mélancolique : La doſe en eſt depuis demi-dragme juſqu'à deux dragmes.

Cette poudre n'eſt purgative que par le ſéné qui y entre.

Demi-dragme de la poudre mélanagogue contient dix grains de ſéné.

Deux ſcrupules de la poudre contiennent treize grains de ſéné.

Une dragme de la poudre contient vingt grains de ſéné.

Quatre ſcrupules de la poudre contiennent vingt-ſix grains de ſéné.

Une dragme & demie de la poudre contient trente grains de ſéné.

Deux dragmes de la poudre contiennent quarante grains de ſéné.

On mêle dans cette compoſition le cryſtal de tartre avec le ſéné pour lui aider à raréfier & à déraciner l'humeur tartareuſe & mélancolique qui eſt ordinairement fort attachée, les autres drogues n'y ſervent de rien qu'à exciter plus de chaleur aux malades, on pourroit les retrancher, & diminuer la doſe de la poudre de la moitié.

Vertus.
Doſe.

Purgatif de la poudre.
ʒ ß.
Ə ij.
ʒ j.
Ə iv.
ʒ j. ß.
ʒ ij.

Réformation de la poudre mélanagogue.

Poudre Panchymagogue, de Quercétan.		Pulvis Panchymagogus, Quercetani.	
♃ De la racine de galanga mineur, du macis & de la cannelle, aā.	℥ j. ß.	♃ Galangæ minoris, macis, cinnamomi, aā.	℥ j. ß.
Des feuilles de ſéné mondées,	ʒ xv.	Foliorum ſennæ mundatorum,	ʒ xv.
Du cryſtal de tartre,	℥ j.	Cryſtalli tartari,	℥ j.
Des hermodactes & du turbith, aā.	℥ ß.	Hermodactylorum, turpethi, aā.	℥ ß.
De la rhubarbe & des trochiſques d'agaric, aā.	ʒ iiij.	Rhabarbari, agarici trochiſcati, aā.	ʒ iiij.
Du diagréde,	ʒ ij.	Diacrydii,	ʒ ij.
Du ſucre violat,	℥ viij. ʒ vj.	Sacchari violati,	℥ viij. cum ʒ vj.
Faites-en une poudre ſ. a.		Fiat pulvis ſ. a.	

REMARQUES.

On pulvérifera enfemble le galanga , le macis , la cannelle , le féné , les hermo-dactes , le turbith , la rhubarbe & l'agaric ; d'une autre part on réduira en poudre en particulier dans un mortier oint d'huile , le diagréde ; d'une autre part le cry-ftal de tartre & le fucre violat ; on mêlera tous les ingrédients pulvérifés pour faire une poudre qu'on gardera au befoin.

Vertus.
Dofe.
Elle purge toutes les efpéces d'humeurs : La dofe en eft depuis une dragme jufqu'à demi-once.

Purg. de la compofit.
Les purgatifs de cette poudre font le féné , la rhubarbe , l'agaric , le diagréde , le turbith & les hermodactes.

ʒ j.
Une dragme de la poudre panchymagogue contient de féné quatre grains & demi ; d'hermodactes & de turbith , de chacun un peu moins de deux grains ; de rhubarbe & d'agaric , de chacun un grain & demi ; de diagréde un grain.

ℨ ij.
Deux dragmes de la poudre contiennent de féné, neuf grains ; d'hermodactes & de turbith , de chacun un peu moins de quatre grains ; de rhubarbe & d'a-garic , de chacun trois grains ; de diagréde , deux grains.

ℨ iij.
Trois dragmes de la poudre contiennent de féné treize grains & demi ; d'hermo-dactes & de turbith , de chacun un peu moins de fix grains ; de rhubarbe & d'agaric , de chacun quatre grains ; de diagréde , trois grains.

℥ ß.
Demi-once de la poudre contient de féné dix-huit grains ; d'hermodactes & de turbith , de chacun fept grains ; de rhubarbe & d'agaric , de chacun cinq grains & demi ; de diagréde trois grains & demi , ou quatre grains.

Comme le fucre violat ne fe trouve pas ordinairement chez les Apothicaires , on peut lui fubftituer le fucre rofat ; on doit garder la poudre dans un verre bien bouché , car à caufe du fucre l'air l'humecteroit aifément.

Réfor-mation de la poudre panchyma-gogue.
Si l'on ôtoit de la compofition de cette poudre le fucre , le galanga , le macis & la cannelle qui y font en grande dofe , & qui n'y fervent de rien , la poudre s'en conferveroit bien mieux , & l'on ne feroit point obligé d'en donner une fi grande quantité à chaque fois au malade , car alors il fuffiroit d'en faire la dofe depuis un fcrupule jufqu'à quatre.

Poudre Purgative contre toutes les affections froides du Cerveau , de Quercétan.

℞ Des feuilles de féné , du cryftal de tartre , aã.   ℥ j.
Des hermodactes & du turbith , aã.   ℥ ß.
Des feuilles de tabac deffechées , des femences de pivoine , de fermontaine , de fenouil , d'anis , d'ammi , de fpica nard , aã.   ℈ iv.
Du *calamus aromaticus* , de la zédoaire , du co-rail préparé , des perles préparées , aã.   ℨ j.
Des cubébes , du macis & du girofle , aã. ℨ ß.
Du fel d'euphraife & de bétoine , aã.   ℨ j ß.
Du fucre anthofat ,   ℥ v. ß.

Faites-en une poudre f. a.

Pulvis Purgatorius conducens ad omnes morbos frigidos Cerebri , Quercetani.

℞ *Foliorum fennæ , cryftalli tartari , aã.*   ℥ j.
Hermodactylorum , turpethi , aã. ℥ ß.
Foliorum peti feu tabaci ficcator. femi-nis pæoniæ , fileris montani , fœniculi , anifi , ammeos , fpicæ nardi , aã. ℈ iv.
Calami aromatici , zedoariæ , coralli præparati , margaritarum præparat. aã. ℨ j.
Cubebarum , macis , caryophyllor. aã. ℨ ß.
Salis euphrafiæ , betonicæ , aã, ℨ j. ß.
Sacchari anthofati ad pondus omnium aut ,   ℥ v. ß.

Fiat pulvis f. a.

REMARQUES

REMARQUES.

On pulvérifera enfemble le féné , les hermodactes , le turbith , le tabac , les femences , le fpica nard , le *calamus aromaticus* , le zedoaria , les cubébes , le maçis & les girofles ; d'une autre part on pulvérifera enfemble le cryftal de tartre , le fucre anthofat , les fels , les perles & les coraux préparés ; on mêlera enfemble tous ces ingrédients pulvérifés , & l'on en fera une poudre qu'on gardera dans un pot de terre bien bouché , de peur qu'elle ne s'humecte.

Elle dégage le cerveau en purgeant par haut & par bas la pituite ; elle fortifie la mémoire ; on s'en fert dans l'apoplexie, dans l'épilepfie , dans la léthargie : La dofe en eft depuis un fcrupule jufqu'à quatre dans un bouillon. **Vertus**

Les purgatifs de cette compofition font le féné , les hermodactes , le tabac & le turbith. **Dofe. Purg. de la poudre.**

Un fcrupule de la poudre purgative & céphalique contient de féné , deux grains ; d'hermodactes & de turbith , de chacun un grain ; de tabac , les trois quarts d'un grain. ℈ j.

Demi-dragme de la poudre contient de féné trois grains ; d'hermodactes & de turbith , de chacun un grain & demi ; de tabac un grain & le demi - quart d'un grain. ʒ ß.

Deux fcrupules de la poudre contiennent de féné quatre grains ; d'hermodactes & de turbith , de chacun deux grains ; de tabac , un grain & demi. ℈ ij.

Une dragme de la poudre contient de féné fix grains ; d'hermodactes & de turbith , de chacun trois grains ; de tabac , deux grains & le quart d'un grain. ʒ j.

Quatre fcrupules de la poudre contiennent de féné huit grains , d'hermodactes & de turbith , de chacun quatre grains ; de tabac , trois grains. ℈ iv.

Pour faire le fucre anthofat, il faut préparer une forte infufion de fleurs de romarin , la couler , & l'ayant mêlée avec parties égales de fucre , faire cuire le mélange en tablettes. **Sucre anthofat.**

Mais comme le fucre anthofat ne fe trouve que rarement dans les boutiques des Apothicaires , & parce que d'ailleurs étant mêlé dans la poudre , il l'humecteroit , & la rendroit fouvent en pâte ; il vaut mieux lui fubftituer le fucre candi blanc , & ajoûter -deux dragmes de fleurs de romarin féches dans la compofition de la poudre.

Cette poudre doit purger fouvent par le vomiffement , auffi-bien que par les felles à caufe du tabac qui y entre ; mais fon action eft quelquefois déterminée en bas par les purgatifs.

Il me paroît qu'il y a plufieurs ingrédients inutiles dans cette defcription, comme les femences d'anis, de fenouil, le corail, les perles, le fucre anthofat; fi l'on retranchoit ces drogues, la poudre en auroit plus de force, & elle fe conferveroit fans s'humecter ; en effet , à quoi peuvent fervir dans une poudre purgative céphalique du corail & des perles, qui font des matiéres fixes, alkalines & aftringentes? A quoi eft bon ce fucre en fi grande quantité, fi ce n'eft pour étendre & pour affoiblir les purgatifs ? mais on les étend affez par le bouillon dans lequel on démêle la poudre pour la prendre. **Réformation de la poudre.**

Les fels de bétoine & d'euphraife ne peuvent produire qu'un bon effet . mais comme ils reçoivent facilement l'humidité de l'air, ils rendent toûjours la poudre humide ; je ferois d'avis qu'on les retranchât de la defcription, & qu'on en fît prendre fix grains de chacun à chaque dofe qu'on donneroit.

Poudre Hydragogue, de Quercétan.   Pulvis Hydragogus, Quercetani.

℞ Des racines d'asarum & de méchoacan, aã.   ʒ ij.
                  D'éfule préparée & de folda-
nelle, aã.   ʒ j.
      Des efpéces de diacarthami,   ʒ j. ß.
      De diagréde, des fécules de bryone & d'iris,
aã.   Ɗ iv.
      Des trochifques de rhubarbe & d'eupatoire,
aã.   Ɗ ij.
      De la poudre des trois fantaux, de la cannelle
& du macis, aã.   Ɗ j.
      Du fafran de mars,   ʒ ß.
      Du fucre rofat autant que de tout le refte,
ou, fi l'on veut   ʒ j. ʒ vj. & Ɗ j.
      Faites-en une poudre f. a.

℞ Radicum afari, mechoacanæ, aã.
                                                    ʒ ij.
                  Efulæ præparatæ, folda-
nellæ, aã.   ʒ j.
      Specierum diacarthami,   ʒ j. ß.
      Diacrydii, faculæ bryoniæ & ireos,
aã.   Ɗ iv.
      Trochifcorum de rhabarbaro & de eupa-
torio, aã.   Ɗ ij.
      Pulveris diatriafantali, cinnamomi,
macis, aã.   Ɗ j.
      Croci martis,   ʒ ß.
      Sacchari rofati ad pondus omnium, aut
fi placet,   ʒ j. ʒ vj. Ɗ j.
      Fiat pulvis f. a.

REMARQUES.

On pulvérifera enfemble les racines, le macis, la cannelle & les trochifques, on mêlera cette poudre avec celle de diacarthami & des trois fantaux; le fafran de Mars fera bien broyé à part; on mettra le fucre rofat en poudre fubtile, on pulvérifera auffi le diagréde dans un mortier oint d'une goutte d'huile, & on le mêlera exactement dans le corps de la poudre avec toutes les autres drogues.

Vertus.
Dofe.

Cette poudre purge les férofités; on peut s'en fervir dans l'hydropifie : La dofe en eft depuis un fcrupule jufqu'à quatre.

Purgatifs de la poudre.

Les purgatifs qui entrent dans la compofition de cette poudre font l'*afarum*, le méchoacan, l'éfule, la foldanelle, les efpéces ou la poudre du diacarthami, le diagréde, les fécules de bryone & d'iris, les trochifques de rhubarbe & d'eupatoire.

Ɗ j.

Un fcrupule de la poudre hydragogue contient d'*afarum* & de méchoacan, de chacun un peu moins de deux grains; d'éfule & de foldanelle, de chacun un peu moins d'un grain; des efpéces ou de la poudre diacarthami, un grain & le quart d'un grain; de diagréde, des fécules d'iris & de bryone, de chacun un grain & le demi-quart d'un grain; des trochifques de rhubarbe & d'eupatoire, de chacun demi-grain.

Ɗ ij.

Deux fcrupules de la poudre contiennent d'*afarum* & de méchoacan, de chacun trois grains & demi; d'éfula & de foldanelle, de chacun un grain & les trois quarts d'un grain; de la poudre diacarthami, deux grains & demi; de diagréde, des fécules d'iris & de bryone, de chacun deux grains & le quart d'un grain; des trochifques de rhubarbe & d'aigremoine, de chacun un grain.

ʒ j.

Une dragme de la poudre contient d'*afarum* & de méchoacan, de chacun cinq grains & le quart d'un grain; d'éfule & de foldanelle, de chacun un peu plus de deux grains & demi; de la poudre diacarthami, trois grains & les trois quarts d'un grain; de diagréde, des fécules d'iris & de bryone, de chacun un peu moins de trois grains & demi; des trochifques de rhubarbe & d'eupatoire, de chacun un grain & demi.

Ɗ j.

Quatre fcrupules de la poudre contiennent d'*afarum* & de méchoacan, de chacun fept grains; d'éfule & de foldanelle, de chacun trois grains & demi;

de la poudre diacarthami, cinq grains ; de diagréde , des fécules des bryone &
d'iris , de chacun quatre grains & demi ; des trochifques de rhubarbe & d'aigremoine , ce chacun deux grains.

Cette poudre eft farcie de plufieurs ingrédients inutiles qui diminuent fa force ,
& qui la rendent humide ; on pourroit en retrancher le fucre rofat , la poudre diatriafantali , la cannelle & le macis , & mettre en leur place une once de cryftal de
tartre : le fafran de Mars y entre en trop petite dofe ; je voudrois la doubler , ou
même la tripler , & réformer la compofition en la maniére fuivante.

Poudre Hydragogue, Réformée.	*Pulvis Hydragogus, Reformatus.*
♃ Du cryftal de tartre , . ℥ j.	♃ *Cryftalli tartari,* ℥ j
Des racines d'afarum, de méchoacan & de rhu-barbe , aã. ʒ ij.	*Radicum afari , mechoqcan , rhabarba-ri , aã.* ʒ ij
D'éfule préparée & de foldanelle , aã. ʒ j.	*Efula præparat. foldanella , aã.* ʒ j.
Des efpéces diacarthami , du fafran de mars apéritif, aã. ʒ j ß.	*Specierum diacarthami , croci martis aperientis* ʒ j ß.
Du diagréde , & des fécules de bryone & d'iris, aã. ɔ iv.	*Diagredii , & feculæ bryoniæ & ireos, aã.* ɔ iv.
Faites-en une poudre , dont la dofe fera de ʒ ß. jufqu'à 24. gr.	*[…] ʒ ß. ufque ad ʒ j.*

Poudre contre les Vers , *de Quercétan.*	*Pulvis ad expellendos lumbricos ,* Quercetani.
♃ De la cannelle , de la coriandre, des fleurs de mille-pertuis & de petite centaurée, aã. ʒ ij.	♃ *Cinnamomi , coriandri , florum hype-rici & centaurii minoris , aã.* ʒ ij.
D'afarum & de la rhubarbe, aã. ɔ iv.	*Afari , rhabarbari , aã.* ɔ iv.
De la corne de cerf préparée , du corail préparé des femences de pourpier & de citron, aã. ʒ ß.	*Cornu cervi præparati , coralli præpara-ti , feminum portulacæ & citri , aã.* ʒ ß.
De la coralline , de la gentiane, du dictame , de la myrrhe , du fafran , de la fcammonée pré-parée , des trochifques alhandal , aã. ɔ j.	*Corallinæ , gentianæ , dictamni , myr-rhæ , croci , fcammonii præparati , trochif-corum alhandal , aã.* ɔ j.
Faites-en une poudre f. a.	*Fiat pulvis f. a.*

REMARQUES.

On pulvérifera enfemble les fleurs , la cannelle , les femences , les trochifques, les
racines & la coralline ; d'une autre part on mettra en poudre dans un mortier oint
d'une goutte d'huile d'amandes, le diagréde & la myrrhe ; on mêlera tous ces ingrédients pulvérifés avec le corail & la corne de cerf préparés , pour faire une poudre
qu'on gardera au befoin. L'Auteur demande qu'on y ajoûte un peu de fucre pour
corriger fon mauvais goût, mais le fucre ne ferviroit qu'à l'augmenter , & il rendroit la poudre humide & difficile à garder ; on ne peut bien éviter le goût très-
amer & défagréable de ce reméde , qu'en le réduifant en bols ou en pilules avec
un peu de fyrop , & le faifant avaler enveloppé dans du pain à chanter mouillé.

Cette poudre eft eftimée propre à tuer les vers , & à évacuer jufqu'au fond l'humeur ou la femence qui les produit ; elle purge le cerveau , elle provoque les mois
aux femmes : La dofe en eft depuis un fcrupule jufqu'à quatre. **Vertus. Dofe.**

Les ingrédients purgatifs qui entrent dans la compofition de cette poudre font **Purgatifs** l'*afarum* , la rhubarbe , la fcammonée & les trochifques alhandal.

Un fcrupule de la poudre pour les vers contient d'*afarum* & de rhubarbe , de chacun deux grains ; de la fcammonée préparée , & des trochifques alhandal , de chacun demi-grain.

Demi-dragme de la poudre contient d'*afarum* & de la rhubarbe , de chacun trois grains ; de fcammonée & des trochifques alhandal , de chacun les trois quarts d'un grain.

Deux fcrupules de la poudre contiennent d'*afarum* & de rhubarbe , de chacun quatre grains ; de la fcammonée & des trochifques alhandal , de chacun un grain.

Une dragme de la poudre contient d'*afarum* & de rhubarbe , de chacun fix grains ; de fcammonée préparée & des trochifques alhandal , de chacun un grain & demi.

On calcine ordinairement la corne de cerf pour la préparer ; mais cette calcination emporte tous fes principes actifs qui font fa vertu, il vaut mieux fe contenter de la réduire en poudre.

On pourroit rendre cette poudre plus efficace , fi au lieu de la cannelle & de la coriandre qui n'y font pas de grande utilité , on y fubftituoit trois dragmes de *femen-contra* , & une dragme de fublimé doux.

Poudre contre les Vers , *de Lemort.*	Pulvis contra Vermes , Jacobi Lemort.
♃ Des feuilles de féné , ʒ ß.	♃ *Foliorum fennæ* , ʒ ß.
De la femence de zédoaire , ʒ ij.	*Seminis zedoariæ* , ʒ ij.
Des feuilles d'aurone , des fommités d'abfinthe , des fleurs de tanaifie , aā. ʒ j.	*Foliorum abrotani* , *fummitatum abfinthii* , *florum tanaceti* , aā. ʒ j.
De la coralline & de la corne de cerf préparée philofophiquement , aā. ʒ ß.	*Corallinæ* , *cornu cervi philofophicè præparati* , aā. ʒ ß.
Du vitriol de mars , ℈ ij.	*Vitrioli martis* , ℈ ij.
De mercure doux , ℈ j.	*Aquilæ albæ* , ℈ j.
Faites-une poudre f. a.	*Fiat pulvis f. a.*

R E M A R Q U E S.

On pulvérifera enfemble le féné , la femence de zédoaire ou *femen-contra* , l'abfinthe , les fleurs de tanaifie , l'aurone & la coralline ; on mettra en poudre d'une autre part le fublimé doux , la corne de cerf préparée , & le fel de Mars ; on mêlera enfemble les ingrédiens pulvérifés pour en faire une poudre.

Elle tue les vers & elle purge doucement : La dofe en eft depuis demi-fcrupule jufqu'à une dragme.

Les ingrédients purgatifs qui entrent dans cette préparation font le féné & le fublimé doux.

Demi-fcrupule de la poudre contient de féné quatre grains & demi , de fublimé doux , le tiers d'un grain.

Un fcrupule de la poudre contient de féné neuf grains ; de fublimé doux , les deux tiers d'un grain.

Demi-dragme de la poudre contient de féné treize grains & demi , de fublimé doux , un grain.

Deux fcrupules de la poudre contiennent de féné dix-huit grains , de fublimé doux un grain & le tiers d'un grain.

Une dragme de la poudre contient de séné vingt-sept grains ; de sublimé doux, deux grains. ℥ j.

Cette poudre doit être prise en bols ou en pilules, à cause du sublimé doux qui pourroit rester dans les dents, si on la prenoit en potion, & à cause de son amertume.

Poudre contre les Vers, de M M. les Médecins de la Faculté de Paris.

Pulvis contra Vermes, Medicorum Facultatis Parisiensis.

℞ Des semences de tanaisie, d'absinthe vulgaire, de pourpier & de l'aloës, aã. ʒ ß.
De la rhubarbe choisie, du séné mondé, de la coralline & des sommités séches de scordium, aã. ʒ ij.
Faites-en une poudre s. a.

℞ Seminum tenaceti, absinthii vulgaris, portulacæ, aloës, aã. ʒ ß.
Rhei electi, sennæ mundatæ, corallinæ, summitatum scordii siccarum, aã. ʒ ij.
Fiat omnium pulvis s. a.

REMARQUES.

On pulvérisera l'aloës séparément dans un mortier oint de quelques gouttes d'huile d'amandes douces, & les autres drogues ensemble ; on mêlera les drogues pulvérisées, & l'on gardera cette poudre.

Elle tue & chasse les vers hors du corps en les évacuant, elle excite les mois aux femmes, & elle résiste à la malignité : La dose en est depuis demi-scrupule jusqu'à une dragme. *Vertus. Dose.*

Les purgatifs de cette préparation sont l'aloës, la rhubarbe & le séné. *Purg. de la composit.*
Demi-scrupule de la poudre pour les vers contient d'aloës deux grains ; de séné & de rhubarbe, de chacun un grain. Ɔ ß.

Un scrupule de la poudre contient d'aloës quatre grains, de séné & de rhubarbe, de chacun deux grains. Ɔ j.

Demi-dragme de la poudre contient d'aloës six grains, de séné & de rhubarbe de chacun trois grains. ʒ ß.

Deux scrupules de la poudre contiennent d'aloës huit grains, de séné & de rhubarbe de chacun quatre grains. Ɔ ij.

Une dragme de la poudre contient d'aloës douze grains, de séné & de rhubarbe de chacun six grains. ʒ ij

Comme cette poudre est fort amer au goût à cause de l'aloës qui y entre, il seroit difficile de la faire prendre aux malades autrement qu'en pilules ou en bols, il faut donc la corporifier avec un peu de syrop d'absinthe & l'envelopper dans du pain à chanter quand on est prêt de la donner.

Poudre de Mercure contre les Vers, de Mynsicht.

Pulvis Diamercurii seu contra Vermes, A. Mynsicht.

℞ De semen-contra, ℥ j. & ʒ v.
Du mercure doux, ʒ v.
De la rhubarbe choisie, du turbith gommeux & de la coralline, aã. ʒ ij.
De la rapure de corne de cerf & de la myrrhe, aã. ʒ j.
Des sommités de petite centaurée, de tanaisie & du camphre, aã. Ɔ j.

℞ Seminis contra vermes, ℥ j. cum ʒ v.
Mercurii dulcis, ʒ v.
Rhabarbari electi, turpethi gummosi, corallinæ, aã. ʒ ij.
Rasura cornu cervi, myrrhæ, aã. ʒ j.
Summitatum centaurii minoris, tanaceti, & camphoræ, aã. Ɔ j.

De l'huile diftillée de bois d'avelines , tirée par defcenfion , de l'efprit de vitriol , aā. gutt. vj. Faites-en une poudre f. a.

Olei ligni avellanàrum per defcenfum diftillati , fpiritûs vitrioli , aā,   gutt, vj. Fiat pulvis f. a.

REMARQUES.

On pulvérifera enfemble le *femen contra*, la rhubarbe , le turbith , la coralline, la raclure de corne de cerf & les fommités de petite centaurée & de tanaifie : d'une autre part la myrrhe , d'une autre part le fublimé doux , d'une autre part le camphe dans un mortier oint avec l'huile de bois de coudrier tirée *per defcenfum*, ou à fon défaut avec de l'huile d'amandes amères : on mêlera toutes ces poudres enfemble , & l'on y fera entrer peu à peu l'efprit de vitriol en les agitant dans un mortier de verre , pour faire une poudre qu'on gardera dans un vafe de verre bien bouché.

Vertus. Elle eft propre pour tuer les vers & pour les faire fortir du corps , elle eft purga-
Dofe. tive : La dofe en eft depuis un fcrupule jufqu'à une dragme.
Purg. de la poudre. Les purgatifs de cette compofition , font le fublimé doux, la rhubarbe & le turbith.

Ɔ j. Un fcrupule de la poudre *diamercurii* contient de fublimé doux quatre grains & le tiers d'un grain , de rhubarbe & de turbith , de chacun un peu moins de deux grains.

ʒ ß. Demi-dragme de la poudre contient de fublimé doux fix grains & demi, de rhubarbe & de turbith de chacun deux grains.

Ɔ ij. Deux fcrupules de la poudre contiennent de fublimé doux huit grains & les deux tiers d'un grain , de rhubarbe & de turbith, de chacun un peu moins de quatre grains.

ʒ j. Une dragme de poudre contient de fublimé treize grains , de rhubarbe & de turbith, de chacun cinq grains.

Comme le fublimé doux eft pefant , il pourroit refter entre les dents , fi l'on faifoit prendre cette poudre en la maniére ordinaire : il faut l'envelopper dans du pain à chanter , après l'avoir réduite en bols ou en pilules avec un peu de fyrop de pourpier ou d'abfinthe.

Poudre vulgaire contre les Vers.	*Pulvis contra Vermes vulgaris.*
♃ Du *femen-contra* , ʒ j.	♃ *Seminis contra vermes* , ʒ j.
Des femences de choux , de pourpier, aā, ʒ iij.	*Caulium, portulacæ,*aā, ʒ iij.
De la femence de citron , ʒ ij.	*Citri* , ʒ ij.
De la rhubarbe , des fleurs féches de pêcher & des feuilles de fcordium , aā. ʒ j. ß.	*Rhei , florum perficorum ficcorum, foliorum fcordii* , aā. ʒ j. ß.
Faites-en une poudre f. a.	*Fiat pulvis f. a.*

REMARQUES.

On pulvérifera toutes les drogues enfemble dans un mortier de bronze, & l'on gardera la poudre.

Vertus. Elle fait mourir les vers & elle réfifte à la pourriture : La dofe en eft depuis de-
Dofe. mi-fcrupule jufqu'à deux fcrupules.

De tous les ingrédients qui entrent dans cette poudre , le plus falutaire eft le *femen-contra* ; comme il n'y a nul danger de le faire prendre feul , je trouve qu'on feroit bien mieux de fe contenter de cette femence pour faire la poudre aux vers , que de l'accompagner de plufieurs autres drogues prefqu'inutiles , qui ne font guere

qu'augmenter le volume, & la rendre plus difficile à prendre aux enfants pour lefquels elle eſt particuliérement deſtinée.

Poudre de Salſepareille laxative.	*Pulvis Sarſaparillæ laxativus.*

℞ De la ſalſepareille ,   ℥ j. ℟.
Des feuilles de ſéné ,   ℥ j.
Des hermodaĉtes, du turbith & du jalap, aā. ℥ ℟.
Du diagréde & du tartre blanc , aā.   ʒ ij.
De l'oliban & de l'anis , aā.   ʒ j.
Faites-en une poudre ſ. a.

℞ *Sarſaparillæ ,*   ℥. ℟.
Foliorum ſennæ ,   ℥ j.
Hermodaĉtylorum, turpethi, jalapæ, aā. ℥ ℟.
Dicrydii , tartari albi , aā.   ʒ ij.
Olibani , aniſi , aā.   ʒ j.
Fiat pulvis ſ. a.

R E M A R Q U E S.

On pulvériſera enſemble la ſalſepareille , l'anis , le ſéné , le tartre , les hermodaĉtes , le jalap , & le turbith ; d'une autre part, on mettra en poudre dans un mortier oint au fond de quelques gouttes d'huile d'amandes douces, le diagréde & l'o-
liban , on mêlera les ingrédients pulvériſés, & l'on fera une poudre qu'on gardera
au beſoin.

Elle purge principalement les eaux , elle excite la ſueur , on s'en ſert dans les af-   Vertus.
feĉtions véroliques, dans l'hydropiſie, dans la rétention des mois, dans la goutte
ſciatique : La doſe en eſt depuis un ſcrupule juſqu'à quatre.   Doſe.

Les pu1gatifs de cette compoſition ſont le ſéné, les hermodaĉtes, le turbith, le   Purg. de la
jalap & le diagréde.   poudre.

Un ſcrupule de la poudre de ſalſepareille contient de ſéné cinq grains , d'her-   Ə j.
modaĉtes , de turbith , de jalap , de chacun deux grains & demi , de diagréde un
grain & le quatt d'un grain.

Demi-dragme de la poudre contient de ſéné ſept grains & demi , d'hermodaĉtes,   ʒ ℟.
de turbith , de jalap , de chacun trois grains & les trois quarts d'un grain , de diagréde un peu moins de deux grains.

Deux ſcrupules de la poudre contiennent de ſéné dix grains , d'hermodaĉtes, de   Ə ij
turbith , de jalap , de chacun cinq grains , de diagréde deux grains & demi.

Une dragme de la poudre contient de ſéné quinze grains , d'hermodaĉtes , de   ʒ j.
jalap , de turbith de chacun ſept grains & demi , de diagréde trois grains & les trois
quarts d'un grain.

Quatre ſcrupules de la poudre contiennent de ſéné vingt grains , d'hermodaĉtes,   Ə iv.
de jalap , de turbith de chacun dix grains , de diagréde cinq grains.

Poudre de Jalap, de Mynſicht.	*Pulvis Diajalapæ , A. Mynſicht.*

℞ De la racine de jalap bonne & bien réſineu-
ſe ,   ℥ ij. ℟.
Du cryſtal de tartre ,   ℥ ℟.
De l'huile de cannelle ,   Ə j.
Faites-en une poudre très-ſubtile.

℞ *Radicis Jalapæ optimæ & reſino-
ſæ ,*   ℥ ij. ℟.
Cryſtalli tartari ,   ℥ ℟,
Olei cinnamomi ,   Ə j.
Fiat pulvis ſubtiliſſimus.

R E M A R Q U E S.

On pulvériſera ſéparément le jalap & le cryſtal de tartre , puis les ayant mêlés
enſemble, on y joindra l'eſſence de cannelle , remuant le tout quelque temps dans   * *Pulvis ſo-*
un mortier , puis on gardera la poudre dans un vaſe de verre bien bouché ; on   *lutivus tar-*
l'appelle *pulvis ſolutivus tartariſatus.*   *tariſatus.*

Vertus.
Dose.

Elle purge les ſeroſités ſans violence : La doſe en eſt depuis un ſcrupule juſqu'à quatre.

Cette préparation n'eſt pas fort néceſſaire , car le jalap peut être mélangé avec la crême de tartre ſur le champ , quand on veut le faire prendre ; pour ce qui eſt de l'eſſence de cannelle , elle donne une odeur & un goût très-agréable au reméde , mais elle augmente ſon âcreté qui eſt déja aſſez grande d'elle-même.

On trouve encore d'autres deſcriptions de poudre de jalap dans les Diſpenſaires , mais celle-ci eſt la meilleure & la plus ſimple.

Poudre d'Éſule.

♃ Des racines de petite éſule préparées , & de la poudre diarrhodon *Abbatis*, aā. ℥ j ß.

De l'ellébore blanc préparé & du ſel de vitriol , aā. ʒ iij.

Du ſuc de régliſſe & du ſantal rouge , aā. ʒ j.

De la cannelle , de l'iris de Florence & du gingembre blanc , aā. Э ij.

Du magiſtère de perles orientales & de corail rouge , aā. Э j.

De la noix muſcade , du maſtic & de l'oleoſaccharum de girofles , aā. Э ß.

Mêlez le tout, & en faites une poudre très-fine.

Pulvis Diaëſulæ.

♃ Radicum *eſulæ* minoris præpar. pulveris diarrhodon *Abbatis*, ℥ j. ß.

Ellebori albi præparati , ſalis vitrioli , aā. ʒ iij.

Succi glycyrrhizæ , ſantali rubri, aā. ʒ j.

Cinnamomi , ireos Florent. zingiberis albi , aā. Э ij.

Magiſterii perlarum Orientalium , corallorum , aā. Э j.

Nucis moſchatæ , maſtiches, elæoſacchari caryophyllorum , aā. Э j.

Miſce, & fiat omnium pulvis ſubtiliſſimus.

REMARQUES.

On pulvériſera enſemble les racines , le ſantal , la cannelle , le ſuc de régliſſe , la muſcade & le maſtic ; on mêlera la poudre avec les magiſtères , le ſel de vitriol qu'on aura broyé au fond d'un mortier , la poudre diarrhodon & l'oleoſaccharum de girofles ; on gardera cette poudre dans un vaſe de verre bien bouché.

Vertus.

Doſe.

On l'emploie dans les fièvres intermittentes , dans la mélancolie hypocondriaque , dans les maladies de l'eſtomac qui viennent de réplétion , elles purgent par haut & par bas : La doſe en eſt depuis un ſcrupule juſqu'à quatre.

On trouvera les deſcriptions du ſel de vitriol & des magiſtères de coraux & de perles dans mon Traité de Chymie.

Oleoſaccharum de girofles.

L'oleoſaccharum de girofles ſe fait avec le ſucre candi ſubtilement pulvériſé, dans lequel on mêle quelques gouttes d'eſſence de girofles ; l'eſſence ou huile de girofles ſe trouve décrite dans le même Traité de Chymie.

Purgat. de la poudre.

Les purgatifs de cette poudre , ſont les racines d'éſule & d'ellébore , & le ſel de vitriol.

Э j.

Un ſcrupule de la poudre d'éſule contient de racine d'éſule préparée huit grains , d'ellébore &. de ſel de vitriol de chacun deux grains.

ʒ ß.

Demi-dragme de la poudre contient de la racine d'éſule préparée demi-ſcrupule , d'ellébore & de ſel de vitriol , de chacun trois grains.

Э ij.

Deux ſcrupules de la poudre contiennent de racine d'éſule préparée ſeize grains , d'ellébore & de ſel de vitriol, de chacun quatre grains.

ʒ j.

Une dragme de la poudre contient de racine d'éſule préparée un ſcrupule , d'ellébore & de ſel de vitriol , de chacun ſix grains.

Cette dernière doſe eſt conſidérablement forte , on ne doit la donner qu'à des perſonnes robuſtes & difficiles à émouvoir ; l'ellébore blanc eſt trop violent, ſi bien préparé

préparé qu'il foit , pour entrer dans une compofition , dont on fait ufage intérieure-ment ; je fuis d'avis qu'on lui fubftitue la racine d'ellébore noir qui a moins d'â-creté & moins de force.

Je trouve dans la compofition de cette poudre beaucoup de drogues inutiles , comme la poudre diarrhodon *Abbatis*, le fantal rouge , la cannelle , l'iris de Flo-rence , le gingembre , les magiftères de perles & de coraux , la noix mufcade , le maftic , l'oleofaccharum de girofle: ces ingrédients ont été ajoûtés aux purgatifs pour les corriger & pour fortifier les vifcères contre leur effort , mais ils ne peuvent faire ni l'un ni l'autre effet , ils ne font propres qu'à augmenter l'âcreté de la poudre ; quand un purgatif agit , il n'y a point de remédes qui puiffent fortifier , il faut que la fermentation & le détachement des humeurs néceffaires fe foient faits , avant que les fibres des vifcères foient en état d'être raffermies.

C'eft pourquoi l'on donneroit bien plus à propos ces remédes fortifiants , féparés des purgatifs , un jour ou deux après la purgation ; car dans ce temps-là ils pour-roient faire leur effet fans être troublés.

Pour ce qui eft des corrections qu'on pourroit donner aux racines d'éfule & d'el-lébore qui font des purgatifs très-violents ; il me paroît que les gommes Arabique & adraganth , & la régliffe qui font compofées de fubftances glutineufes y feroient très-propres , parce qu'elles pourroient lier & embarraffer les pointes de leurs fels pi-quants & trop âcres ; je voudrois donc réformer la poudre en la maniére fuivante.

Poudre d'Éfule , réformée.

℞ De l'écorce de racine de petite éfule , ʒ j ß.
De l'ellébore noir , du fel de vitriol & de la régliffe ratiffée , aã.　　　　　　　ʒ iij.
Des gommes Arabique & adraganth , aã. ʒ ij.
Faites-en une poudre dont la dofe fera depuis un fcrupule jufqu'à une demi-dragme.

Pulvis Diaëfulæ , reformatus.

℞ *Corticis radicis efulæ minoris*, ʒ j. ß.
Ellebori nigri , falis vitrioli , liquiritiæ rafæ , aã.　　　　　　　　　ʒ iij.
Gummi Arabici & tragacanthi, aã. ʒij.
Fiat omnium pulvis f. a. cujus dofis à ℈j. ad ʒ ß.

Poudre d'Hermodaëtes , compofée.

℞ Des racines d'hermodaëtes ,　　　ʒ j ß.
　　De turbith ,　　　　　　　　ʒ j.
　　De méchoacan & de réglifle, aã. ʒ vj.
　　De gingembre ,　　　　　　ʒ ij.
Faites-en une poudre f. a.

Pulvis Hermodaëtylorum , compofitus.

℞ *Radicum hermodaëtylorum ,* ʒ j. ß.
　　Turpethi ,　　　　　　　ʒ j.
　　Mechoac. liquiri. ia, aã. ʒ vj.
　　Zingiberis ,　　　　　　ʒ ij.
Fiat omnium pulvis f. a.

REMARQUES.

On pulvérifera toutes les drogues enfemble fort fubtilement dans un mortier de bronze & l'on gardera la pulpe.

Elle purge particuliérement les eaux ; on s'en fert dans l'hydropifie : La dofe en eft depuis un fcrupule jufqu'à quatre.　　　　　　　　　　　Vertus.
　　　　　　　　　　　　　　　　　　　　　　　　　　　　Dofe.

Les purgatifs de cette poudre font les hermodaëtes , le turbith & le méchoacan.　Purgat. de

Un fcrupule de la poudre d'hermodaëtes compofée contient d'hermodaëtes neuf　la poudre.
grains , de turbith fix grains , de méchoacan quatre grains & demi.　　　　　　℈ j.

Demi-dragme de la poudre contient d'hermodaëtes treize grains & demi , de　　ʒ ß.
turbith neuf grains , de méchoacan fix grains & les trois quarts d'un grain.

℈ ij.   Deux scrupules de la poudre contiennent de racines d'hermodactes dix-huit grains, de turbith douze grains, de méchoacan neuf grains.

ʒ j.   Une dragme de la poudre contient d'hermodactes vingt-sept grains, de turbith dix-huit grains, de méchoacan treize grains & demi.

℈ iv.   Quatre scrupules de la poudre contiennent d'hermodactes demi dragme, de turbith un scrupule, de méchoacan dix-huit grains.

La description de cette poudre vient des Médecins de Venise ; j'en voudrois retrancher le gingembre qui m'y paroît inutile, & qui ne fait qu'augmenter l'âcreté des purgatifs ; il y a été mis pour servir de correctif au turbith & au méchoacan qui excitent en purgeant des tranchées, mais il ne les empêche point ; pour la réglisse, elle peut servir en quelque façon à ce dessein par ses parties onctueuses & glutineuses; mais si l'on veut bien corriger l'action de ces purgatifs, il faut mêler dans chaque dose de la poudre, quand on sera prêt de la faire prendre, dix ou douze grains de sel de tartre ou d'un autre sel alkali, car cette espéce de sel raréfiera les substances résineuses du reméde, lesquelles peuvent s'attacher contre les membranes des viscères, & il empêchera les tranchées.

Poudre de Tartre, de Mynsicht.	*Pulveris Diatartari, A. Mynsicht.*
℞ Du tartre vitriolé & de la résine de scammonée, aã, ʒ j.	℞ *Tartari vitriolati, resinæ scammonii, aã.* ʒ j.
De turbith gommeux & d'hermodactes, aã. ʒ ß.	*Turbith gummosi, hermodactylorum, aã.* ʒ ß.
De l'huile de girofle & de cannelle, aã. ℈ ß.	*Olei caryophyllorum, cinnamomi, aã.* ℈ ß.
Faites-en une poudre s. a.	*Misce fiat pulvis s. a.*

R E M A R Q U E S.

On pulvérisera ensemble le turbith & les hermodactes ; d'une autre part, la résine de scammonée dans un mortier oint au fond avec les huiles de girofles, de cannelle ; on mêlera ces poudres avec le tartre vitriolé pour faire une poudre qu'on gardera dans un vase de terre bien bouché.

Vertus.   Elle purge l'humeur mélancolique tartareuse & la pituite, elle est propre pour
Dose.   la goutte, pour la lépre, pour l'hydropisie, pour le scorbut: La dose en est depuis demi scrupule jusqu'à deux scrupules.

℈ j.   Demi-scrupule de la poudre *diatartari* contient de tartre vitriolé & de résine de scammonée de chacun quatre grains, de turbith & d'hermodactes de chacun deux grains.

℈ j.   Un scrupule de la poudre contient de tartre vitrolé & de résine de scammonée de chacun huit grains, de turbith & d'hermodactes de chacun quatre grains.

ʒ ß.   Demi-dragme de la poudre contient de tartre vitriolé & de résine de scammonée de chacun demi-scrupule, de turbith & d'hermodactes de chacun six grains.

℈ ij.   Deux scrupules de la poudre contiennent de tartre vitriolé & de résine de scammonée de chacun seize grains, de turbith & d'hermodactes de chacun huit grains.

Comme le tartre vitriolé est un sel qui se fond aisément, & qui peut humecter la poudre, je trouverois à propos de lui substituer du crystal de tartre.

Poudre Hiera-picra *simple*, | **Pulvis Hieræ picræ fimplicis,**
de Rhajis. | Rhafis.

℞ De l'aloës fuccotrin , ℥ ij.
Du cabaret, de la cafle lignée, de la cannelle ,
des rofes rouges , du maftic , du fpica nard , du
xylobalfame , du carpobalfame , aã. ℥ j.
Pilez ces drogues exactement , & faites-en une
poudre f. a.

℞ *Aloës foccotrinæ ,* ℥ ij.
Afari , caffiæ lignea , cinnamomi , ro-
farum rubrarum , mafliches , fpicæ nardi ,
xylobalfami , carpobalfami , aã. ℥ j.
Terantur exacliffimé , & fiat pulvis ufui
reponendus.

REMARQUES.

On pulvérifera l'aloës & le maftic féparément dans un mortier de bronze oint
d'huile d'amandes , & l'on mettra en poudre les autres drogues enfemble , on mêlera les poudres & l'on gardera le mélange pour le befoin.

Cette poudre eft employée pour purger l'eftomac, pour exciter les mois aux
Femmes , pour provoquer les hémorrhoïdes , pour lever les obftructions du foie ,
pour purifier le fang : La dofe en eft depuis demi-fcrupule jufqu'à une dragme.

Comme cette poudre eft fort amère à caufe de l'aloës qui en fait la bafe , on ne
peut la prendre qu'en pilules ou en bols , on la réduit facilement en la forme qu'on
défire avec un peu de fyrop de rofes.

Hiera-picra fignifie *facrée amère.* On lui a donné ces noms à caufe des grandes
qualités qu'on y a reconnues & à caufe de fa grande amertume.

La vertu purgative de cette poudre confifte dans l'aloës.
Demi-fcrupule de la poudre *hiera-picra* contient feize grains d'aloës.
Un fcrupule de la poudre contient feize grains d'aloës.
Demi-dragme de la poudre contient un fcrupule d'aloës.
Deux fcrupules de la poudre contiennent trente-deux grains d'aloës.
Deux fcrupules & demi de la poudre contiennent quarante grains d'aloës.
Une dragme de la poudre contient deux fcrupules d'aloës.

Tout le bon effet qu'on peut attribuer à cette compofition , vient de l'aloës , les
autres drogues y ont été mêlées pour fervir de correctif à ce purgatif ; mais elles
n'y fervent de rien , au contraire elles en augmentent l'âcreté par leurs parties fpiritueufes & falines , le meilleur correctif qu'on puiffe donner à l'aloës , eft de manger
auffi tôt qu'on l'a pris , afin que les pointes de fon fel foient liées ou embaraffées
par la vifcofité de l'aliment qu'elles rencontrent dans l'eftomach. Cette préparation
eft donc bien inutile , on peut prendre de l'aloës fuccotrin tout pur en moindre
dofe , & il produira pour le moins d'auffi bons effets que la poudre *hiera-*
picra.

Poudre folutive de trois drogues. | Pulvis Solutivus de tribus.

℞ Des feuilles de féné , ʒ vj.
Du turbith, ʒ ß.
De la rhubarbe , ʒ ij.
De la réglifle ratiffée , des femences d'anis &
de fenouil, aã. ʒ j.
Du *fpica-Indica* , Ɔ ß.
Faites-en une poudre f. a.

℞ *Foliorum fennæ ,* ʒ vj.
Turbith , ʒ ß.
Rhabarbari , ʒ ij.
Glycyrrhizæ , feminis anifi , fæniculi ,
aã. ʒ j.
Spicæ Indicæ , Ɔ ß.
Fiat pulvis f. a.

Vertus.

Dofe.

D'où vient
le nom de
hierapicra.
Purgat. de
la poudre,
Ɔ ß.
Ɔ j.
ʒ ß.
Ɔ ij.
Ɔ ij. ß.
ʒ j.

On pulvérisera ensemble toutes les drogues, l'on gardera la poudre pour s'en servir au besoin.

Vertus.
Dose.
Elle est estimée propre à purger la pituite & les humeurs froides, elle évacue les eaux en levant les obstructions : La dose en est depuis un scrupule jusqu'à quatre.

Purgat. de la poudre.
Cette poudre est appellée *pulvis solitivus de tribus* à cause des trois drogues purgatives qui y entrent & qui en font la base ; sçavoir le séné, le turbith & la rhubarbe.

Ɔ j.
Un scrupule de la poudre solutive contient de séné neuf grains, de turbith six grains, de rhubarbe trois grains.

ʒ ß.
Demi-dragme de la poudre contient de séné treize grains & demi, de turbith neuf grains, de rhubarbe quatre grains & demi.

Ɔ ij.
Deux scrupules de la poudre contiennent de séné dix-huit grains, de turbith douze grains, de rhubarbe six grains.

ʒ j.
Une dragme de la poudre contient de séné vingt-sept grains, de turbith dix-huit grains, de rhubarbe neuf grains.

Les autres ingrédiens sont mis dans la poudre pour servir de correctif à ces purgatifs, mais ils n'y produisent pas grand effet, on empêcheroit mieux les tranchées que peuvent causer le séné & le turbith, si sur chaque dose de poudre on ajoûtoit, quand on est prêt de la faire prendre, huit ou dix grains de sel de tartre ou d'un autre sel alkali.

Poudre Cornachine, ou *de trois drogues.*	Pulvis Cornachinus, seu de tribus.
℞ De la meilleure scammonée, du cryftal de tartre & de l'antimoine diaphorétique, āā. parties égales. Faites-en une poudre s. a.	℞ *Scammonii optimi*, *cryftalli tartari*, *antimonii diaphoretici*, āā. *partes æquales.* *Fiat omnium pulvis s. a.*

On pulvérisera séparément la scammonée dans un mortier oint d'huile d'amandes douces, on mettra en poudre la crême de tartre & l'antimoine diaphorétique, puis on mêlera les poudres exactement ensemble ; on gardera le mélange pour le besoin.

Vertus.
Dose.
Cette poudre purge les humeurs sans tranchées : La dose en est depuis demi-scrupule jusqu'à deux scrupules.

Ɔ ß.
Demi-scrupule de la poudre Cornachine contient quatre grains de scammonée.

Ɔ j.
Un scrupule de la poudre Cornachine contient huit grains de scammonée.

ʒ ß.
Demi-dragme de la poudre Cornachine contient demi-scrupule de scammonée.

Ɔ ij.
Deux scrupules de la poudre Cornachine contiennent seize grains de scammonée.

D'où vient le nom de Cornachine. Poudre du Comte de Varvick, antimoine diagrédié.
Le nom de *Cornachine* qu'on a donné à cette poudre, vient de son Auteur *Cornachinus*, Professeur en Médecine à Pise ; elle est nommée *Pulvis de tribus* à plus juste titre que la précédente, puisqu'il n'y entre que trois sortes de drogues ; on l'appelle encore *Poudre du Comte de Varvick*, & *Antimoine diagrédié*.

On peut augmenter la dose de la scammonée, quand on veut rendre la poudre plus purgative, car elle ne purge que par cette drogue.

Purgat. de
La scammonée sans préparation m'a toûjours parue aussi bonne dans ses effets que

le diagréde ; mais ceux qui auront du scrupule sur cet article, pourront se servir du la poudre
diagréde.

Poudre Solutive Magistrale, de Stockstald.	*Pulvis Solutivus Magistralis, Stockstaldi.*
♃ Des feuilles de séné, du diagréde, des hermodactes, du turbith gommeux, aā. ℥ ß.	♃ *Foliorum senna, diacrydii, hermodactylorum, turbith gummosi, aā.* ℥ ß.
De la cannelle & du gingembre, aā. ʒ ij.	*Cinnamomi, zingiberis, aā.* ʒ ij.
De la semence d'anis, ʒ j.	*Seminis anisi,* ʒ j.
Du cardamome, du galanga & du mastic, aā. ʒ ß.	*Cardamomi, galanga, mastiches, aā.* ʒ ß.
Du sucre, ℥ iij.	*Sacchari,* ℥ iij.
Faites du tout une poudre.	*Fiat omnium pulvis.*

R E M A R Q U E S.

On pulvérisera ensemble le séné, les hermodactes, le turbith, la cannelle, le gingembre, l'anis, le cardamome & le galanga ; d'une autre part, on mettra en poudre dans un mortier oint de quelques gouttes d'huile d'amandes douces, le diagréde & le mastic, d'une autre part, on pulvérisera le sucre, on mêlera toutes les drogues ensemble, & l'on gardera le mélange pour le besoin.

Cette poudre purge la pituite & les sérosités, elle léve les obstructions, elle excite les mois aux Femmes : La dose en est depuis demi-scrupule jusqu'à quatre scrupules. — Vertus. — Dose.

Les purgatifs de cette poudre sont le séné, le diagréde, les hermodactes & le turbith. — Purgat. de la poudre.

Demi-scrupule de la poudre solutive magistrale contient de séné, de diagréde, d'hermodactes & de turbith, de chacun un grain. — ℈ ß.

Un scrupule de la poudre contient des mêmes purgatifs de chacun deux grains. — ℈ j.

Demi-dragme de la poudre contient des mêmes purgatifs, de chacun trois grains. — ʒ ß.

Deux scrupules de la poudre contiennent des mêmes purgatifs, de chacun quatre grains. — ℈ ij.

Une dragme de la poudre contient des mêmes purgatifs, de chacun six grains. — ʒ j.

Quatre scrupules de la poudre contiennent des mêmes purgatifs de chacun huit grains. — ℈ iv.

La cannelle, le gingembre, l'anis, le cardamome, le galanga & le mastic, ont été mis dans cette composition pour corriger les purgatifs & pour fortifier les viscères contre leur action violente, mais ces drogues ne font rien ni pour l'un ni pour l'autre, comme je l'ai montré ailleurs ; le correctif dont on doit se servir en cette occasion est de mêler sur chaque dose de la poudre, lorsqu'on veut la faire prendre, huit ou dix grains de sel de tartre ou d'un autre sel alkali.

Quand au sucre, il a été ajoûté dans cette description pour rendre la poudre plus agréable à prendre, mais l'agrément qu'on peut chercher dans les remédes purgatifs est de les réduire en petit volume, & non pas d'y mêler des ingrédients inutiles ; de plus le sucre s'humecte, & rend la poudre qu'on veut garder presqu'en pâte.

Je serois donc d'avis qu'on se contentât des quatre premiéres drogues pour la composition de cette poudre, & alors il n'en faudroit donner à la dose que depuis demi-scrupule jusqu'à demi-dragme. — Réformation de la poudre.

Poudre contre l'Épilepsie, autrement dite de guttéte.

℞ De la racine de pivoine mâle & du gui de chêne, aa.   ℥ ß.

Du crâne humain qui n'ait pas été enterré, de l'ongle d'éland, aa.   ʒ iij.

Des semences de basilic & de pivoine, aa. ʒ ij.

Des fleurs de bétoine & de tilleul, aa.   Ɗ iv.

De la poudre *diambra* sans musc,   ʒ j.

Du sucre rosat autant que de tout le reste, ou   ℥ ij. & ʒ vj.

Des feuilles d'or,   N°. x.

Faites-en une poudre s. a.

Pulvis ad Comitialem Affectum, vulgò de guttetâ.

℞ Radicis pæoniæ maris, visci quercini, aa.   ℥ ß.

Cranii humani, nusquam inhumati, ungulæ alces, aa.   ʒ iij.

Seminis ocymi, & pæoniæ, aa.   ʒ ij.

Florum betonicæ & tiliæ,   Ɗ iv.

Pulveris diambra fine moscho,   ʒ j.

Sacchari rosati ad pondus omnium aut ℥ ij. cum ʒ vj.

Folia auri,   N°. x.

Fiat pulvis s. a.

REMARQUES.

On pulvérisera ensemble la racine de pivoine mâle, le gui de chêne, le crâne humain & l'ongle d'éland, après avoir rapé ces deux derniers, les semences & les fleurs; d'une autre part, on mettra en poudre le sucre, on mêlera ces poudres exactement avec celle de diambra sans musc, on y ajoûtera les feuilles d'or, pour faire une poudre qu'on gardera dans un vase bien bouché.

Vertus. Elle a été inventée pour remédier à l'épilepsie des enfants, on s'en sert aussi pour les personnes âgées, on la donne dans l'apoplexie, & dans les autres maladies du cerveau : **Dose.** La dose en est depuis demi-scrupule jusqu'à demi-dragme dans l'eau de bétoine ou de menthe.

Gutteta est un mot tiré du Patois Languedochien, qui signifie *épilepsie*. On a donné ce nom à la poudre, parce qu'on l'emploie dans cette maladie, comme il a été dit.

On ne sçait point qui est l'Auteur de cette poudre, mais apparemment c'étoit un Médecin Languedochien; quoi qu'il en soit, elle est fort en usage en Languedoc, en Provence & en Dauphiné.

Cette poudre est décrite différemment dans plusieurs Pharmacopées, & souvent sous le nom de *poudre antiépileptique*; j'ai tiré cette description de la Pharmacopée de Lyon.

Le sucre rosat a été joint à cette poudre pour la rendre agréable au goût des enfants, mais il y produit un effet importun quand on veut la garder, car il l'humecte & il la réduit presque en pâte : je serois donc d'avis qu'on le retranchât, & qu'on diminuât de moitié la dose de la poudre; on pourra bien, quand on voudra la faire prendre, y mêler du sucre si l'on le juge à propos.

Les feuilles d'or ne servent que d'ornement dans cette poudre, car on les rend par les selles dans le même état qu'on les a prises; ainsi l'on pourroit bien sans scrupule les retrancher de la composition.

Poudre Antiépileptique, de M. Daquin.

℞ De la racine de pivoine mâle au commencement du printemps, cueillie au décours de la lune, & de sa semence, de la racine de dictame blanc; du gui de chêne, de la raclure du crâne d'un hom-

Pulvis Antiepilepticus, Ant. Daquin.

℞ Radicis pæoniæ maris ineunte vere & decrescente lunâ collecta & seminis ejusdem, radicis dictamni albi, visci quercini, rasuræ cranii hominis morte violentâ

me mort de mort violente, de l'unicorne, de l'é-
béne, & de l'ongle d'éland, aã. ℥ j.
  Des perles orientales, des hyacinthes, & du
corail rouge préparé, aã. ℥ ß.

  De la femence de bafilic, des fleurs de tilleul,
de bétoine, & de muguet, aã. ʒ ij.
  De l'ambre gris, ʒ ß.
  Du mufc, gr. vj.
  Faites-en une poudre, à laquelle on ajoûtera
quinze feuilles du meilleur or.

perempti, unicornu, eboris, ungulæ al-
cis, aã. ℥ j.
  Margaritarum orientalium, lapidum
hyacinthorum & coralli rubri præparato-
rum, aã. ℥ ß.
  Seminis ocymi caryophyllati, florum ti-
liæ, betonicæ & lilii convallium, aã. ʒ ij.
  Ambræ grifeæ, ʒ ß.
  Mofchi Orientalis, gr. vj.
  Fiat omnium ex arte pulvis, cui per-
fecto addantur
  Folia auri puriffimi, N°. xv.

R E M A R Q U E S.

On cueillera les racines de pivoine au printemps dans le décours de la Lune, on
les nettoiera & on les fera fécher au foleil, on les mettra en poudre avec la femence
de pivoine, la racine de dictame, le gui de chêne, le crâne humain, l'unicorne,
l'ivoire & l'ongle d'éland rapés, la graine de bafilic & les fleurs; d'une autre part
on pulvérifera le mufc & l'ambre gris avec le corail, les hyacinthes & les perles
préparées, on mêlera les poudres enfemble, & on ajoûtera les feuilles d'or; on
gardera cette poudre pour s'en fervir au befoin.

  Elle eft propre contre l'épilepfie & contre les autres maladies du cerveau, elle   Vertus.
fortifie le cœur & elle réfifte à la pourriture: La dofe en eft depuis demi-fcru-   Dofe.
pule jufqu'à demi-dragme.

Poudre Antiépileptique excellente.

℞. De la raclure du crâne d'un homme mort de
mort violente, des foies de vipère avec les
cœurs, de l'ongle d'éland, aã. ʒ v.
  Du gui de chêne, de la racine de pivoine, de
valériane, de contrayerva, de fuccin blanc,
aã. ʒ ß.
  De l'arriére-faix defféché d'une femme qui foit
d'un tempérament fanguin, de l'os du cœur de
cerf, de la fiente de paon defféchée, aã. ʒ iij.
  Du cinnabre d'antimoine, & du fel volatil de
corne de cerf; aã. ʒ j.
  Faites-en une poudre f. a.

Pulvis Antiepilepticus infignis.

℞ Cranii hominis morte violentâ perempti rafi, hepatum viperarum cum cor-
dibus, ungulæ alcis, aã. ʒ v.
  Vifci quercini, radicum pæoniæ, valerianæ, contrayervæ, fuccini albi, aã. ʒ ß.
  Secundinæ mulieris fanguinei tempera-
menti membranis purgatæ & ficcæ, offis &
corde cervi, ftercoris pavonis ficci, aã. ʒ iij.
  Cinnabaris antimonii, falis volatilis
cornu cervi, aã. ʒ j.
  Fiat pulvis f. a.

R E M A R Q U E S.

On pulvérifera enfemble le crâne humain rapé, les foies & les cœurs de vipères,
l'ongle d'éland rapé, le gui de chêne, les racines, le fuccin, l'arriére-faix féché,
l'os du cœur de cerf, & la fiente de paon: on pulvérifera d'une autre part le cinnabre d'antimoine, on mêlera les poudres enfemble, & l'on y ajoûtera le fel volatil de corne de cerf, on gardera cette poudre dans un vafe bien bouché.

  Elle eft propre pour fortifier le cerveau, pour réfifter à l'épilepfie, à l'apoplexie: Vertus.
La dofe en eft demi demi-fcrupule jufqu'à deux fcrupules.   Dofe.

  Cette defcription ne contient rien d'inutile, tous les ingrédients qui y entrent
font effentiels, & l'on peut s'affûrer qu'elle produira de bons effets, pour peu qu'on
foit verfé dans la connoiffance des remédes; on auroit pû y en ajoûter plufieurs

autres, mais la poudre n'en auroit pas plus de vertu ; elle peut servir aux femmes comme aux hommes & aux enfants, n'y ayant point d'odeur qui puissent exciter des vapeurs ; il en faut faire prendre tous les jours pendant un mois, mais comme cette poudre est un peu dégoûtante, & que d'ailleurs il y entre du cinnabre qui pourroit à cause de sa pesanteur s'attacher aux dents, il est bon de la réduire en pilules ou en opiate avec un peu de syrop de pivoine ou d'œillet, afin de pouvoir la faire prendre enveloppée dans du pain à chanter.

Poudre Épileptique du Marquis.

℞ Des racines de pivoine mâle cueillies dans le décours de la lune, ℥ ß.

Du gui de chêne, de la rapure d'ivoire, de l'ongle d'éland, de l'unicorne, ou à son défaut de la corne de cerf prise des endroits les plus élevés, de l'ivoire brûlé, du corail rouge & blanc, & des perles préparées, aa. ℥ j.

Vingt feuilles d'or.

Faites-en une poudre s. a.

Pulvis Epilepticus Marchionis.

℞ Radicum pæoniæ maris decrescente lunâ effossarum ℥ ß.

Visci quercini, rasuræ eboris, ungulæ alcis, unicornu, vel ejus loco, cornu cervi ex apicibus desumpti, spodii, corallorum rubrorum & alborum præparatorum, margaritarum præparatarum, aa. ℥ j.

Folia auri puri, N°. xx.

Fiat pulvis s. a.

REMARQUES.

On tirera de la terre dans le déclin de la lune les racines de pivoine mâle, on les nettoiera & on les fera sécher ; on les pulvérisera avec le gui de chêne & les rasures, on mêlera la poudre avec les coraux, le *spodium* & les perles, puis on y ajoûtera les feuilles d'or pour l'ornement.

Vertus, Dose.

Elle est propre contre l'épilepsie, contre la paralysie, contre l'apoplexie, & pour corriger les humeurs froides du cerveau : La dose en est depuis demi-scrupule jusqu'à demi-dragme.

Les matiéres purement alkalines fixes, comme le *spodium*, les coraux, les perles & l'or, me paroissent bien inutiles dans une composition qui n'a besoin que de parties volatiles qui puissent se communiquer au cerveau : si on les en retranchoit, la poudre seroit privée d'ingrédients qui ne peuvent que fixer les parties volatiles des autres drogues, & constiper le malade par leur astriction ; ainsi elle seroit plus salutaire.

Poudre de Cinnabre, de Mynsicht.

℞ Du cinnabre naturel préparé, ℥ ß.

De la pierre étoilée préparée, & de l'ongle d'éland calciné chymiquement, aa. ℥ iij.

Du crâne humain rapé en sa partie antérieure, & du gui de chêne, aa. ℥ ij.

De la racine de pivoine séche & de sa semence, aa. ℥ j. ß.

Des poudres *diamoschi* doux & *diambra*, aa. ℥ j.

Du magistère de perles orientales & de coraux aa. ℥ ß.

Du safran oriental & de l'essence de succin blanc, aa. Ə ß.

Des feuilles d'or, N°. xiij.

Faites du tout une poudre s. a.

Pulvis Diacinnabaris, A. Mynsicht.

℞ Cinnabaris nativæ præparatæ, ℥ ß.

Lapidis stellaris præparati, cornu alcis spagiricè calcinati, aa. ℥ iij.

Rasuræ cranii partis anterioris, visci quercini, aa. ℥ ij.

Radicis pæoniæ siccæ, seminis ejusdem, aa. ℥ j. ß.

Pulveris diamoschi dulcis, diambræ, aa. ℥ j.

Magisterii perlarum orientalium, corallorum rubrorum, aa. ℥ ß.

Croci orientalis, olei succini albi, aa. Ə j.

Folii auri, N°. xiij.

Fiat omnium pulvis.

REMARQUES

REMARQUES.

On broiera sur le porphyre le cinnabre naturel, l'ongle d'éland calciné & la pierre étoilée, jusqu'à ce qu'ils soient impalpables : on pulvérisera subtilement ensemble dans un morrier le crâne humain de la partie antérieure ou du front rapé, le gui de chêne, la racine du pivoine & la semence ; d'une autre part on réduira en poudre le safran après l'avoir fait un peu sécher entre deux papiers, on mêlera tous ces ingrédients pulvérisés avec les poudres *diambra* & *diamoschi*, les magistères & l'essence de succin, puis on y ajoûtera les feuilles d'or, pour du tout composer une poudre qu'on gardera dans un vase bien bouché.

Préparation du cinnabre naturel, de la pierre étoilée & de l'ongle d'éland calciné.

Elle est bonne contre l'épilepsie & contre les autres maladies du cerveau : La dose en est depuis un scrupule jusqu'à deux.

Vertus.
Dose.

La pierre étoilée est une matiére privée des principes actifs, & qui ne peut apporter aucune utilité dans cette préparation.

C'est un abus que de calciner l'ongle d'éland comme l'Auteur le demande ; car par cette calcination on fait dissiper le sel volatil & l'huile de cette partie d'animal, dans lesquels consistoit toute sa vertu ; & il ne reste qu'une tête morte alkaline qui ne peut plus produire aucun bon effet pour l'épilepsie : il vaut donc beaucoup mieux employer l'ongle d'éland dans son état naturel, se contentant de le raper comme on rape la corne de cerf pour le pouvoir plus facilement pulvériser avec les autres drogues.

Faute qu'on fait en calcinant la corne ou l'ongle d'éland.

Les magistères de coraux & de perles sont tout-à fait inutiles dans cette poudre, ce sont des matiéres fixes précipitées terrestres qui n'ont rien en elles de capable d'être portées au cerveau, ni de causer aucun effet. On peut lire ce que j'en ai écrit en traitant de leur préparation dans mon Livre de Chymie.

Il faut employer du crâne d'un homme qui soit mort de mort violente, & qui n'ait point été enterré.

Les feuilles d'or sont plûtôt nuisibles ici que nécessaires, parce qu'elles se lient au cinnabre & modèrent sa volatilité qui doit produire son effet : je voudrois donc réformer la composition en la maniére suivante.

Poudre de Cinnabre, Réformée.	*Pulvis Diacinnabaris, Reformatus.*
♃ Du cinnabre naturel préparé, ℥ ß.	♃ *Cinnabaris nativæ præparatæ,* ℥ ß.
De la raclure de corne d'éland, ʒ iij.	*Rasuræ cornu alcis,* ʒ iij.
Du crâne humain & du gui de chêne, aã, ʒ ij.	*Cranii humani, visci quercini, aã.* ʒ ij.
De la racine de pivoine séche & de sa semence, aã. ʒ j. ß.	*Radicis pæoniæ siccæ & semi is ejustem, aã.* ʒ j. ß.
De la poudre de musc & de celle d'ambre, aã, ʒ j.	
Du safran oriental, du sel volatil de succin, aã. ℈ j.	*Pulveris diamoschi & diambræ, aã.* ʒ j.
Mélez ces drogues, & faites-en votre poudre.	*Croci orientalis, salis volatilis succini, aã.* ℈ j.
	Misce, fiat pulvis.

REMARQUES.

Je préfère dans cette préparation le sel de succin à l'huile, parce qu'il a plus de vertu & qu'il convient mieux à une poudre.

Poudre contre les chutes de haut.	*Pulvis ad casum ex alto.*

℞ Du caillé de liévre & du succin, aā. ℥ ß.
Des racines de garance & de grande consoude,
du sperme de baleine , aā. ʒ ij.
De la myrrhe , du rhapontic & de l'encens ,
aā. ϶ ij.
Faites-en une poudre s. a.

℞ *Coaguli leporis , succini , aā. ℥ ß.*
Radicum rubiæ tinctorum , symphyti ma-
joris , spermatis ceti , aā. ʒ ij.
Myrrhæ , rhapontici , thuris , aā. ϶ ij.
Fiat pulvis s. a.

R E M A R Q U E S.

Caillé de liévre , ce que c'est.

Par le caillé de liévre on entend une petite quantité d'une matiére épaisse figée en fromage , qui se trouve adhérente dans l'estomac du levreau ; le meilleur est celui qui a été tiré des levreaux qui n'ont point encore pris d'autre nourriture que le lait de leur mere : on fera sécher ce caillé , on le réduira en poudre ; d'un autre part on pulvérisera les racines , on broiera le succin sur le porphyre , on choisira de l'encens pur & sec , ou plûtôt de l'oliban , on le mettra en poudre avec la myrrhe dans un mortier dont on aura auparavant graissé le fond avec un peu de nature de baleine ; on mettra ensuite le reste de la nature de baleine dans un mortier & on la mêlera exactement avec la poudre , l'y jettant peu à peu , pour faire une poudre qu'on gardera au besoin.

Vertus

Elle arrête le sang & elle dissout celui qui se trouve caillé dans le corps , elle adoucit les douleurs , elle fortifie les parties ; elle a été inventée en faveur des ouvriers qui sont tombés de haut & qui se sont rompus quelques vaisseaux dans le

Dose.

corps : La dose en est depuis un scrupule jusqu'à une dragme.

Poudre contre l'hémorrhagie , des Médecins du Collége de Lyon.	Pulvis ad Hæmorrhagiam , Medicorum Collegii Lugdunensis.

℞ Du safran de Mars astringent , ʒ vj.
Du bol d'Arménie , du corail rouge , de la pierre
hématite , & de l'encens mâle , aā. ℥ ß.
De la queue de cheval , de la renouée & de la
semence de plantain , aā. ʒ iij.
Du vitriol calciné à rougeur , de la cendre de grenouilles , de la corne de taureau brûlée ,
& du plâtre , aā , ʒ ij.
Faites-en une poudre s. a.

℞ *Croci Martis astringentis , ʒ vj.*
Boli Armeni , coralli rubri , lapidis hæ-
matitis , thuris masculi , aā. ℥ ß.
Caudæ equinæ , centinodiæ , seminis plan-
taginis , aā. ʒ iij.
Chalcanthi ad rubedinem calcinati , ci-
neris ranarum , cornu taurini usti , gypsi ,
aā. ʒ ij.
Fiat pulvis s. a.

R E M A R Q U E S.

On broiera ensemble sur le porphyre le safran de Mars astringent , la pierre hématite ou sanguine & le corail , jusqu'à ce qu'ils soient en poudre impalpable ; d'une autre part on broiera ensemble sur le porphyre le plâtre crû , la corne de taureau brûlée , les grenouilles calcinées ou réduites en cendre , le bol & le colcothar ou vitriol rouge ; d'une autre part , on pulvérisera ensemble dans un mortier la queue de cheval , le centinode , après les avoir fait sécher au soleil , & la graine de plantain d'une autre part , l'oliban dans un mortier oint de quelques gouttes d'huile d'amandes : on mêlera tous les ingrédiens pulvérisés & l'on aura une poudre qu'on gardera au besoin.

Elle arrête le vomissement de sang & les autres hémorrhagies : La dose en est
depuis six grains jusqu'à un scrupule ; on l'applique extérieurement pour arrêter
le sang.

Pour réduire les grenouilles en cendres, il faut les mettre dans un pot de terre
sans vernis, couvrir le pot & le placer entre les charbons ardents, les grenouilles
deviendront en charbons spongieux, puis en cendres.

Pour la corne de taureau, il ne faut que la jetter dans le feu & l'y laisser jusqu'à
ce qu'elle soit réduite en une matière blanche & spongieuse, toute semblable aux os
brûlés.

Vertus.
Dose.

Manière de brûler les grenouilles.

Poudre Dysentérique, de Langius.	Pulvis Dysentericus, Joh. Langii.
♃ De la mâchoire de brochet qui ait ses dents, du priape de cerf, des écorces de grenades, de la corne de cerf brûlée, du bol d'Arménie, des semences de patience, aā.　　℥ j.	♃ *Maxillarum lucii cum dentibus, priapi cervi, corticum granatorum, cornu cervi usti, boli Armeniæ, seminum lapathi acuti, aā.　　℥ j.*
Faites-en une poudre s. a.	*Fiat pulvis s. a.*

REMARQUES.

On fera sécher au four le priape du cerf & les mâchoires du brochet garnies de
leurs dents, puis on les pulvérisera avec l'écorce de grenade séche & la semence
de patience ; d'une autre part on mettra en poudre ensemble la corne de cerf calcinée & le bol, on mêlera les ingrédients pulvérisés pour faire une poudre qu'on
gardera au besoin.

Elle est propre pour arrêter les cours de ventre, & principalement la dysenterie :
La dose en est depuis un scrupule jusqu'à une dragme.

Vertus.
Dose.

Poudre Astringente, de Galien.	Pulvis Astringens, Galeni.
♃ De l'aloës, de l'encens, de l'écorce de pin, de la terre de Lemnos, du bol d'Arménie, de la pierre hématite, du suc d'hypocistis, du safran, des noix de galle, aā.　　℥ j.	♃ *Aloës, thuris, corticis pini, terræ Lemniæ, boli Armeniæ, lapidis hæmatitis, succi hypocistidis, croci, gallarum, aā. ℥ j.*
Faites-en une poudre s. a.	*Fiat pulvis s. a.*

REMARQUES.

On pulvérisera ensemble l'aloës, l'encens & le suc d'hypocistis, qu'on aura fait
sécher entre deux papiers ; d'un autre côté l'on pulvérisera ensemble l'écorce de
pin & les noix de galle ; d'une autre part la pierre hématite ; d'une autre part le
bol & la terre sigillée ; d'une autre part le safran, après l'avoir fait sécher doucement
entre deux papiers : on mêlera tous les ingrédients pulvérisés, & l'on gardera la
poudre au besoin.

Elle arrête le sang étant appliquée sur les plaies.

Il me paroît qu'il entre une trop grande quantité de safran dans cette poudre,
je voudrois en retrancher la moitié, ou bien lui substituer le safran de mars astringent, qui sera plus convenable dans une composition astringente.

Vertus.

Poudre d'Encens, & d'Aloës.	Pulvis Thuraloës.
♃ De l'encens,　　℥ j.	♃ *Thuris,　　℥ j.*

De l'aloës,   ℥ ß.   Aloës,   ℥ ß.
Faites-en une poudre f. a.   Fiat pulvis f. a.

REMARQUES.

On aura deux parties d'encens, une partie d'aloës, on les pulvérifera enfemble dans un mortier de bronze oint au fond de quelques gouttes d'huile.

Vertus.   Cette poudre eft bonne pour raréfier & déterger les humeurs vifqueufes & gipfeufes des plaies, & pour refifter à la gangrène étant appliquée deffus.

Poudre Aftringente topique ou *pour appliquer au dehors, de Zwelffer.*

Pulvis Aftringens ad ufum externum, Zwelfferi.

♃ Du vitriol de Cypre calciné,   ℥ j ß.
De l'alun de roche, de l'aloès hépatique, de l'encens, du maftic, de la terre figillée, de la pierre hématite, des noix de galle, de la racine de tormentille, aā.   ℥ ß.
Mêlez le tout pour en faire une poudre.

♃ *Vitrioli Cyprini calcinati,*   ℥ j. ß.
Aluminis rupei, aloës hepaticæ, thuris, maftichis, terra figillata, lapidis hæmatitis, gallarum, radicis tormentillæ, aā. ℥ ß.

Mifce, fiat pulvis.

REMARQUES.

Calcination du vitriol de Cypre.   On mettra du vitriol de Cypre dans un pot de terre qui ne foit point verniffé en dedans, on le placera fur le feu, & l'on fera calciner le vitriol jufqu'à ce qu'en bouillant il fe foit deffêché & réduit en maffe.

On pulvérifera enfemble la racine de tormentille & les noix de galle; d'une autre part la pierre hématite ou fanguine, le vitriol calciné, l'alun de roche & la terre figillée; d'une autre part le maftic, l'aloès & l'encens : on mêlera toutes les drogues pulvérifées enfemble pour en faire une poudre qu'on gardera au befoin.

Vertus.   Elle arrête le fang étant appliquée fur les plaies.

Poudre Dyfentérique, de Crollius.

Pulvis Dyfentericus, Crollii.

♃ Du fuccin, du fang-dragon, de la pierre hématite, du corail rouge préparé, des femences de pourpier, de plantain, d'anthora, de la racine de tormentille, & de la terre figillée, aā.   ℥ ij.
Des balauftes, du fafran de Mars aftringent, du talc calciné & pulvérifé, de la nacre de perles préparée, des os humains calcinés, aā.   ℥ j.

De la cannelle,   ℥ ß.
De noix mufcade,   N° iv.
Faites-en une poudre f. a.

♃ *Succini, fanguinis draconis, lapidis hæmatitis, coralli rubri præparati, feminum portulacæ, plantaginis, anthoræ, radicis tormentillæ, terræ figillatæ, aā.* ℥ ij.
Balauftiorum, croci Martis aftringentis, talci calcinati & pulverati, matris perlarum præparatæ, offis humani calcinati, aā.   ℥ j.
Cinnamomi,   ℥ ß.
Nucis mofchatæ,   N°. iv.
Fiat pulvis f. a.

REMARQUES.

On pulvérifera enfemble les femences, la tormentille, les balauftes, la mufcade & la cannelle; d'une autre part on broiera enfemble le fafran de Mars aftringent & la pierre hématite; d'une autre part l'os calciné, le fuccin & la terre figillée; d'une autre part le fang-dragon : on mêlera les ingrédients pulvérifés avec le talc, le corail, & la nacre de perles preparée, pour faire une poudre qu'on gardera au befoin.

Elle eſt propre pour arrêter la dyſenterie & les autres cours de ventre , elle peut ſervir auſſi pour toutes les hémorrhagies : La doſe en eſt depuis un ſcrupule juſqu'à une dragme.

Vertus.
Doſe.

Poudre Dyſentérique, de Mynſicht.	Pulvis Dyſentericus, A. Mynſicht.

℞ De la corne de cerf calcinée , ℥ j. ß.
Des ſemences de ſanguinaire & de plantain , aā. ℥ j.
De la craie blanche préparée , de la noix muſcade , du gui de chêne & du nitre préparé , aā. ℥ ß.
Faites-en une poudre très-ſubtile.

℞ *Cornu cervi calcinati ,* ℥ j. ß.
Seminis ſanguinariæ, plantaginis, aā. ℥ j.
Cretæ albæ præparatæ , nucis moſchatæ , viſci quercini , nitri præparati , aā. ℥ ß.
Fiat pulvis ſubtiliſſimus.

R E M A R Q U E S.

On pulvériſera enſemble le gui de chêne , les ſemences & la muſcade ; d'une autre part la craie , le nitre purifié & la corne de cerf calcinée : on mêlera enſemble les ingrediens pulvériſés pour faire une poudre qu'on gardera au beſoin.

Elle eſt propre pour arrêter la dyſenterie & les autres cours de ventre : La doſe en eſt depuis un ſcrupule juſqu'à une dragme.

Vertus.
Doſe.

Le nitre ne convient pas trop dans cette poudre , & il eſt cauſe qu'elle s'humecte toûjours , je ſerois d'avis qu'on l'en retranchât.

La muſcade me ſemble ici en trop grande quantité , & elle donne trop d'âcreté à la poudre ; je trouve qu'il ſeroit bon d'en retrancher la moitié.

Poudre Dyſentérique excellente.	Pulvis Dyſentericus optimus.

℞ De la racine d'ipécacuanha , ℥ ij.
Des myrobolans citrins , & de la rhubarbe choiſie , aā. ʒ iij.
De la ſemence de thalictrum , ʒ ij.
Faites-en une poudre ſ. a.

℞ *Radicis ipecacuanhæ ,* ℥ ij.
Myrobalanorum citrinorum , rhei electi , aā. ʒ iij.
Seminis thalictri , ʒ ij.
Fiat pulvis ſ. a.

R E M A R Q U E S.

On pulvériſera ſubtilement toutes ces drogues enſemble dans un mortier de bronze , & l'on en gardera la poudre.

Vertus.
Doſe.

Elle fait vomir ſans violence , elle purge par les ſelles , elle arrête auſſi la dyſenterie : La doſe en eſt depuis un demi-ſcrupule juſqu'à quatre.

La principale drogue de cette poudre eſt la racine d'ipécacuanha ; on la donne ordinairement ſeule , mais on verra que cette compoſition produit de fort bons effets.

Poudre contre la Phthiſie.	Pulvis ad Phthiſim.

℞ De la ſemence de pavot blanc , ℥ ß.
Des gommes Arabique & adraganth , des ſemences de guimauve, de coton, de pourpier, d'orobe, des quatre ſemences froides mondées, aā. ʒ j. ß.
De la cendre d'écreviſſes , & du poumon de renard préparé , aā.   Э iv.
Faites-en une poudre ſ. a.

℞ *Seminis papaveris albi ,* ℥ ß.
Gummi Arabici & tragacanthi, ſeminum altheæ, bombacis, portulacæ, orobi, quatuor frigidor. major. mundator aā. ʒ j. ß.
Cineris cancrorum fluviatilium , pulmonis vulpis præparati , aā. Э iv,
Fiat pulvis ſ. a.

V v iij

On mettra en poudre enſemble les gommes adraganth & Arabique dans un mortier chauffé ; d'une autre part on pulvériſera enſemble les ſemences d'orobes, le poumon de renard préparé, & les ſemences de pourpier & de coton ; d'une autre part on brûlera les écreviſſes dans un pot de terre rougi au feu, juſqu'à ce qu'elles ſoient réduites en cendres ; on broiera ces cendres dans un mortier : d'une autre part on pilera enſemble dans un mortier de marbre les ſemences de pavot, de guimauve, & les ſemences froides, juſqu'à ce qu'elles ſoient bien en pâte, puis on mêlera cette pâte avec les autres drogues pulvériſées pour faire une poudre.

Vertus.   Elle eſt non-ſeulement bonne pour la phthiſie, mais pour toutes les maladies de poitrine ; elle abſorbe & elle adoucit l'âcreté des ſéroſités qui tombent du cerveau, elle les épaiſſit & elle excite le crachat : La doſe en eſt depuis un ſcrupule juſqu'à

Doſe.   une dragme.

Cette deſcription eſt mal imaginée pour une poudre, car il y entre rant de ſemences qu'elle ſe met preſqu'en pâte ; elle ne doit être préparée qu'au temps qu'on veut s'en ſervir, car elle ſe rancit étant gardée.

Poudre de la Comteſſe de Kent, *ou de Pattes d'Écreviſſes.*	Pulvis Comitiſſæ Kent, ſeu de Chelis Cancrorum.

♃ Des extrémités noires des plus groſſes pattes des écreviſſes de mer, ℥ iv.	♃ *Extremitatum nigrarum pedum majorum cancrorum marinorum,* ℥ iv.
Des yeux d'écreviſſes de riviére, des perles d'orient & du corail rouge préparé, aã. ℥ j.	*Oculorum cancrorum fluviatilium, margaritarum orientalium, & coralli rubri præparati. aã.* ℥ j.
Du ſuccin blanc, de la racine de contrayerva de vipérine, aã. ʒ vj.	*Succini albi, radicis contrayervæ, viperinæ ſeu contrayervæ Virginianæ, aã.* ʒ vj.
De la pierre de bézoard oriental, ʒ iij.	*Lapidis bezoar orientalis,* ʒ iij.
De l'os de cœur de cerf, ℈ iv.	*Oſſis è corde cervi,* ℈ iv.
De ſafran, ℈ ij.	*Croci,* ℈ ij.
Toutes ces drogues étant ſubtilement pulvériſées ſeront arroſées avec ℥ j. ſ. d'eſprit de miel, puis incorporées avec de la gelée de vipères, pour en former des trochiſques que l'on fera ſécher à l'ombre, & que l'on mettra en poudre lorſque l'on voudra s'en ſervir.	*Omnia ſubtiliter pulverata irrorentur ſpiritûs mellis ℥ j. ß, deindè excipiantur gelatinâ viperinâ, & fiant trochiſci in umbrâ ſiccandi, & uſûs tempore pulverandi.*

On aura des écreviſſes de mer, on ſéparera de leurs plus groſſes pattes les extrémités noires, qu'on vuidera de leur chair contenue en dedans, puis on les concaſſera avec les yeux d'écreviſſes, le bézoard, l'os de cœur de cerf & le ſuccin, dans un mortier, on les broiera enſuite ſur le porphyre juſqu'à ce qu'ils ſoient réduits en poudre impalpable ; d'un autre part on pulvériſera les racines enſemble, d'une autre part on mettra en poudre le ſafran, après l'avoir fait ſécher à une lente chaleur entre deux papiers ; on mêlera toutes ces poudres avec le corail & les perles préparées, puis on arroſera la poudre avec l'eſprit de miel.

Gelée de vipères.   Cependant on aura ſept à huit vipères vivantes, on en ſéparera les deux extrémités, la peau & les entrailles, on prendra les troncs, les cœurs & les foies, on les lavera, on les coupera par morceaux, on les mettra dans un pot de terre verniſſé qu'on couvrira exactement, & on les fera cuire au bain-marie dans leur propre ſuc pendant cinq ou fix heures ; on découvrira enfuite le pot, on coulera le bouillon, ou plûtôt le fuc des vipères, avec expreffion, & on le laiffera refroidir ; il fe figera en une gelée fort agréable au goût, de laquelle on prendra ce qu'il en faudra pour réduire la poudre en une maffe, dont on formera des trochifques qu'on fera fécher à l'ombre, & qu'on réduira en poudre, quand on voudra s'en fervir.

On l'eftime fort pour réfifter à la malignité des humeurs, pour le fcorbut, pour faire fortir la petite vérole, pour la pefte & pour les autres maladies épidémiques : La dofe en eft depuis demi-fcrupule jufqu'à demi-dragme.

Cette compofition a été mife au rang des poudres par les Médecins d'Angleterre ; maifon devoit la mettre au rang des trochifques ; plufieurs en retranchent les racines & l'efprit de miel, à caufe de leur goût défagréable.

* On peut faire cette poudre fimple, en broyant feulement les pattes d'écreviffes noires fur le porphyre jufqu'à ce qu'elles foient impalpables, & garder cette poudre pour le befoin ; elle eft apéritive, abforbante, propre pour adoucir les acides du corps, pour les cours de ventre, pour le fcorbut : la dofe en eft depuis demi-fcrupule jufqu'à demi-dragme.

Prefque toutes les autres defcriptions demandent de la corne cerf calcinée, au lieu de l'os de cœur de cerf, mais cette fubftitution ne m'a pas paru valable, & je n'ai pas fait de difficulté de préférer ici l'os de cœur de cerf à la corne de cerf calcinée. Cet os a beaucoup plus de qualité puifqu'il renferme toutes les fubftances actives, au lieu que la corne de cerf les a perdues par fa calcination.

On trouve cette poudre décrite fous le nom de *Pulvis Canthianus*, c'eft-à-dire, poudre qui vient de Canth, Province d'Angleterre, parce qu'on en attribue l'invention à une Comteffe de Kent ou Canth ; la dofe des drogues qui y entrent n'eft pas femblable dans toutes les Pharmacopées, mais ces différences font de petite conféquence. Quelques-uns y demandent du cryftal préparé & du diaphorétique minéral, de chacun une once, ce qui ne peut être que convenable dans cette compofition, comme plufieurs autres matiéres abforbantes qu'on pourroit y joindre : on demande auffi demi-dragme d'ambre gris & demi-fcrupule de mufc, mais comme ces aromates ne font pas propres aux malades fujets aux vapeurs, il ne me femble pas à propos de les mêler dans toute la compofition ; il vaut mieux les garder à part, pour y en mettre à proportion dans les occafions où on le jugera à propos.

Si au lieu de former toute la poudre en trochifques avec la gélée de vipères, comme il a été dit, on en veut mettre une partie en paftilles ou en tablettes, on la mêlera avec fix fois autant de fucre pulvérifé, on incorporera le mélange en pâte dans un mortier de marbre, par le moyen d'une quantité fuffifante de mucilage de gomme adraganth fait en eau de méliffe, & on lui donnera telle forme qu'on voudra.

La Pharmacopée de Londres donne la defcription d'une poudre de pattes d'écreviffes plus fimple que celle-ci, fous le nom de *pulvis albus*, en la maniére fuivante.

### Poudre Blanche.	### Pulvis Albus.
♃ Du bézoard animal, de l'ambre blanc, du corail rouge, & des perles, aā.　℥ j.	♃ *Bezoar animal. fuccini albi, coralli rubri, margaritarum, aā　℥ j.*
Des yeux d'écreviffes de riviére, & des pattes d'écreviffes de mer, aā.　℥ ij.	*Oculorum cancrorum fluviatilium & chelarum cancrorum marinorum, aā.　℥ ij.*
De ce mélange faites une poudre très-fubtile.	*Mifce, fiat pulvis fubtiliffimus.*

[marginalia:]
Trochifques de pattes d'écreviffes.
Vertus.
Dofe.

Pulvis è chelis cancrorum fimplex.
Vertus.
Dofe.

Pulvis Canthianus.

Paftilles ou tablettes de la Comteffe de Kent.

R E M A R Q U E S

Cette derniére poudre approche en vertus de celle que j'ai décrite, elle eſt même encore plus alkaline & plus abſorbante.

Poudre de racine d'Arum *compoſée, ou bien* Poudre Stomachique, de Birckmann*.*	Pulvis Radicis Ari compoſitus, ſive Pulvis Stomachicus, Birckmanni.

℞ De la racine d'*arum* préparée,   ʒ ij.
         D'acorus vulgaire & de pimprenelle, aã.   ʒ j.
Des yeux d'écreviſſes préparés,   ʒ ß.
De la cannelle,   ʒ iiij.
Du ſel d'abſinthe & de geniévre, aã.   ʒ j.
Du ſucre roſat autant que de tout le reſte, c'eſt-à-dire,   ʒ v. & ʒ j.
Faites-en une poudre ſ. a.

℞ *Radicis ari præparatæ,*   ʒ ij.
         Acori vulgaris, pimpinella, aã.   ʒ j.
Oculorum cancri præparatorum,   ʒ ß.
Cinnamomi,   ʒ iiij.
Salis abſinthii, juniperi, aã.   ʒ j.
Sacchari roſati ad pondus omnium vel ʒ v. *cum* ʒ j.
Fiat pulvis ſ. a.

R E M A R Q U E S.

Préparation de la racine d'arum, pour lui ôter ſa vertu purgative.

L'Auteur de la compoſition demande qu'on tire de la terre les racines d'*arum*, ou pied de veau, quand elles commencent à germer, avant que leur ſubſtance ſe ſoit élevée dans la plante, qu'on les lave bien, qu'on les coupe par tranches & qu'on les laiſſe tremper vingt-quatre heures dans du vin blanc, qu'on retire enſuite la liqueur, & qu'on les remette tremper dans de nouveau vin blanc encore douze heures; puis après les avoir retirées de dedans la liqueur, qu'on les mette ſécher au four ou au ſoleil; cette préparation ſe fait pour dépouiller la racine de ſa qualité âcre & purgative, enſorte qu'elle ne ſoit plus que déterſive.

On pulvériſera enſemble les racines & la cannelle; d'une autre part le ſucre roſat & les ſels, on mêlera les ingrédiens pulvériſés avec les yeux d'écreviſſes préparés, & l'on fera une poudre qu'on gardera dans un vaſe de verre bien bouché.

Vertus.

Elle eſt propre pour les maladies de l'eſtomac & du cerveau, pour la migraine, pour les vertiges, pour la mélancolie hypocondriaque, pour la cachexie, pour la fiévre quarte, pour lever les obſtructions du méſentère : La doſe en eſt depuis un ſcrupule juſqu'à une dragme.

Doſe.

Le vin blanc dépouille à la vérité la racine d'*arum* de ce qu'elle a de plus purgatif, mais en même-temps il emporte preſque tout ce qu'elle a de bon, enſorte qu'il ne lui reſte guère de vertu.

Le ſucre roſat a été mis dans cette compoſition pour la rendre agréable au goût, mais il eſt cauſe qu'elle s'humecte quand on la garde; je ſerois d'avis qu'on le retranchât & les ſels auſſi par la même raiſon; mais comme ces ſels de geniévre & d'abſinthe font une partie de la vertu la plus eſſentielle de la poudre, je voudrois qu'on en fit prendre au malade ſix grains de chacun, dans le même-temps qu'on donneroit une doſe de la poudre.

Quercétan vante beaucoup cette poudre, & il lui attribue de grandes qualités.

Poudre Stomachique, de Mynſicht.	Pulvis Stomachicus, A. Mynſicht.

℞ De la crême de tartre,   ʒ iiij.

℞ *Cryſtalli tartari,*   ʒ iiij.
                       Du

Du petit galanga, du gingembre blanc & long, aã. ℥ j. ß.

Du petit cardamome, de la noix muscade, du girofle & de la zédoaire, aã. ℥ j.

De la racine de réglisse ratissée, des feuilles de sauge, des semences de rue & de carvi, de l'oliban, aã. ℥ ß.

Du sucre candi blanc, ℥ viij.

De l'huile de cannelle, ℈ j.

Des huiles de menthe crépée, d'oranges & d'anis, aã. ℈ ß.

Mêlez le tout, & en faites une poudre très-subtile.

Galangæ minoris, zinziberis albi, piperis longi, aã. ℥ j. ß.

Cardamomi minoris, nucis moschatæ, caryophyllorum, zedoariæ, aã. ℥ j.

Radicis glycyrrhizæ, foliorum salviæ, seminis rutæ, carvi, olibani, aã. ℥ ß.

Sacchari candi albi, ℥ viij.

Olei cinnamomi, ℈ j.

Menthæ crispæ, arantiorum, anisi, aã. ℈ ß.

Misce, & fiat omnium pulvis subtilissimus.

REMARQUES.

On pulvérisera ensemble le galanga, le gingembre, le poivre long, le cardamome, la muscade, les girofles, la zédoaire, la réglisse, la sauge & les semences ; d'une autre part, on mettra en poudre séparément l'oliban ; d'une autre part, on pulvérisera ensemble le crystal de tartre & le sucre candi, l'on y mêlera les essences pour en faire comme un oleosaccharum, puis les autres drogues pulvérisées, & l'on fera du tout une poudre qu'on gardera au besoin.

Elle excite l'appétit, elle fortifie l'estomac, elle appaise le vomissement & le hoquet, elle chasse les vents, elle aide à la digestion : La dose en est depuis un scrupule jusqu'à une dragme.

Vertus.
Dose.

Il est difficile de garder cette poudre quelque temps sans qu'elle s'humecte, à cause du sucre qui y entre en grande quantité, ceux qui voudront éviter qu'elle s'humecte, retrancheront le sucre du corps de la poudre, & ils en mêleront dans chaque dose, quand ils voudront la prendre.

Poudre Stomachique exquise, de Mynsicht.

Pulvis Stomachicus nobilis, A. Mynsicht.

℞ De la crème de tartre arrosée plusieurs fois d'esprit de vitriol & autant de fois séchée, ℥ ij.

De la corne de cerf calcinée, ℥ ß.

Des sels de pierres de perches & d'yeux d'écrevisses, aã. ℥ ij.

Des magistères de perles d'orient & de corail rouge, aã. ℥ ij.

Des huiles de girofle & de cannelle, aã. ℥ ß.

Du sucre candi blanc, ℥ viij.

Mêlez le tout, & en faites une poudre très-subtile.

℞ *Cremoris tartari spiritu vitrioli aliquoties irrorati & toties exsiccati,* ℥ ij.

Cornu cervi calcinati, ℥ ß.

Salis lapidis percarum piscium, oculorum cancri, aã. ℥ ij.

Magisterii perlarum orientalium, & corallorum rubrorum, aã. ℥ ij.

Olei caryophyllorum, cinnamomi, aã. ℥ ß.

Sacchari candi albi, ℥ viij.

Misce, & fiat omnium pulvis subtilissimus.

REMARQUES.

On pulvérisera subtilement la crème de tartre, & on l'arrosera plusieurs fois d'esprit de vitriol, la faisant sécher à chaque fois dans un vaisseau de verre ou de grès sur un peu de feu ; d'une autre part, on mettra en poudre le sucre candi & la corne de cerf calcinée, on y mêlera les essences, puis la crème de tartre vitriolée, les sels & les magistères pour faire du tout une poudre qu'on gardera dans un vase de verre bien clos.

Elle est dite propre pour fortifier l'estomac, pour corriger les crudités &

Vertus.

Dofe. les foibleffes , pour réjouir le cœur : La dofe en eft depuis un fcrupule jufqu'à une dragme.

Le fel des pierres qui fe trouvent dans les têtes de perches & celui d'yeux d'écreviffes fe font de la même maniére que le fel de corail qui eft décrit dans mon Livre de Chymie , on y trouvera auffi les préparations des magiftères de coraux & de perles , & celles des effences.

Quand les poudres feront mélangées, il s'y fera quelque légère effervefcence ou fermentation, parce que la crême de tartre vitriolé , qui eft un acide , pénétrera la corne de cerf calcinée , qui eft un alkali , & j'eftime que cette petite fermentation produira en quelque façon un bon effet dans la poudre , car elle émouffera & adoucira les pointes acides de l'efprit de vitriol , qui pourroient picoter trop les fibres de l'eftomac, & y caufer plus de mal que de bien.

Les fels de pierres de perches & d'yeux d'écreviffes , les magiftères de coraux & de perles font des remédes de fort petite vertu , comme je l'ai démontré dans mon Cours de Chymie , en traitant des préparations fur le corail. On feroit mieux de leur fubftituer en fubftance les matiéres mêmes defquelles ils font tirés , après qu'on les auroit broyées ou préparées fur le porphyre , elles auroient du moins retenu leur difpofition alkaline qui peut fervir à abforber & à détruire le trop d'acide qui fe rencontre fouvent dans l'eftomac, mais les fels & les magiftères qu'on en tire , ont perdu dans la diffolution par le vinaigre , les pores néceffaires pour engager les acides du corps , & par conféquent ils ont ceffé d'être alkalins.

Le fucre , qui entre en grande quantité dans cette poudre , la rend plus agréable au goût , mais il s'humecte facilement lorfqu'on la garde , on peut le retrancher du corps de la poudre , fe réfervant à en mêler un peu dans chaque dofe , quand on fera prêt à la prendre ; mais il arrivera alors un autre inconvénient , c'eft que la poudre reftant en bien moindre quantité , les effences l'engraifferont trop ; l'Artifte choifira fur ce fujet ce qu'il trouvera le mieux.

Poudre Digeftive.	Pulvis Digeftivus.

℞ Des femences de fenouil, d'anis & de coriandre , aā.	℥ j. ß.	℞ *Seminum fœniculi , anifi , coriandri ,* aā.	℥ j. ß.
De la cannelle, de l'écorce de citron & d'oranges , aā.	ʒ iij.	*Cinnamomi , corticis citri & arantiorum ,* aā.	ʒ iij.
Du girofle & de la rhubarbe , aā.	ʒ j.	*Caryophyllorum , rhabarbari ,* aā.	ʒ j.
Du fucre candi ,	℥ viij.	*Sacchari candi ,*	℥ viij.
Faites-en une poudre f. a.		*Fiat omnium pulvis f. a.*	

R E M A R Q U E S.

On pulvérifera féparément le fucre candi , & l'on mettra en poudre toutes les autres drogues enfemble , on mêlera les ingrédients pulvérifés pour faire une poudre qu'on gardera au befoin.

Vertus. Elle aide à la digeftion , elle chaffe les vents , elle fortifie l'eftomac , elle excite
Dofe. l'appétit , on en prend immédiatement après le repas : La dofe en eft depuis demi-dragme jufqu'à deux dragmes.

Comme cette poudre eft agréable au goût , on la fait groffiére afin qu'on ait le plaifir de la mâcher.

Poudre du Duc , Simple.		Pulvis Ducis , Simplex.

℞ De la cannelle ,   ℥ ß.
Du fucre candi blanc ,   ℔ ß.
Faites-en une poudre f. a.

℞ Cinnamomi ,   ℥ ß.
Sacchari candi albi ,   ℔ ß.
Fiat pulvis f. a.

REMARQUES.

On pulvérifera féparément le fucre candi & la cannelle , puis on les mêlera pour en faire une poudre qu'on gardera au befoin.

Elle fortifie l'eftomac , elle aide à la digeftion , elle excite l'appétit , elle appaife les naufées : La dofe en eft depuis une dragme jufqu'à trois ; on en prend immédiatement après le repas. *(Vertus. Dofe.)*

Cette poudre , à caufe de fon bon goût , eft plus en ufage pour les aliments que pour les remédes. Son nom vient peut-être de ce qu'un Duc l'a inventée , ou de ce qu'il s'en fervoit fouvent , il fe peut faire encore que ce nom foit une corruption de *dulcis* , qui fignifie *douce* , parce qu'en effet cette poudre a une fort agréable douceur ; mais il n'eft pas de grande conféquence d'en fçavoir l'étymologie.

Poudre du Duc , Compofée.		Pulvis Ducis , Compofitus.

℞ De la cannelle ,   ℥ ij.
Du gingembre , du petit galanga , du girofle , de la noix mufcade , du cardamome , des cubébes , du poivre long aã.   Э j.
Du fafran ,   Э ß.
Du fucre candi ,   ℥ viij.
Faites en une poudre f. a.

℞ Cinnamomi ,   ℥ ij.
Zingiberis , galangæ minoris , caryophyllorum , nucis mofchatæ , cardamomi , cubebarum , piperis longi , aã.   Э j.
Croci ,   Э ß.
Sacchari candi ,   ℥ viij.
Fiat pulvis f. a.

REMARQUES.

On pulvérifera le fucre candi à part , & toutes les autres drogues enfemble , pour faire une poudre qu'on gardera au befoin.

Elle eft propre pour fortifier l'eftomac & le cerveau , pour aider à la digeftion , pour exciter les mois aux femmes : La dofe en eft depuis un fcrupule jufqu'à une dragme. *(Vertus. Dofe.)*

Cette poudre n'eft pas fi agréable au goût que la précédente , mais elle eft plus propre à raréfier & à diffiper les humeurs pituiteufes qui s'étant attachées aux fibres e l'eftomac , y caufent du froid & de la débilité , en empêchant la digeftion.

Poudre douce du Duc , de N. Alexandrin.		Pulvis Ducis , Nic. Alexandrini.

℞ De la femence d'anis ,   ℥ ij. & gr. xvj.
De la réglife & du maftic , aã.   Э ij. & gr. v.
Du chamædrys , du gingembre , de la cannelle , du petit galanga , des femences de fenouil & de carvi , aã.   Э j. & gr. xv.
Du daucus de Créte , de l'amomum , de la caffe lignée , du calament de montagne , du pyréthre , du poivre long & blanc , du fouchet , du jonc odorant , de l'iris , de la feuille Indienne & du cabaret , aã.   Э j.

Seminis anifi ,   ℥ ij. cum gr. xvj.
Glycyrrh. mafticbes , aã. Э ij. cum gr. v.
Chamædryos , zingiberis , cinnamomi , galangæ minoris , feminum fœniculi , carvi , aã.   Э j. cum gr. xv.
Seminum dauci Cretici , amomi , caffiæ lignex , calaminthes montanæ , pyrethri , piperis albi & longi , cyperi , fchœnanthos , ireos , folii Indi feu Malabathri , afari , aã.   Э j.

De *spica-Indica*, de safran, des gommes Arabique & adraganth, de *calamus aromaticus*, de girofle, de cubébes, du carpobalsame, des baies de geniévre, de cardamome, des semences d'aneth, de léviſtic, de maceron, de sermontaine, d'asperges, de citron, d'ammi, d'ortie, de basilic, de grémil, de saxifrage, des quatre grandes semences froides mondées, d'endive, de persil, des racines de quinte-feuille, d'acorus vrai, de rhapontic, de béhen blanc, de béhen rouge, de noix muſcade, de bois d'aloës, de storax calamite, ā̃.   gr. xv.

Des pénides,   ʒ x.

Faites-en une poudre qne vous garderez pour l'uſage.

Spicæ Indicæ , croci , gummi Arabici & tragacanthi , calami aromatici , caryophyllorum , cubebarum , carpobalſami , baccarum juniperi , cardamomi , ſeminum anethi , leviſtici , hippoſelini Dioſcoridis vulgò Alexandri dicti , ſileris montani , aſparagi , citri , ammeos , urticæ , ocymi , milii ſolis , ſaxifragæ , quatuor frigidorum majorum mundatorum , ſcariolæ , petroſelini radic. pentaphylli , acori veri , rhabarbari , rhapontici , behen albi , behen rubri , nucis moſchatæ , ligni aloës , ſtyracis calamit. aā.   gr. xv.

Penidiorum ,   ʒ v.

Fiat pulvis uſui reponendus.

R E M A R Q U E S.

On pulvériſera dans un mortier chauffé les gommes Arabique & adraganth ; d'une autre part , les pénides ; d'une autre part , le maſtic dans un mortier humecté au fond d'une goutte d'eau ; d'une autre part , le ſtorax dans un mortier oint d'une goutte d'huile d'amandes douces ; d'une autre part , le reſte des drogues enſemble : on mêlera exactement les ingrédiens pulvériſés , & l'on gardera la poudre.

Vertus.
Dose.

Elle eſt propre pour fortifier l'eſtomac , pour chaſſer les vents , pour la pierre , pour la colique néphrétique : La doſe en eſt depuis un ſcrupule juſqu'à une dragme ; on peut auſſi la mettre en électuaire , la mêlant avec une quantité ſuffiſante de miel écumé , ou de ſucre cuit.

Le nom de cette poudre vient de ce qu'un Duc de Calabre s'en ſervoit ſouvent pour une débilité d'eſtomac , pour une paſſion iliaque & pour la pierre qu'il avoit ; on prétend qu'il fut guéri de ces trois maladies par l'uſage de ce reméde.

Je ne doute pas que cette grande compoſition ne produiſe quelque bon effet dans les maladies pour leſquelles elle a été deſtinée ; car il y entre beaucoup de bonnes drogues & bien appropriées ; mais j'eſtime qu'elle en produiroit un encore meilleur , ſi l'on en avoit retranché beaucoup d'ingrédiens qui me paroiſſent aſſez inutiles : Voici donc comme je voudrois abréger cette deſcription.

Poudre du Duc , Réformée.

℞ De gingembre , de cannelle , de petit galanga , de girofle , aā.   ʒ iij.

De l'amome , de cardamome , des baies de geniévre , du poivre long , du dictame de Créte , des noix muſcades , de l'iris de Florence , aā. ʒ ij.

Du ſpica nard , du jonc odorant , des ſemences d'anis , d'ache , de perſil , d'aſperges , de fenouil , de daucus de Créte , de grémil , de ſaxifrage , de baſilic , d'ortie , du bois d'aloës , du ſtorax , du *calamus aromaticus* , aā.   ʒ j.

Faites-en une poudre ſ. a.

Pulvis Ducis , Reformatus.

℞ *Zingiberis , cinnamomi , galangæ minoris , caryophyllorum , aā.*   ʒ iiij.

Amomi , cardamomi , baccarum juniperi , piperis longi , dictamni Cretici , nucis moſchatæ , ireos Florentinæ , aā.   ʒ ij.

Spicæ nardi , ſchœnanthos , ſeminum aniſi , apii , petroſelini , aſparagi , fœniculi , dauci Cretici , milii ſolis , ſaxifragæ , ocymi , urticæ , ligni aloës , ſtyracis , calami aromatici , aā.   ʒ ij.

Fiat pulvis.

R E M A R Q U E S.

Je ne mêle point de ſucre dans cette derniére deſcription , parce qu'il rend la poudre humide , étant gardée ; mais ſi l'on veut y en mettre , on doit préférer le ſucre candi aux pénides , parce qu'il eſt plus ſec.

Poudre de Dattes ,
de N. Myrepſus d'Alexandrie.

℞ Du girofle,   ʒ x. gr. viij.
Du gingembre ,   ʒ v. Ɔ j. gr. xvj.
De la cannelle ,   ʒ ſs. Ɔ j. & gr. xvj.
De la chair de dattes, autant que des autres drog.
Du petit galanga , du ſpica nard, de la zédoaire,
du coſtus , du pyréthre , de la gomme adraganth
blanche , du corail rouge préparé , du rhapontic,
du ſpica Celtique , de l'anacarde , des noyaux de
dattes, du carpobalſame, ou à ſon défaut des cubé-
bes , de la ſemence d'anis , des baies de geniévre,
& des trois ſortes de poivres, aã. ʒ j. Ɔ ij. gr. viij.
De l'os de cœur de cerf, & des feuilles d'or &
d'argent, aã   ʒ ij. ſs.
Des perles préparées ,   Ɔ iv.
De l'ongle odorant ,   Ɔ ij.
De la raclure d'ivoire, de l'ambre, aã. Ɔ j. g. vij.
Du muſc ,   gr. iij.
Faites de tout cela une poudre ſ. a.

Pulvis Diathamaron , ſeu de Dacty-
lis , Nicol. Myrepſi Alexandrini.

℞ *Caryophyllorum ,*   ʒ x. gr. viij.
Zingiberis ,   ʒ v. Ɔ j. gr. vij.
Cinnamomi ,   ʒ ſs. j. gr. vij.
Carnis dactylorum , tantumdem.
Galangæ tenuior. ſpicæ nardi, ʒedoariæ,
coſti, pyrethri, gummi tragacanthi albi, co-
ralli rubri præp. rhapontici , ſpicæ Celticæ,
anacardii , oſſium dactylorum , carpobalſa-
mi vel ſuccedanei ejus cubebarum , ſeminis
aniſi , baccarum juniperi , trium piperum ,
aã.   ʒ i. Ɔ ij. gr. viij.
Oſſis è corde cervi , foliorum auri &
argenti , aã.   ʒ ij. ſs.
Margaritarum præparatarum ,   Ɔ iv.
Blattæ Byʒantiæ ,   Ɔ ij.
Raſuræ eboris, ambaris , aã. Ɔ j. gr. vij.
Moſchi ,   gr. iij.
Fiat pulvis ſ. a.

R E M A R Q U E S

On pulvériſera enſemble la raclure d'ivoire , les ſemences , les baies , les dattes
deſſéchées , les racines , les épis , les fruits , la cannelle , l'os de corne de cerf ;
d'une autre part, on mettra en poudre la gomme adraganth dans un mortier chauffé ; d'une autre part, l'ambre gris & le muſc avec les perles & les coraux préparés ;
on mêlera tous les ingrédients pulvériſés ; on y ajoûtera les feuilles d'or & d'argent
pour faire une poudre qu'on gardera au beſoin.

Elle fortifie l'eſtomac, elle aide à la digeſtion, elle excite la ſemence : La doſe
en eſt depuis demi-ſcrupule juſqu'à deux ſcrupules.

Cette poudre eſt décrite ſous les noms de *diacameron* &*diathamaron* ; le premier , ſignifie *contre la maladie* , & le dernier vient de *thamar*, que les Arabes
emploient pour exprimer des dattes , parce qu'il en entre dans la poudre.

Le corail , les perles , la gomme adraganth , les feuilles d'or & d'argent pourroient être retranchées de cette compoſition comme des ingrédients qui y ſont fort
inutiles.

On peut mettre cette poudre en électuaire en la mêlant avec une quantité ſuffiſante de miel écumé.

Vertus.
Doſe.

Diacame-
ron.

Poudre d'Haly.

℞ De la ſemence de pavot blanc,   ʒ v.
          De coings & des quatre gran-
des ſemences froides mondées , aã.   ʒ iij. ſs.
          De pourpier , de mauve , de
coton , d'althæa, aã.   ʒ ij. ſs.
De l'amydon , des gommes Arabique & adraganth , de la régliſſe & de la rapure d'ébéne ,
aã.   ʒ j. ſs.
Des pénides, autant que de tout le reſte , c'eſt-
à-dire ,   ʒ iij. ʒ v. ſs.
Faites-en une poudre ſ. a.

Pulvis Haly.

Seminum papaveris albi ,   ʒ v.
          Cydoniorum , quatuor frigi-
dorum major. mundat. aã.   ʒ iij. ſs.
          Portulacæ , malvæ , bombacis ,
althææ , aã.   ʒ ij. ſs.
Amyli , gummi Arabici & tragacanthi ,
liquiritiæ , raſuræ eboris , aã.   ʒ i. ſs.
Penidiorum ad pondus omnium , id eſt,
                                      ʒ iij. ʒ v. ſs.

Fiat pulvis ſ. a.

REMARQUES.

On pulvérifera enfemble la femence de bombax ou coton, la réglisse & la raclur d'ivoire; d'une autre part, on mettra en poudre les gommes dans un mortier chauffé; d'une autre part, l'amydon avec les pénides; & d'une autre part, on pilera enfemble les femences jufqu'à ce qu'elles foient comme en pâte, puis on les mêlera avec les autres ingrédients pulvérifés, & l'on fera une poudre qu'on garder au befoin.

Vertus. Elle eft bonne pour adoucir les humeurs âcres qui tombent des glandes du cerveau, pour exciter le crachat; on s'en fert dans la phthifie, & dans la toux violente
Dofe. La dofe en eft depuis un fcrupule jufqu'à une dragme.

Cette poudre a retenu le nom de fon Auteur, elle a beaucoup de rapport ave une poudre pour la phthifie qui a été décrite; les femences n'y ont point été épargnées, on y en a mis en fi grande quantité, que la compofition a plûtôt une confiftance de pâte que la forme d'une poudre; il n'en faut faire que peu à la fois afin de la réitérer plus fouvent, car elle fe rancit, & elle s'humecte quand o la garde.

Poudre de Diofpoli, de Galien.	Diofpoliticon Galeni.
♃ De la femence de cumin macérée dans le vinaigre & torrefiée enfuite, du poivre long, & des feuilles de rue féches, aã. ʒ j. Du nitre, ʒ ß. ou autant que des autres drogues, fi l'on veut la rendre folutive. Faites-en une poudre f. a.	♃ Seminis cumini aceto macerati € tofti, piperis longi, foliorum ruta ficcorum, aã. ʒ Nitri, ʒ ß. vel aquale cum reliqui pondus, fi movere ventrem velis. Flat pulvis f. a.

REMARQUES.

On mettra infufer dix ou douze heures le cumin dans du vinaigre, puis on le fera fécher & on le torréfiera fur un peu de feu, enfuite on le mêlera avec le poivre & la rue féche, & on les pulvérifera enfemble; d'une autre part, on mettra en poudre le falpêtre, & l'on mêlera les ingrédients pulvérifés, pour faire une poudre qu'on gardera au befoin.

Vertus. Elle eft propre pour abattre les vapeurs, pour exciter les mois aux Femmes,
Dofe. pour la colique venteufe : La dofe en eft depuis demi-fcrupule jufqu'à deux fcrupules.

L'Auteur prétend que fi l'on y mettoit autant de nitre qu'il y a des autres drogues, elle deviendroit laxative, ou propre à émouvoir le ventre, mais il fe trompe, elle feroit feulement un peu plus apéritive.

Cette poudre a pris fon nom de Diofpoli, ville d'Égypte, où elle étoit en ufage du temps de Galien.

La préparation qu'on fait du cumin en le faifant tremper dans le vinaigre, fécher & rotir, eft dans l'intention de le corriger; mais quel befoin a cette femence d'être corrigée? A-t-elle aucune qualité maligne? Cependant on emporte par cette prétendue correction, tout ce qu'elle peut avoir de bon, & l'on n'y laiffe guère autre chofe qu'une tête morte; il vaut donc bien mieux employer la femence du cumin fans autre préparation que de la monder de quelques petites paillettes qui y pourroient être mêlées.

Poudre Sudorifique , de Lemort.	Pulvis Sudoriferus , Jacobi Lemort.

℞ De la racine de contrayerva, ʒ v.
    De valériane , d'impératoire
& d'angélique, aã. ʒ ß.
  Des feuilles de chardon-bénit, ʒ iij.
  Des yeux d'écrevisses préparés & des coquilles
préparées, aã. ʒ ij.
  Du safran, Ɔ iv.
  Du camphre, Ɔ ij.
  Du laudanum, ʒ ß.
  Faites-en une poudre.

℞ *Radicis contrayervæ ,* ʒ v.
    Valerianæ , imperatoriæ ,
angelicæ, aã. ʒ ß.
  Foliorum cardui benedicti , ʒ iij.
  Oculorum cancrorum præparat. concha-
rum præparatarum , aã. ʒ ij.
  Croci . Ɔ iv.
  Camphoræ , Ɔ ij.
  Laudani , ʒ ß.
  Misce , fiat pulvis.

REMARQUES.

Les racines & les feuilles ayant été séchées à l'ombre , on les pulvérisera ensemble ; d'une autre part, on fera sécher le safran entre deux papiers par à lente chaleur, & on le réduira en poudre subtile ; d'une autre part , on écrasera le camphre & le laudanum dans un mortier de bronze, on y mêlera les yeux d'écrevisses & les coquilles préparées , on agitera bien le mélange pour le réduire en poudre , puis on y ajoûtera peu à peu les autres drogues pulvérisées , & l'on fera une poudre qu'on gardera au besoin dans un vase bien bouché.

Elle excite la sueur & le sommeil , elle résiste à la malignité des humeurs , elle abat les vapeurs hystériques , on s'en sert contre les fiévres malignes & intermittentes : La dose en est depuis demi-scrupule jusqu'à une dragme.   *Vertus*   *Dose.*

Demi-scrupule de la poudre sudorifique contient de laudanum un peu moins d'un quart de grain.   Ɔ. ß.

Un scrupule de la poudre contient un peu moins d'un demi-grain de laudanum.   Ɔ j.

Demi-dragme de la poudre contient un peu moins de trois quarts d'un grain de laudanum.   ʒ ß.

Deux scrupules de la poudre contiennent un peu moins d'un grain de laudanum.   Ɔ ij.

Une dragme de la poudre contient un grain & le quart d'un grain de laudanum.   ʒ j.

Poudre Sudorifique.	Pulvis Sudorificus.

℞ De l'antimoine , du soufre commun, des yeux d'écrevisses de riviére , aã. parties égales.
  Faites-en un mélange que vous mettrez en poudre s. a.

℞ *Antimonii , sulphuris flavi , oculo-rum cancrorum fluviatilium , ana partes æquales.*
  Pulverentur & misceantur s. a.

REMARQUES.

On aura de l'antimoine à longues aiguilles du plus beau , du plus net , & du plus brillant , avec du soufre commun ; on les pulvérisera ensemble , & on les mêlera avec les yeux d'écrevisses préparés ; on aura une poudre qu'on gardera au besoin.

Elle est sudorifique , elle purifie le sang par la transpiration & par les urines : La dose en est depuis demi-dragme jusqu'à une dragme ; on ne la met en usage que pour les personnes fortes & d'un tempérament robuste ; elle est bonne pour la grattelle, pour la lépre , pour la teigne , pour l'asthme , pour les scrophules.   *Vertus,*   *Dose.*

Il sembleroit que cette poudre devroit être vomitive , à cause de l'antimoine qui entre dedans ; mais soit parce que ce minéral est crud, c'est-à-dire, n'ayant point passé par le feu, soit parce qu'il se rencontre en petite quantité pour chaque dose, soit parce que les sels sont absorbés par les autres ingrédients, elle ne produit point ordinairement d'effet émétique.

Poudre Cardiaque Magistrale.	Pulvis Cardialis Magistralis.

℞ De la pierre de bézoard d'orient, de l'os de cœur de cerf, aā. ℥ j. ß.

Du magistère de corail blanc, de corail rouge & de perles, du succin blanc, de la raclure d'ivoire & de corne de cerf, du bol oriental, de la terre d'Allemagne, de la terre Samienne & Lemnienne, de l'ongle d'éland, de la racine de tormentille, aā. ℥ j.

Des racines d'angélique & de zédoaire, du bois d'aloës & de l'écorce de citron, aā. ℈ ij.

De l'ambre gris, ℈ j.

De musc, gr. vj.

De feuilles d'or, Nᵒ. xx.

Mêlez le tout, & faites-en une poudre s. a.

℞ *Lapidis bezoardici orientalis, ossis de corde cervi, aā.* ℥ j. ß.

Magisterii coralli albi, coralli rubri, & perlarum, succini albi, rasura cornu cervi, eboris, boli orientalis, terræ Germanica, Samiæ, Lemniæ, ungulæ alcis, radicis tormentilla, aā. ℥ j.

Rad. angelicæ, zedoariæ, ligni aloes, corticum citri, aā. ℈ ij.

Ambræ grisæ, ℈ j.

M. schi, gr. vj.

Folia auri, Nᵒ. xx.

Misce, fiat pulvis.

REMARQUES.

On pulvérisera ensemble l'os de cœur de cerf, la corne de cerf, l'ivoire, l'ongle d'éland rapés, les racines, le bois d'aloës & l'écorce de citron ; on broiera sur le porphyre les terres, le bézoard & le succin jusqu'à ce qu'ils soient en poudre impalpable ; d'une autre part, on mettra en poudre ensemble l'ambre gris & le musc, on y mêlera les magistères, puis les autres ingrédients pulvérisés, & enfin les feuilles d'or, pour faire une poudre qu'on gardera au besoin.

Vertus. Elle fortifie le cœur, elle résiste à la malignité des humeurs, elle excite la tran-
Dose. spiration : La dose en est depuis dix grains jusqu'à deux scrupules.

On trouvera la description des magistères de coraux & de perles dans mon Traité de Chymie, mais ce sont des préparations de petite vertu, & qui sont bien inutiles dans cette poudre.

Les terres d'Allemagne, de Samos & de Lemnos sont des espéces de terre sigillée, qui ne différent pas beaucoup les unes des autres, ainsi l'on peut y en mettre une pour toutes en un poids proportionné, mais ces terres, non plus que le bol ne donnent pas une grande qualité à la poudre, on pourroit les retrancher & réformer la composition en la maniére suivante.

Poudre Cordiale, Réformée.	Pulvis Cardiacus, Reformatus.

℞ De la pierre de bézoard oriental & de l'os de cœur de cerf, aā. ℥ j. ß.

Du succin blanc, de la raclure de d'ivoire, de l'ongle d'éland, de la racine de tormentille, aā. ℥ j.

De la racine d'angélique, de zédoaire, du bois d'aloës, des écorces de citron, aā. ℈ ij.

De l'ambre gris, ℈ ß.

De musc, gr. iv.

Faites-en une poudre s. a.

℞ *Lapidis bezoardici orientalis, ossis de corde corvi, aā.* ℥ j. ß.

Succi albi, ungulæ alcis, rasura eboris, radicis tormentilla, aā. ℥ j.

Angelicæ, zedoariæ, ligni aloës, corticum citri, aā. ℈ ij.

Ambræ grisæ, ℈ ß.

Moschi, gr. iv.

Fiat pulvis s. a.

REMARQUES.

REMARQUES.

Je retranche l'or de cette poudre, parce qu'il ne pourroit y fervir que d'ornement qui n'eft pas néceffaire.

Poudre Cachectique Simple,	Pulvis Cachecticus Simplex,
d'Hartmann.	Hartmanni.

♃ Du fafran de Mars apéritif,	℥ ß.	♃ *Croci Martis aperientis,*	℥ ß.
De la cannelle, ℥ j. ou de la caffe lignée ℥ j. ß.		*Cinnamomi,* ℥ j. *vel caffia lignea,* ℥ j. ß.	
Du fucre candi,	℥ j.	*Sacchari candi,*	℥ j.
Faites-en une poudre f. a.		*Fiat pulvis f. a.*	

REMARQUES.

On pulvérifera à part la cannelle ; d'une autre part, le fucre candi, on broiera
le fafran de Mars apéritif fur le porphyre, jufqu'à ce qu'il foit impalpable, on mêlera les ingrédients pulvérifés enfemble, pour faire une poudre qu'on gardera au
befoin.

Elle eſt propre pour lever les obftructions, pour la cachexie, pour les pâles couleurs, pour exciter les mois aux femmes : La dofe en eft depuis demi-dragme jufqu'à deux dragmes.

Le fafran de Mars agit par fon fel qui pénétre & diffout la matiére des obftructions, & par fa pefanteur pouffe cette mat ére en bas.

La cannelle eft mife dans cette poudre pour fortifier l'eftomac, & pour exciter
les mois aux femmes, comme elle eft plus forte que le *caffia lignea*, on l'emploie
en plus petite dofe.

Le fucre n'eft ajoûté que pour le bon goût, c'eſt pourquoi ceux qui ne fe foucieront pas de cet agrément pourront le retrancher, mais alors il faudra diminuer
à moitié la dofe de la poudre.

Avant que d'ufer de cette poudre, il eft bon de s'être préparé par quelques
bouillons & une purgation, afin que les conduits étant ramollis, la poudre faffe
mieux fon effet.

Il arrive quelquefois des coliques à ceux qui en ufent fans avoir pris cette précaution, à caufe du mars qui s'arrêtant dans les petits vaiffeaux, en picote les
membranes ; il faut pour remédier à cet inconvénient, baigner & fomenter le bas
ventre & donner des lavements émollients.

Vertus.
Dofe.

Poudre Cachectique, de Quercétan.	Pulvis Cachecticus, Quercetani.

♃ Du fafran de Mars apéritif,	℥ j.	♃ *Croci Martis aperientis,*	℥ j.
Des fécules de racines d'arum,	℥ j. ß.	*Fæcul. radicis ari,*	℥ j. ß.
Du fuccin préparé, de la cannelle, des magiftè-res de coraux & de perles, aã.	℈ iv.	*Succini preparati, cinnamomi, magifte-rii corallorum & margaritarum,* aã. ℈ iv.	
De l'ambre gris,	℥ ß.	*Ambræ grifeæ,*	℥ ß.
Du fucre candi autant qu'il en faudra pour adoucir la poudre.		*Sacchari candi q. f.*	
		Fiat pulvis guftui gratus.	

REMARQUES.

On broiera le fafran de Mars apéritif fur un porphyre jufqu'à ce qu'il foit en poudre impalpable, on pulvérifera féparément la cannelle, puis on mettra en poudre l'ambre gris avec un peu de fucre candi ; on pulvérifera le refte du fucre candi, & on le mêlera avec les magiftères, les fécules, le fuccin préparé & les autres poudres pour faire du tout une poudre qu'on gardera.

Vertus.   Elle eft propre pour lever les oppilations, pour la mélancolie, pour réjouir le
Dofe.   cœur & le fortifier : La dofe en eft depuis un fcrupule jufqu'à une dragme.

On trouvera dans mon Livre de Chymie les defcriptions des magiftères & du fafran de Mars apéritif.

Les magiftères de coraux & de perles me femblent bien inutiles ici, car ce font des matiéres terreftres qui ne peuvent apporter aucune vertu, ni pour lever les obftructions, ni pour fortifier le cœur ; on peut même dire qu'il y auroit à craindre que ces matiéres ne s'embarraffaffent dans les petits vaiffeaux, & qu'elles n'augmentaffent l'obftruction plûtôt que d'aider à la diminuer.

Les femmes fujettes aux vapeurs ne doivent point fe fervir de cette poudre à caufe de l'ambre gris qui y entre, à moins qu'on ne l'ait retranché.

Le poids du fucre candi, pour donner un goût agréable à la poudre, doit être d'une once & demie, ceux qui ne fe foucieront point de cet agrément pourront fe difpenfer d'y en mettre, le fucre excite quelquefois des vapeurs aux femmes.

Poudre Cachectique, de Lemort.	Pulvis Cachecticus, Jacobi Lemort.

℞ Du fafran de Mars apéritif,	℥ j.	℞ *Croci Martis aperientis,*	℥ j.
Du corail rouge préparé & des fécules de racines de bryone, aa.	℥ ij.	*Corallorum rubrorum praparat; facul. radic. bryonia, aa.*	℥ ij.
De la raclure de corne de cerf, du fuccin préparé, de la cannelle & du macis, aa.	℈ iv.	*Rafura cornu cervi, fuccini praparati, cinnamomi, macis, aa.*	℈ iv.
Du fucre,	℥ iij.	*Sacchari,*	℥ iij.
Faites-en une poudre.		*Mifce, fiat pulvis.*	

R E M A R Q U E S.

On broiera fur le porphyre le fafran de Mars apéritif jufqu'à ce qu'il foit en poudre impalpable ; on pulvérifera enfemble la cannelle, le macis & la corne de cerf ; d'une autre part, on mettra en poudre le fucre, on y mêlera le corail préparé, les fécules & les autres ingrédients pulvérifés pour faire une poudre qu'on gardera au befoin.

Vertus.   Elle adoucit l'âcreté & l'acidité des humeurs, elle excite les mois aux femmes,
on s'en fert pour la cachexie, pour les pâles couleurs & pour toutes les maladies
Dofe.   qui viennent d'obftructions : La dofe en eft depuis un fcrupule jufqu'à une dragme.

Poudre d'Acier, des Médicins de Paris.	Pulvis de Chalybe, Medicor. Facultatis Parifienfis.

℞ De la limaille d'acier,	℥ ij.	℞ *Limatura chalybis praparata,*	℥ ij.
De la cannelle,	ʒ vj.	*Cinnamomi,*	ʒ vj.
De la myrrhe,	℥ ß.	*Myrrha,*	℥ ß.
Des racines d'ariftoloche & de garance majeure ; des fommités de thym, d'origan, de matricaire, de calament de montagne, de pouillot, d'armoife, d'hyfope, de marrube blanc, de méliffe, de pimprenelle, de bétoine, d'herbe au chat, & de fabine, aa.	℥ ij.	*Radic. ariftolochia, rubia majoris ; fummitatum thymi, origani, matricaria, calaminthes montana, pulegii, arthemifia, hyffopi, praffii, meliffophylli, pimpinella, betonica, nepeta, fabina, aa.*	℥ ij.

Des femences de léviftic, de rue, d'ache, de féféli, aã.   ʒ j. ß.
Du macis,   Ƌ ij.
Mettez le tout en poudre, & le réfervez pour l'ufage.

Seminum leviftici, rutæ, apii, feʒeleos, aã.   ʒ j. ß.
Macis,   Ƌ ij.
Omnia redigantur in pulverem fervandum in ufum.

R E M A R Q U E S

Pour préparer la limaille d'acier, on la lavera plufieurs fois dans de l'eau, & on la fera fécher ; on la broiera enfuite fur un porphyre avec du fuc de limons & quelques gouttes d'efprit de foufre ; on fera fécher la poudre broyée, on la rehumectera avec du fuc de limons, & on la broiera encore pour la rendre impalpable ; & pour faire ouvrir le métal autant qu'il fe pourra ; c'eft une efpéce de fafran de Mars préparé fans feu.

On pulvérifera en particulier la myrrhe dans un mortier oint d'une goutte d'huile, & les autres drogues toutes enfemble.

On mêlera les ingrédients pulvérifés, & l'on en fera une poudre qu'on gardera au befoin.

Elle eft propre pour lever les obftructions, pour exciter les mois aux femmes, pour diffiper la jauniffe, pour hâter l'arriére faix après l'accouchement : La dofe en eft depuis demi-fcrupule jufqu'à une dragme.

Prépara-
tion de la
limaille
d'acier.

Vertus.
Dofe.

Poudre de Mars, de Mynficht.

Pulvis Diamartis, A. Mynficht.

♃ De la racine de tormentille, de la noix mufcade & de galles, aã.   ʒ j.
Du fafran de Mars aftringent, du magiftère de corail rouge, du fafran, de la pierre hématite, aã.   ʒ iij.
De la zédoaire, du *calamus aromaticus*, du fuccin blanc préparé, de la racine de quinte-feuilles & du girofle, aã.   ʒ ij.
De la cendre d'éponge, du bol d'Arménie rouge préparé, de la terre figillée, de l'acacia, aã.   ʒ j. ß.
Des femences de plantain & de rofes, aã. Ƌ iv.
De la corne de cerf, & des os humains calcinés, aã.   ʒ j.
De l'alun de plume calciné & de la terre douce de vitriol, aã.   ʒ ß.
Mêlez le tout, & faites-en une poudre trèsdéliée.

♃ *Radicis tormentillæ, nucis mofchatæ, gallarum, aã.*   ʒ j.
Magifterii corallorum rubrorum, croci, hæmatitis, croci Martis aftringentis, aã.   ʒ iij.
Zedoariæ, calami aromatici, fuccini albi præparati, quinquefolii radicis, caryophyllorum, aã.   ʒ ij.
Cineris fpongiæ, boli rubri orientalis præparati, terræ figillatæ, acaciæ, aã ʒ j. ß.
Seminis plantaginis, antheræ rofarum, aã.   Ƌ iv.
Cornu cervi & offium hominis calcinatorum, aã.   ʒ j.
Aluminis plumofi calcinati, animæ vitrioli, id eft terræ dulcis v trioli, aã. ʒ ß.
Mifce, fiat omnium pulvis fubtiliffimus.

R E M A R Q U E S.

On broiera fur le porphyre le fafran de Mars aftringent & la pierre hématite ; d'une autre part, la corne de cerf, les os, l'alun de plume, l'éponge calcinée ; d'une autre part, on pulvérifera enfemble dans le mortier les racines, la mufcade, les galles, les girofles, l'acacia & les femences ; d'une autre part, on mettra en poudre enfemble la terre figillée & la terre douce de vitriol ; d'une autre part, on pulvérifera le fafran, après l'avoir fait fécher bien doucement entre deux papiers ; on mêlera les ingrédients pulvérifés avec le magiftère de corail, le fuccin, le bol préparé, & l'on fera une poudre que l'on gardera au befoin

Y y ij

Vertus. Elle fortifie l'eſtomac, elle arrête les cours de ventre, les hémorrhagies, les gonorrhées, le flux d'urine : **Doſe.** La doſe en eſt depuis un ſcrupule juſqu'à une dragme.

Poudre de Vipères.   Pulvis Viperinus.

℞ Des troncs, des cœurs & des foies de vipères deſſéchés & hachés, ℥ iv.

Pulvériſez-les, & en conſervez la poudre.

℞ *Truncorum, cordium & hepatum viperarum ſiccorum & minutim inciſorum* ℥ *iv. aut q. ſ.*

Subtiliter pulverentur, & ſervetur pulvis ad uſum.

R E M A R Q U E S.

On aura de vipères les plus groſſes amaſſées au printemps ou en automne, on en coupera la tête & la queue, on les écorchera, on en ſéparera les entrailles, on attachera par des ficelles les troncs, les foies & les cœurs ; on les fera ſécher à l'ombre, puis on les pulvériſera enſemble dans un mortier de bronze, & l'on paſſera la poudre par un tamis fin.

Vertus. Elle eſt ſudorifique, elle réſiſte à la malignité des humeurs, elle eſt fébrifuge, **Doſe.** elle purifie le ſang : La doſe en eſt depuis ſix grains juſqu'à deux ſcrupules

On a donné dans les Pharmacopées pluſieurs deſcriptions de la poudre de vipères, mais celle-ci eſt la plus ſimple & la meilleure, il n'en faut faire que peu à la fois, afin de la renouveller plus ſouvent, parce que les vers s'y mettent en vieilliſſant, principalement quand les cœurs & les foies y ont été employés, cette raiſon empêche qu'on ne les y mette ordinairement.

On pourra, quand on voudra, parfumer cette poudre avec un grain d'ambre gris & quelques gouttes d'eſſences de cannelle & de macis ; pluſieurs y ajoûtent du ſucre candi pour la rendre agréable au goût, les autres du pain ſéché, mais elle vaut mieux pure, comme je l'ai décrite.

Bézoard animal. On pulvériſe auſſi les foies & les cœurs de vipères ſéparement des troncs, & l'on appelle cette poudre *Bézoard animal.*

Poudre Éthiopique, de Bates.   Pulvis Æthiopicus, Batei.

℞ Des crapaux vivans, N°. xxx. ou xl. Faites-les cuire dans un pot de terre neuf, juſqu'à ce qu'ils ſoient réduits en cendres noires, & les pulvériſez ſubtilement.

℞ *Bufones viventes N° xxx. vel lx. Comburantur in ollâ novâ ad cineres nigros & pulverentur ſubtiliſſimè.*

R E M A R Q U E S.

On mettra trente ou quarante crapauds vivants dans un grand pot de terre neuf, on le couvrira d'un couvercle ordinaire, & l'on enduira les jointures de lut ; on placera ce pot au milieu des charbons ardens dans un fourneau, & l'on y laiſſera calciner les crapauds juſqu'à ce qu'ils ne jettent plus de fumée ; on les retirera alors du feu, ils ſeront réduits en charbons ou en cendres noires ; on les pulvériſera ſubtilement, & on les gardera.

Vertus. Cette poudre eſt ſudorifique & diurétique ; on s'en ſert pour l'hydropiſie, pour **Doſe.** la petite vérole, pour les fiévres malignes, pour les ſcrophules : La doſe en eſt depuis un ſcrupule juſqu'à une dragme.

Le nom de cette poudre vient de ſa couleur noire, comme qui diroit, *poudre qui a la couleur d'un Éthiopien.*

Je ne puis approuver la calcination qu'on fait des crapauds dans cette description. La principale vertu de cet animal confiste dans un sel volatil qu'on fait entiérement diffiper par le feu, quelque précaution qu'on ait obfervée pour bien boucher le pot, car ce sel fort immanquablement en fumée par les jointures, autrement tout créveroit, & il ne refte que le sel fixe, qui à la vérité, eft un apéritif des plus pénétrants.

La couleur noire de la matiére calcinée vient de ce qu'une partie des fuliginofités n'ayant point trouvé une iffue affez grande pour fortir, eft retombée.

La préparation des crapauds qui me paroît la meilleure, eft de les faire fécher au foleil, & de les mettre en poudre, comme je l'ai dit ailleurs.

Poudre Cathérétique.	Pulvis Cathæreticus.

℞ Des racines d'iris, d'ariftoloche ronde & d'euphorbe, aā. ℥ ſs.
De la cérufe & de la myrrhe, aā. ʒ ij.
Des feuilles de fabine féches, de l'alun brûlé, du mercure précipité rouge, aā. ʒ j.
De l'huile de girofle, Ɔ j.
Mêlez le tout, & faites-en une poudre f. a.

℞ Radicum ireos, ariftolochia rotunda, euphorbii, aī. ℥ ſs.
Cerufæ, myrrhæ, aā. ʒ ij.
Foliorum fabinæ ficcatorum, aluminis ufti, mercurii præcipitati rubri, aā. ʒ j.
Olei caryophyllorum, Ɔ j.
Mifce, fiat pulvis f. a.]

REMARQUES.

On pulvérifera enfemble les racines & les feuilles; d'une autre part on mettra en poudre l'euphorbe & la myrrhe dans un mortier oint de quelques gouttes d'huile; d'une autre part on mettra en poudre enfemble la cérufe, l'alun brûlé, le précipité rouge; on mêlera tous les ingrédients pulvérifés, & l'on y fera entrer l'huile de girofle; on gardera cette poudre au befoin.

Elle eft propre pour la carie des os, pour ouvrir les chancres vénériens, pour déterger & confumer les chairs baveufes, pour réfifter à la gangréne; on en applique fur les os cariés, après les avoir dépouillés de leur chair, & les avoir lavés avec de l'eau alumineufe.

Vertus.

Je voudrois retrancher de cette poude la cérufe, elle defféche trop, & elle émouffe les pointes des autres drogues, les racines d'iris & d'ariftoloche, la myrrhe & l'huile de girofle font des drogues déterfives vulnéraires, & qui réfiftent à la corruption, mais elles diminuent beaucoup par leur mélange l'âcreté de cathérétiques, qui font le précipité rouge, l'alun brûlé, la fabine & l'euphorbe; fi ces derniers ingrédients étoient mêlés feuls, ils produiroient un effet beaucoup plus fûr & plus prompt pour manger la carie des os, & pour ouvrir les chancres; on peut les incorporer dans un peu d'ægyptiac, pour les appliquer plus commodément avec des plumaceaux.

Poudre Sternutatoire.	Pulvis Sternutatorius.

℞ Des feuilles féches de bétoine, de marjolaine & de fauge; des fleurs féches de muguet, de ftœchas; des racines d'iris de Florence, aā. ℥ ſs.
Des racines de pyréthre, d'ellébore blanc; du tabac, aā. ʒ ij.

℞ Foliorum ficcorum betoniæ, majoranæ, falviæ; florum ficcorum lilii convallium, & ftœchados; radicum ireos Florentiæ, aā. ℥ ſs.
Radic. pyrethri, hellebori albi; tabaci, aā. ʒ ij.

De l'écorce d'orange féche ,   ʒ j.   *Corticis arantii ficci ,*
Faites une poudre groffiére.   *Fiat pulvis craffus.*

REMARQUES.

On pulvérifera groffiérement toutes les drogues enfemble , & l'on gardera l poudre pour le befoin.

Vertus. Elle excite l'éternuement fans grande violence & elle fortifie le cerveau, on s'e fert dans l'épilepfie, dans la paralyfie, dans l'apoplexie, dans la léthargie & dan les autres maladies du cerveau provenantes d'humeurs pituiteufes groffiéres ; o l'afpire par le nez & l'on en fouffle dans les narines avec un chalumeau à ceux qu ne font point en état de l'afpirer.

On ajoûte quelquefois dans cette poudre un peu d'euphorbe pour réveiller plu fortement les léthargiques , ou les apopleïtiques , mais on n'en doit mêler que dan ces occafions , car l'euphorbe feroit trop violent pour les autres maladies.

<table>
<tr><td>

Poudre Balfamique pour conferver
les corps morts.

</td><td>

Pulvis Balfaminus ad condienda
cadavera ne putrefcant.

</td></tr>
<tr><td>

♃ De la poudre de tan ,   ℔ xxvj.
De l'aloës , de la myrrhe , du bitume de Judée, aã.   ℔ vj.
Des racines de cypérus , d'iris de Florence , d'a-riftoloche ronde , de valériane , de gentiane , d'angélique , d'impératoire , de gingembre , aã.   ℔ iv.
Du *labdanum* , du poivre noir , du petit carda-damome ; des feuilles féches de fcordium , d'abfinthe , de thym , de marrube blanc & d'hyfo-pe , aã.   ℔ iij.
Faites du tout une poudre f. a.

</td><td>

♃ *Coriarii pulveris ,*   ℔ xxv
Aloës , myrrhæ , bituminis Judaici aã.   ℔ v
Radicum cyperi, ireos Florentinæ, arift lochiæ rotundæ , valerianæ , gentianæ , an gelicæ, imperatoriæ , zingiberis , aã. ſc iv

Labdani , piperis nigri , cardamomi m noris , foliorum ficcorum fcordii , abfinthi thymi , marrubii albi , hyffopi , aã. ℔ ij

Fiat ex arte omnium pulvis.

</td></tr>
</table>

REMARQUES.

On pulvérifera en particulier le tan , & on le paffera groffiérement par un tami découvert ; d'une autre part on mettra en poudre enfemble , les racines , les feui les , le poivre & le cardamome ; d'une autre part le labdanum , la myrrhe , l'aloë & le bitume Judaïque ; on mêlera tous ces ingrédients quand ils auront été pulvé rifés & paffés groffiérement par un tamis ; on paffera enfuite fubtilement par un ta mis fin , environ une livre du mélange ou ce qu'il en faudra pour embaumer l cœur.

Ufage. Cette poudre eft deftinée pour embaumer les corps morts , après qu'on en a tir la cervelle , les entrailles ; qu'on a abforbé avec des éponges le fang & les autre humidités qui fe rencontrent dans les parties ; & qu'on a étuvé tous les endroit d'efprit-de-vin & d'huile d'afpic.

On doit bien prendre garde de ne laiffer pas trop d'humidité dans le corps qu'o veut embaumer , car elle liquéfieroit trop les poudres & la corruption fe mettro dans les parties ; l'efprit-de-vin & l'huile d'afpic font mis ici pour pénétrer les chai pour les unir avec la poudre, afin qu'il ne s'en faffe qu'un corps & pour réfifter la corruption.

Il eft bon que la poudre dont on embaume le cœur foit fubtile, afin qu'elle

puiſſe pénétrer plus facilement la ſubſtance , car ce viſcère étant plus aiſément cor-
rompu que les autres parties du corps , il a beſoin d'une plus grande précaution
pour l'embaumement.

Le corps de la poudre eſt fait pour remplir les cavités du cadavre qu'on veut
embaumer , après quoi l'on rejoint la peau , on la coud & ſon l'oint par-tout de
baume du Pérou , pour empêcher que l'air ne la pénétre , & pour y faire agluti-
ner la poudre ſuivante.

Poudre Propre pour Encroûter les Cadavres.	Pulvis ad Loricanda Cadavera.
♃ Du benjoin , du ſtorax , de l'encens , de la myrrhe , de l'aloës , du *labdanum* , du bitume de Judée , du vernis , de la gomme tacamahaca , de l'iris de Florence & du bois de Rhodes , aā. ℔ ij.	♃ *Benʒoïni , ſtyracis , thuris , myrrhæ , aloës , labdani , bituminis Judaïci , verni-cis , tacamahacæ , ireos Florentinæ , ligni Rhodii , aā.* ℔ ij.
Des écorces d'oranges ſéches ; des ſommités de marjolaine ſéches , du thym , du romarin ; des fleurs de lavande , de pouillot de montagne , aā. ℔ j.	*Corticis arantiorum ſicci ; ſummitatum majoranæ ſiccarum , thymi , roriſmarini ; florum lavandulæ , polii montani , aā.* ℔ j.
De la caſſe lignée & du girofle , aā. ℔ ſ. Faites-en une poudre.	*Caſſiæ lignеæ , caryophyllorum , aā.* ℔ ſ. *Fiat pulvis.*

R E M A R Q U E S.

On pulvériſera les gommes & le bitume dans un mortier oint d'un peu d'eſſence
de geniévre ; d'autre part on mettra en poudre enſemble le reſte des drogues , on
mêlera les ingrédients pulvériſés & l'on en fera une poudre dont on ſaupoudrera
tout le corps extérieurement à meſure qu'on le frottera de baume du Pérou , enſorte qu'il s'y faſſe une croute de l'épaiſſeur d'un travers de doigt , on enveloppera
alors le corps ainſi embaumé d'une toile cirée & on le mettra dans une biére de
plomb dont les jointures feront exactement clauſes , afin d'empêcher que l'air n'y
entre.

Quand l'embaumement eſt bien fait , les drogues ſe lient & s'uniſſent ſi bien aux
parties du cadavre , qu'il ne s'en fait qu'un corps qu'on peut appeller *Mumie.* Mumie des Égyptiens.

Les anciens Égyptiens réuſſiſſoient beaucoup mieux dans leurs embaumements
que nous , ſoit parce qu'ils ſe ſervoient de drogues plus convenables & meilleures ,
ſoit parce qu'ils s'y fuſſent plus appliqués , c'eſt ce que nous voyons en leurs Mu-
mies qu'on retire encore des Pyramides qui étoient leurs ſépultures.

On trouve quelquefois dans les Déſerts de la Libye des cadavres humains tellement pénétrés de ſable & deſſéchés par l'ardeur du ſoleil qui eſt exceſſive dans ces
pays-là , qu'ils paroiſſent embaumés , & l'on peut s'en ſervir comme de l'autre
Mumie. Cadavres deſſéchés par les ſables dans la Libye.

On trouve ſouvent aux bords de la mer dans les Pays chauds des cadavres humains qui , ayant été ſalés par l'eau marine & deſſéchés par le ſoleil , ſont comme
embaumés , & c'eſt une eſpéce de Mumie. Cadavres ſalés par l'eau de la mer, & deſ-ſéchés par le ſoleil.

On voit à Toulouſe & en pluſieurs autres lieux des cadavres qu'on a mis depuis
deux cens ans dans des caves , où il y avoit eu autrefois pendant long-temps de
la chaux , qui paroiſſent auſſi entiers que quand ils y ſont entrés , même juſqu'à
avoir conſervé leur barbe ; ces corps pourroient ſervir de Mumie en un beſoin ,
mais on les garde par curioſité. Cadavres deſſéchés par la chaux.

Les embaumements réussissent mieux dans les pays chauds que dans les pays froids, parce que l'humidité des caves dans les pays froids liquéfie trop les drogues de l'embaumement & les fait couler, au lieu que dans les pays chauds, la terre étant plus séche & plus salée, elle aide à la conservation du cadavre.

Poudre de Cypre ordinaire.		Pulvis Cyprius ordinarius.	
♃ De la mousse d'arbres préparées,	℔ ij.	♃ *Musci arborum præparati,*	℔ ij.
Du musc,	ʒ j.	*Moschi,*	ʒ j.
De l'ambre gris,	℈ ij.	*Ambra grisea,*	℈ ij.
De la civette,	℈ j.	*Zibetha,*	℈ j.
Faites-en une poudre.		*Fiat pulvis.*	

R E M A R Q U E S

Préparation de la mousse.
On aura de la mousse d'arbre la plus blanche que l'on pourra trouver, on la lavera bien, puis on la fera sécher & on la pulvérisera subtilement; d'une autre part, on réduira en poudre le musc & l'ambre, on y ajoûtera la civette, & l'on mêlera le tout exactement avec la mousse pulvérisée pour faire une poudre odorante qu'on gardera au besoin dans un vaisseau de verre bien bouché.

Usages.
La poudre de Cypre sert pour parfumer les habits, pour résister au mauvais air, c'est de quoi l'on remplit les sachets de senteur.

Poudre de Violettes.		Pulvis Violatus.	
♃ De l'iris de Florence,	ʒ viij.	♃ *Ireos Florent.*	ʒ viij.
Du storax,	ʒ v.	*Styracis,*	ʒ v.
Du benjoin, du bois de Rhodes, du *calamus aromaticus*, du bois de sassafras, aã.	ʒ ij.	*Benzoïni, ligni Rhodii, calami aromatici, ligni sassafras, aã.*	ʒ ij.
De la cannelle, du girofle, de la semence de coriandre, des écorces d'oranges & de citrons séches, de cypérus long, aã.	ʒ. j.	*Cinnamomi, caryophyllorum, seminis coriandri, corticum arantiorum & citri siccorum, cyperi longi, aã.*	ʒ j.
Du musc,	ʒ ß.	*Moschi,*	ʒ ß.
De l'ambre gris,	℈ j.	*Ambra grisea,*	℈ ij.
Faites-en une poudre s. a.		*Fiat pulvis s. a.*	

R E M A R Q U E S.

On pulvérisera ensemble l'iris, le bois de Rhodes, le *calamus aromaticus*, le sassafras, la cannelle, les girofles, la coriandre, les écorces & le cyperus; d'une autre part, on mettra en poudre ensemble le benjoin & le storax; d'une autre part, le musc & l'ambre, on mêlera le tout exactement, & l'on fera une poudre odorante qu'on gardera dans un vase de verre bien bouché.

Vretus.
Elle est propre pour parfumer les habits, pour fortifier le cerveau, pour résister au mauvais air, on en remplit aussi des sachets.

Cette poudre est appellée *poudre de violettes* à cause de l'iris qui lui donne une odeur semblable à celle de la fleur de violettes, ceux qui craindront l'odeur du musc & de l'ambre à cause des vapeurs, pourront les retrancher de la composition.

Poudre pour Frotter les Dents.		Pulvis Dentrificus.	
♃ De la pierre-ponce, du corail préparé, de l'os de séche, de la crême de tartre, aã.	ʒ j.	♃ *Lapidis pumicis, coralli præparati, ossis sepiæ, cremoris tartari, aã.*	ʒ j.

| De l'iris de Florence, | ʒ ij. | *Ireos Florentinæ*, | ʒ ij. |
| Faites-en une poudre. | | *Fiat pulvis.* | |

REMARQUES.

On pulvérifera l'iris de Florence féparément & les autres drogues enfemble, on mêlera les ingrédiens pulvérifés, & l'on fera une poudre qu'on gardera au befoin.

Elle eft propre à nettoyer, à blanchir, à fortifier les dents, & à les conferver contre la carie, on en prend avec le doigt mouillé de vin, & l'on s'en frotte les dents, le matin en fe levant & après le repas; on en peut mettre auffi fur les gencives attaquées du fcorbut pour en adoucir & déterger l'humeur âcre qui décharne & ébranle toutes les dents. Vertus.

L'efprit de fel & l'efprit de vitriol qu'on emploie ordinairement pour nettoyer les dents, les blanchiffent plus que toute autre chofe, mais ils les carient & ils les calcinent en les pénétrant comme font tous les autres acides âcres; c'eft pourquoi l'on doit éviter de s'en fervir en cette occafion.

Cette poudre eft prefque toute compofée de matiéres alkalines capables de fortifier les dents en les détergeant, parce qu'elles abforbent & adouciffent les fels qui reftent dans les gencives ap. ès le manger, & fi cette poudre ne blanchit pas tant les dents, comme font les efprits acides, au moins elle n'eft point capable de leur apporter aucun préjudice; la crême de tartre qui y entre eft acide, mais cette acidité n'eft pas affez forte pour produire aucun méchant effet, & d'autant moins qu'elle eft mêlée avec beaucoup de matiéres alkalines qui en émouffent les pointes; elle n'eft donc employée ici que pour déterger mieux les dents, en donnant à la poudre un peu plus de difpofition à pénétrer qu'elle n'auroit.

L'iris eft mife dans cette compofition principalement pour lui donner une odeur de violette agréable; elle eft auffi un peu déterfive.

Si l'on veut rendre cette poudre plus odorante, il faut y mêler quatre ou cinq gouttes d'effence de bois de rofe, ou de girofle, ou de cannelle, ou d'écorce de citron; on y ajoûte même quelquefois cinq ou fix grains de mufc, & autant de civette, mais alors elle n'eft plus propre pour l'ufage des femmes fujettes aux vapeurs. Poudre odorante pour les dents.

On pourroit faire entrer dans la compofition de la poudre encore plufieurs autres drogues, comme des yeux d'écreviffes, du *fpodium*, de la corne de cerf préparée, de l'alun, de la gomme laque, mais le remède n'en auroit pas plus de vertu.

Si l'on veut réduire la poudre en opiate, il ne faut que la mêler avec du fyrop de rofes féches, ou avec du miel rofat clarifié. Opiate pour les dents.

Poudre blanche, ou *Farine virginale*, de Mynficht.	*Pulvis feu Farina virginea*, A. Mynficht.

♃ Des cailloux de riviére calcinés & pulvérifés,	℔ ß.	♃ *Silicum fluviatilium calcinat. & pulverifat.*	℔ ß.
De la pierre-ponce préparée,	ʒ j.	*Lapidis pumicis præparati*,	ʒ j.
De la racine d'iris de Florence,	ʒ ß.	*Radicis ireos Florentinæ*,	ʒ ß.
De la vraie galle mufquée,	ʒ j.	*Gallia mofchata vera*,	ʒ j.
De l'huile diftillée de rofes,	Ə j.	*Olei ftillatitii rofarum*,	Ə j.
Mêlez le tout, & en faites une poudre auffi fine que la farine.		*Mifce, & fiat omnium pulvis inftar farina.*	

R E M A R Q U E S.

Prépara-
tion des
cailloux.

On aura des cailloux de riviére bien nets, on les fera rougir au feu & on les éteindra dans du vinaigre, on continuera de les mettre rougir & de les éteindre de la même maniére, jusqu'à ce qu'ils soient friables, on les réduira alors en poudre grossiére dans un mortier, puis on les broiera sur un porphyre jusqu'à ce qu'ils soient en poudre impalpable.

On pulvérisera chacun en particulier l'iris & les trochisque de *gallia moschata*; on mêlera tous les ingrédients préparés & pulvérisés, puis on y ajoûtera l'essence de roses, on y agitera la poudre quelque temps dans un mortier de marbre avec un pilon de bois, puis on la mettra dans un vase de verre pour la garder.

Vertus.

Elle est propre pour nettoyer les dents & pour donner bonne bouche.

Cette poudre est appellée *Farine* à cause des cailloux & de la pierre - ponce qui étant préparés, ressemblent à de la farine; le nom de *virginale* ne lui convient guère, parce que les filles sont comme excluses de s'en servir à cause des trochisques de *gallia moschata* & de l'essence de roses qui pourroient leur exciter des vapeurs.

Poudre contre les Dartres,	*Pulvis Erysipelatodes, aut ad*
de Mynsicht.	*Herpetes, A. Mynsicht.*

♃ De la folle farine,	℔ ß.	♃ *Farinæ volatilis,*	℔ ß.
Du plomb brûlé & du bol rouge, aā. ℥ ij.		*Plumbi usti, boli rubri, aā.* ℥ ij.	
Du mastic, de l'oliban & de la céruse, aā. ℥ j.		*Mastichis, olibani, cerusæ, aā.* ℥ j.	
Mêlez le tout, & en faites une poudre très-subtile.		*Misce, & fiat omnium pulvis subtilissimus.*	

R E M A R Q U E S.

On pulvérisera ensemble le bol & la céruse; d'une autre part on pulvérisera séparément l'oliban dans un mortier oint de quelques gouttes d'huile, & le mastic humecté de quelques gouttes d'eau; on mêlera ces ingrédients pulvérisés avec le plomb brûlé & la farine de froment bien tamisée, pour faire une poudre qu'on gardera au besoin.

Vertus.

Elle est propre pour sécher & guérir les dartres, on en applique un peu dessus, & on la couvre d'un morceau de papier bleu, après qu'on a saigné & purgé le malade.

Cette composition de poudre peut servir pour les dartres faciles à guerir, mais quand elles sont invétérées & rébelles, on trouvera beaucoup plus d'effet en la poudre suivante.

Autre Poudre contre les Dartres.	Pulvis Alius, ad idem.

♃ De la folle farine d'orge,	℔ ß.	♃ *Farinæ hordei volatilis,*	℔ ß.
De la racine d'aunée séche,	℥ j.	*Radicis enulæ campanæ siccæ,*	℥ j.
Du sel de Saturne & du Mercure précipité blanc aā.	℥ iij.	*Salis Saturni & Mercurii præcipitati albi, aā.*	℥ iij.
Mêlez le tout, & en faites une poudre.		*Misce, fiat pulvis.*	

Poudre propre à Deſſécher, Conſolider, &
Guérir les Puſtules de la petite Vérole,
de Mynſicht.

℔ Des farines de lentilles, de féves & d'orobes, ℥ ß.
De la litharge, de la cérufe, de la tutie préparée, & de la calamine blanche, aā. ʒ ij.
Des coquilles de mer préparées, de la racine
de rofeau féche, & du fafran des métaux, aā. ʒ j.

Mélez le tout, & en faites une poudre.

Pulvis ad Exſiccandas, Conſolidandas,
& Sanandas Variolas,
A. Mynſicht.

℔ Farinarum lentium, fabarum, orobi, aā. ℥ ß.
Lithargyri, ceruſæ lotæ, tutiæ præparatæ, nihili albi, aā. ʒ ij.
Concharum marinarum præparatarum,
radicis arundinis ſiccæ, croci metallorum, aā. ʒ j.
Miſce, fiat pulvis ſubtiliſſimus.

REMARQUES.

On tamiſera bien les farines afin qu'elles ſoient en une poudre très-ſubtile, on
pulvériſera à part la racine de rofeau; d'une autre part, on mettra en poudre enſemble la litharge & la cérufe; on mêlera ces poudres avec le fafran des métaux, les
coquilles de mer préparées ou broyées fur le porphyre & la tutie préparée; quant
au nil ou nihili, on n'en trouve pas, mais on peut lui ſubſtituer la tutie préparée qui
eſt preſque la même choſe, on en doublera donc la doſe & on la mêlera avec les
autres ingrédients pulvériſés, pour faire du tout une poudre très-ſubtile qu'on gardera au befoin.

Elle eſt propre pour déterger, pour ſécher & pour effacer les puſtules de la petite vérole; on en applique deſſus après les avoir coupées, quand elles font bien
blanches & mûres, pour en faire fortir le venin, environ le neuviéme jour de la
maladie.

Vertus.

Comme cette poudre eſt fort deſſicative, il faut bien prendre garde à ne l'appliquer pas avant que la ſuppuration de la petite vérole foit parfaite, car elle pourroit
empêcher l'humeur de fortir, ce qui feroit capable de cauſer la mort.

Poudre pour des Coëffes.

℔ De l'iris de Florence, ℥ viij.
Du bois de Rhodes, ℥ iv.
Du *calamus aromaticus*, de la racine de *coſtus*
doux & de fouchet, des rofes rouges, des fommités de marjolaine féches, aā. ℥ iij.
Des fleurs de muguet, de bétoine, de ſtœchas,
aā. ℥ ij.
Du benjoin, du ſtorax, de la gomme tacamahaca, du girofle, de la cannelle, de la noix mufcade, aā. ℥ iij.
Faites de tout cela une poudre groſſiére.

Pulvis ad Cucufas.

℔ Ireos Florentinæ, ℥ viij.
Ligni Rhodii, ℥ iv.
Calami aromatici, radicis coſti dulcis,
cyperi, roſarum rubrarum, ſummitatum
majoranæ ſicc, aā. ℥ iij.
Florum lilii convallium, betonicæ, ſtœ-
chados, aā. ℥ ij.
Benzoini, ſtyracis, gummi tacamahacæ,
caryophyllorum, cinnamomi, nucis moſchatæ, aā. ℥ iij.
Fiat omnium pulvis craſſior.

REMARQUES.

On pulvériſera les gommes enſemble dans un mortier oint d'un peu d'huile de
mufcade; d'une autre part, on mettra en poudre enſemble toutes les autres drogues, on paſſera les poudres groſſiérement par un tamis découvert, & les ayant
mêlées exactement enſemble, on les gardera pour le befoin.

Vertus. Cette poudre est destinée pour être mise dans les cucufes ou bonnets piqués dont on couvre la tête pour fortifier le cerveau, on ne s'en sert point intérieurement.

Poudre pour les Épithémes du Cœur.		Pulvis ad Epithemata Cordis.	
♃ Du santal citrin ,	℥ ij.	♃ *Santali citrini ,*	℥ ij.
Des roses rouges; des écorces de citrons & d'oranges séches ; du succin , aã.	℥ j.	*Rosarum rubrarum ; corticum citri & arantiorum siccorum ; succini , aã.*	℥ j.
De la cannelle , de la corne de cerf, de l'ivoire , de la poudre *diamargariti frigidi* , aã.	℥ ß.	*Cinnamomi, cornu cervi , eboris , pulveris diamargariti frigidi , aã.*	℥ ß.
Du safran ,	ʒ j.	*Croci ,*	ʒ j.
Du camphre ,	Ɔ j.	*Caphura ,*	Ɔ j.
Faites-en une poudre.		*Fiat omnium pulvis.*	

R E M A R Q U E S.

On pulvérisera le camphre séparement & toutes les autres drogues ensemble ; on mêlera tous les ingrédients pulvérisés avec la poudre *diamargaritum* , & l'on fera une poudre qu'on gardera au besoin.

Vertus. Elle fortifie le cœur , on s'en sert dans les palpitations & dans les autres foiblesses pour réveiller le mouvement du sang ; on en fait des épithémes liquides , c'est-à-dire , qu'on en démêle dans des eaux cordiales ou dans du vin d'Espagne , & l'on en imbibe un morceau d'écarlate qu'on applique chaudement sur la région du cœur ; on peut aussi en mêler dans des conserves cordiales , & en faire des épithémes solides.

Comme cette poudre est composée d'ingrédients volatils & sulphureux , elle peut communiquer sa vertu par les pores , & raréfier quelque sang grossier , ou une autre matiére à demi coagulée , qui ayant peine à passer dans les ventricules du cœur , cause la palpitation.

Poudre pour les Épithémes du Foie.		Pulvis ad Epithemata Hepatis.	
♃ Des roses rouges ,	℥ j. ß.	♃ *Rosarum rubrarum ,*	℥ j. ß.
Du santal rouge & blanc , aã.	℥ j.	*Santali albi & rubri , aã.*	℥ j.
Des sommités d'absinthe , du jonc odorant , aã.	℥ ß.	*Summitatum absinthii , schœnanthi , aã.*	℥ ß.
De la raclure d'ivoire ,	ʒ ij.	*Rasuræ eboris ,*	ʒ ij.
Du spica nard,	ʒ j ß.	*Spicæ nardi ,*	ʒ j. ß.
Faites-en une poudre s. a.		*Fiat pulvis s. a.*	

R E M A R Q U E S.

On pulvérisera toutes les drogues ensemble pour en faire une poudre subtile qu'on gardera au besoin.

On prétend qu'elle aide à lever les obstructions du foie & qu'elle le fortifie, on en dissout dans un oxycrat composé d'eaux de rose , de chicorée & d'un peu de vinaigre , & l'on en imbibe un morceau d'étoffe qu'on applique chaudement sur la région du foie.

On peut aussi en mêler dans des conserves hépatiques pour faire des épithémes solides.

Comme les maladies du foie proviennent le plus souvent des obstructions qui se font faites dans les petits vaisseaux dont ce viscère est rempli, les ingrédients de la poudre, qui sont pénétrants, peuvent y pousser quelques parties spiritueuses qui aident à la désoppilation, mais quoi qu'on mêle ordinairement du vinaigre dans ces épithémes, je ne puis l'approuver, parce qu'étant astringent de lui-même il ne peut que boucher les pores, & empêcher que le reméde ne s'y insinue; il me paroît donc qu'il vaudroit mieux n'employer que les eaux distillées pour dissoudre la poudre.

Poudre pour un Parfum propre à Fortifier & à Dessécher le Cerveau.	Pulvis pro suffitu Cerebrum Roborans & Exsiccans.

℞ Du mastic, de l'oliban, du succin, des sommités de sabine & de rue, aã. ℥ j.	℞ *Mastiches, olibani, succini, summitatum sabinæ & rutæ, aã.* ℥ j.
Des fleurs de stœchas, ℥ ß.	*Florum stœchados,* ℥ ß.
Du sucre, ℥ iij.	*Sacchari,* ℥ iij.
Faites de tout cela une poudre grossiére.	*Fiat omnium pulvis crassus.*

REMARQUES.

On pulvérisera ensemble le mastic & l'oliban; d'une autre part, le succin, les sommités & les fleurs; d'une autre part, le sucre; on mêlera ensemble les ingrédients pulvérisés grossiérement, & l'on en fera une poudre.

On en jette deux ou trois pincées dans un réchaut de feu, & l'on en reçoit la vapeur en inclinant la tète dessus.

Elle dessèche la trop grande humidité du cerveau, & elle le fortifie; on s'en sert dans les rhumes du cerveau. *Vertus.*

Poudre Sarcotique.	Pulvis Sarcoticus.

℞ Des racines d'aristoloche ronde & longue, aã. ℥ ij.	℞ *Radicum aristolochiæ longæ & rotundæ, aã.* ℥ ij.
De l'oliban, de la sarcocolle, du mastic, de l'aloës, de la myrrhe, & de la mumie, aã. ℥ j.	*Olibani, sarcocolæ, mastiches, aloës, myrrhæ, mumiæ, aã.* ℥ j.
Faites-en une poudre s. a.	*Fiat pulvis s. a.*

REMARQUES.

On pulvérisera ensemble les racines d'aristoloche, & d'une autre part, toutes les gommes ensemble, puis on mêlera les ingrédients pulvérisés, & l'on en fera une poudre qu'on gardera au besoin.

Elle nettoie les plaies, elle fait revenir les chairs, & elle les consolide; on l'applique seule ou mêlée dans des onguents. *Vertus.*

Poudre Odorante pour les Mains, de Mynsicht.	Pulvis Manualis Odoratus, A. Mynsicht.

℞ Du marc de l'expression des amandes douces & amères, aã. ℥ iv.	℞ *Magmatis expressionis amygdalarum dulcium & amararum, aã.* ℥ iv.
De la farine de féves, ℥ ij.	*Farinæ fabarum,* ℥ ij.
De iis & de lupins, aã. ℥ j. ß.	*Orizæ, lupinorum, aã.* ℥ i. ß.
De la racine d'iris de Florence, ℥ j.	*Radicis ircos Florentinæ,* ℥ j.
Des roses blanches desséchées, & du benjoin, aã. ʒ vj.	*Rosarum albarum exsiccatarum, benzoini, aã.* ʒ vj.

Du fel de tartre, de la craie blanche préparée, du fpode préparé, du fperme de baleine nouveau, aã.	ʒ ß.	Salis tartari, cretæ alba præparata, fpodii præparati, fpermatis ceti recentis, aã.	ʒ ß.
De l'huile de bois de Rhodes,	Ə j.	Olei ligni Rhodini,	Ə j.
De girofle, de lavande, aã.	Ə ß.	Caryophyllorum, lavendula, aã. Ə ß.	
Faites de tout cela un mélange, ou une poudre.		Mifce, & fiat omnium pulvis, feu mixtura.	

REMARQUES.

On prendra des pains d'amandes amères & douces qu'on tire de la preffe après en avoir exprimé les huiles, on les mettra en poudre dans un mortier de marbre ; d'une autre part, on pulvérifera enfemble l'iris & les rofes ; d'une autre part, le benjoin on mêlera ces ingrédients pulvérifés avec le fel de tartre, le fpode préparé, la craie broyée, les farines ; on mettra dans un mortier de marbre la nature de baleine & les huiles, on les agitera bien enfemble avec un pilon de bois pour en faire une pâte, puis on y mêlera peu à peu les poudres, on remuera long-temps le tout enfemble pour en faire un mélange exact ; on aura une poudre pâteufe qu'on gardera dans un pot de verre ou de faïence.

Vertus.   Elle nettoie la peau, la rendant douce, blanche, polie, on l'emploie pour décraffer les mains, elle leur laiffe auffi une bonne odeur, on peut l'humecter dans la main avec un peu d'eau de fleurs d'oranges au lieu d'eau commune, & s'en frotter les mains fans les humecter davantage, jufqu'à ce que la pâte qui fera chargée de craffe foit deffechée & tombée, enfuite on s'effuiera les mains avec un linge net imbu d'un peu d'eau de fleurs d'oranges.

Il eft affez inutile d'employer dans cette compofition trois fortes de farines, il fuffiroit d'une en quantité proportionnée.

Celle de ris me paroît plus convenable, parce qu'elle n'a aucune odeur, mais il importe peu laquelle on choififfe.

Les rofes blanches perdent prefque toute leur odeur en féchant, ainfi elles font d'une bien petite utilité dans cette poudre.

Le benjoin eft ici en trop grande quantité, il donne une odeur trop forte à la compofition, je voudrois en diminuer la dofe, comme auffi celle de la nature de baleine, parce qu'elle rend la poudre trop graffe.

Le *fpodium* eft affez inutile ici, l'huile de lavande rend une odeur trop forte, je ferois donc d'avis de réformer cette poudre en la maniére fuivante.

Pour pour les Mains, réformée.		Pulvis Manualis, reformatus.	
℞ Du marc de l'expreffion des amandes douces & amères, & de la farine de ris, aã.	ʒ vj.	℞ Magmatis expreffionis amygdalarum dulcium & amararum, farinæ orizæ, aã.	ʒ vj.
De la racine d'iris de Florence & de la craie blanche préparée, aã.	ʒ j.	Radicis ireos Florentinæ, cretæ præparatæ, aã.	ʒ j.
Du benjoin, du fperme de baleine, & du fel de tartre, aã.	ʒ ij.	Benzoïni, fpermatis ceti, falis tartari, aã.	ʒ ij.
De l'huile de bois de Rhodes,	ʒ ß.	Olei ligni Rhodini,	ʒ ß.
Mêlez le tout, & en faites une poudre.		Mifce, fiat omnium pulvis.	

Poudre contre la Fièvre, de Mynficht.		Pulvis Febrilis, A. Mynficth.	
℞ Du calamus aromaticus,	ʒ j.	℞ Calami aromatici,	ʒ j.

Des racines de gentiane, d'ariftoloche ronde, & de gingembre blanc, aā. ℥ ß.

Radicum gentianæ, ariftolochiæ rotunda, ʒinʒiberis albi, aā. ℥ ß.

Du fel de petite centaurée, de chardon bénit, & d'abfinthe, aā. ʒ iij.

Salis centaurii minoris, cardui benedicti, abfinthii, aā. ʒ iij.

De la corne de cerf, de la femence de plantain des montagnes, & du camphe, aā. ʒ j.

Cornu cervi, feminis calendulæ, camphoræ, aā. ʒ j.

Du fucre candi, ʒ j. ß.

Sacchari candi albi, ʒ j. ß.

Faites-en une poudre très-fubtile.

Fiat pulvis fubtiliffimus f. a.

R E M A R Q U E S.

On pulvérifera enfemble les racines, la corne de cerf & les femences ; d'une autre part, on mettra en poudre le fucre candi & les fels ; d'une autre part, le camphre, on mêlera tous les ingrédients pulvérifés, & l'on fera une poudre qu'on gardera au befoin.

On s'en fert pour les fiévres intermittentes : La dofe en eft depuis demi-dragme jufqu'à une dragme. Vertus.
Dofe.

Cette poudre eft bien fujette à s'humecter à caufe du fucre & des fels qui y entrent, le fucre n'y fert de rien ; je ferois d'avis qu'on l'en retranchât ; pour les fels ils font la plus grande vertu de la poudre, mais comme ils font alkalins ils reçoivent avec grande avidité l'humidité & fe réfolvent en liqueur, de forte qu'ils tiennent toujours la poudre humide ; je trouverois à propos qu'on les gardât pour en mêler dix ou douze grains fur chaque prife de la poudre, quand on feroit prêt de la prendre.

Cette poudre peut guérir la fiévre en levant les obftructions & en pouffant par la tranfpiration ; mais comme le quinquina agit beaucoup plus fûrement, on ne fe fert guère d'autre fébrifuge.

Poudre Ophthalmique.   Pulvis Ophthalmicus.

♃ Du fucre candi blanc, ʒ ij.

Sacchari candi albi, ʒ ij.

De la tutie préparée, ʒ j.

Tutiæ præparatæ, ʒ j.

De l'aloës, du fel de Saturne, du vitriol blanc, & de la farcocolle, āa. ʒ ß.

Aloës, falis Saturni, vitrioli albi, farcocollæ, aā. ʒ ß.

De l'iris de Florence, ℈ ß.

Ireos Florentinæ, ℈ ß.

Faites-en une poudre très-fubtile.

Fiat pulvis fubtiliffimus.

R E M A R Q U E S.

On pulvérifera enfemble l'aloës & la farcocole ; d'une autre part, le fucre candi, le vitriol & le fel de Saturne ; d'une autre part, l'iris ; on mêlera toutes ces drogues pulvérifées avec la tutie préparée, & l'on fera une poudre très fubtile qu'on gardera au befoin.

Elle eft propre pour nettoyer les yeux de leur fanie, & pour diffiper les cataractes, on en fouffle dans l'œil par le moyen d'un petit chalumeau de plume. Vertus.

Poudre pour l'Entérocéle des Enfants,
de Bauderon.   Pulvis ad puerorum Enterocelem,
Bauderoni.

♃ De la herniaire & de la racine de grande confoude, aā. ʒ ij.

♃ *Radicis fymphyti majoris, & herniariæ, aā.* ʒ ij.

De la racine de pain de pourceau & du fceau de

Cyclaminis, figilliSalomonis,

Salomon, aā.   ʒ j. ſ.
    De la cendre de limaçons rouges,   ʒ j.

Faites-en une poudre dont vous diſſoudrez au commencement du repas ʒ ſ. dans une petite quantité de bouillie, donnant le ſurplus à l'enfant ſans mélange, & continuant cela pendant pluſieurs jours.

aā.   ʒ j. ſ.
    Cineris limacum rubrorum,   ʒ j.

Fiat pulvis de quo initio paſtûs diſſolvetur ʒ ſ. in parvâ quantitate pultis, dando reliquum pultis in quo nullus pulvis inerit, ſic per multos dies continuando.

R E M A R Q U E S.

On mettra ſécher les racines après les avoir nettoyées & coupées par morceaux, on enveloppera la herniaire d'un papier brouillard, & on la fera ſécher ſans que ſa qualité ſoit détruite, on la mettra en poudre avec les racines.

On mettra des limaçons rouges dans un pot de terre qui ne ſoit point verni en dedans, on couvrira le pot & on le placera entre les charbons ardents juſqu'à ce que les limaçons ſoient réduits en cendres, alors on les retirera du pot, & on les mettra en poudre, on mêlera tous les ingrédients pulvériſés & l'on fera une poudre.

Vertus.   Elle eſt propre pour les deſcentes des petits enfants, on leur en fait prendre dans une petite quantité de bouillie, leur donnant à manger par-deſſus le reſte de la *Doſe.*   bouillie, & l'on continue l'uſage de ce reméde pendant pluſieurs jours : La doſe en eſt de demi-dragme.

Cette poudre étant glutineuſe & conſolidante, elle peut un peu affermir le péritoine des petits enfants qui s'étoit trop étendu & dilaté, pourvû que d'ailleurs on ait eu le ſoin de faire un petit bandage à la partie.

Poudre pour empêcher l'Avortement.   Pulvis contra Abortum.

℞ Des grains de kermès, du ſantal rouge, du maſtic, de la ſemence de plantain, de la rapure de corne de cerf, du ſuccin, du bol d'Arménie, de la terre ſigillée, des yeux d'écreviſſes préparés, du corail rouge préparé, des racines de tormentille & de grande conſoude, aā.   ʒ iij.
    Du macis & du girofle, aā.   ʒ ſ.
    Faites-en une poudre ſ. a.

℞ *Granorum kermes, ſantali rubri, maſtiches, ſeminis plantaginis, raſura cornu cervi, ſuccini, boli Armeniæ, terra ſigillatæ, oculorum cancri præparat. coralli rubri præparati, radicum tormentillæ, ſymphyti majoris, aā.*   ʒ iij.
    Macis, caryophyllorum, aā.   ʒ ſ.
    Fiat pulvis ſ. a.

R E M A R Q U E S.

On pulvériſera enſemble les racines, le kermès, la graine de plantain, le ſantal, le ſuccin, la corne de cerf, le girofle & le macis ; d'une autre part, le maſtic dans un mortier humecté de quelques gouttes d'eau de plantain ; d'une autre part, on mettra en poudre enſemble la terre ſigillée & le bol, on mêlera tous les ingrédients pulvériſés, & l'on fera une poudre qu'on gardera au beſoin.

Vertus.   Elle eſt propre pour empêcher que les femmes n'accouchent avant terme, pour arrêter les cours de ventre, & pour fortifier l'eſtomac : La doſe en eſt depuis un *Doſe.*   ſcrupule juſqu'à une dragme.

Quand une femme groſſe craint d'avoir été bleſſée par quelque effort ou autre accident, il eſt à propos qu'elle garde le lit huit ou neuf jours, & qu'elle uſe ſouvent de cette poudre, afin de raffermir s'il ſe peut les ligaments qui attachent l'enfant à la mere quand ils ont été ébranlés.

Poudre

Poudre Propre à Avancer l'Accouchement.

Pulvis Partum Provocans

De la cannelle , du dictame de Créte , du fafran , & du borax, aā.	ʒ ij.
Des trochiques de myrrhe ,	ʒ j.
De la sabine ,	ʒ ß.
Faites en une poudre f. a.	

℞ *Cinnamomi , dictamni Cretici , croci , boracis , aā.* ʒ ij.
Trochiscorum myrrhæ , ʒ j.
Sabinæ , ʒ ß.
Fiat pulvis f. a.

R E M A R Q U E S.

On pulvérisera ensemble la cannelle , le dictame & la sabine ; d'une autre part , on mettra en poudre les trochisques & le borax , on mêlera les ingrédients pulvérisés , & l'on fera une poudre qu'on gardera pour le besoin.

Elle est propre à hâter l'accouchement, quand la femme est dans les douleurs, & elle pousse l'arriére-faix : La dose en est depuis un scrupule jusqu'à deux ; on peut aussi s'en servir pour exciter les régles , on la dissout dans du vin blanc ou dans de l'eau d'armoise.

Vertus.
Dose.

Poudre Propre à Appaiser les Tranchées après l'Accouchement.

Pulvis ad Sedanda Tormina post Partum.

℞ De la racine de grande consoude séchée , & du meu-Athamantique , aā. ʒ ij.
Du gland de chéne & du succin, aā. ʒ j. ß.
Des écorces d'oranges séches , du macis , du safran , de la semence de sariette & de coriandre , aā. Э ij.
Faites du tout une poudre.

℞ *Radicis consolidæ majoris siccatæ , meu Athamantici , aā.* ʒ ij.
Glandis quercinæ , succini , aā. ʒ j. ß.
Corticis arantiorum sicc. macis , croci , seminis satureiæ , coriandri , aā. Э ij.

Fiat pulvis f. a.

R E M A R Q U E S.

On pulvérisera ensemble toutes ces drogues bien subtilement , & l'on gardera la poudre pour s'en servir au besoin.

Elle est propre pour appaiser les tranchées des femmes nouvellement accouchées, & pour la colique venteuse : La dose en est depuis un scrupule jusqu'à deux.

Vertus.
Dose.

Poudre contre la Toux des Enfants , de Mynsicht.

Pulvis contra Tussim infantum , A. Mynsicht.

℞ Du sucre pénidié , ʒ iij.
Du suc de réglisse , ʒ j.
De la poudre d'adraganth froid , & de *diaireos* simple , aā. ʒ ß.
De la racine de pivoine , ʒ ij.
Du lait de soufre & du safran oriental , aā. Э ij.

Du crâne humain & de la semence de pavot blanc , aā. Э j.
Mêlez le tout , & en faites une poudre très-subtile.

℞ *Sacchari penidiati ,* ʒ iij.
Succi glycyrrhizæ , ʒ j.
Pulveris diatragacanthi frigidi, diaireos simplicis , aā. ʒ ß.
Radicis pæoniæ , ʒ ij.
Lactis sulphuris , croci orientalis , aā. Э ij.

Cranii humani , seminis papaveris albi , aā. Э j.
Misce , & fiat omnium pulvis subtilissimus.

REMARQUES.

On pulvérisera ensemble la racine de pivoine, le safran, la semence de pavot & le crâne humain; d'une autre part, le suc de réglisse & les pénides: on mêlera ces ingrédients pulvérisés avec le lait de soufre, les poudres *diaireos* & *diatragacanthi frigidi*, & l'on fera une poudre qu'on gardera pour le besoin.

Vertus.   Elle est bonne pour épaissir les humidités trop subtiles qui descendent du cerveau sur la trachée-artère, pour exciter le crachat, pour adoucir les âcretés de la poitrine, pour aider à la respiration, on peut s'en servir aussi-bien pour les grandes personnes que pour les enfants: **Dose.**   La dose en est depuis demi-scrupule jusqu'à une dragme.

Le dessein qu'a eu l'Auteur de cette description, en y faisant entrer la racine de pivoine & le crâne humain, a été apparemment pour fortifier le cerveau d'où découle l'humeur qui produit la toux, pendant que les autres drogues adoucissent la poitrine, il peut aussi avoir eu en vûe de prévenir & d'empêcher par-là les mouvements convulsifs & épileptiques auxquels plusieurs enfants sont sujets.

Poudre pour les ulcères du Gosier.		Pulvis pro Ulceribus gutturis.	
♃ Du soufre vif,	ʒ iv.	♃ *Sulphuris vivi,*	ʒ iv.
De la myrrhe, de l'alun de sucre, aā.	ʒ ij.	*Myrrhæ, aluminis saccharini,* aā.	ʒ ij.
Du mastic & de l'encens, aā.	ʒ j.	*Mastiches, thuris,* aā.	ʒ j.
Du pyréthre,	℈ vj.	*Pyrethri,*	℈ vj.
Faites-en une poudre très-subtile.		*Fiat pulvis subtilissimus.*	

REMARQUES.

On pulvérisera le pyréthre en particulier; d'une autre part, le soufre vif & l'alun de sucre; d'une autre part, la myrrhe & l'encens dans un mortier oint de quelques gouttes d'huile d'amandes; d'une autre part, le mastic dans un mortier humecté au fond de quelques gouttes d'eau, on mêlera tous les ingrédients pulvérisés, & l'on fera une poudre qu'on gardera pour le besoin.

Vertus.   Elle est propre pour déterger & pour consolider les ulcères de la gorge, on en mêle une once dans une chopine d'eau-de-vie, & l'on en touche souvent l'ulcère.

Poudre Bézoardique, ou Alexipharmaque.		Pulvis Bezoardicus, seu Alexipharmacus.	
♃ Des racines de contrayerva, de serpentaire de Virginie, d'angélique & de zédoaire, aā. ʒ ß.		♃ *Radicum contrayervæ, serpentariæ Virginianæ, angelicæ, zedoariæ,* aā. ʒ ß.	
Des foies de vipères avec les cœurs, du bézoard d'orient, du bézoard minéral, aā.	ʒ iij.	*Hepatum viperarum cum cordibus, bezoardi orientalis, bezoardi mineralis,* aā.	ʒ iij.
De l'unicorne, du jonc odorant & du santal citrin, aā.	ʒ ij.	*Unicornu, schœnanthi, santali citrini,* aā.	ʒ ij.
Des grains de kermès, du safran, de l'écorce de citron séche & du camphre, aā.	ʒ ß.	*Granorum kermes, croci, corticis citri sicci, caphuræ,* aā.	ʒ ß.
De l'ambre gris & du musc, aā.	gr. vj.	*Ambræ grisæ, moschi,* aā.	gr. vj.
Des huiles de cannelle & de macis, aā. gutt. v.		*Oleorum cinnamomi, macis,* aā. gutt. v.	
Faites-en une poudre s. a.		*Fiat pulvis s. a.*	

REMARQUES.

On pulvérifera enfemble les racines, les foies de vipères, l'unicorne, le jonc odorant, le fantal citrin, le kermès, le fafran, l'écorce de citron féche ; d'une autre part, le camphre, les bézoar ds, l'ambre gris, le mufc, on mêlera les poudres enfemble, & on les agitera quelque temps dans un mortier de marbre, y ajoûtant peu à peu les huiles de cannelle & de macis, pour faire une poudre qu'on gardera au befoin.

Elle eft propre contre toutes les maladies où il y a de la malignité, on en peut donner dans les fiévres malignes, dans la pefte, dans la petite vérole, lorfqu'il eft queftion de pouffer les humeurs par la tranfpiration : La dofe en eft depuis huit grains jufqu'à demi-dragme. — Vertus. — Dofe.

La poudre bézoardique fe trouve décrite fort différemment dans les Pharmacopées, elle tire fon nom du bézoar qui y entre ; fon ufage étoit plus fréquent avant qu'on fe fervît de la poudre de vipères, elle a pourtant des vertus fort récommandables, les ingrédients qui y entrent, fent tous effentiels pour les effets qu'on en demande.

Poudre Pannonique.	Pulvis Pannonicus.

℞ Du bol d'Arménie & de la terre Lemnienne, aã. ℥ j. ß.
Des perles d'orient, des hyacinthes, des émeraudes, des faphirs, des rubis, du corail rouge & blanc ; des racines de tormentille, de doronic, de dictame blanc ; du fantal citrin, de la raclure d'unicorne & d'ivoire, aã. ℥ ß.
De l'écorce extérieure de citron féche & de la femence d'ofeille, aã. ʒ iij.
De la cannelle, ʒ j.
Du girofle & du fafran, aã. ʒ ß.
De feuilles d'or très-pur, N°. xxv.
Faites-en une poudre f. a.

℞ *Boli Armeniæ, terræ Lemniæ, aã. ℥ j. ß.*
Margaritarum orientalium, lapidum hyacinthorum, fmaragdorum, faphirorum & rubinorum, coralli albi & rubri ; radicum tormentillæ, doronici, dictamni albi ; fantali citrini, rafuræ unicornu & eboris, aã. ℥ ß.
Corticis citri exterioris ficci, feminis acetofæ, aã. ʒ iij.
Cinnamomi, ʒ j.
Caryophyllorum, croci, aã. ʒ ß.
Folia auri puriffimi, N°. xxv.
Fiat pulvis f. a.

REMARQUES.

On broiera enfemble fur le porphyre, les coraux, les perles & les pierres précieufes jufqu'à ce que le tout foit en poudre impalpable, on pulvérifera enfemble les racines, le fantal, les rafures, les écorces, la femence d'ofeille, les girofles & le fafran ; on mêlera enfemble les ingrédients pulvérifés, & l'on y ajoûtera les feuilles d'or pour faire une poudre qu'on gardera au befoin.

Elle eft eftimée contre la pefte, contre les fiévres malignes & contre toutes les autres maladies épidémiques, elle pouffe les humeurs par la tranfpiration : La dofe en eft depuis demi-fcrupule jufqu'à deux fcrupules. — Vertus. — Dofe.

Cette poudre a retenu le nom de Hongrie, où elle a été premiérement mife en ufage, on s'en fert fréquemment en Allemagne & aux autres pays Septentrionaux, mais rarement en France. — Poudre de Hongrie.

On mêle une once & demie de cette poudre dans une livre de fucre cuit dans l'eau de rofes comme le fucre rofat, & l'on en fait des tablettes. — Tablettes de Hongrie.

Le bol, la terre figillée, les perles, les coraux, l'or & les pierres précieufes qui entrent dans cette compofition, ne font pas les ingrédients qui lui donnent plus de vertu ; au contraire, ces matiéres ne font que terreftres, alkalines & aftringentes : il y a lieu de croire qu'elles empêchent plûtôt l'effet des autres remédes, en fixant leurs parties volatiles, que de les aider à chaffer le venin ; je ferois donc d'avis qu'on les retranchât de la defcription.

Ceux qui n'auront pas d'unicorne pourront lui fubftituer l'os de cœur de cerf.

Addition de camphre.   Quelques defcriptions ajoûtent deux dragmes de camphre dans le corps de la poudre, ce qui peut produire un bon effet dans plufieurs occafions, mais le camphre rendant une odeur importune & défagréable, je trouverois à propos qu'on attendît à en mêler dans chaque dofe de la poudre deux ou trois grains, lorfqu'il en feroit befoin.

Poudre contre les Écrouelles, d'Arnaud de Villeneuve.

℞ De l'éponge brûlée, de la pelote de mer rôtie, de l'os de féche, du poivre long & noir, du gingembre, de la cannelle, du fel gemme, du pyréthre, des galles, de la pierre d'éponge, aā.   ʒ j.

Pulvérifez ces ingrédients, & les mêlez.

Pulvis ad Strumas, Arnoldi de Villanovâ.

℞ Spongiæ combuftæ, pilæ marinæ toftæ, offis fepiæ, piperis longi & nigri, zinziberis, cinnamomi, falis gemmæ, pyrethri, gallarum, lapidis fpongiæ, aā.   ʒ j.

Pulverentur, & mifceantur.

REMARQUES.

On pulvérifera enfemble les noix de galles, le pyréthre, la cannelle, le gingembre, les poivres ; d'une autre part, on mettra enfemble en poudre les autres ingrédients, on les mêlera, & l'on fera une poudre qu'on gardera au befoin.

Vertus. *Dofe.*   Elle eft propre pour diffoudre & réfoudre les tumeurs fcrophuleufes, les écrouelles, le goître : La dofe en eft depuis fix grains jufqu'à un fcrupule.

Cette poudre eft compofée de remédes raréfiants & deffechants ; le pyréthre, les poivres, le gingembre, la cannelle, le fel gemme, la rendent fort âcre & pénétrante, & les autres drogues font des matiéres alkalines qui abforbent les humidités acides qui fe rencontrent dans les tumeurs fcrophuleufes.

Poudre de Safran, de Méfué.

℞ De la racine de meu Athamantique, de rhapontic, de *fpica Indica*, aā.   ʒ vj.

Du meilleur fafran, de *l'afarum*, des femences de perfil, de daucus de Créte, d'anis & d'ache, aā.   ʒ ß.

Du fcordium, de la fcolopendre, du fuc de régliffe, aā.   ʒ ij. ß.

Du *coftus*, de la caffe lignée, du jonc odorant, du carpobalfame, de la myrrhe, de la garance, des fucs d'abfinthe & d'eupatoire, & de l'huile de noix mufcade, aā.   ʒ ij.

Du *calamus* odorant & de la cannelle, aā. ʒ j. ß.

De la gomme adraganth,   ʒ j.

Faites-en une poudre f. a.

Pulvis Diacrocum, feu Diacurcuma, Mefue.

℞ Radicis meu athamantici, rhapontici, fpicæ Indicæ, aā.   ʒ vj.

Croci optimi, afari, feminum petrofelini, dauci Cretici, anifi & apii, aā. ʒ ß.

Scordii, fcolopendrii, fucci glycyrrhizæ, aā.   ʒ ij. ß.

Cofti, caffiæ ligneæ, fchœnanthi, carpobalfami, myrrhæ, rubiæ tinctorum, fuccorum abfinthii & eupatorii, olei nucis mofchatæ, aā.   ʒ ij.

Calami aromatici, cinnamomi, aā. ʒ j. ß.

Gummi tragacanthi,   ʒ j.

Fiat pulvis f. a.

REMARQUES.

On pulvérifera enfemble les racines, le fuc de réglifle , le fpica nard , les femences , les feuilles, les fleurs , le carpobalfamum, ou à fon défaut des cubébes, la gomme adraganth , le *caffia lignea* , la cannelle , le *calamus aromaticus* ; d'une autre part , on mettra en poudre le fafran , après l'avoir fait fécher très-doucement entre deux papiers ; d'une autre part , la myrrhe dans un mortier oint de quelques gouttes d'huile d'amandes ; on tirera les fucs d'abfinthe & d'aigremoine par expreffion à la maniére ordinaire , on les dépurera en les faifant bouillir un bouillon , & les paffant plufieurs fois par un blanchet, puis on les fera épaiffir au feu de fable jufqu'à ce qu'ils foient durs, & qu'ils puiffent être caffés comme le fuc de réglifle , on les écrafera dans un mortier, & on les pulvérifera les mélant avec un peu de la poudre , on y ajoûtera l'huile de mufcade & le refte de la compofition pour faire une poudre qu'on gardera au befoin.

Elle eft propre contre les maladies épidémiques , pour réfifter à la malignité des humeurs , pour exciter la tranfpiration , pour provoquer les mois aux femmes , pour exciter les urines : La dofe en eft depuis demi-fcrupule jufqu'à deux fcrupules. *Vertus; Dofe.*

Les fucs, fi épaiffis qu'ils foient, ne font guère en état d'être pulvérifés, ni mêles dans une poudre ; de plus, en les faifant épaiffir ou évaporer, on ne peut pas empêcher que le feu n'enléve & ne diffipe leur parties effentielles ; je ferois donc d'avis qu'à la place des fucs on employât dans la poudre les feuilles d'abfinthe & d'aigremoine féches ; mais il y a bien de l'apparence que l'Auteur n'a point prétendu qu'on garderoit cette compofition en poudre , il a fans doute voulu la réduire en électuaire en la mélant dans une quantité fuffifante de miel écumé , & alors les fucs y pourront entrer fans avoir été épaiffis.

La dofe de la poudre qu'on doit réduire en électuaire eft une once & demie fur chaque livre de miel écumé . *Électuaire diacurcuma.*

Le nom de *curcuma* eft donné à beaucoup d'ingrédients qui teignent enjaune ; mais ici par *diacurcuma* , l'on entend une compofition de fafran.

Poudre *contre la Rage.*	Pulvis contra Rabiem , feu Antilyffus.

℞ Des feuilles de rue , de verveine , de fauge , de plantain , de polypode , d'abfinthe vulgaire , de menthe , d'armoife , de mélifle , de bétoine , de millepertuis & de petite centaurée , de chacune parties égales.

On choifira ces plantes dans le temps qu'elles ont plus de force , c'eft-à-dire , vers la pleine lune de Juin ; faites-les fécher au foleil , & quand ces feuilles feront féches , vous les garderez pour l'ufage , à condition néanmoins de les renouveller toutes les années , & quand vous voudrez vous en fervir , vous réduirez en poudre très-fine le même poids de chacune.

℞ *Foliorum* rutæ , verbenæ , falviæ , plantaginis , polypodii , abfinthii vulgaris , menthæ , artemifiæ , meliffophylli , betonicæ , hyperici , centaurii minoris , ana partes æquales.

Legantur fingula quo tempore viribus pollent maximis , quod ad Junii ferè plenilunium affequuntur : in fole fervido brevi ficcentur , ficcata ad ufus referventur , eâ lege ut quotannis renoventur : quam utendi neceffitas incidet, fingulorum æquale pondus in pulverem tenuiffimum redigito.

REMARQUES.

On cueillera toutes les plantes qui entrent dans cette compofition , quand elles

Aaa iij

font dans leur plus grande vigueur, ce qui arrive dans la pleine lune de Juin, on les divisera par petits paquets, on les enveloppera de papier brouillard, & on les exposera au soleil ardent pour les faire sécher le plus promptement qu'il se pourra, on gardera ces herbes séches dans une boëte, les renouvellant toutes les années avec les mêmes circonstances, & à mesure qu'on voudra s'en servir, on les pulvérisera subtilement en parties égales.

Vertus. Cette poudre est propre pour prévenir les accidents de la rage, quand on a été mordu d'un animal enragé, il en faut user pendant quinze jours consécutifs le matin à jeun : **Dose.** La dose en est depuis demi-dragme jusqu'à trois dragmes dans du vin blanc, on peut s'en servir encore pour fortifier le cerveau.

L'Auteur de cette poudre est M. de Pirou ; mais M. Palmarius, Médecin de Paris en a donné la description dans un livre qu'il a fait imprimer, & qui a pour titre *de la morsure du chien enragé.*

La circonstance de cueillir les plantes vers la pleine lune de Juin a été recommandée par l'Auteur, parce qu'il a cru qu'elles recevoient pendant ce temps-là quelqu'influence salutaire, mais j'estime qu'il importe peu que ces plantes soient cueillies dans la pleine lune ou en décours, au mois de Juin ou en un autre mois, pourvû qu'on observe de ne les cueillir, que quand elles sont en leur plus grande vigueur.

Si l'on ajoûtoit à cette composition un tiers de poudre de vipères, elle auroit encore plus vertu.

Poudre contre la Peste, de Bauderon.

℞ Du bol d'Arménie préparé avec l'eau de scabieuse, ℥ j.

De la terre sigillée, ℥ ß.

Des racines de tormentille & d'angélique, aã. ℨ ij.

Des écorces de citron ; des semences mondées de citron, d'oseille, de pourpier, de chardon bénit, des racines de dictame, aã. ℨ ß.

Des racines d'aunée, de buglose, de bourrache, de zédoaire, d'œillets, de la raclure d'ivoire, de l'os de cœur de cerf ou de bœuf, de la cannelle, de la noix muscade, des feuilles de mélisse séches, des pierres d'émeraudes, d'hyacinthes, de grenats, de saphirs, du corail rouge, des perles bien luisantes & des roses rouges, aã. ℨ j.

Du musc, ℈ ß.

Faites-en une poudre s. a.

Pulvis contra Pestem, Bauderoni.

℞ *Boli Armeniæ aquâ scabiosæ præparatæ,* ℥ j.

Terræ sigillatæ, ℥ ß.

Radicum tormentillæ, & angelicæ, aã. ℨ ij.

Corticis citri mali, seminum citri mundator. acetosæ, portulacæ, cardui benedicti, radicum dictamni, aã. ℨ ß.

Radicum enulæ campanæ, buglossi, borraginis, zedoariæ, tunicæ id est betonicæ altilis, rasuræ eboris, ossis è corde cervi, vel bovis, cinnamomi, nucis moschatæ, foliorum melissæ siccorum, lapidum smaragdi, hyacinthi, granatorum, saphirorum, coralli rubri, margarit. splendidarum, rosarum rubrarum, aã. ℨ j.

Moschi orientalis, ℈ ß.

Fiat pulvis s. a.

REMARQUES.

On pulvérisera ensemble les racines, les écorces, les feuilles, la muscade, les semences, les rasures, l'os de cœur de cerf & les roses, on broiera ensemble sur le porphyre, les perles, le corail & les pierres précieuses, jusqu'à ce qu'elles soient en poudre impalpable ; d'une autre part, on pulvérisera la terre sigillée, le bol préparé & le musc, on mêlera tous les ingrédients pulvérisés, & l'on en fera une poudre qu'on gardera au besoin.

Vertus. Elle est aléxitère, propre contre la peste, les fiévres malignes & les autres maladies contagieufes : La dofe en eft depuis demi-fcrupule jufqu'à deux fcrupules.   Dofe.

Cette compofition a beaucoup de rapport avec la poudre de Hongrie.

Le bol, la terre figillée, les fragments précieux, le corail, les perles étant naturellement privés de parties volatiles, je les crois abfolument inutiles dans cette poudre qui n'agit que par fes parties fpiritueufes ; ainfi je ferois d'avis qu'on les retranchât de la compofition.

<table>
<tr><td>Poudre Grife de Céfar,
contre la Pefte.</td><td>Pulvis Grifeus Cæfaris,
contra Peftem.</td></tr>
</table>

♃ Des racines de pimprenelle, de gentiane, de tormentille, de ferpentaire, des grains de geniévre, des feuilles de rue & d'abfinthe, aā. ℥ j. Du caftoreum, ℥ ſs. Faites-en une poudre f. a.	♃ Radicis pimpinellæ, gentianæ, tormentillæ, ferpentariæ, granorum juniperi, foliorum rutæ, abfinthii, aā. ℥ j. Caftorei, ℥ ſs. Fiat pulvis f. a.

R E M A R Q U E S.

On pulvérifera toutes les drogues enfemble, & l'on gardera la poudre pour le befoin.

Elle eft propre contre la pefte & pour s'en préferver : La dofe en eft depuis demi-fcrupule jufqu'à deux fcrupules.   Vertus.
Dofe.

On ajoûte dans cette poudre des noix mondées & pilées en pâte dans un mortier de marbre, de la thériaque & du vinaigre rofat, du chacun une once; on malaxe le tout enfemble, & l'on en forme une maffe de pilules dont on fait prendre à la dofe depuis un fcrupule jufqu'à une dragme.   Maffe
de pilules
contre la
pefte.
Dofe.

<table>
<tr><td>Poudre Rouge de Céfar,
contre la Pefte.</td><td>Pulvis Rubeus Cæfaris,
contra Peftem</td></tr>
</table>

♃ Du bol d'Arménie & du foufre vif, aā. ℥ ſs. Des racines de zédoaire & de gingembre, aā. ℥ iij. De gentiane, de pimprenelle & de tormentille; du dictame de Créte, de la corne de cerf, aā. ℥ ij. Du camphre, ℈ iv. De la myrrhe choifie & du fafran, aā. ℥ j. De l'os de cœur de cerf, ℈ ij. Faites de tout cela une poudre f. a.	♃ Boli Armeni t, fulpharis vivi, aā. ℥ ſs. Radic. zedoariæ, zinziberis, aā. ℥ iij. Gentianæ, pimpinellæ, tormentillæ ; dictamni Cretici, cornu cervi, aā. ℥ ij. Camphoræ, ℈ iv. Myrrhæ electæ, croci, aā. ℥ j. Offis è corde cervi, ℈ ij. Fiat omnium pulvis f. a.

R E M A R Q U E S.

On pulvérifera enfemble les racines, le dictame, la corne de cerf, l'os de cœur de cerf, les arrofant d'un peu d'eau-de-vie ; d'une autre part, le fafran après l'avoir fait fécher entre deux papiers à une lente chaleur : d'une autre part, on mettra en poudre enfemble le bol, le foufre vif & le camphre ; d'une autre part, la myrrhe, on mêlera les ingrédients pulvérifés, & l'on en fera une poudre qu'on gardera au befoin.

Elle réfifte au mauvais air, elle chaffe le venin, on s'en fert contre la pefte : La dofe en eft depuis demi-fcrupule jufqu'à deux fcrupules.   Vertus.
Dofe.

On corporifie cette poudre avec de la thériaque, du mithridat de chacun fix   Pilules contre la peste.

dragmes & un peu d'eau-de-vie, pour en faire une masse de pilules.

Le bol me paroît bien inutile dans cette composition, c'est une terre bitumineuse, privée des principes actifs qui sont nécessaires dans un reméde alexitère.

Poudre de l'Empereur Ferdinand, contre la Peste.	*Pulvis Imperatoris Ferdinandi, contra Pestem.*

℞ Du bol d'Arménie préparé,   ℥ ß.
De la raclure de corne de cerf, des semences de citrons, d'oranges & de limons, aã.   ℥ iij.
Des semences de coriandre & de millepertuis, aã.   ℥ ß.
Du dictame blanc & de la cannelle, aã.   ℥ ij.
Des girofles, des roses rouges, de la raclure d'ivoire, aã.   ℥ j. ß.
Du bois d'aloës, de la noix muscade, des feuilles séches de marjolaine, des baies de genièvre, de l'os de cœur de cerf, des racines de tormentille, de scabieuse & de buglose, des trois santaux, aã.   ℥ ß.
Des saphirs, des hyacinthes, des émeraudes, des rubis & des grenats, aã.   Ə j.
Faites de tout cela une poudre s. a.

℞ *Boli Armeniæ præpar.*   ℥ ß.
Rasuræ cornu cervi, seminis citri, arantiorum, limonum, aã.   ℥ iij.
Seminis coriandri, hyperici, aã. ℥ ß.
Dictamni albi, cinnamomi, aã. ℥ ij.
Caryophyllorum, rosarum rubrarum, rasuræ eboris, aã.   ℥ j. ß.
Ligni aloës, nucis moschatæ, foliorum majoranæ siccorum, baccarum juniperi, ossis è corde cervi, radicum tormentillæ, scabiosæ, buglossi, trium santalorum, aã. ℥ ß.
Lapidum saphirorum, hyacinthorum, smaragdorum, rubinorum, granatorum, aã.   Ə j.
Fiat ex arte omnium pulvis.

R E M A R Q U E S.

On pulvérisera ensemble les semences, les racines, la cannelle, les girofles, les roses, la corne de cerf, le bois d'aloës, la muscade, la marjolaine, le genièvre, l'os de cœur de cerf, les santaux; d'une autre part, on réduira en poudre sur le porphyre les pierres prétieuses, on mêlera les ingrédients pulvérisés avec le bol préparé, & l'on fera une poudre qu'on l'on gardera au besoin.

Vertus.

Elle est non-seulement propre contre la peste, mais contre toutes les autres maladies où il y a de la malignité; elle provoque la sueur, elle chasse les humeurs par la transpiration :

Dose.

La dose en est depuis demi-scrupule jusqu'à deux scrupules.

Cette description est farcie de plusieurs drogues inutiles, comme les pierres prétieuses, le bol; ces matiéres terrestres, étant privées naturellement de principes actifs, ne peuvent aider à chasser le venin, la graine de limon est bien peu différente de celle de citron, on peut en retrancher une & mettre le double de l'autre; pour la semence d'orange elle a peu de vertu, je voudrois mettre en sa place de l'écorce jaune extérieure séche de l'orange amère, c'est la partie de l'orange qui a le plus de qualité; les racines de buglose & de scabieuse séches sont de petite vertu, la rasure d'ivoire n'est pas fort nécessaire dans une composition où entre la corne de cerf, ce sont des matiéres de même vertu, mais la corne de cerf conient plus de sel que l'ivoire, comme je l'ai remarqué dans mon Livre de Chymie, & par conséquent elle a plus de qualité; voici donc comme je voudrois abréger & réformer cette composition.

Poudre contre la Peste, réformée.	*Pulvis contra Pestem, reformatus.*

℞ De la raclure de corne de cerf & de la semence de citron, aã.   ℥ vj.
De l'écorce extérieure d'oranges amères, ℥ iij.

℞ *Rasuræ cornu cervi, seminis citri, aã.*   ℥vj.
Cortic. exter. arantiorum amar. ℥ iij.

De

De la racine de dictame blanc & de la cannelle,
aã. ʒ ij.

Du girofle, des roſes rouges, du bois d'aloës, du macis, des feuilles de marjolaine féches, des baies de geniévre, de l'os de cœur de cerf, de la racine de tormentille & du ſantal citrin, aã. ʒ j. ß.

Des ſemences de coriandre & de millepertuis, aã. ʒ ß.

Faites-en une poudre ſ. a.

Radicis dictamni albi, cinnamomi, aã. ʒ ij.

Caryophyllorum, roſarum rubrarum, ligni aloës, macis, foliorum majoranæ ſiccorum, baccarum juniperi oſſ è corde cervi, radicis tormentillæ, ſantali citrini, aã. ʒ j. ß.

Seminis coriandri & hyperici, aã. ʒ ß.

Fiat ex arte omnium pulvis.

Poudre de Mumie, de Mynſicht.

℞ De la mumie d'Égypte & du magiſtère de pierres de perches, aã. ʒ ij.

Du ſang de bouc préparé, du girofle, du ſperme de baleine, aã. ʒ j. ß.

Des racines de garance, de chélidoine, de tormentille, aã. ʒ j.

Du ſuccin blanc préparé, du ſel de corail rouge, du bol rouge d'orient, aã. ʒ ß.

Mêlez ces drogues, & faites-en une poudre ſ. a.

Pulvis Diamumiæ, A. Mynſicht.

℞ *Mumiæ tranſmarinæ, magiſterii lapidum percarum, aã.* ʒ ij.

Sanguinis hirci præparati, caryophyllorum, ſpermatis ceti, aã. ʒ j. ß.

Radicis rubiæ tinctorum, hirundinariæ, tormentillæ, aã. ʒ j.

Succini albi præparati, ſalis corallorum rubrorum, boli rubri orientalis, aã. ʒ ß.

Miſce, & fiat omnium pulvis ſubtiliſſimus,

REMARQUES.

On pulvériſera enſemble les racines & les girofles ; d'une autre part, on mettra en poudre enſemble la mumie, le ſang de bouc préparé & la nature de baleine ; d'une autre part, le bol & le ſel de corail ; on mêlera ces ingrédients pulvériſés avec le magiſtère de pierre de perches & le ſuccin préparé, pour faire une poudre qu'on gardera au beſoin.

Elle eſt bonne pour ceux qui ſont tombés, ou qui ont été bleſſés violemment, elle diſſout le ſang caillé, elle fortifie les parties, elle aglutine les plaies internes : La doſe en eſt depuis un ſcrupule juſqu'à une dragme.

Pour faire le magiſtère de pierres de perches, il faut les calciner, puis les ayant réduites en poudre ſubtile, procéder comme à l'opération du magiſtère de corail, dont on trouvera la deſcription dans mon Traité de Chymie : mais par la calcination & par la réduction de cette pierre en magiſtère, on fait diſſiper toutes ſes parties volatiles dans leſquelles conſiſtoit ſa principale vertu, & il ne reſte qu'une matiére privée de tout principe actif, laquelle on pourroit appeller à juſte titre tête-morte, ainſi j'eſtime qu'il ſeroit beaucoup meilleur d'employer dans cette compoſition les pierres de perches ſimplement pulvériſées, que de les réduire en magiſtère.

Vertus.

Doſe.

Magiſtère de pierres de perches.

Poudre de Semences.

℞ Des racines de chardon roland, de petit houx, d'arrête-bœuf, de ſouchet, de garance, aã. ʒ ij.

De la régliſſe ; du chamædrys & de la gomme adraganth, aã. Э iv.

De la pierre de Judée, de l'éponge préparée, aã. ʒ ß.

Des yeux d'écreviſſes préparés, des ſemences

Pulvis Diaſpermaton.

℞ *Radicum eryngii, bruſci, ononidis, cyperi, rubiæ tinctorum, aã.* ʒ j.

Radicum liquiritiæ ; folior. chamædryos, gummi tragacanthi, aã. Э iv.

Lapidis Judaïci, ſpongiæ præparatæ, aã. ʒ j. ß.

Oculorum cancri præparator ; ſeminum

d'ache , d'asperges , d'ammi , de bardane , de car- | apii , asparagi , ammeos , bardanæ , car-
vi , de citron , de daucus , de fenouil , de gré- | vi , citri , dauci , fœniculi , milii folis ,
mil , de basilic , de persil de Macédoine , de pim- | ocimi , petroselini Macedonici , pimpinel-
prenelle , des quatre grandes semences froides , | læ , quatuor frigidorum majorum , brusci ,
de petit-houx, de saxifrage, de séséli , d'ortie , des | saxifragæ , sezeli , urticæ , baccarum juni-
baies de geniévre & des fruits d'alkékenge, aã. ʒ j. | peri , fructuum alkekengi , aã.   ʒ j.
Faites-en une poudre s. a. | Fiat pulvis s. a.

R E M A R Q U E S.

On pulvérisera ensemble les semences , les baies , les fruits , les racines , le chamœdrys; d'une autre part , la gomme adraganth , dans un mortier qu'on aura fait
chauffer ; on broiera sur le porphyre la pierre Judaïque jusqu'à ce qu'elle soit réduite en poudre impalpable ; on mêlera les ingrédients pulvérisés avec les yeux d'é-
crevisses & l'éponge préparés pour faire une poudre qu'on gardera au besoin.

Vertus.   Elle est fort diurétique & propre pour le scorbut , pour le goître , pour la goutte , pour la colique néphrétique , pour la pierre : La dose en est depuis un scrupule
Dose.   jusqu'à une dragme.

Cette poudre est appellée *diaspermaton* , à cause de la grande quantité de semences qui y entrent , car ce mot signifie composition de semences.

Poudre de Roses nouvelle ,   Pulvis Rosatæ novellæ , Nicolai
de Nicol. Alexandr.   Alexandrini.

℞ Des roses rouges , de la réglisse & du su- | ℞ *Rosarum rubrarum , glycyrrhizæ ,*
cre , aã.   ʒ ix ℈ ij. ß. | *sacchari , aã.*   ʒ ix. ℈ ij. ß.
De la cannelle ,   ʒ ij. ℈ ij. & gr. ij. | *Cinnamomi ,*   ʒ ij. ℈ ij. gr. ij.
Du girofle, du spica nard , du petit galanga, | *Caryophyllorum , spica nardi , galangæ*
du gingembre , de la zédoaire , de la noix mus- | *tenuioris , zingiberis , zedoariæ , nucis*
cade , du storax calamite , du cardamome & de la | *moschatæ , styracis calamit. cardamomi &*
semence d'ache , aã.   ℈ j. & gr. viij. | *seminis apii , aã.*   ℈ j. gr. viij.
Faites-en une poudre s. a. | *Fiat pulvis s. a.*

R E M A R Q U E S.

On pulvérisera ensemble les roses, la réglisse , la cannelle , le spica nard , le galanga , le gingembre , la zédoaire , la muscade , le cardamome & la semence d'a-
che; d'une autre part , le storax , & d'une autre part le sucre , on mêlera les ingrédients pulvérisés pour en faire une poudre qu'on gardera au besoin.

Vertus.   Elle fortifie l'estomac , le cœur & le cerveau , elle arrête le vomissement , & elle
Dose.   dissipe les vents : La dose en est depuis demi-scrupule jusqu'à une dragme.

Cette poudre est dite nouvelle par son Auteur , pour la différencier d'avec une
autre du même nom qu'il avoit décrite auparavant , où il faisoit entrer le soufre vif.

Le sucre est inutile dans cette composition , & il peut rendre la poudre humide
parce qu'il s'humecte aisément, on pourroit l'en retrancher.

Il semble qu'on ait tremblé en dosant les ingrédients de cette poudre ; car pourquoi mettre des roses , de la réglisse & du sucre candi , de chacun neuf dragmes
deux scrupules & demi? Quelle conséquence y auroit-il eu , d'ajoûter demi-scrupule de chacune de ces drogues , & d'en mettre de chacune dix dragmes ? Ne pou-
voit-on pas s'enhardir assez pour marquer trois dragmes de cannelle au lieu de deux
dragmes deux scrupules & deux grains ? Cette écorce n'est pas un reméde dange-

reux pour en épargner quelques grains fur une quantité confidérable de poudre: Pourquoi ne pas mettre demi-dragme de chacune des autres drogues plûtôt qu'un fcrupule & huit grains ? Eft-ce que quatre grains, qu'on auroit ajoûtés, auroient pû apporter quelque préjudice à la poudre? Il n'y a pas de raifon à le croire, & d'autant plus qu'en augmentant le poids des premiéres drogues, comme je l'ai marqué, l'on auroit proportionné celui des fuivantes : mais il y a apparence que l'Auteur avoit employé dans fa defcription d'autres poids qui ont été changés depuis en nos dragmes, nos fcrupules, nos grains, & compenfés à proportion de ce qu'ils pefoient.

Poudre de Rofes Aromatique, de Gabriel.	Pulvis Rofatus Aromaticus, Gabrielis.

♃ Des rofes rouges mondées,	℥ xv.	♃ Rofarum rubrarum mundat.	℥ xv.
De la régliffe,	℥ vij.	Liquiritiæ,	℥ vij.
De la cannelle,	℥ v.	Cinnamomi,	℥ v.
Du bois d'aloës & du fantal citrin, aã.	℥ iij.	Ligni aloës, fantali citrini, aã.	℥ iij.
Des gommes Arabique & adraganth, du girofle, du macis, aã.	℥ ij. ß.	Gummi Arabici & tragacanthi; caryophyllorum, macis, aã.	℥ ij. ß.
Du fpica nard, de la noix mufcade, du petit cardamome & du petit galanga, aã.	℥ j. ß.	Spicæ nardi, nucis mofchatæ, cardamomi minoris, galangæ minoris, aã.	℥ j ß.
Mêlez le tout, & en faites une poudre f. a.		Mifce, fiat pulvis f. a.	

R E M A R Q U E S.

On pulvérifera enfemble les gommes dans un mortier chauffé & toutes les autres drogues auffi, on mêlera les ingrédients pulvérifés, & l'on en fera une poudre qu'on gardera au befoin.

Elle a les mêmes vertus que la précédente, & l'on s'en fert aux mêmes ufages : La dofe en eft depuis demi-fcrupule jufqu'à deux fcrupules.

Les gommes Arabique & adraganth ne peuvent faire dans cette poudre que diminuer la bonne odeur & la vertu des aromates par leur parties glutineufes, auffi elles y font plûtôt nuifibles qu'utiles.

Quelques-uns ajoûtent dans le corps de cette poudre de l'ambre gris deux fcrupules, & du mufc un fcrupule ; mais alors elle ne peut plus fervir aux perfonnes fujettes aux vapeurs, parce que ces aromates les excitent.

Cette poudre me paroît mieux dofée dans fes ingrédients que l'autre, & elle fe conferve mieux auffi, parce qu'il n'y entre rien qui reçoive facilement l'humidité.

Vertus.
Dofe.

Poudre Diarrhodon de l'Abbé, Réformée.	Pulvis Diarrhodon Abbatis, Emendatus.

♃ Des rofes rouges féparées de leurs onglets, aã.	℥ j. ß.	♃ Rofarum rubrarum exungulatarum,	℥ j. ß.
Du fantal citrin & rouge, aã.	℥ iij.	Santali citrini & rubri, aã.	℥ iij.
Du bois d'aloës, de la cannelle, du rhapontic, du nard Indique, de la raclure d'ivoire, de l'os de cœur de cerf, du fafran, du maftic, du petit cardamome, des gommes adraganth & Arabique, du fuc de régliffe; des femences d'anis, de fenouil, de bafilic, de melons, de concombres		Ligni aloës, cinnamomi, rhapontici, nardi Indicæ, rafu æ eboris, offis è corde cervi, croci, maftiches, cardamomi minoris, gummi tragacanthi, Arabici, fucci glycyrrhizæ; feminum anifi, fæniculi, ocimi, melonum & cucumeris mundatorum,	

B b b ij

mondés, & des perles préparées, aã.	ʒ j.	*margaritarum præparatarum, aã.*	ʒ j.
De l'ambre gris,	gr. viij.	*Ambræ grifeæ,*	gr. viij.
Du mufc,	gr. iv.	*Mofchi orientalis,*	gr. iv.
Faites-en une poudre f. a.		*Fiat ex arte pulvis.*	

REMARQUES.

On pulvérifera enfemble les rofes, les fantaux, le bois d'aloës, la cannelle, le rhapontic, le fpica nard, l'ivoire, l'os de cœur de cerf, le cardamome, le fuc de réglifle & les femences ; d'une autre part, on mettra en poudre le fafran, après l'avoir fait fécher très-doucement entre deux papiers ; d'une autre part, le maftic dans un mortier humecté de quelques gouttes d'eau ; d'une autre part, les gommes Arabique & adraganth dans un mortier chauffé ; d'une autre part, le mufc & l'ambre gris avec les perles préparées ; on mêlera exactement les ingrédients pulvérifés, pour en faire une poudre qu'on gardera au befoin.

Vertus. Dofe. Elle eft employée pour fortifier le cœur, l'eftomac, & le foie, elle aide à la digeftion, elle empêche le vomiffement : La dofe en eft depuis demi-fcrupule jufqu'à deux fcrupules.

Cette poudre prend fon nom des rofes qui en font la bafe, car *diarrhodon* fignifie compofition de rofes : elle a été inventée par un Abbé ; fa defcription a été réformée dans la Pharmacopée Royale comme je l'ai rapportée ici, on en a retranché le fucre, qui y feroit inutile & qui humecteroit la poudre ; on a mis l'ivoire rapé à la place du *fpodium*, qui eft un ivoire calciné, & l'on a eu beaucoup de raifon de faire ce changement, parce qu'en calcinant le *fpodium* on laifle diffiper tout le fel volatil de l'ivoire, en quoi confifte fa principale vertu : on a retranché l'*afarum*, le camphre, les femences d'endive, de pavot, de berbéris, de pourpier, de courge, & de citrouille ; il me femble qu'on auroit pû ôter encore celle de melon & de concombre, & les gommes Arabique & adraganth, qui font placées dans un remède fpiritueux, & dont la vertu confifte dans des parties volatiles ; le fuc de réglifle, quand il eft fait fidellement, n'eft guère en état d'être pulvérifé, il vaudroit mieux lui fubftituer la réglifle féche.

Il eft bon de féparer une partie de cette poudre, avant que d'y mêler du mufc & de l'ambre, en faveur des malades qui font fujets aux vapeurs.

Les perles me paroiffent encore affez inutiles dans cette compofition, parce qu'elles n'ont qu'une qualité alkaline, dont on n'a pas befoin ; je voudrois donc réformer la poudre *diarrhodon* en la maniére fuivante.

Poudre Diarrhodon, Réformée.	Pulvis Diarrhodon, Reformatus.
♃ Des rofes rouges féches épluchées, ou féparées de leurs onglets, ʒ ij.	♃ *Rofarum rubrarum ficcarum exungulatarum,* ʒ ij.
Du fantal citrin, ʒ j.	*Santali citrini,* ʒ j.
De la réglifle, de la femence d'anis, aã. ʒ ij.	*Liquiritiæ, feminis anifi, aã.* ʒ ij.
De la cannelle, du nard Indique, de la raclure d'ivoire, de l'os de cœur de cerf, du fafran, du maftic, du petit cardamome, du rhapontic ; de la femence de bafilic, aã. ʒ j.	*Cinnamomi, nardi Indicæ, rafuræ eboris, offis è corde cervi, croci, mafliches, cardamomi minoris, rhapontici, feminis ocimi, aã.* ʒ j.
Faites de toutes ces drogues une poudre.	*Fiat omnium pulvis.*

Poudre de Succin , de Mynſicht.

Pulvis Diaſuccini , A. Mynſicht.

℞ Du ſuccin blanc préparé ,   ℥ ß.
Du magiſtère de corail rouge , de la noix muſcade , du bol rouge oriental & des émeraudes
préparées , aa.   ℥ ij.
Du ſafran de Mars aſtringent & du ſang de dragon , aa.   ℥ j. ß.
Du ſtorax calamite , de la corne de cerf brûlée & préparée , du *laudanum* en opiate , aa. ℥ j.
Des ſemences de roſes & de plantain , & des
fleurs de pavot champêtre , aa.   ℥ ß.
Du girofle , du ſafran oriental , de la cannelle ,
& du macis , aa.   Ɔ j.
Faites-en une poudre très-ſubtile.

Succini albi præparati ,   ℥ ß.
*Magiſterii corallorum rubrorum , nucis
moſchatæ , boli rubri orientalis , ſmaragdi
præparati , aa.*   ℥ ij.
*Croci Martis aſtringentis , ſanguinis
draconis , aa.*   ℥ j. ß.
*Styracis calamitæ , cornu cervi uſti
præparati , laudani opiat. aa.*   ℥ j.
*Seminis roſarum & plantaginis , florum
papaveris erratici , aa.*   ℥ ß.
*Caryophyllorum , croci orientalis , cin-
namomi , macis , aa.*   Ɔ j.
Fiat pulvis ſubtiliſſimus.

R E M A R Q U E S.

On pulvériſera enſemble le macis , la cannelle , les girofles , les fleurs de coquelicot ſéches , les ſemences & la muſcade ; d'une autre part , le ſafran après l'avoir fait
ſécher doucement entre deux papiers ; d'une autre part , on mettra enſemble en
poudre le ſang de dragon & le ſtorax dans un mortier oint de quelques gouttes d'huile de muſcade ; d'une autre part , le bol ; on broiera bien ſubtilement ſur le porphyre le ſafran de Mars aſtringent , on mêlera les poudres exactement dans un mortier
avec le laudanum , la corne de cerf préparée , le ſuccin préparé ou broyé , les émeraudes préparées & le magiſtère de corail , pour faire une poudre qu'on gardera
au beſoin.

Elle appaiſe les coliques , elle arrête les cours de ventre & les hémorrhagies ,
elle excite le ſommeil : La doſe en eſt depuis demi-ſcrupule juſqu'à demi-dragme.

Demi-ſcrupule de cette poudre contient de laudanum un peu plus de demi-
grain.

Un ſcrupule de la poudre contient de laudanum un grain & la ſixiéme partie
d'un grain.

Demi-dragme de la poudre contient de laudanum un grain & les trois quarts
d'un grain.

On trouvera la deſcription du magiſtère de corail dans mon Traité de Chymie ,
mais j'aimerois mieux faire entrer dans cette poudre le corail ſimplement broyé ſur
le porphyre , que ſon magiſtère , parce qu'il eſt plus alkali & plus propre à rompre
les pointes des ſels , qui par leur corroſion cauſent les maladies pour leſquelles
on emploie cette compoſition.

Vertus.
Doſe.
Ɔ ß.

Ɔ j.

℥ ß.

Poudre Diamargariti frigidi.

Pulvis Diamargariti frigidi.

℞ Des perles orientales préparées ,   ℥ ß.
Des roſes rouges ſéparées de leurs onglets ,
des fleurs de nénuphar & de violettes , aa. ℥ iij.
Du bois d'aloës , du ſantal rouge & citrin ;
des racines de tormentille , de dictame blanc ,
de quinte-feuille ; des baies de myrte , des
grains de kermès , de la ſemence de melons mon-

℞ *Margaritarum orientalium præparatarum ,*   ℥ ß.
*Roſarum rubrarum exungulatarum , flo-
rum nymphæa & violarum , aa.*   ℥ iij.
*Ligni aloës , ſantali rubri & citrini ;
radicum termentillæ , dictamni albi , pentaphylli ; baccarum myrti , granorum kermes ,*

dée, d'endive & d'ofeille ; de la raclure d'ivoire & de corne de cerf ; du corail blanc & rouge préparé, aã.   ʒ j.
De l'ambre gris & de feuilles d'or, aã.   ʒ ß.
Du mufc oriental,   gr. iv.
Faites-en une poudre f. a.

feminis melonum mundati, endiviæ & oxalidis ; rafuræ eboris & cornu cervi ; coralli albi & rubri præparati, aã.   ʒ j.
Ambræ grifeæ, foliorum auri, aã.   ʒ ß.
Mofchi orientalis,   gr. iv.
Fiat ex arte pulvis.

R E M A R Q U E S.

On pulvérifera enfemble les fleurs de nénuphar & de violettes féches, les bois, les racines, les baies, les grains de kermès, les femences & les rafures ; d'une autre part, on mettra en poudre le mufc & l'ambre avec les coraux préparés : on mêlera les ingrédients pulvérifés, on y ajoûtera les feuilles d'or, & l'on fera une poudre qu'on gardera dans un vafe de verre bien bouché.

Vertus.
Dofe.
Elle eft employée pour fortifier les parties nobles, pour donner de la vigueur, pour faciliter la refpiration, pour réfifter à la malignité des humeurs ; la dofe en eft depuis demi-fcrupule jufqu'à deux fcrupules.

Le nom de cette poudre vient des perles qui en font la bafe, car *diamargaritum* fignifie compofition de perles : elle eft dite froide pour la différencier d'avec l'autre poudre de perles, qui eft compofée d'ingrédients plus âcres & plus chauds ; néanmoins fi l'on confidère cette defcription, on y trouvera des aromates qui font plus capables d'exciter du mouvement dans les efprits, & par conféquent de la chaleur, que du rafraîchiffement ; il eft vrai que les femences de melon, d'endive, d'ofeille, les fleurs de nénuphar & de violettes qui font rafraîchiffantes, peuvent en quelque façon modérer le mouvement des parties fubtiles des fantaux, du bois d'aloës, du mufc, de l'ambre, mais ils n'empêcheront pas que la poudre n'excite toûjours une chaleur modérée dans le corps : ainfi l'on auroit autant de raifon de furnommer cette poudre chaude que froide, & d'autant plus que la vertu principale qu'on en retire vient de la fubtilité de fes parties, qui fe mêlant dans le fang & dans les autres humeurs, les purifient, les exaltent & les mettent en état de fortifier l'habitude du corps en fe répandant de tous côtés.

La poudre *diamargaritum frigidum* eft décrite diverfement dans les Pharmacopées ; je rapporte la defcription que j'ai trouvée la plus raifonnable & la moins embarraffée, il y entre pourtant quelques ingrédients, que je crois inutiles, & qu'on pourroit retrancher, comme la femence de melon, elle engraiffe trop la poudre ; le corail eft un alkali fuperflu, puifqu'il y a dans la compofition des perles en affez bonne quantité, lefquelles font de la même nature ; les feuilles d'or ne fervent-que d'ornement à la poudre ; car l'or n'a aucune vertu pour fortifier le cœur.

J'eftime même que les perles, quoiqu'elles donnent le nom à la compofition, y font d'une petite utilité, car étant d'une matiére purement alkaline & privée de principes actifs, elles n'ont pas grande vertu pour fortifier le cœur, ni pour réfifter à la malignité des humeurs.

Poudre Diamargariti calidi, *d'Avicenne.*	Pulvis Diamargariti calidi, Avicennæ.

℞ de la cannelle,   ʒ x.
Du gingembre & du maftic, aã.   ʒ ß.
Du poivre long & noir, de la racine de béhen blanc & rouge, aã,   ʒ iij.

℞ *Cinnamomi,*   ʒ x.
Zingiberis, maftiches, aã.   ʒ ß.
Piperis longi & nigri, radicis behen albi & rubri, aã.   ʒ iij.

De la noix muſcade, du macis, du cardamome, de la garance, de la zédoaire, du doronic
& de la femence d'ache, aã.　　　　　ʒ ij.
Du pyrethre, des perles préparées, aã.　ʒ j.
Mêlez le tout pour en faire une poudre ſ. a.

*Nucis moſchatæ, macis, cardamomi,
rubiæ tinctorum, zedoariæ, doronici, ſeminis apii, aã.　　　　　　　　　ʒ ij.
Pyrethri, margaritarum præparatar.
aã.　　　　　　　　　　　　　　ʒ j.
Miſce, fiat pulvis ſ. a.*

R E M A R Q U E S.

On pulvériſera toutes les drogues enſemble, & l'on y mêlera les perles préparées, pour faire une poudre qu'on gardera au beſoin.

Elle eſt hyſtérique & propre pour fortifier la matrice ; elle excite les mois aux
femmes, & la femence, elle aide à la digeſtion : La doſe en eſt depuis demi-
ſcrupule juſqu'à deux ſcrupules.

Cette poudre eſt mal appellée *diamargaritum*, puiſque ce ne ſont pas les perles qui y dominent ; elle n'en eſt pourtant pas moins bonne, car les perles n'ont
qu'une vertu alkaline ; dont l'on n'a pas beſoin pour les maladies où on l'emploie.

Vertus.
Doſe.

˙Poudre des trois Santaux.

℞ Du ſantal citrin, blanc & rouge, des roſes
rouges ſéparées de leurs onglets & des femences
de violettes, aã.　　　　　　　　　ʒ ſſ.
De celles d'endive, de pourpier & de melon
mondées, des gommes adraganth & Arabique,
aã.　　　　　　　　　　　　　　ʒ j.
Du rhapontic, de la rapure d'ivoire & du ſuc
de régliſſe, aã.　　　　　　　　　ʒ ij.
Faites-en une poudre ſ. a.

Pulvis Diatrium Santalorum.

*℞ Santali citrini, albi, rubri, roſa-
rum rubrarum exungulatarum, feminis
violarum, aã.　　　　　　　　　ʒ ſſ.
Semin. endiviæ, portulacæ, melonis mundat. gummi tragacanthi & Arabici, aã. ʒ j.
Rhapontici, raſuræ eboris, ſucci glycyrrhizæ, aã.　　　　　　　　　ʒ ij.
Fiat ex arte pulvis.*

R E M A R Q U E S.

On rapera les ſantaux & on les battra long-temps dans un mortier de bronze
avec la raclure d'ivoire & les femences, puis on y mêlera les roſes, le rhapontic,
& le ſuc de régliſſe. On pulvériſera le tout enſemble exactement : d'une autre part,
on mettra en poudre ſubtile les gommes dans un mortier chaud, on mêlera les ingrédients pulvériſés pour en faire une poudre qu'on gardera au beſoin.

Elle eſt eſtimée propre pour fortifier le cœur, le foie, & l'eſtomac, pour lever
les obſtructions de la rate, & pour réparer les forces après les grandes maladies :
La doſe en eſt depuis demi-ſcrupule juſqu'à deux ſcrupules ; on s'en ſert auſſi dans
les épithémes.

Vertus.
Doſe.

On trouve les deſcriptions de la poudre des trois ſantaux un peu différentes dans
les Diſpenſaires, j'ai rapporté celle-ci comme la plus raiſonnable, je l'ai tirée
de la Pharmacopée Royale, mais j'eſtime que la meilleure poudre *diatrion ſantalon*
qu'on pourroit préparer ſeroit celle qu'on feroit avec les trois ſantaux ſeuls, car les
ingrédients dont on les accompagne me paroiſſent les uns inutiles, les autres nui-
ſibles ; par exemple, la femence de violettes étant purgative n'eſt guère convenable
dans une compoſition cordiale, les autres femences & les gommes Arabique & adraganth, qui ſont mucilagineuſes, aglutinent trop les parties volatiles des ſantaux, &
empêchent par conſéquent leur action ; le ſuc de régliſſe qui ſera fidellement fait ne

se pourra que difficilement mêler dans une poudre , & quand il y sera mêlé il l'humectera & la rendra en pâte : il est vrai que le suc de réglisse vulgaire qu'on vend chez les Droguistes en petits pains, peut être réduit en poudre sans beaucoup de peine, mais il est rempli de gommes ; je trouverois plus à propos d'employer la réglisse séche.

Poudre de Garance.	Pulvis de Rubiâ.
♃ De la racine de garance majeure , ℥ ß. D'aunée & de rhubarbe ; du safran, de la gomme laque préparée , aā. ʒ iij. Du spica nard, du cabaret, du jonc odorant , du *scordium* , du ceterach ; des sucs épaissis de réglisse , d'absinthe & d'aigremoine ; des semences de persil de Macédoine , de daucus, d'ache & d'anis ; de la myrrhe , du bdellium & du costus, aā. ʒ ij. De la cannelle , ʒ j. Faites de tout cela une poudre s. a.	♃ *Radicis rubiæ majoris ,* ℥ ß. *Enulæ , rhei , croci , gummi laccæ præpar. aā.* ʒ iij. *Spicæ nardi , asari , schœnanthi , scordii , ceterach ; succorum inspissatorum liquiritiæ , absinthii , agrimoniæ ; seminum petroselini Macedonici , dauci , apii , anisi ; myrrhæ , bdellii , costi , aā.* ʒ ij. *Cinnammomi ,* ʒ j. *Fiat omnium pulvis s. a.*

R E M A R Q U E S.

On pulvérisera ensemble les racines, la cannelle, le spica nard, les semences, les herbes, & le jonc odorant ; d'une autre part, le safran, après l'avoir fait sécher entre deux papiers à une lente chaleur ; d'une autre part les gommes. On tirera les sucs par expression en la maniére ordinaire, on les mettra dans une terrine de grès, & on les fera épaissir à petit feu, puis on les mêlera avec les ingrédients pulvérisés, pour faire une poudre qu'on gardera au besoin.

Vertus. Elle est bonne contre la peste, contre les fiévres malignes, pour faire sortir la petite vérole, pour exciter les mois aux femmes, pour fortifier l'estomac & le foie, pour faire suer : **Dose.** La dose en est depuis demi-scrupule jusqu'à deux scrupules.

Les sucs de plantes, quelque bien épaissis qu'ils soient, ne sont point de consistance assez dure ni assez séche pour être pulvérisés, à moins qu'on ne les ait réduits en charbon à force de les faire sécher, mais alors ils sentiront le brûlé, & ils auront perdu leur principale vertu ; j'aimerois beaucoup mieux mettre en leur place les plantes mêmes d'où on les tire, après les avoir fait sécher, mais il y a bien de l'apparence que l'Auteur a décrit cette poudre à dessein qu'on la mélan**Électuaire de garance.** geât dans quatre fois autant de miel, ou de sucre cuit, pour en faire un électuaire : alors il ne sera point besoin de mettre les sucs en poudre, on les dissoudra dans la composition ; au reste, la poudre, ou l'électuaire de garance sont très-peu en usage.

Poudre de Laque , de Mésué.	Pulvis Dialaccæ , Mesue.
♃ De la gomme lacque préparée , de la rhubarbe, du jonc odorant , aā. ʒ iij. Des racines d'aristoloche ronde ; de cabaret, de costus, de gentiane, de garance , de spica nard, de la casse odorante, de la cannelle, du safran ; de feuilles de sabine & d'hysope ; des sucs épaissis d'absinthe & d'eupatoire, des amandes amères ; des semences d'ammi , d'ache , d'anis & de	♃ *Gummi laccæ præpar. rhei , schœnanthi , aā.* ʒ iij. *Radicum aristolochiæ rotundæ , asari , costi , gentianæ , rubiæ tinctorum ; spicæ nardi , cassiæ ligneæ , cinnamomi , croci ; foliorum sabinæ , hyssopi ; succorum absinthii & eupatorii inspissatorum ; amygdalarum amararum , seminum ammeos , apii,*

fenouil ,

fenouil ; du bdellium , du maftic , de la myrrhe , aã. ℥ j. ß.	anifi , fœniculi ; bdellii , mafliches , myrrhæ , aã. ℥ i. ß.
Du poivre noir & du gingembre , aã. ℥ j.	Piperis nigri , zingiberis , aã. ℥ j.
Faites-en une poudre f. a.	Fiat omnim pulvis f. a.

R E M A R Q U E S.

On pulvérifera enfemble les racines , les femences , les feuilles , les écorces , le fpica nard , le fafran & le fchœnante ou jonc odorant, d'une autre part, toutes les gommes enfemble ; on tirera les fucs d'abfinthe & d'aigremoine en la maniére ordinaire , puis on les fera épaiffir fur un feu lent : on pilera bien les amandes dans un mortier de marbre , on y mêlera les fucs épaiffis , puis les drogues pulvérifées, pour faire une poudre qu'on gardera au befoin.

Elle eft propre pour fortifier l'eftomac & le foie , pour lever les obftructions , pour exciter les mois aux femmes , pour faire uriner : La dofe en eft depuis demi-fcrupule jufqu'à deux fcrupules. *Vertus.* *Dofe.*

Cette poudre a bien du rapport avec celle de garance , on pourroit fubftituer l'une à la place de l'autre , mais on ne fe fert guère de ces compofitions en Médecine.

L'Auteur a eu deffein de faire mettre cette poudre en électuaire , la mêlant avec quatre fois autant de miel écumé , c'eft pourquoi il y mêle des fucs épaiffis.

Si l'on veut garder cette compofition en poudre , il faut en retrancher les fucs qui ne font point de confiftance à être pulvérifés ; on peut fubftituer en leur place leurs plantes féchées.

Poudre d'Oliban , de Mynficht.	Pulvis Diaolibanis , A. Mynficht.
♃ Des racines de pivoine & d'iris Florence , aã. ℥ iij.	♃ Radic. pæoniæ , ireos Florentinæ , aã. ℥ iij.
Du bon oliban , de l'ongle d'éland , du magiftère du crâne humain , du fafran oriental , du gui de chêne , ℥ j.	Olibani optimi , ungulæ alcis , magifterii cranii humani , croci orientalis , vifci quercini , aã. ℥ j.
Du fucre pénidié , ℥ ij.	Sacchari penidiati , ℥ ij.
Faites-en une poudre très-fubtile ·	Fiat pulvis fubtiliffimus.

R E M A R Q U E S.

On pulvérifera enfemble les racines , l'ongle d'éland rapé & le gui de chêne ; d'une autre part , le fafran ; d'une autre part , l'oliban ; d'une autre part , les pénides ; on mêlera ces drogues pulvérifées avec le magiftère de crâne humain , & l'on fera du tout une poudre qu'on gardera au befoin.

Elle eft propre pour l'épilepfie , pour l'apoplexie , pour le catharre fuffocant , elle fortifie le cerveau : La dofe en eft depuis demi-fcrupule jufqu'à demi-dragme. *Vertu s.* *Dofe.*

Il me paroît que cette poudre ne contient pas affez d'oliban pour en porter le nom , je ferois d'avis de l'augmenter au moins d'une fois autant.

Pour faire le magiftère de crâne humain , on calcine le crâne , on le pulvérife fubtilement , puis l'on procéde comme au magiftère de corail , dont on trouvera la defcription dans mon Livre de Chymie , mais ce magiftère n'eft qu'une tête morte privée de vertu , on fera bien mieux d'employer en fa place du crâne d'un jeune homme mort de mort violente. *Magiftère de crâne humain.*

Les pénides ne fervent dans cette poudre que pour la rendre agréable au goût.

mais ce fucre humecte beaucoup la poudre & la rend bientôt en pâte, c'eft pourquoi je trouve qu'on feroit fort bien de l'en retrancher ; on pourra en mêler fur chaque prife, quand on fera prêt de la faire prendre au malade.

Poudre dorée.	Pulvis Aureus , five Myricalis.

♃ Du fafran de Mars apéritif & du fucre blanc , aĩ.	℥ ij.	♃ *Croci Martis aperientis , facchari albi , aã.*	℥ ij.
De la cannelle & du galanga , ãa.	℥ ß.	*Cinnamomi , galangæ , aã.*	℥ ß.
De l'anis ,	ʒ ij.	*Anifi ,*	ʒ ij.
Des feuilles d'or ,	N°. iv.	*Folia auri ,*	N°. iv.
Faites-en une poudre.		*Fiat pulvis.*	

R E M A R Q U E S.

On broiera le fafran de Mars apéritif fur le porphyre, pour le rendre en poudre impalpable. On pulvérifera enfemble la cannelle, le galanga & l'anis, d'une autre part, le fucre : on mêlera dans ces ingrédients pulvérifés les feuilles d'or, & l'on fera une poudre qu'on gardera au befoin.

Vertus.　Elle eft cachectique, propre pour lever les obftructions de la matrice, de la rate, du méfentère, pour provoquer les mois aux femmes ; on s'en fert pour les pâles couleurs : La dofe en eft depuis un fcrupule jufqu'à une dragme.

Dofe.

Il faut fe fervir de cette poudre comme des autres poudres cachectiques, obfervant de fe promener quelque temps après l'avoir prife, afin d'exciter le reméde à agir, on fe purgera auffi de temps en temps ; le Mars eft la principale drogue de cette compofition, & l'or n'y fert que d'ornement, car il n'a point de vertu dans le corps.

Cette defcription fe trouve dans la Pharmacopée de Gand.

Poud de a Reine.	Pulvis Reginæ.

♃ De *curcuma ,*	℥ j.	♃ *Currumæ ,*	℥ j.
De la régliffe ratiffée , des femences de faxifrage & de grémil , aã.	ʒ iij.	*Glycyrrhizæ rafæ , feminum faxifragæ , milii jotis , aã.*	ʒ iij.
De celles de carvi , d'ache , de perfil , de fenouil , d'anis , du cumin & de rue ; des baies de genévre & de laurier ; de la noix mufcade , du galanga , du fang de bouc préparé & de la cannelle , aã.	℥ ij.	*Semin. carvi , apii , petrofelini , fæniculi , anifi cumini , rutæ ; granorum juniperi , baccarum auri ; nucis mofchatæ , galangæ , fanguinis hircini præparati , cinnamomi , aã.*	℥ ij.
Du fafran ,	Ɔ j.	*Croci ,*	Ɔ j.
Faites de tout cela une poudre.		*Fiat omnium pulvis f. a.*	

R E M A R Q U E S.

On pulvérifera toutes les drogues enfemble, & l'on gardera la poudre pour s'en fervir au befoin.

Vertus.　Elle eft diurétique & propre à atténuer la pierre dans les reins & dans la veffie, on s'en fert auffi pour l'ifchurie & pour la dyfurie : La dofe en eft depuis demi-fcrupule jufqu'à une dragme.

Dofe.

Le nom de cette poudre marque qu'elle a été le reméde d'une Reine.

On ne fçait pas au jufte ce qu'on doit entendre ici par *Curcuma,* qui eft un mot Arabe fignifiant toute drogue qui peut teindre en jaune ; les uns veulent que ce foit la racine de la grande chélidoine, les autres la garance ou *rubia tinctorum* ; les autres la racine pétrifiée appellée *terra merita*, d'autant plus que ce nom est particuliérement attaché à cette racine ; mais comme la personne qui a inventé cette poudre en a voulu faire un remède apéritif, il est plus probable qu'on ait entendu par *Curcuma* la racine de *rubia*, qu'une autre drogue.

On pourroit augmenter la vertu apéritive de cette poudre en y mêlant sur chaque prise, quand on est prêt de la prendre, douze à quinze grains de sel de persil.

Poudre Néphrétique.	*Pulvis Nephriticus.*
♃ Des yeux d'écrevisses de riviére, des os pierreux de perches & de merlans ; des cloportes séchés, du sang de bouc préparé & de la semence de grémil, aa.　　　　℥ j.	♃ *Oculorum cancrorum fluviatilium ; ossium perciorum percarum & asellorum minorum ; millepedum siccatorum, sanguinis hirci præparati, seminis milii solis, aa.　　　　℥ j.*
Faites-en une poudre.	*Fiat omnium pulvis.*

R E M A R Q U E S

On broiera ensemble sur le porphyre les os pierreux de perches & de merlans, & les yeux d'écrevisses, jusqu'à ce qu'ils soient réduits en poudre impalpable ; on battra les autres drogues ensemble dans un mortier de bronze, & après les avoir passées par un tamis fin, on mêlera le tout pour faire une poudre qu'on gardera au besoin.

Elle est fort apéritive, propre pour la pierre, pour la gravelle, pour la colique néphrétique, pour exciter les urines : La dose en est depuis demi-scrupule jusqu'à une dragme.　　　　　　　　　　　　　　　　　　　Vertus. Dose.

Cette poudre est tirée de la Pharmacopée Royale, elle est composée d'ingrédients fort bien choisis & essentiels.

Poudre Néphritique, *de Mynsicht.*	*Pulvis Nephriticus*, A. Mynsicht.
♃ De crême de tartre,　　　　℥ j.	♃ *Cryftalli tartari,　　　　℥ j.*
Des magistères de pierres de perches & d'yeux d'écrevisses, aa.　　　　℥ ß.	*Magisterii lapidum percarum pifcium, oculorum cancri, aa.　　　　℥ ß.*
Du sel de succin blanc,　　　　ʒ j.	*Salis succini albi,　　　　ʒ j.*
De l'huile d'anis,　　　　Ə j.	*Olei anisi,　　　　Ə j.*
Du sucre candi blanc,　　　　℥ iv.	*Sacchari candi albi,　　　　℥ iv.*
Mêlez le tout, & en faites une poudre très-subtile.	*Misce, & fiat pulvis subtilissimus.*

R E M A R Q U E S.

On pulvérisera ensemble le sucre candi & le crystal de tartre ; on les mêlera avec les magistères, le sel & l'huile, on fera une poudre qu'on gardera dans un vase de verre bien bouché.

Elle est propre pour atténuer & briser la pierre des reins & de la vessie, pour faire couler les phlegmes & le sable par les urines, pour les ulcères de la vessie : La dose en est depuis un scrupule jusqu'à une dragme.　　　　　　　　　Vertus. Dose.

Les magistères de pierres d'écrevisses & de perches se font comme celui de corail, dont on peut voir la description dans mon Traité de Chymie, mais il vaudroit beaucoup mieux employer ces pierres en substance comme elles sortent des poissons, que d'en faire des magistères, comme je l'ai dit ailleurs.

C c c ij

On trouvera aussi dans mon Livre de Chymie la maniére de tirer le sel du succin.

Poudre Lithontriptique , de Nic.
Alexandrin.

℞ Du nard Indique , du gingembre , du xylo-balsame ou des rejettons de lentisque, de l'*acorus verus*, de la cannelle, du pas-d'âne , du meu Atha-mantique , des trois sortes de poivre , de saxifra-ge , aā.   ʒ ij. ß.

De l'opobalsame ou de l'huile de noix muscade, du girofle , du costus, du rhapontic , de la réglisse, du souchet , de la gomme adraganth ; des semen-ces de maceron, d'ache, d'ammi, d'asperges, de ba-silic , d'ortie , de citrons ; du chamœdrys , aī.   ʒ j. gr. xv.

De la feuille Indienne , du safran , du jonc odo-rant , de la casse aromatique , du bdellium , du mastic , de l'iris , de l'amome , du léviftic , du grémil , du persil de Macédoine ou vulgaire , de la fermontaine , du cardamome , de l'aneth , de l'euphorbe , de la pierre de lynx , des huiles de nard & de musc , aī.   gr. xxviij.

Faites-en une poudre s. a.

Pulvis Lithontripticus , Nic.
Alexandrini.

℞ *Nardi Indicæ , zingiberis , xylobal-sami vel surculorum lentisci , acori veri , cinnamomi , peucedani , meu athamantici , trium piperum , saxifragæ , aā.*   ʒ ij. ß.

Opobalsami vel olei nucis moschatæ, ca-ryophyllorum , costi , rhapontici , glycyr-rhizæ , cyperi , gummi tragacanthi ; semi-num hippofelini , apii , ammeos , asparagi , ocimi , urticæ , citrei mali ; chamædryos , aā.   ʒ j. gr. xv.

Folii Indici , croci , schœnanthi , cassiæ lignæ aromaticæ , bdellii , mastiches, ireos, amomi , levistici , milii solis , petroselini Macedonici vel noftratis , sileris montani , cardamomi , anethi, euphorbii , lapidis lyn-cis , oleorum nardini & moschelini , aa.   gr. xxviij.

Fiat pulvis f. a.

R E M A R Q U E S.

On pulvérisera ensemble le bdelium & l'euphorbe dans un mortier oint d'un peu d'huile de nard ; d'une autre part, on réduira en poudre le maftic dans un mor-tier humecté d'une goutte d'eau ; d'une autre part , la gomme adraganth dans un mortier chauffé ; d'une autre part on réduira ensemble en poudre , les bois , les écorces , les racines , les semences , les feuilles , les fleurs , le spica nard , l'amo-mum , les poivres ; d'une autre part , on broiera la pierre de lynx sur un porphyre pour la réduire en poudre impalpable : on mêlera tous les ingrédients pulvérisés avec les huiles , & l'on fera une poudre qu'on gardera au besoin.

Vertus.
Dose.   Elle est propre pour atténuer la pierre du rein & de la vessie , pour exciter l'urine & pour soulager la douleur de la néphrétique : La dose en est depuis demi-scrupule jusqu'à deux scrupules.

Le mot de *lithontriptique* déclare la vertu de cette poudre , car il signifie *brise-pierre.*

Ceux qui estiment les compositions par la grande quantité des ingrédients qui y entrent , trouveront bien leur compte en celle-ci ; mais ceux qui ne demandent que des remédes essentiels n'approuveront pas ce grand fatras de drogues accumu-lées les unes sur les autres , sans beaucoup de distinction , car quelques-unes sont inutiles , & les autres nuisibles ; le maftic par exemple , le rhapontic , & quelques autres drogues qui y entrent , sont aftringentes , & par conséquent contraires au dessein qu'on a d'ouvrir les conduits de l'urine ; je sçais bien que ces aftringents ont été mis ici pour fortifier l'eftomac qui eft fortement attaqué dans la colique né-phrétique , à cause de la communication qu'il a avec le rein & l'uretère , mais alors il ne faut que s'appliquer à ôter la cause du mal , qui eft l'obftruction de l'uretère , & les autres accidents finiront bientôt : de plus , il n'eft pas à propos en cette occa-sion d'empêcher le vomissement , car souvent les secousses qui se font en vomiſſant, débouchent l'uretère, en faiſant couler ce qu'il contient dans la veſſie, d'où s'enſuit un ſoulagement en peu de temps.

La pierre de lynx étant trés-peu empreinte de ſels, me paroît une matiére plus capable de former la pierre que de la rompre.

L'euphorbe, les poivres, la cannelle, le *caſſia lignea*, l'amomum, le cardamome, les girofles, le gingembre, le ſpica nard, le coſtus, & pluſieurs autres ingrédients âcres qui entrent dans cette poudre, peuvent cauſer des inflammations dans les endroits où ſont la gravelle, ou les pierres, ou les phlegmes, & augmenter par conſéquent les douleurs.

Je préférerois donc les poudres néphrétiques précédentes à cette grande compoſition.

On peut rendre la poudre lithontriptique en électuaire, la mêlant avec quatre fois autant de miel écumé.

Électuaire lithontriptique.

Poudre Diurétique, de Juſtin.

℞ De la cannelle, de la caſſe odorante, de la feuille Indienne, de l'hyſope, du pouillot, de l'armoiſe; des racines de coſtus, d'ariſtoloche ronde & longue, d'aunée, de quinte-feuille, de nard Indique; du poivre blanc, de l'orobe; des baies de geniévre & de laurier; des ſemences de perſil, de maceron, de léviſtic, d'ortie, de grémil, de ſaxifrage, d'aſperges, de ſermontaine, d'ache, d'aneth, de rue, de citron, de fenouil & d'anis, aā.   ʒ j. ß.
Mélez le tout, & en faites une poudre ſ. a.

Pulvis Diureticus, Juſtini.

℞ Cinnamomi, *caſſia lignea*, folii Indici, hyſſopi, pulegii, arthemiſia; radicum coſti, ariſtclochia longa & rotunda, helenii, pentaphylli, nardi Indica; piperis albi, orobi, baccarum juniperi & lauri; ſeminum petroſelini, hippoſelini, leviſtici, urtica, milii ſolis, ſaxifraga, aſparagi, ſileris montani, apii, anethi, ruta, citrei mali, fœniculi, aniſi, aā.   ʒ j. ß.
Miſce, fiat pulvis ſ. a.

REMARQUES.

Après avoir fait ſécher doucement entre deux papiers les herbes & les racines, on les pilera avec le reſte des drogues, & l'on fera une poudre qu'on gardera au beſoin.

Elle eſt propre pour atténuer & briſer la pierre du rein & de la veſſie, pour la colique néphrétique, & pour les difficultés d'uriner: La doſe en eſt depuis demi-ſcrupule juſqu'à deux ſcrupules.

Vertus.
Doſe.

On prétend que l'Empereur Juſtin a été l'Inventeur de cette poudre, elle a du rapport avec la poudre lithontriptique précédente, mais elle a moins d'âcreté.

Poudre de Cendres, d'Avicenne.

℞ Des cendres de verre, de ſcorpions, de racines de choux, de liévre, de coquilles d'œufs dont les petits ſoient éclos; de la pierre d'éponge, du ſang de bouc préparé, de la pierre de Judée, de la gomme de noyer, de l'acorus, aā.   ʒ j.
Des ſemences de perſil, de *daucus*, d'althæa, de pouillot; de la gomme Arabique & du poivre noir, aā.   ʒ j. ß.
Que tout cela ſoit pilé & mêlé enſemble.

Pulvis è Cineribus, Avicennæ.

℞ Cinerum vitri, ſcorpionum, radicum braſſica, leporis, putaminum ovorum è quibus pulli fuerint excluſi; lapidis ſpongia, ſanguinis hirci præparati, lapidis Judaïci, gummi juglandis, acori, aā.   ʒ j.

Seminum petroſelini, dauci, althæa, pulegii; gummi Arabici, piperis nigri, aā.   ʒ j. ß.
Terantur, & ſimul miſceantur.

REMARQUES.

Pour la cendre de verre il faut prendre la cendre du kali dont on fait le verre.

On mettra brûler féparément dans des pots ou dans des creufets des morceaux de liévre, des fcorpions, des coquilles d'œufs qui reftent après que les poulets en font fortis, & des racines de choux pour les réduire en cendres. on les pulvérifera avec celles du kali & le fang de bouc préparé ; d'une autre part, on mettra en poudre enfemble l'acorus, le pouillot, le poivre & les femences ; d'une autre part, on pulvérifera enfemble dans un mortier qu'on aura chauffé, les gommes Arabiques & de noyer ; on broiera fur le porphyre, les pierres d'éponge & Judaïque ufqu'à ce qu'elles foient en poudre impalpable. on mêlera tous les ingrédients pulvérifés. & l'on fera une poudre qu'on gardera au befoin.

Elle eft apéritive & propre pour faire rompre la pierre & évacuer le fable des reins & de la veffie : La dofe en eft depuis demi-fcrupule jufqu'à une dragme.

Les cendres du kali & de la racine de choux ont beaucoup de vertu, parce que le fel des plantes qui eft fixe y eft demeuré, mais on n'en peut pas dire de même de celles de fcorpions, de liévre & de coquilles d'œufs, car le fel des animaux étant volatil, il fe diffipe entiérement dans la calcination. & il ne refte dans les cendres qu'une matiére terreftre alkaline qui n'a point de vertu aperitive, il vaudroit donc beaucoup mieux fe contenter de les faire fécher au four ou au foleil pour les pouvoir réduire en poudre.

Les pierres d'éponge & Judaïque, étant des matiéres prefque privées de fels, me femblent plus difpofées à augmenter la quantité du calcul dans le rein & dans la veffie, que de l'expulfer : je ferois d'avis qu'on les retranchât de la compofition.

Les gommes Arabique & de noyer me paroiffent trop aglutinantes pour cette poudre, il y a lieu de craindre qu'elles ne diminuent trop la force des fels, en embarraffant leurs parties ; je voudrois qu'on l'ôtât de la defcription, & la réformer en la maniére fuivante.

Poudre de Cendres, Réformée.	Pulvis è Cineribus, Reformatus.

℞ Des poudres de kali & de racines de choux, aā.   ʒ iij.

Des femences de perfil, de *daucus* & d'althæa, du poivre noir & des fommités de pouillot, aā.   ʒ j. ß.

De l'acorus, du fang de bouc préparé, du fcorpion, du foie de liévre & des coquilles d'œufs deffichées, aā.   ʒ j.

Pilez-les & les mêlez enfemble.

℞ *Cinerum herbæ kali & radicum braffica*, aā.   ʒ iij.

Seminum petrofelini, dauci & althæa, piperis nigri, fummitatum pulegii, aā.   ʒ j. ß.

Acori, fanguinis hirci præparati, fcorpionum, hepatis leporini, putaminis ovorum ficcatorum, aā.   ʒ j.

Terantur & fimul mifceantur.

Poudre Joviale, de Nic. de Salerne.	Pulvis Lætitiæ, Nicolai Salernitani.

℞ Du meilleur fafran, de la zédoaire, du xylobalfame ou des rejettons de lentifque, du girofle, de l'écorce de citron féche ; du petit galanga, du macis, de la noix mufcade, du ftorax calamite, de la femence de bafilic, aā.   ʒ ij. ß.

De la raclure d'ivoire, du thym, de l'epithyme, & des perles, aā.   ʒ j.

De l'os de cœur de cerf, de l'ambre gris, du mufc oriental & du camphre, aā.   ʒ ß.

℞ *Croci optimi, zedoariæ, xylobalfami vel furculorum lentifci, caryophyllorum, corticis citrei malii ficc. galangæ tenuioris, macis, nucis mufchatæ ftyracis calamitæ, feminis ocimi caryophyllati*, aā.   ʒ ij. ß.

Seminis anifi, rafura eboris, thymi, epithymi, margaritarum, aā.   ʒ j.

Offis è corde cervi, ambra cineritia, mofchi orientalis, caphuræ, aā.   ʒ ß.

Des feuilles d'or & d'argent, aā.	Э ʃ.	*Foliorum auri & argenti, aā.*	Э ʃ.
Faites-en une poudre ʃ. a.		*Fiat pulvis ʃ. a.*	

R E M A R Q U E S.

On pulvérifera enfemble les bois, les femences, l'écorce, les racines, la muf-cade, le macis, l'épithyme, le thym & la rafure d'ivoire; d'une autre part on mettra en poudre le fafran, après l'avoir fait fécher à une très-lente chaleur entre deux papiers gris; d'une autre part on pulvérifera féparement le ftorax dans un mortier oint d'une goutte d'huile de girofle ; on broiera enfemble fur le porphyre les perles & l'os de cœur de cerf, jufqu'à ce qu'ils foient en poudre im-palpable; on pulvérifera enfemble le mufc & l'ambre; d'une autre part, on met-tra en poudre le camphre dans un mortier imbu au fond de quelques gouttes d'efprit-de-vin, puis on le mêlera exactement avec les autres drogues pulvé ifées, y ajoûtant fur la fin les feuilles d'or & d'argent, pour faire une poudre qu'on gar-dera au befoin.

Elle eft propre pour fortifier l'eftomac, pour aider à la digeftion, pour exciter l'appétit, pour corriger l'haleine puante, pour réparer les forces après une longue maladie, pour diffiper la mélancolie & les palpitations : La dofe en eft depuis demi-fcrupule jufqu'à deux fcrupules.

Cette poudre eft compofée d'ingrédients remplis de parties volatiles qui peuvent exciter le mouvement des efprits, & procurer par conféquent quelque gaieté, parti-culiérement aux mélancoliques, dont le fang eft fouvent épais, & les efprits comme engourdis.

Les feuilles d'or & d'argent ne peuvent fervir que d'ornement dans cette com-pofition ; elles n'ont rien de fpiritueux qui puiffent émouvoir les efprits, & de plus on les rend par les felles comme on les a prifes.

Le mufc & l'ambre qui entrent dans cette poudre empêchent que les femmes fujettes aux vapeurs s'en puiffent fervir.

Vertus.
Dofe.

Poudre Hyftérique.	*Pulvis Hyftericus.*

♃ Des furots ou verrues qui viennent au dedans des jambes des chevaux que l'on aura arrachées au printemps, ou qui feront tombées d'elles-mêmes,	ʒ j.	♃ *Verrucarum ad genua equorum enaf-centium verno tempore avulfarum vel fponte procidentium,*	ʒ j.
De l'affa-fœtida, de la corne & de l'ongle de bouc, aā.	ʒ j.	*Affæ fœtidæ, cornu & ungulæ hirci, aā.*	ʒ j.
Faites-en une poudre ʃ. a.		*Fiat omnium pulvis.*	

R E M A R Q U E S

On aura des furots ou verrues qui viennent au-dedans des jambes des chevaux, près du genou, qu'on aura arrachées au printemps, ou qui feront tombées d'elles-mêmes, on les pulvérifera groffiérement avec la corne de la tête & de l'ongle de bouc rapés; d'une autre part on mettra en poudre l'affa-fœtida, on mêlera les ingrédients pulvérifés, & l'on gardera la poudre.

On en jettera un fcrupule fur de la braife, il en fortira une fumée qu'on fera recevoir par un entonnoir aux parties génitales de la femme; elle appaife les fuf-focations de la matrice, & elle excite les mois.

Ce qu'on appelle *fuffocation de matrice* eft apparemment caufé par des vapeurs

Vertus.

grossiéres, qui s'élevant avec impétuosité, pressent le diaphragme, & par conséquent les poumons en telle sorte qu'il semble que la malade va suffoquer ; cette
poudre hystérique étant composée de parties salines & sulfureuses volatiles, est
très-propre à déboucher, par la vapeur qui en sort, les obstructions de la matrice,
à raréfier le sang, & par conséquent à dissiper les vapeurs grossiéres.

Poudre Joviale Hystérique.	Pulvis Jovialis Hystericus.
Du magistère de Jupiter ou d'étain , de la nacre de perles, du corail rouge préparé, aā. ʒ j. De l'huile distillée de succin rectifiée , Ə j. Mêlez le tout, & en faites une poudre très-subtile.	♃ *Magisterii Jovis Anglici aut bezoardici ejusdem, matris perlarum & coralli rubri præparati, aā.* ʒ j. *Olei stillatitii succini rectificati,* Ə j. *Misce, & fiat pulvis subtilissimus.*

R E M A R Q U E S.

On mêlera ensemble dans un petit mortier le magistère de Jupiter, la nacre de
perles, le corail préparé & l'huile de succin rectifiée, pour faire une poudre qu'on
gardera au besoin.

Vertus.
Dose.
Elle est estimée pous les suffocations de matrice : La dose en est depuis demi-
scrupule jusqu'à deux scrupules.

J'ai tiré les deux derniéres descriptions de la Pharmacopée Royale.

On trouvera la préparation du magistère de Jupiter dans mon Livre de Chymie ;
c'est un étain divisé en parties très-subtiles.

Poudre Joviale , de Mynsicht.	Pulvis Jovialis , A. Mynsicht.
♃ Des fécules de racines de bryone , ʒ ß. Du sel d'étain , de la nacre de perles prépa-rée, & du corail rouge préparé, aā. ʒ iij. De la racine de dictame blanc, & de pivoine mâle, aā. ʒ ij. Du succin blanc préparé, du safran oriental, du gui de chêne & du romarin, aā. ʒ j. Du castoréum , Ə j. Mêlez le tout,& faites-une poudre très-subtile.	♃ *Fæcul. radicum bryoniæ ,* ʒ ß. *Salis Jovis , matris perlarum præpara-torum , corallorum rubrorum præparato-rum , aā.* ʒ iij. *Rad. dictamni albi, pæoniæ maris, aā.* ʒ ij. *Succini albi præparati , croci orienta-lis , visci quercini , rorismarini , aā.* ʒ j. *Castorei ,* Ə j. *Misce , & fiat omnium pulvis subtilis-mus.*

R E M A R Q U E S.

On pulverisera ensemble les racines, le gui de chêne, le romarin & le castoréum ;
d'une autre part on mettra en poudre le safran, après l'avoir fait sécher fort doucement entre deux papiers ; on mêlera ces ingredients pulvérisés avec la nacre de perles, le succin, le corail préparés, les fécules de bryone & le sel d'étain, on fera du
tout une poudre qu'on gardera au besoin.

Vertus.
Dose.
On l'estime pour les suffocations de matrice, pour l'épilepsie : La dose en est de-
puis demi-scrupule jusqu'à deux scrupules.

On trouvera dans mon Traité de Chymie la description du sel de Jupiter.

La vertu qu'on attribue aux préparations de l'étain pour les maladies de la
matrice, n'est fondée que sur l'opinion des Astrologues, qui s'imaginant que
les Planétes dominent chacune sur chaque partie du corps, ont assigné Jupiter
pour la matrice ; & comme ils prétendent que l'étain reçoit des influences particuliéres

riculiéres de cet aftre, ils ont dit que l'étain étoit propre pour les maladies de la matrice ; mais je ne me fuis jamais apperçu des effets de ce métal pour les maladies hyftériques, & j'ai bien de la difpofition à croire que fi les poudres joviales y apportent quelque foulagement, c'eft à caufe des autres remédes qu'elles contiennent.

Poudre de frai des Grenouilles, de Crollius.

℞ De la myrrhe choifie, & de l'encens mâle, aã.　　　　　　　　　　　　　℥ ij.
　Du meilleur fafran,　　　　　　　℥ ſ.
　Que ces drogues foient humeĉtées 20. ou 30. fois, avec l'eau de frai de grenouilles, ou plûtôt avec la liqueur qui diftillera au travers d'un fac où on aura enfermé du frai, & qui aura été purifiée au foleil, en telle forte néanmoins que la matiére à chaque fois qu'elle aura été humeĉtée, féche d'elle-même avant qu'on la mouille une feconde fois, & après la derniére humeĉtation on y ajoûtera trois gros de Camphre.
　Puis on en fera une poudre qui fera gardée pour l'ufage.

Pulvis Sperniolæ, Crollii.

℞ *Myrrhæ eleĉtæ, thuris mafculi,* aã.　　　　　　　　　　　　　℥ ij.
　Croci optimi,　　　　　　　　　℥ ſ.
　Omnia fubtiliter pulverata & mixta humeĉtentur vigefies, vel trigefies aquâ ftillatitiâ fpermatis ranarum, vel potius liquore ex eodem fpermate in facco fufpenfo refoluto, ftillato & folis radiis purificato, ita tamen ut fponte unaquaque vice, materies ante novam humeĉtationem exficcetur. Poft ultimam exficcationem addantur camphoræ,　　　　　　　　　　　℥ iij.
　Fiat pulvis ad ufum fervandus.

R E M A R Q U E S.

On ramaffera vers le mois de Mars une bonne quantité de frai de grenouilles qu'on fera diftiller au bain-marie, ou pour mieux faire, on mettra du frai de grenouilles dans un fac de toile, on le fufpendra en quelque lieu, mettant deffous un vaiffeau qui recevra la liqueur la plus claire qui en dégouttera; on expofera cette liqueur dans une bouteille de verre quelques jours au foleil, afin qu'elle s'y purifie, puis on la verfera par inclination, pour en féparer les féces qu'on rejettera.

On pulvérifera fubtilement enfemble la myrrhe & l'oliban dans un mortier oint de quelques gouttes d'huile ; d'une autre part on mettra en poudre le fafran, après l'avoir fait fécher fort doucement entre deux papiers ; on mélera les ingrédients pulvérifés, on mettra la poudre dans un plat de terre, on l'humeĉtera avec l'eau purifiée au foleil, ou avec l'eau de frai de grenouilles diftillée, jufqu'à ce qu'elle foit en pâte ; on fera fécher la pâte, & on la réhumeĉtera comme devant ; on réitérera la même chofe vingt ou trente fois, puis on fera fécher la pâte une derniére fois, on y mêlera le camphre, & ayant pulvérifé le tout enfemble, on gardera la poudre pour le befoin.

Elle eft bonne pour arrêter les hémorrhagies & le vomiffement, elle abat les vapeurs, elle tempère l'ardeur de la goutte : La dofe en eft depuis trois jufqu'à cinq grains, dans l'eau de frai de grenouilles ; on la détrempe auffi dans du vinaigre pour l'appliquer fur les éréfipéles, fur les dartres, & fur les autres inflammations de la peau.

Vertus.
Dofe.

On ne recommence tant de fois à humeĉter la poudre & à la faire fécher, qu'afin de lui imprimer plus de qualité condenfante & rafraîchiffante.

Poudre d'Adraganth Froid.

℞ De la gomme adraganth blanche & bien

Pulvis Diatragacanthi Frigidi.

℞ *Gummi tragacanthi albi eleĉti*

D d d

choifie ,	℥ ij.	*electi ,*	℥ ij.
De la gomme Arabique très-pure ,	ʒ x.	*Gummi Arabici puri ,*	ʒ x.
De la régliffe & de l'amydon , aā.	ʒ ß.	*Glycyrrhiza & amyli , aī.*	ʒ ß.
De la femence de pavot blanc ,	℈ iij.	*Seminis papaveris albi ,*	℈ iij.
Des quatre grandes femences froides mondées, aā.	℈ j.	*Seminum quatuor frigid. major. mundat. aā.*	℈ j.
Faites-en une poudre f. a		*Fiat omnium ex arte pulvis.*	

R E M A R Q U E S.

On pulvérifera dans un mortier chaud les gommes ; d'une autre part on mettra en poudre l'amydon ; d'une autre part la régliffe , après l'avoir fait fécher doucement , & l'avoir ratiffée ; d'une autre part on pilera les femences dans un mortier de marbre ; & quand elles feront bien en pâte , on y mêlera les ingrédients pulvérifés , pour faire une poudre qu'on gardera au befoin,

Vertus. Elle eft propre pour incraffer & pour adoucir les humeurs féreufes trop âcres & trop fubtiles qui tombent fur la poitrine , pour modérer la toux & pour exciter **Dofe.** le crachat : La dofe en eft depuis demi-fcrupule jufqu'à une dragme.

J'ai tiré cette defcription de la Pharmacopée Royale , l'ayant trouvée la plus raifonnable ; les autres y mettent de plus , trois onces de pénides , douze grains de camphre , & le double des femences froides ; on a bien fait d'en retrancher les pénides , parce que ce fucre rend la poudre humide ; on peut en mêler fur chaque prife ce qu'on trouvera à propos , quand on fera prêt de la prendre : le camphre donne une odeur bien défagréable à la poudre , & il n'y produit pas grande vertu : quant aux femences froides , j'eftime qu'on ne devoit pas feulement fe contenter d'en retrancher la moitié , il falloit les ôter toutes , car elles rendent la poudre graffe & pâteufe , & elles la font rancir ; on peut les réferver pour en mêler fur le champ dans les loochs , ou autres formes de remédes où l'on voudra faire prendre la poudre ; je voudrois donc réformer cette poudre en la maniére fuivante.

Poudre d'Adraganth Froid , *réformée.*

℞ De la gomme adraganth blanche & bien choifie , ℥ ij.
De la gomme Arabique très-pure , ʒ x.
De la régliffe ratiffée , & de l'amydon , aā. ʒ ß.
Faites-en une poudre f. a.

Pulvis Diatragacanthi Frigidi , Reformatus.

℞ *Gummi tragacanthi albi electi ,* ℥ ij.
Gummi Arabici puri , ʒ x.
Glycyrrhiza rafa & amyli , aā. ʒ ß.
Fiat pulvis f. a.

Poudre d'Adraganth Chaud , de Nicolas.

℞ De la gomme adraganth , ℥ iv,
De la cannelle , ℥ j.
De l'hyfope , des noyaux de pignons mondés , des amandes pelées , de la femence de lin , aā. ℈ vj.
De la femence de fœnugrec , ℥ ß.
De la régliffe , de fon fuc , & du gingembre , aā. ℈ ij.
Faites-en une poudre f. a.

Pulvis Diatragacanthi Calidi , Nicolai.

℞ *Gummi tragacanthi ,* ℥ iv.
Cinnamomi , ℥ j.
Hyffopi , nucleorum pineorum mundatorum, amygdalarum excorticatarum ; feminis lini , aā. ℈ vj.
Seminis fœnugraci , ℥ ß.
Glycyrrhiza , fucci ejufdem , zingiberis , aā. ℈ ij.
Fiat pulvis f. a.

On pulvérisera séparément la gomme adraganth dans un mortier chaud, on mettra en poudre ensemble la cannelle , la réglisse , le suc de réglisse , l'hysope séche , le gingembre & les semences ; on pilera ensemble les amandes & les pignons mondés dans un mortier de marbre jusqu'à ce qu'ils soient bien en pâte, puis on y mêlera peu à peu les ingrédients pulvérisés pour faire une poudre.

Elle est bonne pour l'asthme , pour exciter le crachat , pour fortifier l'estomac   **Vertus.** & pour aider à la digestion : La dose en est depuis un scrupule jusqu'à une   **Dose.** dragme.

Cette composition est fort peu en usage, aussi ne la trouve-t-on que rarement dans les Dispensaires ; les semences, les amandes & les pignons qui y entrent, la rendent pâteuse & la font rancir , le suc de réglisse ne se met en poudre que difficilement , & il rend le mélange humide , je voudrois le retrancher & mettre en sa place le double de réglisse.

Si l'on ajoûtoit dans cette description demi-once de magistère de soufre & demi-dragme de fleurs de benjoin, la poudre en auroit plus de vertu pour les maladies du poumon. Voici donc comme je serois d'avis qu'on la réformât.

Poudre d'Adraganth Chaud , *Réformée.*		*Pulvis Diatragacanthi Calidi ,* Reformatus.	
♃ De la gomme adraganth ,	℥ iv.	♃ *Gummi tragacanthi ,*	℥ iv.
De la cannelle & de l'hysope , aā.	ʒ vj.	*Cinnamomi , hyssopi , aā.*	ʒ vj.
De la réglisse séche , & du magistère de soufre , aā.	ʒ ß.	*Glycyrrhizæ sicca , magisterii sulphuris , aā.*	ʒ ß.
Du gingembre ,	ʒ ij.	*Zinziberis ,*	ʒ ij.
Des fleurs de benjoin ,	ʒ ß.	*Florum benzoïni ,*	ʒ ß.
Faites-en une poudre.		*Fiat pulvis s. a.*	

Poudre de Soufre , de Mynsicht.		*Pulvis Diasulphuris , A. Mynsicht.*	
♃ Des-fleurs & du magistère de soufre , aā.	℥ j. ß.	♃ *Florum sulphuris , magisterii sulphuris , aā.*	℥ j. ß.
Du suc de réglisse , du petit cardamome & de la terre sigillée , aā.	ʒ vj.	*Sucoi glycyrrhizæ , cardamomi minoris , terræ sigillata , aā.*	ʒ vj.
De la semence d'ortie , & de coings , de la cannelle , du gingembre , de la noix muscade , du safran , du poivre long , & du macis, aā. ʒ iij.		*Seminis urticæ , cydoniorum ; cinnamomi , zingiberis , nucis moschata , croci, piperis longi , macis , aā* ʒ iij.	
De la gomme adraganth , de la racine d'iris de Florence, des fleurs de pavot champêtre , du mastic, & de la crême de tartre , aā. ʒ j. ß.		*Gummi tragacanthi ; radicis ireos Florentinæ ; florum papaveris erratici , mastiches, cremoris tartari, aā.* ʒ i. ß.	
Faites de tout cela une poudre , à laquelle vous ajoûterez des huiles d'hysope , de fenouil , de sauge , d'anis , de camomille , aā. Ә j.		*Fiat omnium pulvis cui adde* *Oleorum hyssopi , fœniculi , salvia , anisi , camomilla , aā.* Ә j.	
Gardez-la pour l'usage.		*Repone ad usum.*	

On pulvérisera ensemble le cardamome , le suc de réglisse , la cannelle , le gingembre , la muscade , le poivre long , le macis , l'iris & les fleurs de coquelicot féches ; d'une autre part on pulvérifera le fafran après l'avoir fait fécher entre deux papiers ; d'une autre part la crème de tartre; d'une autre part le maftic , dans un mortier humecté d'une goutte d'eau ; d'une autre part la gomme adraganth ; d'une autre part la terre figillée ; on mêlera les ingrédients pulvérifés exactement avec la fleur de foufre , le magiftère de foufre & les huiles , pour faire une poudre qu'on gardera au befoin.

Vertus. Elle eft propre pour la toux invétérée , pour la difficulté de refpirer , pour
Dofe. l'afthme, pour la phthifie : La dofe en eft depuis demi - fcrupule jufqu'à demi-dragme.

Il me femble affez inutile de faire entrer dans cette poudre deux fortes de préparations de foufre , il fuffiroit du magiftère en dofe doublée.

Le fuc de réglilfe véritable ne peut pas être mêlé exactement dans une poudre , il la rend grumeleufe & pâteufe ; je voudrois mettre en fa place de la réglilfe féche.

La terre figillée ne convient guère bien dans un remède raréfiant & atténuant.

L'Auteur fait entrer trop d'huiles dans cette compofition , elles rendent la poudre pâteufe ; on pourroit retrancher celles de fauge & de fenouil.

Cette poudre eft utile dans les pays froids où les humeurs font groffiéres & difficiles à raréfier; mais fi l'on s'en fervoit en France où les tempéraments font vifs & les humeurs fort en mouvement, il y auroit à craindre qu'elle ne mît l'inflammation dans la poitrine & qu'elle n'allumât la fiévre, on pourroit donc pour la rendre plus tempérée , en retrancher le gingembre, le poivre long , la mufcade , le macis , & le cardamome ; je préférerois même le magiftère de foufre à cette longue compofition.

Poudre rempliffant le principal, *de Nic. de Salerne.*	Pulvis Pleres Arconticon , id eft implens principale . **N.** Salernitani.

℞ De la cannelle , du girofle , du bois d'aloës , de la racine de galanga mineur , de gingembre , de *cyperus* , de *fpica-indica* ; de la noix mufcade , du fpode , du jonc odorant , des rofes rouges & des violettes , aā. ʒ j. & gr. xv.

De la feuille Indienne , de la réglilfe , du maftic , du ftorax calamite ; des feuilles de marjolaine & de menthe aquatique ; du cardamome, du poivre long , du poivre blanc , de la femence de bafilic , de l'écorce de citron , & des baies de myrtilles , aā. ℈ ij. & gr. v.

Des perles préparées , des racines de béhen blanc & de béhen rouge , de la foie crue, aā. ℈ j. & gr. ij. ß.

Du mufc , gr. vij. ß.
Du camphre , gr. ⅹ
Faites-en une poudre.

℞ *Cinnamomi , caryophyllorum , ligni aloës ; radicis galangæ minoris , ʒingiberis , cyperi , fpicæ Indicæ ; nucis mofchatæ, fpodii , fchœnanthi , rofarum rubrarum , violarum , aā.* ʒ j. gr. xv.

Folii Indici , glycyrrhizæ , mafftiches , ftyracis calamitæ ; foliorum majoranæ & balfamitæ vel menthæ aquaticæ ; cardamomi , piperis longi , piperis albi , feminis ocimi , corticis citri , baccarum myrtillorum , aā. ℈ ij. gr. v.

Margaritarum præparatarum , coralli rubri præparati ; radicum behen albi & behen rubri , ferici crudi , aā. ℈ j. gr. ij. ß.
Mofchi , gr. vij. ß.
Caphuræ , gr. v.
Technicè fiat pulvis.

On pulvérifera enfemble la foie crue, les racines , les baies , les écorces , les femences , les feuilles , les fleurs , les fruits & les bois; d'une autre part on pulvérifera enfemble les gommes ; d'une autre part le mufc & le camphre , on mêlera les ingrédients pulvérifés avec les perles & les coraux préparés pour faire une poudre qu'on gardera au befoin.

Elle eft propre pour fortifier le cerveau, pour l'épilepfie, pour l'afthme, pour la mélancolie, pour rappeller la mémoire, pour reftaurer & remettre ceux qui font exténués par une longue maladie, pour exciter la femence : La dofe en eft depuis demi-fcrupule jufqu'à deux fcrupules.

Il femble qu'on ait affecté de rendre cette defcription myftérieufe par les poids, car l'on y mefure par grains & par demi-grains des ingrédients qui ne pourroient porter aucun préjudice à la fanté, quand on en prendroit un fcrupule de plus ; mais apparemment la raifon de cette circonftance eft que l'Auteur s'étoit fervi de poids differents des nôtres qu'il a fallu changer & compenfer avec ceux dont nous nous fervons, au plus jufte qu'on a pû.

Je trouve plufieurs drogues inutiles dans cette poudre, comme les violettes, le *malabathrum*, le *fpodium*, le poivre blanc, les perles, le corail, la racine de béhen rouge, la foie ; fi ces ingrédients étoient retranchés de la compofition, elle en feroit plus efficace.

On peut réduire cette poudre en tablettes avec fix ou huit fois autant de fucre cuit, ou en électuaire liquide avec quatre fois autant de fyrop de rofes féches cuit en confiftance de miel.

Poudre Reflaurante, de Mynficht.	Pulvis Refectivus, A. Mynficht.

℞ Du fucre candi que l'on trouve dans le fyrop violat, ℥ j.
Du magiftère de foufre, ℥ ß.
Des fleurs de foufre & de la poudre des efpéces de confection alkermes, aä. ℨ ij.
Du magiftère de perles, de corail rouge & de Saturne, aä. ℨ j.
Mélez tout cela, & faites-en une poudre fubtile.

℞ Sacchari candi in fyrupo violato concreti, ℥ j.
Magifterii fulphuris, ℥ ß.
Florum fulphuris, pulveris fpecierum confectionis alkermes, aä. ℨ ij.
Magifterii perlarum, corallorum rubrorum, Saturni, aä. ℨ j.
Mifce, & fiat omnium pulvis fubtiliffimus.

REMARQUES.

On ramaffera du fucre candi, qui fe trouve fouvent au fond & aux côtés des chevrettes ou des cruches dans lefquelles on garde le fyrop violat, on le fera fécher, & on le réduira en poudre, on le mêlera avec les magiftères, les fleurs de foufre & la poudre des efpéces de confection alkermes, on fera une poudre qu'on gardera au befoin.

Elle eft dite propre pour réparer les forces abattues, pour fortifier le cœur, pour arrêter la pituite du cerveau, pour adoucir la toux, pour l'afthme, pour la phthifie : La dofe en eft depuis demi-fcrupule jufqu'à un fcrupule.

On trouvera dans mon Traité de Chymie les defcriptions des magiftères & des fleurs de foufre, qui entrent dans cette compofition.

Le fucre candi s'humecte facilement, & il met fouvent la poudre en pâte ; c'eft pourquoi il feroit bon de le retrancher de cette compofition fi on la veut garder, il vaudroit mieux en mêler dans chaque prife de poudre, quand on eft prêt de l'avaler ; ou bien mêler la poudre dans du fyrop violat.

Il ne feroit pas befoin ici de fleurs de foufre, puifqu'il y entre du magiftère de foufre.

Vertus.
Dofe.

D d d iij

Les magiſtères de perles & de corail ſont des remédes de peu de vertu, je ſerois d'avis qu'on les retranchât & qu'on leur ſubſtituât de la poudre de vipères, de l'antimoine diaphorétique & du ſafran ; voici donc comme je voudrois réformer cette poudre.

Poudre Reſtaurante , Réformée.

℞ De la poudre de vipères , du magiſtère de ſoufre , aā.   ℥ ß.

Des eſpéces de confection alkermes , du diaphorétique minéral, aā.   ʒ ij.

Du ſafran & du ſel Saturne ,   ʒ ß.

Faites-en une poudre.

Pulv:s Refectivus , Reformatus.

℞ *Pulveris viperarum , magiſterii ſulphuris , aā.*   ℥ ß.

Specierum confectionis alkermes , diaphoretici mineralis . aā   ʒ ij.

Croci , ſalis Saturni , aā.   ʒ ß.

Miſce , fiat pulvis.

Poudre contre la Pleuréſie.

℞ Du ſang de bouc préparé ,   ʒ j.

De la poudre de vipères , de l'antimoine diaphorétique, des fleurs de coquelicot, des yeux d'écreviſſes préparés , de la dent de ſanglier, de la ſemence de chardon bénit, de l'oliban , aā. ʒ j.

Faites-en une poudre ſ. a.

Pulvis ad Pleureſim.

℞ *Sanguinis hirci præparati ,*   ʒ j.

Pulveris viperarum , antimonii diaphoretici, florum papaveris rhæados, oculorum cancrorum præparatorum , dentis apri, ſeminis cardui benedicti ; olibani , aā. ʒ j.

Fiat omnium pulvis ſ. a.

REMARQUES.

On fera ſécher doucement les fleurs de coquelicot, on rapera la dent de ſanglier, on les pulvériſera avec la ſemence de chardon-bénit ; d'une autre part, on mettra enſemble en poudre l'oliban & le ſang de bouc préparé , on mêlera ces ingrédients pulvériſés avec la poudre de vipères, les yeux d'écreviſſes préparés & l'antimoine diaphorétique pour en faire une poudre qu'on gardera au beſoin.

Vertus.
Doſe.
   Elle eſt propre pour appaiſer la douleur de côté qui arrive dans la pleuréſie, pour réſoudre l'humeur, pour exciter la ſueur , le crachat & l'urine : La doſe en eſt depuis un ſcrupule juſqu'à une dragme , on doit la donner dans les jours critiques , quand la nature a diſpoſé l'humeur à ſortir.

Si on la fait prendre trop-tôt , elle ne fait qu'augmenter la fiévre.

Poudre de Perles , de Méſué.

℞ Des trochiſques diarrhodon & du bois d'aloës, aā.   ʒ v.

Des racines de zédoaire , de doronic , ou d'angélique , ou d'aunée, des écorces de citron féches, du macis, de la ſemence de baſilic , de l'ambre gris, des perles brillantes , aā.   ʒ ij.

Des fragments de ſaphir , d'hyacinthe , de ſardoine , de grenats & d'émeraude ; de la cannelle, des racines de zédoaire & de galanga, aā. ʒ j. ß.

Du béhen blanc & rouge , du girofle , du gingembre, du poivre long , du *ſpica Indica*, de la feuille Indienne , du meilleur ſafran, du grand cardamome , aā.   ʒ j.

Du corail rouge, du ſuccin, de la raclure d'i-

Pulvis des Gemmis , Meſue.

℞ *Trochiſcorum diarrhodonis , ligni aloës , aā.*   ʒ v.

Radicum zedoariæ , doronici , vel angelicæ , vel helenii ; corticis citri ſicci , macis , ſeminis ocimi caryophyllati , ambræ cineritiæ , margaritarum ſplendidarum , aā.   ʒ ij.

Fragmentorum ſaphiri , hyacinthi , ſardonychis , granatorum, ſmaragdi ; cinnamomi ; radic. zedoariæ , galangæ , aā. ʒ i. ß.

Radic. behen albi & rubri , caryophyllorum , zingiberis , piperis longi , ſpicæ Indicæ. folii Indici, croci optimi , cardamomi majoris , aā.   ʒ j.

Coralli rubri , ſuccini , raſuræbeoris ,

voire, des feuilles d'or & d'argent, aã.	Ɔ ij.	*foliorum auri & argenti, aã.*	Ɔ ij.
Du musc oriental,	ʒ ß.	*Moschi orientalis,*	ʒ ß.
Faites-en une poudre s. a.		*Fiat ex arte pulvis.*	

R E M A R Q U E S.

On pulvérisera ensemble les racines, les bois, les écorces, les semences, la raclure d'ivoire, les trochisques, la feuille Indienne, le spica nard, les girofles, le macis & le safran, d'une autre part on mettra ensemble en poudre le musc & l'ambre, on broiera ensemble sur le porphyre les fragments précieux, les perles, les coraux & le succin, jusqu'à ce qu'ils soient en poudre impalpable; on mêlera les ingrédients pulvérisés, & l'on y ajoûtera les feuilles d'or & d'argent, pour faire une poudre qu'on gardera au besoin.

Elle est bonne pour fortifier le cerveau, le cœur, le foie; on s'en sert pour les mélancoliques, elle raréfie les humeurs pituiteuses & crasses, elle excite la circulation du sang : La dose en est depuis demi-scrupule jusqu'à demi-dragme. **Vertus.** **Dose.**

Quoique cette préparation tire son nom des fragments précieux qui y entrent, elle en reçoit moins de vertu que d'aucun autre de ses ingrédients; ce sont des pierres dures qui ne peuvent faire au plus qu'absorber des acides, s'il y en a trop dans le corps; je dis la même choses des perles, du corail, de l'or & de l'argent, toutes ces matiéres sont naturellement privées des principes actifs qui seroient nécessaires pour produire l'effet qu'on demande en donnant cette poudre.

L'ambre gris me paroît ici en une quantité excessive, je voudrois en retrancher du moins la moitié; c'est une matiere qui s'étend beaucoup par sa vertu & par son odeur

On peut réduire cette poudre en électuaire avec le quadruple de son poids de sucre cuit en eau de buglose. **Électuaire de perles.**

Poudre de Lune, de Mynsicht.	Pulvis Dialunæ, A. Mynsicht.

♃ De la racine de pivoine mâle, de la semence de la même plante, de l'ongle d'éland, du magistère de crâne humain, aã. ʒ ß.

Du précipité de lune & de la poudre bézoardique lunaire, aã. ʒ iij.

Du cinnabre naturel préparé, du gui de chêne, des trochisques de scille, aã. ʒ ij.

De l'arriére-faix desséché d'une femme qui ait eu un mâle à son premier accouchement & de la la fiente de paon, aã. ʒ j. ß.

Du sel de perles & de corail rouge, aã. ʒ j.

Du vrai *castoreum*, du poivre long & des cubébes, aã. Ɔ j.

Du musc & de l'ambre gris, aã. Ɔ ß.

Mêlez le tout & en faites une poudre très-subtile, à laquelle vous ajoûterez des huiles de corne de cerf rectifiée, de succin blanc, de noix muscade & de rue, aã. Ɔ ß.

Remêlez le tout, & le gardez pour l'usage.

♃ *Radicis pæoniæ maris, seminis pæoniæ, ungulæ alcis, magisterii cranii humani, aã.* ʒ ß.

Præcipitati lunæ, pulveris bezoardici lunaris, aã. ʒ iij.

Cinnabaris nativæ præparatæ, visci quercini, scillæ trochiscatæ, aã. ʒ ij.

Secundinæ exsiccatæ mulieris primiparæ filium enixæ, stercoris pavonis, aã. ʒ i. ß.

Salis perlarum & corallorum rubrorum, aã. ʒ j.

Castorei veri, piperis longi, cubebarum, aã. Ɔ j.

Moschi, ambræ grisæ, Ɔ ß.

Misce, & fiat omnium pulvis subtilissimus cui adde oleorum cornu cervi rectificati, succini albi, olei nucis moschatæ, & rutæ, aã. Ɔ ß.

Denuò misce & ad usum repone.

R E M A R Q U E S.

Cette poudre tire son nom de l'argent qui a été appellé *Lune* par les Alchymistes

& les Aftrologues, à caufe de la reffemblance & des correfpondances qu'ils prétendent que la lune a avec ce métal.

On pulvérifera enfemble les racines, la femence, l'ongle d'éland rapé, l'arriére-
faix d'une femme accouchée d'un premier enfant mâle, le gui de chêne, la fiente
de paon defféchée, le caftoreum, le poivre. les cubébes, les trochifques de fcille ;
d'une autre part on mettra en poudre l'ambre & le mufc avec les fels, on mêlera
ces ingrédiens pulvérifés avec le cinnabre broyé, le précipité d'argent, le magiftère, la poudre bézoardique, pour faire une poudre, à laquelle on ajoûtera les
huiles, remuant le tout quelque temps dans un mortier ; on gardera cette poudre
dans un vafe de verre bien bouché.

Vertus.   Elle eft bonne contre le mal caduc ou l'épilepfie, contre les vertiges, contre la
léthargie ; elle fortifie le cerveau, le cœur & l'eftomac, elle diffout & diffipe la
Dofe.   pituite groffiére : La dofe en eft depuis demi-fcrupule jufqu'à un fcrupule.

L'Auteur demande qu'on calcine l'ongle d'éland, mais cette calcination détruiroit tout fon fel volatil en quoi confifte fa vertu ; il vaut mieux l'employer dans
fon état naturel, cette partie d'animal ne contient rien en foi qui demande d'être
corrigé.

Pour préparer le magiftère de crâne humain, on fait calciner le crâne, on le réduit en poudre, puis on procéde comme au magiftère de corail qu'on trouvera
décrit dans mon Livre de Chymie ; mais on détruit par cette préparation toute la
vertu du crâne, car on laiffe échapper fon fel volatil & fon huile dans la calcination ; enforte qu'il ne refte plus qu'une terre alkaline privée de principes actifs,
encore rompt-on cet alkali par la diffolution, deforte que le magiftère de crâne
ne confifte qu'en une terre légère & inutile, qu'on pourroit appeller *tête-morte* ;
il vaudroit donc beaucoup mieux employer dans cette poudre du crâne humain en
fubftance, que fon magiftère ; mais on doit choifir celui d'un jeune homme
mort de mort violente, & qui n'ait point été enterré, afin que tous fes principes
actifs y foient demeurés.

On trouvera le précipité de Lune décrit dans mon Livre de Chymie, mais quoiqu'il donne le nom à cette compofition, il ne lui communique aucune vertu ; c'eft
une matiére trop dure pour être diffoute dans l'eftomac, & on la rend par les fels
comme on l'a prife : fa prétendue vertu vient de l'imagination des Alchymiftes &
des Aftrologues, qui ont cru que la lune dominoit fur la tête, & que l'argent
à qui ils attribuent ces influences, étoit capable de fortifier cette partie.

Poudre bé-
zoardique
lunaire.   On prépare la poudre bézoardique lunaire, en mêlant dans la poudre bézoardique ordinaire du précipité, ou des feuilles d'argent.

Poudre de Mufc doux, de Méfué.	Pulvis Diamofchi dulcis, Mefue.

♃ Des perles brillantes, de la foie cruë, du fuccin, du corail rouge, du *gallia mofchata*, de la femence de bafilic citronné, aã. ʒ iij. ß.	♃ *Margaritarum fplendidarum, ferici crudi, fuccini, coralli rubri, galliæ mofchata, feminis ocimi citrati,* aã. ʒ iij. ß.
Du macis, du xyloaloés, du fafran, de la racine de doronic, ou d'angélique & de zédoaire, aã. ʒ ij.	*Macis, xyloaloés, croci, radicis doronici vel angelicæ, ʒedoariæ,* aã. ʒ ij.
Du gingembre, des cubébes, du poivre long, aã. ʒ j. ß.	*Zinʒiberis, cubebarum, piperis longi,* aã. ʒ j. ß.
Du girofle, du *fpica Indica*, de la feuille In-	*Caryophyllorum, fpica Indica, folii In-*

dienne

dienne, de la racine de béhen blanc & rouge,   *dici ; radicis behen albi & rubri*, aa. ʒ j.
aa. ʒ j.

Du musc,   Ð ij.   *Moschi*,   Ð ij.
Faites-en une poudre f. a.   *Fiat ex arte pulvis.*

REMARQUES.

On pulvérifera enfemble les racines, le bois d'aloës, la foie incifée menu, les femences, le fafran, la feuille Indienne, le fpica nard, les girofles, le poivre long, les cubébes, le macis ; d'une autre part, on mettra enfemble en poudre les trochifques de *gallia mofchata*, & le mufc ; d'une autre part le fafran, après l'avoir fait fécher doucement entre deux papiers ; on broiera enfemble fur le porphyre les perles, le fuccin & le corail rouge, jufqu'à ce qu'ils foient réduits en poudre impalpable ; on mêlera les ingrédients pulvérifés, pour faire une poudre qu'on gardera au befoin.

Elle eft bonne pour la mélancolie, pour fortifier le cœur, pour raréfier la pituite trop vifqueufe du cerveau, pour le vertige, pour l'épilepfie, pour les palpitations, pour l'afthme, pour exciter la femence : La dofe en eft depuis demi-fcrupule jufqu'à deux fcrupules.

On a nommé cette poudre *pulvis diamofchi dulcis*, pour la différencier de celle qu'on appelle *pulvis diamofchi amarus*, laquelle n'eft plus en ufage ; il y entre, outre les drogues qui compofent la poudre de mufc douce, des fommités d'abfinthe, des rofes rouges, de chacun trois dragmes ; de l'aloës lavé, demi-once ; de l'aloës non lavé, deux dragmes & demie ; de la cannelle, une dragme & demie ; du caftoreum, de la racine de *lignfticum*, de chacun une dragme.

Cette derniére poudre eft fi amère, que perfonne n'en pourroit avaler, à moins qu'on ne la réduifit en pilules ; elle eft purgative, à caufe de l'aloës.

Il entre dans la poudre de mufc douce plufieurs ingrédients qui me paroiffent bien inutiles, & qui ne font qu'affoiblir par leur volume la vertu de ceux qui font effentiels ; tels font la foie, les perles, le corail, le béhen rouge, & la feuille Indienne.

Vertus.

Dofe.

Pulvis mofchi amarus.

Poudre de Nitre, de Mynficht.   Pulvis Dianitri, A. Mynficht.

♃ Du cryftal de nitre préparé avec l'efprit de vitriol & de vin,   ʒ j.
Du fel de pierres de perches, des yeux d'écrevifles, du fuccin blanc, aa,   ʒ ij.
Des racines de filipendule & de réglifle, aa.   ʒ j. ſs.
Des femences de petite ortie, de bardane, de faxifrage, de grémil & de genêt, aa.   ʒ j. ſs.
Des baies de laurier pelées & de geniévre, aa.   Ð iv.
De la cannelle, du gingembre blanc, du fafran oriental, du poivre long & du macis, aa.   Ð ij.
Du liévre brulé, du fang de bouc préparé, du cétérach & du fantal rouge, aa.   ʒ ſs.
Des cloportes préparés,   Ð j.
Du fucre blanc,   ʒ iv.
Faites-en une poudre très-fubtile.

♃ *Cryftalli nitri fpiritibus vitrioli & vini præparati*,   ʒ j.
Salis lapidum percarum pifc ; oculorum cancri, fuccini albi, aa.   ʒ ij.
Radicis filipendulæ, glycyrrhizæ, aa.   ʒ i. ſs.
Seminis urticæ minoris, lappæ majoris, faxifragæ, milii folis, geniftæ, aa. ʒ i. ſs.
Baccarum lauri excorticatarum, juniperi, aa.   Ð iv.
Cinnanomi acuti, zingiberis albi, croci orientalis, piperis longi, macis, aa. Ð ij.

Leporis combufti, fanguinis hircini præparati, ceterach, fantali rubri, aa. ʒ ſs.
Millepedum præparatorum,   Ð j.
Sacchari alliffimi,   ʒ iv.
Fiat omnium pulvis fubtiliffimus.

REMARQUES

On pulvérifera enfemble le fantal , les racines , la cannelle , les cloportes , le cété-rach , le fang de bouc préparé , le macis , le poivre , le fafran , les baies , les femen-ces ; d'une autre part le fucre , le liévre brûlé , le fel de pierres de perches , le falpêtre rafiné qu'on aura auparavant arrofé d'efprits de vitriol & de vin , & qu'on aura fait fécher; d'une autre part on broiera enfemble fur le porphyre, les yeux d'écreviffes & le fuccin , jufqu'à ce qu'ils foient en poudre impalpable ; on mêlera les ingrédients pulvérifés , & l'on en fera une poudre qu'on gardera au befoin.

Vertus.
Dofe. Elle eft propre pour brifer & faire fortir la pierre & la gravelle du rein & de la veffie : La dofe en eft depuis demi-fcrupule jufqu'à demi-dragme.

Il faut conferver cette poudre dans un vaiffeau bien clos, autrement elle s'hu-mecte , à caufe des fels & du fucre qui y entrent.

Le fel de la pierre de perches fe prépare comme celui de corail ; mais j'eftime-rois mieux la pierre de perches en fubftance broyée fur le porphyre.

On pourroit retrancher de cette compofition plufieurs ingrédients inutiles , comme le fucre , la régliffe , le fantal.

En brûlant le liévre, on fait diffiper fon fel volatil en quoi confifte fa principale vertu , c'eft pourquoi j'aimerois mieux l'employer fimplement deffêché au four.

Poudre de Bol.	Pulvis de Bolo.
♃ Du meilleur bol , ℥ ß.	♃ Boli optimi , ℥ ß.
Des racines de tormentille & d'angélique , aã. ʒ ij.	Radicum tormentillæ , & angelicæ , aã. ʒ ij.
Du corail rouge préparé , de la raclure d'ivoi-re & de corne de cerf ; & des rofes rouges , aã. ʒ j. ß.	Coralli rubri præparati , rafuræ eboris & cornu cervi , rofarum rubrarum , aã. ʒ j. ß.
Des femences de melons mondées , d'ofeille , de citrons mondées , de geniévre & de coton , aã. ʒ j.	Seminum melonis mundatorum , oxali-dis , citri mundati , juniperi , bombacis , aã. ʒ j.
Des femences d'anis & de fenouil ; de la can-nelle , du bois d'aloës & du macis , aã. ʒ ß.	Seminum anifi , fœniculi ; cinnamomi , ligni aloës , macis , aã. ʒ ß.
Faites-en une poudre f. a.	Fiat ex arte pulvis.

REMARQUES.

On pulvérifera enfemble les racines , le bois d'aloës , la cannelle , les rafures , les femences , le macis , les rofes ; d'une autre part , le bol & le corail préparé ; on mêlera les ingrédients pulvérifés , & l'on en fera une poudre qu'on gardera au befoin.

Vertus.
Dofe. Elle eft propre pour réfifter à la malignité des humeurs, pour exciter la fueur , pour arrêter les cours de ventre : La dofe en eft depuis demi-fcrupule jufqu'à deux fcrupules.

Autre pou-dre de bol. On a encore décrit une autre poudre de bol affez fimple , elle eft compofée de demi-once de bol fin , de deux dragmes de racine de tormentille , d'une dragme de racine d'angélique , & de fept dragmes de fucre candi.

Poudre de Borax , de Mynficht.	Pulvis Diaboracis , A. Mynficht.
♃ Du borax de Venife , ℥ j. ß.	♃ Boracis Venetiæ , ℥ j. ß.

De la casse odorante & du safran oriental, aã. ʒ iiij.

Du bois de sabine, du succin blanc préparé, aã. ʒ j. ß.

De l'os de cœur de cerf, du gui de chêne, des fleurs de violier jaune, aã. ʒ j.

Mêlez le tout, & en faites une poudre très-subtile.

Cassia lignea, croci orientalis, aã. ʒ iiij.

Ligni sabinæ, succini albi præparati, aã. ʒ j. ß.

Ossis è corde cervi, visci quercini, florum cheiri, aã. ʒ j.

Misce, & fiat pulvis subtilissimus.

REMARQUES.

On pulvérisera ensemble le *cassia lignea*, le bois de sabine, le gui de chêne, l'os de cœur de cerf & les fleurs de violier séches ; d'une autre part, on mettra en poudre le borax de Venise avec le succin préparé, on mêlera les ingrédients pulvérisés, pour faire une poudre qu'on gardera au besoin.

Elle est propre pour faciliter l'accouchement & la sortie de l'arriére-faix, elle provoque les mois aux femmes : La dose en est depuis un scrupule jusqu'à une dragme. — *Vertus. Dose.*

Poudre de fleurs de Romarin, de Nic. Alexandrin.

Pulvis Dianthos, Nic. Alexandrini.

℞ Des fleurs de romarin, ʒ j.

Des roses rouges, des violettes & de la réglisse, aã. ʒ vj.

Du girofle, du spica nard, de la noix muscade, du petit galanga, de la cannelle, du gingembre, de la zédoaire, du macis, du bois d'aloës, du cardamome, des semences d'anet & d'anis, aã. Ə iv.

Faites-en une poudre f. a.

℞ *Florum rorismarini,* ʒ j.

Rosarum rubrarum, violarum, liquiritiæ, aã. ʒ vj.

Caryophyllorum, spicæ nardi, nucis moschatæ, galangæ minoris, cinnamomi, zinziberis, zedoariæ, macis, ligni aloës, cardamomi, seminum anethi & anisi, aã. Ə iv.

Fiat pulvis f. a.

REMARQUES.

On pulvérisera toutes les drogues ensemble, & l'on gardera la poudre pour s'en servir au besoin.

Elle fortifie le cerveau, l'estomac & le cœur, elle récrée les esprits en dissipant la mélancolie, elle excite les mois aux Femmes : La dose en est depuis demi-scrupule jusqu'à deux scrupules. — *Vertus. Dose.*

Par *Pulvis dianthos*, on entend *poudre de fleurs de romarin ;* car quoique le nom Grec ἄνθος, signifie seulement *fleur en général*, il est appliqué particuliérement à la fleur de romarin, comme qui diroit *fleur par excellence.*

On peut réduire cette poudre en électuaire avec une quantité suffisante de miel anthosat, ou de syrop d'œillet. — *Électuaire d'anthos.*

Poudre Analeptique, ou Restaurante, de Fernel.

Pulvis Analepticus, seu Resumptivus, Fernelii.

℞ Du sucre pénidié, ʒ ß.

Du suc de réglisse, de l'amydon, des semences de pavot blanc, de pourpier, de laitue, d'endive, aã. ʒ iij.

De la gomme Arabique & adraganth,

℞ *Sacchari penidiati,* ʒ ß.

Succi glycyrrhizæ, amyli, seminum papaveris albi, portulacæ, lactucæ, scariolæ, aã. ʒ iij.

Gummi Arabici & tragacanthi, aã.

aā. ʒ ij. & Ә ij.	ʒ ij. Ә ij.
Des rofes rouges & de la réglifſe, aā. ʒ ij. gr. v.	*Rofarum rubrarum , liquiritiæ , aā.* ʒ ij. gr. v.
Des quatre grandes femences froides mondées, des femences de coings , de mauve & de coton ; des noyaux de pignons mondés , des fleurs de violettes, des piftaches nouvelles , des amandes douces & des fébeftes, aā. ʒ ij.	*Seminum quatuor frigid. major. mundatorum , cydoniorum , malvæ, bombacis ; nucleorum pini mundatorum , florum violarum , piftaciorum recentium , amygdalarum dulcium , febeften , aā.* ʒ ij.
Du fantal blanc & rouge , aā. Ә iv.	*Santali albi & rubri , aā.* Ә iv.
Du girofle, du fpode préparé , & de la cannelle, aā. ʒ j.	*Caryophyllorum , fpodii præparati , cinnamomi , aā.* ʒ j.
Du fafran , gr. v.	*Croci ,* gr. v.
Faites-en une poudre f. a.	*Fiat pulvis f. a.*

R E M A R Q U E S.

On pulvérifera enfemble les fantaux, la cannelle , le fafran , les girofles , les violettes, la réglifſe, les rofes, les fébeftes , le fuc de réglifſe, les femences de coton , de pourpier , de laitue & d'endive ; d'une autre part, on pulverifera l'amydon, le fpode ou ivoire brûlé préparé , & les pénides ; d'une autre part , on mettra en poudre les gommes dans un mortier chauffé ; d'une autre part , ou pilera dans un mortier de marbre les amandes pelées , les piftaches mondées , les pignons mondés, les grandes femences froides mondées , les femences de pavot, de coings , de mauve ; quand le tout fera bien en pâte, on y mêlera peu à peu les ingrédients pulvérifés & l'on fera une poudre.

Vertus.
Dofe. Elle eft bonne pour reftaurer, pour refaire les forces abattues par une longue maladie, pour fortifier l'eftomac & le cœur : La dofe en eft depuis un fcrupule jufqu'à deux dragmes.

Cette defcription eft tellement remplie de fruits & de femences onctueufes,qu'il eft bien difficile d'en faire une poudre ; ce fera plûtôt une maniére de pâte qui fe rancira en peu de temps ; fon Auteur donne le choix de la garder en poudre ou de la réduire en électuaire , en la mêlant avec le triple de fon poids de fyrop violat.

Le fuc de réglifſe n'eft guère convenable dans une poudre, comme je l'ai dit ailleurs , il feroit bon de lui fubftituer la réglifſe féche.

L'ivoire brûlé a perdu toute fa vertu par la calcination , parce qu'elle confiftoit dans fon fel volatil qui s'eft entiérement diffipé , il faut lui fubftituer l'ivoire fimplement rapé.

Réformation. Au lieu des fantaux blancs & rouges qui entrent dans cette compofition , je voudrois employer le fantal citrin qui a plus d'odeur & plus de vertu qu'eux.

Poudre de Saturne , de Mynficht.	**Pulvis Diafaturni , A. Mynficht.**
℞ Du Magiftère de Saturne , ʒ j.	℞ *Magifterii Saturni ,* ʒ j.
De celui de foufre & du fuc de réglifſe, aā. ʒ ſſ.	*Sulphuris , fucci glycyrrhizæ , aā.* ʒ ſſ.
Des fleurs de foufre ; de l'efquine choifie , aā. ʒ iij.	*Florum fulphuris ; radicis chinæ electæ , aā.* ʒ iij.
Du fel de perles orientales & de corail rouge ; du pain de froment , aā. ʒ ij.	*Salis margaritarum orientalium , corallorum rubrorum ; panis triticei, aā.* ʒ ij.
Du bol rouge oriental préparé, des fleurs de benoin & de l'oliban , aā. ʒ j.	*Boli rubri orientalis præparati ; florum benzoïni , olibani , aā.* ʒ j.
Du fucre candi blanc , ʒ iij.	*Sacchari candi albi ,* ʒ iij.

Du safran oriental , de la casse odorante, aa. ʒ ß. Faites de tout cela une poudre très-subtile.	*Croci orientalis, cassia odorata*, aa. ʒ ß. *Fiat omnium pulvis subtilissimus.*

R E M A R Q U E S.

On pulvérisera ensemble le pain de froment séché, le safran, la casse odorante, le suc de réglisse & l'esquine ; d'une autre part, on mettra en poudre ensemble le sucre candi & le bol ; d'une autre part, l'oliban : on mêlera ces ingrédients pulvérisés avec les magistères, les sels & les fleurs pour faire une poudre qu'on gardera au besoin.

Elle est estimée propre pour la phthisie, pour l'asthme : La dose en est depuis un scrupule jusqu'à une dragme.   Vertus, Dose.

On trouvera dans mon Livre de Chymie les descriptions des magistères de Saturne & de soufre, des fleurs de soufre & de benjoin, des sels de perles & de coraux.

On pourroit retrancher de cette poudre, le pain, le bol, le sucre & les sels de perles & de corail, comme choses inutiles.

Poudre de Cumin , de Nic. Alexandrin.	*Pulvis Diacymini , N. Alexandrini.*

♃ Du cumin que l'on aura fait infuser le jour précédent dans du vinaigre , & qui aura été séché ensuite , ʒ j. & Ɔ j.	♃ *Cymini pridiè in aceto infusi & exsiccati ,* ʒ j. Ɔ j.
De la cannelle & du girofle, aa. ʒ j. ß.	*Cinnamomi , caryophyllorum* , aa. ʒ j. ß.
Du gingembre & du poivre noir, aa. ʒ j. gr. v.	*Zingiberis & piperis nigri ,* ʒ j. gr. v.
Du petit galanga , de la sariette & du calament, aa. Ɔ v.	*Galanga tenuioris , thymbra , id est, satureia , calaminthes , a.a.* Ɔ v.
Des semences de livéche & d'ammi, aa. ʒ j. & gr. xviij.	*Semin. levistici, ammeos,* aa. ʒ j. gr. xviij.
Du nard Indique , du cardamome & de la noix muscade , aa. Ɔ ij, ß.	*Nardi Indica , cardamomi , nucis moschata , aa.* Ɔ ij. ß.
Du poivre long , ʒ j.	*Piperis longi ,* ʒ j.
Faites en une poudre s. a.	*Fiat pulvis s. a.*

R E M A R Q U E S.

On pulvérisera ensemble toutes les drogues, & l'on fera une poudre qu'on gardera au besoin.

Elle est propre pour discuter ou raréfier la pituite trop épaisse, pour fortifier le cerveau & l'estomac, pour chasser les vents, pour exciter les mois aux femmes : La dose en est depuis demi-scrupule jusqu'à deux scrupules.   Vertus, Dose.

La préparation qu'on donne au cumin, en le mettant infuser dans du vinaigre, lui est préjudiciable, car elle le prive de la partie la plus essentielle qui passe dans la liqueur ; c'est un abus des Anciens qu'on ne doit pas suivre, il faut employer cette semence séche comme on la trouve chez les Marchands, après l'avoir bien nettoyée de ses paillettes ou autres ordures, si elle en contient.

L'Auteur veut paroître mystérieux dans le poids, car il ajoûte un scrupule avec l'once de cumin, cinq grains avec les dragmes du poivre noir & du gingembre, & ainsi ailleurs : ce sont de petits superflus qu'on pourroit retrancher des descriptions.

E e e iij

On peut réduire cette poudre en électuaire la mêlant avec quatre fois autant de sucre & de miel en consistance requise.

Poudre Carminative, de Mynsicht.	Pulvis Carminativus, A. Mynsicht.
♃ De la semence d'anis & de cumin, aa. ℥ iij. Du gingembre blanc, ʒ vj. Du macis, ʒ iij. Du safran oriental, ʒ j. Mêlez le tout, & en faites une poudre très-subtile.	♃ *Seminis cymini & anisi,* aa. ℥ iij. *Zinziberis albi,* ʒ vj. *Macis,* ʒ iij. *Croci orientalis,* ʒ j. *Misce, fiat pulvis subtilissimus.*

R E M A R Q U E S.

On pulvérisera toutes les drogues ensemble & l'on gardera la poudre au besoin.

Vertus. Elle est carminative, elle est bonne pour la colique venteuse, elle facilite la di-
Dose. gestion, si l'on en prend immédiatement après le repas : La dose en est depuis demi-dragme jusqu'à une dragme & demie.

Poudre Impériale.	Pulvis Imperialis.
♃ De la cannelle, ʒ x. Du gingembre, ʒ j. Du girofle, ʒ ß. Du petit galanga, du macis, de la noix muscade, aa. ʒ ij. Du musc, Э ß. Faites-en une poudre s. a.	♃ *Cinnamomi,* ʒ x. *Zingiberis,* ʒ j. *Caryophyllorum,* ʒ ß. *Galangæ minoris, macis, nucis moschatæ,* aa. ʒ ij. *Moschi,* Э ß. *Fiat pulvis s. a.*

R E M A R Q U E S.

On pulvérisera séparément le musc, & toutes les autres drogues ensemble, on les mêlera & on gardera la poudre dans un verre bien bouché.

Vertus. Elle est propre pour réjouir le cerveau, le cœur, pour fortifier l'estomac, pour
Dose. exciter la semence, pour chasser les vents, pour dissiper la mélancolie : La dose en est depuis demi-scrupule jusqu'à deux scrupules ; elle n'est pas convenable pour les femmes à cause du musc qui y entre.

Poudre de Laurier, de Mynsicht.	Pulvis Dialauri, A. Mynsicht.
♃ Des baies de laurier entourées de pâte, bien cuites & séchées au four, ℥ j. Des fleurs de petite centaurée, ʒ iij. De la racine de garance, de la myrrhe & du safran oriental, aa. ʒ j. De l'aristoloche ronde, du cardamome & du petit galanga, aa. Э ij. Du sel de cannelle & de sabine, aa. ʒ ß. Faites-en une poudre très-subtile.	♃ *Baccarum lauri massâ panis circumduct. in clibano debitè excoct. & exsiccatarum,* ℥ j. *Florum centaurii minoris,* ʒ iij. *Radicis rubiæ tinctorum, myrrhæ, croci orientalis,* aa. ʒ j. *Aristolochiæ rotundæ, cardamomi minoris, galangæ minoris,* aa. Э ij. *Salis cinnamomi & sabinæ,* aa. ʒ ß. *Misce, fiat pulvis subtilissimus.*

R E M A R Q U E S.

Préparation des On enveloppera de pâte des baies de laurier, on les mettra cuire au four, puis les ayant séparées de la pâte cuite, on les fera sécher, & on les pulvérisera avec les fleurs, les racines & le · cardamome ; d'une autre part, on mettra en poudre la myr- baies de rhe dans un mortier oint d'une goutte d'huile ; ou mêlera les ingrédients pulvérisés laurier. avec les sels, & l'on fera une poudre qu'on gardera au besoin.

On l'emploie pour lever les obstructions de la matrice, pour la colique venteuse, pour exciter les mois aux femmes : La dose en est depuis un scrupule jusqu'à une dragme.

La préparation, que l'Auteur de cette description donne aux baies de laurier, est plûtôt nuisible qu'utile, car elle fait dissiper ce qu'elles ont de plus subtil & de meilleur, il vaudroit beaucoup mieux les employer en leur état naturel, séches, comme on les trouve chez les Droguistes ; elles n'ont rien de malin qui demande d'être corrigé.

Les sels de cannelle & de sabine se préparent comme les autres sels fixes des plantes, par la calcination, par la lessive & par l'évaporation ; mais il ne faut pas s'imaginer que le sel de la cannelle ait retenu beaucoup de sa vertu ; car elle s'est dissipée presque toute dans la calcination, vu qu'elle consistoit principalement dans une essence & un sel volatil dont cette écorce étoit remplie. Il faut brûler beaucoup de cannelle pour avoir un peu de sel fixe ; car presque tout son sel qui la rend piquante au goût étant volatil, il n'en demeure guère dans les cendres, & ce peu de sel qu'on en retire, & qui coûte beaucoup, n'a point d'autre qualité que celui d'un végétal ordinaire ; ainsi l'on pourroit sans scrupule retrancher ce sel, & mettre en sa place le double de cannelle.

Poudre de Marrube de Nic. Alexandrin.

℞ Du marrube nouvellement séché, ℥ v.
De la gomme adraganth, des noyaux de pignons mondés, des amandes douces, des pistaches, de la chair de dattes, des raisins sans pepins, & des figues grasses, aā. ℥ iij. ß.

De la cannelle, du girofle, de la noix muscade, du macis, du bois d'aloës, du petit galanga, du gingembre, de la zédoaire, de la réglisse, du rhapontic, du spica nard, de l'anacárde, du storax calamite, du mastic, de la myrrhe, du galbanum, de la térébenthine, de l'iris, de l'aristoloche ronde, de l'écorce de racine de caprier, de la gentiane, du poivre noir, des semences d'anis, de fenouil, d'aneth, de saxifrage, d'ache de montagne, d'ache vulgaire, aā. ℥ ij.
Des semences de carvi, de livéche, des hermodactes, des châtaignes, de l'origan, de la queue de pourceau, du jonc odorant, du cardamome, du poivre blanc, du dompte-venin, aā. ℥ j. ß. & gr. j. ß.
Du baume, du dictame, du costus, du pyréthre, du pouillot, de la sariette ; des semences de pivoine, de basilic ; du poivre long, de l'amomum & de l'orobe, aā. Ɔ iv. gr. ij.
Du xylobalsame, ou à son défaut des reettons de lentisque, de la casse odorante, du corail rouge préparé, de la raclure d'ivoire, du carpobalsame & du daucus de Créte, aā. ℥ ß.

Pulvis Diaprassii, Nic. Alexandrini.

℞ *Prassii recenter exsiccati,* ℥ v.
Gummi tragacanthi, nucleorum pini mundatorum, amygdalarum dulcium, pistaciorum, carnis dactylorum, passularum enucleatarum, ficuum pinguium, aā.
℥ iij. ß.
Cinnamomi, caryophyllorum, nucis moschatæ, macis, ligni aloës, galangæ minoris, zingiberis, zedoariæ, glycyrrhizæ, rhapontici, spicæ nardi, anacardii, styracis calamitæ, mastiches, myrrhæ, galbani, terebenthinæ, iridis aristolochiæ rotundæ; corticis radicum capparis, gentianæ, piperis nigri ; seminum anisi, fœniculi, anethi, saxifragæ, apii montani, apii vulgaris, aā. ℥ ij.
Semin. carvi, ligustici ; hermodactylorum, castaneæ, origani, peucedani, schænanthi, cardamomi, piperis albi, vincetoxici seu asclepiadis herbæ, aā. ℥ j. ß. gr. j. ß.
Balsami, dictamni, costi, pyrethri, pulegii, satureiæ ; seminum pæoniæ, ocimi ; piperis longi, amomi, orobi, aā. Ɔ iv. gr. ij.

Xylobalsami, aut hujus loco sume surculos lentisci, casiæ ligneæ, coralli rubri præparati, rasura eboris, carpobalsami, dauci Cretici, aā. ℥ ß.

Du musc , de l'ambre , de l'os de cœur de cerf, aā. gr. xiv.	*Moschi , ambaris , ossis cordis cervini* aā. gr. xiv.
Faites-en une poudre f. a,	*Fiat pulvis f. a.*

R E M A R Q U E S.

On pulvérifera enfemble l'os de cœur de cerf , les femences , les bois , les racines , les feuilles , les écorces , le carpobalfame , ou en fa place les cubébes , l'ivoire , les orobes , l'amome , les poivres , le cardamome , le jonc odorant , le fpica nard , les anacardes , les châtaignes , le macis , la mufcade , les girofles ; d'une autre part , on mettra en poudre enfemble le ftorax , la myrrhe , le galbanum en larmes ; on mêlera le baume avec la térébenthine dans une écuelle de terre , on les pofera fur un petit feu , les remuant jufqu'à ce que la matiére foit dure comme de la réfine , alors on la pulvérifera avec le maftic ; d'une autre part , on réduira en poudre le mufc & l'ambre gris ; d'une autre part , on battra & on mettra en poudre dans un mortier de bronze chauffé la gomme adraganth , on pilera dans un mortier de marbre les amandes pelées , les pignons mondés , les piftaches mondées , les raifins mondés de leurs pepins , les dattes mondées de leur peau extérieure & de leurs noyaux , & les figues féches coupées par petits morceaux ; on battra le tout enfemble long-temps jufqu'à ce qu'il foit en forme de pâte , puis on y ajoûtera peu à peu les ingrédients pulvérifés pour en faire une poudre qu'on gardera au befoin.

Vertus. Elle eft eftimée propre pour ceux qui font fujets aux fluxions du cerveau , à la foibleffe de la vûe , aux puanteurs de la bouche , pour calmer la toux , pour provoquer l'urine , pour brifer les pierres dans le rein : Dofe. La dofe en eft depuis demi-fcrupule jufqu'à deux fcrupules.

Cette poudre fe met prefqu'en pâte à caufe des fruits qui y entrent , & on ne peut pas la garder long-temps fans qu'elle fe ranciffe ; l'Auteur donne le choix de l'employer en poudre ou de la réduire en électuaire avec quatre livres de fucre ou de miel écumé ; cette derniére forme convient mieux que l'autre à ce reméde , & alors il ne fera point befoin de pulvérifer les fruits , on en tirera la pulpe par un tamis après les avoir fait bouillir & amollir dans de l'eau , puis on mêlera cette pulpe dans le miel ou dans le fucre cuit ; on ne fera point non plus durcir le baume ni la térébenthine , on les mêlera en leur état naturel dans la compofition , quand elle fera faite & prefque réfroidie : La dofe de cet électuaire eft depuis une dragme jufqu'à deux.

On peut dire que cette compofition eft un grand amas de drogues entaffées les unes fur les autres fans néceffité , mais comme on ne s'en fert guère dans la Pharmacie , il feroit inutile de la réformer ; d'ailleurs on ne manque pas d'autres compofitions de la même qualité qui font moins embarraffantes à faire.

Poudre de Cryftal , de Mynficht.	Pulvis Diacryftalli , A. Mynficht.
♃ De la chair des mammelles d'une jeune vache rouffe , cuite dans la vin & féchée au four, ℥ j.	♃ *Carnis mammillarum vaccæ pinguis rufæ juvenculæ , in vino coctæ & in furno exficcatæ .* ℥ j.
Du poivre long , ʒ v.	*Piperis longi ,* ʒ v.
Du cryftal préparé , ℥ ß.	*Cryftalli præparati ,* ℥ ß.
Des perles préparées , ʒ ij.	*Margaritarum preparatarum ,* ʒ ij.
Des femences de bourrache , de fenouil , de laitue & de nielle ; des racines de barbe de bouc ,	*Seminum borraginis , fœniculi , lactucæ, nigellæ ; radicum hirci barbulæ, cardui la-*
	de

de chardon laiteux, de raiponce, aã.　　3 ß.
Du plus beau fucre,　　℥ iij.
Mêlez le tout, & faites-en une poudre très-
fubtile,

étei, rapunculorum, aã.　　3 ß.
Sacchari albiſſimi,　　℥ iij.
*Miſce, & fiat omnium pulvis ſubtiliſ-
ſimus.*

R E M A R Q U E S.

On aura de la chair des mammelles d'une jeune vache rouſſe, tendre, on la fera
cuire dans du vin, puis on la mettra fécher au four ; on pulvérifera cette chair féche avec les racines qu'on aura fait fécher au foleil ou à l'ombre,& avec les femences;
d'une autre part, on mettra en poudre fine le fucre, on mêlera les ingrédients pulvérifés avec le cryftal & les perles préparées pour faire une poudre qu'on gardera
au befoin.

Elle eft dite propre pour exciter le lait aux nourrices : La dofe en eft depuis un
fcrupule jufqu'à une dragme : on en prend au matin, à midi & au foir, dans du
bouillon ; le fucre eft caufe que cette poudre s'humecte facilement.

Afin qu'une nourrice abonde en lait, il faut que fon eftomac foit bon pour
faire une coction louable, & afin que les aliments qu'elle prendra fe convertiffent
facilement en chyle, car le lait n'eft proprement qu'un chyle qui, ayant reçu quelque coction en circulant avec le fang, fe fépare dans les mammelles qui font
des glandes propres à filtrer des liqueurs ; auffi voyons-nous que les aliments qui di-
gèrent aifément comme les bouillons, les foupes, excitent le lait aux nourrices ; les
ingrédients qui compofent cette poudre font propres à exciter la digeftion, les uns
en échauffant ce vifcère, les autres en refferrant fes fibres par leur aftriction.

Je ne crois pas que les mammelles d'une vache rouffe foient d'une plus grande
efficacité dans cette poudre que celle d'une vache d'une autre couleur, mais on doit
obferver cette circonftance en faveur de l'Auteur qui mérite bien qu'on ait quelque confiance en ce qu'il a établi.

Il vaudroit mieux faire fécher au four ces mammelles crûes, que de les faire
cuire auparavant dans le vin, car cette coction emporte la plus grande partie de leur
fel volatil en quoi confifte leur principale vertu.

*Vertus.
Dofe.*

Poudre d'Hyſope, de Nic. Alexandrin.

℞ De l'hyfope féche, de la racine d'iris, du
poivre noir, du thym, aã.　　℥ iij. 3 vj.
Du pouillot, de la fariette, de la rue, du cumin, aã.　　℥ ij. ß.
De la chair de dattes, de la gomme adraganth,
de la régliffe, des figues graffes, des raifins fecs
mondés & des femences de fenouil, aã.　　3 x.

Des femences d'anis, de carvi, de livêche ;
du gingembre, aã.　　3 v.
Faites-en une poudre f. a.

Pulvis Diahyſſopi, Nic. Alexandrini.

℞ *Hyſſopi ſiccæ, radicis ireos, piperis
nigri, thymi, aã.*　　℥ iij. 3 vj.
*Pulegii, thymbræ, id eſt, ſatureiæ, rutæ,
cymini, aã.*　　℥ ij. ß.
*Carnis dactylorum, gummi tragacanthi,
glycyrrhizæ, caricarum pinguium, paſſu-
larum mundatarum, ſeminum fœniculi,
aã.*　　3 x.
*Seminum aniſi, carvi, leviſtici ; zingi-
beris, aã.*　　3 v.
Fiat ex arte pulvis.

R E M A R Q U E S.

On pulvérifera enfemble les racines, les herbes & les femences ; d'une autre
part, on mettra en poudre dans un mortier chauffé, la gomme adraganth ; on pilera
dans un mortier de marbre, les figues, les dattes mondées de leurs peaux & de leurs

F f f

noyaux , & coupées par petits morceaux , & les raifins mondés jufqu'à ce qu'ils foient bien en pâte , puis on y mêlera les ingrédients pulvérifés pour faire une poudre qu'on gardera au befoin.

Vertus.   Elle eft propre pour raréfier & diffiper la pituite trop épaiffe du cerveau , pour le relâchement de la luette , pour l'afthme , pour exciter le crachat , pour aider à la *Dofe.* digeftion : La dofe en eft depuis demi-fcrupule jufqu'à deux fcrupules.

Électuaire   Cette compofition ne doit point être en poudre , les fruits qui y entrent la ren- *d'hyfope.* dent prefque en pâte , il vaut mieux la mêler avec quatre fois autant de miel écu- mé & en faire un électuaire , alors il faudra faire cuire les fruits dans de l'eau & en *Dofe.* tirer la pulpe qu'on mêlera dans la compofition : La dofe de l'électuaire fera de- puis une dragme jufqu'à trois.

Poudre contre l'Incontinence d'Urine.	*Pulvis pro Incontinentiâ Urinæ.*
℞ Des eftomacs de coqs lavés & defféchés , N° ij.	℞ *Ventriculos gallinaceos lotos & fic- catos ,* N°. ij.
Des fouris éventrées , lavées & féchées au four , N° vj.	*Mures exenteratos, lotos & in clibano ficcatos ,* N°. vj.
Des rofes rouges & des fommités d'aigremoi- ne , aã. ʒ vj.	*Rofarum rubrarum , fummitatum agri- moniæ , aã.* ʒ vj.
Des yeux d'écreviffes préparés & du corail rou- ge préparé , aã. ʒ ß.	*Oculorum cancrorum præparatorum , co- ralli rubri præparati , aã.* ʒ ß.
Des balauftes & des fleurs de nénuphar , aã. ʒ iij.	*Balauftiorum , florum nymphææ , aã.* ʒ iij.
Du fel de Saturne , ʒ j.	*Salis Saturni ,* ʒ j.
Faites-en une poudre f. a.	*Fiat pulvis f. a.*

R E M A R Q U E S.

On aura deux eftomacs de coqs nouvellement tués , on les vuidera , on les la- vera bien , on les fera fécher au four ; d'une autre part , on aura fix fouris nou- vellement tuées , on les écorchera , on les vuidera de leurs entrailles , & après les avoir lavées , on les fera fécher au four , on coupera les eftomacs de coqs & les fouris par petits morceaux , on les mêlera avec les rofes , l'aigremoine , les fleurs de nénuphar féches & les balauftes ; on pulvérifera le mélange , & l'on y ajoûtera le fel de Saturne, le corail & les yeux d'écreviffes préparés , pour en faire une pou- dre qu'on gardera au befoin.

Vertus.   Elle eft propre pour fortifier le fphincter de la veffie & pour faire retenir l'urine *Dofe.* plus aifément , on en donne aux perfonnes âgées qui piffent au lit : la dofe en eft depuis demi-fcrupule jufqu'à une dragme : on la prend le foir en fe couchant ; comme l'incontinence de l'urine vient ordinairement de ce que le mufcle fphincter eft relâché , & picoté par l'âcreté de l'urine , il faut fe fervir en cette occafion de remédes qui puiffent adoucir , refferrer & fortifier.

Ceux qui auront de la répugnance pour cette poudre à caufe des fouris qui y entrent , pourront la réduire en opiate ou en pilules avec un peu de fyrop de rofes féches , & l'envelopper dans du pain à chanter.

Poudre de Craie , de Mynficht.	*Pulvis Diacretæ , A. Mynficht.*
℞ De la craie blanche préparée avec l'eau de rofes , ʒ iij.	℞ *Cretæ albæ cum aquâ rofarum præpa- ratæ ,* ʒ iij.

De la noix muscade ,	ʒ j. ß.	*Nucis moschatæ ,*	ʒ j. ß.
De la réglisse & de la semence de coings , aã.	ʒ j.	*Glycyrrhizæ, seminis cydoniorum, aã.*	ʒ j.
Du bol & du corail rouge préparés ,	ʒ ß.	*Boli orientalis præparati , coralli rubri præparati , aã.*	ʒ ß.
De la pierre de carpe préparée avec l'eau de plantain , du macis un peu rôti, du mastic & du safran oriental , aã.	Ꝫ j.	*Lapidis carpionis cum aquá plantaginis præparati, macis parùm tosti, mastiches electæ, croci orientalis , aã.*	Ꝫ j.
Du sucre blanc ,	ʒ iij.	*Sacchari albi ,*	ʒ iij.
Faites-en une poudre très-subtile.		*Fiat pulvis subtilissimus.*	

R E M A R Q U E S.

On pulvérisera ensemble le safran , le macis un peu rôti , la graine de coings, la réglisse & la muscade ; d'une autre part , on mettra en poudre le mastic ; d'une autre part le sucre ; on mêlera ces ingrédiens pulvérisés avec la craie , le corail , le bol & la pierre de carpe préparés pour faire une poudre qu'on gardera au besoin.

Elle est propre pour absorber & détruire les sels acides qui se rencontrent en trop grande quantité dans l'estomac , elle appaise l'ébullition de la bile en la précipitant , elle fortifie l'estomac , elle arrête le vomissement & les cours de ventre : La dose en est depuis demi dragme jusqu'à une dragme.   *Vertus. Dose.*

Le suc rend cette poudre humide quand on la garde , & il ne sert de rien pour sa qualité , je trouverois à propos qu'on le retranchât.

On a tort de faire torréfier le macis , on fait dissiper par là ce qu'il a de plus volatil & de meilleur , il vaut beaucoup mieux l'employer en son état naturel.

On peut préparer la craie comme on prépare le bol , ou bien se contenter de la broyer sur le porphyre , l'humectant avec de l'eau de roses.   *Préparation de la craie & de la pierre de carpe.*

La pierre de carpe se prépare comme les yeux d'écrevisses.

Poudre de Rondelet , contre la Phrénésie.		Pulvis ad Phrenesim , Rondeletii.	
♃ Des fleurs de nénuphar séchées ,	ʒ iij.	♃ *Florum nenupharis siccorum ,*	ʒ iij.
De violettes , de roses rouges ; de la coriandre , aã.	ʒ ij.	*Violarum , rosarum rubrarum ; coriandri , aã.*	ʒ ij.
Du corail rouge préparé ,	ʒ j. ß.	*Coralli rubri præparati ,*	ʒ j. ß.
De la semence de laitue & de pavot blanc, aã. ʒj.		*Seminis lactucæ & papaveris albi, aã. ʒ j.*	
Du santal rouge ,	Ꝫ ij.	*Santali rubri ,*	Ꝫ ij.
Faites-en une poudre s. a.		*Fiat pulvis s. a.*	

R E M A R Q U E S.

On pulvérisera ensemble le santal , les semences , on mêlera les ingrédiens pulvérisés avec le corail préparé , & l'on en fera une poudre qu'on gardera au besoin.

Il en faut dissoudre deux dragmes dans deux onces d'oxyrrhodin , & l'appliquer sur la tête du malade avec des étoupes , elle abat les vapeurs , elle calme le trop grand mouvement des humeurs , & elle dispose au repos, on peut aussi faire prendre de cette poudre au malade par la bouche : La dose en est depuis un scrupule jusqu'à une dragme.   *Usages. Vertus.*

L'oxyrrhodin est un mélange de parties égales d'huile de roses & de vinaigre ; quand on y dissoudra la poudre, il se fera une effervescence légère à cause des acides du vinaigre qui pénétreront le corail, mais cette circonstance n'empêchera en rien l'effet du remède.   *Oxyrrhodin.*

F f f ij

Poudre de Buglose, de Mynsicht.

℞ De l'écorce de racines de buglose,   ℥ j.
De l'*oleofaccharum* de citron,   ℥ ß.
Des rofes rouges féches, du fantal citrin &
du bois d'aloës, aã.   ʒ iij.
Des magiftères de perles & de coraux rouges,
aã.   ʒ j.
De l'os du cœur de cerf & du fafran oriental,
aã.   ʒ ß.
Des trochifques de *gallia mofchata*, de l'or
potable de Mynficht & du fpica nard, aã. ℈ j.
De l'huile effenciée de rofes & de cannelle,
aã.   ℈ ß.
Du *manus-Chrifti* fimple,   ℥ iij.
Mêlez le tout, & en faites une poudre.

Pulvis Diabugloffi, A. Mynficht.

℞ *Corticis radicum bugloffi,*   ℥ j.
Eleofacchari citri,   ℥ ß.
Rofarum rubrarum exficcatarum, fan-
tali citrini, ligni aloës, aã.   ʒ iij.
Magifterii perlarum orientalium & co-
rallorum rubrorum, aã.   ʒ j.
Offis de corde cervi, croci orientalis,
aã.   ʒ ß.
Trochifcorum gallia mofchata, auri po-
tabilis A. Mynficht, fpica nardi, aã. ℈ j.
Olei rofarum veri, cinnamomi, aã. ℈ ß.

Manûs Chrifti fimplicis,   ℥ iij.
Mifce, fiat pulvis.

REMARQUES.

On choifira des racines de buglofe des plus groffes & des mieux nourries, on les lavera bien, & l'on en féparera l'écorce qu'on fera fécher au foleil, on la pulvérifera avec l'os de cœur de cerf, le fpica nard, le fafran, le bois d'aloës, le fantal citrin, & les rofes ; d'une autre part, on mettra en poudre les trochifques de *gallia mofchata*, & le *manus-chrifti*, on mêlera les ingrédients pulvérifés avec l'or potable, les magiftères, l'*oleofaccharum* & les effences pour faire une poudre qu'on gardera dans un vafe de verre bien bouché.

Vertus.
Dofe.

On l'eftime un grand cardiaque & un bon reméde contre la mélancolie : La dofe en eft depuis un fcrupule jufqu'à une dragme.

Le *manus-chrifti* n'eft autre chofe que le fucre rofat, il humecte la poudre & la rend en pâte quand on la garde, je ferois d'avis qu'on l'en retranchât, on en pourroit bien mêler en chaque dofe, quand on feroit prêt de la prendre.

On trouvera dans mon Livre de Chymie, la defcription des magiftères, mais ils font fort inutiles ici, on y verra aufli les maniéres de tirer les effences de rofes & de cannelle.

Or pota-
ble d'A.
Mynficht.

Pour faire l'or potable d'A. Mynficht, il faut faire diffoudre de l'or dans de l'efprit de fel, mettre évaporer fur le feu la diffolution jufqu'à ce qu'elle foit réduite en une maffe, verfer fur la maffe de l'effence de cannelle pour faire une pâte liquide, puis y ajoûter de l'efprit-de-vin tartarifé à la hauteur d'un doigt, pour extraire une teinture rouge qu'il appelle *or potable* ; mais ce n'eft au plus que quelques portioncules d'or diffoutes dans l'huile de cannelle, au lieu que le véritable or potable, s'il s'en pouvoit tirer, feroit un foufre ou un fel féparés du corps de l'or.

Il eft fort difficile de faire diffoudre de l'or dans de l'efprit de fel pur, il faut qu'il foit en feuille, encore ne s'en diffout-il guère ; mais fi vous aiguifez le diffolvant par le mélange d'un peu d'efprit de nitre, il en diffoudra davantage.

Poudre d'Iris, Simple.

℞ De l'iris de Florence,   ℥ j.
De la poudre d'adraganth froid & du fucre
candi, aã   ℥ ß.
Faites-en une poudre f. a.

Pulvis Diaireos, Simplex

℞ *Iridis Florentina,*   ℥ j.
Pulveris diatragacanthi frigidi, fac-
chari candi, aã.   ℥ ß.
Fiat pulvis f. a.

REMARQUES.

On pulvérifera l'iris & le fucre candi féparément , & on les mêlera avec la pou-dre *diatragacanthi frigidi* , pour faire une poudre qu'on gardera au befoin.

Elle facilite le crachat, elle. eft bonne pour l'afthme , pour atténuer les humeurs gluantes trop attachées : La dofe en eft depuis un fcrupule jufqu'à deux.

Comme cette poudre contient du fucre & les femences huileufes de la poudre *diatragacanthi frigidi* , elle ne peut pas être gardée long-temps qu'elle ne s'hume-cte & ne fe ranciffe , c'eft pourquoi je voudrois réformer la compofition en n'y employant ni femences , ni fucre , par la maniére fuivante.

Vertus.
Dofe.

Poudre d'Iris , Réformée.	Pulvis Diaireos , Reformatus.
℞ De l'iris de Florence , ℥ j. Des gommes Arabique & adraganth , aã. ʒ j. ß. De l'amydon, de la régliffe ratiffée, du ma-giftère de foufre, aã. ʒ j. ß. Mêlez le tout pour une poudre f. a. dont la dofe fera depuis Ə ß. jufqu'à ʒ ß.	℞ *Ireos Florentinæ ,* ℥ j. *Gummi Arabici & tragacanthi,* aã. ʒ j.ß. *Amyli , liquiritia rafæ , magifterii ful-phuris , aã.* ʒ j. *Mifce , fiat pulvis f. a. cujus dofis erit à* Ə ß. *ufque ad* ʒ ß.

REMARQUES.

Les gommes & l'amydon fervent ici à corriger par leurs parties vifqueufes l'â-creté de l'iris, & pour épaiffir les férofités qui tombent du cerveau.

Poudre d'Iris de Salomon , ou *Compofée.*	Pulvis Diaireos Salomonis , feu Compofitus.
℞ De l'iris de Florence , ℥ j. Des feuilles d'hyfope, de pouillot ; de la ré-gliffe , aã. ʒ vj. Des figues , de la chair de dattes, des paffu-les mondées , aã. ʒ iij. ß. De la gomme adraganth , de l'amydon , de la cannelle , du gingembre , du poivre , des aman-des douces & des pignons , aã. ʒ iij. Du ftorax rouge calamite , ʒ ij. Ə j. Faites-en une poudre f. a.	℞ *Iridis Florentinæ ,* ℥ j. *Foliorum hyffopi , pulegii ; glycyrrhi-ʒæ , aã.* ʒ vj. *Caricarum , carnis dactylorum , paffu-larum mundatarum , aã.* ʒ iij. ß. *Gummi tragacanthi, amyli , cinnamomi, ʒingiberis , piperis , amygdalarum dul-cium & nucleorum pineorum , aã.* ʒ iij. *Styracis rubri calamites ,* ʒ ij. Ə j. *Fiat pulvis f. a.*

REMARQUES.

On pulvérifera enfemble les racines , les feuilles , le poivre , la cannelle ; d'une autre part , on mettra en poudre le ftorax dans un mortier oint de quelques gouttes d'huile d'amandes ; d'une autre part, on pulvérifera l'amydon ; d'une autre part, la gomme adraganth dans un mortier chauffé ; d'une autre part, on pilera dans un mor-tier de marbre , les amandes pelées , les pignons mondés , les raifins mondés , les dattes mondées de leur peau & de leur noyau , les figues ; quand la matiére fera bien en pâte, on la paffera par un tamis découvert, & l'on en mêlera la pulpe avec les in-grédients pulvérifés , pour faire du tout une poudre, ou plûtôt un électuaire, le mê-lant avec quatre fois autant de fucre cuit ou de miel écumé.

Électuaire de Salo-mon com-pofé.

Vertus,
Dose.

Cet électuaire est propre pour l'asthme, pour raréfier les phlegmes ou la pituite crasse du cerveau : La dose en est depuis une dragme jusqu'à trois.

L'Auteur de cette composition n'y avoit pas bien pensé, quand il en a voulu faire une poudre ; car les amandes, les pignons, les raisins, les dattes & les figues ne font point des matiéres qu'on puisse pulvériser, il faut toûjours la réduire en électuaire comme il a été dit, & afin que les pulpes se puissent tirer facilement, on humecte avec un peu d'eau les fruits, en les battant pour en faire une pâte liquide.

Poudre de Plantain, de Mynsicht.	Pulvis Diaplantaginis, A. Mynsicht.

♃ Du suc de réglisse & de la terre sigillée, aã.   ℥ j.

De la racine de plantain, de serpentaire & de tormentille, aã.   ʒ vj.

Du safran de Mars astringent, de la corne de cerf brûlée & préparée, de l'écorce de grenades, aã.   ℥ ß.

De la pierre hématite, de la noix muscade, des zestes d'écorces d'oranges & du girofle, aã.   ʒ iij.

Des feuilles de sauge, du gui de chêne, des balaustes, aã.   ʒ ij.

Du magistère de coraux, de la semence de plantain, du priape de cerf, aã.   ʒ j. ß.

De la tunique intérieure des estomacs de poules préparée, du sang de dragon & de l'*hypocistis*, aã.   ʒ j.

Mêlez, & faites-en une poudre très-subtile.

♃ *Succi glycyrrhizæ, terræ sigillatæ,* aã.   ℥ j.

Radicis plantaginis, serpentariæ, tormentillæ, aã.   ʒ vj.

Croci Martis astringentis, cornu cervi usti & præparati, corticis granatorum, aã.   ℥ ß.

Lapidis hæmatitis, nucis moschatæ, flavedinis corticum arantiorum, caryo hyllorum, aã.   ʒ iij.

Foliorum salviæ, visci quercini, balaustiorum, aã.   ʒ ij.

Magisterii corallorum, seminis plantaginis, priapi cervi, aã.   ʒ j. ß.

Pelliculæ internæ, ventriculorum gallinarum præparatæ, sanguinis draconis, hypocistidis, aã.   ʒ j.

Misce, & fiat omnium pulvis subtilissimus.

REMARQUES.

On pulvérisera ensemble les racines, les écorces, les semences, les sucs, les feuilles, le gui de chêne, les girofles, les balaustes, la muscade, le priape de cerf & les petites peaux intérieures des estomacs de poules qu'on aura sécher au four ; d'une autre part, on mettra en poudre le sang de dragon dans un mortier oint d'une goutte d'huile ; d'une autre part, la terre sigillée ; d'une autre part, on broiera ensemble sur le porphyre, la pierre hæmatite & le safran de Mars astringent : on mêlera les ingrédients pulvérisés avec la corne de cerf préparée & le magistère de coraux, pour faire une poudre qu'on gardera au besoin.

Vertus.
Dose.

Elle est propre pour fortifier l'estomac, pour aider à la digestion, pour arrêter le pissement de sang, pour l'incontinence d'urine, pour les cours de ventre, pour les hémorrhagies : La dose en est depuis un scrupule jusqu'à une dragme dans de l'eau de plantain.

Magistère de safran de Mars astringent, d'A. Mynsicht.

L'Auteur de cette poudre y demande du magistère de safran de Mars composé en sa maniére, c'est proprement un extrait de Mars tiré avec la décoction de tamarinds faite dans du suc d'oseille, & par conséquent il est mal appellé magistère.

Mais comme un extrait liquide n'est pas de consistance propre à entrer dans la composition d'une poudre, je lui ai substitué le safran de Mars astringent, je préférerois ici les coraux simplement broyés ou préparés, au magistère de corail, parce que je les crois plus astringents & plus convenables à la qualité de cette poudre.

Le fuc de régliffe préparé comme il doit l'être , n'eft pas difpofé à être mis en poudre, il rend la compofition grumeleufe & humide, je voudrois employer en fa place la régliffe.

Poudre des trois Poivres , de Galien.	Pulvis Diatrium Piperum , Galeni.
♃ Des trois fortes de poivres, aã. ℥ iij. ʒ j.	♃ *Trium piperum, aã.* ℥ iij. ʒ j.
Du gingembre , des fommités de thym avec fa fleur , & de la femence d'anis , aã. ℥ ß.	*Zinʒiberis , comarum thymi cum flore, feminis anifi , aã.* ℥ ß.
Faites-en une poudre f. a.	*Fiat pulvis f. a.*

R E M A R Q U E S.

Les trois poivres font le poivre noir , le poivre blanc , & le poivre long ; on les mêlera avec les autres drogues , & l'on pulvérifera le tout fubtilement ; on gardera la poudre pour s'en fervir au befoin.

Elle eft propre pour incifer & raréfier la pituite craffe, pour fortifier l'eftomac , pour en chaffer les vents, pour aider à la digeftion : La dofe en eft depuis demi-fcrupule jufqu'à demi-dragme , on la prend après le repas ; on peut s'en fervir auffi pour les relâchements de la luette , en en appliquant une petite quantité deffus.

Vertus.
Dofe.

Poudre Polychrefte Impériale , de Mynficht.	Pulvis Polycreftus Imperialis, A. Mynficht.
♃ Du fucre candi blanc , ℔ ß.	♃ *Sacchari candi albi ,* ℔ ß.
De fafran de Mars apéritif , ℥ j. ß.	*Croci Martis aperientis,* ℥ j. ß.
De la femence de fenouil, de la raclure d'ivoire , de l'os du talon de liévre , des yeux de brochet , du petit cardamome, du gingembre blanc, de la noix mufcade & de la régliffe , aã. ℥ j.	*Seminis fœniculi , rafura eboris , tali leporini , oculorum luciorum , cardamomi minoris , ʒingiberis albi , nucis mofchatæ, glycyrrhiʒæ , aã.* ℥ j.
De la cannelle , des cubébes , de la caffe odorante , du fpica nard , de la racine de pivoine & de fa femence, du gui de chêne & de la crême de tartre , aã. ℥ ß.	*Cinnamomi , cubebarum , caffiæ ligneæ, fpicæ nardi ; radicis pæoniæ , feminis ejufdem , vifci quercini , cremoris tartari , aã.* ℥ ß.
Des magiftèrs de pierres de carpes & de perles ; des yeux d'écreviffes préparés , du fafran oriental , du caftoréum ; des femences de perfil & d'ache ; du girofle , de la myrrhe , du bois d'aloës, de l'hyfope & de l'huile d'anis , aã. ℥ ij.	*Magifterii lapidum carpionum & percarum ; oculorum cancrarum , croci orientalis , caftorei ; feminis petrofelini , apii ; caryophyllorum, myrrhæ , ligni aloës , hyffopi , olei anifi , aã.* ℥ ij.
Des magiftères de perles & de corail rouge ; du macis , aã. ℥ j.	*Magifterii perlarum orientalium & corallorum rubrorum ; macis , aã.* ℥ j.
Des feuilles d'or , N° xiv.	*Folia auri ,* N° xiv.
Mêlez tout cela , & en faites une poudre très-fine.	*Mifce , fiat omnium pulvis fubtiliffimus*

R E M A R Q U E S.

On pulvérifera enfemble les racines , les bois , les écorces , les herbes , les girofles, le macis, le caftoréum, le fafran, le fpica nard, la mufcade, l'os du talon du liévre , & la raclure d'ivoire ; d'une autre part , on mettra en poudre enfemble , le fucre candi & le cryftal de tartre ; d'une autre part, la myrrhe ; on mêlera les ingrédients pulvérifés avec les magiftères , & l'on y ajoûtera l'huile d'anis en agitant le tout quelque temps dans un mortier , puis les feuilles d'or ; on gardera cette poudre pour le befoin.

Vertus. Elle chasse les vents, elle fortifie l'estomac & le cerveau, elle augmente la mémoire, elle est bonne pour l'épilepsie, pour les palpitations, pour l'asthme, pour la mélancolie, pour résister à la corruption, pour lever les obstructions du foie & de la rate, pour l'hydropisie tympanite, pour arrêter le flux hémorrhoïdal, pour purifier le sang, pour provoquer les mois aux femmes, pour la gravelle, pour **Dose.** exciter l'urine : La dose en est depuis un scrupule jusqu'à une dragme & demie.

Polychrestus est un mot grec qui signifie, *servant à plusieurs usages* ; il a été adapté à juste titre à cette poudre.

Le sucre n'y est utile en rien & il est cause que la composition s'humecte quand on la garde ; je voudrois le retrancher.

Les magistères de pierre de perches & de carpes se font comme celui de corail, mais ces préparations détruisent plûtôt la qualité de ses mixtes, que de les augmenter, par les raisons que j'ai dites ailleurs ; je trouve donc qu'on feroit mieux de se contenter de préparer sur le porphyre en la maniére ordinaire, les perles, les coraux, les pierres de perches & de carpes.

Les feuilles d'or ne servent dans cette poudre que pour l'embellissement ; car elles ne se dissolvent point dans le corps, & on les rend comme on les a prises.

Poudre de Bois d'Aloës, de Mésué.

℞ Du bois d'aloës ; des roses rouges, aā. ℥ j.
Du girofle, du spica nard, du macis, de la noix muscade, des trochisques de *gallia moschata*, des cubébes ; du grand & petit cardamome, du mastic, de la cannelle, du souchet, du jonc odorant, de la zédoaire ; des racines de béhen blanc & rouge ; de la feuille Indienne, de la soie crue ; des perles, du corail rouge, du succin ; des feuilles séches de citronnier, de l'écorce de citrons ; de la semence de basilic, du sureau, de la menthe aquatique, de la menthe séche, du poivre long, du gingembre, aā. ℥ ß.
De l'ambre gris, ℨ j. ß.
Du musc, Ɔ j.
Faites-en une poudre, & la gardez pour l'usage.

Pulvis Xyloaloës, Mesue.

℞ *Ligni aloës ; rosarum rubrarum ;* aā. ℥ j.
Caryophyllorum, spicæ nardi, macis, nucis moscatæ, trochiscorum galliæ moschatæ, cubebarum, cardamomi majoris & minoris, mastiches, cinnamomi, cyperi, schœnanthi, zedoariæ ; radicum behen albi & rubri ; folii Indici, serici crudi, margaritarum, coralli rubri, succini : foliorum citri siccorum, corticis citri ; seminis ocimi caryophyllati ; sampsuci, menthæ aquaticæ, menthæ vulgaris siccæ, piperis longi, zingiberis, aā. ℥ ß.
Ambræ grifeæ, ℨ j. ß.
Moschi, Ɔ j.
Fiat pulvis usui reponendus.

REMARQUES.

On pulvérisera ensemble les bois, les racines, les feuilles, les semences, les écorces, la soie incisée menu, les fleurs, les girofles, le spica nard, la muscade, & le macis ; d'une autre part, on mettra en poudre le mastic dans un mortier humecté de quelques gouttes d'eau-rose ; d'une autre part, on pulvérisera ensemble l'ambre, le musc & les trochisques de *gallia moschata* ; d'une autre part, on broiera ensemble sur le marbre les perles, le corail & le succin jusqu'à ce qu'ils soient en poudre impalpable ; on mêlera les ingrédients pulvérisés, & l'on en fera une poudre qu'on gardera au besoin

Vertus. Elle fortifie le cerveau, le cœur & l'estomac, elle remédie aux palpitations du cœur & aux syncopes, elle aide à la digestion, elle corrige l'haleine puante, elle **Dose.** excite la semence : La dose en est depuis demi-scrupule jusqu'à deux scrupules.

Je voudrois qu'on retranchât de cette description plusieurs ingrédients qui semblent n'y être mis que pour amplifier la composition & pour donner de l'emphase.

Pourquoi

Pourquoi , par exemple , mettre ici le grand & le petit cardamome ? Ne suffiroit-il pas d'y employer le grand ? Pourquoi la racine du béhen rouge , puisque celle du béhen blanc qui vaut mieux , y entre ? Pourquoi la menthe aquatique , puisque la menthe-ordinaire , qui est plus spiritueuse & meilleure , y est m.se ?

La feuille Indienne , ni la soie cruë ne peuvent pas communiquer de grandes vertus dans cette poudre , car elles n'en ont guère.

Les perles & le corail peuvent absorber & adoucir les humeurs acides , s'il s'en rencontre dans le corps en leur passage : mais il ne faut pas attendre d'eux une vertu alexitère , telle que les Anciens l'ont imaginée.

La feuille de citron est d'une petite vertu en comparaison de l'écorce du fruit , je voudrois retrancher la feuille & augmenter l'écorce. Voici donc comme je serois d'avis de réformer cette composition.

Poudre de Bois d'Aloës , Réformée.	*Pulvis Xyloaloës , Reformatus.*
♃ Du bois d'aloës , ʒ ij.	*Ligni aloës , ʒ ij.*
Des roses rouges , des racines de béhen blanc , de l'écorce de citrons, de la menthe séche, aã. ʒ j.	*Rosarum ru'rarum , radicis behen albi , corticis citri , menthæ siccæ , aã. ʒ j.*
Du girofle , du spica nard , du macis , des cubébes , du grand cardamome , aã. ʒ vj.	*Caryophyllorum , spica nardi , macis , cubebarum , cardamomi majoris , aã. ʒ vj.*
Du mastic , de la cannelle , du souchet , du jonc odorant , de la zédoaire , du succin , de la semence de basilic , du sureau , du poivre long , du gingembre , aã. ʒ ß.	*Mastiches , cinnamomi , cyperi , schœnanthi , zedoariæ , succini ; seminis ocimi caryophyllati , sampsuchi , piperis longi , zingiberis , aã. ʒ ß.*
De l'ambre gris , ʒ j.	*Ambræ griseæ , ʒ j.*
Du musc , Э j.	*Moschi , Э j.*
Faites-en une poudre pour l'usage.	*Fiat pulvis usui reponendus.*

Poudre Styptique , de Mynsicht.	Pulvis Stypticus , A. Mynsicht.
♃ De la nature de baleine , ʒ j.	♃ *Spermatis ceti , ʒ j.*
De la terre sigillée , ʒ ß.	*Terræ sigillatæ , ʒ ß.*
Du bol d'Arménie , du sang de dragon , de la pierre hématite , aã. ʒ ij.	*Boli Armeniæ , sanguinis draconis , lapidis hæmatitis , aã. ʒ ij.*
Des yeux d'écrevisses préparés , ʒ j.	*Oculorum cancrorum præparatorum, ʒ j.*
De la racine d'angélique , de rhapontic , de rhubarbe , aã. ʒ ß.	*Radicis angelicæ , rhapontici , rhabarbari , aã. ʒ ß.*
Mêlez le tout , & en faites une poudre s. a.	*Misce , & fiat pulvis s. a.*

REMARQUES.

On pulvérisera ensemble les trois racines ; d'une autre part, on mettra en poudre la terre sigillée, le bol ; d'une autre part, on pulvérisera le sang de dragon dans un mortier oint de quelques gouttes d'huile d'amandes ou d'un peu de nature de baleine ; d'une autre part , on broiera sur le porphyre la pierre hématite ; on mêlera les ingrédients pulvérisés avec les yeux d'écrevisses préparés & la nature de baleine, on agitera le tout quelque temps dans un mortier , pour faire une poudre qu'on gardera au besoin.

Elle est propre pour les plaies qui se font dans le corps , pour les fractures , pour arrêter le sang , pour adoucir : La dose en est depuis demi-scrupule jusqu'à demi-dragme dans du vin chaud.　　Vertus. Dose.

Poudre de Galanga, de Méfué.　　　　Pulvis Diagalangæ, Mefue.

Du petit galanga & du bois d'aloës, aā. ℥ vj.

℞ *Galangæ minoris & ligni aloës, aā.* ℥ vj.

Du girofle, du macis & de la femence de léviftic, aā. ℥ ij.

Caryophyllorum, macis & feminis leviftici, aā. ℥ ij.

Du gingembre, du poivre long & blanc, de la cannelle, du *calamus aromaticus*, aā. ℥ j. ß.

Zinziberis, piperis longi & albi, cinnamomi, calami aromatici, aā. ℥ j. ß.

Des fucs de calament & de menthe; du grand cardamome, du fpica nard; de la femence d'ache, de fenouil, de carvi & d'anis, aā. ℥ j.
Faites-en une poudre f. a.

Succorum calaminthes & menthæ; cardamomi majoris, fpica nardi; feminis apii, fæniculi, carvi, anifi, aā. ℥ j.
Fiat pulvis f. a.

R E M A R Q U E S.

On pulvérifera enfemble les racines, le bois d'aloës, les femences, la cannelle, le fpica nard, le cardamome, les poivres, le macis & les girofles; on tirera les fucs de menthe & de calament par expreffion, on les fera épaiffir fur un petit feu jufqu'à confiftance d'extrait, puis on les mêlera avec les ingrédients pulvérifés, pour faire une poudre qu'on gardera au befoin.

Vertus.　Elle eft bonne pour réchauffer & fortifier les eftomacs froids, elle en atténue les glaires, elle aide à la digeftion, elle chaffe les vents, elle excite les mois aux femmes: *Dofe.* La dofe en eft depuis demi-fcrupule jufqu'à deux fcrupules.

Électuaire de galanga.　L'Auteur de cette compofition donne le choix de la garder en poudre, ou de la réduire en électuaire avec quatre fois autant de fucre ou de miel; j'eftime qu'il eft plus à propos de la mettre en électuaire à caufe des fucs qui ne conviennent guère à la compofition d'une poudre, fi bien épaiffis qu'ils foient.

Si l'on veut garder la compofition en poudre, il faut, au lieu des fucs de menthe & de calament, employer les plantes féches.

Poudre de Balauftes.　　　　Pulvis Diabalauftiæ.

℞ Des balauftes, ℥ vj.
Des racines de benoite & de fouchet rond; du du maftic choifi, de la terre figillée, du girofle, du vernis, de l'écorce de citrons & du romarin, aā. ℥ ß.

℞ *Balauftiorum,* ℥ vj.
Radicis caryophyllatæ, cyperi rotundi; maftiches electæ, terra figillata, caryophyllorum, vernicis, corticis citri, rorifmarini, aā. ℥ ß.

Des coraux préparés, du fuccin préparé, des fleurs de pivoine & de rofes rouges de l'oliban, aā. ℥ iij.

Corallorum præparatorum, fuccini præparati, florum pæoniæ, rofarum rubrarum; olibani, aā. ℥ iij.

De la noix mufcade, des myrtilles, de la coriandre préparée, du fantal citrin, du bois de faffafras & des cubébes, aā. ℥ ij.
Mêlez le tout, & en faites-en une poudre f. a.

Nucis mofcathæ, myrtillorum, coriandri præparati, fantali citrini, ligni faffafras, cubebarum, aā. ℥ ij.
Mifce, fiat pulvis f. a.

R E M A R Q U E S.

On pulvérifera enfemble les bois, les racines, les fleurs, les femences, l'écorce de citron, le romarin, les girofles, les cubébes, les myrtilles & la mufcade; d'une autre part, la terre figillée; on mêlera les ingrédients pulvérifés avec le corail & *Ufages.* le fuccin préparés, pour faire une poudre, qu'on gardera au befoin.

Poudre pour les cucufes.　On en applique fur la future coronale pour fortifier le cerveau, on en met auffi dans des cucufes ou bonnets.

Poudre de Cannelle , de Méfué. | Pulvis Diacinnamomi , Mefue.

℞ De la cannelle choifie, ℥ ij. & ʒ iij.
De la racine de galanga mineur , ʒ vij.
De celle d'aunée , ʒ ß.
Du gingembre , du bois d'aloës , de la noix mufcade , du macis, du grand & du petit cardamome , du poivre long & du girofle , aã. ʒ iij.
Du fafran, ʒ j.
Du mufc oriental , Ɔ ij.
Du fucre , ʒ v.
Faites du tout une poudre f. a.

℞ *Cinnamomi electi,* ℥ ij. ʒ iij.
Radicis galangæ minoris , ʒ vij.
Enulæ campanæ , ʒ ß.
Zingiberis , ligni aloës , nucis mofchatæ , macis , cardamomi majoris & minoris , piperis longi , caryophyllorum , aã. ʒ iij.
Croci , ʒ j.
Mofchi orientalis , Ɔ ij.
Sacchari , ʒ v.
Fiat pulvis f. a.

R E M A R Q U E S.

On pulvérifera enfemble la cannelle, le bois d'aloës , les racines , les girofles, les cardamomes , la mufcade , le macis , le poivre long ; d'une autre part , le fafran , après l'avoir fait fécher lentement entre deux papiers ; d'une autre part , on mettra en poudre le mufc avec le fucre , on mêlera les ingrédients pulvérifés pour une poudre qu'on gardera au befoin.

Elle fortifie le cœur & l'eftomac, elle aide à la coction des aliments, elle excite le mouvement du fang & des efprits, elle donne de la vigueur à ceux en manquent. La dofe en eft depuis demi-fcrupule jufqu'à deux fcrupules.

L'Auteur de cette defcription y demande quinze dragmes de cannelle fine , & demi-once de cannelle groffiére , mais il vaut mieux que toute la cannelle foit de la plus fine.

Le fucre n'eft point utile ici , il rend la poudre humide lorfqu'elle eft gardée ; il feroit à propos de le retrancher à moins qu'on ne voulût réduire la compofition en électuaire avec une quantité fuffifante de fucre ou de miel.

Vertus

Dofe

Électuaire de cannelle.

Poudre Hémorrhoïdale. | Pulvis Hæmorrhoïdalis.

℞ De la folle farine , ℥ j.
Du fafran de Mars , ℥ ß.
Du bol oriental préparé , & de la racine de bouillon blanc , aã. ʒ ij.
Des hermodactes blancs qui auront infufé dans du vin pendant la nuit , & qui auront été féchés , des fleurs de pavots champêtres , du fucre candi blanc , du fang de dragon & de l'oliban , aã. ʒ j. ß.
Mêlez le tout , & en faites une poudre très-menue.

Farinæ volatilis, ℥ j.
Croci Martis , ℥ ß.
Boli orientalis præparatæ , radicis verbafci , aã. ʒ ij.
Hermodactylorum alborum per noctem in fpiritu vini infuforum & iterùm exficcatorum , florum papaveris erratici , facchari candi albi, fanguinis draconis , olibani , aã. ʒ j. ß.
Mifce , & fiat omnium pulvis fubtiliffimus.

R E M A R Q U E S.

On mettra infufer pendant une nuit des hermodactes dans l'efprit-de-vin , puis on les fera fécher , on les pulvérifera avec les racines de bouillon blanc , & les fleurs de coquelicot féches ; d'une autre part , on mettra en poudre le fucre candi blanc ; d'une autre part, l'oliban & le fang de dragon dans un mortier oint d'une goutte d'huile ; d'une autre part , on broiera fur le porphyre le fafran de Mars ; on mêlera ces ingrédients réduits en poudre impalpable avec le bol préparé & la farine de froment très-fine , pour faire une poudre qu'on gardera au besoin.

Vertus.   Elle arrête le flux des hémorrhoïdes , & elle résout celles qui sont tuméfiées , étant appliquée dessus ; on la mêle dans un blanc d'œuf & l'on étend la pâte sur des étoupes.

Poudre de Bouillon Blanc , de Mynsicht.	Pulvis de Verbasco , A. Mynsicht.

♃ Des feuilles de bouillon blanc vertes q. v.
Remplissez-en un creuset, puis mettez un autre creuset par-dessus & les lutez ensemble, mettez-les au feu jusqu'à ce que la matiére noircisse, sans néanmoins se réduire en cendres ; ôtez ensuite cette matiére noire , & la réduisez en poudre subtile.
   ♃ De cette poudre noire ,   ℥ j.
   De la rhubarbe choisie ,   ℥ ij.
   Mêlez-les & faites-en une poudre très-fine.

♃ *Herbæ verbasci viridis q. v.*
Infer crucibulo quantum capit ad summum usque infarciendo , deinde alio contege crucibulo : igni impone ut nigrescat materia , non verò in cineres abeat , tunc atram illam materiem exime & in subtilem pulverem redige , posteà
   ♃ *Hujus pulveris nigri ,*   ℥ j.
   Rhabarbari electi ,   ℥ ij.
   Misce , fiat pulvis subtilissimus.

R E M A R Q U E S.

On remplira un creuset de feuilles de bouillon blanc vertes, on le couvrira d'un autre creuset , on lutera bien les jointures , on placera le vaisseau au milieu des charbons ardents, pour faire réduire la matiére en une espéce de charbon qu'on puisse mettre en poudre , on la retirera du creuset & on la pulvérisera subtilement ; on mettra aussi en poudre la rhubarbe, on la mêlera avec la matiére noire pulvérisée, & l'on en fera une poudre très subtile.

Vertus.   Elle est propre pour résoudre les hémorrhoïdes ; on l'applique dessus ayant été détrempée avec un peu de salive.

Poudre d'Ambre , de Mésué.	Pulvis Diambræ , Mesue.

♃ De la cannelle , du doronic , du macis , du girofle , de la noix muscade , de la feuille Indienne , du petit galanga , aā.   ℥ iij.
   Du santal citrin , du bois d'aloës & du poivre long , aā.   ℥ ij.
   Du gingembre ,   ℥ j. ß.
   Du spica nard , du grand & du petit cardamome, aā.   ℥ j.
   De l'ambre ,   Ə iv.
   Du musc ,   Ʒ ß.
   Faites-en une poudre.

♃ *Cinnamomi , doronici , macis , caryophyllorum , rucis moschatæ , malabathri , galangæ tenuioris , aā.*   ℥ iij.
   Santali citrini , ligni aloës , piperis longi , aā.   ℥ ij.
   Zingiberis ,   ℥ j. ß.
   Spicæ nardi , cardamomi majoris & minoris , aā.   ℥ j.
   Ambræ ,   Ə iv.
   Moschi ,   Ʒ ß.
   Fiat pulvis.

R E M A R Q U E S.

On pulvérisera ensemble les cardamomes , le spica nard , les racines , les bois, les semences , le poivre long, le malabatrum , la muscade , le macis , les girofles , & la cannelle ; d'une autre part , on mettra ensemble en poudre le musc & l'ambre, on mêlera les ingrédients pulvérisés , & l'on en fera une poudre qu'on gardera dans un vase de terre bien bouché.

Vertus.
Dose.   Elle est propre pour fortifier le cerveau, le cœur & l'estomac ; elle aide à la digestion, elle excite la semence , elle résiste à la malignité des humeurs : La dose en est depuis demi-scrupule jusqu'à deux scrupules.

Poudre de Calament , de Nic.
Alexandrin.

℞ Du calament de montagne , du pouillot ,
du poivre noir , des femences de fefeli de Marfeil-
e , & de perfil de Macédoine , aā.   ʒ iij. & ℈ ij.
Du leviftic ,   ʒ ij. & ℈ j.
Des femences d'ammi , d'anis , des fommités
de thym ; de la cannelle , du gingembre , aā. ℈ ij.
De la femence d'ache ,   ℈ j.
Faites-en une poudre f. a.

Pulvis Diacalaminthes , Nic.
Alexandrini.

℞ *Calaminthes montanæ , pulegii , pi-*
peris nigri ; feminum fefeleos Maffilienfis ,
petrofelini Macedonici , aā.   ʒ iij. ℈ ij.
Leviftici ,   ʒ ij. ℈ j.
Seminum ammeos , anifi ; fummitatum
thymi ; cinnamomi , zingiberis , aā.   ℈ ij.
Seminis apii ,   ℈ j.
Fiat pulvis f. a.

R E M A R Q U E S.

On pulvérifera toutes les drogues enfemble & l'on gardera la poudre.

Elle eft céphalique & ftomachale , elle excite les mois aux femmes , elle chaffe
les vents , elle réfifte à la malignité des humeurs : La dofe en eft depuis demi-
fcrupule jufqu'à deux fcrupules.

On peut auffi la réduire en électuaire , la mêlant dans quatre fois autant de miel
écumé , ou de fucre cuit en eau de calament.

Vertus.
Dofe.

Électuaire
de cala-
ment.

Poudre d'Anis , de Méfué.

℞ De la femence d'anis ,   ʒ ij. ß.
De la réglifle ratiffée , & du maftic , aī.   ʒ j.
Des femences de carvi & de fenouil , du macis ,
du petit galanga , du gingembre & de la cannelle ,
aī.   ʒ v.
Des trois fortes de poivres , du calament de
montagne , du pyréthre & de la caffe odorante ,
aī.   ʒ ij.
Du grand cardamome , du girofle , des cubé-
bes , du fafran oriental & du fpica nard , aā. ʒ j. ß.
Du fucre blanc ,   ʒ ij.
Faites en une poudre f. a.

Pulvis Dianifæ , Mefue.

℞ *Seminis anifi ,*   ʒ ij. ß.
Glycyrrhizæ rafæ , maftickes , aā.   ʒ j.
Seminum carvi , fœniculi ; macis , ga-
langæ minoris , zingiberis , cinnamomi ,
aā.   ʒ v.
Trium piperum , calaminthes montanæ ,
pyrethri & caffiæ lignea , aā.   ʒ ij.
Cardamomi majoris , caryophyllorum ,
cubebarum , croci orientalis , fpicæ nardi ,
aā.   ʒ j. ß.
Sacchari albi ,   ʒ ij.
Fiat pulvis f. a.

R E M A R Q U E S.

On pulvérifera féparément le fucre & le maftic , on mettra en poudre enfemble
toutes les autres drogues , on mêlera les ingrédients pulvérifés , & l'on en fera une
poudre qu'on gardera au befoin.

Elle raréfie & diffipe les crudités de l'eftomac , elle aide à la digeftion , elle
chaffe les vents , elle excite les menftrues : La dofe en eft depuis un fcrupule jufqu'à
une dragme.

Vertus.
Dofe.

On peut auffi la réduire en électuaire la mêlant avec une quantité fuffifante de
miel écumé ou de fucre.

Je voudrois retrancher de cette poudre le pyréthre à caufe de fon âcreté brûlante ; le *caffia lignea* , puifqu'il y entre de la cannelle ; le gingembre , puifqu'il y a
du poivre ; ou le poivre , puifqu'il y a du gingembre ; car ces deux drogues enfemble font trop d'âpreté.

Le fpica nard donne un très-mauvais goût à cette poudre qui doit être agréable ,
afin qu'on en puiffe prendre après le repas , comme une poudre digeftive.

G g g iij

Le fucre rend la poudre agréable au goût; mais il la fait humecter quand on la garde, il vaudroit mieux le retrancher de la compofition, & en mêler dans chaque dofe à mefure qu'on voudroit en prendre.

Poudre Aromatique de Girofle, de Méfué.	Pulvis Aromatici Caryophyllati, Mefue.

♃ Du girofle, ʒ vij.	*Caryophyllorum,* ʒ vij.
Des rofes rouges féparées de leurs onglets, ʒ ß.	*Rofarum rubrarum ab unguibus mundatarum,* ʒ ß.
De la régliffe ratiffée, & des trochifques de gallia mofchata, aã. ʒ ij.	*Glycyrrhizæ rafæ, trochifcorum gallia mofchatæ, aã.* ʒ ij.
Du macis, de la racine de zédoaire, du petit galanga, du fantal citrin, des trochifques diarrhodon, de la cannelle, du bois d'aloës, du fpica nard, du poivre long, de l'ambre gris, & du grand cardamome, aã. ʒ j.	*Macis; radicis ʒedoariæ, galangæ minoris, fantali citrini, trochifcorum diarrhodon, cinnamomi, ligni aloës, fpicæ nardi, piperis longi, ambræ cineritiæ & cardamomi majoris, aã.* ʒ j.
De la feuille Indienne & des cubébes, aã. ℈ ij.	*Folii Indici feu Malabathri, cubebarum, aã.* ℈ ij.
Du mufc oriental, ℈ ß.	*Mofchi orientalis,* ℈ ß.
Faites-en une poudre f. a.	*Fiat pulvis f. a.*

R E M A R Q U E S.

On pulvérifera toutes les drogues enfemble excepté le mufc & l'ambre gris qu'on mettra en poudre à part, on mêlera les ingrédients pulvérifés, & l'on fera une poudre qu'on gardera au befoin.

Vertus. Elle fortifie le cerveau, le cœur & l'eftomac, elle arrête le vomiffement, elle
Dofe, diffipe les vents, elle réfifte à la malignité des humeurs. La dofe en eft depuis demifcrupule jufqu'à deux fcrupules.

Poudre Cordiale, d'Alex.	Pulvis Cordialis, Alex.

♃ Des perles préparées, des grenats préparés, du fpode préparé, de la cannelle, de la racine de tormentille, & du bol d'Arménie, aã. ʒ iij.	♃ *Margaritarum præparatarum, granatorum præparatorum, fpodii præparati, cinnamomi; radicis tormentillæ, boli Armeniæ, aã.* ʒ iij.
De la terre figillée, ʒ ij. & ℈ ij.	*Terræ figillatæ,* ʒ ij. ℈ ij.
Des trois fantaux, de la raclure d'ivoire & d'unicorne, aã. ʒ ij.	*Trium fantalorum, rafuræ eboris unicornu, aã.* ʒ ij.
Des hyacinthes préparées, des faphirs préparés, des coraux préparés, du fuccin blanc préparé, du bois d'aloës, des racines de valériane, de dictame blanc & de zédoaire, aã. ʒ j.	*Hyacinthorum præparatorum, faphirorum præpar. corallorum præpar. fuccini albi præpar. ligni aloës; radicum valerianæ, dictamni albi, ʒedoariæ. aã.* ʒ j.
De la foie crue, de la racine de béhen blanc & rouge, aã. ℈ ij.	*Serici crudi, radicis behen albi & rubri, aã.* ℈ ij.
De l'os du cœur de cerf, ʒ ß.	*Offis è corde cervi,* ʒ ß.
De l'ambre gris & du mufc, aã. gr. x.	*Ambræ cineritiæ, mofchi, aã.* gr. x.
Des feuilles d'or, N°. v.	*Folia auri,* N° v.
Faites-en une poudre f. a.	*Fiat pulvis f. a.*

R E M A R Q U E S.

On pulvérifera enfemble les bois, les racines, les rafures d'ivoire & d'unicorne, l'os de cœur de cerf, la foie crue incifée menu & la cannelle; d'une autre part, on

mettra en poudre enfemble la terre figillée & le bol ; d'une autre part , le mufc &
l'ambre , on mêlera les ingrédients pulvérifés avec les pierres précieufes , les perles,
le corail , le fpode , le fuccin préparé & les feuilles d'or , pour faire une poudre
qu'on gardera au befoin.

Elle eft bonne contre les fiévres malignes , elle réfifte à la pourriture , elle fortifie le cœur & l'eftomac , elle arrête le cours de ventre : La dofe en eft depuis demi-
fcrupule jufqu'à deux fcrupules.

Cette poudre a beaucoup de rapport avec celle de confection d'hyacinthe ; on
pourroit la réduire en électuaire la mêlant avec fix ou fept fois autant de fyrop
d'œillet.

On pourroit préparer une partie de cette poudre fans mufc , ni ambre pour les
femmes , auxquelles ces odeurs ne conviennent pas.

Vertus.
Dofe.

Poudre de Gingembre, de Nicolas.	Pulvis Diazingiberis , Nicolai.

℞ Du gingembre , du galanga , de la rhubarbe,
du girofle , de la cannelle , de la noix mufcade ,
des grains de paradis , du poivre long , du macis,
du cardamome , du *fpica Indica* , des rofes rouges , ā ā.   ʒ v.
Des pignons mondés ,   ʒ ß.
Des piftaches ,   ʒ ij.
Des femences d'anis & de fenouil , de la régliffe ratiffée , & du fafran , ā ā.   ʒ ß.
Faites-en une poudre f. a.

℞ *Zingiberis , galangæ , rhabarbari ,
caryophyllorum , cinnamomi , nucis mofchatæ , granorum paradifi , piperis longi ,
macis , cardamomi , fpicæ Indicæ , rofarum
rubrarum , ā ā.   ʒ v.
Pinearum mundatarum ,   ʒ ß.
Piftaciorum ,   ʒ ij.
Seminis anifi & fœniculi , glycyrrhizæ
rafæ , croci ,   ʒ ß*
Fiat pulvis f. a.

R E M A R Q U E S.

On pulvérifera toutes les drogues enfemble excepté les pignons & les piftaches
qu'on pilera dans un mortier de marbre jufqu'à ce qu'ils foient en pâte , puis on
les démêlera avec les ingrédients pulvérifés , pour en faire une poudre qu'on gardera
au befoin.

Elle fortifie l'eftomac , elle aide à la digeftion , elle chaffe les vents : La dofe en
eft depuis demi-fcrupule jufqu'à deux fcrupules.

Les pignons & les piftaches rendent cette poudre graffe & en état de fe rancir
bientôt fi on la garde ; je ferois d'avis qu'on les retranchât.

Vertus.
Dofe.

Poudre de Coftus , de Méfué.	Pulvis Diacoftus , Mefue.

℞ Du coftus blanc aromatique amer , de la
caffe odorante , & de la cannelle , ā ā.   ʒ v.
Du cabaret ,   ʒ ß.
Des femences d'ache & d'anis , du jonc odo-
rant & de la rhubarbe , ā ā.   ʒ iij.
Du fafran , de l'ariftoloche ronde & de la
myrrhe , ā ā.   ʒ ij.
Faites-en une poudre f. a.

℞ *Cofti candidi aromatici amari , caffiæ
ligneæ , cinnamomi , ā ā.   ʒ v,
Afari ,   ʒ ß.
Semin. apii & anifi , fchænanthi , rha-
barbari , ā ā.   ʒ iij.
Croci , ariftolochiæ rotundæ , myrrhæ ,
ā ā   ʒ ij.
Fiat pulvis f. a.*

R E M A R Q U E S.

On pulvérifera la myrrhe féparement & toutes les autres drogues enfemble , on
mêlera le tout , & l'on gardera la poudre pour s'en fervir au befoin.

Vertus.
Dose.

Elle est bonne pour lever les obstructions du foie & de la matrice , pour exciter les mois aux femmes , pour chasser les vents : La dose en est depuis demi-scrupule jusqu'à deux scrupules.

Poudre Préservative , de Valdi Cordi.

Pulvis Liberans , Valerii Cordi.

℞ Du bol d'Arménie préparé , & de la terre sigillée , aã. ℥ iij.
Des semences d'oseille , d'endive & de coriandre , de la racine de tormentille , de l'écorce de citrons , aã. ℥ j. ß.
Des trois santaux , du dictame blanc , aã. ℥ j.
Des pénides & du sucre candi , aã. Ð ij.
Des perles & des coraux blanc & rouge , du succin , de la raclure d'ivoire , du spode préparé , de l'os de cœur de cerf ou de bœuf , des racines de béhen blanc & rouge , de doronic & de zédoaire , du cardamome , du macis , du bois d'aloës , de la casse odorante , du safran & de la cannelle , aã. ℥ ß.
Des pierres d'émeraude, d'hyacinthe & de grenats , de la soie crue coupée bien menu , des fleurs de nénuphar , de buglose , de roses rouges , aã. Ð j.
Du camphre , gr. vij.
Du musc oriental & de l'ambre , aã. gr. iij.
Faites-en une poudre s. a. que vous garderez pour l'usage.

℞ Boli *Armeniæ præparatæ* , *terra sigillatæ* , aã   ℥ iij.
Seminum acetosæ , endiviæ , coriandri ; radicis tormentillæ , corticis citrei mali , aã.   ℥ j. ß.
Santalorum trium , dictamni albi , aã.   ℥ j.
Penidiorum & sacchari candi , aã. Ð ij.
Margaritarum , corallorum albi & rubri , succini , rasuræ eboris , spodii præparati , ossis è corde cervi , vel bovis ; radicum behen albi & rubri , doronici , zedoariæ ; cardamomi , macis , ligni aloës , cassiæ ligneæ , croci , cinnamomi , aã. ℥ ß.
Lapidum smaragdi , hyacinthi , granati , serici crudi minutim incisi ; florum nymphæ , buglossi , rosarum rubrarum , aã. Ð j.

Caphuræ , gr vij.
Moschi orientalis , ambaris , aã. gr. iij.
Technicè fiat pulvis usui reponendus.

R E M A R Q U E S.

On pulvérisera ensemble les racines, les bois, les semences, les feuilles, les fleurs, les raclures, l'os de cœur de cerf ou de bœuf, les écorces, la soie incisée bien menu ; d'une autre part, on mettra en poudre ensemble le bol, la terre sigillée, le camphre ; d'une autre part, le musc, l'ambre & les sucres, on broiera sur le porphyre les coraux, les perles, le succin & les pierres précieuses. On mêlera les ingrédients pulvérisés avec le spode ou ivoire brûlé préparé, & l'on fera une poudre qu'on gardera dans un vase de verre bien bouché.

Vertus.
Dose.

Elle préserve de la peste, du mauvais air, & de toutes les autres maladies contagieuses : La dose en est depuis demi-scrupule jusqu'à deux scrupules.

On peut réduire cette poudre en tablettes avec une quantité suffisante de sucre.

On pourroit sans faire de tort à cette composition en retrancher le bol, la terre sigillée, les perles, les coraux, le spode, les pierres précieuses, ce sont toutes matiéres alkalines qui ne peuvent produire ici aucun effet : on a besoin d'ingrédients remplis de parties volatiles ; la soie ne sert de rien non plus, & elle est composée de filaments qui donnent beaucoup de peine à pulvériser : le sucre candi & les pénides s'humectent & rendent la poudre comme en pâte, il est bon de les retrancher. Voici comme je voudrois réformer cette description.

Poudre Préservative Réformée.

Pulvis Liberans , Reformatus.

℞ Des racines de tormentille , de dictame , de béhen blanc , d'angélique , & de zédoaire , aã. ℥ ß.

℞ *Radicum tormentillæ , dactamni , behen albi , angelicæ , zedoariæ , aã.* ℥ ß.

Des trois fantaux , du fuccin , de la raclure d'i-
voire , de l'os de cœur de cerf , de l'écorce de
citrons , & de la cannelle , aã. ʒ iij.

Du macis, du cardamome, de la femence d'o-
feille & de coriandre ; des rofes , aã. ʒ ij.

Du fafran , ʒ j.
Du camphre , gr. vij.
De l'ambre gris & du mufc d'orient , aã. gr. iij.

Faites-en une poudre.

Santalorum trium , fuccini , rafuræ
eboris , offis è corde cervi , corticis citri ,
cinnamomi , aã. ʒ iij.

Macis , cardamomi , feminis acetofæ ,
& coriandri ; rofarum , aã. ʒ ij.

Croci , ʒ j.
Caphuræ , gr. vij.
Ambræ cineritiæ , mefcki orientalis ,
aã. gr. iij.

Fiat pulvis.

CHAPITRE VII.

Des Trochifques.

TROCHISCUS eft un mot Grec qui fignifie *Rotule* ; on l'appelle auffi *Pla-*
centula , *feu orbis* , *feu orbiculus* , *feu parvus panis* , *feu paftillus*. Ce dernier eft
approprié à une efpéce de trochifques qu'on jette dans le feu pour en recevoir une
odeur agréable , & qui corrige la malignité de l'air. Les Arabes ont donné le nom
de *Sief* aux trochifques fervants aux maladies des yeux.

Les trochifques en général font des compofitions féches , compofées de plufieurs
médicaments pulvérifés & incorporés avec du vin , ou avec des eaux diftillées , ou
avec des fucs , ou avec des mucilages , ou avec des pulpes , ou avec des fyrops , en
une confiftance affez folide. On pile bien la maffe dans un mortier , afin que tout
s'uniffe exactement , & on la divife par petits morceaux , aufquels on donne la figure qu'on veut , tantôt longuette , tantôt quarrée , tantôt triangulaire , tantôt ronde & plate , tantôt en petits grains : on les met enfuite fécher pour les pouvoir garder fans qu'ils fe moififfent.

*Noms des
Trochif-
ques.*

Sief.

Trochifques Alhandal.

℞ De la coloquinte blanche légère , féparée
de fes grains , ce que vous voudrez

Coupez-la bien menu , puis l'arrofez de quelques gouttes d'huile d'amandes douces , & la ré-
duifez en poudre ; & de cette poudre incorporée
avec le mucilage de gomme adraganth vous en
ferez une maffe , & de cette maffe des trochifques,
que vous ferez fécher à l'ombre. Les trochifques
étant bien fecs , vous les pilerez de nouveau , &
vous les incorporerez dans un nouveau mucilage
de gomme adraganth , dont vous formerez de
nouveaux trochifques qui feront féchés comme
les premiers , puis gardez-les pour l'ufage.

Trochifci Alhandal.

℞ *Pulpæ colocynthidis albæ & levis , à*
granis purgatæ , quantùm libuerit.

Incidatur minutim , , poftea guttis ali-
quot olei amygdalarum dulcium irroretur ,
& in fubtilem pulverem redigatur. Ex pul-
vere mucilagine gummi tragacanthi exce-
pto compone maffam , & ex maffâ trochifcos
in umbrâ ficcandos : trochifcos ficcos ite-
rùm fubtiliter tere , novâ gummi traga-
canthi mucilagine excipe , novos trochif-
chos rurfùs forma , in umbrâ ficca & ad
ufum ferva.

REMARQUES.

On aura des pommes de coloquinte des plus blanches & des plus légères, on
les ouvrira, on les mondera de leurs grains , on les coupera le plus menu qu'on
pourra avec des cifeaux , on les arrofera d'huile d'amandes douces , & on les frottera entre les mains pour faire pénétrer l'huile , & pour empêcher qu'elles ne s'ex-

halent trop hors du mortier quand on les pilera : on les pulvérifera fubtilement, on mettra la poudre en maffe avec une quantité fuffifante de mucilage de gomme adraganth ; on divifera cette maffe en trochifques ou en petits morceaux qu'on mettra fur un tamis pour les faire fécher à l'ombre ; quand ils feront fecs, on les réduira en poudre fubtile, & avec ce qu'il faudra de mucilage de gomme adraganth on en formera de nouveaux trochifques qu'on fera fécher, comme devant pour les garder.

Poids.   * Une livre de feize onces de belle coloquinte rend ordinairement cinq onces de chair ou pulpe privée de fes pepins : cette chair étant pulvérifée péfe quatre onces & demi-dragme ; on en forme des trochifques, comme il a été dit, qui étant féchés exactement péfent quatre onces.

Ils font très-purgatifs, ils purgent principalement la pituite craffe & les autres humeurs groffieres ; on les donne pour l'apoplexie, pour la léthargie, pour l'hydropifie, pour provoquer les mois aux femmes : La dofe en eft depuis deux grains jufqu'à demi-fcrupule en pilules.

Alhandal eft un nom Arabe qui fignifie coloquinte.

Ce qu'on appelle chair ou pulpe de coloquinte, n'eft que la coloquinte privée de fes grains.

Le mucilage de gomme adraganth eft employé ici non-feulement pour réduire la poudre en une confiftance propre à être formée en trochifques, mais auffi pour adoucir & pour corriger l'âcreté de la coloquinte ; ce mucilage, par fes parties rameufes ou glutineufes, lie les pointes des fels du mixte, modère leur mouvement, & empêche la trop grande impreffion qu'ils pourroient faire fur les membranes intérieures des vifcères ; c'eft auffi afin qu'il entre davantage de ce mucilage dans les trochifques, qu'on les fait fécher & qu'on les pulvérife pour les former de nouveau avec du mucilage.

Méfué demande, pour faire ces trochifques, des mucilages de gomme adraganth, de gomme Arabique & de bdellium, mais comme la gomme adraganth eft la plus mucilagineufe & la plus propre à adoucir la coloquinte, on trouve à propos de l'employer feule.

Trochifques d'Agaric.	Trochifco de Agarico.
♃ Du gingembre blanc bien concaffé, ℥ ij. Faites-le infufer à froid pendant 24. heures dans ℥ iv. de vin blanc ; coulez-le enfuite, puis prenez de l'agaric bien choifi & bien pulvérifé, ℔ ſſ. Humectez-le avec la liqueur fufdite, pour en faire une maffe folide dont on puiffe former des trochifques qui feront féchés à l'ombre.	♃ *Zingiberis albi contuſi,* ℥ ij. *Infunde frigidè horis 24. in vini albi* ℥ iv, *deinde cola : tum* ♃ *Agarici electi in pulverem redacti,* ℔ ſſ. *Prædicto liquore humectetur ut in maſſam folidiorem coeat & ex illâ fingantur trochifci in umbrâ ficcandi.*

R E M A R Q U E S.

On mettra infufer à froid pendant vingt-quatre heures dans le vin blanc le gingembre mondé de fon écorce & concaffé, puis on le coulera ; on rapera & l'on mettra en poudre de l'agaric le plus blanc & le plus léger qu'on pourra trouver, on le réduira en pâte folide dans un mortier avec ce qu'il faudra de l'infufion du gingembre coulée ; on formera de cette pâte des trochifques qu'on mettra fécher à l'ombre ; ils purgent principalement la pituite du cerveau, on les donne aux apoplectiques, aux paralytiques, aux léthargiques : La dose en est depuis un scrupule jusqu'à une dragme.

Il faut premiérement raper l'agaric, afin qu'il se mette en poudre plus facilement, car il est difficile de le pulvériser, si on le met en morceaux dans le mortier. *Correction de l'Agaric.*

Le gingembre a toûjours passé pour le correctif de l'agaric, c'est pour cette raison qu'on le fait entrer dans les trochisques ; nous voyons même que Mésué, & les Auteurs qui l'ont suivi, demandent qu'on humecte par trois diverses fois l'agaric avec l'infusion du gingembre, le séchant & le pulvérisant à chaque fois, excepté à la derniére avant que de le former en trochisques, afin de l'empreindre autant qu'il se peut de la substance du correctif. Les Apothicaires n'observent guère cette derniere méthode : premiérement, parce qu'on a reconnu par expérience que ce gingembre ne produit rien dans l'agaric, & que celui qui en est empreint n'agit pas mieux que celui qui ne l'est point : en second lieu, parce que les humectations, qu'on fait avec l'infusion du gingembre, donnent aux trochisques une couleur brune noirâtre qui empêche qu'on n'y reconnoisse celle de l'agaric, & qui fait croire à ceux qui ne sont point instruit de cette circonstance, qu'on a employé de méchant agaric pour les faire.

Cette derniére considération fait que plusieurs préparent leurs trochisques d'agaric sans gingembre, employant seulement du bon vin blanc pour les former, alors ils sont blancs.

Mais j'estime que les trochisques d'agaric sont une préparation inutile, puisque l'agaric en son état naturel produit d'aussi bons effets : il suffit de bien choisir cette drogue avant que de l'employer, & si l'on veut lui donner quelque correctif, le *Autre correction de l'Agaric.* sel ammoniac lui conviendra mieux qu'aucun autre ; car non-seulement il atténuera sa substance purgative, l'empêchant d'exciter des tranchées dans les viscères, mais par son sel pénétrant & volatil il lui donnera plus d'action pour s'élever au cerveau, & pour y dissoudre la pituite grossiére : La dose qu'on en peut donner est demi-scrupule sur chaque prise d'agaric.

<table>
<tr><td>

Trochisques de Diagréde rosat, de Mynsicht.

♃ De l'esprit de vitriol dulcifié,　℥ iij.
Des roses rouges desséchées,　℈ j. ß.

Faites-les infuser jusqu'à ce que l'esprit devienne rouge ; puis filtrez-le par le papier gris, & vous aurez l'esprit de vitriol rosat : après cela servez-vous de cet esprit pour dissoudre la scammonée crue en forme de pulpe ; séchez-la ensuite & réitérez jusqu'à trois fois cette opération ; aprés quoi vous pétrirez la pâte avec un pilon enduit d'huile d'amandes douces, & vous y ajoûterez ce qu'il faudra de syrop de roses solutif, pour en former une masse que vous réduirez en trochisques avec les huiles distillées de roses & de cannelle.

</td><td>

Trochisci Scammonii Rosati, vel Scammonium Rosatum, A. Mynsicht.

♃ *Spiritûs vitrioli dulcificati,*　℥ iij.
Rosarum rubrarum exsiccatarum,　℈ j. ß.
Infundantur donec spiritus rubicundus evadat quem per chartam filtra, & habebis spiritum vitrioli rosatum, posteà cum spiritu dissolve scammonium crudum instar pultis iterùmque exsicca, & hunc laborem vice secundâ & tertiâ repete, tandem pistillo oleo amygdalarum dulcium illito, tere & adde syrupi rosati solutivi s. q. ut fiat massa ex qua cum oleis stillatitiis rosarum & cinnamomi formentur trochisci.

</td></tr>
</table>

Esprit de vitriol rosat.

REMARQUES.

Pour dulcifier l'esprit de vitriol, on le mêle avec un poids égal d'esprit-de-vin, & on les fait circuler dans un matras de rencontre pendant vingt-quatre heures sur *Dulcification de l'es-*

prit de vi-
triol.

un petit feu, puis on garde la liqueur, c'est l'esprit de vitriol dulcifié.

On mettra infuser une dragme & demie de roses rouges séches dans trois onces de cet esprit, jusqu'à ce qu'il se soit fait une teinture bien rouge, on filtrera alors l'infusion, & l'on aura l'esprit de vitriol rosat.

L'esprit de vitriol dulcifié se charge facilement de la teinture des roses, & il s'étend & la reléve si bien, qu'elle paroît plus éclatante en couleur que les roses mêmes.

Vertus de
l'esprit de
vitriol ro-
sat.

Cet esprit de vitriol rosat est propre pour arrêter les cours de ventre, le vomissement, le crachement de sang; il tempère les ardeurs de la fiévre & il désaltère fort bien, on en met dans une liqueur appropriée jusqu'à une agréable acidité.

On mettra en poudre subtile telle quantité qu'on voudra de scammonée dans un mortier de verre, on l'incorporera avec ce qu'il faudra d'esprit de vitriol rosat, pour en faire une pâte liquide qu'on mettra ensuite sécher au soleil ou à petit feu; on remettra la masse en poudre, on la rehumectera avec le même esprit comme devant & on la fera sécher, on réitérera à la mettre en poudre, à l'humecter & à la faire sécher, puis on la réduira en poudre subtile dans un mortier oint de quelques gouttes d'huile d'amandes douces, de peur qu'elle ne s'y attache; on la corporifiera en pâte dure avec une quantité suffisante de syrop de roses pâles, pour en former des trochisques avec les doigts oints d'huiles distillées de roses & de canelle, puis on les fera sécher.

Vertus.
Dose.

Ils purgent les humeurs bilieuses sans tranchées: La dose en est depuis six grains jusqu'à vingt.

Diagréde
rosat.

Toute cette grande préparation qu'on peut appeller *Diagréde rosat*, n'a été inventée que pour corriger par un astringent la scammonée, mais cette gomme n'a rien en soi qui demande d'être corrigé, on peut sans scrupule l'employer en son état naturel. Ainsi j'estime cette composition assez inutile.

Trochisques de Rhubarbe.

♃ De la meilleure rhubarbe,   ℥ xv.
Des amandes amères,   ℥ ß.
Des roses rouges,   ℥ iij.
Du spica nard, des racines de garance & de cabaret, des semences d'ache & d'anis, de la grande absinthe, aa.   ℥ j.
Faites de toutes ces drogues des trochisques avec le suc d'eupatoire épaissi en consistance de miel, & les faites sécher à l'ombre.

Trochisci de Rhabarbaro.

♃ *Rhabarbari optimi*,   ℥ xv.
Amygdalarum amararum,   ℥ ß.
Rosarum rubrarum,   ℥ iij.
Spicæ nardi; radicum rubiæ tinctorum & asari; seminum apii & anisi, absinthii majoris, aa.   ℥ j.
Cum succi eupatorii ad mellaginem inspissati q. s. fiant trochisci in umbrâ siccandi.

R E M A R Q U E S.

On pulvérisera ensemble la rhubarbe, les roses, le spica nard, la garance, les semences, l'absinthe, le cabaret; on pilera dans un mortier de marbre les amandes pelées jusqu'à ce qu'elles soient en pâte; l'on y mêlera les poudres, & avec une suffisante quantité de suc d'aigremoine épaissi sur le feu jusqu'à consistance de miel, on fera une masse assez solide qu'on formera en petits trochisques, & on les mettra sécher à l'ombre.

Vertus.
Dose.

On s'en sert pour les obstructions du foie, du mésentère, de la rate, pour les cours de ventre, ils purgent très-doucement en resserrant: La dose en est depuis un scrupule jusqu'à quatre.

Les amandes se mêlent difficilement dans la poudre, & elles empêchent la liaison

de la maffe ; je ferois d'avis qu'on mît en leur place une dragme de gomme adraganth , dont on feroit du mucilage avec le fuc d'aigremoine pour faire la maffe des
trochifques , ils fe durciroient facilement en féchant , & ils fe conferveroient tant
qu'on voudroit fans s'humecter

Trochifques de Violettes , *de Nic. Alexandrin.*	Trochifci de Violis , Nicolai Alexandrini.

℞ Des fleurs de violettes nouvellement cueil-
lies & mondées ,   ʒ v.
  De l'amydon ,   ʒ iij.
  De la femence de pavot blanc ,   ʒ ij. & ℈ j.
  De celle de plantain ,   ʒ j.
  De la meilleure rhubarbe , du baume , ou à fon
défaut de l'huile de girofle , ou de celle de noix
mufcade , aā.   ℈ j.
  De l'eau de rofes , ce qu'il en faudra.
  Faites-en des trochifques f. a.

℞ *Florum violarum recent. mundato-*
rum ,   ʒ v.
  Amyli ,   ʒ iij.
  Seminis papaveris albi ,   ʒ ij. ℈ j.
    Plantaginis ,   ʒj.
  Rhabarbari optimi , balfami vel fucce-
danei ejus olei caryophyllorum vel nucis
mofchatæ , aā.   ℈ j.
  Aquæ rofarum q. f.
  Fiant trockifci f. a.

R E M A R Q U E S.

On pulvérifera enfemble la rhubarbe & les femences ; d'une autre part, on mettra
en poudre féparément l'amydon ; on mêlera les ingrédients pulvérifés : on battra dans
un mortier de marbre les fleurs de violettes nouvellement cueillies & mondées ,
jufqu'à ce qu'elles foient en pulpe , puis on y mêlera les poudres & le véritable
baume , ou à fon défaut l'huile de girofle ou celle de mufcade , & ce qu'il faudra
d'eau de rofes pour en faire une maffe folide dont on formera des trochifques.

Ils lâchent un peu le ventre, ils adouciffent la bile , ils tempèrent la chaleur des
entrailles & ils les fortifient : La dofe en eft depuis demi-dragme jufqu'à quatre
fcrupules. Ces trochifques fe trouvent décrits dans quelques Pharmacopées fous le
nom de *trochifci diani* , vel *diavi* , c'eft-à-dire , trochifques de violettes , ils font
fort peu en ufage.

Vertus
Dofe.

Trochifques de Violettes Solutifs, *de Hamech.*	Trochifci de Violis Solutivi , Hamech.

℞ Des fleurs de violettes féches ,   ʒ vj.
Du turbith ,   ʒ ß.
Du fuc de régliffe , de la fcammonée préparée,
& de la manne , aā.   ʒ ij.
Du fyrop violat folutif , ce qu'il en faudra.
Faites-en des trochifques f. a.

℞ *Florum violarum ficcarum ,*   ʒ vj.
Turpethi ,   ʒ ß.
Succi glycyrrhizæ , fcammonii præpara-
ti, mannæ , aā.   ʒ ij.
Syrupi violati folutivi f. q.
Fiant trochifci f. a.

R E M A R Q U E S.

On pulvérifera enfemble les violettes féches , le turbith & le fuc de régliffe ;
d'une autre part , on mettra en poudre le diagréde dans un mortier oint de deux
goutes d'huile d'amandes douces , on choifira la manne la plus nette , on l'écrafera
dans un mortier , & on la réduira en pâte liquide avec ce qu'il faudra de fyrop violat purgatif , puis on incorporera les poudres , pour faire une maffe qu'on battra
quelque temp pour donner une liaifon aux drogues , & l'on en formera des trochifques qu'on fera fécher.

H h h iij

Vertus. **Dose.** Ils purgent la pituite & la bile : La dose en est depuis demi-scrupule jusqu'à deux scrupules.

On pourroit substituer aux fleurs de violettes la semence de violettes, qui est plus purgative.

Trochisques d'Eupatoire, de Mésué.		*Trochisci de Eupatorio, Mesue.*	
♃ De la manne,	℥ j.	*Mannæ,*	℥ j.
Des roses rouges,	℥ ß.	*Rosarum rubrarum,*	℥ ß.
Du spode,	ʒ iij. ß.	*Spodii,*	ʒ iij ß,
Du spica nard,	ʒ iij.	*Spicæ nardi,*	ʒ iij.
De la meilleure rhubarbe, du cabaret, & de la semence d'anis, aa.	ʒ ij.	*Rhabarbari optimi, asari, seminis anisi, aã,*	ʒ ij.

Faites de tout cela une masse avec le suc d'eupatoire épaissi en consistance de miel, après quoi vous en formerez des trochisques s. a.

Cum succi eupatorii ad mellaginem inspissati s q. fiat massa ex qua formentur trochisci s. a.

R E M A R Q U E S.

On pulvérisera ensemble les roses, le spica nard, la rhubarbe, le cabaret & l'anis ; d'une autre part, on broiera le spode ou ivoire calciné, pour le réduire en poudre impalpable : on tirera par expression environ deux onces de suc d'aigremoine, on y fera fondre sur un peu de feu la manne, on coulera la dissolution, & on la fera épaissir en consistance de miel, on y mêlera exactement les poudres, & l'on fera une masse dont on formera des trochisques selon l'art.

Vertus. **Dose.** Ils sont propres pour lever les obstructions du foie & de la rate ; on s'en sert dans la jaunisse : La dose en est depuis un scrupule jusqu'à une dragme.

La raclure d'ivoire seroit de plus grande vertu dans cette composition que l'ivoire calciné, car elle contient du sel volatil & de l'huile dont l'ivoire brûlé a été dépouillé par la calcination.

Ces trochisques ont beaucoup de rapport avec ceux de rhubarbe.

Trochisques d'Anis, de Mésué.		*Trochisci de Aniso, Mesue.*	
♃ De la semence d'anis, de l'aloës succotrin & du suc d'aigremoine épaissi, aa.	℈ ij.	♃ *Seminis anisi, aloës succotrinæ, succi agrimoniæ inspissati, aã.*	℈ ij.
De la semence d'aneth, des amandes amères, du spica nard, du mastic, du macis, des feuilles d'absinthe séches, des racines de cabaret & d'ache, aa.	℈ ß.	*Seminis anethi, amygdalarum amararum, spicæ nardi, mastiches, macis; foliorum absinthii siccatorum; radicum asari & apii, aã.*	℈ ß.

Avec ce qu'il faudra de suc d'absinthe épaissi, faites de toutes ces drogues des trochisques s. a.

Cum succi absinthii q. s. fiant trochisci s. a.

R E M A R Q U E S.

On pulvérisera ensemble les semences, les feuilles, les racines, les amandes amères qu'on aura pelées, le spica nard & le macis ; d'une autre part, on mettra en poudre ensemble l'aloës & le mastic, on tirera par expression les sucs, & l'on fera épaissir celui d'aigremoine jusqu'en consistance d'extrait, on le mêlera avec les poudres, & l'on ajoûtera ce qu'il faudra de suc d'absinthe pour faire une masse dont on formera des trochisques, & on les fera sécher.

Vertus. Ils sont propres pour chasser & pour dissiper les vents, pour fortifier l'estomac, pour rarefier les humeurs froides & visqueuses , pour les obstructions du foie & de la rate , ils purgent doucement : La dose en est depuis une demi-dragme jusqu'à une dragme & demie. *Dose.*

Ces trochisques sont composés d'ingrédients si désagréables au goût, qu'il seroit comme impossible de les faire prendre en potion, on fera bien de les donner en bols ou en pilules au malade ; il est bon même de s'en servir comme des pilules gourmandes, immédiatement avant le repas ; afin que l'aliment émousse les pointes du sel de l'aloës, & empêche les tranchées qu'il pourroit causer dans l'estomac, mais ces trochisques sont fort peu en usage.

Les amandes rendent la poudre trop grasse , ce qui peut empêcher en quelque manière la liaison exacte de la masse ; je trouverois à propos qu'on mît en leur place un poids égal de gomme adraganth, la composition en auroit plus de corps, & ces trochisques en seroient plus durs & plus en état d'être gardés.

Trochisques d'Épithyme.	*Trochisci de Epithymo.*

♃ De l'épithyme , & du turbith , aā. ℥ x.	♃ *Epithymi , turbith , aā.* ℥ x.
Du sagapenum , ℥ v.	*Sagapeni ,* ℥ v.
Du camphre , ℥ j.	*Cathuræ* ℥ j.

Pulvérisez le tout , & avec le mucilage de gomme adraganth préparé dans l'eau de méisse faites-en une masse, dont vous formerez des trochisques s. a.

Pulverentur omnia & cum s. q. mucaginis gummi tragacanthi in aquá melissæ parari fiat massa ex qua formentur trochisci s. a.

R E M A R Q U E S.

On pulvérisera ensemble le turbith , l'épithyme & le sagapenum ; d'une autre part , on mettra en poudre le camphre dans un mortier mouillé au fond de deux ou trois gouttes d'esprit-de-vin, on mêlera les poudres , & on les reduira en masse avec ce qu'il faudra de mucilage de gomme adraganth préparé en eau de mélisse ; on formera de cette masse des trochisques que l'on fera sécher à l'ombre.

Ils sont purgatifs & propres pour la colique venteuse , pour la goutte sciatique, pour purger les jointures, pour exciter les mois aux Femmes , pour abattre les vapeurs : La dose en est depuis une demi-dragme jusqu'à deux dragmes. *Vertus. Dose.*

Il n'y a que le turbith de purgatif dans ces trochisques , les autres drogues y sont mises pour lui aider à pénétrer les obstructions ; l'épithyme & le turbith sont placés entre les remèdes arthritiques ou qui vont aux jointures, parce qu'étant secs ils demeurent long temps dans le corps , & ils ont le loisir de se distribuer aux parties les plus éloignées.

On pourroit à aussi juste titre appeller cette composition *trochisques de turbith*, que *trochisques d'épithyme* , puisqu'il y entre également de l'un & de l'autre.

Trochisques d'Alkékenge, de Mésué.	*Trochisci Alkekengi , Mesue.*

♃ Du bol d'Arménie , de la gomme Arabique, de l'encens, du sang de dragon, du suc de réglisse , de la gomme adraganth , des amandes améres, des pignons, de l'amy lon, & de la semence de pavot blanc , aā. ℥ vj.

♃ Boli Armeniæ, gummi Arabici , thuris , sanguinis draconis , succi glycyrrhizæ , gummi tragacanthi , amygdalarum amararum, nucleorum pineorum , amyli, seminis papaveris albi , aā. ℥ vj.

Des semences de courge , de melon & de citrouille, aā. ℥ iij. ß.

Seminis cucurbitæ, melonis , citrulli , aā. ℥ iij. ß.

Des baies d'alkékenge ,	ʒ iij.	*Baccarum halicacabi feu alkekengi,* ʒiij.	
Des femences d'ache & de jufquiame blanc , du		*Seminum apii & hyofciami albi, fuccini,*	
fuccin , de l'opium , aā.	ʒ ij.	*opii , aā.*	ʒ ij.
Au moyen du fuc d'alkékenge épaiffi faites-en		*Cum fucco halicacabi fiant trochifci f. a,*	
des trochifques f. a.			

R E M A R Q U E S,

On pulvérifera enfemble le fuccin , les alkékenges fecs , l'opium , les femences d'ache & de jufquiame ; d'une autre part , on mettra en poudre enfemble le bol & l'amydon ; d'une autre , on pulvérifera enfemble dans un mortier chauffé , les gommes adraganth & Arabique ; d'une autre part , le fang de dragon & l'encens : on mettra enfemble dans un mortier de marbre les amandes pelées , les pignons mondés , les femences de pavot , de citrouille , de courge & de melon mondées , on les battra jufqu'à ce que tout foit bien en pâte , on y mêlera alors les poudres : on fera diffoudre fur un petit feu , dans une écuelle de terre verniffée , le fuc de régliffe , avec ce qu'il faudra de fuc d'alkékenge tiré par expreffion , puis on y mêlera les poudres : on battra le mélange dans un mortier pour en faire une pâte dont on formera des trochifques qu'on mettra fécher au foleil.

Vertus.
Dofe.
Ils font eftimés pour les ulcères des reins & de la veffie , pour la dyfurie , pour le piffement de fang , ils excitent le fommeil : La dofe en eft depuis demi-fcrupule jufqu'à deux fcrupules.

Les amandes , les pignons , les femences de citrouille , de pavot , de courge & de melon , étant des matiéres fort huileufes , empêchent que la maffe ne prenne la liaifon qu'elle doit avoir pour qu'on en puiffe former aifément des trochifques : je ferois d'avis qu'on les retranchât de la compofition , & qu'on fît la dofe des trochifques plus petite à proportion , à caufe de l'opium , ou bien qu'on diminuât l'opium de demi-dragme.

Les alkékenges qui donnent le nom à ces trochifques y font trop épargnés , on pourroit fans fcrupule en augmenter la quantité : voici comme je voudrois réformer la defcription.

Trochifques d'Alkékenge , Réformés.		Trochifci Alkekengi , Reformati.	
℞ Des baies d'alkékenge féches ,	ʒ ij.	℞ *Baccarum alkekengi ficcarum ,* ʒ ij.	
Du bol d'Arménie , de l'oliban , du fang de dragon , de la gomme Arabique , du fuc de régliffe , du maftic , du fuccin , & de l'amydon , aā.	ʒ j.	*Boli Armeniæ , olibani , fanguinis draconis , gummi Arabici , fucci glycyrrhizæ , maftiches , fuccini , amyli , aā.*	ʒ j.
De la gomme adraganth ,	ʒ vj.	*Gummi tragacanthi ,*	ʒ vj.
Des femences de jufquiame , de taliétrum & de plantain , aā.	ʒ iij.	*Seminum hyofciami , taliétri & plantaginis , aā.*	ʒ iij.
De l'opium ,	ʒ ij.	*Opii ,*	ʒ ij.
Du fel de Saturne ,	Ɔ j.	*Salis Saturni ,*	Ɔ j.
De toutes ces drogues incorporées avec le mucilage de gomme adraganth tiré avec le fuc d'alkékenge , vous en ferez des trochifques f. a. dont la dofe fera depuis Ɔ ſſ. jufqu'à Ɔ ij.		*Cum f. q. mucaginis gummi tragacanthi in fucco alkekengi extraéti , fiant trochifci f. a.* *Dofis erit à Ɔ ſſ. ufque ad Ɔ ij.*	

Trochifques de Terre Sigillée , de Méfué.	Trochifci de Terrâ Sigillatâ , Mefue.
℞ De la terre figillée , du bol d'Arménie , de	℞ *Terræ figillatæ , boli Armeniæ , lapi-*

la pierre hématite, du corail rouge, du fuccin, de la corne de cerf brûlée, des trochifques de ramich, du fpode, de l'amydon rôti, de la gomme Arabique, du fang de dragon, du vrai acacia, de l'hypociftis, du fuc tiré des feuilles de ciftus, & à fon défaut doublez la dofe de l'hypociftis, de l'oliban, du fafran, des balauftes, des rofes rouges ; des femences de rofes & de pourpier rôties, des grains de grenades, des noix de cyprès, aã.   ʒ ij.

De la femence de pavot noir, de la gomme adraganth & des perles, aã.   ʒ j. ß.

De toutes ces drogues mêlées avec le fuc de plantain, formez-en des trochifques que vous ferez fécher à l'ombre, & que vous réferverez pour l'ufage.

dis hæmatitis, coralli rubri, fuccini, cornu cervi ufti, trochifcorum ramich, fpodii amyli affi, gummi Arabici, fanguinis draconis, acaciæ veræ, hypociftidis, fucci foliorum cifti, in hujus penuriâ dofis hypociftidis duplicetur ; olibani, croci, balauftiorum, rofarum rubrarum ; feminis rofarum, portulacæ affæ ; acinorum mali granati, gallarum cupreffi, aã   ʒ ij.

Seminis papaveris nigri, gummi tragaganthi, margaritarum, aã.   ʒ j. ß.

Cum aquâ vel fucco plantaginis forma trochifcos in umbrâ ficcandos & ufui reponendos.

REMARQUES.

On pulvérifera enfemble les femences, les noix de Cyprès, les fleurs, les trochifques de ramich, l'acacia & l'hypociftis ; d'une autre part, on mettra en poudre enfemble le bol, la terre figillée & l'amydon un peu rôti fur le feu ; on broiera fur le porphyre, les perles, le corail, la pierre hématite ou fanguine, le fuccin, le fpode ou ivoire brûlé & la corne de cerf calcinée, jufqu'à ce qu'ils foient en poudre impalpable ; d'une autre part, on pulvérifera enfemble le fang de dragon, l'oliban, & la gomme Arabique qu'on aura auparavant torréfiée ou defféchée fur le feu ; on mêlera toutes ces poudres & l'on en fera une maffe avec un mucilage de gomme adraganth qu'on aura préparé dans le fuc & dans l'eau diftillée de plantain ; on battra cette maffe quelque temps dans un mortier, & l'on en formera des trochifques qu'on fera fécher à l'ombre.

Ils font propres pour le crachement de fang & pour les autres hémorrhagies : La dofe en eft depuis un fcrupule jufqu'à une dragme ; on les applique auffi fur les plaies extérieures pour en arrêter le fang.

Plufieurs Difpenfaires ajoûtent dans cette defcription une dragme d'opium, ce que je trouve fort à propos.

Quoique les ingrédients qui entrent dans la compofition de ces trochifques foient tous aftringents & convenables pour les maladies où on les emploie, on peut dire que l'Auteur s'eft trop étendu, & qu'il auroit pû faire un reméde d'une vertu pour le moins auffi grande, en fe reftreignant dans les drogues les plus effentielles. Voici comme je voudrois abréger cette compofition.

<table>
<tr><td>

Trochifques de Terre Sigillée, Réformés.

</td><td>

Trochifci de Terrâ Sigillatâ, Reformati.

</td></tr>
</table>

℥. De la terre figillée,   ʒ ij.
De la pierre hématite, du fuccin, du corail préparé, du fpode, de l'amydon, du diaphorétique minéral, des noix de Cyprès, de l'acacia, de l'hypociftis, de la gomme Arabique, des balauftes, des rofes rouges, de la femence de pavot, de l'extrait de Mars aftringent, aã.   ʒ ß.
De l'opium,   ʒ j.
Du fel de Saturne,   ʒ ß.

*℥. Terræ figillatæ,   ʒ ij.
Lapidis hæmatitis, fuccini, coralli præparati, fpodii, amyli, diaphoretici mineralis ; nucum cupreffi, acaciæ, hypociftidis ; gummi Arabici, balauftiorum, rofarum rubrarum, feminis papaveris, extracti Martis aftringentis, aã.   ʒ ß.
Opii,   ʒ j.
Salis Saturni,   ʒ ß.*

I i i

Faites-en des trochifques avec une f. q. de mu- | Cum f. q. mucaginis gummi tragacan-
cilage de gomme adraganth tiré dans l'eau de | thi in aquâ plantaginis extracta, fiant
plantain, dont la dofe fera depuis un demi-fcru- | trochifci f. a.
pule jufqu'à deux fcrupules. | Dofis erit à ℈ ß. ad ℈ ij.

Trochifques de Ramich , de Méfué.	Trochifci Ramich , Mefue.
♃ Des fucs d'ofeille ou de coing , ℔ j.	♃ Succ. acetofa vel cydoniorum , ℔ j.
Des fucs de baies de myrte , ℥ iv.	Baccarum myrti , ℥ iv.
De verjus , ʒ vij.	Omphacii , ʒ vij.
Faites bouillir un peu dans ces fucs des noix de cyprès récentes & bien pilées , ℥ iij.	In his fuccis parùm bulliant nucum cupreffi recentium exactè tritarum , ℥ iij.
Des myrtilles concaffés , ℥ ij.	Myrtillorum contuforum , ℥ ij.
Des rofes rouges , ℥ j.	Rofarum rubrarum , ℥ j.
Mettez auffi dans la colature la poudre fuivante ;	Colaturæ immitte fequentem pulverem ,
De la gomme Arabique , ℥ j. ß.	Gummi Arabici , ℥ j. ß.
Du fantal citrin , ʒ x.	Santali citrini , ʒ x.
Des rofes rouges , du fumach & du fpode , aā. ℥ j.	Rofarum rubrarum , fumach , fpodii , aā. ℥ j.
Du bois d'aloës , du girofle , du macis , de la noix mufcade , aā. ʒ iv.	Ligni aloës , caryophyllorum , macis , nucis mofchatæ , aā. ʒ iv.
Après cela expofez le tout au foleil dans un vaiffeau de terre verniffé ; puis faites fécher ce mélange , pilez-le très-menu & le rendez en poudre impalpable , puis avec	Deindè in fcutellâ lapideâ vel terreâ vitreatâ foli exponantur & ficcentur, poftea tere minutim & cum
De camphre ℈ iv. & une q. f. d'eau de rofes , faites-en des trochifques que vous ferez fécher à l'ombre : quelques-uns parfument cette compofition avec xviij. gr. de mufc.	Caphuræ , ℈ iv. & aquæ rofarum q. f. fiant trochifci in umbrâ ficcandi : nonnulli aromatifant compofitionem mofchi granis xviij.

R E M A R Q U E S.

On pulvérifera enfemble le fantal , les rofes , le fumach , le bois d'aloës , les gi-rofles, le macis & la mufcade ; d'une autre part, on mettra en poudre la gomme Arabique dans un mortier chauffé ; d'une autre part, on broiera le fpode ou ivoire brûlé fur le porphyre , on mêlera les poudres enfemble.

On tirera par expr ffion les fucs d'ofeille , de verjus , de baies de myrte ; on fera bouillir quelque temps dans ces fucs les noix de cyprès & les baies de myrte bien concaffées & les rofes rouges ; on coulera la décoction avec forte expreffion , on y diffoudra les poudres , on mettra la diffolution dans une écuelle ou un plat de terre verniffé , & on l'expofera au foleil jufqu'à ce qu'elle fe foit évaporée ou defféchée en confiftance folide , alors on la réduira en poudre , on la mêlera avec le camphre auffi pulvérifé , on réduira le mélange en maffe avec ce qu'il faut d'eau - rofe , & l'on en formera des trochifques qu'on mettra fécher à l'ombre. Quelques-uns ajoûtent dans la compofition dix huit grains de mufc pour la parfumer.

Vertus.
Dofe.

Ces trochifques fortifient l'eftomac . le cœur & le foie, ils appaifent le *cholera morbus* , ils arrêtent les hémorrhagies : La dofe en eft depuis un fcrupule jufqu'à une dragme

Ramich,
d'où vient
ce nom.

Ramich eft un mot Arabe qu'on croit venir par corruption de *rumex* qui fignifie *ofeille* ou *coing*.

On peut pour abréger la préparation de ces trochifques , faire évaporer la décoction dans une écuelle de terre verniffée , jufqu'à confiftance de miel ; puis on y cor-

porifiera les poudres & le camphre pour faire une maſſe dont on formera les trochiſques, car il ne ſert à rien de faire deſſécher le mélange comme demande l'Auteur, pour enſuite réhumecter avec l'eau de roſes.

Les ſucs d'oſeille, de myrte & le verjus étant chargés de leurs propres ſubſtances,
ne ſont guère en état de recevoir celles des myrtilles, des roſes & des noix de cyprès qu'on fait bouillir dedans, on pourroit ſe diſpenſer de faire cette décoction en
employant les ingrédients qui la compoſent; dans la poudre on pourroit même retrancher les ſucs de baies de myrte & le verjus, & faire la compoſition en la maniére
ſuivante.

Trochiſques de Ramich, Réformés.	*Trochiſci de Ramich, Reformati.*
♃ Des noix de cyprès, des baies de myrte, & de la gomme Arabique, aā. ℥ j. ß.	♃ *Nucum cupreſſi, baccarum myrti, gummi Arabici, aā.* ℥ j. ß.
Des roſes rouges & du ſantal citrin, aā. ʒ x.	*Roſarum rubrarum, ſantali citrini, aā.* ʒ x.
Du ſumach & de la raclure d'ivoire, aā. ℥ j.	*Sumach, raſuræ eboris, aā.* ℥ j.
Du bois d'aloës, des girofles, du macis, de la noix muſcade, aā. ʒ ß.	*Ligni aloës, caryophyllorum, macis, nucis moſchatæ, aā.* ʒ ß.
Du camphre, Э iv.	*Caphuræ,* Э iv.
Que toutes ces drogues ſoient pilées, mêlées & incorporées avec le ſuc d'oſeille épaiſſi en miel, pour en faire une maſſe dont on formera des trochiſques ſ. a.	*Pulverentur omnia, miſceantur & excipiantur ſucco acetoſæ ad mellaginem inſpiſſato, ut fiat maſſa, ex qua formentur trochiſci ſ. a.*

Trochiſques de Vipères ou *Thériacaux.*	*Trochiſci Viperini ſeu Theriacales.*
♃ Des troncs, des foies & des cœurs de vipères deſſéchés, ce que vous voudrez.	♃ *Truncorum, hepatum & cordium viperinorum ſiccatorum, quantùm libuerit.*
Mettez-les en poudre ſubtile, puis avec une ſ. q. de mucilage de gomme adraganth préparé avec le vin d'Eſpagne, faites-en des trochiſques que vous ferez ſécher à l'ombre & que vous oindrez enſuite avec quelques gouttes de baume du Pérou.	*Pulverentur tenuiſſimè & cum ſ. q. mucilaginis gummi tragacanthi in vino Hiſpanico parata, fiant trochiſci in umbrâ ſiccandi & balſamo Peruviano inungendi.*

R E M A R Q U E S.

On aura des vipères bien nourries & des plus vigoureuſes, on en coupera la tête,
on les écorchera, on en ſéparera les entrailles, on mettra ſécher les troncs, les foies
& les cœurs, les attachant ſéparément à des ficelles & les pendant au plancher, on
les coupera enſuite par petits morceaux, & on les mettra enſemble en poudre ſubtile, on réduira la poudre en pâte dure dans un mortier de marbre, avec une quantité ſuffiſante de mucilage de gomme adraganth préparé dans du vin d'Eſpagne, puis
on en formera des trochiſques qu'on fera ſécher à l'ombre, & afin de leur donner
une bonne odeur & d'empêcher que les vers ne s'y engendrent, on les oindra de
quelques gouttes de baume du Pérou.

Ces trochiſques ſont propres contre toutes les maladies où il y a de la malignité, **Vertus.**
ils chaſſent par la tranſpiration les mauvaiſes humeurs, ils réſiſtent à la pourriture,
ils purifient le ſang, & ils rétabliſſent les forces : La doſe en eſt depuis demi-ſcru- **Doſe.**
pule juſqu'à une dragme.

Ces trochiſques de vipères ſont différents de ceux d'Andromaque qui ſe trouvent décrits dans presque tous les Dispensaires, mais ils doivent leur être préférés, car ils sont beaucoup meilleurs.

Trochifques de vipères des Anciens.

Les Anciens croyant que la vipère conservoit son venin après sa mort, se sont appliqués autant qu'ils ont pû à corriger cette prétendue malignité ; pour y parvenir ils demandent dans leurs descriptions que ces animaux soient premiérement flagellés dans une bassine chaude pour les irriter & pour exciter leur venin à couler vers les extrémités, qu'ensuite on leur coupe la tête deux doigts au-dessous, & la queuë deux doigts au-dessus, qu'on en sépare la peau, la graisse & les entrailles, qu'on fasse cuire les troncs avec de l'eau salée & de l'aneth, qu'on détache la chair cuite d'avec les arrêtes, & que sur huit onces de cette chair bien pilée dans un mortier de marbre, on mêle deux onces de pain sec & pulvérisé subtilement pour faire une pâte dont on forme des trochifques. Mais les vipères étant mortes, il ne leur reste aucun venin, comme on l'a reconnu par une infinité d'expériences, ainsi les grandes & longues préparations des Anciens à cet egard, sont non-seulement inutiles, mais elles font dissiper ce qu'il y a de plus essentiel dans l'animal, car premiérement en flagellant les vipères vivantes dans une bassine chaude, & en les irritant, il y a bien de l'apparence que la colère où on les met, fait exhaler par leurs pores ou par leur gueule, une partie de leurs esprits qui font autant de diminution à la vertu qu'on doit retirer de leur chair : En second lieu, la coction qu'on donne à la vipère en la faisant bouillir long-temps dans l'eau, la prive de ses principes actifs & volatils, demême que les viandes dont on fait le bouillon des malades font privées de ce qu'elles avoient de meilleur & de plus savoureux : En troisiéme lieu, le pain sec qu'on ajoûte à cette chair presqu'insipide l'adoucit encore beaucoup, & il prédomine tellement quand les trochifques font secs, qu'il y auroit plus de lieu d'appeller cette préparation trochifques de pain, que trochifques de vipères.

On conserve toute la vertu de la vipère en faisant sécher le tronc, le cœur & le foie comme il a été dit, car il ne peut s'en dissiper qu'un phlegme insipide & inutile.

Le mucilage de gomme adraganth est fort propre à corporifier la poudre de vipères, parce qu'il en unit fort bien les parties, & il rend les trochifques durs & d'assez longue durée.

Mais si ceux qui font encore scrupuleusement attachés aux sentiments des anciens Médecins bons ou mauvais ne trouvent pas à propos la licence qu'on s'est donnée de retrancher le sel, l'aneth & le pain des trochiques de vipères, il y a moyen de les contenter en préparant les trochifques par la méthode suivante.

Trochifques de vipères des Anciens, réformés.

On aura douze ou quinze troncs de vipères récemment écorchées & lavées avec leurs foies & leurs cœurs, on les coupera par morceaux, & on les mettra dans un pot de terre vernissé; on y ajoûtera demi-poignée de fleurs d'aneth & demi-once de sel marin, on couvrira le pot exactement, bouchant les jointures avec de la pâte, on le placera au bain-marie qu'on fera bouillir six heures au moins : on retirera le pot du bain, & l'ayant découvert on y trouvera le suc de la vipère qui se sera séparé, on le coulera avec forte expression pendant qu'il sera chaud, car il se congéle en refroidissant, on y mêlera une quantité suffisante de pain subtilement pulvérisé pour en former une pâte dont on formera des trochifques, lesquels on fera sécher à l'ombre, & on les oindra d'un peu de baume du Pérou.

* Au reste, il est étonnant que tout convaincu qu'on est, ou qu'on doit être en ce temps-ci, que la vipère morte est privée de venin, il se trouve encore des Méde-

cins & des Apothicaires qui veulent fuivre la difpenfation des trochifques de vipères ancienne à la lettre, & qui femblent vouloir corriger comme les Anciens une malignité imaginaire aux dépens de la meil'eure fubftance des vipères ; on devroit profiter mieux de fes lumiéres à cet égard , & ne fe tenir pas tellement attaché à l'Antiquité en fait de Médecine & de Phyfique , qu'on la fuive jufque dans fes erreurs les plus apparentes.

Trochifques Hedychroon, d'Andromaque.	*Trochifci Hedychroi , feu Magma Hedychroon , Andromachi.*
♃ De l'amomum, ℥ iij.	♃ *Amomi.* ℥ iij.
De la feuille Indienne, du fpica nard, de la caffe odorante , du fafran & de la myrrhe , aã. ℥ j. ß.	*Folii Indici, fpicæ nardi, caſſiæ ligneæ, croci, myrrhæ, aã.* ℥ j. ß.
De la cannelle , du xylobalfame , du jonc odorant ; des racines de coftus, de phu Pontique, de *calamus aromaticus* , aã. ʒ vj.	*Cinnamomi , xylobalfami feu opobalfami , fchœnanthi ; radicum cofti, phu Pontici, calami aromatici, aã.* ʒ vj.
De la racine de cabaret, de l'afpalath, de la marjolaine & du marum , aã. ʒ ß.	*Radicum afari , afpalathi , amaraci , mari , aã.* ʒ ß.
Du maftic , ʒ ij.	*Mafliches ,* ʒ ij.
Faites-en des trochifques avec le vin de Malvoifie.	*Cum vino Malvatico fiant trochifci.*

R E M A R Q U E S.

On pulvérifera enfemble les racines , les bois , les feuilles , le jonc odorant , le fpica nard & l'amomum ; d'une autre part , le fafran , après l'avoir fait fécher à une lente chaleur entre deux papiers ; d'une autre part, la myrrhe dans un mortier huilé au fond ; d'une autre part, le maftic dans un mortier humecté au fond d'une goutte d'eau.

On démêlera en premier lieu dans un mortier de marbre , le fafran avec trois ou quatre cuillerées de vin d'Efpagne, afin d'étendre fa couleur , on y mêlera enfuite les autres poudres & le véritable baume , ou à fon défaut l'huile de mufcade qu'on aura liquéfiée , on battra bien le mélange , & l'on y ajoûtera ce qu'il faudra encore de vin d'Efpagne pour faire une pâte dure, dont on formera des trochifques qu'on mettra fécher à l'ombre.

Ils font propres contre la pefte & contre toutes les autres maladies malignes; ils réfiftent aux mauvaifes humeurs les chaffant par la tranfpiration ; ils entrent dans la thériaque : La dofe en eft depuis un fcrupule jufqu'à une dragme.

Galien rapporte cette compofition en vers hexamétres fous le nom de *magma hedychroon ;* c'eft-à-dire , pâte de belle couleur , à caufe du fafran qui y entre.

Au défaut du véritable marum qui eft rare , on peut fubftituer ici la petite marjolaine & en mettre le double.

Comme ces trochifques ne font guère ufités que dans la thériaque , on ne les prépare pas fouvent; mais quand on compofe la thériaque , l'on y fait entrer les ingrédients de cette defcription en une proportion convenable fans fe donner une peine inutile de les préparer en trochifques.

Trochifques de Scille.	*Trochifci Scillitici.*
♃ Des fcilles enveloppées de pâte & cuites au four, ℔j	♃ *Scillæ pane priùs involutæ & in cli- no coctæ ,* ℔ j.

Vertus.

Dofe.

De racine de dictame blanc subtilement pulvérisée ,   ℥ viij.

Mêlez-les ensemble , & en faites une masse dont vous formerez des trochisques qui seront séchés à l'ombre.

Radicis dictamni albi subtiliter pulveratæ ,   ℥ viij.

Simul ex arte misceantur , in massam redigantur , & fiant trochisci in umbrâ siccandi.

REMARQUES.

On enveloppera des oignons de scille chacun séparément avec la pâte ordinaire à l'épaisseur d'un travers de doigt , on les mettra cuire au four d'un Boulanger aussi long-temps que le gros pain , puis les ayant retirés , on en séparera la pâte cuite , les feuilles rouges de dessus , & ce qui peut y être de racines , on battra les feuilles blanches cuites , dans un mortier de marbre avec un pilon de bois , & l'on en passera la pulpe par un tamis ; on pésera cette pulpe , & sur chaque livre on mêlera exactement dans le même mortier huit onces de racine de dictame subtilement pulvérisée , puis on formera des trochisques qu'on fera sécher à l'ombre.

Vertus.

Dose.

Ils sont alexitères & propres à inciser & à détacher les humeurs visqueuses du cerveau & de la poitrine ; on s'en sert pour l'apoplexie , pour l'épilepsie , pour l'asthme , ils entrent dans la thériaque : La dose en est depuis un scrupule jusqu'à deux.

On recherche ordinairement les oignons de scille blancs , comme les meilleurs à être employés dans cette composition ; on les entoure de pâte avant que de les mettre dans le four , afin qu'ils se cuisent dans leur propre suc sans qu'il se fasse beaucoup de dissipation de leur substance volatile ; cette coction les amollit ensorte qu'on en peut tirer la pulpe , & elle adoucit leur âcreté , parce qu'elle émousse les pointes de leurs sels,

Il n'est pas vrai que la croute ou la pâte cuite qu'on retire d'autour des oignons de scille soit un poison , comme plusieurs le croient , car les animaux en mangent sans qu'il leur en arrive aucun accident.

On sépare les premiéres lamines de la scille , parce qu'elles sont ordinairement sales & rôties ; on ne prend que la partie molle. Les Auteurs recommandent d'en rejetter le cœur ; mais je n'en vois point de raison, & je le crois aussi bon que le reste.

Les Modernes ont fort à propos changé la farine d'orobe que les Anciens employoient dans la composition de ces trochisques , en la racine de dictame pulvérisée , laquelle a incomparablement plus de vertu.

On n'emploie guère les trochisques de scille que dans la composition de la thériaque ; je trouve qu'il est assez inutile de les préparer , car on pourroit se contenter de mêler le suc ou la pulpe de la scille dans la thériaque , comme a fort bien remarqué Zwelfer dans la Pharmacopée Augustane.

Trochisques Odorants, de Damocrates.

Trochisci Cyphi, Damocratis.

℞ De la pulpe de raisins secs passée par un tamis , de la térébenthine de Cypre , aā.   ℥ iiij.

De la myrrhe choisie & du jonc odorant , aā.   ℥ j. ß.

Du *calamus aromaticus* ,   ʒ ix.

De la cannelle ,   ℥ ß.

Des baies de genièvre , du bdellium , de la casse odorante , du souchet , du nard-Indique , aā.   ʒ iiij.

℞ Pulpæ passularum trajectæ , terebinthinæ Cypriæ , aā.   ℥ iiij.

Myrrhæ electæ , schœnanthi ,   ℥ j. ß.

Calami aromatici ,   ʒ ix.

Cinnamomi ,   ℥ ß.

Baccarum juniperi , bdellii , cassiæ ligneæ , cyperi , nardi Indicæ , aā.   ʒ iiij.

De l'afpalath ,	ʒ ij. ß.	*Afpalathi ,*	ʒ ii. ß.
Du fafran ,	ʒ j.	*Croci ,*	ʒ j.
Avec du bon vin & du miel , faites-en des trochifques f. a.		*Cum vino optimo & melle fiant trochifci f. a.*	

R E M A R Q U E S.

On pulvérifera fubtilement enfemble l'afpalath , la cannelle , le *caffia lignea* , le *cyperus* , le *calamus aromaticus* , le fchænanthe , les baies de geniévre , le fpica nard & le fafran ; d'une autre part , on mettra en poudre enfemble dans un mortier oint de quelques gouttes d'huile de geniévre , le bdellium & la myrrhe ; on mêlera les poudres.

On mondera les raifins de damas de leurs pepins , on les battra bien dans un mortier de marbre , les arrofant d'un peu de vin & de miel écumé pour les réduire en pâte ; on les paffera par un tamis & l'on mêlera la pulpe avec la térébenthine & les poudres , on battra bien le tout enfemble , & s'il manquoit de l'humidité pour réduire le mélange en pâte , ou y ajoûteroit un peu de vin & de miel écumé , on formera de cette pâte des trochifques qu'on fera fécher à l'ombre pour les garder au befoin.

On les eftime propres pour les ulcères du poumon & du foie , pour les rhumatifmes , pour réfifter à la malignité des humeurs , pour la pefte , & pour les autres maladies épidémiques : La dofe en eft depuis un fcrupule jufqu'à une dragme ; on en fait des parfums en temps de contagion. **Vertus** **Dofe.**

Cyphi eft un mot Arabe qui fignifie odorant. **Cyphi.**

Les anciens Prêtres Égyptiens fe fervoient de ces trochifques pour parfumer leurs Dieux ; Andromaque , Damocrate , le Roi Mithridate furent les premiers qui les mirent dans l'ufage de la Médecine ; ils entrent dans la compofition du mithridat.

Trochifques Alexitères , ou *contre la Pefte.*	Trochifci Alexiterii , feu contra Peftem.

♃ Des racines d'angélique ,	ʒ iij.	*Radicum angelicæ ,*	ʒ iij.
De tormentille , d'iris de Florence , de zédoaire ; de l'écorce de citron féche , aã.	ʒ ij.	*Tormentillæ, ireos Florentinæ, ʒedoariæ ; corticis citri ficci , aã.*	ʒ ij.
Du gingembre , de la coriandre , & des rofes rouges , aã.	ʒ j.	*Zingiberis , coriandri , rofarum rubrarum , aã.*	ʒ j.
Du macis , de la cannelle & du girofle , aã.	ʒ ß.	*Macis , cinnamomi , caryophyllorum , aã.*	ʒ ß.
De l'extrait de geniévre , ce qu'il en faut.		*Extracti juniperi q. f.*	
Faites-en des trochifques f. a.		*Fiant trochifci f. a.*	

R E M A R Q U E S.

On mettra en poudre fubtile enfemble tous les ingrédients fecs , & l'on réduira la poudre en une pâte affez dure avec ce qu'il faudra d'extrait de geniévre , pour en former des trochifques qu'on fera fécher à l'ombre.

Ils font propres non-feulement pour la pefte , mais pour toutes les maladies où il y a de la malignité , ils fervent de préfervatifs contre le mauvais air : La dofe en eft depuis un fcrupule jufqu'à une dragme.

Trochifques d'un Mélange Mufqué , de *Nic. Alexandrin.*	Trochifci Aliptæ Mofchatæ , N. Alexandrini.

♃ Du labdanum très-pur,	ʒ iij.	♃ *Labdani puriffimi ,*	ʒ iij.

Du ſtorax calamite,	℥ j. ß.	*Styracis calamites,*	℥ j. ß.
Du benjoin,	℥ j.	*Benzoïni,*	℥ j.
Du bois d'aloës,	℈ ij.	*Ligni aloës,*	℈ ij.
De l'ambre gris,	℈ j.	*Ambræ cineritiæ,*	℈ j.
Du muſc oriental,	℈ ß.	*Moſchi orientalis,*	℈ ß.

Puis avec une ſ. q. de mucilage de gomme adraganth préparé avec l'eau de roſes, faites des trochiſques qui ſeront ſéchés à l'ombre.	*Cum ſ. q. mucaginis gummi tragacanthi aquâ roſarum extractâ, fiant trochiſci in umbrâ ſiccandi.*

REMARQUES.

On pulvériſera ſéparément le bois d'aloës, on mettra en poudre enſemble le benjoin, le ſtorax & le labdanum : d'une autre part, le muſc & l'ambre ; on mêlera les poudres, & on les corporifiera en pâte ſolide avec une quantité ſuffiſante de mucilage de gomme adraganth fait en eau de roſes pour en former des trochiſques qu'on fera ſécher à l'ombre.

Vertus. Ils fortifient le cerveau, l'eſtomac, le foie, ils rétabliſſent les forces, ils réſi-
Doſe. ſtent à la malignité de l'air : La doſe en eſt depuis un demi-ſcrupule juſqu'à un ſcrupule ; on s'en ſert auſſi dans les parfums.

On mêle ordinairement demi-dragme de camphre dans la compoſition de ces trochiſques ; mais l'odeur déſagréable de cette drogue ne convient guère avec les aromates dont les trochiſques ſont compoſés.

Alipta moſchata ſignifie mélange muſqué.

Trochiſques de Gallia Moſchata, de Méſué.   Trochiſci Galliæ Moſchatæ, Meſue.

♃ Du meilleur bois d'aloës,	℈ v.	♃ *Ligni aloës optimi,*	℈ v.
De l'ambre gris,	℈ iiij.	*Ambræ griſeæ,*	℈ iiij.
Du muſc oriental,	℈ j.	*Moſchi orientalis,*	℈ j.

Faites-en des trochiſques avec le mucilage de gomme adraganth préparé avec l'eau de roſes, puis faites-les ſécher à l'ombre.	*Cum mucagine gummi tragacanthi aquâ roſarum extractâ, fiant trochiſci in umbrâ ſiccandi.*

REMARQUES.

On pulvériſera ſubtilement le bois d'aloës en particulier, & l'on mettra en poudre enſemble le muſc & l'ambre dans un mortier oint au fond d'un peu d'huile de muſcade.

On mêlera les poudres, & on les réduira en pâte ſolide avec une quantité ſuffiſante de mucilage de gomme adraganth tiré en eau de roſes ; on formera de cette pâte des trochiſques qu'on fera ſécher à l'ombre entre deux papiers.

Vertus. Ils fortifient le cerveau, le cœur & l'eſtomac, ils réparent les forces abattues,
Doſe. ils arrêtent le vomiſſement : La doſe en eſt depuis huit grains juſqu'à un ſcrupule.

On peut auſſi s'en ſervir en caſſolette avec un peu d'eau de fleurs d'orange pour en parfumer la chambre & les habits.

Le nom de *Gallia* que Méſué a donné à cette compoſition, vient apparemment de ce que les Médecins des Gaules s'en ſervoient de ſon temps.

Trochiſques Odorants, de Nera.   Trochiſci Aromatici, Neræ.

♃ De l'ambre gris,	℥ ß.	♃ *Ambræ cineritiæ,*	℥ ß.
Du bois d'aloës,	℈ j. ß.	*Ligni aloës,*	℈ j. ß.

De

Du muſc ,	gr. vj.	*Moſchi ,*	gr vj.
Du camphre ,	gr. j.	*Caphura ,*	gr. j.

Pulvériſez ces drogues & les mêlez, puis avec une ſ. q. de liquidambar , faites-en une maſſe dont vous formerez des trochiſques qui ſeront ſéchés à l'ombre.

Pulverentur omnia , miſceantur , & cum ſ. q. liquidambar , fiat maſſa ſolida , ex quâ formentur paſtilli in umbrâ ſiccandi.

REMARQUES.

On pulvériſera ſubtilement en particulier le bois d'aloës ; d'une autre part, on mettra en poudre enſemble l'ambre gris, le muſc & le camphre ; on mêlera les poudres & avec une quantité ſuffiſante de liquidambar , on fera une pâte aſſez ſolide , de laquelle on formera de petites paſtilles ou trochiques, qu'on fera ſécher à l'ombre entre deux papiers.

Ils ont la même vertu que les trochiſques de *gallia moſchata* , mais ils agiſſent avec plus de force : La doſe en eſt depuis ſix grains juſqu'à vingt.

Vertus.
Doſe.

Ces trois derniéres préparations ne doivent point être employées à l'uſage des femmes , à cauſe des odeurs qui pourroient leur cauſer des vapeurs hyſtériques.

Trochiſques à mettre ſous la langue en temps de Peſte.

Trochiſci Sublinguales contra Peſtem.

℞ Des racines d'angélique , ʒ ſſ.
De pimprenelle & de zédoaire , de la ſemence d'angélique, de l'écorce de citrons ſéche , aā.   ʒ i.
Du ſucre blanc ,   ʒ viij.
Faites en des trochiſques avec la gomme adraganth préparé dans l'eau de roſes.

℞ Radicis angelicæ ,   ʒ ſſ.
Pimpinellæ , zedoariæ ; ſeminis angelicæ , corticis citri ſicci, aā. ʒ j.
Sacchari albi ,   ʒ viij.
Cum mucagine tragacanthi in aquâ roſarum extractâ formentur trochiſci.

REMARQUES.

On pulvériſera le ſucre ſéparément & les autres drogues enſemble , on mêlera les poudres , & on les incorporera avec une quantité ſuffiſante de mucilage de gomme adraganth fait en eau de roſes , pour faire une pâte ſolide dont on formera des trochiſques.

Ils réſiſtent au mauvais air , on les laiſſe fondre dans la bouche : La doſe en eſt depuis demi - dragme juſqu'à quatre ſcrupules.

Vertus,
Doſe.

On peut ajoûter dans la compoſition de ces trochiſques pour leur donner une odeur agréable , de l'ambre gris quatre grains , du muſc deux grains , & de la civette un grain.

Trochiſques de Bois d'Aloës.

Trochiſci de Ligno Aloës.

Du bois d'aloës , des roſes rouges , aā. ʒ ij.
Du maſtic , de la cannelle , du girofle , du ſpica nard, de la noix muſcade , de la ſemence de panets , du grand & du petit cardamome , des cubébes , des trochiſques de *gallia moſchata* , de l'écorce de citron ſéche & du macis , aā. ʒ j. ſſ.
De l'ambre gris & du muſc , aā.   Ꝺ ſſ.
Avec une ſ. q. de miel de raiſins , faites-en des trochiſques , & les faites ſécher à l'ombre.

Ligni aloës , roſarum rubrarum , aā. ʒ ij.
Maſtiches, cinnamomi , caryophyllorum , ſpicæ nardi , nucis moſchatæ , ſeminis paſtinacæ, cardamomi majoris & minoris, cubebarum , trochiſcorum galliæ moſchatæ , corticis citri ſicci , macis , aā.   ʒ j. ſſ.
Ambræ griſeæ , moſchi , aā.   Ꝺ ſſ.
Cum ſ. q. mellis paſſulati fiant trochiſci in umbrâ ſiccandi.

Kkk

On pulvérisera ensemble le musc & l'ambre ; d'une autre part, on mettra en poudre le reste des drogues ensemble, on mêlera les poudres & on les corporifiera avec une quantité suffisante de miel de raisins, pour en faire une pâte dure dont on formera des trochisques.

Vertus. Dose. — Ils sont propres pour fortifier l'estomac & le cœur, pour aider à la digestion, pour résister à la malignité des humeurs en temps de peste : La dose en est depuis demi scrupule jusqu'à deux scrupules.

Comme ces trochisques prennent leur nom du bois d'aloès, on devroit en employer davantage qu'il n'y en a dans la description ; je serois d'avis qu'on en mît une once au lieu de deux dragmes, mais parce que celui qu'on trouve chez les Droguistes est ordinairement falsifié, on peut substituer fort à propos en sa place le santal citrin.

Le miel de raisins est propre pour assembler les poudres en une masse ; mais comme il reçoit facilement l'humidité de l'air, les trochisques s'humectent quand on les garde, j'aimerois mieux corporifier les poudres avec du mucilage de gomme adraganth tiré dans la décoction de raisins, les trochisques s'en conserveroient mieux, car la gomme adraganth les endurciroit, & ils ne s'humecteroient pas ; ce petit changement ne diminueroit en rien leur vertu, car il ne faut pas s'imaginer que la petite quantité de miel qu'on emploie pour réduire cette poudre en pâte, lui donne une qualité bien considérable.

Trochisques Diarrhodon.	Trochisci Diarrhodon.

2⟁ Des roses rouges séparées de leurs onglets, ℥ j.

De la raclure d'ivoire, du santal citrin & rouge, & de la réglisse rapée, aa. ʒ iij.
Du mastic choisi, ʒ i.
Du safran, ℈ j.
Du camphre, gr. xij.
D'eau-rose s. q.
Faites-en des trochisques qui seront séchés à l'ombre.

2⟁ R. Jarum rubrarum exungulatarum, ℥ j.

Rasuræ eboris, santali citrini & rubri, liquiritiæ rasæ, aa. ʒ iij.
Mastiches electæ, ʒ ij.
Croci, ℈ j.
Camphoræ, gr. xij.
Aquæ rosarum q. s.
Fiant ex arte trochisci in umbrâ siccandi.

On pulvérisera ensemble les roses rouges après les avoir mondées de leurs onglets, ou parties blanches, la raclure d'ivoire, les santaux, la réglisse & le safran ; d'une autre part, on mettra en poudre le mastic dans un mortier humecté d'une goutte d'eau ; d'une autre part, le camphre ; on mêlera les poudres, & on les corporifiera en une masse solide avec ce qu'il faudra d'eau-rose, pour en former des trochisques qu'on gardera au besoin, après les avoir fait sécher à l'ombre.

Vertus. Dose. — Ils sont estimés propres pour fortifier le cœur, l'estomac & le foie, pour arrêter la dysenterie & les autres cours de ventre : La dose en est depuis un scrupule jusqu'à quatre.

De tous les santaux, le citrin est le plus odorant & le meilleur, c'est pourquoi je voudrois le doubler ici, & retrancher le rouge : le camphre donne une odeur désagréable à la composition.

L'eau-rose seule n'est pas capable de bien corporifier les poudres, elle les lie mal, & les trochisques deviennent en séchant trop friables ; pour remédier à cet accident, il faut se servir du mucilage de gomme adraganth fait en eau - rose, il donnera beaucoup plus de corps à la composition : Voici donc comme je voudrois réformer ces trochisques.

Trochisques Diarrhodon, Réformés.	*Trochisci Diarrhodon, Reformati.*
℞ Des roses rouges séparées de leurs onglets, ℥ j.	℞ *Rosarum rubrarum exungulatarum,* ℥ j.
Du santal citrin, ʒ vj.	*Santali citrini,* ʒ vj.
Du bois de Rhode & de la raclure d'ivoire, aa. ʒ iij.	*Ligni Rhodii, rasuræ eboris, aā.* ʒ iij.
Du mastic choisi, ʒ ij.	*Mastiches electæ,* ʒ ij.
Du safran, ʒ j.	*Croci,* ʒ j.
Pulvérisez ces drogues, & avec s. q. de mucilage de gomme adraganth préparé dans l'eau-rose ; faites-en une masse propre à former des trochisques qui seront séchés à l'ombre.	*Pulverentur omnia & cum s. q. mucaginis gummi tragacanthi in aquâ rosarum extractæ fiat massa solida, ex quâ formentur trochisci in umbrâ siccandi.*

R E M A R Q U E S

Je substitue ici le bois de Rhode à la réglisse, parce que je le crois plus convenable à un reméde qui tire son nom de la rose.

Trochisques d'Absinthe, de Mesué.	*Trochisci de Absinthio, Mesue.*
℞ De l'absinthe Pontique vraie, ou absinthe vulgaire séche, des roses rouges, de la semence d'anis, aï. ℥ ij.	℞ *Absinthii Pontici veri seu vulgaris nostratis sicci, rosarum rubrarum, seminis anisi, aī* ℥ ij.
De la semence d'ache, de la meilleure rhubarbe, du suc d'eupatoire, de la racine de cabaret, des amandes amères, du spica nard, du mastic, de la feuille Indienne, aa. ʒ j.	*Seminis apii, rhabarbari electi, succi eupatorii, radicis asari, amygdalarum amararum, spicæ Indicæ, mastiches, folii Indici, aā.* ʒ j.
Avec le suc d'endive, formez-en des trochisques s. a.	*Cum succo endiviæ sativæ forma ex arte trochiscos.*

R E M A R Q U E S.

On pulvérisera ensemble l'absinthe, les roses, les semences, les amandes amères, les racines, le spica nard, la feuille Indienne ; d'une autre part, on mettra en poudre le mastic dans un mortier humecté au fond d'une goutte d'eau ; on mêlera les poudres, on tirera par expression les sucs d'aigremoine & d'endive ; on épaissira celui d'aigremoine sur un petit feu en consistance de miel, pour en avoir une dragme qu'on mêlera dans un mortier avec les poudres, on y ajoûtera ce qu'il faudra de suc d'endive, & l'on battra bien le tout, pour en faire une masse dont on formera des trochisques, & on les mettra sécher.

Ils sont propres pour lever les obstructions du foie & des autres viscères, pour fortifier l'estomac, pour provoquer l'appétit : La dose en est depuis un scrupule jusqu'à une dragme. **Vertus. Dose.**

Ces trochisques ont beaucoup de rapport avec ceux de rhubarbe, c'est pourquoi l'on pourroit bien substituer les uns aux autres.

K k k ij

Comme ces trochifques prennent le nom de l'abfinthe, on devroit leur donner plus de la vertu de la plante qu'ils n'en ont, car il n'y en entre qu'une fort médiocre quantité ; je voudrois donc en augmenter la dofe, & former la maffe avec le fuc d'abfinthe, à la place de celui d'endive, rendu en mucilage avec une quantité fuffifante de gomme adraganth.

Je voudrois auffi changer les femences d'anis & d'ache en *femen contra*, qu'on dit être la femence de l'abfinthe fantonique : Voici donc comment l'on pourroit réformer la compofition.

Trochifques d'Abfinthe, Réformés.

℞ Des fommités féches d'abfinthe vulgaire, ℥ j.
Du *femen-contra*, ℥ ß.
Des rofes rouges, du fpica nard, de la rhubarbe, du maftic, de la racine de cabaret & de la feuille Indienne, aã. ʒ j.

Pulvérifez le tout & le mélez ; puis avec f. q. de mucilage de gomme adraganth préparé avec l'eau & le fuc d'abfinthe, faites-en une maffe dont vous formerez des trochifques, qui feront féchés à l'ombre.

Trochifci Abfinthii, Reformati.

℞ Summitatum abfinthii vulgaris ficcarum, ℥ j.
Seminis contra vermes, ℥ ß.
Rofarum rubrarum, fpicæ nardi, rhei, mafliches, radicis afari, folii Indici, aã. ʒ j.

Pulverentur omnia, mifceantur, & cum f. q. mucaginis gummi tragacanthi in fucco vel aquâ abfinthii extractâ fiat maffa ex qua formentur trochifci in umbrâ ficcandi.

Trochifques de Camphre.

℞ Des rofes rouges mondées & de la manne de calabre, aã. ℥ ß.
Du fantal citrin, de la régliffe mondée & de la raclure d'ivoire, aã. ʒ iiij.
Des quatre grandes femences froides mondées, des gommes Arabique & adraganth, du fpica nard, du bois d'aloës, du fafran, aã. ʒ j.
Du camphre, Ɔ ij.

Avec le mucilage de femence de pfyllium préparé dans l'eau de rofes, faites une maffe dont vous formerez des trochifques, qui feront féchés à l'ombre.

Trochifci de Camphorâ.

℞ Rofarum rubrarum mundatarum & mannæ Calabinæ, aã. ℥ ß.
Santali citrini, liquiritiæ mundatæ, rafuræ eboris, aã. ʒ iiij.
Seminum quatuor frigidorum majorum mundatorum ; gummi Arabici & tragacanthi, nardi Indicæ, ligni aloës, croci, aã ʒ j.
Camphoræ, Ɔij.

Cum mucagine feminis pfyllii in aquâ rofarum extractâ, fiat maffa ex qua formentur trochifci in umbrâ ficcandi.

REMARQUES

On pulvérifera enfemble les rofes mondées de leurs parties blanches, le fantal, la régliffe, l'ivoire, les femences froides, le bois d'aloës, le fpica nard & le fafran ; d'une aut e part, on pulvérifera les gommes adraganth & Arabique dans un mortier de marbre avec un pilon de bois y jettant quelques gouttes de mucilage de pfyllium, on y ajoûtera enfuite le camphre qu'on aura pulvérifé autant qu'on aura pû dans un mortier imbu au fond d'un peu d'efprit-de-vin, on continuera à battre la matiére, puis on y mêlera les poudres, & on la réduira en pâte folide avec une quantité fuffifante de mucilage de pfyllium fait en eau de rofes, on en formera des trochifques qu'on mettra fécher pour les garder au befoin.

Vertus.   Les Auteurs les recommandent dans les fiévres ardentes, pour tempérer l'ardeur de la bile & du fang, pour la phthifie & pour la fiévre hectique, mais leur plus
Dofe.   fréquent ufage eft pour les vapeurs & pour les autres maladies hyftériques : La dofe

en est depuis un scrupule jusqu'à deux, on en mêle aussi dans les lavements depuis demi-dragme jusqu'à deux dragmes.

Ces trochisques se trouvent différemment décrits dans les Dispensaires ; mais aucune des descriptions ne doit guère contenter ; on y trouve du purgatif, de l'astringent, du fortifiant, du rafraîchissant, du coagulant, de l'hystérique, de l'apéritif, du pectoral.

Il semble qu'on ait fait un assemblage d'ingrédients sans choix ; je ne m'appliquerai donc pas à corriger cette description, j'en ferai une autre qui sera plus convenable à la vertu du camphre pour calmer les vapeurs hystériques.

Trochisques de Camphre, Réformés.	*Trochisci de Camphorâ, Reformati.*
℞ Du camphre, ℥ j.	℞ *Camphuræ,* ℥ j.
De la myrrhe, de l'*assa-fœtida* & du castoreum, aã. ℥ ß.	*Myrrhæ, assæ fœtida, castorei, aã.* ℥ ß.
Du spica nard, ʒ iij.	*Spicæ nardi,* ʒ iij.
Du safran, ʒ j.	*Croci,* ʒ j.
De l'opium, ℈ ß.	*Opii,* ℈ ß.
De l'huile de succin, gutt. viij.	*Olei succini,* gutt. viij.
Pulvérisez les drogues qui doivent l'être, & mêlez-les, puis avec une s. q. de mucilage de gomme adraganth tirée avec de l'eau de matricaire, faites-en des trochisques s. a. dont la dose sera depuis ℈ ß. jusqu'à ʒ ß.	*Pulveranda pulverentur, misceantur omnia, & cum s. q. mucaginis gummi tragacanthi in aquâ matricariæ extractâ fiant trochisci s. a.*
	Dosis est à ℈ ß. usque ad ʒ ß.

Trochisques Hystériques.	*Trochisci Hysterici.*
℞ De l'*assa-fœtida* & du galbanum, aã. ʒ ij. ß.	℞ *Assæ fœtida, galbani, aã.* ʒ ij. ß.
De la myrrhe, ʒ ij.	*Myrrhæ,* ʒ ij.
Du castoreum, ʒ j. ß.	*Castorei,* ʒ j. ß.
De l'*asarum*, de la sabine, de l'aristoloche, de l'herbe au chat, de la matricaire, aã. ʒ ij.	*Asari, sabinæ, aristolochiæ, nepetæ, matricariæ, aã.* ʒ j.
Du dictame, ʒ ß.	*Dictamni,* ʒ ß.
Faites-en des trochisques s. a. avec la décoction ou le suc de rue.	*Cum succo aut decocto rutæ fiant trochisci s. a.*

R E M A R Q U E S.

On pulvérisera ensemble le castoréum, l'*asarum*, la sabine, l'aristoloche, l'herbe au chat, la matricaire & le dictame ; d'une autre part, on mettra en poudre ensemble dans un mortier oint de quelques gouttes d'huile de karabé, l'*assa fœtida*, la myrrhe & le galbanum qu'on aura choisi en larmes ; on mêlera les poudres, & avec une quantité suffisante de suc, ou de décoction de rue, on les corporifiera en masse solide, pour en former des trochisques qu'on mettra sécher à l'ombre.

Ils sont propres pour abattre les vapeurs hystériques, pour provoquer les mois aux femmes, pour les pâles couleurs, pour faire sortir l'arriére-faix après l'accouchement : La dose en est depuis un scrupule jusqu'à deux.

Vertus.

Dose.

Trochisques de Myrrhe.	*Trochisci de Myrrhâ.*
De la myrrhe choisie & des lupins pelés, aã. ʒ v.	*Myrrhæ electæ, lupinorum excorticatorum, aã.* ʒ v.
Des feuilles séches de rue, de menthe, de pouillot Royal, de dictame de Créte, de la se-	*Foliorum siccorum rutæ, menthastri, pu-*

K k k iij

mence de cumin, de la racine de garance, de l'assa-fœtida, du sagapenum, de l'opopanax, aā. ℥ ij.

Avec le suc d'armoise ou de rue épaissi en mucilage, faites-en des trochisques s. a.

legii regalis, dictamni *Cretici* ; seminis cumini, radicis rutæ tinctorum, asæ fœtidæ, sagapeni, opopanacis, aā. ℥ ij.

Cum succo artemisiæ vel rutæ ad mellaginem inspissato, fiant trochisci.

R E M A R Q U E S.

On pulvérisera ensemble les lupins mondés de leur écorce, la racine de garance, la semence de cumin & les feuilles ; d'une autre part, on mettra en poudre ensemble les gommes, on mêlera les poudres, & on les corporifiera avec le suc d'armoise ou de rue, pour en faire une masse solide, dont on formera des trochisques qu'on fera sécher à l'ombre.

En cas que quelques-unes de ces gommes, qui entrent dans cette composition, se trouvent trop molles pour être mises en poudre, on les réduira en pâte, les battant dans un mortier de bronze assez long-temps, & les humectant avec un peu de suc épaissi, puis on les mêlera avec le reste.

Vertus. Ces trochisques provoquent les mois aux femmes, ils facilitent l'accouchement **Dose.** & la sortie de l'arriére-faix, ils abattent les vapeurs : La dose en est depuis un scrupule jusqu'à une dragme.

Ces trochisques ont été inventés par Rhasis ; mais les descriptions qui en ont été données depuis celle de cet Auteur, y ont augmenté de deux dragmes le poids de la myrrhe, & y ont ajouté la semence de cumin & le dictame, ce qui ne peut produire qu'un bon effet dans la composition.

Les lupins me semblent bien inutiles dans cette préparation, je serois d'avis qu'on les en retranchât.

Le principal effet de tous les trochisques hystériques vient de ce que par leurs parties subtiles, ils raréfient le sang épais & grossier qui causoit des obstructions dans les petits vaisseaux de la matrice.

Trochisques de Bdellium, d'Avicenne.		*Trochisci de Bdellio, Avicennæ.*	
℞ Des roses rouges,	℥ x.	℞ *Rosarum rubrarum,*	℥ x.
Du bdellium,	℥ iij.	*Bdellii,*	℥ iij.
Du spica nard,	℥ ij.	*Nardi Indicæ,*	℥ ij.
Des amandes amères & du costus, aā. ℥ j. ß.		*Amygdalarum amararum, costi, aā.* ℥ j. ß.	
De la myrrhe & du mastic, aā.	℥ j.	*Myrrhæ, mastiches,*	℥ j.
Dissolvez le bdellium & la myrrhe dans du vin, & en formez des trochisques.		*Dissolve bdellium & myrrham cum vino, & finge trochiscos.*	

R E M A R Q U E S.

On pulvérisera ensemble les roses, le spica nard, les amandes & le costus ; d'une autre part, on mettra en poudre le mastic, on mêlera les poudres, on dissoudra dans du vin sur un petit feu le bdellium & la myrrhe, on coulera la dissolution, & on la fera évaporer jusqu'à consistance de miel, puis on y mêlera les poudres pour faire une masse solide dont on formera des trochisques, & on les mettra sécher à l'ombre.

Vertus. Ils sont estimés propres pour les obstructions & pour la dureté du foie, ils for-

Vertus.

tifient l'eftomac, ils aident à la digeftion : La dofe en eft depuis un fcrupule juf-qu'à une dragme.

Comme ces trochifques prennent le nom de *bdellium*, on devroit y en faire entrer une plus grande quantité.

Les rofes rouges, qui font purement aftringentes, ne conviennent guère dans une compofition apéritive & réfolvante, je voudrois mettre en leur place des yeux d'écreviffes préparés & du fafran de Mars apéritif.

Les amandes amères rendent la poudre trop graffe, elles ne donnent guère de vertu, & elles empêchent une exacte liaifon de la maffe ; je ferois d'avis qu'on les retranchât, & qu'on mît en leur place le fublimé doux : Voici donc comme je voudrois réformer ces trochifques.

Trochifques de Bdellium, Réformés.	Trochifci de Bdellio, Reformati.
Du bdellium, ℥ j. ß.	℞ Bdellii, ℥ j. ß.
De la myrrhe, du nard Indique, du coftus, du fafran de Mars apéritif, aa. ʒ j. ß.	Myrrhæ, nardi Indicæ, cofti, croci Martis aperientis, aa. ʒ j. ß.
Du mercure doux & du maftic, aa. ʒ j.	Aquilæ albæ, maftiches, aa. ʒ j.
Pulvérifez ces drogues & les mêlez ; puis avec une f. q. de mucilage de gomme préparé avec le vin blanc, faites-en une maffe, dont vous formerez des trochifques : Leur dofe fera depuis Ɔ j. jufqu'à ʒ j.	Pulverentur, mifceantur, & cum f. q. mucaginis gummi tragacanthi in vino albo extracta fit maffa ex qua formentur trochifci.
	Dofis eft à Ɔ j. ufque ad ʒ j.

REMARQUES.

Il faut prendre ces trochifques en pilules à caufe du fublimé doux qui y entre.

Trochifques de Semences, de Galien.	Trochifci Diafpermaton, Galeni.
℞ Des femences d'ache, d'ammi, aa. ℥ ß.	Seminum apii, ammeos, aa. ℥ ß.
D'anis & de fenouil, aa. ʒ ij.	Anifi, fœniculi, aa. ʒ ij.
De l'opium & de la pulpe de caffe nouvellement tirée, aa. ʒ j.	Opii, pulpæ caffiæ recens extractæ, aa. ʒ j.
Formez-en des trochifques avec une f. q. d'eau de pluie.	Cum f. q. aquæ pluviæ fiant trochifci.

REMARQUES.

On pulvérifera enfemble les femences, on battra long-temps l'opium, ou plûtôt fon extrait avec la caffe nouvellement extraite & un peu d'eau de pluie ; quand ils feront exactement liés & unis enfemble, on y mettra la poudre des femences, pour du tout en faire une maffe folide qu'on formera en trochifques.

Vertus.
Dose.

Ils font propres pour calmer toutes fortes de douleurs, pour exciter le fommeil, pour arrêter les hémorrhagies : La dofe en eft depuis fix grains jufqu'à un fcrupule.

On a nommé ces trochifques *diafpermaton*, à caufe des femences qu'ils contiennent.

Cette compofition me paroît mal imaginée, il y entre du carminatif, du purgatif, & du fomnifère ; de plus, la pulpe de caffe rend ces trochifques toûjours humides, je voudrois la retrancher & réformer la compofition en la manière fuivante.

Trochifques de Semences , Réformés.

Des femences d'ache & d'ammi, aā. ℥ ß.
     D'anis & de fenouil, aā. ʒ ij.
De l'extrait d'opium,   ʒ j.
Mettez-les en poudre, & les mêlez avec une
f. q. de mucilage de gomme adraganth tiré avec
l'eau de pluie, & faites-en une maffe pour en
former des trochifques.

Trochifci Diafpermaton, Reformati.

♃ *Seminum apii , ammeos , aā.* ℥ ß.
     Anifl , fæniculi , aā. ʒ ij.
Extracti opii,   ʒ j.
Pulveranda pulverentur. Omnia mif-
ceantur , & cum f. q mucaginis gummi
tragacanthi in aquâ pluviâ extractâ fiat
maffa ex quâ formentur trochifci.

Trochifques de Caprier.

♃ De l'écorce de racine de caprier & de la
femence d'agnus-caftus , aā,   ʒ vj.
     De la gomme ammoniac ,   ℥ ß.
Des amandes amères pelées , de la femence de
nielle & de creffon, des fommités de calament,
des racines d'acorus vrai , d'ariftoloche ronde ,
de fouchet , des feuilles féches de rue & de fcolopendre , aā.   ʒ ij.
     Du fuc d'eupatoire épaiffi en mucilage , au-
tant qu'il en faut pour en former des trochifques f. a.

Trochifci de Capparibus.

♃ *Corticis radicum capparum , feminis*
agni cafti , aā.   ʒ vj.
     Gummi ammoniaci ,   ℥ ß.
Amygdalarum amararum excorticata-
rum , feminis nigellæ , nafturtii ; fummita-
tum calaminthæ ; radicum acori veri , ari-
ftolochiæ rotundæ , cyperi ; foliorum rutæ
ficcorum , fcolopendrii ficci , aā.   ʒ ij.
     Succi eupatorii ad mellaginem infpif-
fati f. q. ut fiant ex arte trochifci.

REMARQUES.

On pulvérifera enfemble l'écorce de racine de caprier, les racines , les feuilles,
les femences, les amandes ; d'une autre part, on mettra en poudre la gomme ammoniac qu'on aura choifie en larmes ; on mêlera les poudres , on tirera par expreffion
du fuc d'aigremoine , & on le fera épaiffir en confiftance de miel pour en corporifier les poudres en une maffe folide , dont on formera des trochifques qu'on
fera fécher à l'ombre.

Vertus.   Ils font propres pour ramollir & diffiper les duretés & les obftructions de la
rate & des autres vifcères, pour chaffer les vents , pour provoquer les mois & les
Dofe.   urines : La dofe en eft depuis un fcrupule jufqu'à une dragme.

    Je voudrois retrancher les amandes amères de cette defcription , & incorporer
les poudres avec le mucilage de gomme adraganth tiré dans le fuc d'aigremoine.

Trochifques de Berbéris , de Méfué.

♃ Des rofes rouges ,   ʒ vj.
De la femence de citrouille mondée , ʒ iij. ß.
     De pourpier, des baies d'épine-vi-
nette , du fuc de régliffe , du fpode préparé ,
aā.   ʒ iij.
Du fpica nard, du fafran, de la gomme adraganth & de l'amydon, aā.   ʒ j.
Du camphre,   ʒ ß.
     Avec ℥ j. de manne de Calabre diffoute dans
le fuc d'épine-vinette , formez-en des trochifques f. a.

Trochifci Berberis , Mefue.

Rofarum rubrarum ,   ʒ vj.
Seminis citruli mundati ,   ʒ iij. ß.
     Portulacæ , baccarum oxya-
canthæ , fucci glycyrhizæ , fpodii præpara-
ti , aā.   ʒ iij.
Spicæ nardi , croci , gummi tragacan-
thi & amyli , aā.   ʒ j.
Caphuræ ,   ʒ ß.
Cum mannæ Calabrinæ ℥ j. fucco oxya-
canthæ folutæ , fiant trochifci f. a.

REMARQUES

REMARQUES.

On pulvérifera enfemble les rofes rouges , les femences , le berbéris fec , le fuc de réglifle , le fpica nard , le fafran ; d'une autre part , on mettra en poudre enfemble l'amydon , le camphre & le fpode préparé ; d'une autre part , la gomme adraganth dans un mortier chaux ; on mêlera les poudres , on mettra diffoudre , ou plûtôt liquéfier la manne fur un peu de feu dans environ une once & demie de fuc de berbéris , on paffera la diffolution , & l'on s'en fervira pour corporifier les poudres ; s'il n'y avoit point affez d'humidité , on y ajoûteroit du fuc de berbéris , pour faire une maffe folide dont on formeroit des trochifques , & on les mettroit fécher à l'ombre.

Ils font eftimés propres pour tempérer ou rafraîchir les humeurs dans les fiévres ardentes , pour arrêter les cours de ventre : La dofe en eft depuis un fcrupule jufqu'à une dragme.

Vertus.
Dofe.

On trouve dans cette defcription de l'aftringent , du purgatif , du raréfiant ou échauffant , du condenfant ou rafraîchiffant , du pectoral , de l'hyftérique. L'Auteur y a voulu mettre de tout , mais les qualités de ces remédes de différentes vertus fe confondent & fe détruifent l'une l'autre : Je voudrois réformer , ou plûtôt compofer des trochifques de berbéris en la maniére fuivante.

Trochifques de Berbéris , Réformés.	Trochifci Berberis , Reformati.
♃ Des baies de berbéris féches , ℥ ij.	♃ *Baccarum oxyacanthæ ficcarum,* ℥ ij.
Des balauftes & des rofes rouges , aã. ℥ ß.	*Balaufiorum & rofarum rubrarum ,* aã. ℥ ß.
Des gommes adraganth & Arabique , du fpode , de l'amydon , de la femence de citrouille mondée , aã. ʒ ij.	*Gummi tragacanthi & Arabici , fpodii , amyli , feminis citrulli mundati ,* aã. ʒ ij.
Du fel de Saturne , ʒ ß.	*Salis Saturni ,* ʒ ß.
Avec une f. q. de fuc de berbéris épaiffi en mucilage , faites-en une maffe folide , dont vous formerez des trochifques f. a.	*Cum f. q fucci berberis ad mellag nem infpiffati , fiat maffa folida ex qua formentur trochifci f. a.*

REMARQUES.

Ces derniers trochifques calment la trop grande ardeur de la fiévre , ils arrêtent les cours de ventre , les hémorrhagies , la gonorrhée : La dofe en eft depuis un fcrupule jufqu'à une dragme.

Vertus.
Dofe.

Trochifques Narcotiques , de Fernel.	Trochifci Narcotici , Fernelii.
♃ De la cérufe , ʒ vj.	♃ *Cerufæ ,* ʒ vj.
Des gommes Arabique & adraganth , de l'amydon , aã. ℥ ß.	*Gummi Arabici & tragacanthi , amyli ,* aã. ℥ ß.
Du ftorax , de la myrrhe , du caftoréum & du laudanum , aã. Э iv.	*Styracis , myrrhæ , caftorei , laudani ,* aã. Э iv.
Du fafran , ʒ ß.	*Croci ,* ʒ ß.
Avec f. q. de mucilage de femence de pfyllium , tiré dans l'eau-rofe , faites-en une maffe folide dont vous formerez des trochifques.	*Cum f. q. mucaginis feminis pfyllii in aquâ rofarum extractâ fiat maffa folida ex qua formentur trochifci f. a.*

R E M A R Q U E S.

On pulvérifera enfemble dans un mortier chaud les gommes Arabique & adragaath ; d'une autre part, on mettra en poudre enfemble la cérufe & l'amydon ; d'une autre part enfemble, le caftoréum, le ftorax & la myrrhe dans un mortier oint de quelques goutte d'huiles ; d'une autre part, on pulvérifera le fafran, après l'avoir fait fécher entre deux papiers à une lente chaleur, on mêlera les poudres , & avec ce qu'il faudra de mucilage de femence de pfyllium fait dans l'eau-rofe, & le laudanum, on fera une maffe folide qu'on battra long-temps dans un mortier, puis on en formera les trochifques qu'on mettra fécher à l'ombre.

Vertus. On les emploie extérieurement, comme fur le front pour le mal de tête, entre les dents pour la douleur des dents , & fur les autres parties où il y a de la douleur & de l'inflammation ; on les met en poudre & on les humecte avec une liqueur appropriée ; ils affoupiffent la douleur.

Le ftorax, la myrrhe & le caftoréum étant des ingrédients fpiritueux, ils me paroiffent plûtôt nuifibles à l'effet de ces trochifques, qu'utiles & néceffaires , car ils ne peuvent que raréfier & affoiblir la fubftance vifqueufe des narcotiques,& par conféquent empêcher leur opération ; le fafran eft fpiritueux , mais il y a quelque chofe de narcotique qui le rend convenable ici.

Il entre trop peu de laudanum dans cette compofition , c'eft lui qui en produit le principal effet ; c'eft pourquoi l'on en devroit mettre davantage : Voici comme je ferois d'avis qu'on réformât ces trochifques.

Trochifques Narcotiques , Réformés.	Trochifci Narcotici , Reformati.
♃ De la cérufe , ℥ vj.	Cerufæ , ℥ vj.
De l'amydon , des gommes Arabique & adraganth , aā. ℥ ß.	Amyli , gummi Arabici & tragacanthi , aā. ℥ ß.
Du laudanum , ℥ ij.	Laudani , ℥ ij.
Du fafran , ℥ ß.	Croci , ℥ ß.
Avec une q. f. de mucilage de femence de pfyllium , tiré avec l'eau-rofe , faites-en une maffe dont vous formerez des trochifques.	Cum f. q mucaginis feminis pfyllii aquâ rofarum extractâ fiat maffa ex qua formentur trochifci.

Collyre , ou *Trochifques blancs* , *de Rhafis.*	Collyrium , feu Trochifci albi , Rhafis.
♃ De la cérufe lavée dans l'eau-rofe, ℥ x.	♃ Cerufæ aquâ rofarum lotæ , ℥ x.
De la farcocolle groffiére macérée dans le lait , ℥ iij.	Sarcocolla craffioris in lacte macera-tæ , ℥ iij.
De l'amydon , ℥ ij.	Amyli , ℥ ij.
Des gommes Arabique & adraganth , aā. ℥ j.	Gummi Arabici & tragacanthi , aā. ℥ j.
Du camphre , ℥ ß.	Caphuræ , ℥ ß.
Toutes ces drogues étant pulvérifées féparément , puis mêlées enfemble , feront détrempées dans de l'eau rofe , ou dans du lait de femme pour en former des trochifques que l'on fera fécher , & que l'on gardera pour l'ufage , & lorfqu'on voudra s'en fervir, on pourra y ajoûter de l'opium, quand il fera néceffaire .	Singula per fe pulverata & mixta excipiantur aquâ rofarum vel lacte muliebri, & formentur trochifci parvi qui ficcati reponantur ufui. Opium utendi tempore addi poteft , fi neceffitas cogat.

R E M A R Q U E S

On pulvérifera enfemble les gommes Arabique & adraganth dans un mortier chaud, & les autres drogues féparément; on mêlera les poudres, & on les corporifiera avec de l'eau-rofe, ou avec le lait de femme, pour faire une maffe dont on formera de petits trochifques qu'on mettra fécher, & qu'on gardera; on peut y ajoûter de l'opium dans le temps qu'on voudra s'en fervir, fi la néceffité le requiert.

Ils ne fervent qu'extérieurement, ils font bons pour les maladies des yeux, ils tempèrent l'inflammation, ils arrêtent la fluxion, & ils détergent la fanie; on en met dans les collyres, on s'en fert auffi dans les injections pour modérer l'ardeur des chaude-piffes, & pour les arrêter.   *Vertus.*

Ces trochifques font appellés *fief* par les Arabes, c'eft-à-dire, collyre, ou remède pour les yeux.   *Sief.*

Le lait, dans lequel on lave la farcocolle, l'adoucit en enlevant ce qu'elle peut avoir de trop âcre, de même que fait l'eau dans laquelle on lave la cérufe.

Trochifques de Plomb.	*Trochifci de Plumbo.*
♃ Du plomb brûlé & lavé, de l'airain brûlé, dé l'antimoine, de la tutie, des gommes Arabique & adraganth, aã. ℥ j.	♃ Plumbi ufti & loti, æris ufti; antimonii, tutix, gummi Arabici & tragacanthi, aã. ℥ j.
De l'opium, ℥ ß.	Opii, ℥ ß.
Avec une f. q. d'eau-rofe faites-en des trochifques.	Cum f. q aquæ rofarum fiant trochifci.

R E M A R Q U E S.

On broiera fur le porphyre le cuivre brûlé, le plomb brûlé, l'antimoine & la tutie, après les avoir lavés, jufqu'à ce qu'ils foient reduits en une poudre très-fubtile; d'une autre part, on pulvérifera enfemble les gommes dans un mortier chauffé; on mêlera les poudres, on liquéfiera l'opium en le battant dans un mortier avec un peu d'eau-rofe, on y mêlera peu à peu les poudres, & ce qu'il faudra encore d'eau-rofe pour faire une maffe, dont on formera de petits trochifques qu'on mettra fécher.

Ils font propres pour nettoyer la fanie des yeux, pour diffiper les cataractes dans leur commencement, pour les deffécher, & pour en ôter l'inflammation & la douleur; on en diffout une dragme dans fix onces d'eau d'euphraife.   *Vertus.*

                                        Dofe.

Trochifques Ophthalmiques, de Mynficht.	*Trochifci Ophthalmici, A. Mynficht.*
♃ De la cérufe lavée, ℥ j.	♃ Cerufæ lotæ, ℥ j.
De la corne de cerf calcinée, de la farcocolle, & de la tutie préparée, aã. ℥ ß.	Cornu cervi calcinati, farcocollæ, tutiæ præparatæ, aã. ℥ ß.
Des gommes Arabique & adraganth, & de l'amydon, aã. ℥ ij.	Gummi Arabici & tragacanthi, amyli, aã. ℥ ij.
De la nacre de perles préparée, de la calamine blanche, & de l'oliban, aã. ℥ j.	Matris perlarum præparatæ, nihili albi, olibani, aã. ℥ j.
De l'extrait d'opium & du camphre, aã. ℥ ß.	Extracti opii, camphor., aã. ℥ ß.
Mêlez le tout, & avec des blancs d'œufs faites-en des trochifques.	Mifce, & cum albumine ovorum fiant trochifci.

R E M A R Q U E S.

On pulvérifera enfemble la farcocolle & l'oliban; d'une autre part, on mettra en poudre les gommes adraganth & Arabique; d'une autre part, l'amydon, la corne de cerf calcinée & la cérufe; comme le *nihilum album* ou calamine blanche ne fe trouve guère, on peut lui fubftituer la tutie préparée qui a la même vertu; on pulvérifera le camphre dans un mortier imbu de quelques gouttes d'eau-de-vie, on mêlera les poudres avec la nacre de perles & la tutie préparée, on démêlera l'extrait d'opium dans un mortier avec un peu de blanc d'œuf, on y ajoûtera les poudres, puis avec ce qu'il faudra encore de blanc d'œuf, on fera une masse solide dont on formera des trochisques.

Vertus. Ils sont estimés bons pour toutes les maladies des yeux, on s'en sert en collyre ;
Dose. on en dissout une dragme dans six onces d'eau de plantain.

Trochisques de Soufre & de Tutie.	Trochisci de Sulphure & Tutiâ.

℞ De la tutie préparée, ℥ ß.
Du soufre vif, du camphre, & de la gomme adraganth, aã. ʒ j.
Avec une s. q. de gomme adraganth réduite en mucilage dans l'eau-roses, faites-en des trochisques s. a.

℞ Tutiæ præparatæ, ℥ ß.
Sulphuris vivi, caphuræ, gummi tragacanthi, aã. ʒ j.
Cum s. q. mucaginis gummi tragacanthi in aquâ rosarum extractæ, fiant trochisci s a.

R E M A R Q U E S.

On pulvérisera chacun séparement le soufre vif, le camphre & la gomme adraganth, on mêlera les poudres avec la tutie préparée, & avec une quantité suffisante de mucilage de gomme adraganth tiré avec l'eau-rose, on fera une masse solide dont on formera des trochisques, qu'on mettra sécher à l'ombre.

Vertus. Ils sont propres pour emporter les tâches de la peau, pour dessécher les dartres,
Dose. les érésipèles, on en dissout une dragme dans quatre onces d'eau, & l'on en fomente la partie malade.

Trochisques d'Encens.	Trochisci de Thure.

℞ De la céruse, ℥ v.
De l'encens, de la pierre calaminaire, & du pompholyx, aã. ʒ x.
De la gomme Arabique & de l'opium, aã. ʒ vj.
Avec une quantité proportionnée d'eau commune faites-en des trochisques s. a.

℞ Cerusæ, ℥ v.
Thuris, lapidis calaminaris, pompholyges, aã. ʒ x.
Gummi Arabici, opii, aã ʒ vj.
Cum s. q. aquæ communis fiat massa ex qua formentur trochisci s. a.

R E M A R Q U E S.

On broiera ensemble sur le porphyre le pompholyx ou tutie, & la pierre calaminaire ; d'une autre part, on pulvérisera l'encens ; d'une autre part, la gomme Arabique ; d'une autre part, la céruse. On fera ramollir ou liquéfier dans une écuelle de terre l'opium coupé par petits morceaux avec un peu d'eau, on le mêlera dans un mortier avec les poudres, on y ajoûtera ce qu'il faudra encore d'eau pour achever de réduire le tout en une masse solide, dont on formera des trochisques.

Vertus. Ils sont propres pour adoucir & dessécher les humeurs trop âcres ; on s'en sert dans les maladies des yeux en collyre, on ne les emploie point intérieurement.

Trochisques des trois Santaux, de Mésué.	Trochisci de tribus Santalis, Mesue.

℞ Des trois santaux, aã. ℥ j. ß.
Des roses rouges, ʒ iij. ß.
Des baies de bébelis sèches, du bol d'Arménie, des semences de concombre, de courge, de citrouille, de pourpier, de la raclure d'ivoire, aã. ℥ ij.

℞ Trium santalorum, aã. ℥ j. ß.
Rosarum rubrarum, ʒ iij. ß.
Baccarum oxyacanthæ siccarum, boli Armeniæ ; seminum cucumeris, cucurbitæ, citrulii, portulacæ, rasuræ eboris, aã. ℥ ij.

Du camphre, ʒ ſs. Caphuræ, ʒ ſs

Avec une ſ. q. d'eau de pourpier faites-en des trochiſques ſ. a.

Cum ſ. q. aquæ portulacæ fiant trochiſci ſ a.

REMARQUES.

On pulvériſera enſemble les ſantaux, les roſes, les fruits de berbéris ſecs, la raclure d'ivoire & les ſemences; d'une autre part, on réduira enſemble en poudre le bol & le camphre, on mêlera les poudres, & avec une quantité ſuffiſante d'eau de pourpier, on fera une maſſe ſolide dont on formera des trochiſques.

On les eſtime propres pour diminuer l'ardeur de la fiévre, pour remédier aux chaleurs de l'eſtomac & du foie, pour calmer la ſoif : La doſe en eſt depuis un ſcrupule juſqu'à une dragme.   **Vertus. Doſe.**

Si l'on incorporoit les poudres de cette compoſition avec le mucilage de gomme adraganth, fait en eau de pourpier, les trochiſques ſe durciroient davantage, & ils ſe garderoient mieux, mais ils ne ſont guère en uſage.

Trochiſques de Succin, de Meſué.

Trochiſci de Karabe, Meſue.

℞ Du ſuccin, ʒ j.

De la corne de cerf brûlée, des gommes Arabique & adraganth, du vrai acacia, de l'hypociſtis, des balauſtes, du maſtic, du corail rouge préparé, de la gomme lacque, de la ſemence de pavot noir, aā. ʒ ij. & Ə ij.

De l'encens, du ſafran, & de l'opium, aā. ʒ ij.

Avec du mucilage de ſemence de pſyllium tiré dans l'eau de plantain, faites des trochiſques ſ. a.

℞ *Succini,* ʒ j.

Cornu cervi uſti, gummi Arabici & tragacanthi, acaciæ veræ, hypociſtidis, balauſtiorum, maſtiches, coralli rubri præparati, gummi laccæ, ſeminis papaveris nigri, aā. ʒ ij. Ə ij.

Thuris, croci, opii, aā. ʒ ij.

Cum mucagine ſeminis pſyllii in aquâ plantaginis extractâ fiant trochiſci ſ. a.

REMARQUES.

On broiera enſemble ſur le porphyre le ſuccin & la corne de cerf calcinée, juſqu'à ce qu'ils ſoient en poudre impalpable; on pulvériſera enſemble dans un mortier chaud les gommes adraganth & Arabique; d'une autre part, on mettra en poudre enſemble les fleurs de grenade ou balauſtes, le ſafran & la ſemence de pavot; d'une autre part, la gomme lacque, le maſtic & l'encens. On mêlera les poudres avec le corail préparé, on choiſira de l'opium, de l'acacia & de l'hypociſtis des plus nets, on les concaſſera bien, & on les mettra dans une écuelle de terre, on y verſera environ deux onces de mucilage de ſemence de pſyllium tiré dans l'eau de plantain. On poſera l'écuelle ſur un petit feu, & l'on fera fondre ou liquéfier la matiére, on y mêlera les poudres, on mettra le mélange dans un mortier, & on le battra long-temps, y ajoûtant, s'il en eſt encore beſoin, du même mucilage pour donner une juſte liaiſon à la matiére, & pour faire une maſſe ſolide dont on formera des trochiſques qu'on mettra ſécher à l'ombre.

Ils ſont bons pour arrêter les hémorrhagies, comme le crachement de ſang, le ſaignement de nez, la dyſenterie, les flux des menſtrues & d'hémorrhoïdes; on s'en ſert auſſi dans les diarrhées, dans la lienterie, pour arrêter les gonorrhées; on en uſe par la bouche & en injection.   **Vertus.**

Ils excitent le ſommeil : La doſe en eſt depuis demi-ſcrupule juſqu'à deux ſcrupules.   **Doſe.**

Trochiſques de Gordon.

Trochiſci Gordonii.

℞ Du bol d'Arménie, du ſang de dragon, du ſpode, des roſes rouges & de la myrrhe, aā. ʒ ſs.

℞ *Boli Armeniæ, ſanguinis draconis, ſpodii, roſarum rubrarum, myrrhæ, aā.* ʒ ſs.

Des gommes Arabique & adraganth, de la réglisse mondée, des pignons mondés, des pistaches, de l'orge mondée, des myrtilles, des amandes douces, des quatre grandes semences froides mondées, de celles de pavot blanc, de mauve, de coton, de pourpier & de coings, du sucre candi, & des pénides, du mucilage de semence de psyllium, aā.   ʒ ij.

Détrempez tout cela avec de l'hydromel, & en faites des trochisques.

Gummi Arabici & tragacanthi, glycyrrhizæ mundatæ, nucleorum pineorum mundatorum, pistaciorum, hordei mundati, myrtillorum, amygdalarum dulcium ; seminum quatuor frigidorum majorum mundatorum, papaveris albi, malvarum, bombacis, portulacæ, cotoneorum ; facchari cryftallifati & penidiati, mucaginis seminis pfyllii, aā.   ʒ ij.

Excipiantur hydromelle & fingantur paftilli.

REMARQUES

On pulvérifera enfemble les rofes, la réglisse, l'orge mondée, les myrtilles, les femences de pourpier & de coton ; d'une autre part, on mettra en poudre dans un mortier échauffé les gommes Arabique & adraganth ; d'une autre part, on réduira en poudre enfemble la myrrhe & le fang de dragon ; d'une autre part, le bol, le fpode, & les fucres : on pilera enfemble dans un mortier de marbre les quatre grandes femences froides mondées, les femences de coing, de pavot, de mauve, les amandes douces pelées. les pignons & les piftaches mondées, jufqu'à ce qu'elles foient en pâte ; on y mêlera le mucilage & ce qu'il faudra d'hydromel pour la rendre molle, on la paffera par un tamis de crin renverfé, l'on y mêlera les poudres pour faire une maffe, dont on formera des trochifques felon l'art.

Vertus.
Dofe.

Ils font eftimés propres pour les ulcères des reins & de la veffie, pour ceux qui piffent le fang, pour adoucir l'âcreté de la chaudepiffe, pour les diabétes : La dofe en eft depuis demi-dragme jufqu'à quatre fcrupules, on s'en fert auffi en injection.

Ces trochifques ont pris le nom de leur Auteur, nommé *Gordon.* La quantité des drogues huileufes qui y entrent les rend fi gras, que leur matiére a peine à fe lier, & on ne peut les garder qu'ils ne fe ranciffent.

Le fucre candi & les pénides m'y femblent inutiles, & ils font que la compofition s'humecte aifément. Voici comme je voudrois réformer la defcription.

Trochifques de Gordon, Réformés.

℞ Du bol d'Arménie, du fang de dragon, du fpode, des rofes rouges & de la myrrhe, aā. ʒ ſ.

Des gommes Arabique & adraganth, de l'orge mondée, des myrtilles, & de la réglisse, aā.   ʒ ij.

Des femences de pavot blanc, de coton, de pourpier, de coing, aā.   ʒ j.

Avec une q. f. de mucilage de femence de pfyllium, tirée dans l'eau de plantain, faites des trochifques, dont la dofe fera depuis Э j. jufqu'à ʒ j.

Trochifci Gordonii, Reformati.

℞ Boli Armeniæ, fanguinis draconis, fpodii, rofarum rubrarum, myrrhæ, aā. ʒ ſ.

Gummi Arabici & tragacanthi, hordei mundati, myrtillorum, liquiritiæ, aā. ʒ ij.

Seminum papaveris albi, bombacis, portulacæ, cydoniorum, aā.   ʒ j.

Cum f. q. mucaginis feminis pfyllii in aquá plantaginis præparata, fiant trochifci f. a.

Dofis erit à Э j. ufque ad ʒ j.

Trochifques contre la Gonorrhée.

℞ Du bol d'Arménie,   ʒ ij.
Du fuccin préparé, & de la raclure d'ivoire, aā.   ʒ j. ſ.
Des femences de plantain,   Э iv.
De celles d'agnus caftus, & de laitue, des fleurs de grenades, de rofes rouges, aā. ʒ j.

Trochifci ad Gonorrhæam.

℞ Boli Armeniæ,   ʒ ij.
Succini præparati, rafuræ eboris, aā.   ʒ j. ſ.
Seminis plantaginis,   Э iv,
Agni cafti, lactucæ, florum granatorum, rofarum rubrarum, aā.   ʒ j.

Du bois de saffafras ,	℈ ij.	*Ligni saffafras ,*	℈ ij.
Avec le mucilage de femences de coings tiré		*Cum mucagine feminis cydoniorum in*	
dans l'eau de nénuphar , faites des trochifques		*aquâ nymphæ extractâ fiant trochifii f. a.*	
felon l'art.			

R E M A R Q U E S.

On pulvérifera enfemble le faffafras, l'ivoire , les fleurs & les femences, on mêlera la poudre avec le fuccin préparé , on corporifiera le mélange avec une quantité fuffifante de mucilage de femences de coings tirés en eau de nénuphar, pour faire une maffe folide dont on formera des trochifques.

Ils font propres pour deffécher les petits ulcères de l'urétre , pour fortifier les vaiffeaux fpermatiques, pour arrêter la gonorrhée : La dofe en eft depuis un fcrupule jufqu'à une dragme. On les emploie auffi en injection.

Vertus.

Dofe.

Il ne faut point fe fervir de ces trochifques ni d'aucun autre aftringent au commencement de la chaudepiffe, on renfermeroit la matiére qui doit s'évacuer, laquelle ne manqueroit pas de donner la vérole, parce que cette humeur corrompue reflueroit dans les vaiffeaux, & imprimeroit par-tout fa malignité ; mais quand l'humeur a fuffifamment coulé , que celle qui fort eft blanche & en confiftance requife , que l'on a purgé fuffifamment le malade par le ventre & par les urines , on peut arrêter fans rifque l'écoulement.

Quand on voudra ufer de ces trochifques en injection , il faut en diffoudre une dragme dans huit onces d'eau de plantain & une once de miel rofat.

Trochifques de Spode , de Méfué.		*Trochifci de Spodio , Mefue.*	
♃ Des rofes rouges ,	℥ j. ß.	♃ *Rofarum rubrarum ,*	℥ j. ß.
Du fpode ,	ʒ x.	*Spodii ,*	ʒ x.
De la femence d'ofeille ,	ʒ vj.	*Seminis acetofæ ,*	ʒ vj.
De celles de pourpier & de coriandre , & des fleurs de fumac, aā.	ʒ ij. ß.	*Portulacæ , coriandri ; florum fumach , aā.*	ʒ ij. ß.
De l'amydon, des balauftes , & des baies de berbéris , aā.	ʒ iij.	*Amyli , balauftiorum , baccarum berberis , aā.*	ʒ iij.
De la gomme Arabique ,	ʒ j. ß.	*Gummi Arabici ,*	ʒ j. ß.
Du verjus , ce qu'il en faudra pour faire des trochifques f. a.		*Omphacii q. f.*	
		Fiant trochifci f. a.	

R E M A R Q U E S.

On pulvérifera enfemble les fleurs , les femences & le berbéris fec : d'une autre part , on broiera enfemble le fpode & l'amydon , on mêlera les poudres & on les incorporera avec du verjus récemment exprimé , dans lequel on aura fait fondre la gomme Arabique fur un petit feu pour faire une maffe , dont on formera des trochifques.

On les eftime propres à tempérer les chaleurs de l'eftomac & du foie , pour les fiévres bilieufes , pour arrêter les cours de ventre , les hémorrhagies, les gonorrhées : La dofe en eft depuis un fcrupule jufqu'à une dragme.

Vertus.

Dofe.

Ces trochifques font bien différemment décrits dans les Difpenfaires.

Le fpode ou ivoire brûlé eft une matiére alkaline capable de mortifier les acides , qui étant en trop grande quantité dans le corps, caufent diverfes maladies : mais comme cet alkali eft mêlé ici avec beaucoup d'ingrédients chargés de fels acides , il perd une partie de fa vertu. Je voudrois donc, pour faire les trochifques de fpode, qu'on fe contentât de préparer l'ivoire brûlé fur le porphyre en la maniére ordinaire , ou bien qu'on en compofât un felon la méthode fuivante.

Trochifques de Spode, Réformés.

℞ Du fpode préparé, ℥ ij.
De la corne de cerf brûlée, de l'amydon, de la gomme Arabique, du diaphorétique minéral, aā. ℥ ß.
Pulvérifez le tout & le mêlez, puis avec une q. f. de mucilage de gomme draganth, tiré dans l'eau-rofe, faites-en des trochifques.

Trochifci de Spodio, Reformati.

℞ Spodii præparati, ℥ ij.
Cornu cervi ufti, amyli, gummi Arabici, diaphoretici mineralis, aā ℥ ß.
Pulverentur omnia, mifceantur, & cum f. q. mucaginis gummi tragacanthi in aquâ rofarum extracta fiant trochifci.

Trochifques d'Agnus Caftus, de Rhafis.

℞ De la femence d'agnus caftus & de l'écorce de tamarifc, aā. ℥ v.
Des femences de pourpier & d'endive, aā. ℥ ij. ß.
Faites-en des trochifques avec la décoction de feuilles de fcolopendre.

Trochifchi de Agno Cafto, Rhafis.

℞ Seminis agni cafti, corticis tamarifci, aā. ℥ v.
Seminum portulacæ & endiviæ, aā. ℥ ij. ß.
Cum decocto foliorum fcolopendrii fiant trochifci f. a.

REMARQUES.

On pulvérifera enfemble toutes les drogues fubtilement, & l'on en incorporera la poudre avec une quantité fuffifante de décoction de fcolopendre, pour en faire une maffe folide dont on formera des trochifques qu'on mettra fécher à l'ombre.

Vertus.
Dofe.
    On les eftime bons pour arrêter le flux des gonorrhées, ils remédient au mal de rate, ils excitent l'urine : La dofe en eft depuis demi-dragme jufqu'à une dragme.

Je ne crois pas ce reméde fort convenable pour arrêter les gonorrhées, il eft compofé d'ingrédients apéritifs qui font plus difpofés à ouvrir les conduits qu'à les refferrer.

La décoction fimple de fcolopendre n'eft pas propre à bien unir les poudres, ni à donner une bonne confiftance aux trochifques. Je voudrois les corporifier avec le mucilage de gomme adraganth, fait en une décoction de fcolopendre.

Trochifques Somnifères, de Méfué.

℞ Des femences de laitue, de pourpier, de pavot blanc, de citrouille, & de courge, aā. ℥ v.
Du fuc de régliffe, de l'amydon, de la gomme adraganth & de l'opium, aā. ℥ j. ß.
Faites-en des trochifques avec le mucilage de femence de pfyllium.

Trochifci Somniferi, Mefue.

℞ Seminum lactucæ, portulacæ, papaveris albi, citrulli, cucurbitæ, aā. ℥ v.
Succi glycyrrhizæ, amyli, gummi tragacanthi, opii, aā. ℥ j. ß.
Cum mucagine feminis pfyllii fiant trochifci.

REMARQUES.

On pulvérifera enfemble, ou plûtôt on réduira bien en pâte les femences ; on mettra en poudre féparément l'amydon & la gomme adraganth ; on concaffera le fuc de régliffe & l'opium, on les liquifera dans un écuelle de terre fur un petit feu, avec environ une once de mucilage de pfyllium ; puis on mettra la matiére dans un mortier, on y mêlera les femences pilées & les poudres, on battra bien le tout enfemble, pour faire une maffe folide dont on formera des trochifques.

Vertus.
Dofe.
    Ils font propres pour appaifer les douleurs internes, pour calmer la toux, pour arrêter les hémorrhagies, les cours de ventre, & pour faire dormir : La dofe en eft depuis un fcrupule jufqu'à deux.

Il entre trop de femences dans la compofition de ces trochifques, elles empêchent par leur fubftance huileufe la liaifon des poudres.

On trouve dans le Livre de Méfué même, foit par faute d'impreffion ou autrement, la prife de ces trochifques dofée depuis deux dragmes jufqu'à quatre ; ce qu'il
faut prendre garde de fuivre, à caufe de la trop grande quantité d'opium qui y
entreroit.

Cette compofition eft inutile en Médecine, car on peut en fa place donner le
laudanum qui fera le même effet ; on peut même, fi l'on veut, le diffoudre dans
une émulfion préparée avec les femences qui font demandées ici, quand on le trouvera à propos.

Trochifques de Lacque, de Méfué.	Trochifci de Laccâ, Mefue.
♃ De la lacque mondée & lavée ; des fucs de réglifle, d'eupatoire & d'abfinthe Pontique ; du berbéris, des racines de rhapontic, d'ariftoloche longue, de coftus, de cabaret, de garance, des amandes douces, du jonc odorant, des femences d'anis & d'ache, aã. ℥ j. Formez-en des trochifques avec du fuc d'eupatoire.	♃ *Laccæ mundatæ & lotæ ; fuccorum glycyrrhizæ, eupatorii, abfinthii Pontici ; berberis ; alicis rhapontici, ariftolochiæ longæ, cofti, afari, rubiæ tinctorum, amygdalarum amararum, fchœnanthi ; feminis anfi & apii, aã.* ℥ j. *Cum fucco eupatorii formentur trochifci.*

REMARQUES.

On pulvérifera enfemble les racines, les femences, les amandes, le berbéris fec,
le jonc odorant; d'une autre part, on mettra en poudre la gomme lacque ; on mêlera
les poudres, on tirera par expreffion les fucs d'abfinthe & d'aigremoine, on les fera
évaporer doucement fur le feu, jufqu'à ce qu'ils foient en confiftance de miel, alors
on en péfera de chacun une dragme, on diffoudra le fuc de réglifle dans un peu de
fuc d'aigremoine, & on le fera épaiffir à la confiftance des autres fucs : on mêlera
ces trois fucs épaiffis avec les poudres, battant le tout enfemble dans un mortier,
& s'il n'y a point affez d'humidité, on y ajoûtera du fuc d'aigremoine pour faire
une maffe dont on formera des trochifques.

Ils font eftimés propres pour les obftructions du foie, de la rate, pour la jauniffe, l'hydropifie : La dofe en eft depuis demi-dragme jufqu'à une dragme & demie. *Vertus. Dofe.*

Comme ces trochifques prennent leur nom de la gomme lacque, on devroit
y en faire entrer davantage : je voudrois qu'on en mît une once, au lieu d'une
dragme.

Les amandes amères rendent la poudre trop graffe, je ferois d'avis qu'on mît en
leur place de la gomme adraganth, elle donneroit un meilleur corps aux trochifques, elle les feroit durcir davantage, car à caufe des fucs ils font fujets à s'amollir & à s'humecter.

Trochifques de Minium, de J. de Vigo.	Trochifci de Minio, Joannis de Vigo.
♃ De la mie de pain, ℥ iv. Du mercure fublimé corrofif, ℥ j. Du minium, ℥ ß. Formez-en avec l'eau-rofe des trochifques oblongs.	♃ *Micæ panis,* ℥ iv. *Mercurii fublimati corrofivi,* ℥ j. *Minii,* ℥ ß. *Cum aquâ rofarum formentur trochifci oblongi.*

REMARQUES

On pulvérifera dans un mortier de marbre le fublimé corrofif & le minium ; d'une
autre part, on fera deffécher de la mie de pain, & on la mettra en poudre fubtile,

M m m

on mêlera les poudres & on les incorporera avec ce qu'il faudra d'eau-rose pour faire une pâte solide dont on formera des trochisques longuets.

Vertus. On s'en sert extérieurement pour ouvrir les chancres vénériens, pour les ulcères chancreux véroliques, pour les fistules, pour nettoyer les chairs baveuses, pour manger & consumer les callosités.

On auroit eu plus de raison d'appeller cette composition *trochisques de sublimé*, que *trochisques de minium* : le pain y est mis, tant pour lier & unir les poudres, que pour tempérer la force du sublimé, le minium y fait encore un adoucissement, & il desséche après la corrosion.

Trochisques d'Asphodéle.	*Trochisci de Asphodelo.*
♃ De la mie de pain séche, ℥ ij.	♃ *Mica panis sicca,* ℥ ij.
Du mercure sublimé corrosif, ℥ j.	*Mercurii sublimati corrosivi,* ℥ j.
Du camphre, de l'amydon, & de l'arsenic rouge, aä. ℥ ß.	*Caphura, amyli, arsenici rubri,* aä. ℥ ß.
De l'arsenic blanc, ʒ j. ß.	*Arsenici albi,* ʒ j. ß.
Du vinaigre, ℥ v.	*Aceti,* ℥ v.
Du suc d'asphodéle épuré, ce qu'il en faut pour former des trochisques oblongs s. a.	*Succi asphodeli depurati q. s.*
	Fiant trochisci oblongi s. a.

REMARQUES.

On pulvérisera ensemble dans un mortier de marbre ou de pierre le sublimé & les arsenics ; d'une autre part, on mettra en poudre ensemble l'amydon & la mie de pain séche ; d'une autre part, on réduira en poudre le camphre dans un mortier imbu au fond d'un peu d'esprit-de-vin, on mêlera les poudres, & on les incorporera avec le vinaigre & ce qu'il faudra de suc d'asphodéle, pour faire une masse dont on formera des trochisque longuets, qu'on mettra sécher à l'ombre pour les garder au besoin.

Vertus. Ils sont propres aux mêmes usages que les précédens, mais ils agissent avec plus de force, on ne s'en sert qu'extérieurement ; le pain, le camphre & l'amydon, sont mis ici pour tempérer la force des corrosifs, & pour lier les autres ingrédients.

Il est assez inutile d'employer en cette préparation deux sortes d'arsenic, on pourroit se contenter d'y mettre le blanc, qui est le plus fort, en une quantité proportionnée.

Trochisques Astringents, *de J. de Vigo.*	*Trochisci Astringentes,* Joannis *de Vigo.*
♃ De la mie de pain, ℥ ij.	♃ *Mica panis,* ℥ ij.
Des trochisques de minium, ℥ j. ß.	*Trochiscorum de minio,* ℥ j. ß.
Du vitriol calciné à rougeur, ʒ x.	*Vitrioli ad rubedinem calcinati,* ʒ x.
De la chaux vive, ʒ v.	*Calcis vivæ,* ʒ v.
De la myrrhe, & de l'aloës, aä. ʒ ij. ß.	*Myrrhæ, aloës,* aä. ʒ ij. ß.
De l'amydon & du plâtre, aä. ʒ ij.	*Amyli, gypsi,* aä. ʒ ji.
Faites-en des trochisques avec le suc de plantain.	*Cum succo plantaginis fiant trochisci.*

REMARQUES.

On pulvérisera ensemble la mie de pain séche, la chaux vive, les trochisques de minium, le colcothar ou le vitriol calciné en rougeur, l'amydon & le plâtre ; d'une autre part, on mettra en poudre ensemble la myrrhe & l'aloës, on mêlera les poudres, & avec ce qu'il faudra de suc de plantain tiré par expression on fera une masse solide dont on formera des trochisques.

Ils arrêtent le fang appliqués extérieurement , on s'en fert pour le faignement Vertus.
de nez , on en met dans les narines.

Le colcothar eft l'ingrédient le plus aftringent qui entre dans la compofition de ces trochifques , & le plus propre pour arrêter le fang du nez.

La chaux & le plâtre, qui font alkali , corrigent & diminuent beaucoup de l'âcreté du fublimé corrofif, le pain & l'amydon fervent auffi pour tempérer la force des autres remédes , & pour abforber les acides.

Trochifques contre l'Afthme.		Trochifci Anti-afthmatici.	
♃ Du fucre candi blanc ,	℥ ix.	♃ *Sacchari candi albi ,*	℥ ix.
De l'amydon ,	℥ j. ß.	*Amyli ,*	℥ j. ß.
De l'iris de Florence & du magiftère de foufre ,		*Irecs Florentinæ , magifterii fulphuris ,*	
aã.	℥ ß.	aã.	℥ ß.
De la réglifle ,	ʒ iij.	*Liquiritia ,*	ʒ iij.
Des fleurs de benjoin ,	℈ ij.	*Florum benzoïni ,*	℈ ij.

Avec du mucilage de gomme adraganth tiré dans de l'eau-rofe , faites-en une maffe dont vous formerez des trochifques f. a. — *Cum mucagine gummi tragacanthi in aquâ rofarum extractâ fiat maffa ex qua formentur trochifci feu rotulæ f. a.*

R E M A R Q U E S.

On pulvérifera enfemble le fucre candi blanc & l'amydon; d'une autre part, la réglifle & l'iris de Florence : on mêlera ces poudres avec le magiftère de foufre & les fleurs de benjoin , on corporifiera le mélange avec le mucilage de gomme adraganth tiré avec l'eau-rofe , pour faire une pâte folide dont on formera des rotules qu'on fera fécher à l'ombre.

Ils font propres pour l'afthme , pour la toux invétérée , pour aider à la refpira- Vertus.
tion , pour exciter le crachat : La dofe en eft depuis demi-dragme jufqu'à une Dofe.
dragme.

L'iris, le magiftère de foufre & les fleurs de benjoin , qui entrent dans cette compofition , fervent à raréfier & à atténuer par leurs parties fubtiles la pituite , ou autre matiére groffiére qui fe tenant dans les fibres du poumon & du diaphragme , empêche qu'ils ne s'étendent fuffifamment pour faire une refpiration libre ; ces mêmes ingrédients aident à détacher les phlegmes épais du cerveau & de la poitrine , & en facilitent l'expectoration.

Le fucre candi blanc eft préférable à l'autre fucre dans cette compofition , parce qu'étant plus dur , les trochifques s'en confervent plus long-temps fans s'humecter.

Trochifques Béchiques Noirs.		Trochifci Bechici Nigri.	
♃ Du fucre candi ,	℔ j.	♃ *Sacchari candi ,*	℔ j.
Du fuc de réglifle ,	℥ iv.	*Succi glycyrrhizæ ,*	℥ iv.
De l'orge mondée & de l'amydon , aã.	℥ j.	*Hordei mundati , amyli ,*	℥ j.
De l'iris de Florence , des gommes Arabique & adraganth , aã.	℥ ß.	*Ireos Florentinæ, gummi Arabici & tragacanthi , aã.*	℥ ß.

Faites-en des trochifques avec le mucilage de racine d'althæa. — *Cum mucagine radicis althææ fiant paftilli feu rotulæ.*

R E M A R Q U E S.

On pulvérifera enfemble l'orge mondée & l'iris de Florence; d'une autre part, on mettra en poudre le fucre candi & l'amydon ; d'une autre part, les gommes dans un mortier chaux : on mettra diffoudre dans une écuelle de terre fur un petit feu le fuc de réglifle , ou plûtôt de l'extrait de réglifle , avec du mucilage de racine de gui-

M m m ij

mauve ; on fera confumer l'humidité de la diffolution jufqu'à confiftance de miel , alors on y mêlera les poudres , on battra le mélange dans un mortier pour faire une pâte folide dont on formera des trochifques.

Vertus.   Ils font propres pour atténuer & délayer la pituite , pour aider à la refpiration , pour exciter le crachat, pour adoucir les âcretés de la poitrine & de la trachée-artère , pour le rhume ; on en laiffe fondre doucement dans la bouche.

Trochifques Béchiques Rouges.		Trochifci Bechici rubri.	
♃ Du fucre candi rouge ,	℥ v.	♃ Sacchari candi rubri ,	℥ v.
Du bol d'Arménie,	℥ j.	Boli Armeniæ ,	℥ j.
De l'amydon ,	℥ ß.	Amyli .	℥ ß.
De l'iris de Florence, & de la gomme Arabique , aã. ℥ j.		Ireos Florentinæ, gummi Arabici, aã. ℥ j.	
Avec f. q. d'extrait de fleurs de pavot rhæas , faites-en des trochifques f. a.		Cum extracti florum papaveris rhæados q. f. fiant trochifci.	

REMARQUES.

On pulvérifera enfemble le fucre candi , le bol & l'amydon ; d'une autre part , on pulvérifera l'iris ; d'une autre part, la gomme Arabique : on mêlera les poudres, & avec une quantité fuffifante d'extrait de pavot rhæas épaiffi en confiftance de fyrop , on fera une maffe folide dont on formera des trochifques.

Vertus.
Dofe.   Ils font propres pour arrêter les catharres caufés par des humeurs fubtiles ou féreufes , pour le crachement de fang : La dofe en eft depuis demi-dragme jufqu'à une dragme & demie.

Les trochifques béchiques blancs font le fuc de régliffe blanc , dont il a été parlé en fon lieu.

Trochifques de Pavot , de Mynficht.		Trochifci de Papavere , A. Mynficht.	
♃ Du fucre pénidié ,	℥ ij. ß.	♃ Sacchari penidiati ,	℥ ij. ß.
De la femence de pavot blanc ,	℥ ß.	Seminis papaveris albi ,	℥ ß.
De celles de melons & de courges , aã. ℥ ij.		Melonum , cucurbitæ mundatorum , aã. ℥ ij.	
Du fuc de régliffe , du bol d'Arménie préparé, des fleurs de foufre , aã. ℥ j. ß.		Succi glycyrrhizæ , boli Armeniæ præparatæ , florum fulphuris , aã. ℥ i. ß.	
De la gomme adraganth & de l'amydon, aã. ℥ j.		Gummi tragacanthi , amyli , aã. ℥ j.	
De l'extrait de fleurs de pavot champêtre, ℥ ß.		Extracti florum papaveris erratici, ℥ ß.	
Mêlez le tout , & avec le mucilage de femence de coings tiré dans l'eau de coquelicot , l'on en fera des trochifques f. a.		Mifce, & cum mucagine feminis cydoniorum in aquâ papaveris erratici extracti , fiant trochifci f. a.	

REMARQUES.

On pulvérifera enfemble le fucre , le bol & l'amydon ; d'une autre part, on mettra en poudre féparément la gomme adraganth dans un mortier chaud ; on battra long temps les femences enfemble dans un mortier de mabre , afin qu'elles fe mettent bien en pâte : on liquéfiera fur le feu le fuc de régliffe & l'extrait de pavot rouge dans environ une once de mucilage de coings : on pilera dans un mortier de marbre les femences jufqu'à ce qu'elles foient bien en pâte, on les mêlera avec les fleurs de foufre & les poudres , on incorporera le mélange avec les fucs , & l'on fera des trochifques ou rotules qu'on mettra fécher.

Vertus.   Ils font propres pour arrêter & adoucir les férofités âcres qui defcendent du cerveau fur la poitrine , & pour le crachement de fang : La dofe en eft depuis demi-dragme jufqu'à une dragme.

Les femences, qui entrent dans ces trochifques en grande quantité, empêchent les poudres de fe bien lier , je voudrois retrancher celles de courges & de melons.

L'extrait de fleurs de coquelicot eft ici en trop petite dofe, on pourroit y en mettre deux ou trois fois autant.

Au lieu du fuc de réglifle ordinaire je voudrois employer l'extrait de réglifle , qui vaut beaucoup mieux.

Trochifques Étoilés Anodyns , de Galien.	*Trochifci Anodyni Stellati , Galeni.*
♃ Des femences d'ache & de jufquiame , du poivre blanc, aã. ℥ vj.	♃ *Seminum apii , hyofcyami , piperis , albi, aã.* ℥ vj.
De la femence d'anis & de daucus ; du ftorax , aã. ℥ ß.	*Seminis anifi , dauci ; ftyracis, aã.* ℥ ß.
Du fafran & de l'opium , aã. ℨ iij.	*Croci , opii , aã.* ℨ iij.
Du caftoréum & de la myrrhe, aã. ℨ ij.	*Caftorei , myrrhæ , aã.* ℨ ij.
Faites-en des trochifques avec le fuc de mandragore ou de jufquiame.	*Cum fucco mandragoræ vel hyofcyami fiant trochifci.*

REMARQUES.

On pulvérifera enfemble les femences, le poivre, le caftoréum & le fafran ; d'une autre part, on mettra en poudre enfemble la myrrhe & le ftorax ; on mêlera les poudres , on fera fondre l'opium coupé par petits morceaux dans environ une once de fuc de mandragore ou de jufquiame , tiré par expreffion fur un petit feu , on le mettra enfuite dans un mortier , & on le mêlera exactement avec les poudres & ce qu'il faudra du même fuc, pour faire une maffe folide dont on formera des trochifques en figure d'étoile, c'eft ce qui les fait appeller *étoilés*.

Ils font propres pour calmer les douleurs de quelque partie du corps que ce foit, pour appaifer les vapeurs , & pour faire dormir , ils excitent auffi la fueur : La dofe en eft depuis demi-fcrupule jufqu'à un fcrupule.

Les vertus de cette compofition viennent principalement de l'opium, du caftoréum, du fafran & de la myrrhe; les autres ingrédients qui y entrent me paroiffent affez inutiles, ils n'y ont été mis que pour corriger l'opium, mais la myrrhe & le caftoréum font affez capables de le corriger : le ftorax qui eft odorant peut plûtôt exciter des vapeurs que les abattre ; je ferois donc d'avis qu'on préparât ces trochifques en la maniére fuivante.

Trochifques Anodyns , Réformés.	*Trochifci Anodyni , Reformati.*
♃ Du laudanum , ℥ ß.	♃ *Laudani ,* ℥ ß.
Du caftoréum, de la myrrhe, & du fafran , aã. ℨ ij.	*Caftorei, myrrhæ , croci, aã.* ℨ ij.
Du camphre , ℈ j.	*Camphoræ ,* ℈ j.
Avec le mucilage de gomme adraganth tiré avec le fuc de jufquiame , faites des trochifques dont la dofe fera depuis iv. grains jufqu'à ℈ ß.	*Cum mucagine gummi tragacanthi in fucco hyofcyami extractâ fiant trochifci. Dofis eft à gr. iv. ufque ad ℈ ß.*

Trochifques Polides d'Andromaque.	*Trochifci Polidæ feu Spargis , Andomachi.*
♃ Des fleurs de grenades, ℥ jß.	♃ *Florum mali Punici ,* ℥ jß.
De l'aloës, ℥ j.	*Aloës ,* ℥ j.

Du vitriol, & du fiel de taureau, aā. ℥ vj.   *Calcanthi, fellis taurini,* aā. ℥ vj.
De l'encens & de la myrrhe, aā. ℥ ß.   *Thuris, myrrhæ,* aā. ℥ ß.
De l'alun de roche, ℥ iij.   *Aluminis rupei,* ℥ iij.
Faites des trochisques avec le gros vin, ou les sucs de solanum ou de plantain.   *Cum vino austero, vel succo solani aut plantaginis, fiant trochisci.*

REMARQUES.

On pulvérisera ensemble l'aloës, l'encens & la myrrhe ; d'une autre part, on mettra en poudre subtile la fleur de grenade ; d'une autre part, le vitriol calciné & l'alun ; on mêlera les poudres & on les incorporera avec le fiel de taureau, & ce qu'il faudra de vin de teinte, ou de suc de solanum, ou de plantain, pour faire une masse solide dont on formera des trochisques.

Vertus.   Ils sont propres pour nettoyer & deffécher les vieux ulcères, principalement ceux du nez & des oreilles, pour arrêter le sang, pour résister à la pourriture, pour la carie des os ; on ne s'en sert guère qu'extérieurement, mais on en peut faire prendre **Dose.** par la bouche pour la dysenterie & pour les ulcères des intestins : La dose en est depuis huit grains jusqu'à un scrupule.

Ces trochisques ont été décrits par plusieurs Auteurs différemment pour les doses, & quelques-uns en ont retranché l'aloës.

Trochisques d'Alun, de Mynsicht.   Trochisci de Alumine, A. Mynsicht.

℞ De l'alun crud & de la racine pyréthre aā. ℥ ß.   ℞ *Aluminis crudi, radicis pyrethri,* aā. ℥ ß.
Du poivre long & de la semence de jusquiame, aā. ʒ ij.   *Piperis longi, seminis hyoscyami,* aā. ʒ ij.
De la farine de seigle, de la craie blanche & du nitre préparé, aā. ʒ j. ß.   *Farinæ siliginis, cretæ albæ, nitri præparati,* aā. ʒ j. ß.
Du gingembre blanc, du girofle & de l'extrait d'opium, aā. ʒ j.   *Zingiberis albi, caryophyllorum, extracti opii,* aā. ʒ j.
Mêlez le tout, & en faites des trochisques avec le suc de petite ortie.   *Misce, & cum succo urticæ minoris fiant trochisci s. a.*

REMARQUES.

On pulvérisera ensemble les racines, les girofles, le poivre & la semence de jusquiame ; d'une autre part, on mettra en poudre le nitre purifié, la craie & l'alun de roche : on mêlera les poudres avec la farine de seigle bien fine, & on les incorporera avec l'extrait d'opium & ce qu'il faudra de suc de petite ortie pour faire une masse solide dont ont on formera des trochisques.

Vertus.   Ils sont propres pour appaiser la douleur des dents, étant appliqués dessus.

La craie & la farine de seigle me paroissent bien inutiles dans cette composition, elles ne peuvent qu'émousser la force des ingrédients essentiels.

Trochisques de Balaustes.   Trochisci de Balaustiis.

℞ Des balaustes, ℥ j.   ℞ *Balaustiorum,* ℥ j.
Des roses rouges, du bol d'Arménie & de la gomme Arabique, aā. ℥ ß.   *Rosarum rubrarum, boli Armeniæ, gummi Arabici,* aā. ℥ ß.
De l'acacia, ʒ iij.   *Acaciæ,* ʒ iij.
Avec une s.q. de mucilage de gomme adraganth préparé dans de l'eau-rose faites des trochisques.   *Cum s. q. mucaginis gummi tragacanthi in aquâ rosarum extractâ fiant trochisci.*

REMARQUES.

On pulvérifera enfemble les balauftes & les rofes; d'une autre part, le bol; d'une autre part, la gomme Arabique ; on liquéfiera l'acacia avec un peu d'eau - rofes fur un petit feu , on le mêlera avec les poudres dans un mortier, & avec ce qu'il faudra de mucilage de gomme adraganth tiré avec l'eau-rofe , on fera une maffe folide dont on formera des trochifques.

Ils font propres pour arrêter les cours de ventre, les hémorrhagies , les gonorrhées : La dofe en eft depuis un fcrupule jufqu'à une dragme & demie.   *Vertus.* *Dofe.*

Trochifques de Benjoin.		Trochifci de Benzoïno.	
♃ Du fucre candi ,	℥ ix.	♃ *Sacchari candi ,*	℥ ix.
Du bois d'aloès ,	℥ ij.	*Ligni aloës ,*	℥ ij.
Du benjoin ,	℥ j. ß.	*Benzoini ,*	℥ j. ß.
Du ftorax ,	ʒ vj.	*Styracis ,*	ʒ vj.
De l'iris de Florence ,	℥ ß.	*Ireos Florentina ,*	℥ ß.
Du mufc ,	gr. ix.	*Mofchi ,*	gr. ix.
Faites-en des trochifques avec q. f. d'eau rofe.		*Cum aquâ rofarum q. f. fiant trochifci f. a.*	

REMARQUES.

On pulvérifera enfemble le bois d'aloès & l'iris ; d'une autre part, on mettra en poudre enfemble le benjoin & le ftorax ; d'une autre part, le fucre candi & le mufc; on mêlera les poudres & on les incorporera avec de l'eau - rofe pour en faire une pâte folide dont on formera des trochifques qu'on fera fécher à l'ombre.

Ils fortifient le cerveau, ils facilitent la refpiration , ils réfiftent à la pourriture : La dofe en eft depuis un fcrupule jufqu'à une dragme : on s'en fert auffi dans les caffolettes & dans les autres parfums.   *Vertus.* *Dofe.*

Si l'on incorporoit les poudres dans du mucilage de gomme adraganth fait avec l'eau-rofe , la maffe des trochifques feroit mieux liée, & ils fe garderoient plus fermes.

Trochifques de Doronique.		Trochifci de Doronico.	
♃ De la racine de doronique féche,	℥ ij. ß.	♃ *Radicis doronici ficca ,*	℥ ij. ß.
De la chaux vive & des noix de galle, aã.	ʒ x.	*Calcis viva , gallarum , aã.*	ʒ x.
Du verd-de-gris, du colcothar, aã.	ʒ v.	*Viridis aris , colcothar , aã.*	ʒ v.
De l'alun de roche , de l'acacia & des balauftes , aã.	ʒ iij.	*Alumini rupei , acacia, balauftiorum , aã.*	ʒ iij.
Faites-en des trochifques avec du vinaigre très-fort.		*Cum aceto acerrimo fiant trochifci.*	

REMARQUES.

On pulvérifera enfemble les racines de doronique , les noix de galle , & les balauftes ; d'une autre part, on mettra en poudre enfemble la chaux vive, le verd-de-gris , le colcothar & l'alun : on mêlera les poudres, on fera diffoudre fur un petit feu l'acacia avec environ deux onces du plus fort vinaigre , on verfera la diffolution dans un mortier de marbre , on y ajoûtera les poudres , & avec ce qu'il faudra encore de vinaigre , on fera une maffe folide dont on formera des trochifques.

Ils font déterfifs & defficatifs, on les emploie pour les ulcères de la bouche & des gencives , pour réfifter à la pourriture ; on en diffout une dragme dans deux onces d'eau de plantain pour fomenter la partie malade.   *Vertus.*

Après que le mélange sera fait, la matiére fermentera, parce que les acides qui font abondans dans cette compofition pénétreront la chaux vive, qui eft un alkali, & en écarteront les parties. Il eft bon de laiffer paffer la fermentation de la pâte avant que d'en former des trochifques, car il y auroit à appréhender que fi ces trochiques formés fermentoient, ils ne changeaffent de figure, & qu'on ne fût obligé de les remettre en pâte pour les former de nouveau, ce qui néanmoins feroit un accident de peu de conféquence, & qui ne coûteroit que de la peine.

Trochifques de Corail, de Nicolas.	Trochifci de Corallo, Nicolai.
♃ Du corail rouge préparé, de la cannelle, de la myrrhe, de l'amomum, de la femence de pavot, aā. ℥ ß.	♃ *Coralli rubri præparati, cinnamomi, myrrhæ, amomi, feminis papaveris, aā.* ℥ ß.
Des fleurs de jonc odorant; du fafran, aā. ʒ ij.	*Florum fchœnanthi; croci, aā.* ʒ ij.
Du calamus odorant, du xylobalfame, de la caffe odorante, du macis, du maftic; des feuilles de pouillot de montagne & de pied de pigeon; des racines de valériane & de cabaret, aā. ʒ j.	*Calami aromatici, xylobalfami, caffiæ ligneæ, macis, maftiches; foliorum polii montani, geranii feu pedis columbini: radicum valerianæ & afari, aā.* ʒ j.
Avec du vin rouge faites-en des trochifques f. a.	*Cum vino rubro fiant trochifci f. a.*

R E M A R Q U E S.

On pulvérifera enfemble les racines, les bois, les feuilles, les femences, les fleurs & l'amomum; d'une autre part, on mettra en poudre féparément la myrrhe & le maftic, on mêlera ces poudres avec le corail préparé, & l'on corporifiera le mélange avec une quantité fuffifante de bon vin rouge, pour faire une pâte dont on formera des trochifques.

Vertus.
Dofe.|
    Ils font propres pour fortifier le cœur & l'eftomac, pour aider à la digeftion, pour arrêter le crachement de fang & la dyfenterie: La dofe en eft depuis un fcrupule jufqu'à une dragme.

Comme les Anciens croyoient que le corail étoit un grand cardiaque, ils le mêloient avec des drogues alexitères & convenables à la vertu qu'ils lui attribuoient; mais les Modernes ont reconnu par toutes les expériences qu'ils ont faites que cette plante pétrifiée ne contient aucun principe actif qui puiffe s'élever & pénétrer dans les humeurs, & au cœur pour le fortifier, & faire une vertu cordiale. Tout ce que nous y reconnoiffons eft une qualité alkaline & aftringente, fort propre à adoucir les acides trop âcres du corps, & à les fixer; ce qui étant pofé, le corail n'eft pas l'ingrédient le plus néceffaire dans la poudre, fi l'on veut qu'elle ferve à fortifier le cœur.

rochifques de grains de Sureau, de Quercétan.	Trochifci feu Tragea Granorum Actes, Quercetani.
♃ Du fuc de baies de fureau bien mûres tiré par expreffion, q. v. Ajoûtez-y de la farine de feigle à proportion, faites-en une pâte, puis de petits pains que vous ferez cuire au four en confiftance de bifcuit; pulvérifez-les, faites-en une nouvelle pâte avec le même fuc, formez-en de petits pains & faites-les cuire comme auparavant, puis faites la même chofe pour la troifiéme fois, & les gardez pour l'ufage.	♃ *Succi baccarum maturarum fambuci per expreffiones extracti, q. v. Adde farinæ fecalinæ q. f. fac paftam, & exindè panes exiguos in furno ad duritiem bifcocti coquendos, hos pulverifa; pulverem cum eodem fucco iterùm impafta, atque ut priùs in furno coque, idque tertiò repetatur, ac ferventur panes cocti ad ufum.*

REMARQUES.

REMARQUES.

On aura des grains de fureau bien mûrs nouvellement cueillis, on les écrafera dans un mortier de marbre avec un pilon de bois ; on en tirera le fuc par expreffion, on mêlera dans ce fuc de la farine de feigle autant qu'il en faudra pour en faire une pâte dont on formera des trochifques ou des petits pains, on les mettra cuire dans le four jufqu'à ce qu'ils foient durs comme du bifcuit ; on 'es retirera alors, on les réduira en poudre, on les remettra en pâte avec du même fuc : on les formera & on les remettra cuire comme auparavant ; ce qu'on réitérera jufqu'à trois fois, puis on gardera ces trochifques ou petits pains.

Ils font propres pour arrêter la dyfenterie & les autres cours de vente : La dofe en eft depuis demi-dragme jufqu'à trois dragmes. *Vertus. Dofe.*

Collyre, ou *Trochifques Citrins*, de *Méfué*.		*Collyrium*, feu *Trochifci Citrini*, Mefue.	
℞ De la cérufe lavée,	℥ ij.	Cerufæ lotæ,	℥ ij.
De la tutie préparée,	℥ j.	Tutiæ præparatæ,	℥ j.
Du fafran,	℥ ß.	Croci,	℥ ß.
De la gomme adraganth,	ʒ ij.	Gummi tragacanthi,	ʒ ij.
De l'opium,	ʒ j.	Opii,	ʒ j.
Faites-en des trochifq. avec de l'eau de pluie.		Cum aquá pluviæ fiant trochifci.	

REMARQUES.

On mettra fécher à une lente chaleur le fafran entre deux papiers, & on le réduira en poudre très-fubtile ; d'une autre part, on pulvérifera la gomme adraganth dans un mortier chaud ; on mêlera les poudres avec la cérufe & la tutie préparée, on liquéfiera avec un peu d'eau de pluie, fur un petit feu, l'opium coupé par petits morceaux dans une écuelle de terre, on le mêlera dans un mortier avec les poudres, battant bien le tout enfemble, & y ajoûtant ce qu'il faudra d'eau de pluie, pour faire une maffe folide dont on formera de petits trochifques.

Ils font bons pour les ophthalmies violentes, pour les ulcères des yeux, pour calmer la douleur ; on s'en fert en collyre, on en diffout une dragme dans quatre ou cinq onces d'eau de plantain ou d'eau d'euphraife. *Vertus. Dofe.*

Il me paroit qu'il entre trop de fafran dans la defcription de ces trochifques, on en pourroit retrancher la moitié.

Des Trochifques Verds.		Trochifci Virides.	
℞ De la cérufe préparée & du fafran, aā. ʒ iij.		Cerufæ præparata, croci, aā. ʒ iij.	
De la gomme Arabique, de la myrrhe & de l'opium, aā. ʒ j. ß.		Gummi Arabici, myrrhæ, opii, aā. ʒ j. ß.	
Du plomb brûlé & lavé, du verd-de-gris, du fpica nard & de l'acacia, aā. ʒ ß.		Plumbi ufti & loti, viridis æris, fpicæ nardi, acaciæ, aā. ʒ ß.	
Faites-en des trochifq. avec de l'eau de pluie.		Cum aquá pluviæ fiant trochifci.	

REMARQUES.

On pulvérifera féparément la gomme Arabique, le verd-de-gris, le fafran, le fpica nard & la myrrhe, on liquéfiera avec un peu d'eau de pluie fur un petit feu l'opium & l'acacia, on les mêlera avec les poudres dans un mortier, battant bien le tout enfemble pour en faire une pâte folide, dont on formera des trochifques.

Vertus.
Dose.
Ils font propres pour déterger les ulcères des yeux, pour les contufions, pour appaifer les douleurs : on en diffout une dragme dans cinq ou fix onces d'eau de plantain pour un collyre.

Je ferois d'avis qu'on fît un mucilage de gomme adraganth avec l'eau de pluie pour incorporer les poudres.

Trochifques d'Iris.	Trochifci Ireos.

♃ De la racine d'iris de Florence ,	℥ j.	♃ *Radicis ireos Florentinæ ,*	℥ j.
Du poivre blanc, de la gomme ammoniac, aã.	ʒ ß.	*Piperis albi , gummi ammoniaci,* aã. ʒ ß.	
Faites-en des trochifques avec le vin blanc.		*Cum vino albo fiant trochifci.*	

R E M A R Q U E S.

On pulvérifera enfemble l'iris & le poivre blanc; d'une autre part, on choifira de la gomme ammoniac en larmes , & on la mettra en poudre , on mêlera les ingrédients pulvérifés , & avec une quantité fuffifante de vin blanc on fera une pâte dont on formera des trochifques qu'on mettra fécher.

Vertus.
Dose.
Ils font propres pour réfoudre les obftructions de la rate & du méfentère , pour les pâles couleurs , & pour exciter les mois aux Femmes : La dofe en eft depuis demi-dragme jufqu'à quatre fcrupules.

Trochifques de Valériane.	Trochifci de Valerianâ.

♃ De la racine de valériane ,	℥ j. ß.	♃ *Radicis valerianæ ,*	℥j. ß.
De l'écorce de racine de caprier, de l'iris de Florence & de l'ariftoloche longue, aã.	ʒ ij.	*Corticis radicum capparum , ireos Florentinæ , ariftolochiæ longæ , aã.*	ʒ ij.
Faites-en une maffe avec le fyrop de capillaires , dont vous formerez des trochifques f. a.		*Cum fyrupo capillorum Veneris fiat maffâ ex qua formentur trochifci f. a.*	

R E M A R Q U E S.

On pulvérifera enfemble tous les ingrédients , & l'on en corporifiera la poudre avec une quantité fuffifante de fyrop capillaire pour faire une pâte folide dont on formera des trochifques qu'on mettra fécher à l'ombre.

Vertus.
Dose.
Ils font propres pour exciter l'accouchement, pour faire fortir l'arriére-faix de la matrice , pour lever les obftructions de la rate & du méfentère : La dofe en eft depuis demi-dragme jufqu'à quatre fcrupules.

Trochifques de Safran , de Nicolas.	Trochifci de Croco , Nicolai.

♃ Du fafran ,	ʒ vj.	♃ *Croci ,*	ʒ vj.
Des rofes rouges, de la femence d'ammi , de la myrrhe , aã.	ʒ iij.	*Rofarum rubrarum , feminis ammeos, myrrhæ , aã.*	ʒ iij.
Du bois d'aloës ,	Э iv.	*Ligni aloës ,*	Э iv.
Faites-en des trochifques avec de l'eau-rofe.		*Cum aquâ rofarum fiant trochifci.*	

R E M A R Q U E S.

On pulvérifera enfemble le bois d'aloës , les rofes & la femence d'ammi ; d'une autre part, la myrrhe ; d'une autre part , on fera fécher le fafran à une très-lente chaleur entre deux papiers, & on le réduira en poudre fubtile: on mêlera les poudres & on les corporifiera avec ce qu'il faudra d'eau - rofe pour faire une pâte folide dont on formera des trochifques.

Ils font propres pour lever les obftructions du foie & de la rate , pour diffiper **Vertus.**
les vents & pour réfifter à la malignité des humeurs : La dofe en eft depuis demi- **Dofe.**
dragme jufqu'à quatre fcrupules.

Les rofes rouges, qui font aftringentes , ne peuvent être que nuifibles dans cette
compofition , où il ne doit entrer que des ingrédients apéritifs & carminatifs ; je ferois d'avis qu'on les retranchât.

L'eau - rofe peut exciter des vapeurs , & elle n'eft pas capable de donner une
grande liaifon aux poudres ; je voudrois qu'on les corporifiât avec le mucilage de
gomme adraganth tiré en eau de chicorée.

Trochifques de Safran , *de Damocrates.*	Crocomagma , feu Trochifci de Croco , Damocratis.
♃ Du fafran , ℥ iij. De la myrrhe, de rofes rouges féches, aā. ℥ j. ſ. De l'amydon , de la gomme Arabique , aā. ℥ j. Faites-en des trochifques avec du vin rouge.	♃ *Croci ,* ℥ iij. *Myrrhæ , rofarum rubrarum exficcata-* *rum ,* aī. ℥ j. ſ. *Amyli , gummi Arabici ,* aī. ℥ j. *Cum vino rubro fiant trochifci f. a.*

R E M A R Q U E S.

On pulvérifera toutes les drogues chacune féparément , on mêlera les poudres ,
& avec ce qu'il faudra de vin rouge on fera une pâte folide dont on formera des
trochifques.

On s'en fert pour lever les obftructions de la rate , du méfentère , pour réfifter **Vertus.**
à la pourriture , pour fortifier l'eftomac : La dofe en eft depuis un fcrupule juf- **Dofe.**
qu'à une dragme.

Trochifques de Gommes.	Trochifci de Gummis.
♃ De la myrrhe , des gommes ammoniac & fagapénum , aā. ℥ j. De l'*affa-fœtida ,* ℥ ſ. Avec de l'eau de rue faites des trochifques f. a.	♃ *Myrrhæ , gummi ammoniaci & faga-* *peni ,* aī. ℥ · *Affæ fœtidæ ,* ℥ ſ *Cum aquâ rutæ fiant trochifci f. a.*

R E M A R Q U E S.

On choifira les gommes les plus nettes , on les fera fécher à une lente chaleur ,
puis on les réduira en poudre , & avec ce qu'il faudra d'eau de rue on en fera une
maffe dont on formera des trochifques.

Ils provoquent l'accouchement & la fortie de l'arriére-faix , ils abattent les va- **Vertus.**
peurs , ils amolliffent les duretés fquirreufes , ils excitent les mois aux Femmes :
La dofe en eft depuis un fcrupule jufqu'à une dragme. **Dofe.**

Les gommes, qui compofent ces trochifques, font remplies de fels volatils & de
foufres propres à raréfier les humeurs groffiéres, à pénétrer & à détacher l'enfant &
l'arriére-faix , à lever les obftructions.

Trochifques Aftringents , d'Andron.	Trochifci Aftringentes , Andronis.
♃ Du vitriol calciné à rougeur , ℥ j. ſ. Des balauftes , ℥ ix. De l'encens, de la racine d'ariftoloche , des noix de galle , aā. ℥ j. Du fel ammoniac , de l'alun de roche , de la	♃ *Vitrioli ad rubedinem calcinati,* ℥j.ſ. *Balauftiorum ,* ℥ x. *Thuris , radicis ariftolochiæ , gallarum,* aī. ℥ j. *Salis armoniaci , aluminis rupei , myr-*

myrrhe, aã.	℥ ß.	rha, aã.	℥ ß.

Avec le mucilage de gomme adraganth, tiré dans l'eau de myrte, faites des trochifques f. a.

Cum mucagine gummi tragacanthi in aquâ myrti extractâ, fiant trochifci f. a.

REMARQUES.

On pulvérifera enfemble les balauftes, l'ariftoloche & les noix de galle ; d'une autre part, on mettra en poudre enfemble l'alun, le fel ammoniac & le colcothar ; d'une autre part, la myrrhe & l'encens ; on mêlera les poudres, & avec une quantité fuffifante de mucilage de gomme adraganth tiré en eau de myrte, on fera une pâte dont on formera des trochifques.

Vertus.   Ils font propres pour déterger & fécher les plaies, les ulcères, pour arrêter le fang, on ne s'en fert qu'extérieurement en poudre, on en fait auffi entrer dans les

Dofe.   injections pour arrêter les gonorrhées ; par exemple on en diffout une dragme dans huit onces d'eau de plantain & une once de miel rofat.

Ces trochifques s'humectent facilement à caufe des fels qu'ils contiennent.

Trochifques déterfifs, de Pafion.   Trochifci Detergentes, Pafionis.

♃ Du verd-de-gris,	℥ iij. ß.	♃ *Viridis æris,*	℥ iij. ß.
Du fel ammoniac, de l'encens, de l'alun de roche, aã.	℥ j.	*Salis armoniaci, thuris, aluminis rupei, aã.*	℥ j.
Faites-en des trochifques f. a.		*Cum vino rubro fiant trochifci f. a.*	

REMARQUES.

On pulvérifera enfemble l'alun & le fel ammoniac ; d'une autre part, on mettra en poudre le verd-de-gris ; d'une autre part, l'encens : on mêlera les poudres, & avec ce qu'il faudra de vin rouge on fera une maffe dont on formera des trochifques.

Vertus.   Ils font propres pour nettoyer les vieux ulcères, on les applique feuls en poudre, ou diffous dans quelque liqueur appropriée, ou mêlés dans quelque onguent.

Ces trochifques s'humectent aifément à caufe des fels qu'ils contiennent ; il faut les enfermer en un lieu fec, afin qu'ils puiffent être confervés.

Trochifques Aftringents, de Mufa.   Trochifci Aftringentes, Mufæ.

♃ De l'alun de roche, de l'aloës, de la myrrhe & du vitriol calciné, aã.	℥ vj.	♃ *Aluminis rupei, aloës, myrrhæ, vitrioli calcinati, aã.*	℥ vj.
Des balauftes,	℥ ß.	*Balauftiorum,*	℥ ß.
Du fafran & des trochifques de fafran, aã. ℥ iij.		*Croci, trochifcorum croci, aã.* ℥ iij.	
Faites-en des trochifques avec le vin rouge.		*Cum vino rubro fiant trochifci.*	

REMARQUES.

On pulvérifera enfemble l'alun & le colcothar ; d'une autre part, l'aloës & la myrrhe ; d'une autre part, le fafran, après l'avoir fait fécher doucement entre deux papiers ; d'une autre part, les balauftes ; d'une autre part, les trochifques de fafran : on mêlera les poudres, & avec une quantité fuffifante de vin on fera une maffe folide dont on formera des trochifques.

Vertus.   On s'en fert pour déterger & deffécher les vieux ulcères & les autres plaies, on en applique en poudre, ou mêlés dans des onguents, ou diffous dans une liqueur appropriée.

Je trouve qu'il entre trop de safran dans cette compofition, l'on devroit se contenter d'y mettre les trochifques de safran, ou le safran seul.

Ces trochifques s'humectent facilement à caufe des fels qui entrent dans leur compofition, ils doivent être confervés dans un lieu fec.

Trochifques Efcharotiques.	Trochifci Efcharotici.
♃ Du mercure fublimé corrofif & du minium, de chacun parties égales. Pulvérifez-les & les mêlez, puis avec f. q. de mucilage de gomme adraganth faites-en des trochifques longuets & ronds f. a.	♃ *Mercurii fublimati corrofivi & minii ana æquales partes.* *Pulverentur, mifceantur, & cum f. q. mucaginis gummi tragacanthi fiant trochifci teretes f. a.*

R E M A R Q U E S.

On pulvérifera les drogues fubtilement, & les ayant bien mêlées, on les corporifiera avec ce qu'il faudra de mucilage de gomme adraganth, pour en faire une pâte folide dont on formera des trochifques longuets en petits bâtons ronds.

Ils font propres pour faire efcare, on les applique fur les chancres vénériens, fur les fcrophules, fur les excroiffances, ils n'ambulent pas beaucoup, & ils font affez promptement leur effet; ils ne peuvent fervir qu'extérieurement. — *Vertus. Dofe.*

Le minium & la gomme adraganth corrigent un peu la grande acreté du fublimé corrofif, mais ces ingrédients n'empêchent pas qu'il n'agiffe encore avec beaucoup de force.

Il eft bon d'humecter avec un peu d'eau le bout du trochifque quand on veut l'appliquer, afin qu'il pénétre plus vîte.

Trochifques d'Arfenic.	Trochifci de Arfenico.
♃ De l'arfenic, ℥ iv. Du mercure fublimé corrofif, ℥ ß. Faites-en des trochifques avec le mucilage de gomme adraganth.	♃ *Arfenici albi,* ℥ iv. *Sublimati Mercurii corrofivi,* ℥ ß. *Cum mucagine gummi tragacanthi fiant trochifci.*

R E M A R Q U E S.

On pulvérifera enfemble l'arfenic & le fublimé corrofif dans un mortier de marbre ou de pierre, on corporifiera la poudre avec du mucilage de gomme adraganth pour en faire une pâte dont on formera des trochifques.

Ils font propres à manger & à confumer les excroiffances de chair fans beaucoup de douleur; on peut s'en fervir pour les cors des pieds, pour faire efcare fur les chancres vénériens; on les applique entiers ou en poudre. — *Vertus.*

L'arfenic contient un fel extrêmement âcre & corrofif; mais comme ce fel eft enveloppé dans beaucoup de foufre, il ne fe développe que lentement, c'eft pour le hâter & lui donner un véhicule qu'on lui joint le fublimé corrofif, dont les parties font beaucoup plus promptes dans leur action.

Quoique ce mélange foit un grand cauftique, il ne caufe pas beaucoup de douleur à caufe du foufre de l'arfenic & du mucilage de gomme adraganth qui lient en quelque maniére les fels en modérant leur mouvement.

Autres Trochifques d'Arfenic.	Trochifci alii Arfenicales.
♃ De l'orpiment & de la chaux vive, de chacun parties égales.	♃ *Auripigmenti & calcis vivæ ana partes æquales.*

Faites-en des trochifques avec le mucilage de gomme adraganth.	*Cum mucagine gummi tragacanthi fiant trochifci f. a.*

R E M A R Q U E S.

On pulvérifera enfemble la chaux vive & l'orpiment, on corporifera le mélange avec une quantité fuffifante de mucilage de gomme adraganth pour faire des trochifques.

Ils font dépilatoires, ils font propres auffi pour confumer les chairs baveufes.

Vertus. La pâte ou maffe de cette compofition étant faite, elle s'échauffera & fermentera pendant quelque temps à caufe de la chaux vive qui aura été humectée par le mucilage, il eft à propos de laiffer finir la fermentation & la chaleur avant que de former les trochifques, car fi étant formés ils fermentoient, leur forme fe détruiroit, & ils fe briferoient.

Quelques defcriptions ajoûtent dans la compofition de ces trochifques du fel alkali & de l'acacia, le fel alkali produiroit à peu près le même effet que la chaux, il augmenteroit la force du reméde, mais il feroit bientôt réfoudre les trochifques en liqueur, car étant fort poreux il reçoit l'humidité de l'air avec avidité; quant à l'acacia il ne peut être bon ici à caufe qu'étant un fuc acide, il pénétreroit la chaux & le fel alkali, & faifant trop diffiper de leurs corpufcules ignées, il en diminueroit la force, outre qu'il n'a aucune qualité cauftique dont on ait befoin dans cette préparation.

Trochifques de Bithynie.	Trochifci Bithyniani.

♃ Du vitriol calciné,	ʒ j. ß.	♃ *Vitrioli calcinati,*	ʒ j. ß.
De la tutie préparée, de l'alun de roche, des galles & des balauftes, aā. ʒ vj.		*Tutiæ præparatæ, aluminis rupei, gallarum, balauftiorum, aā.* ʒ vj.	
De l'iris de Florence, du verd-de-gris, aā. ʒ ß.		*Ireos Florentinæ, viridis æris,* aā. ʒ ß.	
Du nitre, du borax & de l'encens, aā. Ɔ ij.		*Nitri, boracis, thuris, aā.* Ɔ ij.	
Faites-en des trochifques avec du vinaigre.		*Cum aceto fiant trochifci f. a.*	

R E M A R Q U E S

On pulvérifera enfemble le colcothar, l'alun, le falpêtre, le borax & le verd-de-gris; d'une autre part, les noix de galle, l'iris & la fleur de grenade; d'une autre part, l'encens; on mêlera les poudres avec ce qu'il faudra de vinaigre, on fera une pâte folide dont on formera des trochifques.

Vertus. Ils font déterfifs & defficatifs, on en applique fur les vieux ulcères, fur les excroiffances nerveufes, dans les fiftules, on ne s'en fert point intérieurement.

Trochifques Cordiaux, de Mynficht.	Trochifci Cordiales, A. Mynficht.

♃ Du fucre candi blanc,	ʒ viij.	♃ *Sacchari candi albi,*	ʒ viij.
De la confection alkermes,	ʒ j.	*Confectionis alkermes,*	ʒ j.
Des cinq pierres précieufes préparées, aā. Ɔ j.		*Lapidum quinque pretioforum præparatorum, aā.* Ɔ j.	
Des huiles de girofle & de cannelle, aā. Ɔ ß.		*Oleorum caryophyllorum & cinnamomi, aā.* Ɔ ß.	
Mêlez le tout, puis avec le mucilage de gomme adraganth tiré dans l'eau-rofe, faites-en des petits trochifques f. a.		*Mifce, & cum mucagine gummi tragacanthi in aquâ rofarum extractâ fiant trochifci parvi f. a.*	

R E M A R Q U E S.

On pulvérifera bien fubtilement le fucre candi, on y mêlera les cinq fragments précieux préparés, les essences de cannelle & de girofle, la confection alkermes & ce qu'il faudra de mucilage de gomme adraganth tiré dans l'eau - rose pour faire une pâte solide, dont on formera de petits trochisques qu'on gardera dans un vase de verre clos afin que l'odeur s'en conserve.

Ils fortifient le cœur, ils réparent les esprits, ils aident à la digestion : La dose en est depuis un scrupule jusqu'à une dragme.   *Vertus. Dose.*

Les fragments précieux peuvent absorber & adoucir quelqu'humeur aigre qui cause quelquefois des picotements dans l'estomac, mais pour la qualité cordiale qu'on a prétendu qu'il y avoit dans ces pierres, elle n'est qu'imaginaire.

Trochisques pour arrêter le Vomissement de Sang.	Trochisci ad Vomitum Sanguinis sistendum.
♃ Des roses rouges, de la semence de jusquiame, des fleurs de grenades, du bol oriental, de l'acacia, de la gomme Arabique & de l'opium, de chacun parties égales : puis avec le mucilage de gomme adraganth tiré dans l'eau de pourpier, faites des trochisques s. a.	♃ *Rosarum rubrarum, seminis hyoscyami, florum granatorum, boli orientalis, acaciæ, gummi Arabici, opii, ana partes æquales : dein cum mucegine gummi tragacanthi in aquâ portulacæ extractâ fiant trochisci s. a.*

REMARQUES.

On pulvérisera ensemble les fleurs & la semence ; d'un autre part, le bol ; d'une autre part, la gomme Arabique ; on liquéfiera sur un petit feu l'opium & l'acacia avec un peu de mucilage, puis on battra la matière long-temps dans un mortier avec les poudres & ce qu'il faudra de mucilage de gomme adraganth tirée en eau de pourpier pour faire une masse solide dont on formera des trochisques.

Ils sont propres pour arrêter toutes les hémorrhagies, pour calmer & assoupir les douleurs trop violentes : La dose en est depuis huit grains jusqu'à un scrupule.   *Vertus. Dose.*

Trochisques pour arrêter le flux Hémorrhoïdal.	Trochisci ad sistendum Fluxum Hæmorrhoïdalem.
♃ Du bdellium, — ʒ x. Des myrobolans Indiques, embliques & belleriques, aa. — ʒ v. De la semence d'oignons, — ʒ iij. Du corail préparé, du succin préparé, du bol d'Arménie préparé, des coquilles calcinées, aa. — ʒ ij. Avec le mucilage de gomme adraganth tirée dans l'eau - rose, faites des trochisques s. a.	♃ *Bdellii, — ʒ x.* *Myrabolanorum Indorum, emblicorum & bellericorum, aa. — ʒ v.* *Seminis cepæ, — ʒ iij.* *Coralli præparati, succini præparati, boli Armeniæ præparatæ, concharum calcinatarum, aa. — ʒ ij.* *Cum mucagine gummi tragacanthi in aquâ rosarum extractâ fiant trochisci s. a.*

REMARQUES.

On pulvérisera ensemble les myrobolans mondés de leurs noyaux, & la semence d'oignon & de poireau ; on broiera les coquilles calcinées, on mettra en poudre le bdellium, on mêlera les poudres avec le bol, le succin & le corail préparés, on corporifiera le mélange avec du mucilage de gomme adraganth tiré dans l'eau-rose, pour faire une masse solide dont on formera des trochisques.

Ils sont astringents, on peut s'en servir pour arrêter le flux de ventre & toutes les hémorrhagies : La dose en est depuis demi - dragme jusqu'à deux dragmes.   *Vertus. Dose.*

Trochifques pour la Diarrhée.   Trochifci ad Diarrhæam.

℞ Des femences d'ofeille & de berbéris, des   ℞ *Seminum acetofæ & berberis, myrtil-*
myrtilles, des châtaignes, de l'amydon & du   *lorum, caftanearum, amyli, fpodii, aā.* 3 v.
fpode, aā.   3 v.   *Succini, coralli rubri, aā.*   3 iij.
   Du fuccin & du corail rouge, aā.   3 iij.   *Cum mucagine gummi tragacanthi in*
   Avec du mucilage de gomme adraganth tiré   *aquâ rofarum extractâ fiant trochifci f. a.*
dans l'eau - rofe, faites des trochifques f. a.

R E M A R Q U E S.

On pulvérifera enfemble les femences, les myrtilles & les châtaignes mondées
de leur peau ; d'une autre part, l'amydon ; on broiera fur le porphyre le fpode ou
ivoire brûlé, le fuccin & le corail ; on mêlera les poudres & on les corporifiera
avec une quantité fuffifante de mucilage de gomme adraganth tiré dans l'eau-rofe
pour faire une pâte dure dont on formera des trochifques.

Vertus. Ils font propres pour arrêter les cours de ventre & les hémorrhagies : La dofe en
Dofe. eft depuis demi-dragme jufqu'à deux dragmes.

Trochifques Odorants, ou Oifelets   Trochifci Odorati, vel Aviculæ
de Cypre.   Cypreæ.

℞ Du charbon de faule,   ℥ iij.   ℞ *Carbonum falicis,*   ℥ iij.
Du labdanum,   ℥ ij.   *Labdani,*   ℥ ij.
Du ftorax, du benjoin, du tacamahaca & du   *Styracis, benzoïni, tacamahacæ, ligni*
bois de rofes, aā.   3 vj.   *Rhodii, aā.*   3 vj.
   De l'ambre gris, du mufc & de la civette,   *Ambræ grifeæ, mofchi, zibethi, aā. gr. x.*
aā.   gr. x.   *Oleorum ligni Rhodii, cinnamomi &*
   Des huiles de bois de rofes, de cannelle & de   *caryophyllorum, aā.*   gutt. iv.
girofle, aā.   gutt. iv.   *Cum mucagine gummi tragacanthi in*
   Avec le mucilage de gomme adraganth tiré   *aquâ rofarum extractâ fiant trochifci feu*
dans l'eau - rofe, faites-en des trochifques f. a.   *paftilli.*

R E M A R Q U E S.

On pulvérifera enfemble le benjoin, le ftorax, le labdanum & le tacamahaca ;
d'une autre part on mettra en poudre le bois de Rhodes ; d'une autre part, le charbon de faule ; d'une autre part, le mufc & l'ambre : on mêlera les poudres avec les
effences & la civette, on y incorporera le mélange avec ce qu'il faudra de mucilage
de gomme adraganth tiré dans l'eau - rofe pour faire une pâte dont on formera des
trochifques ou paftilles qu'on mettra fécher à l'ombre.

Ufages. On fait brûler une de ces paftilles dans un réchaut de feu, afin que la fumée qui
en fort parfume & embaume le lieu où l'on eft par fa bonne odeur, & qu'elle réfifte
au mauvais air.

On appelle ces paftilles *oifelets* à caufe qu'elles s'élèvent en l'air, quand on les met
dans le feu ; on les dit de Cypre, foit parce que l'origine de ces fortes de parfums
vient de l'Ifle de Cypre, ou parce qu'on les prépare mieux en ce Pays-là qu'ailleurs.

Trochifques Joviaux, ou d'Étain,   Trochifci Joviales,
de Mynficht.   A. Mynficht.

℞ De magiftère de Jupiter, de la nacre de   ℞ *Magifterii Jovis, matris perlarum,*
perles, du corail rouge préparé, aā.   3 ij.   *corallorum rubrorum præparator. aā.* 3 ij.
   De l'huile de fuccin blanc rectifiée,   Ƽ ij.   *Olei fuccini albi rectificati.*   Ƽ ij.
                                                                                  Avec

Avec le mucilage de gomme adraganth tiré dans l'eau hyſtérique de Mynſicht faites des trochiſques ſ. a.	*Cum mucagine gummi tragacanthi in aquâ hyſtericâ A. Mynſicht extractâ fiant trochiſci ſ. a.*

REMARQUES.

On mêlera le magiſtère d'étain avec la nacre de perles & les coraux préparés, on y ajoûtera l'huile de ſuccin rectifiée & ce qu'il faudra de mucilage de gomme adraganth tiré dans l'eau hyſtérique d'A. Mynſicht, que je décrirai dans ſon rang, pour faire une maſſe ſolide dont on formera de petits trochiſques.

Ils ſont eſtimés propres pour les ſuffocations, pour les autres maladies de la matrice : La doſe en eſt depuis demi-ſcrupule juſqu'à deux ſcrupules.　　　　*Vertus.*　　*Doſe.*

On trouvera dans mon Traité de Chymie la deſcription du magiſtère de Jupiter, & celle d'huile de ſuccin.

Il n'y a proprement que l'huile de ſuccin dans ces trochiſques dont on puiſſe eſpérer les effets qu'on en demande, car le magiſtère d'étain, le corail & la nacre de perles préparés n'ont rien en eux qui ſoit propre à abattre les vapeurs, ni à remédier aux maladies de la matrice, à moins qu'elles ne vinſſent d'une trop grande quantité de ſuc acide qui ſe répandît dans ce viſcère, car alors ces matiéres qui ſont alkalines pourroient abſorber & adoucir l'humeur.

### Trochiſques d'Écreviſſes.	### Trochiſci de Cancris.

℞ Des écreviſſes calcinées,		℥ x.
Des roſes rouges, de l'amydon, du bol oriental & de la terre ſigillée, aā.		℥ vj.
Du ſpode, de la pierre hématite, de la gomme adraganth, aā.		℥ v.
Du ſuc de régliſſe,		℥ ij.
Avec le ſuc de patience faites des trochiſques ſ. a.		

℞ *Cancrorum calcinatorum,*		℥ x.
Roſarum rubrarum, amyli, boli orientalis, terræ ſigillatæ, aā.		℥ vj.
Spodii, lapidis hæmatitis, gummi tragacanthi, aā.		℥ v.
Succi glycyrrhizæ,		℥ iij.
Cum ſucco lapathi acuti fiant trochiſci ſ. a.		

REMARQUES.

On calcinera des écreviſſes dans un pot de terre au milieu des charbons ardents juſqu'à ce qu'elles ne fument plus, on les broiera ſur le porphyre avec le ſpode & la pierre hématite juſqu'à ce que le tout ſoit impalpable ; d'une autre part, on pulvériſera enſemble le bol, la terre ſigillée & l'amydon ; d'une autre part, on réduira en poudre la gomme adraganth ; d'une autre part, les roſes : on fera fondre ſur un petit feu le ſuc de régliſſe dans environ deux onces de ſuc de patience tiré par expreſſion & dépuré, on y incorporera les poudres, & s'il n'y avoit pas aſſez d'humidité, on ajoûtera encore du ſuc de patience pour faire une maſſe ſolide dont on formera des trochiſques.

Ils ſont eſtimés pour la phthiſie & pour la fiévre continue, pour arrêter le crachement de ſang, la dyſenterie, le flux des menſtrues & d'hémorrhoïdes : La doſe en eſt depuis un ſcrupule juſqu'à une dragme.　　*Vertus.*　*Doſe.*

La calcination, qu'on donne aux écreviſſes, les prive de la plus grande vertu qu'elles ont pour la phthiſie & pour les fiévres, parce que le feu en fait diſſiper le ſel volatil & l'huile, enſorte qu'il ne leur reſte qu'une matiére alkaline & aſtringente.

Cette compoſition eſt plus propre pour arrêter les hémorrhagies & les flux de ventre que pour tout autre uſage.

Trochifques de la Racine appellée Rhodia, *de Mynficht.*

Trochifci de Radice Rhodiâ, A. Mynficht.

℞ De la racine appellée *Rhodia*, ℥ j.
De l'écorce de racine de mandragore ; des noyaux de pêches, de l'extrait d'opium, & de la myrrhe, aã. ʒ vj.
Des fleurs de pavot champêtre, du fafran oriental, & des rofes rouges, aã. ℥ ß.
Des femences de jufquiame blanche, d'anet, d'ache, aã ʒ iij.
De la noix mufcade, des cubébes, du camphre, aã. ʒ ij.
Avec le mucilage de femence de pfyllium, & de coings tiré dans l'eau de laitue, faites des trochifques f. a.

℞ *Radicis Rhodia*, ℥ j.
Corticis radicis mandragora ; nucleorum perficorum, extraĉti opii, myrrha, aã. ʒ vj.
Florum papaveris erratici, croci orientalis, rofarum rubrarum, aã. ℥ ß.
Seminis hyofcyami albi, anethi, apii, aã. ʒ iij.
Nucis mofchata, cubebarum, camphora, aã. ʒ ij.
Cum mucagine feminis pfyllii & cydoniorum in aquâ laĉtuca extraĉtâ fiant trochifci f. a.

REMARQUES.

On pulvérifera enfemble les racines, les femences, les rofes, les cubébes, les mufcades, les noyaux de pêches môndés ; d'une autre part, la myrrhe ; d'une autre part, le camphre dans un mortier imbu de quelques gouttes d'efprit-de-vin ; on mêlera les poudres, on fera du mucilage de femence de coings & de pfyllium dans de l'eau de laitue, on liquéfiera l'extrait d'opium fur un petit feu avec environ deux onces de mucilage coulé, on y mêlera les poudres, on battra le mélange dans un mortier, y ajoûtant ce qu'il faudra encore de mucilage de femences de coings & de pfyllium, pour faire une maffe folide dont on formera des trochifques, & on les mettra fécher à l'ombre.

Vertus.
Ufages.

Ils font propres pour tempérer le trop grand mouvement du fang, & des autres humeurs, ils excitent le fommeil : on s'en fert pour les grandes douleurs de tête, pour la phrénéfie, pour les infomnies, on en diffout demi-once dans huit onces d'eau de laitue ; on trempe des linges dans cette diffolution après l'avoir fait tiédir, & on les applique fur le front & aux tempes.

Trochifques contre le Hoquet.

Trochifci ad Singultum.

℞ De l'opium, ʒ j. ß.
De l'aloës, de l'encens ; des racines de coftus & d'afarum ; du jonc odorant, des feuilles de raifort aquatique, de pouillot de montagne, de menthe, de rue, de la femence d'ache, aã. ʒ j.
Des rofes rouges, ʒ ß.
Avec f. q. de mucilage de gomme adraganth faites des trochifques f. a.

℞ *Opii* ʒ j. ß.
Aloës, thuris ; radicum cofti, afari ; fchænanthi ; foliorum fifymbrii, pulegii montani, mentha, ruta, feminis apii, aã. ʒ j.
Rofarum rubrarum, ʒ ß.
Cum f. q. mucaginis gummi tragacanthi fiant trochifci.

REMARQUES.

On pulvérifera enfemble l'opium, les racines, les fleurs, les feuilles & les femences ; d'une autre part, on mettra en poudre enfemble l'aloës & l'encens ; on mêlera les poudres, & avec une quantité fuffifante de mucilage de gomme adraganth, on fera une maffe folide dont on formera des trochifques.

Vertus.
Dofe.

Ils arrêtent le hoquet, ils fortifient l'eftomac : La dofe en eft depuis demi-fcrupule jufqu'à demi-dragme.

Comme la caufe du hoquet vient apparemment d'une humeur falée ou acide qui picotant quelques petites fibres du fond de l'eftomac, y fait une maniére de convulſion , il lui faut des remédes qui abſorbent ce ſel , & lui ôtent ſa force en calmant l'agitation de l'eſtomac; ces trochiſques ſont aſſez convenables en cette occaſion , mais je voudrois retrancher de leur compoſition l'aloës & *l'aſarum* , qui par leur qualité purgative peuvent empêcher l'effet de l'opium dont il faut attendre le plus de ſoulagement.

Je me ſuis ſervi pluſieurs fois avec ſuccès pour le hoquet du laudanum mêlé avec du ſel volatil de corne de cerf & des yeux d'écreviſſes préparés.

Trochiſques de Sariette , de Mynſicht.		*Trochiſci de Satureiâ , A. Mynſicht.*	
♃ De la ſariette ,	ʒ ß.	♃ *Satureia ,*	ʒ ß.
De la marjolaine & de l'origan , aã.	ʒ ij.	*Majorana , origani , aã.*	ʒ ij.
Des fleurs de lavande , de romarin & des roſes rouges , aã.	ʒ j. ß.	*Florum lavendulæ , roriſmarini , roſarum rubrarum , aã.*	ʒ j. ß.
Du bois d'aloës , des gommes Arabique & adraganth , de la racine de bétoine & d'iris de Florence , aã.	ʒ j.	*Ligni aloës ; gummi Arabici & tragacanthi ; radicis caryophyllatæ , ireos Florentinæ , aã.*	ʒ j.
Du girofle , de la noix muſcade , du petit cardamome , des cubébes , aã.	ʒ ß.	*Caryophyllorum , nucis moſchatæ , cardamomi minoris , cubebarum , aã.*	ʒ ß.
De l'ambre gris & du muſc , aã.	℈ ß.	*Ambræ griſeæ , moſchi , aã.*	℈ ß.
Formez-en des trochiſques avec le blanc d'œuf.		*Cum albumine ovorum formentur trochiſci ſ. a.*	

R E M A R Q U E S.

On pulvériſera les herbes , les fleurs , les racines , le bois d'aloës , la muſcade , les cubébes , le petit cardamome , & les girofles ; d'une autre part , l'ambre & le muſc ; on mêlera les poudres , & avec une quantité ſuffiſante de blanc d'œufs , on fera une pâte dont on formera des trochiſques.

On en diſſout une dragme dans huit onces de leſſive , & l'on en lave la tête le matin chaudement ; cette fomentation ou lotion nettoie la peau , ouvre les pores & fortifie le cerveau.

Uſages.

Comme pluſieurs maladies proviennent des humeurs fuligineuſes , qui ne pouvant point tranſpirer ſuffiſamment par les ſutures de la tête, ni par les pores du crâne, retombent ſur diverſes parties du corps , il eſt fort à propos de procurer la liberté de la tranſpiration autant qu'on peut ; pour cet effet ceux , qui ont le cerveau trop humide , & deſquels la pituite ne s'évacue pas ſuffiſamment par le crachat & par le nez , doivent ſe faire raſer la tête ſouvent , parce que les cheveux & la craſſe qui ſe produit ſur la peau de la tête , bouchent les pores & empéchent la diſſipation de ces fuliginoſités qui doivent ſortir ; mais comme ces pores ſe rebouchent facilement par une nouvelle craſſe qui s'y fait , il eſt bon de ſe ſervir de la fomentation faite avec les trochiſques , comme il a été dit.

Trochiſques contre le Flux exceſſif d'Urine.		Trochiſci ad Diabetem.	
♃ Des baies de myrte , & de la ſemence d'oſeille , aã.	ʒ ij.	♃ *Baccarum myrti , ſeminis oxalidis , aã.*	ʒ ij.
De la gomme Arabique & de l'amydon , aã. ʒ j.		*Gummi Arabici , amyli , aã.*	ʒ j.
Faites-en des trochiſques avec le mucilage de ſemence de pſyllium.		*Cum mucagine ſeminis pſyllii fiant trochiſci.*	

R E M A R Q U E S.

On pulvériſera enſemble les myrtilles & la ſemence d'oſeille ; d'une autre part , l'amydon ; d'une autre part la gomme Arabique ; on mêlera les poudres , & avec

O o o ij

une quantité fuffifante de mucilage de femence de pfyllium , on compofera une maffe dont on formera des trochifques , qu'on fera fécher à l'ombre.

Vertus.
Dofe. Ils arrêtent le flux immodéré de l'urine en fortifiant les conduits de la veffie , ils font bons auffi pour le crachement de fang : La dofe en eft depuis un fcrupule jufqu'à une dragme.

Trochifques de Dix Ingrédiens.   Trochifci de Decem.

℞ De l'anis & du fuc d'eupatoire , aã.   ℥ ß.
De l'aloës ,   ʒ ij.
De la feuille Indienne , du cabaret , de l'abfinthe , de la femence de perfil de Macédoine , du fpica nard , des amandes douces & du maftic , aã.   ʒ j.
Faites-en des trochifques avec le fuc d'abfinthe.

℞ *Anifi , fucci eupatorii , aã.   ℥ ß.*
Aloës ,   ʒ ij.
Folii Indi , afari , abfinthii , feminis petrofelini Macedonici , fpicæ nardi , amygdalarum amararum , maftiches , aã.   ʒ j.

Cum fucco abfinthii fiant trochifci f. a.

REMARQUES.

On pulvérifera enfemble le malabatrum , l'*afarum* , l'abfinthe , les femences , le fpica nard & les amandes amères pelées ; d'une autre part , l'aloës & le maftic ; on mêlera les poudres , on les corporifiera dans un mortier avec le fuc d'aigremoine & ce qu'il faudra de fuc d'abfinthe , pour faire une maffe dont on formera des trochifques.

Vertus.
Dofe. On les dit bons pour la fièvre quarte , pour les maladies du foie , pour exciter les mois aux femmes , ils tiennent le ventre libre : La dofe en eft depuis demi-dragme jufqu'à deux dragmes.

La petite quantité d'aloës , qui entre dans cette compofition , n'eft pas capable de rendre les trochifques purgatifs , ils peuvent feulement tenir le ventre libre , auffi n'a-t-on pas eu deffein d'en faire un remède purgatif , il fuffit que ce peu d'aloës joint aux autres ingrédiens apéritifs , raréfie le fang , pour le purifier & pour lever les obftructions.

Trochifques de Vie, de Mynficht.   Trochifci Vitæ , A. Mynficht.

℞ De la main de Chrift fimple   ℥ viij.
De la confection alkermes ,   ℥ ß.
Du magiftère de perles & de l'ambre gris , aã.   ʒ j.
Du mufc & des cinq pierres précieufes préparées , aã.   ℈ j.
De l'oleofaccharum de cannelle , de girofle & de citron , aã.   ℈ ß.
Mêlez le tout , puis avec le mucilage de gomme adraganth , tiré dans l'eau-rofe , formez-en de petits trochifques.

℞ *Manûs Chrifti fimplicis ,   ℥ viij.*
Confectionis alkermes ,   ℥ ß.
Magifterii margaritarum , ambræ grifeæ , aã.   ʒ j.
Mofchi , lapidum quinque pretioforum præparatorum , aã.   ℈ j.
Elæofacchari cinnamomi , caryophillorum & citri , aã.   ℈ ß.
Mifce , & cum mucagine gummi tragacanthi in aquâ rofarum extractâ , fiant trochifci parvi.

REMARQUES.

On pulvérifera fubtilement les tablettes de fucre rofat ; d'une autre part , le mufc & l'ambre ; on mêlera les poudres avec le magiftère de perles , les fragmens précieux préparés , l'oleofaccharum & la confection alkermes : on y ajoûtera ce qu'il faudra de mucilage de gomme adraganth tiré dans l'eau-rofe , pour faire une pâte folide qu'on battra quelque temps dans un mortier de marbre pour bien mélanger les ingrédiens , puis on formera des trochifques qu'on mettra fécher à l'ombre.

Vertus. Ils fortifient le cœur , l'eftomac & le cerveau , ils réparent les efprits en hâtant la circulation des humeurs , ils réfiftent au mauvais air : La dofe en eft depuis une dragme jufqu'à deux.   Dofe.

Le magiftère de perles & les pierres précieufes font des matiéres terreftres fort inutiles dans cette compofition ; on pourroit les en retrancher fans diminuer fa vertu , car ils n'y peuvent communiquer rien de cardiaque.

Trochifques contre la Pleuréfie.	Trochifci ad Pleurefim.
♃ Du fang de bouc préparé , ℥ iv.	♃ *Sanguinis hirci præparati ,* ℥ iv.
De l'oliban , ℥ j.	*Olibani ,* ℥ j.
Du fuc de régliffe, des foies de vipères avec les cœurs & du diaphorétique minéral, aã. ℥ ß.	*Succi glycyrrhizæ , hepatum viperarum cum cordibus , diaphoretici mineralis ,* aã. ℥ ß.
Avec le fyrop de pavot rhœas faites-en des trochifques.	*Cum fyrupo de papavere erratico fiant trochifci*

R E M A R Q U E S.

On pulvérifera enfemble les foies & les cœurs de vipères, le fang de bouc préparé & le fuc de égliffe ; d'une autre part, l'oliban ; on mêlera les poudres avec l'antimoine diaphorétique , & avec une quantité fuffifante de fyrop de coquelicot , on fera une maffe folide dont on formera des trochifques.

Ils font propres pour la pleuréfie, pour exciter le crachat & la fueur , ils pouffent auffi quelquefois par les urines : La dofe en eft depuis un fcrupule jufqu'à une dragme & demie dans de l'eau de chardon-benit ou de fcorfonère.   Vertus,
Dofe.

Ces trochifques ne font aucun bon effet, quand on les donne dans le commencement de la pleuréfie, parce qu'alors les humeurs font trop crues , il faut en ce temps-là défemplir les vaiffeaux par plufieurs faignées , faire prendre au malade des fyrops pectoraux , des tifanes, des juleps, pour préparer & amollir les humeurs, & lorfqu'on voit que les déjections marquent quelque coction , ce qui arrive vers le feptiéme jour au temps de la crife , il faut donner des trochifques , ils produifent ordinairement un bon effet, car ils pouffent les humeurs raréfiées par les pores ou par les urines, & ils excitent le crachat.

Trochifques de Perles.	Trochifci Perlarum.
♃ De perles préparées , ℥ j.	♃ *Margaritarum præparatarum ,* ℥ j.
Du fpode préparé , du corail rouge préparé , du fantal citrin, des quatre grandes femences froides mondées , aã. ℥ iij.	*Spodii præparati , coralli rubri præparati , fantali citrini ; feminum quatuor frigidorum majorum mundetorum,* aã. ℥ iij.
De la femence de pourpier ; des rofes rouges , aã. ℥ ij.	*Seminis portulacæ ; rofarum,* aã ℥ ij.
Faites-en des trochifques avec le mucilage de pfyllium.	*Cum mucagine feminis pfyllii fiant trochifci.*

R E M A R Q U E S.

On pulvérifera enfemble les rofes, le fantal citrin & la femence de pourpier , on battra dans un mortier de marbre les quatre grandes femences froides mondées jufqu'à ce qu'elles foient bien en pâte, on y mêlera les poudres , les coraux , les perles & le fpode préparés, on corporifiera le mélange avec ce qu'il faudra de mucilage de femence de pfyllium , pour en faire une pâte dont on formera des trochifques.

Ils font propres pour fortifier le cœur , pour les palpitations & pour les cours de ventre : La dofe en eft depuis un fcrupule jufqu'à une dragme.   Vertus,
Dofe.

O o o iij

La prévention qu'on a eue de la qualité cordiale des perles & du corail , fondée sur ce que les Anciens en ont dit , a fait qu'on n'a guère inventé de composition cardiaque qu'on n'y ait fait entrer ces deux ingrédients : mais quand on voudra examiner sans préoccupation les effets des perles & du corail, on verra qu'ils se réduisent à être astringents & alkalins, c'est-à-dire, à resserrer & mortifier les acides : ainsi , quoique cette composition prenne son nom des perles , elle n'en tire pas sa plus grande vertu.

Autres Trochisques de perles.

On pourroit encore faire des trochisques de perles avec la poudre *diamargariti frigidi*, corporifiée en masse par le mucilage de gomme adraganth.

On peut aussi appeler les perles préparées qu'on forme en petits trochisques pour les faire sécher, *trochisques de perles.*

Trochisques de Perles , de Mynsicht.	Trochisci Perlarum , A. Mynsicht.
♃ Du magistère de perles , ℥ j. Des huiles de cannelle & de girofle, aã. ℈ j. Formez-en des trochisques avec le mucilage de gomme adraganth tiré dans l'eau - rose.	♃ *Magisterii perlarum , ℥ j.* *Oleorum cinnamomi & rosarum, aã. ℈ j.* *Cum mucagine gummi tragacanthi in aquâ rosarum extractâ fiant trochisci f. a.*

R E M A R Q U E S.

On mêlera le magistère de perles avec les essences de roses & de cannelle; on corporifiera le mélange avec une quantité suffisante de mucilage de gomme adraganth , pour faire une masse solide dont on formera des trochisques.

Vertus.

Ils sont propres pour les maux cœur , pour les foiblesses, pour les palpitations, pour les maladies de la tête , comme le vertige , l'apoplexie, la paralysie , la manie , pour exciter la sueur : La dose en est depuis six grains jusqu'à un scrupule.

Dose.

Le nom de *magistère* impose beaucoup en Médecine , on s'imagine que c'est une quintessence, ou la partie la plus pure & la plus exaltée du mixte ; cependant ce n'est qu'une matière terrestre , presque entiérement privée de vertu , comme je l'ai remarqué dans mon Livre de Chymie en décrivant le magistère de corail.

Les perles simplement préparées en la maniére ordinaire agissent comme les autres matiéres alkalines , & elles sont propres pour absorber & adoucir les sels acides ou âcres qui causent diverses maladies , mais lorsqu'on a divisé les parties dans la dissolution pour les faire précipiter ensuite en magistére , on en a détruit les pores, dans lesquels les sels âcres & acides pouvoient s'embarrasser & s'adoucir : ainsi l'on a rendu la matiére incapable de produire son effet , il vaudroit donc mieux employer les perles préparées dans cette composition , que leur magistére.

Trochisques de Morelle.	Trochisci de Solano.
♃ De la réglisse , de l'amydon ; des gommes Arabique & adraganth , du sang de dragon , de l'encens , de la semence de concombre mondée , aã. ℥ x. Du persil de Macédoine, ℥ ij. De l'opium , ℥ j. Avec le suc des grains mûrs de morelle épaissi en mucilage faites-en des trochisques f. a.	♃ *Liquiritiæ , amyli , gummi Arabici & tragacanthi , sanguinis draconis , thuris , seminis cucumeris mundati , aã. ℥ x.* *Seminis petroselini Macedonici , ℥ ij.* *Opii , ℥ j.* *Cum succo granorum maturorum solani ad mellaginem inspissati , fiant trochisci f. a.*

R E M A R Q U E S.

On pulvérisera ensemble la réglisse & la semence de persil de Macédoine ; d'une autre part , les gommes Arabique & adraganth dans un mortier chaud ; d'un autre part, le fang de dragon & l'encens ; d'une autre part, l'amydon : on mêlera les poudres ; on battra dans un mortier de marbre la femence de concombre mondée jufqu'à ce qu'elle foit en pâte, on la mêlera avec les poudres ; on aura des grains mûrs de morelle, on les écrafera , & l'on en tirera le fuc, qu'on dépurera en le faifant bouillir un bouillon, & le paffant par un blanchet ; on mettra épaiffir fur un petit feu ce fuc dépuré jufqu'à confiftance de miel , on en féparera environ demi-once, avec laquelle on liquéfiera fur un petit feu l'opium coupé menu , puis on les battra dans un mortier avec les poudres , & ce qu'il faudra encore de fuc de grains mûrs de morelle épaiffi , pour faire une maffe qu'on formera en trochifques.

On s'en fert en injection pour les ulcères des tefticules & de la veffie , & pour ceux qui piffent le fang ; on en diffout une dragme dans fix onces d'eau diftillée , ou de décoction de morelle ; on en fait prendre auffi par la bouche pour les mêmes maladies : La dofe en eft depuis demi-fcrupule jufqu'à deux fcrupules ; elles font fomnifères.   Vertus.

Dofe.

Trochifques d'Aunée.	Trochifci de Enulâ Campanâ.

℞ Des racines d'aunée féches ,   ℥ ij.
De l'amydon , des gommes adraganth & Arabique, de l'iris de Florence , du magiftère de foufre , aa.   ℥ ij.
Des fleurs de pavot champêtre ,   ʒ j. ß.
Des fleurs de benjoin ,   Ə j.
Du baume de foufre anifé ,   goutt. x.
Avec le mucilage de gomme adraganth tiré dans l'eau de pavot Rhœas , faites des trochifques qui feront féchés à l'ombre.

℞ Radicum helenii ficcarum ,   ℥ ij.
Amyli , gummi tragacanthi & Arabici , ireos Florentinæ ,   magifterii fulphuris , aa.   ℥ ij.
Florum papaveris erratici ,   ʒj. ß.
Florum benzoïni ,   Ə j.
Balfami fulphuris anifati ,   gutt. x.
Cum mucagine gummi tragacanthi in aquâ papaveris rhœados extractâ fiant trochifci in umbrâ ficcandi.

REMARQUES.

On pulvérifera enfemble les racines d'aunée & les fleurs de coquelicot féches ; d'une autre part, l'amydon ; d'une autre part, les gommes , dans un mortier chaud : on mêlera les poudres avec la fleur de benjoin , le magiftère de foufre & le baume de foufre anifé ; on corporifiera le tout avec ce qu'il faudra de mucilage de gomme adraganth tiré en eau de coquelicot , pour faire une maffe dont on formera des trochifques , & on les mettra fécher à l'ombre.

Ils font propres pour l'afthme , pour exciter le crachat , pour le rhume invétéré , pour les ulcères du poumon & de la poitrine : La dofe en eft depuis un fcrupule jufqu'à une dragme.   Vertus.

Dofe.

Trochifques de Baies de Myrte.	Trochifci de Baccis Myrti.

℞ Des myrtilles ou baies de myrte , ℥ iv.
Des fleurs de fumach , de l'écorce de tamarifc , de gland de chêne , du bol oriental , de l'amydon , aa.   ʒ x.
Des noix de galles & des balauftes ,   ʒ v.
Du bdellium ,   ʒ j.
Avec le mucilage de gomme adraganth tiré de l'eau de myrte , faites des trochifques f. a.

℞ Myrtillorum ,   ℥ iv
Florum fumach , corticis tamarifci , glandis quercinæ , boli orientalis , amyli , aa.   ʒ x.
Gallarum , balauftiorum , aa.   ʒ v.
Bdellii ,   ʒ j.
Cum mucagine gummi tragacanthi in aquâ myrti extractâ fiant trochifci f. a.

REMARQUES.

On pulvérifera enfemble les noix de galle ; les balauftes , les myrtilles, le gland mondé de fon écorce, l'écorce de tamarifc & la fleur de fumach ; d'une autre part, l'amydon & le bol ; d'une autre part, le bdellium ; on mêlera les poudres avec une quantité fuffifante de muciiage de gomme adraganth tiré en eau de myrte ; on fera une maffe dont on formera des trochifques.

Vertus.
Dofe. Ils font propres pour arrêter le vomiffement, lè cours de ventre & les hémorrhagies : La dofe en eft depuis un fcrupule jufqu'à une dragme.

### Trochifques de Kermès.	### Trochifci Kermefini.

2 Des grains de kermès , ʒ ij.
De la raclure de corne de cerf , de l'écorce de citron , du fantal rouge , du corail préparé , du fuccin , du diaphorétique minéral , des troncs de vipères fecs , aā. ʒ ij.
Formez-en des trochifques avec le fyrop de kermès.

2 *Granarum kermes ,* ʒ ij.
Rafuræ cornu cervi , corticis citri , fantali rubri , coralli præparati , fuccini , diaphoretici mineralis , truncorum viperarum ficcatornm , aā. ʒ ij.
Cum fyrupo kermefino fiant trochifci f a.

REMARQUES.

On pulvérifera enfemble les grains de kermès , la corne de cerf rapée , l'écorce de citron féche , le fantal , le fuccin & les vipères féches coupées par-petits morceaux ; on mêlera la poudre avec le diaphorétique minéral & le corail préparé ; on corporifiera le mélange avec ce qu'il faudra de fyrop de kermès , pour faire une maffe folide , dont on formera des trochifques qu'on mettra fécher à l'ombre.

Vertus.
Dofe. Ils font propres pour fortifier l'eftomac , pour purifier le fang , pour empêcher l'avortement ou l'accouchement avant terme : La dofe en eft depuis un fcrupule jufqu'à une dragme & demie.

Le reméde ordinaire des Matrones pour les femmes groffes, qui croient têtre bleffées , eft des grains de kermès fecs qu'elles font prendre en poudre dans un œuf ; ces grains poroient produire un affez bon effet en fortifiant les parties débilitées , fi en fe féchant il ne s'étoit diffipé le meilleur de leur fubftance en petits vers , car il ne refte qu'une écorce de peu de vertu, mais quand on aura ajoûté les autres ingrédients contenu dans cette defcription , on aura lieu d'en attendre un bon effet, pourvû d'ailleurs qu'on ait foin de faire tenir la femme couchée pendant quelques jours les jambes un peu élevées , afin que la matrice ne foit point fatiguée par le fardeau.

Il ne faut pas dans ces accidents fe fervir des remédes fortifiants âcres, falins , ni trop fpiritueux, de peur de liquéfier trop le fang , & de pouffer en bas ce qui pourroit être déja ébranlé ; on doit employer les fortifiants tempérés, & qui ayant de l'aftriction refferrent les fibres de la matrice.

### Trochifques de Souchet , de Méfué.	### Trochifci de Cypero , Mefue.

2 De la racine de fouchet long, de l'écorce de citron féche, du maftic , du jonc odorant, du fpica nard , de la cannelle, des myrobolans embliques , des fommités de myrte , aā. ʒ ij. Ə ij.
Du gingembre , du cardamome , de la noix mufcade , des cubébes , du macis , du girofle , des trochifques de *gallia mofchata* & de la gomme Arabique , aā. Ə iv.

2 *Radicis cyperi longi , corticum citri ficcarum , maftiches , fchœnanthi , fpica nardi, cinnamomi. myrobalanorum emblicorum , fummitatum myrti . aā* ʒ ij. Ə ij.
Zingiberis , cardamomi , nu is mofchatæ , cubebarum . macis , caryophyllorum , trochifcorum gallia mofchatæ , gummi Arabici , aā. Ə iv.
Faites-

.Faites-en des trochifques avec du miel de rai-   *Cum melle paſſulato fiant trochifci ſ. a.*
fins ſ. a.

On pulvérifera enfemble la gomme Arabique & le maſtic ; d'un autre part, les
ttochifques de *gallia moſchata* ; d'une autre part, les autres drogues toutes enfemble ; on mêlera les poudres , & l'on corporifiera le mélange avec ce qu'il faudra de
miel de raiſins , pour faire une maſſe folide dont on formera des trochifques.

Ils fortifient l'eſtomac, ils aident à la digeſtion , ils corrigent la mauvaiſe bouche : La doſe en eſt depuis un fcrupule juſqu'à une dragme.

Méſué demande qu'avant d'uſer de ces trochifques on ait nettoyé le corps par le
vomiſſement & par la purgation du ventre ; cette précaution eſt bien raiſonnable ,
car tant que l'eſtomac eſt rempli d'humeurs, ou qu'il reçoit des vapeurs mé-
chantes de quelque corruption contenue dans les autres viſcères , il ne peut pas
être fortifié.

Ces trochifques fe conferveroient fans s'humecter, ſi au lieu du miel de raiſins
dont on fe fert pour les corporifier , on employoit le mucilage de gomme adraganth fait dans une décoction de raiſins.

Vertus.
Doſe.

CHAPITRE VIII.

Des Pilules.

PILULA eſt un diminutif de *pila* , *quaſi parva pila* , parce qu'on forme
les pilules en petites boules.

Les Grecs les ont nommées *catapotia* , du Verbe καταπίω, *id eſt, devoro,* à
caufe qu'on les avale fans les mâcher.

Elles ont été inventées pour deux raiſons principales.

La premiére , afin qu'en cette forme l'on puiſſe faire prendre facilement plufieurs remédes qui feroient infupportables au goût, s'ils étoient pris d'une autre
maniére , comme l'aloës, la coloquinte , l'agaric, la térebenthine ; ou qui s'attache-
roient aux dents & les pourroient ébranler , comme le fublimé doux & les autres
préparations de mercure : il ne fe trouve même que trop de malades qui ont tant
de délicateſſe pour tout ce qui s'appelle *reméde* , qu'ils n'en peuvent prendre , ſi
peu défagréables qu'ils foient , s'ils ne font réduits en pilules.

La feconde , afin que le reméde étant pris fec demeure davantage dans les viſcères , & qu'il ait plus de temps pour communiquer fa vertu aux parties éloignées , comme aux jointures & à la tête.

La plus grande partie des pilules font purgatives, mais il y en a auſſi d'altérantes , de roboratives , d'aſtringentes , de fomnifères , de diaphorétiques , d'apéritives , d'hyſtériques , de céphaliques , de béchiques , d'arthritiques.

On conferve les pilules autrement que les trochifques , car au lieu qu'on forme
les trochifques dès que la maſſe eſt faite , afin de les laiſſer fécher , on garde la maſſe
des pilules, afin que les différentes drogues , dont elle eſt compofée , fermentent
enfemble, & l'on fe réferve à les former fur le champ , à mefure qu'on en a befoin.

Mais il faut remarquer que, quand la maſſe des pilules a été faite avec des fucs, ou
avec d'autres liqueurs fans fucre ni miel , elle durcit ſi fort quelque temps après ,
qu'on eſt obligé de la mettre en poudre, & de la malaxer de nouveau avec une liqueur pour en former des pilules, ce qui arrive , parce que les liqueurs fe corpori-

Étymolo-
gie.

Pourquoi
les Pilules
ont été in-
ventées.

Différen-
ce des Pi-
lules.

De la con-
fiftance
que doi-
vent avoir
les Pilules.

fient exactement & se desséchent sans se réhumecter. Quand au contraire l'on s'est servi d'un syrop ou d'un miel, la masse ne peut se dessécher si fort, parce que le miel & le syrop contiennent beaucoup de sels qui prennent facilement l'humidité de l'air, ce qui entretient cette composition dans la consistance qu'elle doit avoir.

Il est plus avantageux que la masse des pilules se conserve mollette, que trop dure, parce que la fermentation se fait beaucoup mieux dans l'humide que dans le sec.

Comme les pilules pourroient donner un mauvais goût en passant par le palais, on les enveloppe, tantôt avec du pain à chanter mouillé, tantôt avec des feuilles d'or ou d'argent, tantôt avec des confitures, tantôt avec du pain de la soupe.

Pilules Cochées majeures, de Rhasis.	*Pilulæ Cocciæ majores, Rhasis.*
♃ Du meilleur turbith & du stœchas Arabique, aã, ℥ v.	♃ *Turbith optimi, stæchados Arabicæ, aã.* ℥ v.
De la coloquinte, ℥ iij. ℈ j.	*Colocynthidis,* ℥ iij. ℈ j.
De la scammonée, ℥ ij. ß.	*Scammonii,* ℥ ij. ß.
De la poudre d'hiera-picra de Rhasis, ℥ j.	*Pulveris hiera picra descriptionis Rhasis,* ℥ j.
Faites-en une masse de pilules avec le syrop de stœchas, ou avec le suc d'absinthe.	*Cum syrupo stæchados, vel succo absinthii forma massam.*

R E M A R Q U E S.

On pulvérisera ensemble le turbith, le stœchas & la coloquinte mondée & incisée menu; d'une autre part, on mettra en poudre la scammonée; on mêlera les poudres avec celle de hiera-piera; & avec ce qu'il faudra de syrop de stœchas, ou de suc d'absinthe, on fera une masse de pilule.

Vertus.
Dose. Elles purgent toutes les humeurs, mais principalement la pituite; c'est pourquoi l'on s'en sert pour purger le cerveau : La dose en est depuis un scrupule jusqu'à une dragme.

Les purgatifs de cette composition sont le turbith, la coloquinte, la scammonée, & la poudre de hiera-picra.

℈ j. Un scrupule des pilules cochées majeures contient de turbith quatre grains, de coloquinte un peu moins de trois grains, de scammonée deux grains, de poudre de hiere environ un grain.

℥ ß. Demi-dragme des pilules cochées contient de turbith six grains, de coloquinte quatre grains, de scammonée trois grains, de poudre de hiere environ un grain & demi.

℈ ij. Deux scrupules des pilules contiennent de turbith huit grains, de coloquinte un peu moins de six grains, de scammonée quatre grains, de poudre de hiere un peu moins de deux grains.

℥ j. Une dragme de pilules contient de turbith demi-scrupule, de coloquinte huit grains, de scammonée six grains, de poudre de hiere un peu moins de trois grains.

D'où vient le nom de Coccia. Le nom de *coccia* vient de *coccos* qui signifie grain : il a été adapté à ces pilules à cause qu'on les fait en forme de grains; elles sont dites majeures, parce qu'elles sont plus composées que les autres qui suivent, mais elles n'en valent pas mieux.

Le stœchas a été mis dans cette composition pour fortifier le cerveau contre l'action des purgatifs, mais si l'on considère bien l'effet des purgatifs, & celui des remédes fortifiants, on reconnoîtra aisément qu'il y a une contre-indication à les mêler; car en faisant prendre le purgatif, on a dessein de raréfier ou de dissoudre les humeurs, ce qui ne se peut faire qu'en irritant & relâchant les parties; au contraire, en y mêlant des remédes fortifiants, on veut affermir les fibres de ces parties,

& empêcher par conféquent que les humeurs ne foient détachées, ce qui fe contredit ; il faut tout un, ou tout autre.

Je ne crois pas à la vérité que le ftœchas puiffe fortifier le cerveau pendant l'action des purgatifs, c'eft une digue trop foible pour réfifter à ce torrent, je l'eftime inutile dans cette compofition.

Si l'on veut en faire prendre avec quelque utilité, il faut que ce foit les jours qui fuivent la purgation, il pourra alors fortifier le cerveau, parce qu'il n'y aura rien qui interrompe fon action ; j'en dis de même des effences que plufieurs Difpenfaires fubftituent au ftœchas pour le même deffein.

Le turbith eft purgatif, mais il ne purge qu'avec tranchées, *purgat turbando* ; fi on lui fubftituoit le jalap, les pilules agiroient avec moins de tranchées.

On devroit employer ici l'aloës à la place de la poudre de hiera-picra, car cette poudre n'eft compofée que d'aloës mêlé avec quelque peu d'ingrédients inutiles en cette occafion, comme de cannelle, de maftic, de cabaret, de fpica nard, de fantal citrin, de fafran.

On pourroit ajoûter dans la compofition de ces pilules quelques dragmes de tartre foluble, pour hâter leur action, en corrigeant les purgatifs & empêchant qu'ils n'excitent des tranchées : voici comme je voudrois réformer ces pilules.

Pilules Cochées majeures, Réformées.		Pilulæ Cocciæ majores, Reformatæ:	
♃ De la racine de jalap,	ʒ vj.	♃ *Radicis jalapii,*	ʒ vj.
Des trochifques alhandal,	ʒ ß.	*Trochifcorum alhandal,*	ʒ ß.
De la fcammonée,	ʒ iij.	*Scammonii,*	ʒ iij.
Du tartre foluble,	ʒ ij.	*Tartari folubilis,*	ʒ ij.
De l'aloës,	ʒ j.	*Aloës,*	ʒ j.

Pulvérifez le tout, & le mêlez, puis avec le fyrop de fleurs de pêcher faites-en une maffe de pilules.

Pulverentur omnia, mifceantur & cum f. q. fyrupi de floribus mali perfica fiat maffa pilularum.

Pilules Cochées mineures, ou Admirables.	Pilulæ Cocciæ minores, feu Mirabiles.
♃ De l'aloës fuccotrin, de la fcammonée choifie, & des trochifques alhandal, de chacun parties égales.	♃ *Aloës foccotrina, fcammonii electi, trochifcorum alhandal, ãã. partes æquales.*
Faites-en une maffe de pilules avec le fyrop de rofes compofé d'agaric.	*Cum fyrupo rofarum compofito cum agarico fiat maffa pilularum.*

REMARQUES,

On pulvérifera fubtilement enfemble l'aloës & la fcammonée dans un mortier oint de quelques gouttes d'huile d'amandes douces ; d'une autre part, on mettra en poudre les trochifques alhandal ; on mêlera les poudres, & on les corporifiera avec ce qu'il faudra de fyrop de rofes compofé avec l'agaric pour faire une maffe de pilules.

Elles font propres pour purger toutes les humeurs ; on s'en fert particuliérement quand on veut purger le cerveau : La dofe en eft depuis demi-fcrupule jufqu'à deux fcrupules.

Tout eft purgatif dans cette compofition.

Demi-fcrupule des pilules cochées mineures contient d'aloës, de fcammonée & de trochifques alhandal, de chacun trois grains.

Vertus.
Dofe.

℈ ß.

℈ j. Un fcrupule des pilules contient d'aloës, de fcammonée & de trochifques alhandal, de chacun fix grains.

℥ ß. Demi-dragme des pilules contient d'aloës, de fcammonée & de trochifques alhandal, de chacun neuf grains.

℈ ij. Deux fcrupules des pilules contiennent d'aloës, de fcammonée & de trochifques alhandal, de chacun demi-fcrupule.

Ces pilules font appellées *admirables* à caufe de leurs grands effets. On fait entrer ordinairement dans leur compofition la poudre de hiere fimple, mais parce qu'elle eft prefque toute aloës, & que les autres ingrédients qui y entrent ne font point purgatifs, j'ai trouvé à propos de fuivre quelques Difpenfaires qui mettent en fa place l'aloës fuccotrin.

Il eft affez indifférent quel fyrop on emploie pour réduire les poudres en maffe, pourvû qu'il foit convenable. Les uns demandent le fyrop de ftœchas, les autres le fyrop de rofes, les autres le fuc d'abfinthe, il y en a même qui veulent l'élixir de propriété. Ce n'eft pas la liqueur, avec laquelle on malaxe les pilules, qui peut leur donner une grande vertu, car fi l'on confidère ce qu'il en entre à chaque prife, on verra que la quantité eft trop petite pour produire quelque effet : ainfi quand on n'aura point de fyrop de rofes avec l'agaric, on peut fe fervir d'un autre fyrop purgatif.

Quant à l'élixir de propriété, je le trouve peu propre à bien lier les poudre, & à entretenir une jufte confiftance dans la maffe.

On demande dans plufieurs defcriptions de ces pilules des effences céphaliques & ftomacales, comme celles de ftœchas, de lavande, de girofle, mais je les trouve inutiles, par les raifons que j'ai dites en la defcription précédente.

Pilules d'Agaric.	*Pilulæ de Agarico.*
♃ De l'agaric très-blanc, du turbith choifi, & de la poudre d'hiera-picra fimple, aā. ℥ ß.	♃ *Agarici albiſſimi, turbith electi, pulveris hieræ picræ fimplicis, aā.* ℥ ß.
Des trochifques alhandal & de la farcocole, aā. ℥ ij.	*Trochifcorum alhandal, farcocollæ, aā.* ℥ ij.
De la racine d'iris, des feuilles de marrube blanc, & de la myrrhe choifie, aā. ℥ j.	*Radicis ireos, foliorum praſſii albi, myrrhæ electæ, aā.* ℥ j.
Faites-en une maffe de pilules avec du vin cuit.	*Cum fapâ compone maſſam.*

R E M A R Q U E S.

On rapera l'agaric, & on le pulvérifera avec le turbith, les trochifques alhandal, l'iris & le marrube blanc ; d'une autre part, on mettra en poudre enfemble la farcocolle & la myrrhe ; on mêlera ces poudres avec celle de hiera-picra, & avec une quantité fuffifante de fapa ou vin cuit, on corporifiera le mélange pour en faire une maffe folide qu'on gardera, & l'on en formera des pilules au befoin.

Vertus. Elles purgent principalement la pituite craffe du cerveau, & des autres parties du corps.

Dofe. Elles font propres pour les Afthmatiques : La dofe en eft depuis un fcrupule jufqu'à quatre.

Les drogues purgatives & effentielles de cette compofition font l'agaric, le turbith, la poudre de hiere, & les trochifques alhandal.

℈ j. Un fcrupule des pilules d'agaric contient d'agaric, de turbith & de poudre de hiere, de chacun quatre grains ; de trochifques alhandal deux grains.

℥ ß. Demi-dragme des pilules d'agaric contient d'agaric, de turbith & de poudre de hiere, de chacun fix grains ; de trochifques alhandal trois grains.

Deux scrupules des pilules d'agaric contiennent d'agaric, de turbith & de pou-   ℈ ij.
dre de hiere, de chacun six grains; de trochisques alhandal quatre grains.

Une dragme des pilules d'agaric contient de poudre de hiere simple, de turbith   ʒ j.
& d'agaric, de chacun demi-scrupule ; de trochisques alhandal six grains.

Quatre scrupules des pilules d'agaric contiennent d'agaric, de turbith & de pou-   ℈ iv.
dre de hiere, de chacun seize grains ; de trochisques alhandal huit grains.

Comme ces pilules prennent le nom de l'agaric, on devroit y en employer davantage.

On pourroit substituer l'aloës succotrin à la poudre de hiere.

La sarcocolle, la myrrhe, & le marrube, sont des drogues fort inutiles ici ; je serois d'avis qu'on les retranchât, & qu'on mît en leur place quelques dragmes de tartre soluble pour corriger les purgatifs, & principalement le turbith qui donne ordinairement des tranchées : voici comme je voudrois réformer ces pilules.

Pilules d'Agaric, Réformées.	*Pilulæ de Agarico, Reformatæ.*
♃ De l'agaric très-blanc, ʒ j.	♃ *Agarici albissimi,* ʒj.
De l'aloës & du turbith choisi, aã. ʒ ß.	*Aloës, turbith electi,* aã. ʒ ß.
Des trochisques alhandal & du tartre solu-	*Trochiscorum alhandal, tartari solubi-*
ble, aã. ʒ ij.	*lis, aã.* ʒ ij.
De la racine d'iris de Florence, ʒ j.	*Radicis ireos Florentinæ,* ʒ j.
Avec s. q. de syrop de roses composé d'aga-	*Cum s. q. syrupi rosati compositi cum*
ric faites une masse de pilules.	*agarico fiat massa pilularum.*

Pilules Dorées, de Nic. Alexandrin.	*Pilulæ Aureæ, Nicolai Alexandrini.*
♃ De l'aloës succotrin & du diagréde, aã. ʒ v.	♃ *Aloës soccotrinæ, diacrydii,* aã ʒ v.
Des roses rouges, de la semence d'ache, aã.	*Rosarum rubrarum, seminum apii,* aã.
ʒ ij. ß.	ʒ ij. ß.
Des semences d'anis & de fenouil, ʒ j. ß.	*Seminum anisi & fœniculi,* aã. ʒ j. ß.
De la poudre d'hiera-picra, du safran & des	*Pulveris hieræ picræ, croci, trochisco-*
trochisques alhandal, aã. ʒ j.	*rum alhandal,* aã. ʒ j.
Faites en une masse de pilules avec le mucila-	*Cum mucagine gummi tragacanthi fiat*
ge de gomme adraganth.	*massa pilularum.*

R E M A R Q U E S.

On pulvérisera ensemble les roses, les semences, le safran, les trochisques ; d'une autre part, l'aloës & le diagréde : on mêlera les poudres avec celles de hiere, on corporifiera le mélange avec ce qu'il faudra de mucilage de gomme adraganth, & l'on fera une masse qu'on gardera pour en former des pilules au besoin.   Vertus. Dose.

Elles purgent toutes les humeurs : La dose en est depuis un scrupule jusqu'à une dragme.

Les ingrédients purgatifs & essentiels, qui entrent dans cette composition, sont l'aloës, le diagréde, la poudre de hiere, & les trochisques alhandal.

Un scrupule des pilules dorées contient d'aloës & de diagréde, de chacun un   ℈ J.
peu moins de cinq grains ; de poudre de hiere & de trochisques alhandal, de chacun un grain.

Demi-dragme des pilules dorées contient d'aloës & de diagréde, de chacun   ʒ ß.
sept grains ; de poudre de hiere & de trochisques alhandal, de chacun un grain & demi.

Deux scrupules des pilules dorées contiennent d'aloës & de diagréde, de   ℈ ij.

chacun un peu moins de dix grains ; de poudre de hiere , & de trochifques alhandal , de chacun deux grains.

℥ j.   Une dragme des pilules dorées contient d'aloës & de diagréde , de chacun quatorze grains ; de poudre de hiere , & de trochifques alhandal , de chacun trois grains.

Ces pilules font furnommées *dorées* , parce qu'on a prétendu que le fafran leur donnoit une couleur approchante de celle de l'or , mais la couleur noir de l'aloës prévaut par-deffus celle du fafran , ce qui eft de nulle conféquence.

Les rofes & les femences font bien inutiles dans cette compofition , on pourroit les retrancher.

Il n'eft pas néceffaire non plus d'employer ici la poudre de hiere , qui eft prefque toute aloës , puifqu'il en entre d'ailleurs dans les pilules.

Le mucilage de gomme adraganth fait durcir la maffe des pilules en peu de temps, & l'on eft obligé de la malaxer de nouveau avec quelque liqueur , quand on veut former des pilules ; on peut remédier à cet inconvénient en y mêlant quelques dragmes de tartre foluble , & fubftituant au mucilage le fyrop de rofes folutif : voici donc comme je voudrois réformer cette compofition.

Pilules Dorées , Réformées.	*Pilulæ Aureæ , Reformatæ.*
♃ De l'aloës fuccotrin , ℥ vj.	♃ *Aloës foccotrinæ ,* ℥ vj.
De la fcammonée , ℥ v.	*Scammonii ,* ℥ v.
Du tartre foluble , ℥ ij.	*Tartari folubilis ,* ℥ ij.
Des trochifques alhandal & du fafran, aã. ℥ j.	*Trochifcorum alhandal, croci, aã.* ℥ j.
Faites-en une maffe de pilules avec ce qu'il faudra de fyrop de rofes folutif.	*Cum f. q. fyrupi rofati folutivi fiat maffa pilularum.*

Pilules de Turbith Dorées , de Méfué.	*Pilulæ de Turpetho Aureæ , Mefue.*
♃ De l'aloës fuccotrin , ℥ j. ß.	♃ *Aloës foccotrinæ ,* ℥ j. ß.
Des myrobolans , ℥ x.	*Myrobalanorum citrinorum ,* ℥ x.
Du turbith , ℥ vij.	*Turpethi ,* ℥ vij.
Du maftic & de rofes rouges , aã. ℥ vj.	*Maftiches , rofarum rubrarum , aã.* ℥ vj.
Du fafran , ℥ ß.	*Croci ,* ℥ ß.
Faites-en une maffe de pilules avec le fuc d'abfinthe.	*Cum fucco abfinthii fiat maffa pilularum f. a.*

REMARQUES.

On pulvérifera enfemble les myrobolans , le turbith & les rofes ; d'une autre part , on mettra en poudre le fafran , après l'avoir fait féchet à une lente chaleur entre deux papiers ; d'une autre part, le maftic dans un mortier au fond duquel on aura mis quelques gouttes d'eau ; d'une autre part, l'aloës dans un mortier oint au fond de quelques gouttes d'huile d'amandes : on mêlera les poudres & on les incorporera avec du fuc d'abfinthe tiré par expreffion & épaiffi fur le feu en confiftance de fyrop , on fera une maffe folide qu'on gardera pour en former des pilules au befoin.

Vertus.   Elles purgent & fortifient l'eftomac ; elles font propres pour la colique , pour

Dofe.   exciter les mois aux femmes : La dofe en eft depuis un fcrupule jufqu'à une dragme & demie.

Les drogues purgatives & effentielles de cette compofition font l'aloës , les myrobolans & le turbith.

Un scrupule des pilules de turbith dorées contient d'aloës six grains, de myrobolans cinq grains, de turbith trois grains & le quart d'un grain. ℈ j.

Demi-dragme des pilules contient d'aloës neuf grains, de myrobolans sept grains & demi, de turbith cinq grains. ℥ ß.

Deux scrupules des pilules contiennent d'aloës douze grains, de myrobolans dix grains, de turbith six grains & demi. ℈ ij.

Une dragme des pilules contient d'aloës dix-huit grains, de myrobolans quinze grains, de turbith dix grains. ʒ j.

Quatre scrupules de pilules contiennent d'aloës un scrupule, de myrobolans vingt grains, de turbith treize grains. ℈ iv.

Une dragme & demi des pilules contient d'aloës vingt-sept grains, de myrobolans vingt-deux grains & demi, de turbith quinze grains. ʒ j ß.

Ces pilules sont nommées *dorées* par la même raison que les précédentes.

Le mastic & les roses sont inutiles ici, je voudrois les retrancher & mettre en leur place quelques dragmes de tartre soluble pour raréfier la substance visqueuse de turbith qui s'attache aux viscères & y cause des tranchées. Voici comme je serois d'avis qu'on réformât cette composition.

Pilules de Turbith Dorées, *Réformées.*		*Pilulæ Turpethi Aureæ,* Reformatæ.	
♃ De l'aloës succotrin,	ʒ j. ß.	♃ *Aloës soccotrinæ,*	ʒ j. ß.
Des myrobolans citrins,	ʒ x.	*Myrobalanorum citrinorum,*	ʒ x.
Du turbith,	ʒ j.	*Turpethi,*	ʒ j.
Du safran & du tartre soluble, aã.	ʒ iij.	*Croci & tartari solubilis,* aã.	ʒ iij.
Faites-en une masse de pilules avec le syrop d'absinthe.		*Cum syrupo absinthii fiat massa pilularum.*	

Pilules de Hiere simple, de Galien.		Pilulæ Hieræ Simplicis, Galeni.	
♃ Du meilleur aloës,	ʒ iij. ʒ j.	♃ *Aloës optimæ,*	ʒ iij. ʒ j.
De la cannelle, du xylobalsame ou à son défaut des rejettons de lentisque; du cabaret, du *spica Indica*, du safran & du mastic, aã. ʒ j. ß.		*Cinnamomi, xylobalsami aut succedanei ejus succulorum lentisci; asari, spicæ Indicæ, croci & mastiches,* aã. ʒ j. ß.	
Faites-en une masse de pilules avec le miel rosat.		*Cum melle rosato paretur massa usui reponenda.*	

R E M A R Q U E S.

On pulvérisera ensemble le bois de baume, ou à son défaut les rejettons de lentisque, la cannelle, le cabaret, le spica nard & le safran : d'une autre part, on mettra en poudre ensemble l'aloës & le mastic ; on mêlera les poudres & on les incorporera avec ce qu'il faudra de miel rosat pour faire une masse qu'on gardera, & l'on en formera des pilules au besoin.

Elles purgent les humeurs bilieuses & pituiteuses de l'estomac & des intestins, elles excitent les mois aux Femmes : La dose en est depuis un scrupule jusqu'à une dragme. Il est bon de manger immédiatement après les avoir prises. Vertus. Dose.

Ces pilules sont composées des mêmes ingrédients que la hiera picra, & elles ne diffèrent d'avec cet électuaire qu'en consistance, l'aloës est ce qui fait leur vertu ; les autres ingrédients qui y entrent n'y ont été mis que pour corriger ce mixte, & pour fortifier l'estomac contre les picotements ou tranchées qu'il y excite ; mais ces drogues, qui sont spiritueuses & salines, doivent plûtôt augmenter

l'âcreté de l'aloës que de diminuer ; le meilleur correctif qu'on puisse lui donner
est de manger aussi tôt qu'on l'a pris, afin que l'aliment, qui est en pâte dans l'estomac, lie & émousse les pointes du sel de ce purgatif, & l'empêche d'exciter une
fermentation si violente.

Puis donc qu'il n'y a que l'aloës qui soit utile dans ces pilules, on se seroit bien
passé de cette description, on n'a qu'à se servir de l'extrait d'aloës que j'ai
décrit dans mon Livre de Chymie, il fera les effets qu'on attend des pilules
de hiere simple, & il agira mieux, parce qu'il n'est point embarrassé d'ingrédients inutiles.

L'aloës est propre pour provoquer les mois aux Femmes, parce qu'il raréfie beaucoup le sang, il excite aussi les hémorrhoïdes ; ceux qui sont sujets au crachement
de sang & aux autres hémorrhagies fâcheuses, doivent s'en abstenir.

Pilules de Hiere composées *d'Agaric.*	Pilulæ Hieræ compositæ cum Agarico.

♃ De la poudre de hiere simple,	℥ j. ß.	♃ *Pulveris hieræ simplicis,*	℥ j. ß.
Des trochisques d'agaric,	℥ ß.	*Agarici trochiscati,*	℥ ß.
Faites-en une masse de pilules avec le miel rosat.		*Cum melle rosato fiat massa pilularum.*	

R E M A R Q U E S.

On pulvérisera les trochisques d'agaric, & on les mêlera avec la poudre
de hiere simple, on corporifiera le mélange avec ce qu'il faudra de miel rosat
pour en faire une masse solide qu'on gardera, & l'on en formera des pilules au
besoin.

Vertus.
Dose.
Elles purgent la pituite du cerveau & des viscères ; on s'en sert dans l'apoplexie, dans l'épilepsie, dans la léthargie : La dose en est depuis un scrupule
jusqu'à quatre.

On peut substituer l'aloës à la poudre de hiere simple ; l'agaric purge le cerveau
parce que ses parties étant volatiles & sèches, elles s'élévent facilement à la tête, &
elles y excitent leur fermentation de purgatif en raréfiant la pituite.

Pilules de Hiere composées, *de Nic. Alexandrin.*	Pilulæ de Hierâ Compositæ, Nic. Alexandrini.

♃ De l'aloës succotrin, ℥ j.	♃ *Aloës soccotrinæ,* ℥ j.
De la cannelle, du spica nard, du meilleur safran, du jonc odorant, du cabaret, du xylobalsame ou des rejettons de lentisque, de la casse odorante, du carpobalsame, de la semence de violettes, de l'absinthe majeure, de l'épithyme, de l'agaric blanc, des roses rouges, du meilleur turbith, de la coloquinte & du mastic, aā. ʒ ß.	*Cinnamomi, spicæ nardi, croci optimi, schænanthi, asari, xylobalsami vel surculorum lentisci, cassiæ ligneæ, carpobalsami, seminis violarum, absinthii majoris, epithymi, agarici albi, rosarum rubrarum, turbith optimi, colocynthidis, mastiches, aā. ʒ ß.*
Faites en une masse de pilules avec le miel rosat.	*Cum melle rosato fiat massa.*

R E M A R Q U E s.

On pulvérisera l'aloës & le mastic séparément, & le reste des drogues ensemble,
on mêlera les poudres, & avec ce qu'il faudra de miel rosat on fera une masse solide
qu'on gardera pour en former des pilules au besoin.

Vertus.
Dose.
Elles sont estimées propres pour purger le cerveau, l'estomac & les jointures : La
dose en est depuis un scrupule jusqu'à une dragme & demie.   Les

Les drogues purgatives & essentielles qui entrent dans cette composition, sont l'aloës, la semence de violettes, le cabaret, l'agaric, le turbith & la coloquinte.

Un scrupule des pilules de hiere composées contient d'aloës huit grains, de semence de violettes, de cabaret, d'agaric, de turbith & de coloquinte, de chacun demi-grain. ℈ j.

Demi-dragme des pilules contient d'aloës demi-scrupule, de semence de violettes, de cabaret, d'agaric, de turbith & de coloquinte, de chacun les trois quarts d'un grain. ʒ ß.

Deux scrupules des pilules contiennent d'aloës seize grains, de semence de violettes, de cabaret, d'agaric, de turbith & de coloquinte, de chacun un grain. ℈ ij.

Une dragme des pilules contient d'aloës un scrupule, de semence de violettes, de cabaret, d'agaric, de turbith & de coloquinte, de chacun un grain & demi. ʒ j.

Quatre scrupules des pilules contiennent d'aloës trente-deux grains, de semence de violettes, de cabaret, d'agaric, de turbith & de coloquinte, de chacun deux grains. ℈ iv.

Une dragme & demie des pilules contient d'aloës demi-dragme, de semence de violettes, de cabaret, d'agaric, de turbith & de coloquinte, de chacun deux grains & le quart d'un grain. ʒ j ß.

Il entre beaucoup de drogues inutiles dans cette composition, j'en voudrois retrancher ce qui n'est point purgatif, & mettre à la place quelques dragmes de tartre soluble, pour corriger l'action des purgatifs en empêchant qu'ils n'excitent des tranchées. Voici donc comme je serois d'avis de réformer la description.

Pilules de Hiere Composées, Réformées.	*Pilulæ de Hierâ Compositæ, Reformatæ.*
♃ De l'aloës succotrin, ℥ ij.	♃ *Aloës soccotorinæ,* ℥ ij.
Du tartre soluble, ʒ ij.	*Tartari solubilis,* ʒ ij.
♂ Du meilleur turbith, des trochisques alhandal, des semences de violettes, & du cabaret, ãã. ʒ j.	*Turbith optimi, trochiscorum alhandal, seminis violarum, asari, ãã.* ʒ j.
Avec le miel rosat, faites-en une masse de pilules, dont la dose sera depuis ℈ j. jusqu'à ʒ j.	*Cum s. q. mellis rosati fiat massa pilularum s. a.* *Dosis est à ℈ j. usque ad ʒ j.*

Pilules d'Aloës.	*Pilulæ de Aloe.*
♃ De l'extrait d'aloës, ℥ j.	♃ *Extracti aloës,* ℥ j.
Des trochisques d'agaric, ʒ iij.	*Agarici trochiscati,* ʒ iij.
Du mastic, ʒ ij.	*Mastiches,* ʒ ij.
De la poudre de l'électuaire *diamoschi dulcis,* ʒ ß.	*Pulveris electuarii diamoschi dulcis,* ʒ ß.
Faites-en une masse de pilules avec le vin d'Espagne ou de Malvoisie.	*Cum vino Malvatico vel Hispanico fiat massa.*

R E M A R Q U E S.

On pulvérisera chacun séparément l'extrait d'aloës, le mastic, l'agaric, on mêlera les poudres avec celle de *diamoschi dulcis,* & avec ce qu'il faudra de malvoisie ou de vin d'Espagne, on fera une masse de pilules qu'on gardera.

Elles purgent le cerveau, l'estomac & les autres parties : La dose en est depuis un scrupule jusqu'à une dragme & demie. Vertus, Dose.

Q q q

Les ingrédients purgatifs & essentiels des pilules sont l'extrait d'aloës & l'agaric trochisqué.

℈ j.   Un scrupule des pilules d'aloës contient d'extrait d'aloës huit grains & demi, d'agaric trochisqué trois grains & demi.

ʒ ß.   Demi - dragme des pilules d'aloës contient d'extrait d'aloës demi - scrupule & les trois quarts d'un grain, d'agaric trochisqué cinq grains & le quart d'un grain.

℈ ij.   Deux scrupules des pilules contiennent d'extrait d'aloës dix-sept grains, d'agaric trochisqué sept grains.

ʒ j.   Une dragme des pilules contient d'extrait d'aloës vingt-cinq grains & demi, d'agaric trochisqué dix grains & demi.

℈ iv.   Quatre scrupules des pilules contiennnent d'extrait d'aloës trente-quatre grains, d'agaric trochisqué quatorze grains.

ʒ j ß.   Une dragme & demie des pilules contient d'extrait d'aloës trente-huit grains & le quart d'un grain, d'agaric quinze grains & les trois quarts d'un grain.

Le mastic & la poudre de diamoschi sont inutiles dans cette composition, on pourroit les retrancher.

Il y a tant de ressemblance de ces pilules avec celles de hiere composées avec agaric, qu'on peut fort bien se passer des unes en ayant les autres.

Pilules d'Aloës & de Mastic, *de Nicolas Myrepsi.*	*Pilulæ de Aloë & Mastiche,* Nicolai Myrepsi.

♃ De l'aloës succotrin,	ʒ j.	♃ *Aloës soccotorinæ,*		ʒ j.
Du mastic,	ʒ ß.	*Mastiches,*		ʒ ß.
Du girofle & des roses rouges, aā.	ʒ j.	*Caryophyllorum, rosarum rubrarum,*		
Du safran & du diagréde, aā.	℈ ij.	*aā.*		ʒ j.
Faites-en une masse de pilules avec le suc d'absinthe, ou de fenouil.		*Croci, diacrydii, aā.*		℈ ij.
		Cum succo absinthii vel fœniculi fiat massa pilularum.		

R E M A R Q U E S.

On pulvérisera ensemble les girofles, les roses & le safran ; d'une autre part, on mettra en poudre ensemble l'aloës & le diagréde dans un mortier oint au fond de quelques gouttes d'huile d'amandes ; d'une autre part, on réduira en poudre le mastic dans un mortier humecté au fond d'une goutte d'eau ; on mêlera les poudres, & avec ce qu'il faudra de suc d'absinthe ou de fenouil, on les corporifiera en une masse solide qu'on gardera pour en former des pilules au besoin.

Vertus.   Elles purgent la bile & la pituite : La dose en est depuis un scrupule jusqu'à une
Dose.   dragme & demie.

Purgatifs.   Les drogues purgatives & essentielles de cette composition sont l'aloës & le diagréde.

℈ j.   Un scrupule des pilules d'aloës contient d'aloës neuf grains, & de diagréde les deux tiers d'un grain.

ʒ ß.   Demi- dragme des pilules contient d'aloës treize grains & demi, & de diagréde environ un grain.

℈ ij.   Deux scrupules des pilules contiennent d'aloës dix-huit grains, & de diagréde environ un grain & demi.

ʒ j   Une dragme des pilules contient d'aloës vingt-sept grains, & de diagréde environ deux grains.

℈ ,v.   Quatre scrupules des pilules contiennent d'aloës demi-dragme, & de diagréde environ deux grains & les deux tiers d'un grain.

Une dragme & demie des pilules contient d'aloës quarante grains & demi, & de diagréde environ trois grains.   ℥ j ß.

Le girofle, les rofes & le fafran font des drogues inutiles dans ces pilules, le maftic même n'y fert pas de grande chofe ; mais à caufe du nom de la compofition on l'y peut laiffer.

Le fuc d'abfinthe ou de fenouil donnera une bonne confiftance à la maffe dans le temps qu'on la fera ; mais fi on la garde, elle fe durcira enforte qu'il faudra la remettre en poudre & la malaxer avec de nouveau fuc pour en former des pilules : on peut remédier à ce petit accident en employant le fyrop d'abfinthe au lieu du fuc, parce que le fucre tiendra la maffe humide & maniable. Voici donc comme je voudrois qu'on réformât cette defcription.

Pilules d'Aloës & de Maftic, Réformées.		*Pilulæ de Aloë & Maftiche, Reformatæ.*	
♃ De l'aloës fuccotrin,	℥ ij.	*Aloes foccotorinæ,*	℥ ij.
Du maftic,	℥ ß.	*Maftiches,*	℥ ß.
Du diagréde,	Ꝺ iv.	*Diacrydii,*	Ꝺ iv.
Faites-en une maffe de pilules avec le fyrop d'abfinthe.		*Cum fyrupo abfinthii fiat maffa pilularum.*	

Pilules Angéliques.		*Pilulæ Angelicæ.*	
♃ De l'extrait d'aloës,	℔ ß.	♃ *Extracti aloïs,*	℔ ß.
De la rhubarbe,	℥ ß.	*Rhabarbari,*	℥ ß.
Des trochifques d'agaric,	ʒ ij.	*Agarici trochifcati,*	ʒ ij.
De la cannelle,	ʒ j.	*Cinnamomi,*	ʒ j.
Faites-en une maffe de pilules avec le miel rofat.		*Cum melle rofato fiat maffa pilularum.*	

REMARQUES.

On pulvérifera enfemble la rhubarbe, l'agaric & la cannelle, on mêlera la poudre avec l'extrait d'aloës & ce qu'il faudra de miel rofat pour faire une maffe folide qu'on gardera pour en former des grains ou petites pilules dans le befoin, on les appelle *grains angeliques*, ou *grains de vie*, à caufe de leurs vertus.   *Grains angéliques ou grains de vie.*

Elles purgent la bile & les autres humeurs, on les prend en mangeant : La dofe en eft depuis demi-fcrupule jufqu'à une dragme.   *Vertus. Dofe.*

On les prend pendant le repas, afin que le manger corrige l'action trop violente de l'aloës, comme j'ai dit ailleurs. La cannelle me femble fort inutile dans cette defcription.

* On trouve plufieurs préparations de pilules angéliques dans les Pharmacopées, & l'on en voit paroître fouvent de nouvelles manufcrites qui ont été inventées par des Particuliers, & qu'on garde précieufement comme des fecrets.

Toutes ces différentes recettes ont toûjours l'aloës pour bafe ; & les autres drogues, dont elles font compofées, n'y produifent pas un grand effet : entre ces defcriptions en voici une qui eft la plus eftimée dans le public.

Pulvérifez & mêlez enfemble fix onces d'aloës fuccotrin du plus pur, & quatre onces de belle myrrhe, mettez le mélange dans une terrine vernie, verfez deffus feize onces de fuc de chicorée fauvage dépuré, placez le plat fur un petit feu, la matiére fe liquéfiera & fe diffoudra, remuez-la fouvent avec une efpatule & en faites évaporer l'humidité jufqu'à confiftance de miel ; retirez alors la matiére de deffus

Qqq ij

le feu, & étant à demi-refroidie, incorporez-y exactement deux onces de safran & une once de rhubarbe réduite en poudre bien subtile, vous aurez une masse de pilules que vous garderez pour le besoin.

Pilules propres à prendre avant le repas, autrement dites Stomachiques, de Mésué.

Pilulæ ante Cibum, seu Stomachicæ, Mesue.

℞ Du meilleur aloës,   ℥ j ß.
Du mastic & des roses rouges, aā.   ℥ ß.
Avec le syrop d'absinthe faites-en une masse de pilules s. a.

℞ Aloës optimæ.   ℥ j. ß.
Mastiches & rosarum rubrarum, aā ℥ ß.
Cum syrupo absinthii fiat massa pilularum s. a.

REMARQUES.

On pulvérisera les ingrédients chacun séparément, on mêlera les poudres, on les corporifiera avec une suffisante quantité de syrop d'absinthe, pour faire une masse qu'on gardera, afin d'en former des pilules au besoin.

Elles purgent & ensuite elles fortifient l'estomac, elles excitent les mois aux femmes : La dose en est depuis demi-scrupule jusqu'à une dragme.

Ces pilules sont appellées *pilules de longue vie*, & par quelques-uns *pilules de Francfort*, on en prend à l'entrée du repas, depuis un scrupule jusqu'à demi-dragme.

Ces pilules sont surnommées *ante cibum*, parce qu'on les prend immédiatement avant le repas, cette circonstance est nécessaire, afin que le manger émousse dans l'estomac le sel âcre de l'aloës qui picotroit trop, & qui exciteroit des tranchées dans les entrailles.

On les nomme en François *pilules gourmandes* par la même raison, comme pour dire qu'il est nécessaire de les mêler avec les aliments stomachiques, parce qu'elles fortifient l'estomac après l'avoir purgé ; on les prend ordinairement en petite dose dans la soupe.

On se seroit bien passé de cette description, l'extrait d'aloës produit le même effet & avec plus de force, car les roses & le mastic qui entrent dans ces pilules ne peuvent servir qu'à diminuer la vertu de l'aloës, il est vrai que ces drogues pourroient, étant prises seules, fortifier l'estomac en resserrant ses fibres ; mais quand elles sont mêlées avec l'aloës qui est purgatif, elles ne peuvent en rien fortifier ce viscère, parce que leur astriction étant moins forte que le purgatif de l'aloës, elles ne sont pas capables de résister à la fermentation qui doit relâcher les fibres du ventricule pour en faire sortir des humeurs ; mais s'il se pouvoit faire que les roses & le mastic fortifiassent l'estomac pendant l'action du purgatif, il est vrai-semblable qu'une partie des humeurs qui doivent sortir de ce viscère, seroit retenue, & qu'ainsi l'on ne recevroit pas un si bon effet de l'aloës : au reste, il n'est pas besoin de mêler des remédes fortifiants avec l'aloës, il contient naturellement un soufre balsamique qui fortifie après que le sel a agi en purgeant ; si l'on veut faire prendre du mastic & des roses, il vaut mieux que ce soit après l'effet de l'aloës que pendant qu'il purge.

On doit remarquer aussi que ces ingrédients sont nuisibles dans les occasions où l'on donne des pilules d'aloës à dessein d'exciter les ordinaires, car ils peuvent empêcher par leur astriction que le remède ne fasse assez raréfier le sang pour ouvrir les veines de la matrice.

Autres Pilules Stomachiques, de Méſué.　　*Pilulæ aliæ Stomachicæ, Meſue.*

℞ Des myrobolans citrins, de l'aloës ſucco-
trin, du meilleur turbith, aā.　　　　℥ x.
　Des roſes rouges, du *ſpica Indica*, & du ma-
ſtic, aā.　　　　　　　　　　　　℥ ij. ß.
　De la ſemence d'anis,　　　　　　　℥ j. ß.
　Du ſel gemme & du ſafran, aā.　　　℥ j.
　Faites-en une maſſe de pilules avec le ſyrop
'abſinthe.

℞ *Myrobalanorum citrinorum, aloës
ſoccotorinæ, turbith optimi, aā.*　　℥ x.
　*Roſarum rubrarum, ſpicæ Indicæ, ma-
ſtiches, aā.*　　　　　　　　　　℥ ij. ß.
　Seminis aniſi,　　　　　　　　　℥ j. ß.
　Salis gemmæ, croci, aā.　　　　　℥ j.
　*Cum ſucco abſinthii forma maſſam
pilularum.*

REMARQUES.

On pulvériſera enſemble les myrobolans citrins, le turbith, les roſes, le ſpica nard, l'anis & le ſafran; d'une autre part, l'aloës & le maſtic; d'une autre part, le ſel gemme; on corporifiera ces poudres enſemble avec du ſuc d'abſinthe tiré par expreſſion & épaiſſi ſur un feu lent à conſiſtance de ſyrop pour en faire une maſſe qu'on gardera, & l'on en formera des pilules au beſoin.

Elles purgent la pituite & la bile, elles fortifient les viſcères : La doſe en eſt depuis un ſcrupule juſqu'à quatre.

Les ingrédiens purgatifs & eſſentiels de cette compoſition ſont les myrobolans, l'aloës & le turbith.

Un ſcrupule des pilules ſtomachiques contient de myrobolans citrins, d'aloës & de turbith, de chacun cinq grains.

Demi-dragme des pilules ſtomachiques contient de myrobolans citrins, d'aloës & de turbith, de chacun ſept grains & demi.

Deux ſcrupules des pilules ſtomachiques contiennent de myrobolans, d'aloës & de turbith, de chacun dix grains.

Une dragme des pilules contient de myrobolans, d'aloës & de turbith de chacun quinze grains.

Quatre ſcrupules des pilules contiennent de myrobolans, d'aloës & de turbith, de chacun vingt grains.

Ces pilules ont beaucoup de rapport avec les pilules de turbith dorées qui ont déja été rapportées, on peut fort bien ſe paſſer des unes quand on aura des autres.

Je ſerois d'avis qu'on retranchât de cette compoſition le maſtic, & l'anis, le ſafran, le ſpica nard & les roſes qui ſont ici des ingrédiens inutiles.

Meſué à décrit encore pluſieurs autres pilules ſtomachiques qui diffèrent peu de ces deux deſcriptions.

Vertus
Doſe.
Purgatif de la compoſi-
tion.
　　℈ j.

　　℥ ß.

　　℈ ij.

　　℥ j.

　　℈ iv.

Pilules Stomachiques, d'Alkind.　　*Pilulæ Stomachicæ, Alkindi.*

℞ De l'aloës ſuccotrin,　　　　　　℥ iv.
　Du meilleur turbith,　　　　　　℥ vij.
　De la rhubarbe choiſie,　　　　　℥ ß.
　Des myrobolans citrins, Indiques & chébu-
les, aā.　　　　　　　　　　　　℥ iij.
　Des roſes rouges & du maſtic, aā.　℥ ij.
　Du cardamome, du bois d'aloës, du ſantal
citrin, des cubébes, du girofle, du jonc odo-
rant, & de la noix muſcade, aā.　　℥ j.
　Avec le ſyrop d'abſinthe faites de tout cela une maſſe de pilules ſ. a.

℞ *Aloës ſoccotorinæ,*　　　　　℥ iv.
　Turbith optimi,　　　　　　　℥ vij
　Rhei electi,　　　　　　　　　℥ ß.
　*Myrobalanorum citrinorum, Indicorum,
chebulorum, aā.*　　　　　　　℥ iij.
　Roſarum rubrarum, maſtiches, aā.　℥ ij.
　*Cardamomi, ligni aloës, ſantali citri-
ni, cubebarum, caryophyllorum, ſchœ-
nanthi, nucis moſchatæ, aā.*　　℥ j.
　*Cum ſyrupo abſinthii fiat maſſa pilula-
rum ſ. a.*

R E M A R Q U E S.

On pulvérifera enfemble la mufcade, le fchœnanth, les girofles, le fantal, le bois d'aloës, le cardamome, les rofes, les myrobolans, le turbith & la rhubarbe ; d'une autre part, on mettra en poudre enfemble l'aloës & le maftic, on mêlera les poudres, & avec ce qu'il faudra de fyrop d'abfinthe, on fera une maffe qu'on gardera pour en former des pilules au befoin.

Vertus. Elles purgent les humeurs pituiteufes & bilieufes de la tête & des vifcères, elles fortifient l'eftomac & elles excitent l'appetit : **Dofe.** La dofe en eft depuis un fcrupule jufqu'à quatre.

Purgat. de la compofition. Les ingrédients purgatifs & effentiels qui entrent dans cette compofition font l'aloës, le turbith, la rhubarbe & les myrobolans.

Ɔ j. Un fcrupule des pilules ftomachiques contient d'aloës neuf grains, de turbith deux grains, de rhubarbe un grain & le demi quart d'un grain, de myrobolans citrins, Indiens & chébules, de chacun environ un grain.

ʒ ß. Demi-dragme des pilules contient d'aloës treize grains & demi, de turbith trois grains, de rhubarbe un grain & les deux tiers d'un grain, de myrobolans, de chacun environ un grain & demi.

Ɔ ij. Deux fcrupules des pilules contiennent d'aloës dix-huit grains, de turbith quatre grains ; de rhubarbe deux grains & un quart de grain, de myrobolans, de chacun environ deux grains.

Une dragme des pilules contient d'aloës vingt-fept grains, de turbith fix grains, de rhubarbe trois grains & le tiers d'un grain, de myrobolans, de chacun environ trois grains.

Ɔ iv. Quatre fcrupules des pilules contiennent d'aloës demi-dragme, de turbith huit grains, de rhubarbe quatre grains & demi, de myrobolans, de chacun environ quatre grains.

Il entre dans cette compofition beaucoup d'ingrédients qu'il feroit à propos de retrancher, parce que n'étant point purgatifs, ils ne font qu'empêcher l'action des principaux remédes ; je voudrois donc réformer ces pilules en la maniére fuivante.

Pilules Stomachiques, Réformées.	*Pilulæ Stomachicæ, Reformatæ.*
♃ De l'aloës fuccotrin, ʒ iv.	♃ *Aloës foccotorinæ,* iv.
Du turbith & des myrobolans citrins, aã. ʒ j.	*Turbith, myrobalanorum citrinorum,*
De la rhubarbe choifie, ʒ ß.	aã. ʒ j.
Du tartre foluble, ʒ ij.	*Rhei electi,* ʒ ß.
Avec ce qu'il faudra de fyrop d'abfinthe faites-en une maffe de pilules, dont la dofe fera depuis une fcrupule jufqu'à une dragme.	*Tartari folubilis,* ʒ ij.
	Cum fyrupi abfinthii q. f. fiat maffa pilularum, dofis erit à Ɔ j. ufque ad ʒ j.

R E M A R Q U E S.

On peut faire une autre maffe de pilules avec les drogues de cette compofition qui ne font point purgatives & en donner au malade les jours fuivants celui de la purgation, alors elles fortifieront l'eftomac & le cerveau ; mais fi elles font mêlées avec les purgatifs, elles ne produiront aucun bon effet, par les raifons que j'ai dites ailleurs.

Pilules Stomachiques & Anti-Hypocondriaques , de Zwelfer.	*Pilulæ Stomachicæ , vel etiam Anti-Hypochondriacæ , Zwelferi.*

♃. De l'extrait d'aloës préparé avec le suc de grande abfinthe ,　　　　℔ ſſ.
De l'extrait d'ellébore noir ,　　　　℥ j.
De la réfine de jalap ,　　　　℥ ſſ.
Des baies de laurier ; de la myrrhe, de l'oliban, du maftic , du fafran & du fuccin, aā.　　　℥ ij.
Des rofes rouges ,　　　　℥ j.
Mêlez-le tout , & avec ſ. q. d'élixyr de propriété faites-en une maffe de pilules ſ. a.

♃ *Extracti aloës in fucco abfinthii majoris parati ,*　　　　℔ ſſ.
Extracti ellebori nigri ,　　　　℥ j.
Refinæ jalapi ,　　　　℥ ſſ.
Baccarum lauri ; myrrhæ , olibani , maftickes , croci , fuccini , aā.　　℥ ij.
Rofarum rubrarum ,　　　　℥ j.
Mifce , & cum elixyreos proprietatis ſ. q. fiat maffa pilularum ſ. a.

R E M A R Q U E S

On pulvérifera enfemble les rofes, le fuccin, le fafran, les baies de laurier ; d'une autre part, on mettra en poudre enfemble le maftic , l'oliban, la myrrhe & la réfine de jalap ; on mêlera les poudres avec les extraits & une quantité fuffifante d'élixyr de propriété pour faire une maffe qu'on battra long-temps dans un mortier afin de bien mêler les drogues ; on gardera enfuite cette maffe pour en former des pilules au befoin.

Elles purgent violemment toutes les humeurs, mais particuliérement l'humeur mélancolique, on prétend auffi qu'elles fortifient l'eftomac : La dofe en eft depuis un fcrupule jufqu'à deux.

Les ingrédients purgatifs & effentiels de cette compofition font l'extrait d'aloës , l'extrait d'ellébore noir & la réfine de jalap.

Un fcrupule des pilules ftomachiques & anti-hypocondriaques contient d'extrait d'aloës quatorze grains , d'extrait d'ellébore noir deux grains & demi, de réfine de jalap un grain & le quart d'un grain.

Demi-dragme des pilules contient d'extrait d'aloës vingt-un grains , d'extrait d'ellébore trois grains & les trois quarts d'un grain , de réfine de jalap un peu moins de deux grains.

Deux fcrupules des pilules contiennent d'extrait d'aloës vingt-huit grains , d'extrait d'ellébore noir cinq grains , de réfine de jalap deux grains & demi.

Les baies de laurier , la myrrhe , l'oliban , le maftic , le fafran , le fuccin & les rofes font des drogues affez inutiles dans cette compofition , je ferois d'avis qu'on les retranchât & qu'on mît en leur place du tartre foluble pour corriger un peu l'action trop violente de l'extrait d'ellébore : Voici donc comme je voudrois qu'on réformât cette defcription.

Vertus.
Dofe.

Ingrédients purgatifs de la compofition.
Ә j.
℥ ſſ.
Ә ij.

Pilules Stomachiques de Zwelfer, Réformée.	*Pilulæ Stomachicæ , Zwelferi Reformatæ.*

♃ De l'extrait d'aloës préparé dans le fuc d'abfinthe ,　　　　℔ ſſ.
De l'extrait d'ellébore noir ,　　　　℥ j.
De la réfine de jalap & du tartre foluble , aā.　　　　℥ ſſ.
Mêlez le tout , & avec une ſ. q. d'élixyr de propriété faites une maffe de pilules , dont la Dofe fera depuis Ә j. jufqu'à ℥ ſſ.

♃ *Extracti aloës in fucco abfinthii parati ,*　　　　℔ ſſ.
Hemacti ellebori nigri ,　　　　℥ j.
Refinæ jalapi & tartari folubilis, aā. ℥ ſſ.
Mifce , & cum ſ. q. elixyreos proprietatis fiat maffa pilularum ſ. a.
Dofis erit à Ә ſſ. ufque ad ℥ ſſ.

Pilules Maſtichines, de Pierre Abano.		*Pilulæ Maſtichinæ, Petri de Abano.*	
♃ de l'aloës ſuccotrin,	℥ x.	♃ Aloës ſoccotorinæ,	℥ x.
Du maſtic,	℥ ß.	M ſti hes,	℥ ß.
Des trochiſques d'agaric,	℥ iij.	Agarici trochiſcati,	℥ iij.
Faites-en une maſſe des pilules avec du vin cuit.		Cum ſ. q. ſapæ fiat maſſa pilularum.	

R E M A R Q U E S.

On pulvériſera enſemble les ingrédients chacun en leur particulier, on mêlera les poudres, & avec ce qu'il faudra de vin cuit, l'on fera une maſſe qu'on gardera pour en former des pilules au beſoin.

Vertus
Doſe.

Elles purgent, & elles fortifient l'eſtomac, le cerveau ; elles excitent les mois aux Femmes : La doſe en eſt depuis demi-ſcrupule juſqu'à une dragme.

Ces pilules ſeroient mieux nommées pilules d'aloës que pilules de maſtic, puiſqu'il y en entre davantage.

On ſe ſeroit bien paſſé de cette deſcription, puiſqu'on en a pluſieurs autres qui ſont compoſées de drogues à peu-près ſemblables, & qui ont la même vertu.

Pilules de Ruſſus, ou Pilules communes.		*Pilulæ Ruffi, feu Communes.*	
♃ De l'aloës ſuccotrin,	℥ ij.	♃ Aloës ſoccotorinæ,	℥ ij.
De la myrrhe,	℥ j.	Myrrhæ,	℥ j.
De ſafran,	℥ ß.	Croci,	℥ ß.
Avec du vin rouge formez-en une maſſe ſ. a.		Cum vino rubro optimo forma maſſam ſ. a.	

R E M A R Q U E S.

On pulvériſera enſemble la myrrhe & l'aloës dans un mortier oint au fond de quelques gouttes d'huile d'amandes ; d'une autre part, on mettra en poudre le ſafran, après l'avoir fait ſécher à une très-lente chaleur entre deux papiers ; on mêlera les poudres, & avec une quantité ſuffiſante de bon vin rouge, on fera une maſſe ſolide qu'on gardera pour en former des pilules au beſoin.

Vertus.
Doſe.
Purg atif.
℈ j.
℥ ß.
℈ ij.
℥ j.
℈ iv.

Elles purgent en fortifiant, elle purifient le ſang, elles excitent les mois aux Femmes : La doſe en eſt depuis un ſcrupule juſqu'à quatre.

Le ſeul ingrédient purgatif & eſſentiel de cette compoſition eſt l'aloës.

Un ſcrupule des pilules communes de Ruffus contient d'aloës dix grains.

Demi-dragme des pilules contient d'aloës quinze grains.

Deux ſcrupules des pilules contiennent d'aloës vingt grains.

Une dragme des pilules contient d'aloës trente grains.

Quatre ſcrupules des pilules contiennent d'aloës quarante grains.

On s'eſt donné bien de la peine à inventer des recettes inutiles, celle-ci eſt de ce genre, car l'aloës ſuccotrin ou l'extrait d'aloës ſimplement en pilules produit un meilleur effet que cette compoſition, & l'on a la commodité de le prendre en moindre volume ; la myrrhe & le ſafran peuvent à la verité exciter les mois aux Femmes, mais l'aloës a plus de vertu pour cet effet, car il raréfie le ſang, & il pouſſe davantage ce qui doit ſortir, on peut donc garder ces ingrédients pour en faire prendre après que l'aloës aura agi.

Pilules contre la Peſte, de Bauderon.		*Pilulæ contra Peſtem, Bauderoni.*	
♃ De l'aloës ſuccotrin,	℥ ij.	♃ Aloës ſoccotorinæ,	℥ij

De la meilleure myrrhe & du bol d'Arménie,
aã.   ℥ j.
   Du safran & de la vieille thériaque, aã. ℥ ß.
   Avec le syrop de limons, si c'est en été, &
avec le vin rouge, si c'est en hiver, formez-en
une masse s. a.

   Myrr'æ optimæ, boli Armenæ, aã. ℥ j.
   Croci, theriacæ veteris aã.   ℥ ß.
   Cum syrupo limonum si sit æstas, vel vi-
no rubro optimo si hyems fuerit, formæ
massam.

REMARQUES.

On pulvérisera ensemble l'aloës & la myrrhe ; d'une autre part, le bol ; d'une autre part, le safran ; on mêlera les poudres avec la thériaque & ce qu'il faudra de suc
de limons si c'est en été, ou du vin rouge si c'est en hiver, on fera une masse qu'on
gardera pour en former des pilules au besoin.

Elles purgent, & fortifient l'estomac & les autres viscères, elles résistent à la   *Vertus.*
poutriture : La dose en est depuis un scrupule jusqu'à quatre.   *Dose.*

Le seul ingrédient purgatif qui entre dans cette composition est l'aloës.   *Purgatif.*

Un scrupule des pilules contre la peste contient d'aloës huit grains.   Э j

Demi-dragme des pilules contient d'aloës demi-scrupule.

Deux scrupules des pilules contiennent d'aloës seize grains.

Une dragme des pilules contient un scrupule d'aloës.   Э j.

Quatre scrupules des pilules contiennent d'aloës trente-deux grains.   Э iv.

Les remédes alexitères & fortifiants, qui entrent dans cette composition, sont en
danger de manquer leur effet, car le purgatif faisant fermenter les humeurs, empêche que les fibres des viscères ne s'affermissent pour résister à la malignité, ainsi
il me sembleroit p'us à propos de donner l'aloës à part pour purger les humeurs malignes, & après son effet de faire prendre les remédes fortifiants ou cardiaques.

Pilules sans lesquelles il ne faut point être.   *Pilulæ sine quibus esse nolo.*

℞ De l'aloës succotrin,   ℥ j. ℈ vj.   ℞ *Aloës soccotorinæ,*   ℥ j. ℈ vj.
   Du diagréde,   ℈ vj.   *Diacrydii,*   ℈ vj.
   De l'agaric très-blanc, de la rhubarbe choisie   *Agarici albissimi, rhabarbari electi,*
& des feuilles de séné mondées, aã.   ℥ ß.   *foliorum sennæ mundatorum, aã.*   ℥ ß.
   Des roses rouges, des sommités d'absinthe,   *Rosarum rubrarum, summitatum absin-*
des semences de violettes & de cuscute, du   *thii, seminis violarum & cuscutæ, masti-*
mastic, aã.   ℥ j.   *ches, aã.*   ℥ j.
   Faites-en une masse de pilules avec le syrop   *Cum syrupo è succo fœniculi cum melle*
de suc de fenouil préparé avec le miel.   *parato fiat massa pilularum.*

REMARQUES.

On pulvérisera ensemble les semences, les roses, le séné, la rhubarbe & l'agaric ; d'une autre part, l'aloës & le diagréde ; on mêlera les poudres, & avec ce qu'il
faudra de syrop de fenouil préparé avec le miel, on fera une masse solide qu'on
gardera pour en former des pilules au besoin.

Elles purgent toutes les humeurs & particuliérement la pituite, on les donne   *Vertus.*
pour les maladies des yeux & des oreilles : La dose en est depuis un scrupule jus-   *Dose.*
qu'à une dragme.

Les drogues essentielles & purgatives de cette composition sont l'aloës, le dia-   *Purg. de la*
gréde, l'agaric, la rhubarbe & le séné.   *composit.*

Un scrupule des pilules *sine quibus* contient d'aloës sept grains, de diagréde   Э j.
trois grains, d'agaric, de rhubarbe & de séné, de chacun deux grains.

Demi-dragme des pilules contient d'aloës dix grains & demi, de diagréde qua-   ℥ ß.

R r r

tre grains & demi, d'agaric, de rhubarbe & de féné de chacun trois grains.

℈ ij.　Deux scrupules des pilules contiennent d'aloës quatorze grains, de diagréde, six grains, d'agaric, de rhubarbe & de féné, de chacun quatre grains.

ʒ j.　Une dragme des pilules contient d'aloës vingt & un grain, de diagréde, neuf grains, d'agaric, de rhubarbe & de féné, de chacun six grains.

On pourroit retrancher de cette composition l'absinthe, les roses, la cuscute & le mastic, comme drogues inutiles, mais je serois d'avis qu'on mît en leur place quelques dragmes de tartre soluble pour corriger les purgatifs, & pour empêcher qu'ils n'excitent des tranchées. Voici comme je voudrois qu'on reformât ces pilules.

Pilules sans lesquelles, Réformées.	*Pilulæ sine quibus, Reformatæ.*
♃ De l'aloës succotrin, ℥ j. ʒ vj.	♃ *Aloës soccotorinæ,* ℥ j. ʒ vj.
Du diagréde, ʒ vj.	*Diacrydii,* ʒ vj.
De l'agaric, de la rhubarbe choisie, des feuilles de séné mondées, aā. ℥ ß.	*Agarici, rhabarbari electi, foliorum orientalium mundatorum, aā.* ℥ ß.
Du tartre soluble & des semences de violettes, aā. ʒ ij.	*Tartari solubilis & seminis violarum, aā.* ʒ ij.
Faites-en une masse avec le syrop de fenouil : La dose sera depuis gr. xx. jusqu'à ℈ ij.	*Cum syrupo fœniculi fiat massa pilularum, cujus dosis est à* gr. xx. ad ℈ ij.

Pilules Hépatiques.	*Pilulæ Hepaticæ.*
♃ De l'extrait d'aloës, ℔ ß.	♃ *Extracti aloës,* ℔ ß.
De la rhubarbe choisie, ℥ j.	*Rhei electi,* ℥ j.
Du santal citrin, ʒ ij.	*Santali citrini,* ʒ ij.
Faites-en une masse de pilules avec le syrop de roses.	*Cum syrupo rosato fiat massa pilularum s. a.*

R E M A R Q U E S

On pulvérisera ensemble le santal citrin & la rhubarbe, on mêlera la poudre avec l'extrait d'aloës & ce qu'il faudra de syrop de roses pâles, pour faire une masse qu'on gardera pour en former des pilules au besoin.

Vertus.　Elles purgent principalement l'humeur bilieuse, elles lévent les obstructions, & elles excitent les mois aux femmes, on les prend en mangeant, ou immédiate-

Dose.　ment avant le repas : La dose en est depuis demi-scrupule jusqu'à une dragme.

Le santal citrin est inutile dans cette composition.

Comme les maladies du foie viennent ordinairement des obstructions qui s'y sont formées peu à peu, ces pilules y sont salutaires; car elles raréfient tellement le sang & les humeurs qu'elles poussent & ouvrent le passage des vaisseaux obstrués; cette fermentation ou raréfaction est causée par un sel âcre que contient l'aloës.

Ces pilules sont autant stomachiques qu'hépatiques; car après qu'elles ont purgé, elles fortifient l'estomac.

Pilules de Rhubarbe.	*Pilulæ de Rhabarbaro.*
♃ De la poudre d'hiera picra, ʒ x.	♃ *Pulveris hieræ picræ,* ʒ x.
De la rhubarbe choisie, des myrobolans citrins, des trochisques diarrhodon, du suc d'absinthe épaissi, aā. ʒ iij.	*Rhabarbari electi, myrobalanorum citrinorum, trochiscorum diarrhodon, succi absinthii inspissati, aā.* ʒ iij.

Du fuc de réglifle , du maftic , de la femence d'ache & de fenouil , aā. ꝫ j.
Faites-en une mafle de pilules avec le fyrop de fenouil préparé avec le miel.

Succi glycyrrhizæ , maftiches , feminis apii & fœniculi , aā. ꝫ j.
Cum fyrupo fœniculi cum melle parato fiat maffa pilularum f. a.

REMARQUES.

On pulvérifera enfemble la rhubarbe , les myrobolans , les trochifques diarrhodon , le fuc de réglifle & les femences ; d'une autre part , on mettra en poudre le maftic ; on tirera du fuc d'abfinthe par expreffion , & l'ayant fait épaiflir en confiftance d'extrait , on en mêlera trois dragmes avec les poudres ; puis on y ajoûtera du fyrop de fenouil fait avec le miel ce qu'il en faudra pour corporifier le mélange & le réduire en une mafle folide qu'on gardera ; on en formera des pilules au befoin.

Elles font eftimées propres pour purger les humeurs groffiéres & vifqueufes , on les donne dans les fiévres obftinées & rébelles : La dofe en eft depuis un fcrupule jufqu'à quatre.   *Vertus, Dofe.*

Les ingrédients purgatifs & effentiels de cette compofition font la poudre de hiere , la rhubarbe & les myrobolans.   *Purg. de la compofit.*

Un fcrupule des pilules de rhubarbe contient de poudre de hiere fept grains , de rhubarbe & de myrobolans citrins , de chacun un peu plus de deux grains.   Ə j.

Demi-dragme des pilules contient de poudre de hiere dix grains & demi , de rhubarbe & de myrobolans , de chacun un peu plus de trois grains.   ꝫ ſ.

Deux fcrupules des pilules contiennent de poudre de hiere quatorze grains , de rhubarbe & de myrobolans citrins , de chacun quatre grains & un quart de grain.   Ə ij.

Une dragme des pilules contient de poudre de hiere vingt & un grain , de rhubarbe & de myrobolans , de chacun fix grains & demi.   ꝫ j.

Quatre fcrupules des pilules contiennent de poudre de hiere vingt-huit grains , de rhubarbe & de myrobolans , de chacun huit grains & demi.   Ə iv.

Le nom de ces pilules fait croire , quand on n'en a point vû la defcription , que la rhubarbe y domine , néanmoins l'aloës y eft employé en plus grande quantité qu'aucune autre drogue.

On pourroit fubftituer l'aloës fuccotrin à la poudre de hiere , car c'eft prefque la même chofe , & le peu des autres ingrédients qui entrent dans cette poudre ne fert à rien.

J'eftime qu'il feroit à propos de retrancher de cette compofition les trochifques diarrhodon , les fucs de réglifle & d'abfinthe , & les femences , car ces ingrédients , qui ne font point purgatifs , ne peuvent qu'affoiblir les drogues effentielles , & ils ne produifent en cette occafion aucun bon effet , comme je l'ai dit ailleurs : Voici comme je voudrois compofer les pilules de rhubarbe.

Pilules de Rhubarbe , Réformées.		*Pilulæ de Rhabarbaro , Reformatæ.*	
♃ De la rhubarbe choifie	ꝫ ij.	♃ *Rhei electi ,*	ꝫ ij.
De l'aloës fuccotrin ,	ꝫ j.	*Aloës foccotorinæ ,*	ꝫ j.
Des myrobolans citrins ,	ꝫ ſ.	*Myrobalanorum citrinorum,*	ꝫ ſ.
Du tartre foluble ,	ꝫ iij.	*Tartari folubilis ,*	ꝫ iij.

Pulvérifez le tout , & le mêlez , & puis avec une f. q. de fyrop de chicorée compofé de rhubarbe, faites-en une mafle de pilules.

Pulverentur omnia , mifceantur & cum f. q. fyrupi de cichorio compofiti cum rheo fiat maffa pilularum.

Pilules Catholiques ou *Impériales*, *de Fernel.*

℞ De l'aloës fuccotrin ,   ℥ ij.
De la meilleure rhubarbe ,   ℥ j. ß.
Des trochifques d'agaric & du féné mondé ,
aā.   ℥ j.
De la cannelle ,   ʒ iij.
Du gingembre ,   ʒ ij.
De la noix mufcade , du girofle , du fpica nard
& du maftic , aā.   ʒ j.
Avec le fyrop violat formez en une maffe
de pilules f. a.

Pilulæ Catholicæ feu Imperiales , Fernelii.

℞ Aloës foccotorinæ ,   ℥ ij.
Rhabarbari optimi ,   ℥ j ß.
Agarici trochifcati , fennæ mundatæ ,
aā.   ℥ j.
Cinnamomi ,   ʒ iij.
Zingiberis ,   ʒ ij.
Nucis mofchatæ , caryophyllorum , fpicæ
nardi , maftiches , aā.   ʒ j.
Cum fyrupo violato fiat maffa pilularum
f. a.

REMARQUES.

On pulvérifera enfemble la rhubarbe , l'agaric , le féné , la cannelle , le gingembre , la mufcade , les girofles , le fpica nard ; d'une autre part , on mettra en poudre enfemble le maftic & l'aloës ; on mêlera les poudres , & avec une quantité fuffifante de fyrop de violettes , on fera une maffe folide qu'on gardera pour en former des pilules au befoin.

Usages.
Dose.
Elles purgent toutes les humeurs ; elles fortifient l'eftomac & le cerveau , elles lévent les obftructions : La dofe en eft depuis demi-dragme jufqu'à quatre fcrupules.

Purg. de la compofit.
℈ j.
Les ingrédients purgatifs & effentiels de cette compofition font l'aloës , la rhubarbe , l'agaric & le féné.

Un fcrupule des pilules Catholiques ou Impériales contient de l'aloës fix grains , de la rhubarbe quatre grains & demi , de l'agaric & du féné , de chacun trois grains.

ʒ ß.
Demi-dragme des pilules contient de l'aloës neuf grains , de la rhubarbe fix grains & les trois quarts d'un grain , de l'agaric & du féné , de chacun quatre grains & demi.

℈ ij.
Deux fcrupules des pilules contiennent de l'aloës demi-fcrupule , de la rhubarbe neuf grains , de l'agaric & du féné , de chacun fix grains.

ʒ j.
Une dragme des pilules contient de l'aloës dix-huit grains , de la rhubarbe treize grains & demi , de l'agaric & du féné , de chacun neuf grains.

℈ iv.
Quatre fcrupules de pilules contiennent de l'aloës un fcrupule , de la rhubarbe dix-huit grains , de l'agaric & du féné , de chacun demi-fcrupule.

Je ferois d'avis qu'on retranchât de cette defcription la cannelle , le gingembre , la mufcade , les girofles , le fpica nard & le maftic , car ces ingrédients ne peuvent produire aucun bon effet , comme je l'ai dit ailleurs , & ils augmentent l'âcreté des purgatifs : mais comme le féné donne fouvent des tranchées , j'eftime qu'il feroit à propos de mêler dans la compofition demi-once de tartre foluble , pour raréfier la fubftance vifqueufe de ce purgatif , & pour l'empêcher de s'attacher contre les membranes intérieures des vifcères : Voici donc comme je voudrois réformer ces pilules.

Pilules Catholiques , Réformées.

℞ De l'aloës fuccotrin ,   ℥ ij.
De la meilleure rhubarbe ,   ℥ j. ß.
Des trochifques d'agaric & du féné mondé ,
aā.   ℥ j.

Pilulæ Catholicæ Reformatæ.

℞ Aloës foccotorinæ ,   ℥ ij.
Rhabarbari optimi ,   ℥ j ß.
Agarici trochifcati , fennæ mundatæ ,
aā.   ℥ j.

Du tartre foluble ,	ʒ ß.	*Tartari folubilis ,*	ʒ ß.
Avec du fyrop violat ou du fyrop de rofes faites-en une maffe de pilules dont la dofe fera depuis Ɔ j. jufqu'à ʒ j.		*Cum fyrupo violato aut rofato fiat maffa pilularum cujus dofis erit à Ɔ j. ufque ad ʒ j.*	

Pilules Impériales , des Médecins de Lyon. — Pilulæ Imperiales , Medicorum Lugdunenfium.

♃ De l'extrait d'aloës ,	ʒ iv.	♃ *Extracti aloës ,*	ʒ iv.
De la rhubarbe ,	ʒ j.	*Rhabarbari ,*	ʒ j.
Du maftic ,	ʒ ß.	*Maftiches ,*	ʒ ß.
Faites-en une maffe de pilules avec le fuc de rofes.		*Cum fucco rofarum fiat maffa pilularum.*	

REMARQUES.

On pulvérifera féparément la rhubarbe & le maftic, on mêlera les poudres avec l'extrait d'aloës & ce qu'il faudra de fuc de rofes pâles pour faire une maffe qu'on gardera , & l'on en formera des pilules au befoin.

Elles purgent la bile & les autres humeurs, elles fortifient l'eftomac, on les prend en fe mettant à table : La dofe en eft depuis demi-fcrupule jufqu'à une dragme. *(Vertus. Dofe.)*

Demi-fcrupule de ces pilules Impériales contient huit grains d'extrait d'aloës, & deux grains de rhubarbe. — Ɔ ß.

Un fcrupule de ces pilules contient feize grains d'extrait d'aloës , & quatre grains de rhubarbe. — Ɔ j.

Demi-dragme de ces pilules contient un fcrupule d'extrait d'aloës , & fix grains de rhubarbe. — ʒ ß.

Deux fcrupules de ces pilules contiennent trente-deux grains d'extrait d'aloës , & huit grains de rhubarbe. — Ɔ ij.

Une dragme de ces pilules contient deux fcrupules d'extrait d'aloës , & demi-fcrupule de rhubarbe. — ʒ j.

Ces pilules ne font pas fi compofées que les précédentes , mais elles n'en valent pas moins , elles ont beaucoup de rapport avec plufieurs compofitions de pilules qui ont été décrites , & entr'autres avec les pilules hépatiques.

Le maftic y eft inutile , je voudrois le retrancher ; mais il produiroit un bon effet, fi après l'action des purgatifs , on en mâchoit de temps en temps, car alors il fortifieroit l'eftomac.

On prend ces pilules en fe mettant à table, afin qu'en mangeant par-deffus, le fel de l'aloës foit émouffé , & qu'il ne caufe point de tranchées.

Pilules Catholiques , de Mynficht. — Pilulæ Catholicæ , A. Minficht.

♃ Des maffes de pilules fans lefquelles , dorées & cochées , aā.	ʒ ß.	♃ *Maffæ pilularum fine quibus , aurearum & coctia , aā.*	ʒ ß.
De l'ellébore noir & de la coloquinte, aā.	ʒ iij.	*Extracti ellebori nigri colocynthidos , aā.*	ʒ iij.
Du tartre vitriolé & du diagréde , aā.	ʒ ij.	*Tartari vitriolati , diacrydii , aā.*	ʒ ij.
De l'efprit de vitriol ,	Ɔ j.	*Spiritûs vitrioli*	Ɔ j.
Mêlez le tout , & avec l'huile de femence de fenouil faites-en une maffe de pilules.		*Mifce & cum oleo feminis fœniculi fiat ex arte maffa pilularum.*	

REMARQUES.

On mettra en poudre la coloquinte, ou pour le plus aifé, les trochifques alhandal ; d'une autre part, le diagréde & le tartre vitriolé : on mêlera les poudres avec l'extrait d'ellébore, les maffes de pilules, l'efprit de vitriol, & ce qu'il faudra d'huile de femence de fenouil pour faire une maffe qu'on gardera, & l'on en formera des pilules au befoin:

Vertus.
Dofe.

Elles purgent toutes les humeurs: La dofe en eft depuis un fcrupule jufqu'à une dragme.

℈ j.

Un fcrupule de ces pilules contient des maffes de pilules *fine quibus*, dorées & cochées, de chacune trois grains, de l'extrait d'ellébore noir & de la coloquinte, de chacun deux grains & le quart d'un grain, de diagréde un grain & demi.

ʒ ß.

Demi-dragme de ces pilules contient des maffes de pilules, de chacune quatre grains & demi; de l'extrait d'ellébore noir & de la coloquinte, de chacun trois grains & le tiers d'un grain, de diagréde, deux grains & le quart d'un grain.

℈ ij.

Deux fcrupules de ces pilules contiennent des maffes de pilules, de chacune fix grains, de l'extrait d'ellébore & de la coloquinte, de chacun quatre grains & demi, de diagréde trois grains.

ʒ j.

Une dragme de ces pilules contient des maffes de pilules, de chacune neuf grains, de l'extrait d'ellébore & de la coloquinte, de chacun fix grains & les deux tiers d'un grain, de diagréde, quatre grains & demi.

L'huile de femence de fenouil n'eft guère propre à corporifier les poudres d'une maffe de pilules, il n'en faut point employer plus d'une dragme, de peur que la compofition étant trop engraiffée, les ingrédients ne s'uniffent pas aifément, mais s'il faut encore de la liqueur pour mettre la maffe en jufte confiftance, on fe fervira de fyrop de rofes pâles.

Pilules Catholiques, de Quercétan.	Pilulæ Catholicæ, Quercetani.

℞ De l'extrait d'aloës & des fucs épurés de fleurs de violettes, de pêcher, de rofes, de chicorée, de buglofe, de fouci, de primevère, aā. ʒ iv.
Des extraits de rhubarbe & de féné, aā. ʒ ij. ß.
De la teinture de fafran, ʒ ß.
Des huiles de girofles & de cannelle, aā. gutt. viij.
De la la crême de tartre q. f.
Faites-en une maffe de pilules f. a.

℞ *Extracti aloës, fuccorum depuratorum florum violarum, perficarum, rofarum, cichorii, bugloffi, calendulæ, primulæ veris, aā.* ʒ iv.
Extractorum rhei & fennæ, aā. ʒ ij. ß.
Tinctura croci, ʒ ß.
Oleorum caryophyllorum & cinnamomi, aā. gutt. viij.
Cremoris tartari q. f.
Fiat maffa pilularum f a.

R E M A R Q U E S.

On prendra les plantes cueillies en leur vigueur, pour en tirer les fucs par expreffion en la maniére ordinaire, on les dépurêra en les faifant bouillir un bouillon & les paffant par un blanchet, on en fera évaporer l'humidité dans une terrine jufqu'à confiftance de fyrop, on y mêlera alors les extraits, & l'on continuera l'évaporation à petit feu, agitant la matiére jufqu'à confiftance d'extrait; on retirera la terrine de deffus le feu, & quand l'extrait fera prefque refroidi, l'on y mêlera les effences & la teinture après les avoir incorporées dans environ demionce de crême de tartre fubtilement pulvérifée, pour faire une maffe de pilules qu'on gardera, & l'on en formera des pilules au befoin.

Elles purgent toutes les humeurs, elles fortifient l'eftomac: La dofe en eft depuis un fcrupule jufqu'à une dragme.

On pourroit réduire cette grande préparation au mélange de trois drogues effentielles qui font les extraits d'aloës, de rhubarbe & de féné auxquels il feroit bon d'ajoûter la crême de tartre, mais les autres ingrédients n'y fervent de rien, je ferois même d'avis qu'au lieu des extraits on employât les drogues dont ils font tirés en fubftance, parce que dans l'évaporation des teintures les principes les plus volatils & les plus effentiels de l'aloës, de la rhubarbe & du féné fe diffipent : Voici donc comme je voudrois réformer ces pilules.

Pilules Catholiques, de Quercétan, Réformées.	*Pilulæ Catholicæ, Quercetani, Reformatæ.*
℞ De l'aloës fuccotrin, ℥ iv. Du féné mondé & de la rhubarbe choifie, aã. ℥ ij. ß. De la crême de tartre, ℥ ß. Faites-en une maffe de pilules avec du fyrop de pommes du Roi Sapor.	℞ Aloës foccotorinæ, ℥ iv. Sennæ mundatæ, rhei electi, aã. ℥ ij. ß. Cremoris tartari, ℥ ß. Cum fyrupo de pomis Regis Saporis fiat maffa pilularum.

Pilules Catholiques, de Poterius.	*Pilulæ Catholicæ, Poterii.*
℞ De l'aloës fuccotrin, ʒ ß. De la myrrhe, ʒ ij. Des fleurs d'antimoine & du maftic, aã. ʒ j. Du fafran, ʒ ß. Faites-en une maffe de pilules avec du fyrop de rofes folutif.	℞ Aloës foccotorinæ, ʒ ß. Myrrhæ, ʒ ij. Florum antimonii, maftiches, aã. ʒ j. Croci, ʒ ß. Cum fyrupo rofato folutivo fiat maffa pilularum.

REMARQUES.

On pulvérifera enfemble l'aloës, la myrrhe & le maftic; d'une autre part, on mettra en poudre le fafran après l'avoir fait fécher à une lente chaleur entre deux papiers, on mêlera les poudres avec les fleurs d'antimoine, & ce qu'il faudra de fyrop de rofes pâles, pour faire une maffe qu'on gardera, & l'on en formera des pilules au befoin.

Elles purgent par les felles, & quelquefois auffi par le vomiffement. Poterius les eftime contre les coliques, contre l'afthme, les vertiges, la migraine, l'épilepfie & la goutte : La dofe en eft depuis un fcrupule jufqu'à une dragme. Vertus. Dofe.

Les ingrédients purgatifs & effentiels de cette compofition font l'aloës & les fleurs d'antimoine. Purg. de la compofit.

Un fcrupule des pilules Catholiques de Poterius contient huit grains d'aloës, & deux grains de fleurs d'antimoine. ℈ j.

Demi-dragme des pilules contient demi-fcrupule d'aloës, & trois grains de fleurs d'antimoine. ʒ ß.

Deux fcrupules des pilules contiennent feize grains d'aloës, & quatre grains de fleurs d'antimoine. ℈ ij.

Une dragme des pilules contient un fcrupule d'aloës, & fix grains de fleurs d'antimoine. ʒ j.

La myrrhe, le maftic & le fafran me paroiffent inutiles dans ces pilules.

Poterius, qui eft fouvent myftérieux, appelle les fleurs d'antimoine, *magnefia faturnina meteorifata.*

On trouvera la defcription des fleurs d'antimoine dans mon Livre de Chymie, elles font fort émétiques, mais l'aloës, qui entre dans ces pilules en bien plus grande quantité, appefantit & précipite leur foufre falin par fa qualité purgative, & l'entraîne fouvent par les felles.

Si l'on retranche de la compofition la myrrhe, le fafran & le maftic, il faudra diminuer la dofe des pilules de quelques grains.

Pilules de Coloquinte.	*Pilulæ de Colocynthide.*
℞ Des pilules de hiere simple , ℥ x. Du turbith , & des hermodactes , aā. ℥ v. Des trochisques alhandal , ℥ ß. Dela scammonée , ℥ ij. De la racine d'iris , des fleurs de marrube blanc séches , des roses rouges , & des fleurs de stœchas , aā. ℥ ß. Avec le syrop de chicorée simple faites-en une masse de pilules.	℞ *Pulveris hieræ simplicis .* ℥ x. *Turbith , hermodactylorum , aā.* ℥ v. *Trochiscorum alhandal ,* ℥ ß. *Scammonii ,* ℥ ij. *Radicis ireos , foliorum prassii albi siccorum , rosarum rubrarum , florum stœchados , aā.* ℥ ß. *Cum syrupo de cichorio simplici fiat massa pilularum s. a.*

R E M A R Q U E S.

On pulvérisera ensemble le turbith , les hermodactes , l'iris , les trochisques , les feuilles & les fleurs ; d'une autre part, on mettra en poudre la scammonée , on mêlera les poudres avec celles de hiere simple & avec ce qu'il faudra de syrop de chicorée simple , on fera une masse qu'on gardera pour en former des pilules au besoin.

Vertus.
Dose.

Elles sont propres pour évacuer toutes les humeurs , on s'en sert pour purger les jointures & le cerveau : La dose en est depuis un scrupule jusqu'à une dragme.

Purg. de la composit.

Les ingrédients purgatifs & essentiels de cette composition sont la poudre de hiere simple , les trochisques alhandal , le turbith , les hermodactes & la scammonée.

℈ j.

Un scrupule des pilules de coloquinte contient de poudre de hiere simple six grains , de turbith & d'hermodactes , de chacun trois grains , de trochisques alhandal deux grains & demi , de scammonée un grain & le quart d'un grain.

℥ ß.

Demi-dragme des pilules contient de poudre de hiere simple neuf grains , de turbith & d'hermodactes , de chacun quatre grains & demi , de trochisques alhandal trois grains , & les trois quarts d'un grain , de scammonée près de deux grains.

℈ ij.

Deux scrupules des pilules contiennent de poudre de hiere demi-scrupule , de turbith & d'hermodactes , de chacun six grains, de trochisques alhandal cinq grains, de scammonée environ deux grains & demi.

℥ j.

Une dragme des pilules contient de poudre de hiere dix-huit grains , de turbith & d'hermodactes , de chacun neuf grains , de trochisques alhandal sept grains & demi , de scammonée environ quatre grains.

Ces pilules sont diversement décrites dans les Dispensaires , j'ai rapporté la description qui m'a parue la plus raisonnable , mais on y peut faire quelque réformation : Premiérement, la coloquinte dont la composition prend le nom , ne m'y semble pas en assez grande quantité , elle y doit dominer ; car quand le Médecin ordonne ces pilules, il a en vue principalement la vertu de la coloquinte. En second lieu , sans s'embarrasser de la poudre de hiere que les Apothicaires ne gardent pas toûjours , on n'a qu'à mettre à la place l'aloës ; il diffère seulement en ce qu'on mêle avec l'aloës dans la poudre de hiere une petite quantité d'ingrédients inutiles. En troisiéme lieu , le marrube , les roses , le stœchas & l'iris me paroissent inutiles ou seulement propres à modérer la force des purgatifs , car pour leur vertu fortifiante & arthritique , elle se détruit dans le purgatif ; je serois d'avis qu'on mît en leur place quelques dragmes de tartre soluble pour corriger les purgatifs , en empêchant qu'ils n'excitent des tranchées ; je voudrois donc réformer les pilules de coloquinte en la maére suivante.

Pilules

Pilules de Coloquinte Réformées.	Pilulæ de Colocynthide Reformatæ.
♃ Des trochifques alhandal , ℥ j. ß.	♃ *Trochifcorum alhandal ,* ℥ j. ß.
De l'aloës , ℥ j.	*Aloës ,* ℥ j.
Du turbith, & des hermodactes , aā. ʒ vj.	*Turbith , hermodactylorum , aā.* ʒ vj.
De fcammonée, & de tartre foluble, aā. ʒ ij	*Scammonii , tartari folubilis , aā.* ʒ ij.
Avec une q. f. de fyrop de nerprun faites-en une maffe de pilules, dont la dofe fera depuis ℈ ß. jufqu'à ʒ j.	*Cum f. q. fyrupi de rhamno cathartico fiat maffa pilularum. Dofis erit à* ℈ ß. *ad* ʒ j.

Pilules de Nitre , d'Alex. Trailⁱan.	Pilulæ de Nitro, Alex. Tralliani.
♃ De l'aloës, de la coloquinte , du diagréde , de l'ellébore noir, du bdellium, & de la gomme Arabique , aā. ʒ ij.	♃ *Aloës , colocynthidos , diacrydii ; hellebori nigri , bdellii , gummi Arabici, aā.* ℥ ij.
De l'euphorbe , & du nitre, aā. ʒ j.	*Euphorbii , nitri , aā.* ℥ j.
Faites-en une maffe de pilules avec du miel rofat.	*Cum melle rofato ex arte fiat maffa pilularum.*

R E M A R Q U E s.

On pulvérifera enfemble la coloquinte mondée de fes pepins & incifée menu , & la racine d'ellébore noir ; d'une autre part , on mettra en poudre enfemble l'aloës, le diagréde , le bdellium & l'euphorbe dans un mortier oint au fond de quelques gouttes d'huile d'amandes , d'une autre part , la gomme Arabique dans un mortier chaud ; d'une autre part, le nitre ; on mêlera les poudres ; & avec une quantité fuffifante de miel rofat , on fera une maffe qu'on gardera pour en former des pilules au befoin.

Elles purgent vigoureufement toutes les humeurs ; on en donne pour la mélancolie hypocondriaque , pour l'apoplexie , pour la léthargie , pour la goutte fciatique : La dofe en eft depuis un fcrupule jufqu'à une dragme. Vertus. Dofe.

Les ingrédients purgatifs & effentiels de cette compofition font l'aloës , la coloquinte , le diagréde , l'ellébore noir & l'euphorbe. Purg. de la compofit.

Un fcrupule des pilules de nitre contient d'aloës, de coloquinte , de diagréde & d'ellébore noir , de chacun un peu moins de trois grains , d'euphorbe un grain & le tiers d'un grain. ℈ j.

Demi-dragme des pilules contient d'aloës, de coloquinte, de diagréde & d'ellébore noir, de chacun quatre grains , d'euphorbe deux grains. ʒ ß.

Deux fçrupules des pilules contiennent d'aloës, de coloquinte, de diagréde & d'ellébore noir , de chacun un peu moins de fix grains, d'euphorbe deux grains & les deux tiers d'un grain. ℈ i

Une dragme des pilules contient d'aloës, de coloquinte , de diagréde & d'ellébore noir , de chacun huit grains , d'euphorbe quatre grains. ʒ i.

Je ne puis approuver qu'on faffe entrer l'euphorbe dans les préparations qu'on donne à prendre par la bouche , c'eft une gomme trop âcre & approchante du cauftique ; il y à craindre qu'elle ne laiffe une méchante impreffion dans le corps ; quoiqu'elle entre en petite quantité dans ces pilules , je ferois donc d'avis qu'on la retranchât.

Le bdellium & la gomme Arabique font propres à corriger, par leurs parties fulfureufes & glutineufes , l'âcreté de l'ellébore & de la coloquinte.

Il y a lieu de s'étonner pourquoi l'on a donné à cette compofition le nom de *pilules de nitre* , puifque le nitre y entre en fi petite quantité : on pourroit en au-

gmenter la dofe & en mettre demi-once au lieu d'une dragme, mais c'eft principalement des purgatifs que viennent les vertus de ce reméde ; ainfi on l'auroit plus juftement appellées *pilules panchymagogues* , ce qui eft pourtant de petite conféquence.

Pilules Hydropiques , de Bontius.		*Pilulæ Hydropicæ , Bontii.*	
♃ De l'aloës fuccotin ,	℥ ij. ß.	♃ *Aloës foccotorinæ ,*	℥ij. ß.
De la gomme gutte fubtilement pulvérifée, & diſſoute avec du vin de malvoifie, puis deffé-chée,	℥ j. ß.	*Gummi gutta fubtiliter pulverati , & cum vino malvatico diffoluti & ficcati,*	℥ j. ß.
Du diagréde préparé de même ,	℥ j.	*Diacrydii eodem modo parati ,*	℥ j.
De la gomme ammoniac choifie ,	℥ j. ß.	*Gummi ammoniaci electi ,*	℥ j. ß.
Du tartre vitriolé ,	℥ ß.	*Tartari vitriolati ,*	℥ ß.
Faites-en une maffe de pilules avec du fyrop de rofes folutif.		*Cum fyrupo rofato folutivo fiat maffa pilularum.*	

R E M A R Q U E S.

On pulvérifera enfemble fubtilement la gomme gutte & le diagréde dans un mortier oint au fond de quelques gouttes d'huile d'amandes douces , on réduira la poudre en pâte liquide avec la malvoifie , on la mettra fur un porphyre , & on la broiera
avec la molette jufqu'à ce qu'elle foit impalpable , alors on la fera fécher : on mettra
en poudre enfemble l'aloës & la gomme ammoniac , on mêlera les poudres avec le
tartre vitriolé & l'on incorporera le tout avec ce qu'il faudra de fyrop de rofes folutif,
pour faire une maffe folide qu'on gardera pour en former des pilules au befoin.

Elles font propres pour lever les obftructions de la rate , du méfentère , pour
l'hydropifie ; elles purgent puiffamment : La dofe en eft depuis demi-fcrupule jufqu'à deux fcrupules.

Les drogues purgatives de cette compofition font l'aloës , la gomme gutte , &
le diagréde.

Un fcrupule des pilules hydropiques contient d'aloës fept grains , de gomme
gutte quatre grains , de diagréde environ trois grains.

Demi-dragme des pilules contient d'aloës dix grains & demi , de gomme gutte
fix grains , de diagréde environ quatre grains & demi.

Deux fcrupules des pilules contiennent d'aloës quatorze grains , de gomme gutte
huit grains , de diagréde environ fix grains.

Le tartre vitriolé fert ici non feulement d'apéritif , mais auffi il fixe le foufre
falin émétique de la gomme gutte , & il la détermine à purger par bas , ces pilules
ne laiffent pourtant pas d'exciter un léger vomiffement à plufieurs de ceux qui en
prennent.

Bontius , Auteur de cette defcription , étoit Médecin du Prince d'Orange.

La préparation qu'on donne ici à la gomme gutte & au diagréde, en les humectant
ou diffolvant avec du vin de malvoifie pour les broyer fur le porphyre , me femble
affez inutile , il fuffiroit de réduire ces gommes en poudre bien fubtile pour les
mêler exactement avec les autres drogues.

Outre que la gomme ammoniac eft apéritive & fondante , elle eft fort propre
pour corriger la trop grande âcreté des purgatifs en l'embarraffant par fes parties
rameufes.

Pilules de Tartre , de Bontius.		*Pilulæ Tartareæ , Bontii.*	
♃ De la gomme ammoniac pure ,	℥ j. ß.	♃ *Gummi ammoniaci puri ,*	℥ j. ß.
De l'aloës fuccotrin ,	℥ iij.	*Aloës foecotorinæ ,*	℥ iij.

Du tartre vitriolé ,   ʒ ß.   Tartari vitriolati ,   ʒ ß.
Avec le vinaigre scillitic faites-en une masse   Cum aceto scillitico fiat massa pilula-
de pilules s. a.   rum s. a.

REMARQUES.

On pulvérisera ensemble la gomme ammoniac qu'on aura choisie en larmes bien
nettes & l'aloës, on mêlera les poudres avec le tartre vitriolé , on corporifiera le
mélange dans un mortier avec ce qu'il faudra de vinaigre scillitic pour en faire une
masse solide qu'on battra long-temps avec un pilon pour faire une exacte liaison des
ingrédients , puis on gardera la masse pour en former des pilules au besoin.

Elles sont propres pour purger doucement la bile & la mélancolie , pour dissou-   Vertus.
dre les glandes du mésentère & les duretés de la rate , pour lever les obstructions ,   Dose.
pour exciter les mois aux femmes : La dose en est depuis demi-dragme jusqu'à
deux dragmes ; on peut en prendre plusieurs jours de suite.

Le tartre vitriolé , qui donne le nom à ces pilules , y entre en si petite quantité ,
qu'il ne peut pas leur communiquer une grande vertu : on a craint sans doute que,
si l'on y en employoit beaucoup , la masse ne s'humectât , mais on auroit pû mettre
en sa place du crystal de tartre qui ne reçoit pas facilement l'humidité de l'air , il
faut que la préparation réponde à l'idée qu'on doit avoir de la vertu du tartre , en
donnant ces pilules.

Or comme la crème ou le crystal de tartre en une quantité plus forte étendroit
davantage le volume de la masse , & par conséquent affoibliroit sa vertu purgative,
il seroit à propos qu'on y augmentât l'aloës à proportion ; je voudrois donc composer ces pilules en la manière suivante.

Pilules de Tartre Réformées.   Pilulæ Tartareæ Reformatæ.

℞ Du crystal de tartre & de la gomme ammo-   ℞ *Crystalli tartari & gummi ammo-*
niac, aã.   ʒ j. ß.   *niaci ,*   ʒ j. ß.
De l'aloës succotrin ,   ʒ vj.   *Aloes soccotorinæ ,*   ʒ vj.
Faites-en une masse de pilules avec le syrop   *Cum syrupo de pomis composito fiat mas-*
de pommes composé.   *sa pilularum.*

Pilules de Tartre , de Schroder.   Pilulæ Tartareæ , Schroderi.

℞ Du bel aloës diffous dans le suc de fraises,ʒ ij.   ℞ *Aloes lucidæ fragat. id est, cum succo*
De la gomme ammoniac pure ,   ʒ vij.   *fragarum insuccatâ ,*   ʒ ij.
Du magistère de tartre purgatif , coagulé   *Gummi ammoniaci puri ,*   ʒ vij.
dans l'eau de buglose ,   ʒ ß.   *Magisterii tartari purgantis in aquâ*
De l'extrait de gentiane ,   ʒ iij.   *buglossi , aliquoties soluti & coagulati,* ʒ ß.
Du sel de mars , & de la teinture de safran ,   *Extracti gentianæ ,*   ʒ iij.
aã.   ʒ ij.   *Salis martis , tinctura croci , aã.* ʒ ij.
Faites-en une masse de pilules avec la teinture   *Cum tincturâ tartari fiat massa pilula-*
de tartre.   *rum s. a.*

REMARQUES.

On ne peut faire cette préparation qu'au printemps. On tirera par expression du
suc des fraises mûres , on le laissera dépurer deux jours au soleil , puis l'ayant fil-   Extrait
tré ou passé par un blanchet, on en prendra environ huit onces dans lesquelles on   d'aloës tiré
mettra dissoudre sur un peu de feu deux onces d'aloës succotrin du plus luisant   dans le suc
                                                                                       de fraises.

& du plus pur, on coulera la diffolution & l'on en fera confumer l'humidité à une lente chaleur ; l'on aura un extrait d'aloës tiré dans le fuc de fraifes.

Refina am-moniaca. On choifira de la gomme ammoniac en larmes les plus belles & les plus nettes, Schroder les nomme *refina ammoniaca*, on les pulvérifera fubtilement, on les mêlera avec le magiftère de tartre purgatif, qu'on aura auparavant diffous plufieurs fois dans de l'eau de buglofe & defféché fur le feu, & le fel de Mars ; on incorporera cette poudre dans un mortier avec les extraits d'aloës & de gentiane, la teinture de fafran, & ce qu'il faudra de teinture de fel de tartre pour faire une maffe qu'on gardera, & l'on en formera des pilules au befoin.

Vertus. Elles purgent l'humeur tartareufe & terreftre, elles lèvent les obftruttions, elles excitent les mois aux femmes, elles font propres pour les fiévres intermittentes,

Dofe. pour les pâles couleurs, pour l'hydropifie : La dofe en eft depuis un fcrupule jufqu'à une dragme.

Purgatif. Le principal purgatif de cette compofition eft l'aloës.

Ɔj. Un fcrupule des pilules tarta-ées contient d'aloës dix grains.

ʒſſ. Demi-dragme des pilules contient d'aloës quinze grains.

Ɔij. Deux fcrupules des pilules contiennent d'aloës vingt grains.

ʒj. Une dragme des pilules contient d'aloës trente grains.

Magiftère de tartre purgatif de Schroder. Sel de tartre folié. Le magiftère de tartre purgatif de Schroder eft ce que quelques autres Auteurs ont appellé *fel de tartre folié*, il fe fait en la manière fuivante.

Mettez dans un vaiffeau de verre ou de grès la quantité qu'il vous plaira de fel de tartre fixe, préparé comme je l'ai décrit dans mon livre de Chymie, verfez deffus cinq ou fix fois autant de vinaigre diftillé, & il fe fera une ébullition, parce que les pointes acides pénétreront les pores du fel de tartre & le raréfieront, il faut qu'il y ait affez de vinaigre diftillé pour faouler ce fel ou pour remplir tous fes pores, ce qu'on connoîtra quand, l'ébullition étant finie, elle ne recommencera point, encore qu'on verfe dans la matière de nouveau vinaigre diftillé en la brouillant avec une efpatule de bois ; on placera alors le vaiffeau fur du fable, & à un feu de charbon modéré, on en fera évaporer l'humidité jufqu'à ficcité, on aura un fel qu'on réduira en poudre & qu'on mettra dans une cucurbite de verre, on verfera deffus de l'efprit-de-vin à la hauteur de trois doigts, on agitera bien le mélange, puis ayant adapté un chapiteau à la cucurbite & un récipient, on fera diftiller la liqueur au feu de fable jufqu'à ce qu'il ne refte qu'un fel au fond, on lèvera le chapiteau, on verfera de nouvel efprit-de-vin fur ce fel, & l'ayant bien agité, on fera diftiller la liqueur comme ci-devant, on mettra pour la troifiéme fois de nouvel efprit-de-vin fur le fel reftant, on agitera la matière, & l'on en fera diftiller l'humidité à une très-lente chaleur jufqu'à ficcité, on trouvera au fond de la cucurbite un fel blanc qui fe féparera comme par feuilles, d'où vient qu'on l'appelle *fel de tartre folié* ; on le gardera dans un vaiffeau de verre.

Vertus. Il eft apéritif & il lâche un peu le ventre, il eft propre pour l'hydropifie, pour lever les obftruttions du bas-ventre, pour purifier le fang ; fa vertu ne diffère pas

Dofe. beaucoup de celle du tartre vitriolé : La dofe en eft depuis douze grains jufqu'à deux fcrupules.

Cette opération n'eft guère en ufage, l'efprit-de-vin ne lui apporte pas une grande qualité, car il n'y en refte rien, ceux qui ne fe foucieront point de perdre l'efprit-de-vin pourront faire toute l'opération dans une terrine de grès. Revenons à nos pilules.

Je préférerois la racine de gentiane pulvérifée à fon extrait, parce qu'en faifant évaporer la teinture qu'on en a tirée pour faire l'extrait, le feu en diffipe ce qu'il y a de meilleur , mais la racine de gentiane ni son extrait ne sont guère nécessaires dans cette composition.

Les Pharmacopées, qui ont rapporté cette description, diffèrent en quelques circonstances de peu de conséquence ; les unes demandent cinq dragmes de gomme ammoniac , & les autres sept dragmes : les unes demi-once de l'extrait de gentiane , & les autres trois dragmes ; les unes demandent de l'essence de safran , les autres de l'extrait de safran : on peut faire l'essence de safran comme on fait celle de cannelle , & l'extrait de safran comme celui de rhubarbe ; on trouvera ces deux opérations décrites dans mon Livre de Chymie , mais on ne sçauroit faire l'essence de safran qu'on ne perde la plus grande partie de ce qu'il y a de plus volatil & de meilleur de cette petite fleur ; pour ce qui est de l'extrait de safran , il a été privé des meilleurs principes de la fleur, quand on la fait évaporer, pour le réduire en consistance requise , ainsi l'on ne peut rien compter sur sa vertu. On a tort de chercher des préparations de safran, c'est un mixte exalté qui n'en a aucun besoin, il suffiroit de le mettre en poudre avant que de le mêler dans les compositions, mais si l'on veut avoir une préparation de safran qui n'ait détruit aucune substance de la fleur , il faut employer la teinture , on en verra la description dans mon Traité de Chymie , & celles de la teinture du sel de tartre , du sel de Mars , &c.

Pilules de Tartre ou *Mélanagogues* , *de Quercétan*.

℞ Du crystal de tartre , ℥ iij.
Du polypode de chêne , ℥ ij.
Des raisins de Corinthe , ℥ j. ß.
De toutes les sortes de myrobolans , aã. ℥ ß.
Des fleurs de buglose , de bourrache ; de nénuphar , aã. pug. j.
Faites-les bouillir jusqu'à diminution de la moitié dans s. q. de décoction de fumeterre & de scolopendre , après cela
℞ De cette décoction bien purifiée & clarifiée ; ℔ ij.
Du suc de pommes de reinettes épuré , ℔ j.
Ajoûtez-y ,
Du séné mondé ℥ iij.
Du turbith & de la racine d'ellébore noir , aã. ℥ j ß.
De la myrrhe , ℥ j.
Du macis , du girofle , de la cannelle & de l'épithyme , aã. ℥ ß.
Laissez macérer & digérer le tout pendant 4. jours à la chaleur du bain dans un vaisseau de verre bien fermé ; après cela la matiére etant encore chaude vous en ferez une forte expression au travers du tamis de soie ; puis vous y ajoûterez ,
De l'extrait d'aloës , ℥ iv.
Que tout cela s'épaississe suffisamment sur un petit feu , y ajoûtant sur la fin , lorsque la matiére sera presque refroidie ,
Des poudres diarrhodon *Abbatis* & joviale de Galien , & de trochisques *dialacca* , aã. ʒ j.
Du sel d'absinthe & de frêne , aã. ʒ ij.
De la teinture de safran , Ɔ ij.
De l'huile d'anis quelques gouttes.
Faites-en une masse de pilules.

Pilulæ Tartareæ seu *Melanagogæ*, Quercetani.

℞ *Crystalli tartari* , ℥ iij.
Polypodii querni , ℥ ij.
Passularum Corinthiac. ℥ j ß.
Myrobalanorum omnium , aã. ℥ ß.
Florum buglossi , *borraginis* , *nymphææ*, aã. pug. j.
Coquantur in s. q. aquar. fumariæ & scolopendrię ad medietatis consumptionem, tùm
℞ *Decosti hujus depurati ac clarificati* , ℔ ij.
Succi pomorum redolentium depur. ℔ j.
Quibus adde,
Sennæ mundatæ , ℥ iij.
Turbith , *radicis ellebori nigri* , aã. ℥ j ß.
Myrrhæ , ℥ j.
Macis , *caryophyllorum* , *cinnamomi* , *epithymi* , aã. ℥ ß.
Macerentur & digerantur per quatuor dies , vase vitreo clauso , ad calorem balnei , dein dum materia adhuc servet, fiat expressio , vel per setaceum extractio , cui adde,
Extracti aloes , ℥ iv.
Omnia sufficienter coagulentur ad ignem lentum addendo sub finem , dum ferè refrigerata erit materies,
Pulveris diarrhodon Abbatis & lætificantis Galeni , trochiscorum dialacca , aã. ʒ j.
Salis absinthii & fraxini , aã. ʒ ij.
Tincturæ croci , Ɔ ij.
Olei anisi guttulas aliquot.
Fiat ex arte massa pilularum.

Essence de safran.
Extrait de safran.

R E M A R Q U E S.

On mettra bouillir dans quatre livres d'eau diftillée de fumeterre & de fcolopendre, les myrobolans, le polypode bien concaffé, le cryftal de tartre, les raifins de Corinthe & les fleurs, jufqu'à diminution de la moitié de la liqueur, on coulera la décoction avec expreffion, on la clarifiera par dépuration, on y mêlera le fuc de pommes dépuré, le turbith, l'ellébore, les girofles, la cannelle concaflés ; l'épithyme, la myrrhe, le macis & le féné, on mettra infufer le tout dans un vaiffeau de verre ou de terre au bain-marie pendant quatre jours, après lefquels on mettra le mélange dans une terrine de grès, on la placera fur le fable, & à un petit feu l'on fera confumer l'humidité jufqu'à confiftance d'extrait liquide, puis quand la matiére fera prefque refroidie, oñ y incorporera les poudres, les trochifques, les fels pulvérifés, la teinture de fafran, & quelques gouttes d'huile d'anis, pour faire une maffe qu'on gardera, & l'on en formera des pilules au befoin.

Vertus.   Elles font propres pour purger l'humeur tartareufe ou mélancolique, l'une & l'autre bile & la pituite ; on s'en fert pour purger les maniaques, les hypocondriaques, & pour faire venir les mois aux femmes : La dofe en eft depuis un fcru-

Dofe.   pule jufqu'à une demi-dragme.

Il entre dans cette grande compofition beaucoup de drogues inutiles, comme le polypode, les raifins, les fleurs, le fuc de pommes, le macis, la myrrhe, les girofles, la cannelle, l'épithyme, les poudres, les trochifques, la teinture de fafran & l'huile d'anis ; de plus en faifant la décoction & l'évaporation, on laiffe diffiper les parties volatiles & les plus effentielles des drogues ; je voudrois donc réformer cette compofition en la maniére fuivante.

Pilules de Tartre de Querçétan, Réformées.	Pilulæ Tartareæ Querçetani, Reformatæ.
♃ De l'aloës fuccotrin, ℥ iv. De la crême de tartre & des myrobalans citrins, aā. ℥ ij. Du féné mondé, ℥ j. De la racine d'ellébore noir & du turbith, aā. ℥ ß. Du fel d'abfinthe & de frêne, aā. ʒ ij. Faites-en une maffe de pilules avec le fyrop de pommes du Roi Sapor, dont la dofe fera depuis un Ɔ ß. jufqu'à ʒ j.	♃ *Aloes foccotorinæ,* ℥ iv. *Cremoris tartari & myrobalanorum citrinorum,* aā. ℥ ij. *Senna mundata,* ℥ j. *Radicis ellebori nigri, turbith,* aā. ℥ ß. *Salis abfinthii & fraxini,* aā, ʒ ij. *Cum fyrupo de pomis Regis Saporis fiat maffa pilularum, dofis erit à Ɔ ß, ufque ad* ʒ ß.

Pilules Polychreftes, de Querçétan,	Pilulæ Polychreftæ, Quercetani.
♃ De la maffe de pilules de tartre mélanagogues de Querçétan, ℥ iv. Des teintures d'aloës, de fcammonée & de rhubarbe, aā. ʒ vj. De féné, ℥ ß. De coloquinte, ʒ ij. Mêlez le tout, & en faites une maffe de pilules f. a.	♃ *Maffæ pilularum tartarearum melanagogarum Quercetani,* ℥ iv. *Tinctura aloes, fcammonii, & rhei,* aā. ʒ vj. *Senna,* ℥ ß. *Colocynthidos,* ʒ ij. *Mifce, fiat ex arte maffa pilularum f. a.*

R E M A R Q U E S.

On préparera les teintures d'aloës & de fcammonée avec l'efprit-de-vin, celle de coloquinte avec le vin blanc, celles de féné & de rhubarbe avec l'eau de chicorée diftillée, mais il faut faire enforte que ces teintures foient autant chargées de la fubftance des drogues qu'elles le pourront être : on péfera de ces teintures la quantité demandée , & on les mêlera ; on mettra le mélange dans un vaiffeau de verre ou de grès , on en fera évaporer l'humidité à un feu de fable modéré , jufqu'à confiftance d'extrait, on le mêlera alors exactement avec la maffe des pilules tartarifées , & l'on gardera cette compofition pour en former des pilules au befoin.

Elles purgent toutes les humeurs : La dofe en eft depuis demi fcrupule jufqu'à demi-dragme. Vertus
Dofe.

Ces pilules font nommées *polychreftes* , du mot Grec πολύχρηστος qui fignifie fervant à plufieurs ufages.

On ne peut faire évaporer les teintures, qu'il ne fe diffipe de leur vertu la plus effentielle, quelque petit feu qu'on y emploie, c'eft pourquoi je trouverois plus à propos qu'on fe fervît des ingrédients en fubftance , le diffolvant de l'eftomac eft affez capable de faire les féparations néceffaires du pur avec l'impur : Voici donc comme je voudrois réformer cette compofition.

Pilules Polychreftes , Réformées.	Pilulæ Polychreftæ , Reformatæ.
♃ De la maffe des pilules de tartre mélanagogues de Quercétan , ℥ iv. De la fcammonée & de la rhubarbe , aā. ʒ ij. Des trochifques alhandal , ʒ j. Avec le fyrop de pommes compofé faites-en une maffe de pilules.	♃ *Maffæ pilularum tartarearum melanagogarum Quercetani , ℥ iv.* *Scammonii & rhei , aā. ʒ ij.* *Trochifcorum alhandal , ʒ j.* *Cum fyrupo de pomis compofito fiat ex arte maffa pilularum.*

Je n'emploie point ici de féné ni d'aloës , parce qu'il en entre fuffifamment dans la maffe des pilules tartarifées mélanagogues

Pilules Bénites , de Quercétan.	Pilulæ Benedictæ , Quercetani.
♃ De la maffe de pilules polychreftes de Quercétan , & du bézoard minéral , de chacun parties égales. Faites-en une maffe de pilules avec le fyrop de pommes du Roi Sapor.	♃ *Maffæ pilularum polychreftarum Quercetani , bezoardi mineralis , ana partes æquales.* *Cum fyrupo de pomis Regis Saporis fiat maffa pilularum.*

R E M A R Q U E S.

On pulvérifera le bézoard minéral , on le mêlera avec la maffe des pilules polychreftes, & avec ce qu'il faudra de fyrop de pommes compofé, on fera une maffe qu'on gardera pour en former des pilules au befoin.

Elles purgent en excitant la tranfpiration ; on s'en fert pour les rhumatifmes, pour les glandes du méfentère , pour les nodus, pour les écrouelles , pour la galle : La dofe en eft depuis demi-fcrupule, jufqu'à demi-dragme. Vertus

Dofe.

Ces pilules font nommées *bénites* par leur Auteur , à caufe des grands effets qu'elles produifent.

Pilules Aggregatives ou Polychreftes, de Méfué.	Pilulæ Aggregativæ feu Polychreftæ, Mefué.
♃ De l'aloës fuccotrin, du turbith , & du diagréde , aā. ʒ vj.	♃ *Aloes foccotorina , turbith optimi, dacrydii , aā. ʒ vj.*

Des myrobolans citrins & de la meilleure rhubarbe, aā. ℥ ß.

Des sucs d'aigremoine & de grande absinthe, aā. ℥ iij.

Des myrobolans chébules & Indiques, de l'agaric blanc, de la coloquinte, du polypode de chêne, aā. ℥ ij.

Du mastic, des roses rouges, du sel gemme, de l'épithyme de Créte, des semences d'anis, du gingembre, aā. ℥ j.

Faites-en une masse de pilules avec l'électuaire rosat cholagogue.

Myrobalanorum citrinorum, rhabarbari optimi, aā. ℥ ß.

Succorum agrimoniæ & absinthii majoris, aā. ℥ iij.

Myrobolanorum chebulorum & Indorum, agarici albissimi, colocynthidos, polypodii querni, aā. ℥ ij.

Mastiches, rosarum rubrarum, salis gemmei, epithymi Cretensis, seminis anisi, zingiberis, aā. ℥ j.

Cum electuario rosato cholagogo fiat massa pilularum s. a.

R E M A R Q U E S.

On pulvérisera ensemble le turbith, les myrobolans, la rhubarbe, l'agaric, la coloquinte, le polypode, les roses, l'épithyme, l'anis & le gingembre ; d'une autre part, on mettra en poudre ensemble l'aloës, le diagréde & le mastic ; d'une autre part, le sel gemme ; on tirera par expression des sucs d'absinthe & d'aigremoine, on les fera épaissir sur un petit feu jusqu'à consistance de syrop, puis on en pésera quantité ordonnée qu'on mêlera avec les poudres, & ce qu'il faudra d'électuaire rosat, pour faire une masse qu'on gardera : & l'on en formera des pilules au besoin.

Vertus.
Dose.

Elles purgent toutes les humeurs ; on les emploie pour les maux de tête & d'estomac : La dose en est depuis un scrupule jusqu'à quatre.

Purgatifs de la composition.

Les ingrédiens purgatifs & essentiels, qui entrent dans cette composition, sont l'aloës, le turbith, le diagréde, les myrobolans, la rhubarbe, l'agaric, la coloquinte & l'électuaire rosat.

Ə j.

Un scrupule des pilules aggrégatives contient d'aloës, de turbith & de diagréde de chacun deux grains ; de myrobolans citrins & de rhubarbe de chacun un grain, & le tiers d'un grain, des myrobolans chébules & Indiens, d'agaric & de coloquinte de chacun demi-grain & demi-tiers de grain, d'électuaire rosat cholagogue six grains.

ʒ ß.

Demi-dragme des pilules contient d'aloës, de turbith & de diagréde de chacun trois grains, de myrobolans citrins & de rhubarbe, de chacun deux grains, des myrobolans chébules & Indiens, d'agaric & de coloquinte, de chacun un grain, d'électuaire rosat cholagogue, neuf grains.

Ə ij.

Deux scrupules des pilules contiennent d'aloës, de turbith, de diagréde, de chacun quatre grains, de myrobolans citrins & de rhubarbe, de chacun deux grains & les deux tiers d'un grain, des myrobolans chébules & Indiens, d'agaric & de coloquinte, de chacun un grain & le tiers d'un grain, d'électuaire rosat demi-scrupule.

ʒ j.

Une dragme des pilules contient d'aloës, de turbith & de diagréde, de chacun six grains, de myrobolans citrins & de rhubarbe, de chacun quatre grains de myrobolans chébules & Indiens, d'agaric & de coloquinte, de chacun deux grains, d'électuaire rosat, dix-huit grains.

Ə iv.

Quatre scrupules des pilules contiennent d'aloës, de turbith & de diagréde, de chacun huit grains, de myrobolans citrins & de rhubarbe, de chacun cinq grains & le tiers d'un grain, des myrobolans chébules & Indiens, d'agaric & de coloquinte, de chacun deux grains & les deux tiers d'un grain ; d'électuaire rosat un scrupule.

On a nommé ces pilules aggrégatives, parce qu'on prétend qu'elles assemblent
les

les humeurs ; & polychreftes, parce qu'elles purgent plufieurs fortes d'humeurs : on pourroit en retrancher beaucoup de drogues inutiles , comme le maftic , le polypode, les rofes, l'épithyme, l'anis, le gingembre, les fucs ; ces ingrédients ne font qu'affoiblir les purgatifs par leur volume.

Il eft inutile d'employer ici trois fortes de myrobolans, on pourroit fe contenter d'augmenter la dofe des citrins qui font les meilleurs : voici comme je voudrois réformer cette compofition.

Pilules Polychreftes, réformées.	Pilulæ Polychreftæ , Reformatæ.
♃ Des myrobolans citrins , ℥ j.	♃ *Myrobalancrum citrinorum,* ℥ j.
De l'aloës fuccotrin, du turbith & du diagrede, aã. ʒ vj.	*Aloës foccotorinæ, turbith, diacrydii,* aã. ʒ vj.
De la rhubarbe, ℥ ß.	*Rhabarbari,* ℥ ß.
De l'agaric, des trochifques alhandal & du tartre foluble , aã. ʒ ij.	*Agarici , trachifcorum alhandal , tartari folubilis, aã.* ʒ ij.
Faites-en une maffe de pilules avec le fyrop de rofes compofé d'agaric, dont la dofe fera depuis Э ß. jufqu'à Э ij.	*Cum fyrupo rofato compofito cum agarico fiat maffa pilularum ; dofis erit à Э ß. ufque ad Э ij.*

Autres Pilules Polychreftes Majeures, de Méfué.	Pilulæ Aliæ Polychreftæ Majores, Mefué.
♃ De l'aloës fuccotrin , ʒ xv.	♃ *Aloës foccotorinæ,* ʒ xv.
Du turbith, ʒ xiij.	*Turbith,* ʒ xiij.
Des myrobolans Indiques & embliques, du fagapenum & du bdellium, aã. ℥ ß.	*Myrobalanorum Indorum & emblicorum, fagapeni, bdellii, aã.* ℥ ß.
Des pénides , ʒ iij.	*Penidiorum,* ʒ iij.
Des hermodactes, du fel gemme, du maftic, de la gomme ammoniac, des rofes rouges des femences d'ache, de fenouil, d'anis, de carvi, d'ammi, d'origan, de pafferage, & de rue, aã. ʒ j.	*Hermodactylorum , falis gemmei, maftiches, gummi ammoniaci, rofarum, feminum apii, fœniculi, anifi . carvi, ammeos, origani, lepidii, rutæ, aã.* ʒ j.
Faites-en une maffe de pilules avec le fuc de choux.	*Cum fucco caulium fiat maffa pilularum.*

R E M A R Q U E S.

On pulvérifera enfemble les femences , les rofes , le turbith , les myrobolans, & les hermodactes ; d'une autre part , on mettra enfemble en poudre l'aloës, le bdellium , le fagapenum , la gomme ammoniac & le maftic ; d'une autre part, les pénides & le fel gemme ; on mêlera les poudres , & avec ce qu'il faudra de fuc de choux tiré par expreffion , on fera une maffe de pilules qu'on gardera pour en former de pilules au befoin.

Elles purgent la pituite craffe, on s'en fert pour la goutte fciatique, pour la colique , pour les maux de tête : La dofe en eft depuis un fcrupule jufqu'à une dragme & demie.

Les ingrédients purgatifs & effentiels de cette compofition font l'aloës, le turbith , les myrobolans & les hermodactes,

Un fcrupule des pilules polychreftes contient d'aloës cinq grains , de turbith quatre grains & le tiers d'un grain , des myrobolans Indiens & embliques, de chacun un grain & le tiers d'un grain, d'hermodactes le tiers d'un grain.

Demi-dragme des pilules contient d'aloës fept grains & demi, de turbith fix grains & demi, des myrobolans, de chacun deux grains, d'hermodactes demi-grain.

Vertus.
Dofe.
Ingrédients de la compofition.
Э j.

ʒ ß.

Ttt

℈ ij.   Deux scrupules des pilules contiennent d'aloës dix grains, de turbith huit grains & les deux tiers d'un grain, des myrobolans, de chacun deux grains & les deux tiers d'un grain, d'hermodactes les deux tiers d'un grain.

ʒ j.   Une dragme des pilules contient d'aloës quinze grains, de turbith treize grains, des myrobolans, de chacun quatre grains, d'hermodactes un grain.

℈ iv.   Quatre scrupules des pilules contiennent d'aloës vingt grains, de turbith dix-sept grains & le tiers d'un grain, des myrobolans, de chacun cinq grains & le tiers d'un grain, des hermodactes un grain & le tiers d'un grain.

ʒ j. ß.   Une dragme & demie des pilules contient d'aloës vingt-deux grains & demi, de turbith dix-neuf grains & demi, des myrobolans, de chacun six grains, d'hermodactes un grain & demi.

Il entre dans cette composition plusieurs ingrédients inutiles qui affoiblissent par leur quantité les purgatifs, tels sont les semences, les roses, le sagapenum, le bdellium, les pénides & le mastic : je serois d'avis qu'on les retranchât, & qu'on réformât les pilules en la maniére suivante.

Pilules Polychrestes Majeures, Réformées,	*Pilulæ Polychrestæ Majores, Reformatæ.*
♃ De l'aloës succotrin, ʒ ij.	*Aloës soccotorinæ,* ʒ ij.
Du turbith, ʒ j. ß.	*Turbith,* ʒ j. ß.
Des myrobolans Indiques, ʒ j.	*Myrobalanorum Indorum,* ʒ j.
Des hermodactes, de la gomme ammoniac, du tartre soluble, aã. ʒ ij.	*Hermodactylorum, gummi ammoniaci, tartari solubilis, aã.* ʒ ij.
Faites-en une masse de pilules avec le syrop de nerprun : la dose sera depuis ℈ j. jusqu'à ʒ j.	*Cum syrupo de rhamno cathartico fiat massa pilularum, dosis erit à ℈ j. usque ad ʒ j.*

Pilules Polychrestes Mineures, de Mésué.	*Pilulæ Polychrestæ Minores, Mesué.*
♃ De la poudre d'hiere simple, ʒ j ß.	♃ *Pulveris hieræ simplicis,* ʒ j. ß.
De la rhubarbe choisie, ʒ v.	*Rhei electi,* ʒ v.
Des myrobolans citrins, embliques & Indiques, aã. ʒ iiij.	*Myrobalanorum citrinorum, emblicorum, Indorum, aã.* ʒ iiij.
Du mastic, de l'anis, des roses, des sucs d'eupatoire & d'absinthe épurés, aã. ʒ ij.	*Mastiches, anisi, rosarum, succorum eupatorii & absinthii depuratorum, aã.* ʒ ij.
Faites des pilules s. a. avec le suc d'ache.	*Cum succo apii fiant pilulæ s. a.*

REMARQUES

On pulvérisera ensemble les roses, l'anis, la rhubarbe & les myrobolans ; d'une autre part, le mastic ; on tirera par expression des sucs d'aigremoine & d'absinthe, on les dépurera en les faisant bouillir un bouillon, & les passant par un blanchet, ensuite on les fera épaissir sur un petit feu en consistance de syrop, puis on en pésera de chacun deux dragmes qu'on mêlera avec les poudres & une quantité suffisante de suc d'ache, pour faire une masse qu'on gardera, & l'on en formera des pilules au besoin.

Elles purgent la bile & la pituite, elles fortifient l'estomac, elles guérissent les fiévres : La dose en est depuis demi-dragme jusqu'à deux.

Vertus. Dose.   Les ingrédients purgatifs & essentiels de cette composition sont la poudre de hiere simple, la rhubarbe & les myrobolans.

Purg. de la composit. ʒ ß.   Demi-dragme des pilules polychrestes mineures contient de poudre de hiere

fimple neuf grains , de rhubarbe deux grains & les trois quarts d'un grain , des myrobolans citrins , embliques & Indiens , de chacun un grain & demi.

Deux fcrupules des pilules contiennent de poudre de hiere fimple onze grains   ℈ ij.
& un quart de grain , de rhubarbe trois grains & demi, des myrobolans, de chacun
deux grains.

Une dragme des pilules contient de poudre de hiere dix-huit grains , de rhu-   ʒ j.
barbe cinq grains & demi , des myrobolans , de chacun trois grains.

Quatre fcrupules des pilules contiennent de poudre de hiere fimple vingt-deux   ℈ iv.
grains & demi , de rhubarbe fept grains , des myrobolans, de chacun quatre grains.

Une dragme & demie des pilules contient de poudre de hiere vingt-fept grains ,   ʒ j. ß.
de rhubarbe huit grains & le quart d'un grain , des myrobolans quatre grains &
demi.

Deux dragmes des pilules contiennent de poudre de hiere demi-dragme , de   ʒ ij.
rhubarbe onze grains , des myrobalans , de chacun fix grains.

Ces pilules font furnommées mineures , parce qu'elles font moins compofées
que les précédentes du même nom & du même Auteur ; on pourroit les rendre encore plus fimples & meilleures en retranchant plufieurs ingrédients inutiles qui entrent dans leur compofition, comme le maftic, l'anis , les fucs , les rofes , & fubftituer l'aloës à la poudre de hiere : Voici comme je voudrois les réformer.

Pilules Polychreftes Mineures , *Réformées.*	*Pilulæ Polychreftæ Minores ,* Reformatæ.
♃ De l'aloës fuccotrin , ʒ j. ß. Des myrobolans citrins , ʒ ix. De la rhubarbe choifie , ʒ v. Faites-en une maffe avec le fyrop de chicorée compofé de rhubarbe, dont la dofe fera depuis un fcrupule jufqu'à quatre.	♃ *Aloés foccotorina,* ʒ j. ß. *Myrobalanorum citrinorum ,* ʒ ix. *Rhei electi ,* ʒ v. *Cum fyrupo de chicorio compofito cum rhabarbaro fit maffa pilularum , dofis erit à* ℈ *j. ufque ad* ℈ *iv.*

Pilules de Philagrius.	Pilulæ Philagrii.
♃ De l'aloës fuccotrin & de l'agaric, aa. ʒ j. Du turbith , des myrobolans citrins, de la cufcute , des trochifques diarrhodon & de rhu-barbe , aa. ʒ ß. De l'épine blanche, ou bedegar, & du fuc d'ai-gremoine , aa. ʒ ij. De l'abfinthe , du fel gemme , aa. ʒ j. ß. Faites-en une maffe de pilules avec le fuc de fenouil.	♃ *Aloés foccotorinæ, agarici , aa.* ʒ j. *Turbith , myrobalanorum citrinorum , cufcutæ , trochifcorum diarrhodon & de rhabarbaro, aa.* ʒ ß. *Bedegar five fpinæ albæ , fucci agrimo-niæ , aa.* ʒ ij. *Abfinthii , falis gemmei , aa.* ʒ j. ß. *Cum fucco fæniculi fiat maffa pilula-rum.*

R E M A R Q U E S.

On pulvérifera enfemble l'abfinthe, l'agaric, le turbith, les myrobolans , la cufcute & le bedegar ; d'une autre part, le fel gemme & les trochifques ; d'une autre
part , l'aloës ; on mêlera les poudres, & avec ce qu'il faudra de fuc de fenouil &
le fuc d'aigremoine, on fera une maffe qu'on gardera pour en former des pilules
au befoin.

Elles purgent principalement la pituite , on les eftime pour les fiévres : La dofe   Vertus.
en eft depuis demi-dragme jufqu'à deux dragmes.   Dofe.

Ces pilules font rapportées par Méfué , mais elles ontété inventées par Philagrius.

T t t ij

Purg. de la compofit.

Les ingrédients purgatifs & effentiels de cette compofition font l'aloës, l'agaric, le turbith, les myrobolans & les trochifques de rhubarbe.

ʒ ß.

Demi-dragme des pilules de Philagrius contient d'aloës fuccotrin & d'agaric, de chacun fix grains, des myrobalans citrins & des trochifques de rhubarbe, de chacun trois grains.

Ɔ ij.

Deux fcrupules des pilules contiennent d'aloës & d'agaric, de chacun huit grains, des myrobolans & des trochifques de rhubarbe, de chacun quatre grains.

ʒ ij.

Une dragme des pilules contient d'aloës & d'agaric, de chacun demi-fcrupule, des myrobolans & des trochifques de rhubarbe, de chacun fix grains.

ʒ j. ß.

Une dragme & demie des pilules contient d'aloës & d'agaric, de chacun dix-huit grains, des myrobolans & des trochifques de rhubarbe, de chacun neuf grains.

ʒ ij.

Deux dragmes des pilules contiennent d'aloës & d'agaric, de chacun un fcrupule, des myrobolans & des trochifques de rhubarbe, de chacun demi-fcrupule.

Je ferois d'avis qu'on retranchât de cette defcription l'abfinthe, la cufcute, les trochifques, le bedegar & le fuc d'aigremoine ; ce font des ingrédients inutiles ici, & qui diminuent par leur quantité la force des purgatifs ; je voudrois réformer ces pilules en la maniére fuivante.

Pilules de Philagrius, Réformées.

℞ De l'aloës fuccotrin & de l'agaric, aā. ʒ j.
Du turbith & des myrobolans citrins, aā. ʒ ß.
Du tartre foluble, ʒ j. ß.
Avec une f. quantité de fyrop de chicorée compofé de rhubarbe faites-en une maffe de pilules, dont la dofe fera depuis Ɔ j. jufqu'à ʒ j.

Pilulæ Philagrii, Reformatæ.

℞ Aloës foccotorinæ, agarici, aī. ʒ j.
Turbith, myrobalanorum citrinorum, aā. ʒ ß.
Tartari folubilis, ʒ j. ß.
Cum f. q. fyrupi de cichorio compofiti cum rheo fiat maffa pilularum ; dofis à Ɔ j. ufque ad ʒ j.

Pilules Stibiales, de Crollius.

℞ Du verre d'antimoine corrigé, de la thériaque d'Andromaque, du girofle, des femences de fenouil & de coriandre, aā. ʒ ij.
De la noix mufcade, du maftic, de l'écorce d'oranges & du corail rouge préparé, aā. ʒ ij.
Pulvérifez le tout, & le mêlez, puis avec la gelée de coings faites-en une maffe de pilules f. a.

Pilulæ Stibiales, Crollii.

℞ Vitri antimonii correcti, theriacæ Andromachi, caryophyllorum, feminis fæniculi & coriandri, aā. ʒ ij.
Nucis mofchatæ, mafliches, corticis arantiorum, coralli rubri præparati, aā. ʒ ij.
Pulverifentur fubtiliffimè, commifceantur, & cum mivá cydoniorum fiat maffa pilularum f. a.

REMARQUES.

On trouvera dans mon Livre de Chymie la defcription du verre d'antimoine, & la maniére de le corriger, on le broiera long-temps fur le porphyre, ou jufqu'à ce qu'il foit réduit en poudre impalpable ; on pulvérifera enfemble dans un mortier de bronze, les girofles, les femences, la mufcade, l'écorce d'orange ; d'une autre part, le maftic féparément ; on mêlera les poudres avec le corail préparé, on incorporera le tout avec la thériaque, & ce qu'il faudra de gelée de coings pour faire une maffe qu'on gardera, & l'on en formera des pilules au befoin.

Vertus.
Dofe.

Elles purgent par le vomiffement & fouvent par les felles ; elles font propres dans la léthargie, dans l'apoplexie, dans la paralyfie : La dofe en eft depuis demi-fcrupule jufqu'à deux.

Ɔ ß.

Demi-fcrupule des pilules ftibiales contient de verre d'antimoine corrigé, deux grains.

Un scrupule des pilules stibiales contient de verre d'antimoine quatre grains. ℈ j.
Demi-dragme des pilules contient de verre d'antimoine six grains. ʒ ß.
Deux scrupules des pilules contiennent de verre d'antimoine huit grains. ℈ ij.

Il n'y a d'essentiel dans cette composition que le verre d'antimoine, toutes les autres drogues n'ont été mêlées avec lui que pour fortifier l'estomac contre son action un peu violente; mais comme ces drogues sont spiritueuses, elles sont plus capables d'irriter le viscère par le vomissement, que de le fortifier. De plus s'étant mêlées dans le sang, elles le raréfient & l'agitent trop, ce qui donne lieu de craindre que quelque vaisseau ne se rompe & ne cause une hémorrhagie. Cette composition de pilules est donc du moins inutile, & l'on peut bien se servir du verre d'antimoine corrigé seul à la place des pilules : il suffira de le réduire en poudre bien subtile, & de le mêler sur le champ dans une cuillerée de bouillon, ou dans un peu de conserve de violettes, si on veut le prendre en bol ; le meilleur moyen d'empêcher que l'estomac ne patisse pendant le vomissement, c'est de faire prendre au malade quelques cuillerées de bouillon gras ou d'huile d'amandes douces, afin d'émousser ou d'embarrasser un peu les sels de l'antimoine, d'adoucir les membranes du ventricule & les conduits irrités, & de faciliter le vomissement.

On peut composer une masse de pilules avec les fortifiants contenus dans la description, & en faire prendre au malade les jours qu'il n'aura point été purgé, alors ces remédes agiront & fortifieront les viscères.

Pilules Mochliques.

℞ Du séné mondé , ℥ iv.
Du turbith, des hermodactes, de l'agaric & du jalap, aā. ℥ ij.
De la pulpe de coloquinte, de la racine d'ellébore noir, de la rhubarbe, du polypode de chêne, du dictame de Créte, aā. ℥ j.
Des semences d'anis , & de fenouil ; de la cannelle , aā. ℥ ß.
Il faut mettre ensemble toutes ces drogues concassées dans un matras, puis verser dessus de l'esprit-de-vin à la hauteur de quatre doigts, & après avoir bouché le matras on laissera macérer cette matiére à la chaleur d'un bain-marie tiéde pendant douze jours, puis on coulera & on exprimera l'infusion ; on filtrera la colature, & on la laissera évaporer sur un petit feu jusqu'à la consistance de miel, après quoi l'on y mélera les poudres suivantes ;
De l'aloës succotrin, ℥ ij.
De l'euphorbe préparé, ℥ j.
Du spica nard, du mastic, de l'opopanax, du bdellium & du sagapenum, aā. ℥ ß.
Des sels d'absinthe, d'iéble & de frêne, aā. ʒ j.
Faites-en une masse de pilules avec le syrop de roses solutif.

Pilulæ Mochlicæ.

℞ Sennæ mundatæ , ℥ iv.
Turbith , hermodactylorum , agarici , jalap, aā. ℥ ij.
Pulpæ colocynthidos , radicis ellebori nigri , rhabarbari , polypodii querni , dictamni Cretici , aā. ℥ j.
Seminum anisi & fœniculi ; cinnamomi , aā. ℥ ß.
Omnia contusa & mixta intrudantur in matratium, & superfuso spiritu vini ad eminentiam quatuor digitorum, obturatoque exactè matratio, in balneo mariæ tepido, diebus duodecim digerantur, deindè coletur & exprimatur infusio, colatura filtretur & igne lento evaporetur ad consistentiam mellis, tunc misceantur sequentia pulverata ;
Aloës soccotorinæ , ℥ ij.
Euphorbii præparati , ℥ j.
Spicæ nardi , mastiches, opopanacis , bdellii, sagapeni , aā. ℥ ß.
Salium absinthii, ebuli & fraxini, aā. ʒ j.
Cum syrupo rosato solituvo fiat massa pilularum s. a.

REMARQUES.

On concassera les premiers ingrédients, on les mettra dans un grand matras, on versera dessus de l'esprit-de-vin jusqu'à ce qu'il surpasse la matiére de quatre doigts, on bouchera bien le matras, on le placera en digestion pendant douze jours au bain-marie tiéde, ou à une autre chaleur approchante, agitant l'infusion de temps en en temps, enfuite l'on coulera la liqueur, on exprimera fortement le marc, on laiſſera repoſer la liqueur coulée, on la filtrera, & l'ayant miſe dans un vaiſſeau de verre ou dans une terrine de grès, on en fera évaporer l'humidité au feu de ſable modéré juſqu'à conſiſtance de miel ; cependant on mettra en poudre enſemble l'aloës, l'euphorbe, le maſtic, l'opopanax, le bdellium & le ſagapenum ; d'une autre part, le ſpica nard ; on mêlera les poudres avec la matiére évaporée en extrait, & ce qu'il faudra de roſes pâles, pour faire une maſſe qu'on gardera, & l'on s'en ſervira au beſoin.

Vertus.   Elles purgent toutes les humeurs avec violence, on s'en ſert pour la mélancolie hypocondriaque, pour l'hydropiſie, pour la rétention des mois, pour l'apoplexie,
Doſe.   pour la paralyſie, pour la léthargie : La doſe en eſt depuis demi-ſcrupule juſqu'à demi-dragme.

Mochlicum, qui vient du Grec μοχλὸς, vectis, un levier, ſignifie remuant les humeurs & les évacuant avec beaucoup de violence, ce ſurnom a été fort bien adapté à ces pilules, car elles ſont furieuſement purgatives.

Comme l'eſprit-de-vin eſt une liqueur ſulfureuſe, il eſt fort propre à diſſoudre les réſines du turbith & du jalap qui ſont le purgatif de ces deux racines, & il ſe charge autant qu'il peut de la teinture des autres drogues qui entrent dans l'infuſion : ſi après avoir coulé la teinture, on mettoit de nouvel eſprit-de-vin ſur le marc, & qu'on remît la matiére en digeſtion, on tireroit encore de la teinture un peu foible, mais qui étant mêlée & évaporée avec la premiére, ne laiſſeroit pas d'augmenter la quantité de l'extrait.

On devroit retrancher de l'infuſion la cannelle, l'anis, le fenouil, le dictame & le polypode, car ces drogues qui ne ſont point purgatives occupent les pores de l'eſprit-de-vin par leur ſubſtance inutile, & elles empêchent que ce menſtrue ne ſe charge autant qu'il le pourroit de la qualité des purgatifs.

On pourroit, pour éviter de perdre l'eſprit-de-vin, mettre l'infuſion coulée & filtrée dans un alambic de verre & en faire diſtiller l'humidité au bain-marie ou au feu de ſable, juſqu'à ce qu'on trouvât l'extrait au fond de la cucurbite ; cet eſprit pourroit être un peu purgatif, mais on ne s'en ſerviroit que pour une occaſion pareille à celle-ci, il ſeroit auſſi diſpoſé qu'auparavant à tirer des extraits purgatifs.

Les purgatifs, qui ſont employés dans cette infuſion, ſont tous diſpoſés naturellement à être diſſous dans les viſcères, ſans qu'ils aient beſoin de préparation chymique ; je trouve donc cet extrait bien inutile, la nature eſt aſſez capable de faire les infuſions, les digeſtions & les ſéparations néceſſaires ſur ces mixtes, ſans qu'il ſoit néceſſaire de l'aider. De plus on ne peut faire évaporer l'eſprit-de-vin qu'on ne laiſſe échapper beaucoup de parties eſſentielles de la teinture, ſi petit feu qu'on faſſe deſſous ; je ſerois donc d'avis qu'on employât ici les drogues en ſubſtance, après les avoir réduites en poudre ſubtile.

Je voudrois encore qu'on retranchât de la poudre le ſpica nard, le maſtic & l'euphorbe, les deux premiéres de ces drogues ſont inutiles, & la derniére a une âcreté brûlante qui agit trop violemment dans le corps.

L'opopanax, le bdellium & le ſagapenum ſont des gommes qui peuvent ſervir à réſoudre, à ramollir les duretés & à lever les obſtructions ; c'eſt pourquoi elles peuvent être de quelque utilité dans cette compoſition ; mais je trouve qu'elles y ont été miſes en trop grande quantité, & qu'elles affoibliſſent trop les purgatifs ; voici comme je trouverois à propos qu'on réformât la compoſition.

Pilules Mochliques, Réformées.

℞ De l'aloës succotrin, ℥ ij.
Du séné mondé & de la racine d'ellébore noir, aā. ʒ j. ß.
Du turbith, des hermodactes, de l'agaric, & du jalap, aā. ʒ vj.
Des trochisques alhandal; de la rhubarbe, de l'opopanax du sagapenum, du bdellium, aā. ʒ iij.
Des sels d'absinthe, d'iéble & de frêne, aā. ʒ j.
Faites-en une masse de pilules avec le syrop de roses solutif; La dose sera depuis Э ß. jusqu'à ʒ ß.

Pilulæ Mochlicæ, Reformatæ.

℞ Aloës soccotorinæ, ℥ ij.
Senna mundatæ, radicis ellebori nigri, aā. ʒ j. ß.
Turbith, hermodactylorum, agarici, jalap. aā. ʒ vj.
Trochiscorum alhandal; rhei, opopanacis, sagapeni, bdellii, aā. ʒ iij.
Salium absinthii, ebuli & fraxini, aā. ʒ j.
Cum syrupo rosato solutivo fiat massa pilularum, cujus dosis erit à Э ß. usque ad ʒ ß.

REMARQUES.

Cette dernière description me paroît bien capable de purger violemment, mais si on ne la trouvoit pas encore assez forte, l'on pourroit y ajoûter une dragme de turbith minéral.

Pilules de Gomme Ammoniac, de Quercétan.

℞ De l'extrait d'aloës, ℥ iv.
De la gomme ammoniac & de la myrrhe, aā. ℥ ß.
Du mastic & de la poudre des trois santaux, aā. ʒ j. ß.
Du sel de frêne ou d'absinthe, Э iv.
Du safran, Э ij.
Avec le syrop de stæchas ou de roses faites-en une masse de pilules.

Pilulæ de Gummi Ammoniaco, Quercetani.

℞ Extracti aloës, ℥ iv.
Gummi ammoniaci, myrrhæ, ℥ ß.
Mastiches, pulveris diatriasantali, aā. ʒ j. ß.
Salis fraxini vel absinthii, Э iv.
Croci, Э ij.
Cum syrupo de stæchade vel de succo rosarum fiat massa pilularum.

REMARQUES

On pulvérisera ensemble la gomme ammoniac choisie en larmes, la myrrhe & le mastic; on mêlera la poudre avec celle des trois santaux, le sel de frêne, l'extrait d'aloës & ce qu'il faudra de syrop de stœchas ou de roses pour faire une masse qu'on gardera, & l'on en formera des pilules au besoin.

Elles sont purgatives, elles lèvent les obstructions, elles excitent les mois aux femmes; on s'en sert dans la cachexie, dans les pâles couleurs & dans les maladies de la matrice: La dose en est depuis un scrupule jusqu'à une dragme. *(Vertus. Dose. Purgatif. Э j.)*

L'extrait d'aloës est le seul ingrédient qui entre dans cette composition.

Un scrupule des pilules de gomme ammoniac contient d'extrait d'aloës un peu moins de quatorze grains.

Demi-dragme des pilules contient d'extrait d'aloës vingt grains & demi. *(ʒ ß.)*

Deux scrupules des pilules contiennent d'extrait d'aloës vingt-sept grains & les deux tiers d'un grain. *(Э ij.)*

Une dragme des pilules contient d'extrait d'aloës quarante & un grain. *(ʒ j.)*

Le mastic & la poudre des trois santaux me paroissent inutiles dans cette composition; je voudrois les en retrancher.

Pilules de Gomme Ammoniac Magiſtrales, de Bates.

Pilulæ de Gummi Ammoniaco Magiſtrales, Batei.

℞ De la gomme ammoniac préparée avec le vinaigre ſcillitic, ℥ ij.
Du meilleur aloës, ʒ j. ß.
De la myrrhe, du maſtic, du benjoin, aã. ℥ ß.
Du ſafran de Mars, ʒ ij.
Avec ſ. q. de ſyrop d'abſinthe faites-en une maſſe.

℞ Gummi ammoniaci aceto ſcillitico præparati, ℥ ij.
Aloës optimæ, ʒ j. ß.
Myrrhæ, maſtiches, benzoïni, aã. ℥ ß.
Croci martis, ʒ ij.
Cum ſyrupi de abſinthio q. ſ. fiat maſſa.

REMARQUES.

On mettra diſſoudre ſur le feu dans une écuelle de terre vernie la gomme ammoniac avec du vinaigre ſcillitic, on paſſera la diſſolution toute chaude par une étamine, en la preſſant bien fort pour la purifier des impuretés qu'elle pourroit contenir ; on en mettra enſuite évaporer l'humidité juſqu'à conſiſtance de miel ; d'une autre part, on pulvériſera enſemble les autres gommes, on broiera ſubtilement le ſafran de Mars, on mêlera & on incorporera le tout enſemble dans un mortier, & avec une quantité ſuffiſante de ſyrop d'abſinthe, on fera une maſſe de pilules qu'on gardera pour s'en ſervir au beſoin.

Vertus. Elles purgent doucement les humeurs groſſiéres & tartareuſes du corps, elles lévent les obſtructions ; elles ſont propres pour la cachexie, pour les duretés de la rate & du foie, pour les ſquirrhes, pour la fiévre quarte, pour les rétentions des mois aux femmes : La doſe en eſt depuis demi-dragme juſqu'à deux dragmes.

Doſe.

Purgatif. L'aloës eſt le ſeul purgatif qui entre dans cette compoſition.

ʒ ß. Demi-dragme des pilules de gomme ammoniac magiſtrales contient quatre grains & demi d'aloës.

ʒ j. Une dragme des pilules contient neuf grains d'aloës.

ʒj ß. Une dragme & demie des pilules contient treize grains & demi d'aloës.

ʒ ij. Deux dragmes des pilules contiennent dix-huit grains d'aloës.

On ne peut pas faire diſſoudre & évaporer la gomme ammoniac, qu'en même temps on ne faſſe diſſiper une grande portion de ſes ſels volatils dans leſquels conſiſte ſa plus grande qualité ; il me paroît que cette diſſolution & purification eſt bien inutile ; on peut l'éviter ici, ſi l'on veut employer dans la compoſition de belle gomme ammoniac choiſie en larmes qui ne contiendra guère d'impuretés, & qu'on réduira facilement en poudre ; on la mêlera alors avec les autres gommes, & l'on corporifiera le tout enſemble avec le ſyrop d'abſinthe.

Pilules de Bdellium Majeures, de Méſué.

Pilulæ de Bdellio Majores, Meſué.

℞ Du meilleur bdellium, ℥ j. ß.
De la ſemence d'ammi, ʒ iij.
Des myrobolans chébules, Indiques, bellériques & embliques, des coquilles de porcelaines brûlées & du ſuccin, aã. ʒ ij. ß.
Faites-en une maſſe de pilules avec le ſuc de poireau.

℞ Bdellii optimi, ℥ j. ß.
Seminis ammeos, ʒ iij.
Myrobalanorum chebulorum, Indorum, bellericorum & emblicorum, concharum porcellanarum uſtarum, ſuccini, aã, ʒ ij. ß.
Cum ſucco porri fiat maſſa pilularum ſ. a.

REMARQUES.

On pulvériſera enſemble les myrobolans & la ſemence d'ammi, on broiera ſur le porphyre enſemble les porcelaines calcinées & le ſuccin ; d'une autre part, on mettra en poudre ſéparément le bdellium, on mêlera les poudres, & avec ce qu'il
faudra

faudra de fuc de poireau, on fera une maffe qu'on gardera pour en former des pilules au befoin.

Elles font eftimées propres pour arrêter le flux d'hémorrhoïdes & de menftrues : La dofe en eft depuis un fcrupule jufqu'à une dragme.

Cette compofition ne me paroît pas tout-à-fait convenable aux ufages où on la deftine ; le bdellium qui en fait la bafe, le fuc de poireau & la femence d'ammi, font des ingrédients remplis de fels & de foufres volatils plus propres à raréfier, & à exciter la fortie du fang, qu'à l'arrêter.

Vertus.
Dofe.

Pilules de Bdellium Mineures, de Méfué.	*Pilulæ de Bdellio Minores, Mefué.*

♃ Du bdellium, ʒ xv.	♃ *Bdellii,* ʒ xv.
De myrobolans chébules, Indiques, embliques, & bellériques, aā. ʒ v.	*Myrobalanorum chebulorum, Indorum, emblicorum, bellericorum, aā.* ʒ v.
Faites-en une maffe de pilules avec le fuc de poireau.	*Cum fucco porri fiat maffa pilularum f. a.*

R E M A R Q U E S.

On pulvérifera enfemble tous les myrobolans ; d'une autre part, le bdellium, on mêlera les poudres, & avec ce qu'il faudra de fuc de poireau tiré par expref-fion, on fera une maffe dont on formera des pilules au befoin.

Elles purgent doucement en refferrant ; on s'en fert pour les cours de ventre, pour le flux d'hémorrhoïdes & de menftrues : La dofe en eft depuis demi-dragme jufqu'à deux dragmes.

Vertus.
Dofe.

Ces pilules font appellées *mineures,* parce qu'elles font moins compofées & moins aftringentes que les précédentes.

Méfué a donné encore une autre defcription de pilules de bdellium, mais parce qu'elles font en compofition & en vertu affez femblables aux majeures, je les paf-ferai fous filence, auffi-bien toutes ces pilules de bdellium ne font-elles guère en ufage.

Pilules Hyftériques.	*Pilulæ Hyftericæ.*

♃ De l'extrait d'aloës préparé avec le fuc d'ar-moife, ʒ x.	♃ *Extracti aloes cum fucco arthemifiæ parati,* ʒ x.
Des fécules de bryone ; de la myrrhe choifie, du vitriol de Mars, & du fel d'armoife, aā. ʒ ij.	*Fæcularum bryoniæ ; myrrhæ electæ, vitrioli martis, falis arthemifiæ, aā.* ʒ ij.
Du caftoreum, du camphre & des feuilles de rue, aā. Э ij.	*Caftorei, caphuræ, foliorum rutæ, aā.* Э ij.
Faites-en une maffe de pilules avec le fuc d'ar-moife.	*Cum fucco arthemifiæ fiat maffa pilula-rum.*

R E M A R Q U E S.

On pulvérifera les drogues chacune en leur particulier, on mêlera les poudres enfemble, on les incorporera avec l'extrait d'aloës & ce qu'il faudra de fuc d'ar-moife pour faire une maffe de pilules qu'on gardera pour s'en fervir au befoin.

Elles purgent & abaiffent les vapeurs, elles nettoient la matrice de fes impu-retés en débouchant les obftructions, elles excitent les mois : La dofe en eft depuis un fcrupule jufqu'à une dragme & demie.

Vertus.
Dofe

Il n'y a ici proprement que l'extrait d'aloës qui puiffe être dit purgatif ; les fé-cules de bryone lâchent le ventre, mais la petite quantité, qui fe rencontre dans chaque prife des pilules, ne peut au plus produire qu'un effet apéritif, les autres aident à l'aloës à raréfier le fang & à lever les obftructions.

Purg. de la
compofit.

V v v

ɘ j. Un fcrupule des pilules hyftériques contient d'extrait d'aloës fept grains.
ʒ ß. Demi-dragme des pilules contient d'extrait d'aloës dix grains & demi.
ɘ ij. Deux fcrupules des pilules contiennent d'extrait d'aloës quatorze grains.
ʒ j. Une dragme des pilules contient d'extrait d'aloës vingt-un grain.
ɘ iv. Quatre fcrupules des pilules contiennent d'extrait d'aloës vingt-huit grains.
ʒ j ß. Une dragme & demie des pilules contient d'extrait d'aloës trente-un grain &
demi.

Pilules Arthritiques , de Nic. de Salerne.	*Pilulæ Arthriticæ , Nic. Salernitani.*
♃ De l'aloës fuccotrin, ʒ iij. ß.	♃ *Aloes foccotorina ,* ʒ iij. ß.
De la fcammonée , ʒ ß.	*Scammonii ,* ʒ ß.
Des hermodaâtes , du turbith & de l'agaric , aä. ʒ ij.	*Hermodaâylorum , turbith , agarici ,* aä. ʒ ij.
Du fel gemme, de la caffe odorante, du fpica nard, du girofle, du carpobalfame ou à fon défaut des cubébes , du xylobalfame ou à fon défaut des fommités de lentifque , du macis , du petit galanga , du gingembre , du maftic , de l'affa fœtida ; des femences de fenouil , d'anis , de faxifrage , d'afperges , de petit houlx , de grémil ; des rofes rouges , aä. ʒ j.	*Salis gemmei , caffia lignea , fpica nardi , caryophyllorum , carpobalfami vel fuccedanei ejus cubebarum , xylobalfami vel fuccedanei ejus furculorum lentifci , macis, galanga minoris , ʒingiberis , maftiches , affæ fœtida, feminum fœniculi, anifi, faxifragæ, afparagi, rufci, milii folis ; rofarum rubrarum , aä. ʒ j.*
Faites-en une maffe de pilules avec le fuc de chamæpitys épuré.	*Cum fucco chamæpityos depurato fiat maffa pilularum , f. a.*

R E M A R Q U E S.

On pulvérifera enfemble les hermodaâtes, le turbith , l'agaric , le caffia lignea, le fpica nard , les girofles, le carpobalfamum , le xylobalfamum , le macis , le galanga , le gingembre , les femences & les rofes ; d'une autre part, on mettra en poudre enfemble l'aloës , la fcammonée , le maftic , l'affa fœtida ; d'une autre part, le fel gemme ; on mêlera les poudres , & avec du fuc de chamæpitys dépuré , l'on fera une maffe qu'on gardera pour en former des pilules au befoin.

Vertus.   On les eftime particuliérement pour purger les jointures ; on s'en fert contre
Dofe. la goutte & contre les rhumatifmes : La dofe en eft depuis un fcrupule jufqu'à une dragme.

Les jointures font les bras , les jambes , les cuiffes ; on les appelle en Grec ἄρθρον , d'où vient le mot *d'arthritiques.*

Purg. de la   Les drogues purgatives & effentielles de cette compofition font l'aloës , la
compofit. fcammonée, les hermodaâtes, le turbith & l'agaric.

ɘ j.   Un fcrupule des pilules arthritiques contient d'aloës neuf grains & le tiers d'un grain , de fcammonée un grain & le tiers d'un grain , d'hermodaâtes , de turbith & d'agaric , de chacun demi-grain & le demi-tiers d'un grain.

ʒ ß.   Demi-dragme des pilules contient d'aloës quatorze grains , de fcammonée deux grains , d'hermodaâtes , de turbith & d'agaric de chacun un grain.

ɘ ij.   Deux fcrupules des pilules arthritiques contiennent d'aloës dix-huit grains & les deux tiers d'un grain , de fcammonée deux grains & les deux tiers d'un grain , d'hermodaâtes , de turbith & d'agaric , de chacun un grain & le tiers d'un grain.

ʒ j.   Une dragme des pilules contient d'aloës vingt-huit grains , de fcammonée quatre grains, d'hermodaâtes , de turbith & d'agaric de chacun deux grains.

J'eftime qu'il feroit bon de retrancher de cette compofition , le caffia lignea , le fpica nard, les girofles , le carpobalfamum , le xylobalfamum , le macis , le galanga, le gingembre, le maftic, l'affa fœtida, les femences & les **rofes**, tous ces ingrédients ne fervent qu'à affoiblir, par leur volume, la force des purgatifs.

Je voudrois mettre en leur place quelques dragmes de fublimé doux qui eft fort propre à adoucir la férofité âcre qui caufe le rhumatifme ; je ferois d'avis de fubftituer au fel gemme le tartre foluble, il eft plus propre pour corriger les purgatifs & pour empêcher qu'ils n'excitent des tranchées : Voici donc comme je trouverois à propos de réformer ces pilules.

Pilules Arthritiques, **Réformées.**	Pilulæ Arthriticæ, Reformatæ.

♃ De l'aloës fuccotrin,	℥ iij. ß.	♃ *Aloës foccotorinæ,*	℥ iij. ß.
De la fcammonée,	℥ ß.	*Scammonii,*	℥ ß.
Des hermodactes, du turbith, de l'agaric, des trochifques alhandal, du mercure doux & du tartre foluble, aã.	℈ ij.	*Hermodactylorum, turbith, agarici, trochifcorum alhandal, aquilæ albæ, tartari folubilis, aã.*	℈ ij.
Faites-en une maffe de pilules avec le fyrop den erprun ; La dofe en fera depuis ℈ ß. jufqu'à ℈ ij.		*Cum fyrupi de rhamno cathartico q. f. fiat maffa pilularum: Dofis erit à ℈ ß ufque ad ℈ ij.*	

R E M A R Q U E S.

La raifon pour laquelle les pilules arthritiques purgent les jointures, eft parce qu'étant compofées de médicaments fecs & remplis de parties volatiles, elles demeurent long-temps dans les vifcères, & elles ont le loifir de répandre leur fubftance de tous côtés.

Pilules Arthritiques, d'Erneft Schœffer.	Pilulæ Arthriticæ, Ernefti Schœffer.

♃ De la réfine de jalap,	℥ ß.	♃ *Refinæ jalap,*	℥ ß.
Du diagréde & de la teinture d'ariftoloche ronde, aã.	℈ iv.	*Diacrydii, tincturæ ariftolochiæ rotundæ, aã.*	℈ iv.
De la teinture de rhubarbe,	℈ ij.	*Tincturarum rhabarbari,*	℈ ij.
De gentiane ;du tartre vitriolé, & du magiftère de Mars, aã.	℈ j.	*Gentianæ, tartari vitriolati, magifterii martis, aã.*	℈ j.
Faites-en une maffe de pilules avec la teinture de féné.		*Cum tincturâ fennæ fiat maffa pilularum.*	

R E M A R Q U E S.

On pulvérifera enfemble la réfine de jalap & le diagréde, on mêlera la poudre avec le tartre vitriolé & le magiftère de Mars, on y ajoûtera les teintures d'ariftoloche ronde, de rhubarbe, de gentiane, & ce qu'il faudra de teinture de féné pour faire une maffe qu'on gardera, & l'on en formera des pilules au befoin.

Elles purgent les férofités de toutes les parties du corps : La dofe en eft depuis fix grains jufqu'à un fcrupule ; on les aiguife quelquefois avec quelques grains de gomme gutte ou de trochifques alhandal.					Vertus,
					Dofe.

On trouvera dans mon Traité de Chymie les defcriptions de la réfine de jalap, du tartre vitriolé & du magiftère de Mars ; ce dernier eft décrit fous le nom de *Mars diaphorétique.* Pour les teintures, on pourra les tirer dans l'eau-de-vie, ou dans l'eau d'armoife aiguifée par quelques dragmes de fel de tartre.

Les teintures d'ariftoloche & de gentiane font inutiles dans cette compofition, je voudrois les en retrancher & compofer les pilules en la maniére fuivante.

V v v ij

Pilules Arthritiques , Réformées.   *Pilulæ Arthriticæ , Reformatæ.*

℞ De la réfine de jalap ,   ℥ ß.
Du diagréde & de la rhubarbe , aã.   ℈ iv.
Du Mars diaphorétique , & du tartre vitriolé ,
aã.   ℈ j.
    Faites-en une maffe de pilules avec le fyrop de pommes du Roi Sapor : La dofe en fera depuis gr. vj. jufqu'à ℈ j.

Refina jalap ,   ℥ ß.
Diacrydii , rhabarbari , aã.   ℈ iv.
Martis diaphoretici, tartari vitriolati ,
aã.   ℈ j.
    Cum fyrupo de pomis Regis Saporis fiat maffa pilularum. Dofis erit à granis vj. *ufque ad* ℈ j.

Pilules d'Hermodactes Majeures ,   *Pilulæ de Hermodactylis Majores ,*
    de Méfué.   Mefué.

℞ Des hermodactes , de l'aloës fuccotrin, des myrobolans citrins , du meilleur turbith , de la coloquinte , du bdellium , du fagapenum , aã.   ℥ vj.
    Du caftoreum , de la farcocolle , de l'euphorbe , de l'opopanax ; de la femence de rue & d'ache , aã.   ʒiij.
    Du fafran ,   ʒ j. ß.
    Faites-en une maffe de pilules avec le fuc de choux épuré.

Hermodactylorum , aloës foccotorinæ, myrobalanorum citrinorum , turbith optimi , colocynthidos , bdellii , fagapeni , aã.   ℥ vj.
    Caftorei , farcocollæ, euphorbii , opopanacis ; feminis rutæ & apii , aã.   ʒ iij.
    Croci ,   ʒ j. ß.
    Cum fucco brafficæ depurato fiat maffa pilularum.

REMARQUES.

On pulvérifera enfemble les hermodactes , les myrobolans , le turbith , la coloquinte mondée de fes pepins & incifée menu , le caftoréum , les femences & le fafran ; d'une autre part , on mettra en poudre enfemble l'aloës , le bdellium , le fagapenum , la farcocolle , l'euphorbe & l'opopanax ; on mêlera les poudres & avec du fuc de choux dépuré , l'on fera une maffe qu'on gardera pour en former des pilules au befoin.

Vertus.
Dofe.   Elles font propres pour purger les jointures , pour exciter les mois aux femmes , on s'en fert pour la goutte : La dofe en eft depuis un fcrupule jufqu'à une dragme.

Purg. de la
compofit.   Les ingrédiens purgatifs & effentiels de cette compofition font les hermodactes, l'aloës , les myrobolans , le turbith , la coloquinte & l'euphorbe.

℈ j.   Un fcrupule des pilules d'hermodactes contient d'hermodactes , d'aloës , de myrobolans citrins , de turbith , de coloquinte , de chacun deux grains , d'euphorbe un grain.

ʒ ß.   Demi-dragme des pilules contient d'hermodactes , d'aloës , de myrobolans , de turbith , de coloquinte , de chacun trois grains , d'euphorbe un grain & demi

℈ ij.   Deux fcrupules des pilules contiennent d'hermodactes , d'aloës , de myrobolans , de turbith , de coloquinte , de chacun quatre grains , d'euphorbe deux grains.

ʒ j.   Une dragme des pilules contient d'hermodactes , d'aloës , de myrobolans , de turbith , de coloquinte , de chacun fix grains , d'euphorbe trois grains.

Je trouve dans cette compofition plufieurs ingrédiens inutiles , comme les femences la farcocolle ; je ferois d'avis qu'on mît en leur place des fels d'ache & de rue qui ferviroient à corriger les purgatifs.

L'euphorbe me paroît trop âcre pour être mife dans des remédes qu'on prend intérieurement , je voudrois le retrancher ; quant à l'opopanax , au bdellium & au fagapenum , ces gommes peuvent fervir à ramollir & à diffoudre les obftructions ,

mais il me paroît qu'on en emploie une trop grande quantité dans la description,
je voudrois en retrancher, & augmenter les hermodactes qui donnent le nom à
ces pilules : Voici donc comme je voudrois réformer la compofion.

Pilules d'Hermodactes, Réformées.	*Pilulæ de Hermodactylis, Reformatæ.*
♃ Des hermodactes, ℥ ij.	♃ *Hermodactylorum,* ℥ ij.
De l'aloës fuccotrin, des myrobolans citrins, du turbith, de la coloquinte, aã. ʒ vj.	*Aloës foccotorinæ, myrobalanorum citrinorum, turbith, colocynthidos, aã.* ʒ vj.
Du caftoreum, du bdellium, du fagapenum aã. ʒ iij.	*Caftorei, bdellii, fagapeni, aã.* ʒ iij.
De l'opopanax, ʒ ij.	*Opopanacis,* ʒ ij.
Du fafran & des fels de rue & d'ache, aã. ʒ j. ß.	*Croci, falium rutæ & apii, aã.* ʒ j. ß.
Faites-en une maffe de pilules avec le fyrop de nerprun : La dofe en fera depuis ʒ ß. jufqu'à ʒ j. ß.	*Cum fyrupo de rhamno cathartico fiat maffa pilularum. Dofis erit à* ʒ ß. *ufque ad* ʒ j. ß.

Pilules d'Hermodactes Mineures, de Méfué.	*Pilulæ de Hermodactylis Minores, Mefué.*
♃ De l'aloës fuccotrin, ʒ x.	♃ *Aloës foccotorinæ,* ʒ x.
Des hermodactes, ʒ v.	*Hermodactylorum,* ʒ v.
Des myrobolans citrins, ʒ iij.	*Myrobalanarum citrinorum,* ʒ iij.
Du diagréde, ʒ ij. ß.	*Diacrydii,* ʒ ij. ß.
Des rofes rouges, ʒ ij.	*Rofarum rubrarum.* ʒ ij.
Faites-en une maffe de pilules avec l'électuaire rofat.	*Cum electuario rofato fiat maffa pilularum.*

R E M A R Q U E S.

On pulvérifera enfemble les hermodactes, les myrobolans & les rofes ; d'une
autre part, on mettra en poudre enfemble l'aloës & le diagréde ; on mêlera les
poudres avec une quantité fuffifante d'électuaire rofat, & l'on fera une maffe de
pilules qu'on gardera pour s'en fervir au befoin.

Elles font eftimées propres pour purger la pituite & la bile recuite des jointures, **Vertus.**
on s'en fert pour les goutteux : La dofe en eft depuis un fcrupule jufqu'à quatre. **Dofe.**

Ces pilules font appellées *mineures*, à l'égard des précédentes qui font beaucoup
plus compofées, je préfererois néanmoins celles-ci aux majeures, quoiqu'elles
foient moins en ufage.

Tous les ingrédients de cette compofition font purgatifs excepté les rofes rouges. **Purg. de la compofit.**

Un fcrupule des pilules d'hermodactes mineures contient d'aloës fuccotrin, fix **Э j.**
grains & les deux tiers d'un grain, d'hermodactes trois grains & le tiers d'un
grain, de myrobolans citrins un grain & demi & le tiers d'un grain, de diagréde
un grain & demi & le demi-tiers d'un grain, d'électuaire rofat neuf grains.

Demi-dragme des pilules contient d'aloës dix grains, d'hermodactes cinq **ʒ ß.**
grains, de myrobolans un peu plus de deux grains & demi, de diagréde deux
grains & demi, de l'électuaire rofat treize grains & demi

Deux fcrupules des pilules d'hermodactes contiennent d'aloës treize grains & le **Э ij.**
tiers d'un grain, d'hermodactes fix grains & les deux tiers d'un grain, de myrobolans trois grains & les deux tiers d'un grain, de diagréde trois grains & le
tiers d'un grain, d'électuaire rofat, dix-huit grains.

Une dragme des pilules contient d'aloës vingt grains, d'hermodactes dix **ʒ j.**
grains, de myrobolans cinq grains & demi, de diagréde cinq grains, d'élec-
tuaire rofat vingt-fept grains.						V v v iij

Ɔ iv.

Quatre scrupules des pilules contiennent d'aloës vingt-six grains & les deux tiers d'un grain , d'hermodactes treize grains & le tiers d'un grain, de myrobolans sept grains & le tiers d'un grain , de diagréde six grains & le tiers d'un grain, d'électuaire rosat, demi-dragme.

Je trouve qu'on a trop épargné les hermodactes dans cette composition , car puisqu'elles lui donnent son nom ; elles doivent prédominer , je voudrois donc en augmenter la quantité.

Les roses rouges étant astringentes ne conviennent nullement ici où tout doit être purgatif.

Comme tous les Apothicaires ne tiennent pas de l'électuaire de roses, on pourra lui substituer le syrop de roses composé avec séné & agaric ; mais parce que ce syrop est bien moins purgatif que l'électuaire , on suppléera au défaut en augmentant de demi-dragme le diagréde. Voici donc comme je serois d'avis qu'on réformât ces pilules.

Pilules d'Hermodactes Mineures , Réformées.	Pilulæ de Hermodactylis Minores , Reformatæ.
♃ Des hermodactes , ʒ j. ß.	♃ *Hermodactylorum* , ʒ j. ß.
De l'aloës succotrin , ʒ x.	*Aloës soccotorinæ* , ʒ x.
Des myrobolans citrins , & du diagréde , aā. ʒ iij.	*Myrobalanorum citrinorum & diacrydii* , aā. ʒ iij.
Avec du syrop de roses composé avec séné & agaric , faites-en une masse de pilules dont la dose sera depuis Ɔ j. jusqu'à ʒ j.	*Cum syrupo rosato composit cum sennâ & agarico fiat massa pilularum s. a. Dosis erit à Ɔ j. usque ad ʒ j.*

Autres Pilules d'Hermodactes , de Mésué.	Pilulæ Aliæ de Hermodactylis , Mesue.
♃ Des hermodactes , & de l'aloës succotrin, aā. ʒ v.	♃ *Hermodactylorum, aloës soccotorinæ,* aā. ʒ v.
Des myrobolans citrins , du turbith , aā. ʒ ß.	*Myrobalanorum citrinorum , turpethi,* aā. ʒ ß.
Du gingembre , ʒ ij.	*Zingiberis* , ʒ ij.
Faites-en une masse de pilules avec l'électuaire rosat.	*Cum electuario rosato fiat massa pilularum s. a.*

REMARQUES.

On pulvérisera séparément l'aloës, & l'on mettra en poudre les autres drogues ensemble, on mêlera les poudres, & avec ce qu'il faudra d'électuaire rosat, on fera une masse qu'on gardera pour en former des pilules au besoin.

Vertus.

Elles purgent la pituite crasse & les sérosités ; on s'en sert pour les goutteux : La dose en est depuis un scrupule jusqu'à quatre.

Dose.

Purg. de la composit.

Ɔ j.

Tous les ingrédients de cette composition sont purgatifs excepté le gingembre.

Un scrupule des pilules d'hermodactes contient d'hermodactes & d'aloës , de chacun quatre grains , de myrobolans & de turbith , de chacun trois grains & le quart d'un grain, d'électuaire rosat huit grains.

ʒ ß.

Demi-dragme des pilules contient d'hermodactes & d'aloës, de chacun six grains, de myrobolans & de turbith , de chacun un peu moins de cinq grains , d'électuaire rosat, demi-scrupule.

Ɔ ij.

Deux scrupules des pilules contiennent d'hermodactes & d'aloës , de chacun huit

grains , de myrobolans & de turbith , de chacun six grains & demi, d'électuaire rosat , seize grains.

Une dragme des pilules contient d'hermodactes & d'aloës, de chacun demi-
scrupule, de myrobolans & de turbith , de chacun treize grains , d'électuaire
rosat trente-deux grains.   ʒ j.

Quatre scrupules des pilules contiennent d'hermodactes & d'aloës, de chacun
seize grains, de myrobolans & de turbith , de chacun treize grains , d'électuaire rosat un scrupule.   ϶ iv.

Je voudrois emp'oyer dans cette composition le tartre soluble, à la place du gingembre , il corrigeroit beaucoup mieux la violence des purgatifs.

Pilules d'Ellébore Arthritiques , *de Quercétan.*	*Pilulæ Helleborinæ Arthriticæ ,* Quercetani.
♃ Des racines d'ellébore noir , ℥ iv. Des hermodactes , ʒ iij. Des racines d'angélique & de gentiane ; des semences de chardon-bénit, d'oseille , & de ci- tron , aā. ℥ j. Des feuilles de chamœdrys , de chamœpitys , des feuilles de primevère & de bétoine, aā. ℥ vj Des feuilles de sanicle , de petite centaurée , d'hypericon ; de la semence d'anis ; du girofle , aā. ℥ ß. Du safran & du castoreum , ʒ iij. De la coloquinte , ʒ j. Infusez pendant 6. jours toutes ces drogues con- cassées dans une s. q. de petit lait , coulez ensuite l'infusion & l'exprimez. Clarifiez la colature par résidence , puis faites-la évaporer sur un petit feu en consistance de miel ; pour lors ,	♃ *Radicum ellebori nigri ,* ℥ iv. *Hermodactylorum ,* ℥ iij. *Radicum angelicæ & gentianæ ; semi- num cardui benedicti , acetosæ , citri , aā.* ℥ j. *Foliorum chamædryos , chamæpityos , florum primulæ veris & betonicæ, aā.* ʒ vj. *Foliorum saniculæ , centaurii minoris, hyperici ; seminis anisi ; caryophyllorum , aā.* ℥ ß. *Croci , castorei , aā.* ʒ iij. *Colocynthidos ,* ʒ j. *Omnia contusa infundantur calidé per spatium sex dierum in seri lactis s q. dein- de leviter bulliant , colentur & exprimun- tur ; colatura per residentiam clarificata evaporetur igne lento ad consistentiam mellis , tunc :*
♃ De cet extrait , ℥ iij. Des feuilles de séné mondées , ℥ j. Mêlez le tout & en faites une masse de pilules.	♃ *Hujus extracti ,* ℥ iij. *Foliorum sennæ mundatorum ,* ℥ j. *Misce , fiat massa pilularum.*

REMARQUES.

On incisera & l'on concassera les drogues , on les mettra ensemble dans un pot
de terre vernissé, on versera dessus environ huit livres de petit lait chaud , ou
bouchera le pot , & on le placera dans le fumier ou en un autre lieu chaud en
digestion, où on le laissera six jours, ensuite l'on fera bouillir légérement l'infusion , on la coulera , on l'exprimera , on la laissera reposer , on la passera par un
blanchet , & l'ayant mise dans un vaisseau de verre ou de grès au feu de sable, on
en fera consumer l'humidité jusqu'à consistance de miel , on pésera cet extrait , &
sur trois onces d'icelui on mêlera une once de séné mondé subtilement pulvérisé
pour faire une masse qu'on gardera , & l'on en formera des pilules au besoin.

Elles purgent les humeurs séreuses des jointures & de la tête ; on s'en sert pour
la mélancolie hypocondriaque , pour la fiévre quarte , pour l'épilepsie , pour la   Vertus.
manie : La dose en est depuis demi-scrupule jusqu'à une dragme.   Dose.

Je ne trouve d'essentiel dans cette composition que les purgatifs, mais on diminue beaucoup leur vertu lorsqu'on en tire l'extrait, à cause de l'évaporation qui se
fait de leurs parties les plus essentielles ; je serois d'avis qu'on réformât ces pilules
en la manière suivante.

Pilules d'Ellébore, Réformées.	*Pilulæ Helleborinæ, Reformatæ.*

♃ Des racines d'ellébore noir , ʒ ij.	♃ *Radicis ellebori nigri ,* ʒ ij.
Du féné mondé & des hermodactes , aā. ʒ j. ß.	*Sennæ mundatæ , hermodactylorum ,*
Des trochiſques alhandal , ʒ j.	aā. ʒ j. ß.
	Trochiſcorum alhandal . ʒ j.
Faites-en une maſſe de pilules avec le ſyrop de pommes du Roi Sapor : La doſe en ſera depuis Ə j. juſqu'à Ə ij.	*Cum ſyrupo de pomis Regis Saporis fiat maſſa pilularum. Doſis erit à Ə ß. uſque ad Ə ij.*

Pilules Méſentériques, de M. Daquin.	*Pilulæ Meſentericæ, A. Daquin.*

♃ De l'extrait d'aloës préparé , avec le ſuc de fumeterre , de la gomme ammoniac choiſie , aā. ʒ j.	♃ *Extracti aloës cum ſucco fumariæ parati , gummi ammoniaci electi,* aā. ʒ j.
Du ſafran de Mars apéritif & du diagréde , aā. ʒ ß.	*Croci martis aperientis , diacrydii ,* aā. ʒ ß.
De la myrrhe choiſie , du ſafran & du ſel de tamariſc , aā. ʒ ij.	*Myrrhæ electæ , croci , ſalis tamariſci ,* aā. ʒ ij.
Du ſel de Mars de Riviére , Ə ij.	*Salis Martis Riverii ,* Ə ij.
Faites-en une maſſe de pilules avec le ſyrop de chicorée compoſé de rhubarbe.	*Cum ſ. q ſyrupi de cichorio compoſiti cum rheo fiat maſſa ad uſum.*

R E M A R Q U E S.

On pulvériſera enſemble le myrrhe , la gomme ammoniac qu'on aura choiſie en larmes bien nettes , & le diagréde ; d'une autre part , on mettra en poudre le ſafran après l'avoir fait ſécher entre deux papiers à une très-lente chaleur ; on broiera ſur le porphyre le ſafran de Mars apéritif juſqu'à ce qu'il ſoit impalpable , on mêlera les poudres avec les ſels , l'extrait d'aloës , & ce qu'il faudra de ſyrop de chicorée compoſé de rhubarbe pour faire une maſſe qu'on gardera , & l'on en formera de pilules au beſoin.

Vertus.   Elles purgent en débouchant les obſtructions du méſentère , du foie , de la rate , elles fortifient enſuite l'eſtomac , elles excitent les mois aux femmes ; on s'en ſert dans la cachexie , pour les pâles couleurs , pour l'hydropiſie : La doſe en eſt depuis

Doſe.   un ſcrupule juſqu'à quatre.

Purg. de la compoſit.   Les ingrédients purgatifs , qui entrent dans cette compoſition , ſont l'extrait d'aloës & le diagréde.

Ə j.   Un ſcrupule des pilules méſentériques contient d'extrait d'aloës cinq grains , de diagréde deux grains & demi.

ʒ ß.   Demi-dragme des pilules contient d'extrait d'aloës ſept grains & demi , de diagréde trois grains & le trois quart d'un grain.

Ə ij.   Deux ſcrupules des pilules contiennent d'extrait d'aloës dix grains , de diagréde cinq grains.

ʒ j.   Une dragme des pilules contient d'extrait d'aloës quinze grains , de diagréde ſept grains & demi.

Ə iv.   Quatre ſcrupules des pilules contiennent d'extrait d'aloës vingt grains , de diagréde dix grains.

L'extrait d'aloës qu'on demande ici doit avoir été préparé avec du ſuc de fumeterre bien dépuré à la place d'autre liqueur, comme on peut le voir dans mon Livre de Chymie.

On

On trouvera aussi dans le même Livre les descriptions du safran de Mars apéritif , & des sels de Mars & de tamarisc.

Pilules Optiques, ou , *pour la vue, Majeures,* de Méfué.	*Pilulæ Opticæ,* feu Lucis, Majores , Mesué.

℞ De l'aloës succotrin , ℥ v. ʒ v.
Des feuilles d'eufraise séches , ʒ iij.
De l'agaric & du séné mondé , aā. ʒ ij. ß.
De la meilleure rhubarbe , & des cinq fortes
de myrobolans , aā. ʒ ij.
De la coloquinte , du turbith , des cubébes ,
de la femence de violettes , de féféli , de rue ,
d'anis , de fenouil & d'ache ; du cabaret ; des
roses rouges , de l'abfinthe Pontique , du calamus
odorant , de la noix muscade , du spica nard , de
l'épithyme de Créte , du carpobalfame , ou des
cubébes à son défaut , du xylobalfame , ou à son
défaut des fommités de lentisque , du jonc odorant , du maftic , du girofle , de la cannelle , de
la casse odorante , du safran , du macis , aā. ʒ j.
Faites-en une masse avec le suc de fenouil.

℞ *Aloës foccotorinæ ,* ℥ v. ʒ v.
Foliorum euphrafiæ ficcorum , ʒ iij.
Agarici , fennæ mundatæ , aā. ʒ ij. ß.
*Rhabarbari optimi , quinque generum
myrobalanorum , aā.* ʒ ij.
*Colocynthidos, turbith, cubebarum, femi-
nis violarum , fezeleos , rutæ , anifi , fæniculi , apii; radicis afari; rofarum rubrarum,
abfinthii Pontici , calami aromatici , nucis
mofchatæ , fpicæ nardi , epithymi Cretenfis ,
carpobalfami , vel ejus fuccedanei cubebarum, xylobalfami , vel fuccedanei ejus furculorum lentifci , fchænanthi , maftiches , caryophyllorum , cinnamomi , caffiæ ligneæ ,
croci , macis , aā.* ʒ j.
Cum fucco fæniculi fiat maffa.

REMARQUES.

On pulvérisera ensemble les femences , les racines , les bois , les fleurs , l'épithyme , le spica nard , la muscade , les cubébes , le séné , l'euphraise , les myrobolans , l'agaric , la coloquinte , l'abfinthe ; d'une autre part , on mettra ensemble en
poudre l'aloës , le maftic ; on mêlera les poudres , & avec ce qu'il faudra de suc de
fenouil tiré par expreffion , on fera une masse qu'on gardera pour en former des pilules au befoin.

On appelle ces pilules *Optiques majeures* , parce qu'on s'en fert pour éclaircir
la vûe.

Elles purgent la pituite du cerveau & les autres humeurs : La dose en eft depuis
un fcrupule jufqu'à une dragme & demie. *Vertus.* *Dose.*

Les drogues purgatives de cette compofition font l'aloës , l'agaric , le séné , la
rhubarbe , les myrobolans , la coloquinte , le turbith , la femence de violettes &
le cabaret. *Purg. de la compofi-tion.*

Un fcrupule des pilules optiques contient d'aloës fuccotrin dix grains , d'agaric ,
de séné mondé , de rhubarbe & des cinq myrobolans , de chacun demi-grain , de
coloquinte , de turbith , de cabaret & de femences de violettes , de chacun le quart
d'un grain. ℈ j.

Demi dragme des pilules contient d'aloës quinze grains , d'agaric , de séné , de
rhubarbe & des cinq myrobolans , de chacun les trois quart d'un grain , de coloquinte , de turbith , de cabaret &de femences de violettes , de chacun le tiers
d'un grain. ʒ ß.

Deux fcrupules des pilules contiennent d'aloës vingt grains , d'agaric , de séné ,
de rhubarbe & des cinq myrobolans , de chacun un grain , de coloquinte , de turbith , de cabaret & de femences de violettes de chacun demi-grain. ℈ ij.

Une dragme des pilules contient d'aloës trente grains , d'agaric , de séné , de
rhubarbe & des cinq myrobolans , de chacun un grain & demi , de cabaret & de femences de violettes, de chacun les trois quarts d'un grain. ʒ j.

Quatre fcrupules des pilules contiennent d'aloës quarante grains , d'agaric , de ℈ iv.

ʒjß.

séné , de rhubarbe & des cinq myrobolans , de chacun deux grains , de coloquinte , de turbith , de cabaret , & de semences de violettes , de chacun un grain.

Une dragme & demie des pilules contient d'aloës quarante-cinq grains , d'agaric, de séné , de rhubarbe , & des cinq myrobolans , de chacun deux grains & le quart d'un grain , de cabaret & de semences de violettes , de chacun un grain & le demi-quart d'un grain.

Cette description est farcie de beaucoup de drogues , qui sont non-seulement inutiles , mais qui affoiblissent par leur trop grand volume les vertus des remédes essentiels : Voici comme je voudrois la réformer.

Pilules Optiques , ou , pour la vue , Majeures , Réformées.	*Pilulæ Opticæ, seu Lucis, Majores, Reformatæ.*

℞ De l'aloës succotrin ,   ℥ iv.
De l'agaric , & du séné mondé , aā.   ʒ ij.
De la rhubarbe choisie , des cinq myrobolans , aā.   ʒ j. ß.
De la coloquinte , du turbith , du sel d'eufraise & de fenouil , de la racine de cabaret , & des semences de violettes , aā.   ʒ j.
Avec du syrop de fleurs de pêcher faites-en une masse , dont la dose sera depuis Ɖ j. jusqu'à Ɖ iv.

℞ Aloës soccotorina ,   ℥ iv.
Agarici , sennæ mundatæ , aā.   ʒ ij.
Rhei electi , quinque myrobalanorum , aā.   ʒ j. ß.
Colocynthidos , turbith , salis euphrasiæ & fæniculi , radicis asari , seminis violarum , aā.   ʒ j.
Cum syrupo de floribus mali Persica fiat massa , dosis erit à Ɖ j. usque ad Ɖ iv.

R E M A R Q U E S.

On peut composer une autre masse de pilules avec les ingrédients que j'ai retranchés de la derniére description , & s'en servir les jours qu'on n'a point été purgé ; elles fortifieront le cerveau & la vûe bien mieux que si elles étoient mêlées avec des purgatifs.

Pilules Optiques , ou , pour la vue , Mineures , de Mésué.	*Pilulæ Opticæ, seu Lucis, Minores, Mesué.*

℞ De l'aloës succotrin ,   ℥ iij.
Des feuilles de grande chélidoine ,   ʒ ij. ß.
D'eufraise & d'absinthe , des fleurs de violettes & de roses rouges , aā.   ʒ j. ß.
Du séné mondé , de l'épithyme , des myrobolans citrins , chébules , Indiques , bellériques & embliques , des trochisques d'agaric & alhandal , des fleurs de jonc odorant , de la pierre d'azur préparée , des feuilles de buis , aā.   Ɖ iv.
Avec le suc épuré de chélidoine , ou de fenouil , faites-en une masse de pilules.

℞ Aloës soccotorina ,   ℥ iij.
Foliorum chelidoniæ majoris   ʒ ij. ß.
Euphrasiæ , absinthii , florum violarum , rosarum rubrarum , aā.   ʒ j. ß.
Senna mundatæ , epithymi , myrobalanorum citrinorum , chebulorum , Indorum , bellericorum , emblicorum , agarici trochiscati , trochiscorum alhandal , florum schœnanthi , lapidis lazuli præparati , foliorum buxi , aā   Ɖ iv.
Cum succo chelidoniæ vel fæniculi depurato fiat massa pilularum s. a.

R E M A R Q U E S

On pulvérisera ensemble les feuilles , les fleurs , l'épithyme , les myrobolans , les trochisques ; d'une autre part , on mettra en poudre l'aloës succotrin , on mêlera les poudres , & avec du suc de chélidoine , ou de fenouil dépuré , on en fera une masse , qu'on gardera pour en former des pilules au besoin.

Vertus.
Dose.

Elles purgent la pituite & l'humeur bilieuse , on s'en sert pour les maladies des yeux & du cerveau : La dose en est depuis un scrupule jusqu'à une dragme & demie.

Les drogues purgatives qui entrent dans cette composition , sont l'aloës, le séné , les myrobolans , & les trochisques alhandal. Purgat. de la compotion. Ɔ j.

Un scrupule des pilules optiques mineures contient d'aloës succotrin neuf grains , de séné mondé , des cinq myrobolans, d'agaric trochisqué , & des trochisques alhandal , de chacun les deux tiers d'un grain.

Demi-dragme des pilules contient d'aloës treize grains & demi , de séné , des cinq myrobolans , d'agaric , & de trochisques alhandal , de chacun un grain. ʒ ß.

Deux scrupules des pilules contiennent d'aloës dix-huit grains , de séné , des cinq myrobolans , d'agaric , & de trochisques alhandal , de chacun un grain & le tiers d'un grain. Ɔ ij.

Une dragme des pilules contient d'aloës vingt-sept grains , de séné , des cinq myrobolans , d'agaric & de trochisques alhandal , de chacun deux grains. ʒ j.

Quatre scrupules des pilules contiennent d'aloës demi-dragme , de séné , des cinq myrobolans , d'agaric & de trochisques alhandal , de chacun deux grains & les deux tiers d'un grain. Ɔ iv.

Une dragme & demie des pilules contient d'aloës 40. grains & demi grain , de séné , des cinq myrobolans, d'agaric & de trochisques alhandal, de chacun 3 grains. Ɔ j. ß.

Ces pilules sont appellées *optiques* , parce qu'on prétend qu'elles éclaircissent la vûe, & *mineures* , parce qu'elles sont moins composées que les précédentes ; il y entre néanmoins bien des ingrédients inutiles, comme la chélidoine , l'eufraise , l'absinthe , les fleurs, le buis, le *lapis lazuli*, le jonc odorant, l'épithyme. Je demeure d'accord que ces ingrédients sont capables de fortifier le cerveau, en raréfiant la pituite grossiére qui y est bien souvent en trop grande quantité , & par ce moyen ils peuvent débarrasser les esprits , & les exciter à couler plus abondamment qu'ils ne faisoient dans le nerf optique ; mais les purgatifs avec lesquels ils sont mêlés dans cette composition , empêchent entiérement leur effet , changeant leur détermination par une fermentation opposée : Voici donc comme je serois d'avis qu'on réformât ces pilules.

Pilules Optiques Mineures , Réformées.	*Pilulæ Opticæ Minores , Reformatæ,*
♃ de l'aloës succotrin , ʒ iij.	♃ *Aloës soccororinæ ,* ʒ iij.
Des myrobolans citrins , ʒ v.	*Myrobalanorum citrinorum ,* ʒ vj.
De la semence de violettes , ʒ j. ß.	*Seminis violarum ,* ʒ j. ß.
Des trochisques alhandal & d'agaric , aã. Ɔ iv.	*Trochiscorum alhandal & agarici ,* aã. Ɔ iv.
Avec le syrop de roses composé d'agaric faites-en une masse , dont la dose sera depuis Ɔ j. jusqu'à ʒ j.	*Cum syrupo rosarum composito cum agarico fiat massa pilularum, dosis erit à Ɔ j. usque ad ʒ j.*

R E M A R Q U E S.

On pourroit faire une autre masse de pilules avec les drogues non purgatives que j'ai retranchées ; elles seroient propres pour fortifier le cerveau & pour éclaircir la vûe , pourvû qu'on n'en prît qu'aux jours qu'on n'est point purgé.

Pilules contre la Pituite visqueuse , de François Silvius Deleboé.	*Pilulæ pro Pituitâ Viscidâ, Francisci Silvii Deleboe.*
♃ De l'extrait d'aloës préparé avec l'eau-rose , du galbanum pur , & du mastic choisi , aã ʒ ß.	♃ *Extracti aloës cum succo rosarum parati , galbani puri, mastiches elect. aã. ʒ ß.*

Des trochifques alhandal, du caftoréum & de la myrrhe, aã.	ʒ ij. & ꓜ ij.	Trochifcorum alhandal ; caftorei, myrrhæ, aã.	ʒ ij. ꓜ ij.
Du fuccin blanc préparé,	ꓜ v.	Succini albi præparati	ꓜ v.
Du meilleur fafran,	ꓜ iv.	Croci optimi,	ꓜ iv.
De l'huile de fenoüil diftillée,	ꓜ ij.	Olei fæniculi ftillatitii,	ꓜ ij.

Mêlez le tout, & en formez une maffe de pilules avec le vinaigre fcillitic.

Mifce, & cum aceto fcillitico fiat maffa
pilularum.

REMARQUES.

On pulvérifera enfemble le galbanum, le maftic qu'on aura choifi en larmes, & la
myrrhe; d'une autre part, on mettra en poudre enfemble le caftoréum & les trochifques alhandal ; d'une autre part, le fafran ; on mêlera les poudres avec le fuccin préparé, l'effence de fenoüil, l'extrait d'aloës, & ce qu'il faudra de vinaigre fcillitic,
pour faire une maffe qu'on gardera pour en former des pilules au befoin.

Vertus. Elles raréfient & elles purgent les phlegmes épais & les autres humeurs ; elles
excitent les mois aux femmes, elles fortifient l'eftomac; la dofe en eft depuis de-

Dofe. mi-fcrupule jufqu'à une dragme & demie.

Purgatifs. Les ingrédients purgatifs de cette compofition font l'extrait d'aloës & les trochifques alhandal.

ꓜ j. Un fcrupule des pilules contient d'extrait d'aloës trois grains & le tiers d'un
grain, de trochifques alhandal deux grains.

ʒ ſ. Demi-dragme des pilules contient d'extrait d'aloës cinq grains, de trochiques alhandal trois grains.

ꓜ ij. Deux fcrupules des pilules contiennent d'extrait d'aloës fix grains & les deux
tiers d'un grain, de trochifques alhandal quatre grains.

ʒ j. Une dragme des pilules contient d'extrait d'aloës dix grains, de trochifques
alhandal fix grains.

ꓜ iv. Quatre fcrupules des pilules contiennent d'extrait d'aloës treize grains & le tiers
d'un grain, de trochifques alhandal huit grains.

ʒ j. ſ. Une dragme & demie des pilules contient d'extrait d'aloës quinze grains, de
trochifques alhandal neuf grains.

Il entre plufieurs drogues inutiles dans cette compofition, comme le fuccin, le
maftich, la myrrhe, le fafran.

Autres Pilules contre la Pituite vitrée, de Silvius Deleboé.	Pilulæ aliæ ad Pituitam vitream, Francifci Silvii Deleboe.

℞ Des trochifques alhandal,	ʒ ſ.	℞ Trochifcorum alhandal,	ʒ ſ.
Du galbanum pur,	ʒ ij. & ꓜ ij.	Galbani puri,	ʒij. ꓜ ij.
Des réfines de jalap & de fcammonée, du maftic & du vitriol de Mars calciné à feu lent, aã.	ꓜ iv.	Refinæ jalap & fcammonii, maftiches, vitrioli martis ad albedinem igne lento calcinati, aã.	ꓜ iv.
Du caftoréum & de la myrrhe, aã.	ꓜ ij. ſ.	Caftorei, myrrhæ, aã.	ꓜ ij. ſ.
Du fafran,	ꓜ ij.	Croci,	ꓜ ij.
De l'huile d'écorce de citron,	ꓜ j.	Olei corticis citri,	ꓜ j.
Faites-en une maffe avec le vinaigre fcillitic.		Cum aceto fcillitico fiat maffa.	

REMARQUES.

On pulvérifera enfemble le galbanum en larmes, les réfines, le maftic, le caftoréum & la myrrhe ; d'une autre part, on mettra en poudre chacun féparément les
trochifques alhandal & le fafran ; on calcinera le vitriol de Mars dans un petit creufet à feu médiocre, jufqu'à ce qu'il foit blanc ; on le réduira en poudre, & l'ayant

mêlé avec les autres ingrédients pulvérifés , & l'huile d'écorce de citron , on corporifiera le tout en une maſſe ſolide avec ce qu'il faudra de vinaigre ſcillitic , &
on le gardera pour en former des pilules au beſoin.

Elles purgent la pituite viſqueuſe & les ſéroſités , elles lévent les obſtructions , *Vertus.*
elles excitent les mois aux femmes : La doſe en eſt depuis un ſcrupule juſqu'à une *Doſe.*
dragme.

Les ingrédients purgatifs de cette compoſition ſont les trochiſques alhandal , *Purg. de la*
les réſines de jalap & de ſcammonée. *compoſit.*

Un ſcrupule des pilules contient des trochiſques alhandal quatre grains & les *℈ j.*
deux tiers d'un grain , des réſines de jalap & de ſcammonée , de chacun un grain
& les deux tiers d'un grain.

Demi-dragme des pilules contient des trochiſques alhandal ſept grains , des *ʒ ß.*
réſines de jalap & de ſcammonée , de chacun deux grains & demi.

Deux ſcrupules des pilules contiennent des trochiſques alhandal neuf grains & *℈ ij.*
le tiers d'un grain , des réſines de jalap & de ſcammonée , de chacun trois grains &
le tiers d'un grain.

Une dragme des pilules contient des trochiſques alhandal quatorze grains , *ʒ j.*
des réſines de jalap & de ſcammonée de chacun cinq grains.

L'Auteur demande dans ces deux derniéres préparations le galbanum préparé avec
le vinaigre ſcillitic , mais comme en faiſant la préparation on laiſſe diſſiper le ſel
volatil de cette gomme , j'ai cru qu'il étoit plus à propos qu'on ſe ſervît du galbanum en larmes, qui n'a beſoin d'aucune purification ni préparation ; & afin qu'il
entre du vinaigre ſcillitic dans ces pilules ſuivant l'intention de l'Auteur , on incorporera les poudres avec le vinaigre ſcillitic ; ſi au lieu de ce vinaigre on emploie l'oxymel ſcillitic, la maſſe en aura plus de corps, & elle ſe deſſéchera moins ;
le maſtic & l'huile d'écorce de citron ſont inutiles ici.

C'eſt un abus que de calciner le vitriol de Mars ; on en ôte une partie de l'eſprit
le plus apéritif ; il vaut mieux l'employer en ſon état ordinaire.

Pilules de Fumeterre , d'Avicenne.	*Pilulæ de Fumariâ, Avicennæ.*
♃ De l'aloës ſuccotrin , ʒ vij.	♃ *Aloës ſoccotorinæ* ʒ vij.
Des myrobolans citrins, chébules & Indiens ,	*Myrobalanorum citreorum, chebulorum,*
de la ſcammonée, aā. ʒ v.	*Indorum , ſcammonii, aā.* ʒ v.
Avec le ſuc de fumeterre faites-en deux fois	*Cum ſucco fumariæ bis formetur maſſa,*
une maſſe , & formez-la une troiſiéme fois avec	*& tertiò cum ſyrupo fumariæ, & reponatur*
le ſyrop de fumeterre , puis réſervez-la pour	*uſui.*
l'uſage.	

REMARQUES.

On pulvériſera enſemb'e les myrobolans ; d'une autre part, l'aloës & la ſcammonée ; on mêlera les poudres , & avec une quantité ſuffiſante de ſuc de fumeterre
on fera une maſſe ſolide qu'on diviſera en petits morceaux , & qu'on fera ſécher ;
on les pulvériſera enſuite , & avec ce qu'il faudra de nouveau ſuc de fumeterre ,
on les remettra en une maſſe , laquelle on diviſera encore en petits morceaux pour
les faire ſécher ; on les pulvériſera comme auparavant , & avec du ſyrop de fumeterre on corporifiera la poudre en une maſſe ſolide , qu'on gardera pour en former
des pilules au beſoin.

Elles purgent l'humeur bilieuſe & ſalée on s'en ſert pour la gratelle & pour les *Vertus.*
autres maladies de la peau : La doſe en eſt depuis un ſcrupule juſqu'à une dragme. *Doſe.*

Tous les ingrédients, qui entrent dans la compoſition de ces pilules , ſont purga- *Purg. de la*
tifs , excepté le ſuc & le ſyrop de fumeterre.   X x x iij *compoſit.*

∋ j.   Un scrupule des pilules de fumeterre contient d'aloës quatre grains, de scammonée, des myrobolans citrins, chébules & Indiens de chacun trois grains.

ʒ ß.   Demi-dragme des pilules contient d'aloës six grains, de scammonée, des myrobolans citrins, chébules & Indiens, de chacun quatre grains & demi.

∋ ij.   Deux scrupules des pilules contiennent d'aloës huit grains, de scammonée, des
myrobolans citrins, chébules & Indiens, de chacun six grains.

ʒ j.   Une dragme des pilules contient d'aloës demi-scrupule, de scammonée, des
myrobolans citrins, chébules & Indiens, de chacun neuf grains.

On pourroit, pour abréger la composition, n'y employer que les myrobolans
citrins au poids des trois.

Pilules Mercurielles.	*Pilulæ Mercuriales.*
♃ Du mercure crud éteint avec ce qu'il faut de térébenthine claire, ʒ j.	♃ *Mercurii crudi cum terebenthina claia q. s. extincti,* ʒ j.
De l'aloës succotrin, de la rhubarbe choisie, des feuilles de séné mondé, & de l'agaric, aa. ʒ ß.	*Aloës soccotorinæ, rhei electi, foliorum sennæ mundatorum, agarici, aa.* ʒ ß.
De la racine de jalap, de la scammonée, des trochisques alhandal, & du tartre soluble aa ʒ iij.	*Radicis jalap, scammonii, trochi corum alhandal, tartari solubilis, aa.* ʒ iij.
Faites-en une masse de pilules avec ce qu'il faudra de syrop de roses solutif.	*Cum q. s. syrupi rosarum solutivi fiat massa pilularum.*

R E M A R Q U E S.

On pulvérisera ensemble le séné, l'agaric, la rhubarbe & le jalap; d'une autre
part, l'aloës & la scammonée; d'une autre part, les trochisques alhandal; on mêlera
les poudres avec le tartre soluble On éteindra le vif-argent avec une quantité suffisante de térébenthine claire dans un mortier; on y mêlera les poudres, & avec
ce qu'il faudra de syrop de roses solutif on fera une masse dont on formera des
pilules au besoin.

Vertus.   Elles purgent toutes les humeurs avec assez de force, elles sont propres pour toutes les maladies vénériennes, pour la mélancolie, pour lever les obstructions, pour

Dose.   exciter les mois aux femmes: La dose en est depuis un scrupule jusqu'à une dragme.

∋ j.   Un scrupule des pilules mercurielles contient de mercure quatre grains, d'aloës
succotrin, de rhubarbe, de séné & d'agaric, de chacun deux grains, de jalap, de
scammonée & de trochisques alhandal, de chacun un grain & demi.

ʒ ß.   Demi-dragme des pilules contient de mercure six grains, d'aloës succotrin, de
rhubarbe, de séné & d'agaric, de chacun trois grains, de jalap, de scammonée &
de trochisques alhandal, de chacun deux grains & le quart d'un grain.

∋ ij.   Deux scrupules des pilules contiennent de mercure huit grains, d'aloës succotrin, de rhubarbe, de séné & d'agaric, de chacun quatre grains, de jalap, de
scammonée & de trochisques alhandal, de chacun trois grains.

ʒ j.   Une dragme des pilules contient de mercure demi-scrupule, d'aloës, de rhubarbe, de séné & d'agaric, de chacun six grains, de jalap, de scammonée & de
trochisques alhandal, de chacun quatre grains & demi.

Eteindre le mercure, est l'agiter avec de la térébentine dans un mortier pendant
quatre ou cinq heures, afin de bien diviser & d'étendre ses parties; le mélange se
réduit en une espéce d'onguent.

Je préfère le mercure crud à quelque préparation de mercure que ce soit pour
les pilules mercurielles, à cause que ses pores sont vuides & plus en état de s'empreindre du virus qu'ils peuvent rencontrer dans le corps, que les préparations de mercure.
Outre que la térébenthine est la drogue la plus convenable pour bien éteindre le

mercure, à caufe de fa vifcofité, elle produit un bon effet dans les gonorrhées, où l'on donne fouvent ces pilules, parce qu'elle déterge & confolide les petits ulcères de l'urétre & des vaiffeaux fpermatiques.

Tous les ingrédients qui compofent ces pilules font effentiels ; le tartre foluble y eft mêlé pour empêcher que les purgatifs n'excitent des tranchées.

Autres Pilules Mercurielles, *de M. Charas.*	*Pilulæ Aliæ Mercuriales,* Moyfis Charas.
♃ De la rhubarbe choifie, des trochifques alhandal, du diagréde, du mercure fublimé doux, aã. ℥ j. De la térébenthine de Venife diffoute dans fon huile propre diftillée, autant qu'il en faut pour former une maffe de pilules f. a.	♃ *Rhabarbari electi, trochifcorum alhandal, diacrydii, mercurii fublimati dulcis, aã.* ℥ j. *Terebenthinæ Venetæ oleo proprio ftillatitio diluta f. q. Fiat ex arte maffa pilularum.*

REMARQUES.

On pulvérifera chacune des drogues féparément, on mêlera les poudres, & avec une quantité fuffifante de térébenthine de Venife délayée dans un peu d'huile diftillée, on fera une maffe qu'on gardera pour en former des pilules au befoin.

Elles font particuliérement deftinées pour purger dans les maladies vénériennes, mais on peut auffi s'en fervir dans les rhumatifmes, pour les obftructions, pour les écrouelles : La dofe en eft depuis un fcrupule jufqu'à une dragme.   Vertus.   Dofe.

Un fcrupule des pilules mercurielles contient de rhubarbe, de trochifques alhandal, de diagréde & de fublimé doux, de chacun cinq grains.   ℈ j.

Demi dragme des pilules contient de rhubarbe, de trochifques alhandal, de diagréde & de fublimé doux, de chacun fept grains & demi.   ʒ ß.

Deux fcrupules des pilules contiennent de rhubarbe, de trochifques alhandal, de diagréde & de fublimé doux, de chacun dix grains.   ℈ ij.

Une dragme des pilules contient de rhubarbe, de trochifques alhandal, de diagréde & de fublimé doux, de chacun dix grains.   ʒ j.

On trouvera dans mon Traité de Chymie la defcription du fublimé doux.

On rendroit ces pilules encore plus convenables qu'elles ne font pour les maladies vénériennes, fi au lieu de fublimé doux qui y entre, on éteignoit une pareille quantité de mercure crud dans la térébenthine, pour enfuite le mêler exactement avec les autres drogues ; car les pores du mercure crud n'étant point remplis comme font ceux du fublimé doux, ils font plus en état de fe charger de l'humeur vénérienne, & de l'entraîner par les felles ou par la tranfpiration.

Pilules Mercurielles, de Barberouffe.	Pilulæ Mercuriales, Barberouffæ.
♃ Du meilleur aloés, & du mercure éteint avec le fuc de rofes rouges, ℥ vj. Des trochifques d'agaric, ℥ ß. De la rhubarbe choifie, ℥ ij. De la cannelle, de la myrrhe & du maftic, aã. ℥ j. Des poudres *diamofchi & diambra,* aã. ℈ j. Faites-en une maffe de pilules avec la térébenthine.	♃ *Aloës optimæ, hydrargyri fucco rofarum extincti, aã.* ℥ vj. *Agarici trochifcati,* ℥ ß. *Rhabarbari electi,* ℥ ij. *Cinnamomi, myrrhæ, maftiches,* aã. ℥ j. *Pulveris diamofchi & diambræ,* aã. ℈ j. *Cum terebinthina q. f. fiat maffa pilularum.*

On pulvérifera enfemble l'agaric, la cannelle & la rhubarbe ; d'une autre part, la myrrhe, l'aloës & le maftic ; on mêlera ces poudres avec celles *diamofchi* & *diambra*. Quoique l'Auteur demande qu'on éteigne le mercure avec le fuc de rofes, on ne pourroit jamais y réuffir, il faut l'éteindre avec environ une once de térébenthine de Venife, les agitant long-temps enfemble dans un mortier ; puis on y mêlera les poudres, & ce qu'il faudra encore de térébenthine pour faire une maffe de pilules qu'on gardera, & l'on s'en fervira au befoin.

Vertus. — Elles purgent l'humeur bilieufe & les férofités ; on s'en fert dans les maladies vénériennes, pour la goutte fciatique, pour la galle, pour la lépre, pour les obftructions, pour les écrouelles :

Dofe. — La dofe en eft depuis un fcrupule jufqu'à quatre.

Purgatifs. — Les drogues purgatives & effentielles de cette compofition font l'aloës, le mercure, l'agaric & la rhubarbe.

Э j. — Un fcrupule des pilules mercurielles contient d'aloës & de mercure crud, de chacun cinq grains, d'agaric trochifqué quatre grains, de rhubarbe deux grains.

ʒ ß. — Demi-dragme des pilules contient d'aloës & de mercure crud, de chacun fept grains & demi, d'agaric fix grains, de rhubarbe trois grains.

Э ij. — Deux fcrupules des pilules contiennent d'aloës & de mercure, de chacun dix grains, d'agaric trochifqué huit grains, de rhubarbe quatre grains.

ʒ j. — Une dragme des pilules contient d'aloës & de mercure de chacun quinze grains, d'agaric demi-fcrupule, de rhubarbe fix grains.

Pilules de Cinnabre pour les Chevaux. — * Les Maréchaux ont auffi leurs pilules mercurielles pour les chevaux, qu'ils appellent *Pilules de cinnabre*, ils les compofent en la maniére fuivante.

Prenez du cinnabre, de l'*affa fœtida* & des baies de laurier, de chacun parties égales ; pulvérifez ces drogues chacune féparément, & les mêlez enfemble ; incorporez le mélange dans un mortier avec quantité fuffifante d'eau-de-vie, pour faire une maffe dont on formera des pilules pefant chacune quatorze gros.

Vertus. *Dofe.* — M. Soleyfel recommande qu'on en faffe avaler une tous les jours, ou de deux jours l'un aux chevaux bleffés qui ont des plaies, ou de la galle, ou le farcin, ou des vers, jufqu'à ce qu'on en ait fait avaler huit ou dix.

Au refte, la cannelle, la myrrhe, le maftic & les poudres *diamofchi* & *diambra*, ont été mis dans ces pilules pour corriger le mercure & l'aloës, mais ils ne peuvent apporter aucun bien ni pour l'un ni pour l'autre. Voici comme je voudrois réformer ces pilules.

Pilules Mercurielles, Réformées.	*Pilulæ Mercuriales, Reformatæ.*
♃ Du mercure & de l'aloës fuccotrin, aā. ʒ vj.	♃ *Hydrargyri, aloës foccotorinæ,* aā. ʒ vj.
Des trochifques d'agaric, ʒ ß.	*Agarici trochifcati,* ʒ ß.
De la rhubarbe choifie, ʒ ij.	*Rhei electi,* ʒ ij.
Il faut éteindre le mercure dans une q. f. de térébenthine, puis y mêler les poudres, & en faire une maffe de pilules f. a. dont la dofe fera depuis Э j. jufqu'à ʒ j.	*Hydrargyrus extinguatur in terebenthinâ Venetâ q. f. poftea mifceantur pulveres, & fiat maffa pilularum f. a. … ofis eft à Э j. ufque ad ʒ j.*

Pilules d'Eupatoire Majeures, de Méfué.	*Pilulæ de Eupatorio Majores, Mefué.*
♃ De l'aloës fuccotrin, ʒ v.	♃ *Aloës foccotorinæ,* ʒ v.
De la rhubarbe choifie, ʒ iij. ß.	*Rhabarbari electi,* ʒ iij. ß.

Des

Des myrobolans citrins, des fucs d'eupatoire, & d'abfinthe Pontique, aã. ʒiij.	*Myrobalanorum citreorum ; fuccorum eupatorii & abfinthii Pontici, aã.* ʒ iij.
Du maftic, ʒj.	*Maftiches,* ʒj.
Du fafran, ʒ ß.	*Croci,* ʒ ß.
Faites une maffe avec le fuc d'endive épuré.	*Cum fucco intybi depurato compone maffam.*

Des myrobolans citrins, des fucs d'eupatoire,
& d'abfinthe Pontique, aã. ʒiij.
Du maftic, ʒj.
Du fafran, ʒ ß.
Faites une maffe avec le fuc d'endive épuré.

Myrobalanorum citreorum ; fuccorum
eupatorii & abfinthii Pontici, aã. ʒ iij.
Maftiches, ʒj.
Croci, ʒ ß.
Cum fucco intybi depurato compone maf-
fam.

R E M A R Q U E S.

On pulvérifera enfemble la rhubarbe, les myrobolans & le fafran ; d'une autre part, l'aloës & le maftic ; on tirera par expreffion des fucs d'abfinthe & d'eupatoire, on les mêlera avec les poudres & ce qu'il faudra de fuc d'endive dépuré, pour faire une maffe qu'on gardera, & l'on en formera des pilules au befoin.

Elles font employées pour purger & défobftruer les petits vaiffeaux du foie, elles fortifient l'eftomac : La dofe en eft depuis un fcrupule jufqu'à deux dragmes. *(Vertus. Dofe.)*

Les ingrédients purgatifs & effentiels de cette compofition font l'aloës, la rhubarbe & les myrobolans. *(Purg. de la compofit.)*

Un fcrupule des pilules d'eupatoire majeures contient d'aloës fuccotrin cinq grains, de rhubarbe trois grains & demi, de myrobolans citrins trois grains. *(℈ j.)*

Demi-dragme des pilules contient d'aloës fept grains & demi, de rhubarbe cinq grains & le quart d'un grain, de myrobolans quatre grains & demi. *(ʒ ß.)*

Deux fcrupules des pilules contiennent d'aloës dix grains, de rhubarbe fept grains ; de myrobolans fix grains. *(℈ ij.)*

Une dragme des pilules contient d'aloës quinze grains, de rhubarbe dix grains & demi, de myrobolans neuf grains. *(ʒ j.)*

Quatre fcrupules des pilules contiennent d'aloës vingt grains, de rhubarbe quatorze grains, de myrobolans demi-fcrupule. *(℈ iv.)*

Une dragme & demie des pilules contient d'aloës vingt-deux grains & demi, de rhubarbe quinze grains & les trois quarts d'un grain, de myrobolans treize grains & demi. *(ʒ j. ß.)*

Deux dragmes des pilules contiennent d'aloës trente grains, de rhubarbe vingt-un grain, de myrobolans dix-huit grains *(ʒ ij.)*

On pourroit retrancher de cette compofition le maftic, le fafran, les fucs d'endive & d'abfinthe, & corporifier la maffe avec les fucs d'aigremoine, dont les pilules tirent leur nom : je voudrois donc réformer cette compofition en la maniére fuivante.

Pilules d'Eupatoire Majeures, Réformées.	**Pilulæ de Eupatorio Majores, Reformatæ.**

℞ De l'aloës fuccotrin, ʒ v.
De la rhubarbe choifie, ʒ iij. ß.
Des myrobolans citrins, ʒ iij.
Des fels d'abfinthe & d'endive, aã. ʒ j.
Faites-en une maffe avec ce qu'il faudra de fuc d'aigremoine épaiffi en confiftance de fyrop ; la dofe fera depuis ℈ j. jufqu'à ℈ iv.

℞ *Aloës foccotorinæ,* ʒ v.
Rhei electi ʒ iij. ß.
Myrobalanorum citrinorum, ʒ iij.
Salium abfinthii & endiviæ, aã. ʒ j.
Cum f. q. fucci agrimoniæ ad confiftentiam fyrupi infpiffati fiat maffa pilularum ; dofis erit d ℈ j. ufque ad ℈ iv.

Pilules d'Eupatoire Mineures, de Méfué.	**Pilulæ de Eupatorio Minores, Mefué.**

℞ De l'aloës fuccotrin, des myrobolans ci-

℞ *Aloës foccotorinæ, myrobalanorum*

trins, & de la rhubarbe choisie, de chacun parties égales.
Faites-en une masse avec le suc d'eupatoire.

citrinorum, rhei electi, ana partes æquales.
Cum succo eupatorii fiat massa pilula-
rum.

REMARQUES.

On pulvérisera ensemble les myrobolans & la rhubarbe; d'une autre part, on
mettra en poudre l'aloës, on mêlera les poudres, & avec une quantité suffisante
de suc d'eupatoire épaissi sur un petit feu en consistance de syrop, on fera une
masse qu'on gardera pour en former des pilules au besoin.

Vertus.
Dose.
Elles ont les mêmes vertus que les précédentes : La dose en est depuis demi-
dragme jusqu'à deux dragmes.

Ces pilules sont appellées mineures, pour les différencier d'avec les précédentes qui sont plus composées, mais qui n'en valent pas mieux.

Pilules Fétides Majeures, de Mésué.	*Pilulæ Fœtidæ Majores, Mesué.*

℞ Du sagapénum, de la gomme ammoniac, de
l'opopanax, du bdellium, de la coloquinte, de l'a-
loës succotrin, de la semence de rue, de l'épithyme, aā.   ℥ v.
    Du meilleur turbith,   ℥ ß.
    De la scammonée,   ʒ iij.
    De l'ésule préparée dans le vinaigre, & des
hermodactes, aā.   ʒ ij.
    Du gingembre,   ʒ j. ß.
    De la cannelle, du spica Indica, du safran,
du castoréum, aā.   ʒ j.
    De l'euphorbe,   ℈ ij.
Faites-en une masse avec le suc de poireau.

℞ *Sagapeni, gummi ammoniaci, opo-*
panacis, bdellii, colocynthidos, aloës soc-
cotorina, seminis rutæ, epithymi, aā. ℥ v.
Turbith optimi,   ℥ ß.
Scammonii,   ʒ iij.
Esula in aceto præparatæ, hermodacty-
lorum, aā.   ʒ ij.
Zingiberis,   ʒ j. ß.
Cinnamomi, spicæ Indicæ, croci, casto-
rei, aā.   ʒ j.
Euphorbii,   ℈ ij.
Cum succo porri fiat massa.

REMARQUES.

On pulvérisera ensemble la coloquinte incisée menu, les racines, la semence de
rue, l'épithyme, le spica nard, la cannelle, le safran & le castoréum ; d'une autre
part, on mettra en poudre ensemble l'euphorbe, la scammonée, l'aloës, & les autres
gommes ; on mêlera les poudres, & avec ce qu'il faudra de suc de poireaux tiré
par expression, on fera une masse qu'on gardera pour en former des pilules
au besoin.

Vertus.
Elles raréfient & elles évacuent la pituite crasse, elles lévent les obstructions,
elles excitent les mois aux femmes ; on s'en sert pour la goutte, pour la colique,

Dose.
pour l'hydropisie, pour les rhumatismes, pour les vapeurs. La dose en est depuis
un scrupule jusqu'à quatre.

Purg. de la
composit.
℈ j.
Les ingrédients purgatifs de cette composition sont la coloquinte, l'aloës, le
turbith, la scammonée, l'ésule préparée, les hermodactes & l'euphorbe.

Un scrupule des pilules fétides majeures contient de coloquinte & d'aloës de
chacun un peu moins de deux grains, de turbith un grain & demi, de scammonée un grain, d'ésule & d'hermodactes de chacun les trois quarts d'un grain,
d'euphorbe le quart d'un grain.

ʒ ß.
Demi-dragme des pilules contient de coloquinte & d'aloës de chacun deux
grains & demi, de turbith deux grains, de scammonée un grain & demi, d'ésule
& d'hermodactes de chacun un grain & le demi-quart d'un grain, d'euphorbe un
quart & demi grain.

Deux fcrupules des pilules contiennent de coloquinte & d'aloës de chacun   ℈ ij.
trois grains & les trois quarts d'un grain, de turbith trois grains, de fcammonée
deux grains, d'éfule & d'hermodactes de chacun un grain & demi, d'euphorbe
demi-grain.

Une dragme des pilules contient de coloquinte & d'aloës de chacun cinq   ʒ j.
grains, de turbith quatre grains, de fcammonée trois grains, d'éfule & d'hermodactes de chacun deux grains & le quart d'un grain, d'euphorbe les trois quarts
d'un grain.

Quatre fcrupules des pilules contiennent de coloquinte & d'aloës de chacun fept   ℈ iv.
grains & demi, de turbith fix grains, de fcammonée quatre grains, d'éfule &
d'hermodactes de chacun trois grains, d'euphorbe un grain.

Ces pilules font appellées *fétides* à caufe du caftoréum, du fpica nard, des gommes
de mauvaife odeur, & du fuc de poireaux qui y entrent; on pourroit retrancher
de leur compofition l'épithyme, le fpica nard, la cannelle, la gingembre, comme
des ingrédients inutiles : je trouve même qu'on y a fait entrer trop de gommes, je
voudrois ôter le bdellium & l'euphorbe ; la première, parce que je ne la crois pas
néceffaire, & la dernière, parce qu'elle eft trop âcre pour être employée dans les
remédes qu'on prend par la bouche ; je ferois donc d'avis qu'on réformât cette
compofition en la manière fuivante.

Pilules Fétides Majeures Réformées.	*Pilulæ Fœtidæ Majores Reformatæ.*
♃ Des gommes ammoniac, opopanax, faga- pénum, de l'aloës fuccotrin, des trochifques al- handal, aā. ʒ v.	♃ *Gummi ammoniaci, opopanacis, fa- gapeni, aloes foccotorina, trochifcorum alhandal, aā.* ʒ v.
Du meilleur turbith, ʒ ſ.	*Turbith optimi,* ʒ ſ.
De la fcammonée, ʒ iij.	*Scammonii,* ʒ iij.
De la racine de petite éfule, des hermodactes, du caftoréum, du fafran, du fel de rue, aā. ʒ ij.	*Radicis efulæ minoris, hermodactylo- rum, caftorei, croci, falis rutæ, aā.* ʒ ij.
De l'huile de fuccin, ℈ ij.	*Olei fuccini,* ℈ ij.
Faites-en une maffe de pilules avec le fyrop de pommes du Roi Sapor, dont la dofe fera depuis ℈ j. jufqu'à ℈ ij.	*Cum fyrupo de pomis Regis Saporis fiat maffa pilularum ; dofis eft à ℈ j. ufque ad ℈ ij.*

Pilules Fétides Mineures, de Méfué.	*Pilulæ Fœtidæ Minores, Mefué.*
♃ Du turbith, ʒ x.	♃ *Turbith,* ʒ x.
Des trochifques alhandal, ʒ vj.	*Trochifcorum alhandal,* ʒ vj.
Du fagapénum, des gommes ammoniac, opo- panax, bdellium, & de la myrrhe, aā. ʒ v.	*Sagapeni, gummi ammoniaci, opopa- nacis, bdellii, myrrhæ, aā.* ʒ v.
Faites-en une maffe avec le fuc de poireaux.	*Cum fucco porri fiat maffa.*

REMARQUES

On pulvérifera enfemble toutes les gommes ; d'une autre part, le turbith; d'une
autre part, les trochifques alhandal ; on mêlera les poudres & avec ce qu'il faudra
de fuc de poireaux, on fera une maffe qu'on gardera pour en former des pilules
au befoin.

Elles purgent la pituite du cerveau & les férofités, elles lévent les obftructions,   Vertus.
& elles excitent les mois aux femmes. La dofe en eft depuis un fcrupule jufqu'à une   Dofe.
dragme & demie.

Les ingrédients purgatifs de la compofition font le turbith & les trochifques   Purg. de la
alhandal.   Y y y ij   compofit.

℈ j. Un scrupule des pilules fétides mineures contient de turbith cinq grains, de trochisques alhandal trois grains.

ʒ ß. Demi-dragme des pilules contient de turbith sept grains & demi, de trochisques alhandal quatre grains & demi.

℈ ij. Deux scrupules des pilules contiennent de turbith dix grains, de trochisques alhandal six grains.

ʒ j. Une dragme des pilules contient de turbith quinze grains, de trochisques alhandal neuf grains.

℈ iv. Quatre scrupules des pilules contiennent de turbith quinze grains, de trochisques alhandal demi-scrupule.

ʒ j. ß. Une dragme & demie des pilules contient de turbith vingt-deux grains & demi, de trochisques alhandal treize grains & demi.

Ces pilules sont surnommées *mineures* à cause qu'il y entre moins d'espéces de drogues que dans les précédentes qu'on appelle *majeures* ; elles sont peu en usage.

* Les Maquignons se servent pour les maladies de leurs chevaux d'une espéce de pilules fétides, dont voici la description.

Pilules fé-tides pour les che-vaux.

Prenez de *l'assa fœtida*, des baies de laurier & du foie d'antimoine de chacun parties égales, pulvérisez-les séparément, & les mêlez ; incorporez ce mélange en le battant long-temps dans un mortier avec ce qu'il faudra de bon vinaigre pour faire une masse dont on formera des pilules du poids de quatorze dragmes chacune.

Vertus.

M. Soleysel dans son Livre *du Parfait Maréchal*, estime fort ces pilules pour la fourbure, le gras-fondu, la courbature & les tranchées qui arrivent aux che-

Dose.

vaux : La dose est deux de ces pilules, revenant ensemble au poids de trois onces deux dragmes.

Au reste, je trouve que la quantité des gommes qui entrent dans les pilules de Mésué, émousse trop la force des purgatifs, je voudrois en retrancher une partie, & mettre en sa place quelques dragmes de tartre soluble qui les rendroient plus apéritives.

L'intention de l'Auteur dans les deux descriptions des pilules fétides est qu'on dissolve les gommes dans le suc des poireaux, qu'on coule la dissolution, & qu'on en fasse évaporer l'humidité sur un petit feu, jusqu'à consistance de miel, puis qu'on y mêle les autres drogues pulvérisées pour former du tout une masse ; mais comme j'ai remarqué que, dans la dissolution & dans l'évaporation, il se faisoit une grande dissipation des sels & des soufres volatils, en quoi consiste la plus grande vertu des gommes, j'ai trouvé plus à propos qu'on se contentât de mettre les gommes en poudre, pour les incorporer ensuite dans la masse avec le suc de poireaux dans un mortier ; par cette méthode on conserve bien mieux les qualités de ces mixtes ; il est vrai que la plûpart de ces gommes, com-me le sagapénum, l'opopanax, étant naturellement humides & visqueuses, ne se ré-duisent pas aisément en poudre, mais on peut les faire sécher à une lente chaleur, jusqu'à ce qu'elles soient en état de pulvérisation ; de plus, quand elles ne seroient pas pulvérisées bien subtilement, on ne laisseroit pas de les mêler exactement dans les pilules en les battant long-temps & fortement dans un mortier de bronze avec les autres drogues.

Le suc de poireaux est bien capable de corporifier les poudres & de leur donner une consistance de pilules ; mais quand on aura gardé la masse quelques temps, elle fe durcira tellement qu'on ne pourra plus en former des pilules , fi on ne la remet en poudre , & qu'on ne la corporifie de nouveau avec quelque liqueur : Pour prévenir cet inconvénient, on peut fe fervir d'un fyrop fait avec deux parties de fuc de poireaux & une partie de miel ; voici comme je voudrois réformer ces pilules.

Pilules Fétides Mineures, Réformées.	*Pilulæ Fœtidæ Minores, Reformatæ.*

♃ Du turbith ,   ℥ x.
Des trochifques alhandal ,   ℥ vj.
Des gommes ammoniac , opopanax , fagapénum , de la myrrhe , du tartre foluble , aã.   ℥ iij.
De l'huile de fuccin ,   ℥ j.
Faites-en une maffe de pilules avec le fyrop de fuc de poireaux ; la dofe fera depuis Э j. jufqu'à ℥ j.

♃ Turbith ,   *℥ x.*
Trochifcorum alhandal ,   *℥ vj.*
Gummi ammoniaci, opopanacis , fagapeni , myrrhæ , tartari folubilis , aã. ℥ iij.
Olei fuccini ,   *℥ j.*
Cum fyrupo è fucco porri fiat maffa pilularum ; dofis eft à Э j. ufque ad ℥ j.

R E M A R Q U E S.

Je fais entrer l'huile de fuccin dans ces deux defcriptions réformées, parce qu'elle eft fort convenable aux maladies hyftériques , tant par le fel volatil qu'elle contient , que par fon odeur fétide.

Pilules de Sagapénum , de Méfué.	*Pilulæ de Sagapeno , Mefué.*

♃ De l'aloës fuccotrin ,   ℥ vj.
Des trochifques alhandal ,   ℥ v.
Des gommes fagapénum , ammoniac , opopanax , bdellium , aã.   ℥ ij. ß.
Des femences d'ache , d'anis , d'ammi & de ue , aã.   ℥ j.
Du calamus odorant, des feuilles de creffon fauvage , de calament , de pouillot , du fpica nard , de la petite centaurée , du coftus , du fel gemme , aã.   ℥ ß.
Faites-en une maffe de pilules avec le fuc de poireaux épuré.

♃ Aloes foccotorinæ ,   *℥ vj.*
Trochifcorum alhandal ,   *℥ v.*
Gummi fagapeni , ammoniaci , opopanacis , bdellii , aã.   ℥ ij. ß.
Seminum apii , anifi , ammeos , rutæ , aã.   ℥ j.
Calami aromatici , foliorum lepidii feu iberidis , calaminthæ , polii , fpicæ nardi , centaurii minoris , cofti , falis gemmæ , aã.   ℥ ß.
Cum fucco porri depurato fiat maffa pilularum.

R E M A R Q U E S.

On pulvérifera enfemble les femences , les feuilles , les racines & le fpica nard ; d'une autre part , on mettra en poudre enfemble toutes les gommes ; d'une autre part , le fel gemme & les trochifques alhandal ; on mêlera les poudres , & avec ce qu'il faudra de fuc de poireaux tiré par expreffion & dépuré , on fera une maffe qu'on gardera pour en former des pilules au befoin.

Elles purgent les humeurs pituiteufes , elles lévent les obftructions , elles excitent les mois aux femmes ; on s'en fert encore contre la goutte & les rhumatifmes : La dofe en eft depuis demi-dragme jufqu'à une dragme & demie.

Les ingrédients purgatifs de cette compofition font l'aloës & les trochifques alhandal.

Demi-dragme des pilules de fagapénum contient d'aloës cinq grains , de trochifques alhandal quatre grains.

Une dragme des pilules contient d'aloës dix grains , de trochifques alhandal huit grains.

Une dragme & demie des pilules contient d'aloës quinze grains , de trochifques alhandal demi-fcrupule.

Vertus.
Dofe.
Purg. de la compofit.
℥ j.
℥ j.
℥ j. ß.

Y y y iij

Ces pilules ont beaucoup de rapport avec les précédentes, mais elles font moins purgatives ; il y entre beaucoup de chofes inutiles qu'on feroit bien de retrancher, mettant en leur place quelques dragmes de fels d'ache & de rue pour fervir de correctif aux purgatifs & pour exciter les mois ; voici donc comme je voudrois réformer cette compofition.

Pilules de Sagapénum , Rformées.	*Pilulæ de Sagapeno , Reformatæ.*
♃ Du fagapénum , ʒ j.	♃ *Sagapeni ,* ʒ j.
De l'aloës fuccotrin & des trochifques alhandal , ʒ vj.	*Aloes foccotorinæ & trochifcorum alhandal , aā.* ʒ vj.
Du fel d'ache & de rue, aā. ʒ j.	*Salium apii & rutæ, aā.* ʒ j.
Faites-en une maffe de pilules avec le fyrop de fuc de poireaux ; la dofe fera depuis Ə j. jufqu'à ʒ j.	*Cum fyrupo è fucco porri fiat maffa pilularum ; dofis erit à Ə j. ufque ad ʒ j.*

Autres Pilules de Sagapénum , de Camille,	*Pilulæ Aliæ de Sagapeno , Camilli.*
♃ De l'extrait de coloquinte , ʒ j.	♃ *Extracti colocynthidos ,* ʒ j.
Du fagapénum pur , ʒ vj.	*Sagapeni puri ,* ʒ vj.
Du diagréde , ʒ ß.	*Diacrydii ,* ʒ ß.
De la gomme ammoniac , ʒ iij.	*Gummi ammoniaci ,* ʒ iij.
Du fel gemme , ʒ j. ß.	*Salis gemmæ ,* ʒ j. ß.
Faites-en une maffe de pilules avec le fyrop violat un peu acide.	*Cum fyrupo violato acidulo fiat maffa pilularum.*

R E M A R Q U E S.

On pulvérifera enfemble la fagapénum , le diagréde & la gomme ammoniac : d'une autre part, on mettra en poudre le fel gemme ; on mêlera les poudres, & avec ce qu'il faudra de fyrop violat rendu aigrelet par quelques gouttes d'efprit de vitriol , on fera une maffe qu'on gardera pour en former des pilules au befoin.

Vertus. Elles purgent principalement l'humeur tartareufe ou mélancolique , elles lévent les obftructions , on en donne pour la fiévre quarte une pilule groffe comme un pois au commencement de l'accès, & l'on en continue l'ufage jufqu'à la guérifon :

Dofe. La dofe ordinaire eft depuis un fcrupule jufqu'à une dragme.

Purg. de la compofit. Les ingrédients purgatifs de cette compofition font l'extrait de coloquinte , & le diagréde.

Ə j. Un fcrupule des pilules de fagapénum contient d'extrait de coloquinte fix grains, de diagréde trois grains.

ʒ ß. Demi-dragme des pilules contient d'extrait de coloquinte neuf grains , de diagréde quatre grains & demi.

Ə ij. Deux fcrupules des pilules contient d'extrait de coloquinte demi-fcrupule , de diagréde fix grains.

ʒ j. Une dragme des pilules contient d'extrait de coloquinte dix-huit grains, de diagréde neuf grains.

Extrait de coloquinte. Pour faire l'extrait de coloquinte, on monde la pommede coloquinte de fes pepins , on l'incife menu , on la fait tremper plufieurs jours dans du vin blanc , puis, on coule la teinture ; & l'on en fait évaporer l'humidité jufqu'à confiftance d'extrait.

Mais comme il s'échappe toûjours pendant l'évaporation quelques parties les plus fubtiles & les plus effentielles du mixte , je ferois d'avis qu'on préférât les trochifques alhandal à cet extrait ; le diffolvant naturel des vifcères eft fuffifant pour faire les féparations néceffaires en cette occafion.

L'aigreur qu'on donne au fyrop violat ne convient point aux mélancoliques, il vaut mieux employer le fyrop violat ordinaire, que celui dans lequel on a mêlé de l'efprit de vitriol. Je trouverois à propos qu'on fît entrer dans cette compofition du fel de tamarifc à la place du fel gemme, parce qu'il eft plus apéritif & plus convenable aux mélancoliques. Voici donc comment je voudrois réformer ces pilules.

Autres Pilules de Sagapénum, Réformées.	*Pilulæ Aliæ de Sagapeno, Reformatæ.*
♃ Du fagapénum & des trochifques alhandal, aã. ℥ j.	♃ Sagapeni, trochifcorum alhandal, aã. ℥ j.
Du diagréde, ℥ ß.	Diacrydii, ℥ ß.
Du fel de tamarifc, ʒ j. ß.	Salis tamarifci, ʒ j. ß.
Faites-en une maffe de pilules avec le fyrop violat.	Cum fyrupo violato fiat maffa pilularum.

Pilules Indiennes d Hali	*Pilulæ Indæ, Hali.*
♃ Des poudres d'hiére fimple, ℥ j. ß.	♃ Pulveris fpecierum hiera fimplicis, ℥ j. ß.
Du ftœchas Arabique & de l'épithyme, aã. ʒ vj.	Stæchados Arabicæ, epithymi, aã. ʒ vj.
Des myrobolans Indiens, de l'ellébore noir, du polypode de chêne, aã. ʒ v.	Myrobalanorum Indorum, ellebori nigri, polypodii querni, aã. ʒ v.
De l'agaric blanc, de la coloquinte, de la pierre d'azur préparée, & du fel gemme, aã. ℥ ß.	Agarici albi, colocynthidos, lapidis cyanei præparati, falis gemmei, aã. ℥ ß.
Du fuc d'eupatoire, du fpica Indica, aã. ʒ ij.	Succi eupatorii, fpicæ Indicæ, aã. ʒ ij.
Du girofle, ʒ j.	Caryophyllorum, ʒ j.
Faites-en une maffe avec le fuc d'ache épuré.	Cum fucco apii depurato fiat maffa.

R E M A R Q U E S

On pulvérifera enfemble le ftœchas, l'épithyme, les myrobolans, les racines, l'agaric, la coloquinte, le fpica nard & les girofles; d'une autre part, on mettra en poudre le fel gemme ; on mêlera les poudres avec celle d'hiére fimple & la pierre d'azur préparée, le fuc d'aigremoine, & autant qu'il faudra de fuc d'ache dépuré, pour faire une maffe qu'on gardera pour en former des pilules au befoin.

Elles purgent vigoureufement, principalement l'humeur tartareufe mélancolique ; on s'en fert pour les hypochondriaques, pour la jauniffe, pour les maladies de la rate, pour la fiévre quarte : La dofe en eft depuis un fcrupule jufqu'à une dragme.   Vertus.   Dofe.

Les ingrédients purgatifs de cette compofition font la poudre d'hiére, les myrobolans, l'ellébore noir, l'agaric, & la coloquinte.   Purg. de la compofit.

Un fcrupule des pilules d'Hali contient des efpéces d'hiére fimple quatre grains, des myrobolans Indiens & d'ellébore noir, de chacun un grain & les deux tiers d'un grain, d'agaric & de coloquinte, de chacun un grain & le tiers d'un grain.   ℈ j.

Demi-dragme des pilules contient des efpéces d'hiére fix grains, des myrobolans Indiens, & d'ellébore noir, de chacun deux grains & demi, d'agaric & de coloquinte, de chacun deux grains.   ʒ ß.

Deux fcrupules des pilules contiennent des efpéces d'hiére huit grains, des   ℈ ij.

myrobolans & de l'ellébore noir de chacun trois grains & le tiers d'un grain ; d'agaric & de coloquinte , de chacun deux grains & les deux tiers d'un grain.

℥ j.

Une dragme des pilules contient des espéces d'hiére , demi-scrupule, de myrobolans Indiens , & de l'ellébore noir , de chacun cinq grains , d'agaric & de coloquinte , de chacun quatre grains.

Cette composition a été inventée par Hali , Médecin Indien , & depuis rapportée par Méfué.

On pourroit à la place des espéces d'hiére, mettre l'aloës fuccotrin , car c'eft prefque la même chofe ; on pourroit auffi retrancher beaucoup d'ingrédients inutiles qui entrent dans ces pilules, comme le fpica nard , les girofles , le fuc d'aigremoine , le *lapis lazuli* , le polypode , l'épithyme , le ftœchas , la compofition en auroit plus de force , & elle feroit plus facile à prendre ; car la dofe auroit moins de volume : Je voudrois donc qu'on réformât ces pilules en la maniére fuivante.

Pilules Indiennes , Réformées.	*Pilulæ Indæ , Reformatæ.*
℞ De l'aloës fuccotrin, ℥ j. ß.	℞ *Aloes foccotorinæ ,* ℥ j. ß.
De l'ellébore noir , & des myrobolans Indiens , aã. ʒ v.	*Hellebori nigri , myrobalanorum Indorum , aã.* ʒ v.
Des trochifques alhandal , & de l'agaric blanc , aã. ℥ ß.	*Trochifcorum alhandal , agarici albi , aã.* ℥ ß.
Du fel de tamarifc , ʒ iij.	*Salis tamarifci ,* ʒ iij.
Faites-en une maffe de pilules avec f. q. de fyrop de pommes du Roi Sapor.	*Cum f. q. fyrupi de pomis Regis Saporis fiat maffa pilularum.*
La dofe fera depuis ♎ ß. jufqu'à ʒ j.	*Dofis eft à ♎ ß. ufque ad ʒ j.*

Pilules contre la Colique, de M. d'Aquin.	*Pilulæ pro Morbo Colico, Aut. Daquin.*
℞ De l'extrait d'aloës préparé dans le fuc de rofes pâles , ℥ iij.	℞ *Extracti aloës in fucco rofarum pallidarum parati ,* ℥ iij.
De l'agaric choifi , ℥ j. ß.	*Agarici electi ,* ℥ j. ß.
De l'extrait de rhubarbe , ℥ j.	*Extracti rhabarbari ,* ℥ j.
Du foie de loup préparé , ʒ vj.	*Hepatis lupi præparati ,* ʒ vj.
Des fommités d'abfinthe , ℥ ß.	*Summitatum abfinthii,* ℥ ß.
De la poudre *diarrhodon Abbatis* , du fel d'abfinthe , & de la noix mufcade , aã. ʒ j. ß.	*Pulveris diarrhodonis Abbatis, falis abfinthii, nucis mofchatæ , aã.* ʒ j. ß.
Faites-en une maffe de pilules avec le fyrop de chicorée compofé de rhubarbe.	*Cum fyrupo de cichorio compofito cum rheo fiat maffa.*

REMARQUES.

On pulvérifera enfemble les fommités d'abfinthe , la mufcade , l'agaric & le foie de loup préparé ; on mêlera cette poudre avec le fel d'abfinthe, la poudre *diarrhodon* , les extraits , & ce qu'il faudra de fyrop de chicorée compofé , pour faire une maffe qu'on gardera, & l'on en formera des pilules au befoin.

Vertus.
Dofe.

Elles purgent doucement toutes les humeurs , ou s'en fert pour les coliques , & particuliérement pour celle qu'on appelle la *Colique de Poitou* : La dofe en eft depuis un fcrupule jufquà une dragme.

Purg. de la compofit.

Les ingrédients purgatifs de cette compofition font les extraits d'aloës & de rhubarbe , & l'agaric.

♎ j.

Un fcrupule des pilules pour la colique contient d'extrait d'aloës , huit grains ; d'agaric d'agaric, quatre grains, d'extrait de rhubarbe deux grains & les deux tiers d'un grain.

Demi-dragme des pilules contient d'extrait d'aloës, demi-ſcrupule, d'agaric ſix grains, d'extrait de rhubarbe quatre grains.   ʒ ſ.

Deux ſcrupules des pilules contiennent d'extrait d'aloës ſeize grains, d'agaric huit grains, d'extrait de rhubarbe, cinq grains & le tiers d'un grain.   ɘ ij.

Une dragme des pilules contient d'extrait d'aloës un ſcrupule, d'agaric demi-ſcrupule, d'extrait de rhubarbe huit grains.   ʒ j.

Comme on ne peut pas faire l'extrait de rhubarbe, qu'on ne laiſſe diſſiper une bonne partie de la qualité de cette racine, je préférerois ici la rhubarbe en ſubſtance bien choiſie & ſimplement pulvériſée à ſon extrait.

Pilules de Pierre d'Azur, de Méſué.	*Pilulæ è Lapide Lazuli, Meſue.*
♃ De la poudre d'*hiéra-picra* ſimple, ʒ xv. De l'agaric, de la pierre d'azur préparée, ā̃. ʒvj. Du girofle & de l'anis, ā̃. ʒ ſ. Du polypode de chêne, & de l'épithyme, ā̃. ʒ j. De la ſcammonée, de l'ellébore noir, & du ſel gemme, ā̃. ʒ ij. ſ. Faites-en une maſſe de pilules avec le ſyrop de pommes compoſé.	♃ *Pulveris hieræ picræ ſimplicis,* ʒ xv. *Agarici, lapidis lazuli præparati,* ā̃. ʒ vj. *Caryophyllorum, aniſi,* ā̃. ʒ ſ. *Polypodii querni, epithymi,* ā̃. ʒ j. *Scammonii, heilebori nigri, ſalis gemmei,* ā̃. ʒ ij. ſ. *Cum ſyrupo de pomis compoſito fiat maſſa pilularum.*

R E M A R Q U E S.

On pulvériſera enſemble les racines, l'anis, les girofles, l'épithyme & l'agaric; on mettra en poudre chacun ſéparément la ſcammonée & le ſel gemme; on mêlera ces ingrédients pulvériſés avec la poudre d'hiére ſimple, le *lapis lazuli* préparé, & ce qu'il faudra de ſyrop de pommes compoſé pour faire une maſſe qu'on gardera, & l'on en formera des pilules au beſoin.

Elles purgent principalement les humeurs tartareuſes & pituiteuſes, on s'en ſert pour la mélancolie hypocondriaque, pour la fiévre quarte : La doſe en eſt depuis un ſcrupule juſqu'à quatre.   Vertus; Doſe.

Les ingrédients purgatifs & eſſentiels de cette compoſition ſont la poudre d'hiére ſimple, l'agaric, la ſcammonée & l'ellébore noir.   Purgatifs.

Un ſcrupule des pilules contient de poudre d'hiére ſimple cinq grains, d'agaric deux grains & les deux tiers d'un grain, de ſcammonée & d'ellébore noir de chacun un peu moins d'un grain.   ɘ j.

Demi-dragme des pilules contient de poudre d'hiére ſimple ſept grains & demi, d'agaric quatre grains, de ſcammonée & d'ellébore de chacun un grain & le quart d'un grain.   ʒ ſ.

Deux ſcrupules des pilules contiennent de poudre d'hiére dix grains, d'agaric cinq grains & le tiers d'un grain, de ſcammonée & d'ellébore noir, de chacun un grain & les deux tiers d'un grain.   ɘ ij.

Une dragme des pilules contient de poudre d'hiére ſimple quinze grains, d'agaric huit grains, de ſcammonée & d'ellébore, de chacun deux grains & demi.   ʒ j.

Quatre ſcrupules des pilules contiennent de poudre d'hiére vingt grains, d'agaric dix grains & les deux tiers d'un grain, de ſcammonée & d'ellébore noir, de chacun trois grains & le tiers d'un grain.   ɘ iv.

Quoique cette compoſition ait pris le nom du *lapis lazuli* qui y entre, elle n'en tire pas une grande vertu, c'eſt une drogue tout-à-fait inutile dans les pilules purgatives, il faut pourtant l'y laiſſer en faveur du nom ; mais on peut retrancher pluſieurs autres drogues qui n'y font que de l'embarras, comme l'anis, les girofles , l'épithyme & le polypode ; on peut , à la place de la poudre d'hiére employer un égal poids d'aloës succotrin. Voici donc comme je voudrois réformer cette composition.

Pilules de Pierre d'azur , Réformées.	*Pilulæ è Lapide Lazuli, Reformatæ.*
♃ De l'aloës succotrin , ℥ ij. De la pierre d'azur préparée , & de l'agaric , aā. ʒ vj. De la scammonée, de l'ellébore noir, & du sel de tamarisc , aā. ʒ ij. ß. Faites-en une masse de pilules avec le syrop de pommes composé. La dose sera depuis Э ß. jusqu'à ʒ ß.	♃ *Aloës soccotorinæ ,* ℥ ij. *Lapidis lazuli præparati , agarici ,* aā. ʒ vj. *Scammonii , ellebori nigri , salis tamarisci , aā.* ʒ ij. ß. *Cum syrupo de pomis composito fiat massa pilularum. Dosis erit à* Э *ß. usque ad* ʒ *ß.*

Pilules contre la Manie , de Starkei.	*Pilulæ ad Maniam , Starkei.*
♃ Des sels de tartre fixe & de nitre fixe , aā. ℥ xij. De l'eau de chaux nouvellement préparée , ℔ iv. Faites dissoudre & bouillir ensemble ces drogues jusqu'à la consomption de leur humidité, il ne restera qu'un sel fixe , sur lequel vous verserez de l'huile de térébenthine jusqu'à la hauteur de deux doigts ; faites le mélange agitant bien la matiére avec une spatule de fer , afin que le sel soit bien imbibé & qu'il devienne une espéce de savon , puis mêlez le tout exactement avec D'extrait d'opium réduit en consistance de miel , ℔ j. De la racine d'ellébore blanc subtilement pulvérisée , ℔ ij. Formez-en des pilules ou un opiate solide , dont la dose sera depuis gr. xv. jusqu'à Эj.	♃ *Salis tartari fixi , & nitri fixi ,* aā. ℥ xij. *Aquæ calcis recens præparatæ ,* ℔ iv. *Dissolvantur & bulliant simul usque ad consumptionem humiditatis , remanebit sal fixum , cui superaffunde oleum terebinthinæ ad eminentiam duorum digitorum , misce agitando materiam cum spatulâ serreâ ut imbibatur sal , & fiat saponis species, tunc misce exactè ,* *Extracti opii ad consistentiam mellis reducti ,* ℔ j. *Radicis hellebori albi subtilissimè pulveratæ ,* ℔ ij. *Fiant pilulæ seu opiata solida , cujus dosis erit à granis quindecim usque ad* Э j.

R E M A R Q U E S.

* On a décrit ici le procédé de ces pilules le plus en abrégé qu'il a été possible ; mais si l'on veut suivre exactement l'intention de l'Auteur , on pulvérisera séparément du salpêtre purifié & du tartre blanc de chacun trois livres, on mêlera ces deux drogues ensemble , on fera rougir au feu une marmite de fer , ou tout autre vaisseau du même métal , ou de terre , selon qu'on voudra , pourvû qu'il soit proportionné pour la grandeur à la quantité de la matiére qu'on veut employer ; on jettera dedans le mélange des poudres par cueillerées, attendant chaque fois que la détonation soit finie ; car il s'en fera une assez considérable , & l'on continuera jusqu'à la fin de la matiére, on mettra ensuite le sel dans l'eau de chaux , & l'on fera bouillir le tout pendant environ une heure ; on le laissera pendant quinze jours en cet état hors du feu , le sel se fera dissout dans de l'eau de chaud ; on filtrera la dissolution & l'on en fera évaporer l'humidité aqueuse jusqu'à siccité dans le même vaisseau, il restera au fond un sel sur lequel étant encore tout chaud, on versera peu à peu de l'huile de térébenthine à la hauteur de deux doigts, & comme cette huile prend feu d'abord par la chaleur , & qu'elle s'enflamme, on couvrira aussi-tôt le vaisseau, on y remettra de l'huile , & l'on continuera peu à peu jusqu'à ce que le sel soit entiérement imbibé , & que l'huile surnage la matiére de deux doigts ; il faut alors laisser le vaisseau couvert tout-à-fait, ayant soin de remuer le mélange deux ou trois fois le jour, afin que le savon puisse être

parfait dans l'espace de six mois; dans ce temps-là on l'agitera avec une spatule de bois, il est nécessaire d'avoir cinq ou six livres de ce savon pour en proporti on ner la quantité à celle des autres drogues qui ont été demandées dans cette recett e.

Cependant on aura tout prêt une livre d'extrait d'opium, dont j'ai donné la description dans mon *Cours de Chymie*, & deux livres de racines d'ellébore blanc pulvérisées subtilement & tamisées, on incorporera exactement toutes ces drogue ensemble à force de bras; il faut garder ces pilules ou opiate dans des pots de faïance bien couverts, & si la composition se durcissoit ou se desséchoit trop , on la liquéfieroit en y mêlant un peu d'huile de térébenthine. L'expérience nous apprend que, quand on l'a gardée environ un mois après qu'elle a été achevée, e lle en est plus salutaire.

Elle est anodyne, calmante, diaphorétique, elle provoque une douce sueur ou moiteur, on en fait prendre aux maniaques, elle modère les grandes douleurs, elle excite le sommeil, elle est propre pour la mélancolie hypocondriaque : La dose en est depuis dix grains jusqu'à vingt-deux ; on l'enveloppe avec du pain à chanter dans une cuiller qu'on remplit de vin pur, buvant par-dessus un bon verre de vin pur ; on ne prend ce reméde que trois heures après avoir mangé, de peur d'interrompre la digestion.

Vertus.

Dose.

On trouvera dans mon *Cours de Chymie* les descriptions de l'extrait d'opium, ou laudanum, de l'huile de térébenthine & des sels de tartre & de nitre fixe.

La racine d'ellébore blanc seroit, étant seule, trop âcre & trop purgative pour être prise intérieurement, mais l'extrait d'opium & l'espéce de savon avec lesquels on la mêle dans cette composition, absorbent & embarrassent tellement ses principes actifs, qu'il ne lui reste de force que pour pousser les humeurs par la transpiration.

Ces pilules ont acquis une grande réputation en plusieurs pays sous le nom de *Pilules de Starkey*. Comme la composition en est grande, embarrassante, longue & difficile à exécuter, on pourroit en faire une plus aisée qui égaleroit sa vertu, mais qui étant faite en plus petite quantité & sans y employer autant de temps, embarrasseroit moins l'Artiste. Voici donc comme je crois qu'on la peut réformer & l'abréger.

Pilules de Starkey.

Pilules contre la Folie, Réformées.	*Pilulæ ad Maniam, Reformatæ.*
♃ De la racine d'ellébore blanc desséchée & mise en poudre très-subtile, ℥ ij.	♃ *Radicis hellebori albi, sicca & subtilissimé pulverata,* ℥ ij.
De l'extrait d'opium, ℥ j.	*Extracti opii,* ℥ j.
Faites le mélange & avec ce qu'il faudra d'huile de tartre tirée par défaillance , & d'huile de térébenthine claire , formez-en une masse de pilules s. a. La dose est depuis gr. viij. jusqu'à Ɔ ß.	*Misce & cum s. q. olei tartari per deliquium extracti , & olei terebinthina clari , fiat massa pilularum s. a. Dosis erit à gran. viij. usque ad Ɔ ß.*

Autres Pilules pour la Manie, de Bates.	Pilulæ Aliæ ad Maniam , Batei.
♃ De la racine d'ellébore blanc subtilement pulvérisée , ℥ ij.	♃ *Radicis hellebori albi subtilissimé pulverata ,* ℥ ij.
De l'extrait d'opium, ℥ j.	*Extracti opii ,* ℥ j.
Mêlez ces drogues , & avec s. q. d'huile de tartre par défaillance, & de l'esprit de térébenthine , faites-en une masse de pilules s. a.	*Misce & cum s. q. olei tartari per deliquium facti & spiritûs terebinthina fiat massa pilularum s. a.*

R E M A R Q U E S

* On mettra liquéfier l'extrait d'opium dans une écuelle de terre sur un peu de

feu, avec environ une once d'huile de tartre préparée par défaillance ; on retirera l'écuelle du feu, & l'on y mêlera l'ellébore en poudre, on jettera le mélange dans un mortier, on le battra bien en y incorporant peu à peu quinze ou vingt gouttes d'esprit de térébenthine, on fera une masse solide dont on formera de petites pilules à mesure qu'on en aura besoin.

Vertus
Dose.

Elles sont sudorifiques & quelquefois émétiques, on en fait prendre aux maniaques : La dose en est depuis six grains jusqu'à demi-scrupule.

On trouvera dans mon *Cours de Chymie*, la description du laudanum.

La racine d'ellébore blanc seroit, étant seule, trop âcre & trop purgative pour être prise intérieurement, mais l'extrait d'opium avec lequel on la mêle dans cette composition de pilules, absorbe & embarrasse tellement ses principes actifs, qu'il ne lui reste de la force que pour pousser par la transpiration & pour faire quelquefois vomir.

Il ne faut pas faire entrer trop d'esprit de térébenthine dans ces pilules, de peur qu'à cause de sa substance grasse & huileuse, il n'empêche la liaison des drogues.

L'huile de tartre y est employée préférablement à une autre liqueur pour corriger l'opium & diminuer un peu de la qualité émétique de l'ellébore en la fixant.

Pilules de Bénédicte.	*Pilulæ de Benedictâ.*
℞ De la poudre des espéces de bénédicte laxative, ℥ ij. Faites-en une masse f. a. avec le miel rosat.	℞ *Pulveris specierum benedictâ laxativæ,* ℥ ij. *Cum melle rosato fiat massa f. a.*

R E M A R Q U E S.

On mettra dans un mortier la poudre des espéces de bénédicte laxative, on y mêlera ce qu'il faudra de miel rosat pour en faire une masse qu'on gardera, & l'on en formera des pilules au besoin.

Vertus.
Dose.

Elles purgent les humeurs pituiteuses des jointures, des reins & de la vessie, elles chassent les vents & elles excitent les mois aux femmes : La dose en est depuis un scrupule jusqu'à une dragme.

Cette composition diffère de la bénédicte laxative en consistance & en force, car y entrant moins de miel que dans un électuaire, elle purge plus fortement à pareille dose.

Pilules Aléphangines ou *Aromatiques, de Mésué.*	*Pilulæ Alephanginæ seu de Aromatibus, Mesue.*
℞ De la cannelle, des cubèbes, du bois d'aloës, ou à son défaut autant de santal citrin, du calamus odorant, du macis, de la noix muscade, du cardamome, du girofle, du cabaret, du jonc odorant, du carpobalsame, du *spica Indica*, aa. ℥ ß. De l'absinthe Pontique ou vulgaire séche, & des roses rouges, aa. ℨ ij. ß. Il faut piler ces drogues grossièrement & les faire bouillir à petit feu dans ℔ j. ß. d'eau, puis couler & exprimer la décoction ; après quoi l'on dissoudra dans la colature ℔ ß. d'aloës succotrin, & on la clarifiera ensuite par résidence ; après cela on la coulera de nouveau, & on la laissera	℞ *Cinnamomi, cubebarum, ligni aloës, hujus penuriâ sume tantumdem santali citrini, calami aromatici, macis, nucis moschatæ, cardamomi, caryophyllorum, asari, schœnanthi, carpobalsami, spicæ Indicæ,* aa. ℥ ß. *Absinthii Pontici, seu vulgaris, sicci, rosarum rubrarum,* aa. ℨ ij ß. *Terantur crassiusculé & parùm coquantur in aquâ* ℔ j. ß. *deindè colentur & exprimantur: in colaturâ dissolve aloës soccotorinæ* ℔ ß ; *dissolutio per residentiam clarificetur, coletur & evaporetur ad*

évaporer en consistance d'extrait : enfin on y joûtera la poudre suivante ,

De la myrrhe & du mastic, aã. ʒ ij. ß.
Du safran , ʒ j. ß.
Formez-en une masse s. a.

consistentiam extracti, tum adde pulverem sequentem,

Myrrhæ , mastiches , aã. ʒ ij. ß.
Croci , ʒ j. ß.
Forma massam s. a.

REMARQUES.

On concassera les premiéres drogues, on les fera bouillir quelque temps dans trois livres d'eau, on coulera la décoction, on l'exprimera & l'on y mettra fondre, ou dissoudre, l'aloës grossiérement pulvérisé, on laissera reposer la dissolution, on la versera par inclination, on la coulera & l'on en fera évaporer l'humidité sur un petit feu jusqu'à consistance d'extrait un peu liquide, puis l'on y mêlera hors du feu la myrrhe, le mastic & le safran qu'on aura réduits en poudre bien subtile, pour faire du tout une masse , que l'on gardera , & l'on s'en servira au besoin.

Elles purgent & elles fortifient l'estomac, elles aident à la digestion : La dose en est depuis demi-scrupule jusqu'à une dragme, on les prend en mangeant.

Le nom qu'on a donné à ces pilules vient du mot Arabe *Alephangia*, c'est-à-dire aromatique.

Quoiqu'il entre dans cette composition beaucoup d'ingrédients odorants, elle n'est point aromatique, parce que dans la coction & dans l'évaporation, toute l'odeur, qui consiste dans les sels volatils & les soufres, se dissipe, & il ne reste avec l'extrait d'aloës que la partie fixe qui ne produit aucun effet. Quant aux poudres de myrrhe, de mastic & de safran, elles sont bien inutiles. L'extrait d'aloës seul, préparé comme je l'ai décrit dans mon Traité de Chymie, agira mieux & avec plus de force que cette grande & embarrassante composition, & il produira des effets semblables à ceux qu'on demande d'elle.

Vertus.
Dose.

Pilules Aléphangines, de Mynsicht.

℞ Des feuilles de séné mondées , ℥ ij.
De la racine de polypode , ℥ j.
D'ellébore noir , ℥ ß.
Des trochisques alhandal , de l'écorce d'oranges & de la semence de cumin, aã. ʒ ij.
De l'absinthe , du chardon bénit, du chamæpitys , & de la véronique , aã. man. ß.
Des fleurs cordiales, de celles de stœchas Arabique , de petite centaurée , de camomille, aã. pug. j. ß.
Faites infuser toutes ces drogues grossiérement concassées dans s. q. de vin de Malvoisie, & les y faites bouillir ensuite à petit feu jusqu'à la diminution des deux tiers de la liqueur ; après quoi vous en ferez une forte expression, vous dissoudrez dans ℔. de cette décoction ,
D'aloes succotrin , ℥ viij.
Vous ferez ensuite évaporer la dissolution jusqu'à une épaisseur raisonnable, puis vous y ajoûterez :
Des poudres *diamosci & diambra*, aã. ʒ ij.
De la myrrhe , de mastic & de safran oriental pulvérisés , aã. ʒ j. ß.
Des huiles de camomille, de succin blanc rectifiées , de romarin, de cumin & de carvi , aã. gr. xviij.

Pilulæ Alephanginæ, A. Mynsicht.

℞ *Foliorum sennæ mundatorum ,* ℥ ij.
Radicis polypo ii , ℥ j.
Hellebori nigri , ℥ ß.
Trochiscorum alhandal, corticis arantiorum , seminis cymini , aã. ʒ ij.
Herbarum absinthii , cardui benedicti chamæpityos , veronicæ , aã. man. ß.
Florum cordialium , stæchados Arabicæ , centaurii minoris , chamomillæ , aã. pug. j. ß.
Crassiusculé contusa infundantur in vini Malvatici s. q. coquantur igne lento , duplici vase, ad remanentiam tertiæ partis , deindé colentur & exprimantur fortiter , in colatura ℔. *solve ,*
Aloës soccotorinæ , ℥ viij.
Evaporentur modico calore , usque dum inspissentur , posteà adde ,
Pulveris diamoschi dulcis & diambræ , aã. ʒ ij.
Myrrhæ, mastiches, croci orientalis , pulveris. aã. ʒ j. ß.
Oleorum chamomillæ , succini albi rectificati , rorismarini , cymini & carvi , aã. gr. xviij,

Mêlez toutes ces drogues , & les incorporez en telle forte que l'on en puisse former une masse de pilules s. a.

Misceantur & incorporentur ut fiat justa consistentia massa pilularum.

R E M A R Q U E S.

On concassera les premiéres drogues , on les mettra dans un pot de terre vernissé , on versera dessus de la malvoisie ou du vin d'Espagne jusqu'à la hauteur de quatre doigts ou plus , ensorte que la matiére trempe suffisamment , on couvrira le pot , on laissera les drogues en infusion pendant deux jours chaudement , ensuite on les fera bouillir à petit feu jusqu'à diminution des deux tiers de l'humidité , on coulera la décoction , on pressera fortement le marc dans la colature , on dissoudra l'aloës , & l'on fera évaporer la dissolution à petit feu jusqu'à consistance de miel ; puis on y ajoûtera le mastic , la myrrhe , le safran qu'on aura réduits en poudre subtile , les poudres *diamoschi* & *diambra* & les essences , on agitera bien le tout ensemble , pour en faire une masse qu'on gardera & l'on en formera des pilules au besoin.

Vertus.

Elles purgent les humeurs tartareuses & pituiteuses , elles chassent les vents , on s'en sert dans l'épilepsie , dans la mélancolie hypocondriaque , dans l'apoplexie , dans

Dose.

le vertige , dans la migraine : La dose en est depuis un scrupule jusqu'à une dragme.

J'ai dit en la description précédente , que le mot *Alephangia* signifioit *aromatique* , l'Auteur de ces pilules les surnomme *Aloephanginæ* , voulant dire par-là qu'elles tirent leurs noms de l'aloës.

Il y a beaucoup de drogues inutiles qu'on pourroit retrancher de la décoction , comme le polypode , les écorces d'oranges , les semences , les feuilles d'absinthe , de véronique , de chardon-bénit , de chamæpitys & les fleurs : ces ingrédients y ont été mis pour rendre les pilules odorantes & fortifiantes , mais par la coction & par l'évaporation qu'on en fait , on perd ce qu'ils ont de volatil & d'essentiel , en quoi consistoit leur odeur & leur principal vertu ; ainsi ces drogues ne peuvent qu'embarrasser la liqueur de substances inutiles qui empêchent qu'elle ne s'empreigne autant qu'elle le pourroit , ou qu'elle ne remplisse tous ses pores , de la substance des purgatifs qui est la plus nécessaire.

Il seroit même bien plus à propos qu'on se servît dans cette composition du séné , de l'ellébore noire & des trochisques alhandal en substance , que d'en tirer l'extrait , parce qu'on perd toûjours une bonne partie de leur qualité purgative en faisant bouillir les drogues & évaporer leur teinture ; l'estomac & les autres viscères feront assez bien leur extraction & les séparations nécessaires sans l'aide de l'Art , parce qu'ils n'auront affaire qu'à des substances faciles à dissoudre.

Pour les poudres & les essences qu'on ajoûte dans l'extrait , elles ne me paroissent utiles , que pour rendre ces pilules aromatiques & convenables au nom qu'elles portent. Voici comme je voudrois réformer cette composition.

Pilules Aléphangines , Réformées.	*Pilulæ Alephanginæ , Reformatæ.*
♃ De l'aloës succotrin , ℥ iv.	♃ *Aloës soccotorinæ ,* ℥ iv.
Du séné mondé , ℥ ß.	*Sennæ mundatæ ,* ℥ ß.
De l'ellébore noir , ʒ j. ß.	*Ellebori nigri ,* ʒ j. ß.
Des trochisques alhandal , des sels d'absinthe & de chardon-bénit , des poudres *diamoschi* & *diambra* , du safran oriental , de la myrrhe & du mastic , aã. ʒ j.	*Trochiscorum alhandal , salium absinthii & cardui benedicti , pulveris diamoschi & diambra , croci orientalis , myrrhæ , mastiches , aã.* ʒ j.
Des huiles de cumin , de succin rectifié , de romarin & de camomille , aã. gut. vj.	*Oleorum cymini , succini rectificati , rorismarini & chamomilla , aã.* gut. vj.

Puis avec ce qu'il faudra de fyrop de nerprun, faites-en une maffe de pilules dont la dofe fera depuis Э ß. jufqu'à z j.

Cum fyrupi de rhamno cathartico f. q. fiat maffa pilularum, dofis erit à Э ß. ufque ad z j.

Pilules Bénites, de *Mynficht.*

Pilulæ Benedictæ, A. *Mynficht.*

♃ Des trochifques alhandal defféchés & arrofés avec l'efprit de foufre, de l'extrait des pilules aléphangines de Mynficht & du diagréde, aã.   z j.
De l'efprit de vitriol,   Э iv.
Mélez le tout, & avec l'eau bénite de ferpolet de Mynficht, formez-en une maffe de pilules.

♃ Trochifcorum alhandal cum fpiritu fulphuris irroratorum & exficcatorum, extracti pilularum alephanginarum A. Mynficht, diacrydii, aã.   z j.
Spiritûs vitrioli,   Э iv.
Mifce & cum aquâ benedictâ ferpilli A. Mynficht, fiat maffa pilularum.

REMARQUES.

On pulvérifera les trochifques alhandal, on arrofera la poudre avec de l'efprit de foufre & on la fera fécher, on mettra en poudre le diagréde dans un mortier oint de quelques gouttes d'effence de camomille, on mêlera les poudres.

On coupera par petits morceaux environ deux onces & demie des pilules aléphangines d'A. Mynficht, on les mettra infufer pendant douze heures dans environ une livre & demie d'eau commune chaudement, on coulera l'infufion avec expreffion & l'on en fera évaporer l'humidité jufou'à confiftence d'extrait. On péfera une once de cet extrait dans laquelle on mêtera les poudres, l'efprit de vitriol & ce qu'il faudra d'eau bénite de ferpolet d'A. Mynficht, on fera le mélange dans un mortier de pierre ou de marbre, & on le battra long-temps avec un pilon de bois ou de verre, pour faire une maffe qu'on gardera & l'on en formera des pilules au befoin avec les doigts imbus d'effence de camomille.

Elles purgent toutes les humeurs, on s'en fert pour le fcorbut, pour l'apoplexie, pour la paralyfie, pour l'épilepfie, pour les obftructions : La dofe en eft depuis demi fcrupule jufqu'à demi-dragme.

Ces pilules font appellées *bénites*, à caufe de l'eau bénite de ferpolet qui y entre.

C'eft une préparation bien inutile que de tirer l'extrait des pilules aléphangines, puifqu'elles font elles-mêmes un extrait ; de plus, on ne peut empêcher qu'en faifant épaiffir cet extrait fur le feu, il ne fe diffipe beaucoup des parties effentielles de la compofition ; je ferois donc d'avis qu'on employât ici la maffe même des pilules aléphangines fans en tirer l'extrait.

Un mortier de bronze ne feroit point propre pour malaxer ces pilules, à caufe des efprits acides de foufre & de vitriol qui y entrent ; lefquels pourroient corroder le métal & altérer la compofition.

Vertus.
Dofe.

Pilules *Affaieret, d'Avicenne.*

Pilulæ Affaieret, Avicennæ.

♃ De l'aloës fuccotrin,   z ij.
De la poudre d'hiére fimple de Galien,   z j.
Des myrobolans citrins & du maftic, aã. z ß.
Faites-en une maffe de pilules avec le fyrop de ftœchas.

♃ Aloës foccotorinæ,   z ij.
Pulveris hieræ fimplicis Galeni,   z j
Myrobalanorum citrinorum, maftiches, aã.   z ß.
Cum fyrupo ftæchados forma maffam.

On pulvérifera l'aloës , les myrobolans & le maftic chacun féparément , on mêlera la poudre avec celles des efpéces de hiére fimple , & avec ce qu'il faudra de fyrop de ftœchas , on fera une maffe qu'on gardera pour en former des pilules au befoin.

Vertus.
Dofe.
Elles purgent & elles fortifient l'eftomac , elles purifient le fang : La dofe en eft depuis un fcrupule jufqu'à quatre.

Purg. de la compofit.
Toutes les drogues de cette compofition font purgatives , excepté le maftic & le fyrop de ftœchas.

Đ j.
Un fcrupule des pilules affaieret contient d'aloës huit grains , de poudre de hiére fimple quatre grains , de myrobolans deux grains.

Ʒ ß.
Demi-dragme des pilules contient d'aloës demi-fcrupule , de poudre d'hiére fimple fix grains , de myrobolans trois grains.

Đ ij.
Deux fcrupules des pilules contiennent d'aloës feize grains , de poudre d'hiére fimple huit grains , de myrobolans quatre grains.

Ʒ j.
Une dragme des pilules contient d'aloës un fcrupule , de poudre d'hiére demi-fcrupule , de myrobolans fix grains.

Đ iv.
Quatre fcrupules des pilules contiennent d'aloës trente-deux grains , de poudre d'hiére feize grains , de myrobolans demi fcrupule.

Ces pilules font décrites différemment pour les dofes des ingrédients qui y entrent. Fernel y demande deux onces de poudre d'hiére , demi-once d'aloës , une dragme de myrobolans , & autant de maftic. La defcription d'Avicenne , que j'ai rapportée , eft la plus ufitée : je voudrois retrancher le maftic qui y eft inutile , mais après l'opération des pilules , on pourroit en faire prendre pour fortifier l'eftomac.

Il y a tant de reffemblance entre l'aloës & la poudre d'hiére fimple , qu'on devroit ne faire qu'un article des deux , & réformer cette compofition en la maniere fuivante.

Pilules Affaieret , Réformées.

℞ De l'aloës fuccotrin ,   Ʒ iij.
Des myrobolans citrins ,   Ʒ ß.
Faites-en une maffe de pilules avec le fyrop de chicorée compofé de rhubarbe , dont la dofe fera depuis Đ j. jufqu'à Ʒ j.

Pilulæ Affaieret , Reformatæ.

℞ *Aloës foccotorinæ ,*   Ʒ iij.
Myrobalanorum citrinorum ,   Ʒ ß.
Cum fyrupo de cichorio compofito cum rhabarbaro fiat maffa pilularum , dofis eft à Đ j. ufque ad Ʒ j.

Pilules de Mézéréum , de Méfué.

℞ Des feuilles de mézéréum macérées pendant la nuit dans le vinaigre , puis defféchées, Ʒ v.
Des myrobolans citrins & chébules , aã. Ʒ ß.
Formez-en une maffe de pilules , avec la manne & les tamarinds diffous dans l'eau d'endive.

Pilulæ de Mezereo , Mefue.

℞ *Foliorum mezerei in aceto per noctem maceratorum & ficcatorum ,*   Ʒ v.
Myrobalanorum citrinorum & chebulorum , aã.   Ʒ ß.
Cum mannâ & tamarindis aquâ endiviæ diffolutis formetur maffa.

REMARQUES.

On mettra infufer pendant une nuit , des feuilles de mézéréum dans du vinaigre , puis on les fera fécher , & on les pulvérifera avec les myrobolans , on corporifera la poudre avec une diffolution de tamarinds & de manne qu'on aura faite dans de l'eau d'endive pour compofer une maffe qu'on gardera , & l'on en formera des pilules au befoin.

Elles

Elles évacuent vigoureufement les férofités ; on s'en fert pour les hydropiques : La dofe en eft depuis un demi-fcrupule jufqu'à une dragme.

Quoiqu'on affoiblifle beaucoup le mézéréum en le faifant infufer une nuit dans le vinaigre, il lui refte toûjours une portion de fel âcre & cauftique qui caufe des effets trop violents. Méfué, qui purgeoit les malades avec grande violence, fe fervoit fouvent de ce reméde, mais comme l'on ne purge plus guére fi fortement, on n'a point retenu l'ufage de cette drogue, & les pilules de mézéréum ne font guére ufitées dans la pratique de Médecine.

Vertus.
Dofe.

Pilules d'Éfule, de Fernel.	*Pilulæ de Efulâ, Fernelii.*
♃ De l'écorce de la racine de petite éfule préparée, ℥ j.	♃ *Corticis radicis efulæ minoris præparatæ,* ℥ j.
Soixante grains de *palma chrifti* ou ricin torréfiés,	*Grana ricini feu palmæ Chrifti affata numero fexaginta,*
Des myrobolans citrins, ʒ vj.	*Myrobalanorum citrinorum,* ʒ vj.
Du chamœdrys, du chamœpitys, du fpica nard, & de la cannelle, aã. ʒ ij. & ℈ ij.	*Chamædryos, chamæpityos, fpicæ nardi, cinnamomi, aã.* ʒ ij. & ℈ ij.
Formez-en une maffe de pilules avec le mucilage de gomme adraganth tiré avec l'eau-rofe.	*Cum f. q. mucaginis gummi tragacanthi in aquâ rofarum extractæ fiat maffa*

R E M A R Q U E S.

On pulvérifera toutes les drogues enfemble, & l'on incorporera la poudre avec ce qu'il faudra de mucilage de gomme adraganth préparée en eau de rofes, pour faire une maffe qu'on gardera, & l'on en formera des pilules au befoin.

Elles purgent avec violence, principalement les férofités, on n'en donne qu'aux perfonnes fortes & robuftes dans l'hydropifie, dans la paralyfie, dans la léthargie, dans l'apoplexie : La dofe en eft depuis demi-fcrupule jufqu'à deux.

Vertus.

Dofe.

Les ingrédients purgatifs & effentiels de cette compofition, font l'écorce de la racine de petite éfule, les grains de ricin, & les myrobolans.

Purg. de la
compofit.

Un fcrupule des pilules d'éfule contient de l'écorce de la racine de petite éfule & des grains de *palma chrifti* de chacun cinq grains, de myrobolans trois grains & les deux tiers d'un grain.

℈.

Demi-dragme des pilules d'éfule contient de l'écorce de la racine de petite éfule & des grains de *palma chrifti* de chacun fept grains & demi, de myrobolans cinq grains & demi.

ʒ ß.

Deux fcrupules des pilules d'éfule contiennent de l'écorce de la racine de petite éfule & des grains de *palma chrifti* de chacun dix grains, de myrobolans fept grains & le tiers d'un grain.

℈ ij.

Le chamœdrys, le chamœpitys, le fpica nard & la cannelle ont été mis dans cette compofition, tant pour aider à corriger l'éfule & le ricin, que pour fortifier les parties vitales & les jointures contre la force du reméde, mais ils ne produifent aucun de ces effets, & on les doit eftimer inutiles.

Pilules d'Euphorbe, de Quercétan.	*Pilulæ de Euphorbio, Quercetani.*
♃ De l'euphorbe préparé, ℥ j.	♃ *Euphorbii præparati,* ℥ j.
Du fpica nard & du maftic, aã. ʒ vj.	*Spicæ nardi, maftiches, aã.* ʒ vj.
Des gommes opopanax, fagapénum & bdellium, aã. ℥ ß.	*Opopanacis, fagapeni, bdellii, aã.* ℥ ß.
Des trochifques alhandal & d'agaric, aã, ʒ iij.	*Trochifcorum alhandal, agarici, aã.* ʒ iij.

A a a a

Formez-en une maſſe de pilules avec ſ. q. de ſyrop violat rendu aigrelet.

Cum ſyrupi violati aciduli q. ſ. fiat maſſa pilularum.

R E M A R Q U E S.

On pulvériſera enſemble le bdellium , le ſagapénum , l'opopanax & le maſtic ; d'une autre part , on mettra en poudre le ſpica nard , l'agaric & les trochiſques alhandal ; on mêlera les poudres avec l'euphorbe préparé , & ce qu'il faudra de ſyrop violat , rendu aigrelet par quelques gouttes d'eſprit de vitriol qu'on y aura mêlées , on fera une maſſe qu'on gardera pour en former des pilules au beſoin.

Vertus.
Doſe.
Elles purgent vigoureuſement , on s'en ſert dans les fiévres intermittentes , dans la cachexie , dans l'hydropiſie , dans la paralyſie , dans la colique : La doſe en eſt depuis un ſcrupule juſqu'à deux.

Purg. de la compoſit.
Les drogues purgatives de cette compoſition ſont l'euphorbe , les trochiſques alhandal & l'agaric

℈ j.
Un ſcrupule des pilules d'euphorbe contient d'euphorbe préparé quatre grains , de trochiſques alhandal & d'agaric de chacun un grain & demi.

ʒ ß.
Demi-dragme des pilules contient d'euphorbe ſix grains , de trochiſques alhandal & d'agaric , de chacun deux grains & le quart d'un grain.

℈ ij.
Deux ſcrupules des pilules contiennent d'euphorbe préparé huit grains , de trochiſques alhandal & d'agaric de chacun trois grains.

L'euphorbe , de quelque maniére qu'on le corrige , eſt un reméde ſi violent , & il diſſout les humeurs avec tant de force par un ſel cauſtique qu'il contient , qu'on ne peut le prendre intérieurement ſans craindre qu'il ne laiſſe une méchante impreſſion dans le corps , c'eſt pourquoi ces pilules ſont fort peu en uſage.

Le ſpica nard ne me paroît pas bon dans cette compoſition , il ne peut qu'augmenter l'âcreté de l'euphorbe par ſes parties volatiles & ſalines.

Pour les gommes de bdellium , d'opopanax , de ſagapénum & de maſtic , elles ſont propres pour lier & adoucir par leurs parties mucilagineuſes & embarraſſantes , les pointes des ſels du reméde.

Pilules d'Euphorbe contre la Peſte ,
de Quercétan.

℞ De l'extrait de thériaque ,   ʒ ij.
Des racines de tormentille & d'angélique , aā.   ʒ j. ß.
De l'euphorbe préparé , des confections alkermes & d'hyacinthe , aā.   ʒ j.
De l'extrait de noix vomique & de ſafran oriental , aā.   ʒ ij.
De la teinture de corail ,   ʒ j. ß.
De la terre ſigillée , ſ. q.
Formez-en une maſſe de pilules ſ. a.

Pilulæ de Euphorbio contra Peſtem ,
Quercetani.

℞ *Extracti theriacæ ,*   ʒ ij.
Radicis tormentillæ & angelicæ , aā.   ʒ j. ß.
Euphorbii præparati , confectionis alkermes & de hyacintho , aā.   ʒ j.
Extracti nucis vomicæ & croci orientalis , aā.   ʒ ij.
Tincturæ corallorum ,   ʒ j. ß.
Terræ ſigillatæ q. ſ.
Fiat maſſa ſ. a.

R E M A R Q U E S.

On mêlera enſemble les extraits , les confections , la teinture de corail , l'euphorbe préparé & ce qu'il faudra de terre ſigillée ſubtilement pulvériſée pour durcir le mélange en une maſſe qu'on gardera , & l'on en formera des pilules au beſoin.

Elles pouffent par les fueurs & par les urines, elles réfiftent à la pefte & à toutes les maladies dans lefquelles il y a du venin : La dofe en eft depuis demi-fcrupule jufqu'à demi-dragme. Vertus. Dofe.

Les extraits de thériaque, de fafran, de tormentille & d'angélique ne peuvent être faits fans qu'il fe diffipe des fubftances les plus volatiles & les plus effentielles de ces drogues ; c'eft pourquoi il vaudroit bien mieux qu'on les employât en leur état naturel fans en tirer l'extrait.

Quant à la noix vomique, elle pourroit fe gonfler dans l'eftomac, fi on la prenoit en fubftance ; il eft à propos d'en faire l'extrait en la maniére fuivante.

On rapera quatre onces de noix vomique, on les mettra infufer chaudement dans cinq ou fix livres d'eau, pendant vingt-quatre heures, on fera bouillir l'infufion & on la coulera, on laiffera raffeoir la colature & l'ayant féparée par inclination de fes féces, on en fera évaporer l'humidité jufqu'à confiftance d'extrait.

L'euphorbe préparé, étant mêlé avec beaucoup d'ingrédients volatils & fudorifiques, eft déterminé à faire fuer ; mais ce reméde femble toûjours fufpect, quelque préparation qu'on en faffe, il excite une trop grande fonte des humeurs, & il laiffe par fon fel âcre une méchante impreffion ; fi cependant on veut fe fervir de ces pilules, voici comme je ferois d'avis qu'on les réformât.

Pilules d'Euphorbe, Réformées.	*Pilulæ de Euphorbio Reformatæ.*
♃ De la vieille thériaque, ℥ ij.	♃ *Theriacæ veteris,* ℥ ij.
Des racines d'angélique & de tormentille, aã. ʒ j. ß.	*Radicum angelicæ & tormentillæ, aã.* ʒ j. ß.
De l'euphorbe préparé, des confections d'hyacinthe & alkermes, aã. ʒ j.	*Euphorbii præparati, confectionis de hyacintho & alkermes, aã.* ʒ j.
Du fafran & de l'extrait de noix vomique, aã. ʒ ij.	*Croci, extracti nucis vomicæ, aã.* ʒ ij.
De la teinture de corail, ʒ j. ß.	*Tincturæ corallorum,* ʒ j. ß.
Faites de tout cela une maffe de pilules f. a.	*Mifce & compone maffam pilularum f. a.*

REMARQUES.

Je ne fais point entrer de terre figillée dans cette defcription réformée, parce que les racines pulvérifées & l'euphorbe fuffifent pour rendre la maffe des pilules en confiftance raifonnable.

Pilules d'Euphorbe, de Méfué.	*Pilulæ de Euphorbio, Mefue.*
♃ De l'aloës fuccotrin, ʒ v.	♃ *Aloës foccotorinæ,* ʒ v.
De l'euphorbe préparé, des gommes bdellium & fagapénum, des trochifques alhandal & d'agaric, aã. ʒ ij.	*Euphorbii præparati, bdellii, fagapeni, trochifcorum alhandal & agarici, aã.* ʒ ij.
Faites-en une maffe de pilules avec le fuc de poireaux.	*Cum fucco porrorum fiat maffa.*

REMARQUES.

On pulvérifera enfemble l'aloës, le bdellium & le fagapénum ; d'une autre part, les trochifques ; on mêlera les poudres avec l'euphorbe préparé & ce qu'il faudra de fuc de poireaux pour faire une maffe qu'on gardera, & l'on en formera des pilules au befoin.

Elles purgent la pituite vifqueufe, on s'en fert pour la paralyfie, pour l'apoplexie, pour les obftructions, pour réfoudre les duretés du foie, pour la léthargie : La dofe en eft depuis un fcrupule jufqu'à une dragme. Vertus. Dofe.

Les ingrédients purgatifs & essentiels de cette composition sont l'aloës , l'euphorbe , les trochisques alhandal & d'agaric.

Purg. de la compofit.

Ә j. Un scrupule des pilules d'euphorbe contient d'aloës six grains, d'euphorbe, des
trochisques alhandal & d'agaric de chacun deux grains & les trois quarts d'un
grain.

ʒ ß. Demi - dragme des pilules contient d'aloës neuf grains , d'euphorbe , des
trochisques alhandal & d'agaric de chacun quatre grains & le demi-quart d'un
grain.

Ə ij. Deux scrupules des pilules contiennent d'aloës demi-scrupule, d'euphorbe, des
trochisques alhandal & d'agaric de chacun cinq grains & demi.

ʒ j. Une dragme des pilules contient d'aloës dix-huit grains , d'euphorbe , des trochisques alhandal & d'agaric de chacun huit grains & le quart d'un grain.

Cette description me semble préférable aux précédentes, tant parce qu'il y entre
moins d'euphorbe , que parce que tous les ingrédients qui la composent sont essentiels ; cependant j'aurois toûjours de la répugnance à me servir intérieurement des
remédes où il entre de l'euphorbe , par les raisons que j'ai dites.

Pilules de Gomme Gutte , de Lemort.	*Pilulæ de Gummi Guttâ , Jacobi Lemort.*
♃ De l'aloës succotrin , ℥ ij. ß.	♃ Aloës soccotorinæ , ℥ ij. ß.
Des gommes gutte & ammoniac, aã. ℥ j. ß.	Gummi guttæ , ammoniaci, aã. ℥ j. ß.
De la résine de scammonée , ℥ j.	Resinæ scammonii , ℥ j.
Du tartre vitriolé , ℥ ß.	Tartari vitriolati , ℥ ß.
Faites-en une masse de pilules avec le syrop de nerprun.	Cum syrupo de rhamno cathartico fiat massa.

R E M A R Q U E S.

On pulvérisera le tartre vitriolé à part , & tous les autres ingrédients ensemble ;
on mêlera les poudres , & avec ce qu'il faudra de syrop de nerprun on fera une
masse dont on formera des pilules au besoin.

Vertus. Elles purgent les humeurs mélancoliques, bilieuses & séreuses, on s'en sert pour
l'hydropisie & pour les autres maladies causées par des obstructions : La dose en est

Dose. depuis demi-scrupule jusqu'à demi-dragme.

Purg. de la compofit.

Tous les ingrédients, qui composent ces pilules, sont purgatifs, excepté la gomme ammoniac.

Ə ß. Demi-scrupule des pilules de gomme gutte contient d'aloës succotrin trois
grains & le tiers d'un grain , de gomme ammoniac deux grains, de résine de
scammonée un grain & demi.

Ə j. Un scrupule des pilules contient d'aloës six grains & les deux tiers d'un grain ,
de gomme gutte quatre grains, de résine de scammonée trois grains.

ʒ ß. Demi-dragme des pilules contient d'aloës dix grains , de gomme gutte six grains,
de résine de scammonée, quatre grains & demi.

On trouvera les préparations de la résine de scammonée & du tartre vitriolé
dans mon *Livre de Chimie.*

La gomme gutte est purgative & émétique ; mais quand on la mêle avec du sel
de tartre ou avec du tartre vitriolé , ses parties sont fixées, ensorte qu'elle ne purge
que par bas.

Pilules Octomères , ou de Huit ,   Pilulæ Octomeræ , seu Octo rebus ,
     de Nic. Alex.   Nic. Alexandrini.

♃ De l'aloës succotrin & du diagréde, aã. ʒ ij.   *Aloës soccotorinæ , diacrydii , aã.* ʒ ij.
 De la pulpe de coloquinte , de l'épithyme, de   *Pulpæ colocynthidos , epithymi , aga-*
l'agaric blanc , du mastic , du daucus de Créte ,   *rici albi , mastiches , dauci Cretici ,*
des myrobolans chébules & de l'absinthe vul-   *myrobalanorum chebulorum , absinthii*
gaire , aã.   ʒ j.   *vulgaris , aã.*   ʒ j.
 Faites-en une masse de pilules avec le suc de   *Cum succo solani forma massam.*
morelle.

R E M A R Q U E S.

  On pulvérisera ensemble la coloquinte , les myrobolans, l'épithyme, l'absinthe,
l'agaric, les semences de daucus ; d'une autre part, on réduira en poudre ensemble
l'aloës, le diagréde & le mastic ; on mêlera les poudres , & avec ce qu'il faudra de
suc de solanum tiré par expression on fera une masse solide, qu'on gardera pour en
former des pilules au besoin.

  Elles purgent toutes les humeurs , on les donne pour purger le cerveau & pour   Vertus.
éclaircir la vue : La dose en est depuis un scrupule jusqu'à une dragme.   Dose.

  Les ingrédiens purgatifs & essentiels de cette composition sont l'aloës , le dia-   Purg. de la
gréde , la coloquinte , l'agaric & les myrobolans.   composit.

  Un scrupule des pilules octomères contient d'aloës succotrin & de diagréde de   Э j.
chacun trois grains, de coloquinte , d'agaric & de myrobolans , de chacun un
grain & demi.

  Demi-dragme des pilules contient d'aloës & de diagréde de chacun quatre grains   ʒ ß.
& demi , de coloquinte, d'agaric & de myrobolans , de chacun deux grains & le
quart d'un grain.

  Deux scrupules des pilules contiennent d'aloës & de diagréde de chacun six   Э ij.
grains , de coloquinte, d'agaric & de myrobolans , de chacun trois grains.

  Une dragme des pilules contient d'aloës & de diagréde de chacun neuf   ʒ j.
grains, de coloquinte , d'agaric & de myrobolans de chacun quatre grains
& demi.

  Ces pilules auroient été mieux appellées *decameræ* que *octomeræ* , car il y entre
dix sortes de drogues, en comptant le suc de solanum.

  L'épithyme , le mastic , le daucus & l'absinthe , sont des ingrédiens inutiles
ici ; si on les retranchoit les pilules en auroient plus de force.

  Le suc de solanum, qui est stupéfiant ou coagulant, ne me semble pas convenable
à la qualité des purgatifs, je voudrois mettre en sa place un syrop purgatif, &
réformer ces pilules en la maniére suivante.

Pilules de Huit , Réformées.   Pilulæ Octomeræ , Reformatæ.

♃ De l'aloës succotrin & du diagréde, aã. ʒ ij.   ♃ *Aloës soccotorinæ, diacrydii, aã.* ʒ ij.
 Des trochisques alhandal & d'agaric ; du   *Trochiscorum alhandal , agarici ; tar-*
tartre soluble & des myrobolans chébules ,   *tari solubilis , myrobalanorum chebulo-*
aã.   ʒ j.   *rum , aã.*   ʒ j.
 Faites-en une masse de pilules avec le syrop   *Cum s. q. syrupi rosati solutivi fiat*
de roses solutif, dont la dose sera depuis Э ß.   *massa pilularum , dosis est à* Э ß. *usque*
jusqu'à Э ij.   *ad* Э ij.

Pilules de trois Drogues.   Pilulæ de Tribus.

♃ De la rhubarbe choisie , de l'aloës succo-   ♃ *Rhei electi , aloes soccotorinæ ;*

A a a a iij

trin , & des trochifques d'agaric , de chacun parties égales.
Faites-en une maffe de pilules avec le fyrop
de rofes folutif.

agarici trochifcati, ana partes æquales.

Cum fyrupo rofato folutivo fiat maffa
pilularum.

R E M A R Q U E S.

On pulvérifera l'aloës féparément & les deux autres drogues enfemble , on mêlera les poudres , & avec une quantité fuffifante de fyrop de rofes folutif on fera
une maffe folide qu'on gardera , & l'on en formera des pilules au befoin.

Vertus.
Dofe.　Elles purgent la pituite & la bile , elles fortifient l'eftomac, elles excitent les
mois aux femmes : La dofe en eft depuis un fcrupule jufqu'à une dragme.

Cette compofition a beaucoup de rapport avec les pilules angéliques pour les
ingrédients qui y entrent , mais elles diffèrent dans les dofes des ingrédiens.

*Pilules des Cinq Efpéces de Myrobolans ,
de Nicolas.*

Pilulæ de Quinque Generibus
Myrobalanorum , Nicolai.

℞ Du meilleur aloës , ʒ ß.
Des cinq efpéces de myrobolans , de l'agaric
blanc , du diagréde , de la coloquinte & du féné
mondé , aã. ʒ ij. ß.
De la meilleure rhubarbe , Ɔ iv.
De l'épithyme , de l'anis , du turbith , du gingembre , de la pierre d'azur préparée , & du
maftic , aã. ʒ j. & gr. xvj.
Faites-en une maffe de pilules avec le fuc de
fenouil ou d'abfinthe.

Aloës optima , ʒ ß.
Quinque fpecierum myrobalanorum ,
agarici albi , diacrydii , colocynthidos ,
fennæ mundatæ, aã. ʒ ij. ß.
Rhabarbari optimi , Ɔ iv.
Epithymi , anifi , turbith , zingiberis ,
lapidis lazuli præparati , maftiches ,
aã. ʒ j. gr. xvj.
Cum fucco fœniculi vel abfinthii compone maffam.

R E M A R Q U E S.

On pulvérifera enfemble les myrobolans , l'agaric , la coloquinte mondée de fes
pepins , le féné mondé , la rhubarbe , l'épithyme , l'anis , le turbith & le gingembre ; d'une autre part, on mettra en poudre enfemble le diagréde , l'aloës & le maftic ; on mêlera les poudres avec la pierre d'azur préparée , & ce qu'il faudra de fuc
de fenouil ou d'abfinthe pour faire une maffe qu'on gardera , & l'on en formera des
pilules au befoin.

Vertus.
Dofe.　Elles purgent & elles fortifient l'eftomac & le cerveau, elles lévent les obftructions , on en donne aux rateleux & aux hydropiques ; La dofe en eft depuis un
fcrupule jufqu'à quatre.

**Purg. de la
compofit.**　Les ingrédients purgatifs & effentiels de cette compofition font l'aloës , les
myrobolans , l'agaric , le diagréde , la coloquinte , le féné , la rhubarbe & le
turbith.

Ɔ j.　Un fcrupule des pilules des cinq myrobolans contient d'aloës deux grains & les
deux tiers d'un grain, des cinq efpéces de myrobolans , d'agaric , de diagréde ,
de coloquinte , de féné, de chacun un grain & les deux tiers d'un grain , de rhubarbe un grain , de turbith un peu moins d'un grain.

ʒ ß.　Demi-dragme des pilules contient d'aloës quatre grains , des cinq myrobolans ,
d'agaric , de diagréde , de coloquinte , de féné , de chacun près de trois grains ,
de rhubarbe un grain & demi , de turbith un grain & un tiers de grain.

Ɔ ij.　Deux fcrupules des pilules contiennent d'aloës cinq grains & le tiers d'un grain ,
des cinq myrobolans, d'agaric, de diagréde, de coloquinte, de féné, de chacun trois
grains & le tiers d'un grain , de rhubarbe deux grains , de turbith un peu moins
de deux grains.

Une dragme des pilules contient d'aloës huit grains, des cinq myrobolans, d'a- ʒ j.
garic, de diagréde, de coloquinte, de séné, de chacun cinq grains & demi, de
rhubarbe trois grains, de turbith deux grains & les deux tiers d'un grain.

Quatre scrupules des pilules contiennent d'aloës dix grains & les deux tiers d'un Ə iv.
grain, des cinq myrobolans, d'agaric, de diagréde, de coloquinte, de séné, de
chacun six grains & les deux tiers d'un grain, de rhubarbe quatre grains, de
turbith trois grains & les trois quarts d'un grain.

Il y a plusieurs ingrédients inutiles dans cette composition, sçavoir l'anis,
l'épithyme, le gingembre, la pierre d'azur & le mastic ; je voudrois les retrancher, & mettre à leur place quelques dragmes de tartre soluble pour corriger
les purgatifs, ou pour empêcher qu'ils n'excitent des tranchées : Voici comme
je serois d'avis de réformer ces pilules.

Pilules des Cinq Espéces de Myrobolans, Réformées.	Pilulæ de Quinque Generibus Myrobalanorum, Reformatæ.
♃ De l'aloës succotrin, ʒ ß.	♃ *Aloës soccotorinæ,* ʒ ß.
Des cinq espéces de myrobolans, de l'agaric blanc, de la scammonée, des trochisques alhandal, des feuilles de séné mondées, & du tartre soluble, aā. ʒ ij. ß.	*Quinque specierum myrobalanorum, agarici albi, scammonii, trochiscorum alhandal, foliorum sennæ mundatorum, tartari solubilis, aā.* ʒ ij. ß.
Du turbith, & de la rhubarbe choisie, aā. Ə iv.	*Turbith, rhei electi, aā.* Ə iv.
Faites-en une masse de pilules avec le syrop de fleurs de pécher ; la dose sera depuis Ə ß. jusqu'à ʒ j.	*Cum syrupo de floribus mali Persicæ fiat massa pilularum, dosis est à Ə ß. usque ad ʒ j.*

Pilules de deux Drogues.	Pilulæ de Duobus.
♃ Des trochisques alhandal & de la scammonée, de chacun parties égales.	*Trochiscorum alhandal, scammonii, anæ partes æquales.*
Faites-en une masse de pilules avec s. q. de syrop de nerprun	*Cum syrupi de rhamno cathartico s. q. fiat massa.*

REMARQUES.

On pulvérisera les deux ingrédients chacun séparément, on mêlera les poudres ensemble, & avec ce qu'il faudra de syrop de nerprun, on fera une masse
qu'on gardera pour en former des pilules au besoin.

Elles purgent la pituite crasse & les sérosités, elles dégagent le cerveau, on Vertus
s'en sert pour les goutteux, pour les hydropiques : La dose en est depuis huit Dose.
grains jusqu'à un scrupule.

Pilules de Méchoacan, de Du Renou.	Pilulæ Mechoacanæ, Renodæi.
♃ Du méchoacan, ʒ ß.	♃ *Mechoacanæ,* ʒ ß.
Du turbith, ʒ iij.	*Turbith,* ʒ iij.
Des feuilles de thymélée macérées dans le vinaigre, puis desséchées, de la semence d'iéble, & des trochisques d'agaric, aā. ʒ ij.	*Foliorum thymelææ aceto maceratorum & siccatorum, seminis ebuli, agarici trochiscati, aā.* ʒ ij.
De la racine d'ésule préparée, & du mastic, aā. ʒ j. ß.	*Radicis esulæ præparatæ, mastiches, aā.* ʒ j. ß.
Du macis, de la cannelle, & du sel gemme, aā. Ə ij.	*Macis, cinnamomi, salis gemmei, aā.* Ə ij.
Pulvérisez tous ces ingrédients & en formez une masse avec du vin blanc, puis l'ayant fait sé-	*Fiat omnium pulvis qui cum vino albo subigatur in massam, exsiccata teratur*

cher, pulvérisez-la de nouveau, & ensuite incorporez-la avec le suc d'iris à fleurs bleues; séchez-la encore & la remettez en poudre pour la troisième fois, & faites-en une masse avec le syrop de roses pâles, que vous garderez pour l'usage.

& cum succo ireos cœlestis denuò coagmentetur, arida rursùs teratur & cum syrupo rosarum pallidarum fiat pasta usui reponenda.

R E M A R Q U E S.

On pulvérisera toutes les drogues ensemble, on corporifiera la poudre avec du vin blanc pour en faire une masse, on la divisera par petits morceaux qu'on fera sécher & qu'on réduira en poudre; on remettra cette poudre en masse avec du suc de racine d'iris à fleurs bleues, & l'on fera sécher la masse comme auparavant, on la pulvérisera, on la malaxera pour la dernière fois avec du syrop de roses pâles; & l'on fera une masse qu'on gardera pour en former des pilules au besoin.

Vertus. — *Dose.* — Elles purgent puissamment les eaux, on s'en sert pour l'hydropisie; la dose en est depuis demi-scrupule jusqu'à deux scrupules.

Purg. de la composit. — Les ingrediens purgatifs & essentiels de cette composition sont le méchoacan, le turbith, les feuilles de thymélée, la semence d'ieble, l'agaric, la racine d'ésule.

℈ j. — Un scrupule des pilules de méchoacan contient de méchoacan quatre grains, de turbith trois grains, de feuilles de thymelée préparées, de semence d'iéble & de l'agaric de chacun deux grains, de racine d'ésule préparée un grain & demi.

ʒ ß. — Demi-dragme des pilules contient de méchoacan six grains, de turbith quatre grains & demi, de feuilles de thymelée préparées, de se mence d'iéble & de l'agaric de chacun trois grains, de racine d'ésule préparée deux grains & le quart d'un grain.

℈ ij. — Deux scrupules des pilules contiennent de méchoacan huit grains, de turbith six grains, de feuilles de thymélée préparées, de semence d'iéble & de l'agaric, de chacun quatre grains, de racine d'ésule préparée trois grains.

Le mastic, le macis & la cannelle sont inutiles dans cette composition.

Pilules Hydragogues, de Mynsicht.

℞ Du turbith minéral, ʒ ß.
De l'extrait d'ellébore noir, & de la coloquinte, aā. ʒ iij.
De la rhubarbe choisie, & l'extrait de concombre sauvage, aā. ʒ ij.
Du magistère de corail & des hyacinthes préparées, aā. ʒ ß.
Du safran des métaux préparé avec l'absinthe & la gomme du Pérou, aā. ʒ j.
De l'esprit-de-vitriol dulcifié, ʒ ß.
Mêlez le tout, & avec une q. s. d'huile de macis, de girofle, de cumin & de cannelle, faites-en une masse de pilules, qui seront formées ensuite avec l'huile de camomille.

Pilulæ Hydragogæ, A. Mynsicht.

℞ *Turbith mineralis,* ʒ ß.
Extracti ellebori nigri, colocynthidos, aā. ʒ iij.
Rhabarbari, elaterii, aā. ʒ j.

Magisterii corallorum, hyacinthorum præparatorum, aā. ʒ ß.
Croci metallorum absinthiaci, gummi de Peru, aā. ʒ j.
Spiritûs vitrioli dulcificati, ʒ ß.
Misce & cum oleo macis, caryophyllorum, cymini & cinnamomi ana q. s. fiat massa pilularum, ex qua posteà cum oleo chamomillæ formentur pilulæ.

R E M A R Q U E S.

On pulvérisera ensemble la rhubarbe & la coloquinte; d'une autre part, la gomme gutte ; on mêlera les poudres avec les hyacinthes préparées, le magiſtère de corail, le ſafran des métaux , le turbith minéral , les extraits d'el-lébore noir & de concombre ſauvage, l'eſprit-de-vitriol dulcifié, & avec ce qu'il faudra d'huile de macis, de girofle, de cannelle , & de cumin, on fera une maſſe qu'on gardera pour en former des pilules au beſoin avec les doigts oints d'huile diſtillée de camomille.

Elles purgent violemment par haut & par bas, on s'en ſert pour l'hydro-piſie, pour la manie, pour la mélancolie hypocondriaque , pour la vérole , pour le ſcorbut, pour les écrouelles : La doſe en eſt depuis demi-ſcrupule juſqu'à demi-dragme. Vertus.
Doſe.

Les ingrédients purgatifs de cette compoſition ſont le turbith minéral, l'ex-trait d'ellébore noir , la coloquinte, la rhubarbe, l'élatérium ou concombre ſauvage , le ſafran des métaux & la gomme gutte. Purgatifs.

Demi-ſcrupule des pilules hydragogues contient de turbith minéral deux grains, d'extrait d'ellébore noir & de la coloquinte de chacun un grain & demi , de rhubarbe & d'élaterium de chacun un grain, du ſafran des métaux & de la gomme gutte de chacun demi-grain. ℈ ſ.

Un ſcrupule des pilules contient de turbith minéral quatre grains, d'ex-trait d'ellébore noir & de la coloquinte de chacun trois grains , de rhubarbe & d'élaterium de chacun deux grains, du ſafran des métaux & de la gomme gutte de chacun un grain. ℈ j.

Demi-dragme des pilules contient de turbith minéral ſix grains , d'extrait d'ellébore noir & de la coloquinte de chacun quatre grains & demi , de rhubarbe & d'élatérium de chacun trois grains , du ſafran des métaux & de la gomme gutte de chacun un grain & demi. ʒ ſ.

On trouvera dans mon *Traité de Chymie* les maniéres de préparer les eſ-ſences ou huiles, le turbith minéral , les extraits, l'eſprit-de-vitriol dulcifié & le magiſtère de corail ; pour le ſafran des métaux , l'Auteur demande qu'on le prépare avec le ſel d'abſinthe en la maniére ſuivante.

Prenez de l'antimoine & du ſel d'abſinthe de chacun parties égales, pulvé-riſez-les, & les ayant mêlés, calcinez le mélange dans un creuſet & juſqu'à ce qu'il devienne rougeâtre; retirez-le alors du feu , & le lavez pluſieurs fois avec de l'eau chaude pour en ôter le ſel d'abſinthe, il reſtera une poudre rouge que vous ferez ſécher , c'eſt le ſafran des métaux d'A. Mynſicht ; il eſt moins vomitif que celui qu'on prépare par la méthode ordinaire, parce que le ſel d'abſinthe, qui eſt fixe & alkali, rompt & abſorbe une bonne partie des poin-tes de l'antimoine , & l'empêche de picoter l'eſtomac autant que l'autre qui eſt préparé avec un ſel acide : cette préparation d'antimoine purge ſouvent par les ſelles, & elle fait ſuer : La doſe en eſt depuis trois grains juſqu'à huit. Safran des
métaux ,
d'A.Myn-
ſicht. Vertus.
Doſe.

L'extrait d'ellébore ne ſe peut faire qu'on ne laiſſe échapper une partie de la meilleure ſubſtance du mixte, c'eſt pourquoi je préférerois la racine ſimple-ment pulvériſée à ſon extrait.

Le magiſtère de corail , les hyacinthes & les eſſences ſont inutiles dans cette compoſition, elles ne ſont point du tout propres à unir les ingrédients pour en faire une maſſe, ſelon que le demande l'Auteur : Voici donc comme je voudrois réformer ces pilules.

Pilules Hydragogues , Réformées.   Pilulæ Hydragogæ , Reformatæ.

℞ Du turbith minéral ,   ʒ ſ.   ℞ *Turbith mineralis* ,   ʒ ſ.

Des trochifques alhandal , de la racine d'ellébore noir , aã. ʒ iv.	Trochifcorum alhandal , radicis ellebori nigri , aã. ʒ iv.
De la rhubarbe choifie , & du concombre fauvage , aã. ʒ ij.	Rhei electi , elaterii , aã. ʒ ij.
Du fafran des métaux préparé avec l'abfinthe , ʒ j.	Croci metallorum abfinthiaci , ʒ j.
De l'efprit-de-vitriol dulcifié , ʒ ß.	Spiritûs vitrioli dulcificati , ʒ ß.
Faites-en une maffe de pilules avec le fyrop de nerprun.	Cum fyrupo de rhamno cathartico fiat maffa pilularum.

Pilules de Pierre d'Arménie , de Mfué.   Pilulæ de Lapide Armeno, Mefue.

♃ De l'épithyme & du polypode de chêne , aã. ʒ j.	♃ Epithymi , polypodii querni , aã. ʒ j.
De la pierre d'Arménie lavée & préparée , & de la poudre des efpéces d'hiera picra , aã. ʒ v.	Lapidis Armeni loti & præparati, pulveris fpecierum hieræ picræ , aã. ʒ v.
Du diagréde , ʒ iij.	Diacrydii , ʒ iij.
Du girofle , ʒ ij.	Caryophyllorum , ʒ ij.
Du fel gemme , ʒ j. ß.	Salis gemmei , ʒ j. ß.
Faites-en une maffe de pilules avec le fuc de morelle.	Cum fucco folani fiat maffa.

REMARQUES.

On pulvérifera enfemble l'épithyme , le polypode , & les girofles ; d'une autre part, le diagréde , & le fel gemme ; on mêlera les poudres avec celle d'hiére , la pierre d'Armenie lavée & broyée fur le prophyre en alkool , & ce qu'il faudra de fuc de folanum tiré par expreffion pour faire une maffe qu'on gardera , & l'on en formera des pilules au befoin.

Vertus. Dofe. — Elles purgent la mélancolie & la bile brûlée ; la dofe en eft depuis demi-dragme jufqu'à une dragme & demie.

Purg. de la compofit. — Les drogues purgatives, qui entrent dans cette compofition , font la poudre d'hiére & le diagrede.

ʒ ß. — Demi-dragme des pilules de pierre d'Arménie contient de la poudre des efpéces d'hiére fept grains & demi, de diagréde trois grains.

℈ ij. — Deux fcrupules des pilules contiennent de la poudre des efpéces d'hiére dix grains , de diagréde quatre grains.

ʒ j. — Une dragme des pilules contient de la poudre des efpéces d'hiére quinze grains , de diagréde fix grains.

℈ iv. — Quatre fcrupules des pilules contiennent des efpéces d'hiére vingt grains, de diagréde huit grains.

ʒ j. ß. — Une dragme & demie des pilules contient de la poudre des efpéces d'hiére vingt-deux grains & demi, de diagré de neuf grains.

Ces pilules ont beaucoup de rapport avec celles du *lapis lazuli* , mais elles font moins purgatives & moins en ufage. Elle contiennent plufieurs ingrédients inutiles qu'on pourroit retrancher, comme l'épithyme , le polypode , les girofles ; elles ne tirent pas un grand effet non plus de la pierre d'Arménie , mais il faut l'y laiffer en faveur du nom.

La poudre d'hiére n'eft compofée que d'aloës & de quelque peu d'autres ingrédients inutiles, c'eft pourquoi l'on peut fort bien lui fubftituer l'aloës.

Le fel de tamarife feroit plus convenable que le fel gemme pour cette compofition , parce qu'il eft plus apéritif.

Le fuc de morelle avec lequel on corporifie les poudres , eft mal approprié à la vertu des pilules purgatives, car il eſt coagulant & ſtupéfiant ; je voudrois mettre à ſa place le ſyrop de pommes compoſé , & réformer ces pilules en la maniére ſuivante.

| *Pilules de Pierre d'Arménie,* | *Pilulæ de Lapide Armeno ,* |
| *Réformées.* | *Reformatæ.* |

♃ De la pierre d'Arménie lavée & préparée , & de l'aloës ſuccotrin, aã.　　　　℥ x.
Du diagréde ,　　　　ʒ vj.
Du ſel de tamariſc ,　　　　ʒ iij.
Faites-en une maſſe de pilules avec le ſyrop de Pommes du Roi Sapor ;
La doſe eſt depuis Э j. juſqu'à ʒ j.

♃ *Lapidis Armeni loti & præparati, aloës ſoccororinæ, aã.*　　　　℥ x.
Diacrydii ,　　　　ʒ vj.
Salis tamariſci ,　　　　ʒ iij.
Cum ſyrupo de pomis Regis Saporis fiat maſſa pilularum.
Doſis eſt à Э j. uſque ad ʒ j.

| *Pilules Hydragogues.* | *Pilulæ Hydragogæ , Cuculini.* |

♃ De l'aloës ſuccotrin , du diagréde & du girofle , aã.　　　　ʒ vj. Э ij.
Des trochiſques alhandal , du ſéné mondé , & de la gomme Arabique , aã.　　　　ʒ iij. Э j.
De l'euphorbe préparé & de la noix muſcade , aã.　　　　Э ij. ß.
Faites-en une maſſe de pilules avec les ſucs de ſureau & d'abſinthe.

♃ *Aloës ſoccotorinæ, diacrydii , caryophyllorum , aã.*　　　　ʒ vj. Э ij.
Trochiſcorum alhandal , ſennæ mundatæ , gummi Arabici , aã.　　　　ʒ iij. Э j.
Euphorbii præparati , nucis moſchatæ , aã.　　　　Э ij. ß.
Cum ſuccis ſambuci & abſinthii fiat maſſa.

REMARQUES.

On pulvériſera enſemble la muſcade, les girofles , le ſéné & les trochiſques alhandal ; d'un autre part, on mettra en poudre l'aloës & le diagréde ; d'une autre part , la gomme Arabique ; on mêlera les poudres avec l'euphorbe préparé , & ce qu'il faudra de ſucs de ſureau & d'abſinthe pour faire une maſſe , qu'on gardera pour en former des pilules au beſoin.

<table>
<tr><td>Elles évacuent les ſéroſités, on s'en ſert contre l'hydropiſie ; la doſe en eſt depuis un ſcrupule juſqu'à une dragme.</td><td>Vertus.
Doſe.</td></tr>
<tr><td>Les ingrédients purgatifs, qui entrent dans cette compoſition, ſont l'aloës, le diagréde , les trochiſques alhandal , le ſéné & l'euphorbe préparé.</td><td>Purg. de la compoſit.</td></tr>
<tr><td>Un ſcrupule des pilules hydragogues contient d'aloës ſuccotrin & de diagréde de chacun quatre grains, de trochiſques alhandal & de ſéné mondé de chacun deux grains, d'euphorbe préparé le tiers d'un grain.</td><td>Э j.</td></tr>
<tr><td>Demi-dragme des pilules contient d'aloës & de diagréde de chacun ſix grains, de trochiſques alhandal & de ſéné de chacun trois grains, d'euphorbe préparé demi-grain.</td><td>ʒ ß.</td></tr>
<tr><td>Deux ſcrupules des pilules contiennent d'aloës ſuccotrin & de diagréde de chacun huit grains, de trochiſques alhandal & de ſéné mondé de chacun quatre grains, d'euphorbe préparé les deux tiers d'un grain.</td><td>Э ij.</td></tr>
<tr><td>Une dragme des pilules contient d'aloës & de diagréde de chacun demi-ſcrupule, de trochiſques alhandal & de ſéné de chacun ſix grains, d'euphorbe préparé un grain.</td><td>ʒ j.</td></tr>
</table>

Je ſerois d'avis de retrancher de cette compoſition les girofles , la gomme Arabique & la muſcade , comme choſes inutiles , & l'euphorbe comme reméde trop violent ; je voudrois mettre à leur place la réſine de jalap & le tartre soluble : Voici donc comme il seroit bon de réformer ces pilules.

Pilules Hydragogues Cuculini, Réformées. — Pilulæ Hydragogæ Cuculini, Reformatæ.

℞ De l'aloës succotrin & du diagréde, aā. ℥ ß.
Des trochisques alhandal, du séné mondé & du tartre soluble, aā. ʒ ij.
De résine de jalap, ʒ j.
Faites-en une masse de pilules avec le syrop de nerprun.
La dose sera depuis ℈ ß. jusqu'à ʒ ß.

℞ Aloës soccotorinæ, diacrydii, aā. ℥ ß.
Trochiscorum alhandal, sennæ mundatæ, tartari solubilis, aā. ʒ ij.
Resinæ jalap, ʒ j.
Cum syrupo de rhamno cathartico, fiat massa pilularum.
Dosis est à ℈ ß. usque ʒ ß.

Pilules Hydragogues, de Quercétan. — Pilulæ Hydragogæ, Quercetani.

℞ Des sucs tout-à-fait bien dépurés de frêne, ℔ j.
De valériane & de petite centaurée, aā. ℔ ß.
Faites digérer dans ces sucs, au feu de bain-marie,
Des feuilles de séné du Levant, ℥ iij.
Des hermodactes, du turbith & du cabaret, aā. ℥ ij.
De la cannelle, du santal citrin, & du spica nard, aā. ℥ ß.
Exprimez ensuite fortement cette infusion, & la cuisez après cela en consistance de miel, puis ajoutez-y,
De l'extrait d'aloës, ℥ iij.
Des fécules de bryone & d'iris, aā. ℥ j.
Du diagréde, de l'extrait de trochisques alhandal, aā. ʒ iij.
Des concombres sauvages, & des trochisques d'eupatoire, aā. ʒ j.
Du sel de cétérac & de prunelle, aā. ʒ j. ß.
Faites-en une masse de pilules avec le syrop de roses solutif.

℞ Succorum quàm optimè depuratorum summitatum fraxini, ℔ j.
Valerianæ & centaurii minoris, aā. ℔ ß.
In quibus macera & digere ad ignem balnei mariæ,
Folliculorum sennæ Orientalis, ℥ iij.
Hermodactylorum, turbith, asari, aā. ℥ ij.
Cinnamomi, santali citrini, spicæ nardi, aā. ℥ ß.
Dein fortiter exprimantur & coquantur ad mellitam consistentiam, cui adde,
Extracti aloës ℥ iij.
Fæcularum bryoniæ & iridis, aā. ℥ j.
Diacrydii, extracti trochiscorum alhandal, aā. ʒ iij.
Elaterii, trochiscorum de eupatorio, aā. ʒ j.
Salis ceterach & prunellæ, aā. ʒ j. ß.
Cum syrupo rosarum solutivo fiat massa pilularum.

Du sel de cétérac & de prunelle, aā. ʒ j. ß. — Salis ceterach & prunellæ, aā. ʒ j. ß.
Faites-en une masse de pilules avec le syrop de roses solutif. — Cum syrupo rosarum solutivo fiat massa pilularum.

REMARQUES

On tirera par expression les sucs, on les dépurera en les faisant bouillir légérement & les passant par un blanchet ; on y mettra infuser chaudement pendant deux jours, dans un pot de terre bien couvert, les ingrédiens décrits, qu'on aura auparavant concassés ; on fera ensuite bouillir un peu l'infusion, on la coulera avec forte expression, on la purifiera par résidence, on la versera par inclination, & l'on en fera évaporer l'humidité à petit feu jusqu'à consistance de miel ou d'extrait liquide ; on y mêlera alors l'extrait d'aloës, l'élatérium, l'extrait de trochisques alhandal, les sels, les fécules, le diagréde, les trochisques d'aigremoine, qu'on aura réduits en poudre subtile, & ce qu'il faudra de syrop de roses solutif pour faire une masse qu'on gardera, & l'on en formera des pilules au besoin.

Vertus.
Dose.

Elles purgent vigoureusement les sérosités, elles lévent les obstructions, on s'en sert pour la cachexie, pour l'hydropisie ; la dose en est depuis demi-scrupule jusqu'à deux scrupules.

L'Auteur de cette composition demande trop peu de liqueur pour tirer l'extrait des ingrédients ; de plus , les sucs des plantes étant déja chargés de leur propre substance , ne peuvent pas en recevoir beaucoup des drogues qu'on met infuser dedans ; il seroit plus à propos qu'on se servît en cette occasion des eaux distillées des plantes , car elles sont bien plus disposées que les sucs à dissoudre les principes des mixtes : je serois d'avis qu'on en mît le double , afin qu'il se fît une ample teinture.

Si l'on pouvoit tirer l'extrait des végétaux sans qu'il se dissipât rien de leur vertu , je trouverois à propos avec les Auteurs de préférer l'extrait à la matiére en substance , mais comme la plus grande exactitude de l'art n'est pas capable de retenir tout, ni même d'empêcher que le meilleur ne s'échappe , je soûtiens qu'il vaut beaucoup mieux se servir des drogues en substance que d'en tirer l'extrait.

Le santal citrin, la cannelle , le spica nard , les trochisques d'aigremoine sont inutiles dans ces pilules : ces ingrédients y ont été mis pour corriger les purgatifs , mais ils en sont incapables; il faut laisser produire cet effet aux sels de céterac & de prunelle, car ils peuvent bien mieux raréfier les substances visqueuses du séné , du turbith , & empêcher qu'elles ne s'attachent aux membranes internes des intestins pour les picoter par leur fermentation, & exciter des tranchées; je serois donc d'avis qu'on réformât cette composition en la maniére suivante.

Pilules Hydragogues de Quercétan , Réformées.	*Pilulæ Hydragogæ Quercetani , Reformatæ.*
♃ Des feuilles de séné mondées & de l'aloès succotrin , aā. ℥ j. ß.	♃ *Foliorum sennæ mundatorum, aloès soccotorinæ, aā.* ℥ j. ß.
Des hermodactes , du cabaret , aā. ℥ j.	*Hermodactylorum , asari , aā.* ℥ j.
Des fécules d'iris & de bryone , aā. ℥ ß.	*Fæcularum ireos & bryoniæ, aā.* ℥ ß.
Du diagréde & des trochisques alhandal , aā. ℥ j. ß.	*Diacrydii , trochiscorum alhandal , aā.* ℥ j. ß.
Du concombre sauvage , du sel de cétérac & de prunelle , aā. ℥ j.	*Elaterii , salis ceterach & prunella , aā.* ℥ j.
Faites-en une masse de pilules avec le syrop de nerprun.	*Cum syrupo de rhamno cathartico fiat massa pilularum.*
La dose sera depuis ℈ ß. jusqu'à ℈ ij.	*Dosis erit à ℈ ß. usque ad ℈ ij.*

Pilules Arabiques , de Nicol.	*Pilulæ Arabicæ , Nicolai.*
♃ De l'aloès succotrin , ℥ ij.	♃ *Aloès soccotorinæ ,* ℥ ij.
De la racine de bryone séche , des cinq espéces de myrobolans , du mastic , du cabaret , du diagréde & des roses, aā. ℥ ß.	*Radicis bryoniæ siccæ, quinque specierum myrobalanorum , mastiches , ajari , diacrydii , rosarum , aā.* ℥ ß.
Du castoréum , ʒ j. ß.	*Castorei ,* ʒ j. ß.
Du safran , ʒ ß.	*Croci ,* ʒ ß.
Faites-en une masse de pilules avec le suc de fenouil épuré.	*Cum succo fœniculi depurato fiat massa.*

REMARQUES.

On pulvérisera ensemble les racines, les myrobolans, les roses, le castoréum, le safran ; d'une autre part, on mettra en poudre l'aloès, le mastic & le diagréde ensemble; on mêlera les poudres, & avec ce qu'il faudra de suc de fenouil dépuré , on fera une masse qu'on gardera pour en former des pilules au besoin.

Vertus. Elles purgent toutes les humeurs, on s'en sert pour abattre les vapeurs, pour exciter de la joie, pour éclaircir la vue , pour dissiper les douleurs de tête , *Dose.* pour provoquer les menstrues : La dose en est depuis un scrupule jusqu'à une dragme.

Purg. de la composit. Les ingrédiens purgatifs & essentiels de cette composition sont l'aloës , la racine de bryone séche , les cinq myrobolans , le cabaret & le diagréde.

Ɔ j. Un scrupule des pilules Arabiques contient d'aloës succotrin sept grains , de racine de bryone séche , des cinq myrobolans , de cabaret & de diagréde , de chacun deux grains & le quart du grain.

ʒ ß. Demi - dragme des pilules contient d'aloës dix grains & la moitié d'un grain , de racine de bryone séche , des cinq myrobolans , de cabaret & de diagréde de chacun trois grains & demi.

Ɔ ij. Deux scrupules des pilules contiennent d'aloës succotrin quatorze grains , de racine de bryone séche , des cinq myrobolans , de cabaret & de diagréde , de chacun quatre grains & demi.

ʒ j. Une dragme des pilules contient d'aloës vingt-un grains , de racine de bryone séche , des cinq myrobolans, de cabaret & de diagréde de chacun sept grains.

Le mastic & les roses sont inutiles dans cette préparation , je serois d'avis qu'on les en retranchât.

Pilules Familiéres , de Mynsicht.	*Pilulæ Familiares , A Mynsicht.*
♃ De la masse des pilules aléphangines de Mynsicht , ℥ ij.	♃ *Massæ pilularum alephanginarum A. Mynsich ,* ℥ ij.
De la racine de jalap , ℥ j.	*Radicis jalap ,* ℥ j.
De la crême de tartre , ℥ ß.	*Cremoris tartari ,* ℥ ß.
De la résine de scammonée & de l'extrait de rhubarbe , aā. ʒ ij.	*Resinæ scammonii, extracti rhabarbari, aā.* ʒ ij.
De l'esprit de sel rectifié , ʒ j.	*Spiritûs salis rectificati,* ʒ j.
Faites-en une masse de pilules avec du vin de Malvoisie.	*Cum vino Malvatico fiat massa pilularum.*

R E M A R Q U E S.

On pulvérisera séparément le jalap , la crême de tartre & la résine de scammonée , on mêlera les poudres avec l'extrait de rhubarbe , les pilules aléphangines , l'esprit de sel, & ce qu'il faudra de malvoisie pour faire une masse qu'on gardera pour en former des pilules au besoin.

Vertus. Elles purgent les sérosités , elles lévent les obstructions : La dose en est depuis *Dose.* un scrupule jusqu'à une dragme.

Purg. de la composit. Tous les ingrédiens de cette composition sont purgatifs, excepté l'esprit de sel & la malvoisie.

Ɔ j. Un scrupule des pilules familiéres d'A. Mynsicht contient des pilules aléphangines neuf grains & demi, de jalap quatre grains , & les trois quarts d'un grain , de résine de scammonée & d'extrait de rhubarbe de chacun un peu plus d'un grain.

ʒ ß. Demi dragme des pilules contient de la masse des pilules aléphangines quatorze grains & le quart d'un grain , de jalap un peu plus de sept grains , de résine de scammonée & d'extrait de rhubarbe de chacun un grain , & les trois quarts d'un grain.

Ɔ ij. Deux scrupules des pilules contiennent de la masse des pilules aléphangines dix-neuf grains , de jalap neuf grains & demi , de résine de scammonée & d'extrait de rhubarbe de chacun un peu plus de deux grains.

Une dragme des pilules contient de la maſſe des pilules aléphangines vingt-huit grains & demi, de jalap quatorze grains & le quart d'un grain, de réſine de ſcammonée & d'extrait de rhubarbe de chacun un peu plus de trois grains & demi. ℥ j.

On trouvera dans mon *Livre de Chymie* les deſcriptions de l'eſprit de ſel, de la réſine de ſcammonée & de l'extrait de rhubarbe.

Je ſerois d'avis qu'on employât dans cette compoſition la rhubarbe en ſubſtance à la place de ſon extrait, parce qu'en préparant l'extrait, on laiſſe diſſiper la partie volatile & purgative de la rhubarbe.

Pilules de Spa.		*Pilulæ ex Spadenſibus aquis.*	
♃ Du cryſtal de tartre,	ʒ iij.	♃ *Cryſtalli tartari,*	ʒ iij.
Du diagréde,	ʒ ß.	*Diacrydii,*	ʒ ß.
Du ſel de Mars,	ʒ ij.	*Salis Martis,*	ʒ ij.

Faites-en une maſſe de pilules avec du mucilage de gomme adraganth tiré dans l'eau minérale de Spa.

Cum mucagine gummi tragacanthi in aquâ minerali Spadenſi extractâ fiat maſſa pilularum ſ. a.

R E M A R Q U E S.

On pulvériſera les ingrédients chacun ſéparément, on les mettra enſemble, & avec ce qu'il faudra de mucilage de gomme adraganth tiré dans de l'eau minérale de Spa, on fera une maſſe ſolide, qu'on gardera pour en former des pilules au beſoin.

Elles purgent, elles lévent les obſtructions : La doſe en eſt depuis un ſcrupule juſqu'à une dragme & demie. Vertus. Doſe. Purgatif.

La vertu purgative de cette compoſition vient du diagréde qui y entre.

Un ſcrupule des pilules de Spa contient de diagréde deux grains & les deux tiers d'un grain. ℈ j.

Demi-dragme des pilules contient de diagréde quatre grains.

Deux ſcrupules des pilules contiennent de diagréde cinq grains & le tiers d'un grain. ʒ ß. ℈ ij.

Une dragme des pilules contient de diagréde huit grains.

Quatre ſcrupules des pilules contiennent de diagréde dix grains & les deux tiers d'un grain. ʒ j. ℈ iv.

Une dragme & demie des pilules contient de diagréde demi-ſcrupule. ʒ j. ß.

Ces pilules tirent leur nom des eaux minérales de Spa, tant parce qu'il en entre dans leur compoſition, que parce qu'on en fait prendre aux malades qui vont boire de ces eaux. L'Auteur de cette compoſition demande que le ſel de Mars, qu'il y fait entrer, ſoit compoſé de la maniére ſuivante. Préparation du ſel de Mars.

Mettez dans un poëlon de fer neuf, deux onces d'eſprit de ſel; laiſſez-l'y vingt-quatre heures; puis y ajoûtez goutte à goutte une once d'huile de tartre faite par défaillance ; il ſe fera une ébullition ou effervescence, laquelle étant paſſée, placez votre poëlon ſur un petit feu, & faites évaporer lentement toute l'humidité ; il vous reſtera un ſel attaché au poëlon; il faut le détacher avec une eſpatule, & le garder dans une bouteille.

Pilules Céphaliques Purgatives, de Mynſicht.		*Pilulæ Cephalicæ Catharticæ, A. Mynſicht.*	
♃ De la ſcammonée roſate,	ʒ vj.	♃ *Scammonii roſati,*	ʒ vj.
De l'extrait de pilules cochées & d'ellébore noir, aā.	ʒ iij.	*Extracti pilularum cocciarum & hellebori nigri, aā.*	ʒ iij.

Du tartre vitriolé & de la poudre *diambra*, aã. ℥ j.
De l'huile de fuccin blanc & de marjolaine, aã. ℈ j.
Faites-en une maffe de pilules f. a.

Tartari vitriolati, pulveris diambrɑ, aã. ℥ j.
Oleorum fuccini albi, & majoranɑ, aã. ℈ j.
Fiat maffa pilularum f. a.

REMARQUES.

On pulvérifera la fcammonée rofate & le tartre vitriolé, on mêlera les poudres avec celle de *diambra*, les extraits, les effences, & ce qu'il faudra de fyrop de rofes pour faire une maffe folide qu'on gardera pour en former des pilules au befoin.

Vertus.
Dofe.
Elles purgent & elles fortifient le cerveau ; elles font propres pour les hypocondriaques, pour la manie, pour l'épilepfie, pour le vertige : La dofe en eft depuis demi-fcrupule jufqu'à deux fcrupules.

Purgatifs.
Les ingrédients purgatifs, qui entrent dans cette compofition, font la fcammonée rofate, & les extraits des pilules cochées & d'ellébore noir.

℈ ß.
Demi-fcrupule des pilules céphaliques contient de fcammonée rofate quatre grains, des extraits de pilules cochées & d'ellébore noir de chacun deux grains.

℈ j.
Un fcrupule des pilules contient de fcammonée rofate huit grains, des extraits de pilules cochées & d'ellébore noir, de chacun quatre grains.

℥ ß.
Demi-dragme des pilules contient de fcammonée rofate demi fcrupule, des extraits de pilules cochées & d'ellébore noir, de chacun fix grains.

℈ ij.
Deux fcrupules des pilules contiennent de fcammonée rofate feize grains, des extraits de pilules cochées & d'ellébore noir, de chacun huit grains.

L'extrait des pilules cochées fe tire comme les autres extraits par le moyen de l'eau commune ; mais comme on n'en peut faire la préparation, qu'on ne laiffe échapper beaucoup de fes meilleures parties, il vaudroit mieux employer dans cette compofition la maffe même des pilules cochées ; elle purgeroit pour le moins autant que fon extrait en un égal poids ; j'en dis de même de l'extrait d'ellébore ; je lui préférerois la racine d'ellébore noir en fubftance.

La poudre *diambra* & les effences font propres à fortifier le cerveau, quand elles font feules, parce que leurs parties fpiritueufes montant au cerveau, augmentent le mouvement des efprits, & écartent la pituite vifqueufe qui empêche en quelque maniére leur circulation ; mais quand ces ingrédients font mêlés avec les purgatifs, ils ne peuvent agir ; car la fermentation que le purgatif excite dans le cerveau trouble & empêche leur détermination & leur effet ; je ferois donc d'avis qu'on attendît à faire prendre de ces pilules céphaliques jufqu'à ce que l'effet purgatif fût entiérement paffé. Voici comme je voudrois réformer les pilules céphaliques purgatives.

Pilules Céphaliques, Réformées.

Pilulæ Cephalicæ, Reformatæ.

℞ De la maffe des pilules cochées & de la fcammonée, aã. ℥ vj.
De l'ellébore noir & du tartre vitriolé, aã. ℥ iij.
Faites-en une maffe de pilules avec le fyrop de rofes compofé d'agaric.
La dofe fera depuis ℈ ß. jufqu'à ℥ ß.

℞ *Maffæ pilularum cocciarum, fcammonii, aã.* ℥ vj.
Hellebori nigri, tartari vitriolati, aã. ℥ iij.
Cum fyrupo rofato compofito cum agarico fiat maffa pilularum.
Dofis erit à ℈ ß. ufque ad ℥ ß.

Pilules

Pilules Céphaliques , de Fabrice.	*Pilulæ Cephalicæ , Fabricii.*
♃ De l'aloës fuccotrin , ℥ j.	♃ *Aloës foccotorinæ ,* ℥ j.
Du tartre vitriolé , ʒ v. ℈ j.	*Tartari vitriolati ,* ʒ v. ℈ j.
Du fuccin préparé & du maftic, aā. ℥ ß.	*Succini præparati , maftiches,* aā. ℥ ß.
De la racine d'ariftoloche ronde, des fécules de racine de pivoine & du magiftère de foufre, aā. ℥ ij.	*Radicis ariftolochiæ rotundæ , fæculæ radicis pæoniæ , magifterii fulphuris ,* aā. ℥ ij.
Des trochifques d'agaric , ℈ ij. ß.	*Agarici trochifcati ,* ℈ ij. ß.
De l'extrait de bois d'aloës , ℈ ij.	*Extracti ligni aloës ,* ℈ ij.
Des huiles de cumin & de laurier, aā. gutt. xij.	*Oleorum cymini & laurini ,* aā. gut. xij.
Faites-en une maffe de pilules avec le vin d'Efpagne.	*Cum vino Hifpanico fiat maffa f. a.*

R E M A R Q U E S.

On pulvérifera enfemble l'agaric trochifqué & l'ariftoloche ; d'une autre part, on mettra en poudre enfemble le maftic & l'aloës ; d'une autre part , le tartre vitriolé ; on mêlera les poudres avec le fuccin préparé, le magiftère de foufre , les fécules de racine de pivoine, l'extrait de bois d'aloës, les effences ou huiles de laurier & de cumin , & ce qu'il faudra de vin d'Efpagne pour faire une maffe qu'on gardera , & l'on en formera des pilules au befoin.

Elles purgent & elles fortifient le cerveau & la poitrine ; on s'en fert pour l'épilepfie, pour l'afthme : la dofe en eft depuis demi-dragme jufqu'à une dragme & demie.   *Vertus. Dofe.*

Les ingrédients purgatifs & effentiels de cette compofition font l'aloës fuccotrin & l'agaric.   *Purg. de la compofit.*

Demi-dragme des pilules céphaliques contient d'aloës fuccotrin huit grains , d'agaric les deux tiers d'un grain.   ʒ ß.

Deux fcrupules des pilules contiennent d'aloës dix grains & les deux tiers d'un grain , d'agaric un grain.   ℈ij.

Une dragme des pilules contient d'aloës feize grains , d'agaric un grain & demi.   ʒ j.

Quatre fcrupules des pilules contiennent d'aloës vingt-un grains & le tiers d'un grain , d'agaric deux grains.   ℈ iv.

Une dragme & demie des pilules contient d'aloës un fcrupule, d'agaric un peu plus de deux grains.   ʒ j ß.

On trouvera dans mon *Traité de Chymie* la defcription du tartre vitriolé & du magiftère de foufre ; les fécules de pivoine fe tirent comme celles de bryone ; mais la racine de pivoine, fimplement réduite en poudre , a plus de vertu que les fécules.   *Fécules de pivoine.*

Comme le bois d'aloës eft réfineux, fon extrait doit être tiré par un menftrue fulfureux , comme l'efprit-de-vin ou l'eau-de-vie ; une liqueur aqueufe ne pourroit pas en pénétrer ni diffoudre la réfine; on y procédera en la maniére fuivante.

Pulvérifez une livre de bois d'aloës, & le mettez dans un matras ; verfez deffus de l'efprit de vin à la hauteur de quatre doigts au moins , bouchez bien le matras , & laiffez digérer la matiére pendant quatre jours , l'agitant de temps en temps, filtrez alors la teinture & faites-en évaporer ou diftiller l'humidité jufqu'à confiftance d'extrait.   *Extrait de de bois d'aloës.*

C c c c

Vertus.
Dofe.

Il eſt cordial, ſtomacal & ſudorifique : La doſe en eſt depuis un ſcrupule juſqu'à une dragme ; mais il a bien moins de vertu que le bois d'aloës en ſubſtance, parce que ſa partie la plus volatile & la plus eſſentielle a été enlevée par l'eſprit-de-vin ; ainſi c'eſt un abus de faire cet extrait.

Il n'y a d'eſſentiel dans la deſcription de ces pilules que l'aloës, l'agaric & le tartre vitriolé ; tous les autres ingrédients y ſont inutiles, parce qu'ils ne peuvent communiquer leur vertu aux parties du corps, étant accompagnés des purgatifs ; je voudrois donc réformer cette compoſition en la maniére ſuivante.

Pilules Céphaliques, Réformées.	*Pilulæ Cephalicæ, Reformatæ.*
♃ De l'aloës ſuccotrin, ℥ ij. De l'agaric & du tartre vitriolé, aã. ℥ ß. Faites-en une maſſe de pilules avec le ſyrop de fleurs de pêcher. La doſe en ſera depuis ℈ j. juſqu'à ℈ iv.	♃ Aloës ſoccotorinæ, ℥ ij. Agarici & tartari vitriolati, aã. ℥ ß. Cum ſyrupo de floribus mali Perſicæ fiat maſſa pilularum Doſis erit à ℈ j. uſque ad ℈ iv.

On peut compoſer une autre maſſe de pilules avec les drogues altérantes qui entrent dans la compoſition, & s'en ſervir les jours qu'on ne ſera point purgé, elles agiront alors & l'on s'appercevra de leur effet.

Pilules d'Opopanax, de Méſué.	*Pilulæ de Opopanace, Meſue.*
♃ De l'aloës ſuccotrin, ℥ j. ß. Des trochiſques alhandal, des hermodactes, des gommes opopanax, ſagapénum, bdellium & ammoniac, aã. ʒ v. Du turbith ℥ ß. Du diagréde, ʒ ij. Des myrobolans embliques, citrins, & bellériques, de la caſſe odorante, du poivre noir, du gingembre, du ſafran, du poivre long, de la myrrhe, du caſtoréum, aã. ʒ j. Faites-en une maſſe de pilules avec le ſuc de choux.	♃ Aloës ſoccotorinæ, ℥ j. ß. Trochiſcorum alhandal, hermodactylorum, gummi opopanacis, ſagapeni, bdellii, ammoniaci, aã. ʒ v. Turbith, ℥ ß. Diacrydii, ʒ ij. Myrobalanorum emblicorum, citrinorum, bellericorum, caſſiæ lignex, piperis nigri, zingiberis, croci, piperis longi, myrrhæ, caſtorei, aã. ʒ j. Cum ſucco caulium fiat maſſa ſ. a.

R E M A R Q U E S.

On pulvériſera enſemble les myrobolans, les trochiſques alhandal, les hermodactes, le turbith, le *caſſia lignea*, les poivres, le gingembre, le ſafran & le caſtoréum ; d'une autre part, on mettra en poudre enſemble la myrrhe, l'aloës, le ſagapénum, l'opopanax, le bdellium, la gomme ammoniac & le diagréde ; on mêlera les poudres, avec ce qu'il faudra de ſuc de choux tiré par expreſſion, on fera une maſſe qu'on gardera pour en former des pilules au beſoin.

Vertus.

Elles purgent toutes les humeurs, on s'en ſert principalement pour purger le cerveau & les jointures, on en donne pour la goutte, pour les convulſions, pour les rhumatiſmes, pour exciter les mois aux femmes : La doſe en eſt depuis un ſcrupule juſqu'à une dragme.

Doſe.

Purg. de la compoſit.

Les ingrédients purgatifs, qui entrent dans cette compoſition, ſont l'aloës, les trochiſques alhandal, les hermodactes, le turbith, le diagréde & les myrobolans.

℈ j.

Un ſcrupule des pilules d'opopanax contient d'aloës ſuccottin quatre grains, de trochiſques alhandal & d'hermodactes de chacun un grain & les deux tiers d'un grain, de turbith un grain & le tiers d'un grain, de diagréde demi grain & le demi-tiers d'un grain, des myrobolans embliques, citrins & belleriques, de chacun le tiers d'un grain.

Demi dragme des pilules contient d'aloës six grains, de trochifques alhandal & d'hermodactes, de chacun deux grains & demi, de turbith deux grains, de diagréde un grain, des trois myrobolans, de chacun demi-grain. ℥ ß.

Deux fcrupules des pilules contiennent d'aloës huit grains, de trochifques alhandal & d'hermodactes, de chacun trois grains & le tiers d'un grain, de turbith deux grains & les deux tiers d'un grain, de diagréde un grain & le tiers d'un grain, des myrobolans embliques, citrins & belleriques, de chacun les deux tiers d'un grain. ϶ ij.

Une dragme des pilules contient d'aloës demi-fcrupule, de trochifques alhandal & d'hermodactes, de chacun cinq grains, de turbith quatre grains, de diagréde deux grains, des trois myrobolans de chacun un grain. ℨ j.

On pourroit retrancher de la compofition de ces pilules plufieurs drogues affez inutiles, comme le fagapénum, le bdellium, la gomme ammoniac, le *caffia lignea*, les poivres, le gingembre, le fafran, la myrrhe.

Je trouve que l'opopanax, qui donne le nom aux pilules, y entre en trop petite quantité je ferois d'avis qu'on l'augmentât, & qu'au lieu des drogues inutiles on mît quelques dragmes de tartre foluble. Voici donc comme je voudrois réformer la compofition.

Pilules d'Opopanax, Réformées.		*Pilulæ de Opopanace, Reformatæ.*	
℞ De la gomme opopanax,	℥ ij.	℞ *Gummi opopanacis,*	℥ ij.
De l'aloës fuccotrin,	℥ j. ß.	*Aloës foccotorinæ,*	℥ j. ß.
Du turbith,	℥ ß.	*Turbith,*	℥ ß.
Des trochifques alhandal, des hermodactes, aã.	ℨ v.	*Trochifcorum alhandal, hermodactylorum, aã.*	ℨ v.
Des myrobolans citrins mondés & du tartre foluble, aã.	ℨ iij.	*Myrobalanorum citrinorum mundatorum, tartari folubilis, aã.*	ℨ iij.
Du diagréde,	ℨ ij.	*Diacrydii,*	ℨ ij.
Du caftoréum,	ℨ j.	*Caftorei,*	ℨ j.
Faites-en une maffe de pilules avec le fyrop de pommes du Roi Sapor.		*Cum f. q. fyrupi de pomis Regis Saporis fiat maffa pilularum.*	
La dofe en fera depuis ϶ ß. jufqu'à ℨ j.		*Dofis erit à ϶ ß. ufque ad ℨ j.*	

Pilules Cholagogues de Centaurée, de Quercétan.		*Pilulæ Cholagogæ de Centaurio, Quercetani.*	
℞ Des fucs bien épurés de petite centaurée, de rofes pâles, d'eupatoire de Méfué & de racines de patience, aã.	℥ iv.	℞ *Succorum optimè depuratorum centaurii minoris, rofarum pallidarum, eupatorii Mefué, radicis oxylapathi, aã.*	℥ iv.
Ajoûtez-y d'extrait d'aloës,	℔ ß.	*Quibus adde extracti aloës,*	℔ ß.
Après cela faites-les digérer au feu du bain-marie pendant dix heures, afin qu'il s'en faffe une parfaite mixtion & diffolution, & quand vous l'aurez fait épaiffir en confiftance de miel, ajoûtez-y,		*Digerantur ad ignem balnei mariæ per duodecim horas ut fiat perfecta diffolutio & mixtio, dein omnia coagulentur ad mellis confiftentiam, cui adde*	
De la poudre de rhubarbe,	ℨ j.	*Pulveris rhabarbari,*	ℨ j.
Du bois d'aloës pulvérif. & de la myrrhe, aã.	ℨ ij.	*Xyloaloes pulver. myrrhæ, aã*	ℨ ij.
Du fafran & de la cannelle, aã.	ℨ ß.	*Croci, cinnamomi, aã.*	ℨ ß.
Des poudres des trois fantaux & des trochifques diarrhodon, aã.	ℨ ß.	*Diatriafantali, trochifcorum diarrhodon, aã.*	ℨ j.
Mélez le tout, & en faites une maffe de pilules.		*Mifce, fiat pilularum maffa.*	

R E M A R Q U E S.

On tirera les sucs par expreſſion à la manière ordinaire, on les dépurera en les mettant bouillir légérement, & les paſſant par un blanchet ; on y fera diſſoudre l'extrait d'aloës, on mettra la diſſolution dans un plat de terre verniſſé, on en fera évaporer l'humidité ſur un petit feu juſqu'à conſiſtance de miel, & l'on y ajoûtera les poudres, on mêlera exactement le tout pour en faire une maſſe ſolide qu'on gardera, & l'on en formera des pilules au beſoin.

Vertus.
Doſe.
Elles purgent l'humeur bilieuſe, elles lévent les obſtructions du foie, elles guériſſent les fiévres intermittentes, elles fortifient l'eſtomac : La doſe en eſt depuis demi-ſcrupule juſqu'à quatre ſcrupules.

Purg. de la compoſit.
Par cholagogue, on entend un reméde qui purge la bile.
Les ingrédients purgatifs de cette compoſition ſont l'aloës & la rhubarbe.

℈ ß.
Demi-ſcrupule des pilules cholagogues contient d'aloës ſept grains & demi, de rhubarbe un grain & le quart d'un grain.

℈ j.
Un ſcrupule des pilules contient d'aloës quinze grains, de rhubarbe deux grains & demi.

ʒ ß.
Demi dragme des pilules contient d'aloës vingt-deux grains & demi, de rhubarbe trois grains & les trois quarts d'un grain.

℈ ij.
Deux ſcrupules des pilules contiennent d'aloës trente grains, de rhubarbe cinq grains.

ʒ j.
Une dragme des pilules contient d'aloës quarante-cinq grains, de rhubarbe ſept grains & demi.

℈ iv.
Quatre ſcrupules des pilules contiennent d'aloës ſoixante grains, de rhubarbe dix grains.

Comme la petite centaurée eſt une plante naturellement peu ſucculente, on ne pourroit pas en tirer le ſuc, ſi on ne l'humectoit un peu, après l'avoir pilée ; mais il faut la laiſſer macérer chaudement ſept ou huit heures avant que de l'exprimer, afin que le ſel eſſentiel s'en détache.

Il n'y a que l'extrait d'aloës & la rhubarbe d'eſſentiels dans cette compoſition, les autres ingrédients qui y entrent ſont inutiles, & ils ne font qu'embarraſſer & affoiblir par leur quantité les purgatifs, ils y ont été mis pour corriger l'aloës, & pour fortifier l'eſtomac ; mais j'ai prouvé ailleurs qu'ils ne peuvent faire ni l'un ni l'autre ; ſi l'on veut qu'ils fortifient l'eſtomac, il faut les faire prendre ſéparément des purgatifs, & aux jours qu'on n'aura point été purgé ; je voudrois donc réformer les pilules cholagogues de centaurée en la maniére ſuivante.

Pilules Cholagogues de Centaurée, Réformées.	Pilulæ Cholagogæ Centaurii, Reformatæ.
♃ De l'extrait d'aloës préparé avec le ſuc de petite centaurée, ℔ ß.	♃ *Extracti aloës cum ſucco centaurii minoris parati* ℔ ß.
De la rhubarbe choiſie pulvériſée, ʒ j.	*Rhei electi tenuiſſimè pulverati,* ʒ j.
Faites-en une maſſe de pilules avec le ſyrop de roſes pâles.	*Cum ſyrupo roſarum pallidarum fiat maſſa pilularum ſ. a.*
La doſe ſera depuis ℈ j. juſqu'à ʒ j.	*Doſis erit à ℈ j. uſque ad ʒ j.*

Pilules Phlegmagogues d'Abfinthe , *de Quercétan.*	*Pilulæ Phlegmagogæ de Abfinthio,* Quercetani.

℞ Des trochifques d'agaric .　　　℥ ij.
De la poudre d'hiére fimple de Galien , ℥ j. ß.
De la femence de carthame , des hermodactes , du cabaret & du turbith , aā.　　　℥ j.
Des trochifques alhandal , de la myrrhe , aā.　　　　　　　　　3 vj.
De la cannelle , du macis , du poivre & de la femence de fenouil , aā.　　　3 ij.
Faites infufer tous ces ingrédients chaudement pendant trois jours dans ℔ j. ß. de fuc d'abfinthe épuré & ℔ j. de vin blanc ; après cela coulez l'infufion & l'exprimez , diffolvez dans la colature,
De l'extrait d'aloës.　　　　℥ iij.
Enfin faites épaiffir tout cela fur le feu de cendres jufqu'à la confiftance de pilules.

℞ *Agarici trochifcati ,*　　　℥ ij.
Pulveris hieræ fimplicis Galeni, ℥ j. ß.
Seminis carthami , hermodactylorum , afari , turbith , aā.　　　　℥ j.
Trochifcorum alhandal , myrrhæ , aā.　　　　　　　　3 vj.
Cinnamomi , macis , piperis , feminis fœniculi , aā.　　　　　　3 ij.
Macerentur calidè per triduum in fucci abfinthii depurati ℔ j. ß. & vini albi ℔ j. dein colentur & exprimantur ; in colaturá diffolve ,
Extracti aloës ,　　　　℥ iij.
Tandem omnia ad ignem cinerum coagulentur , donec acquirant pilularum confiftentiam.

REMARQUES.

On concaffera toutes les drogues, on les mettra dans un matras, on verfera deffus le fuc d'abfinthe dépuré & le vin blanc , on bouchera bien le matras, & on le placera en digeftion au bain-marie chaud , on l'y laiffera pendant trois jours, agitant de temps en temps la matiére , enfuite on coulera l'infufion chaude avec expreffion, on y mêlera l'extrait d'aloës , & ayant mis le mélange dans un plat de terre , l'on en fera évaporer l'humidité à une lente chaleur jufqu'à confiftance d'extrait ou de pilules.

Elles purgent la pituite du cerveau & les autres humeurs ; on s'en fert pour l'apoplexie, pour la paralyfie, pour la léthargie , pour la rétention des mois : La dofe en eft depuis un fcrupule jufqu'à une dragme.

Par phlegmagogue , on entend un reméde qui purge la pituite.

Le fenouil , le poivre, la cannelle , la myrrhe , le macis & le carthame font des drogues inutiles dans cette compofition , il feroit à propos de les retrancher , parce qu'en répandant leurs fubftances dans la liqueur & en occupant fes pores , ils empêchent qu'elle ne s'empreigne autant qu'elle le pourroit de la vertu des purgatifs.

Les efpéces ou la poudre de *hiera picra* n'étant que l'aloës mêlé avec un peu d'autres ingrédients inutiles, on peut fort bien fubftituer l'aloës en leur place

On ne peut point faire l'extrait des drogues, comme il eft ordonné dans cette defcription , qu'on ne laiffe échapper par évaporation leurs parties fubtiles dans lefquelles confifte leur principale vertu , il vaudroit mieux employer les ingrédients en fubftance. Voici donc comme je ferois d'avis qu'on préparât ces pilules.

Vertus,
Dofe.

Pilules Phlegmagogues d'Abfinthe , *Réformées.*	*Pilulæ Phlegmagogæ de Abfinthio,* Reformatæ.

℞ De l'aloës fuccotrin ,　　　℥ iv.
De l'agaric ,　　　　　　3 x.

℞ *Aloës foccotorinæ ,*　　　℥ iv.
Agarici ,　　　　　　3 x.

Des hermodactes, du turbith, du cabaret, aã.   ℥ vj.

Des trochisques alhandal,   ℥ ß.

Du sel d'absinthe,   ℥ iij.

Faites-en une masse de pilules avec le syrop de d'absinthe.

La dose en sera depuis ℈ j. jusqu'à ℥ j.

Hermodactylorum, turbith, asari, aã.   ℥ vj.

Trochiscorum alhandal,   ℥ ß.

Salis absinthii,   ℥ iij.

Cum syrupo absinthii fiat massa pilularum.

Dosis est à ℈ j. usque ad ℥ j.

Pilules Panchymagogues, de Quercétan.

℞ De l'extrait d'aloës préparé avec le suc de violettes,   ℔ ß.

Dissolvez cet extrait dans les sucs épurés de fleurs de primevère, de pêcher, de roses pâles, de chicorée, de buglose, de millepertuis, aã.   ℥ iv.

Faites évaporer après cela cette dissolution jusqu'à la consistance d'extrait ; vous y ajouterez

De l'extrait de séné,   ℥ iij.

De rhubarbe & d'agaric, aã. ℥ ij.

De la cannelle, des poudres de fenouil doux & d'anis, aã.   ℥ j.

Des espéces des trois santaux,   ℈ iv.

Faites-en une masse de pilules s. a.

Pilulæ Panchymagogæ, Quercetani.

℞ Extracti aloës in succo violarum depurato parati,   ℔ ß.

Dissolvantur in succorum depuratorum florum primulæ veris, persicæ, rosarum pallidarum, cichorii, buglossi & hyperici, aã.   ℥ iv.

Dissolutio igne modico coaguletur donec consistentiam extracti acquirat, tunc adde

Extracti sennæ,   ℥ iij.

Rhabarbari, agarici, aã. ℥ ij.

Cinnamomi, pulveris fœniculi dulcis & anisi, aã.   ℥ j.

Specierum diatriasantali,   ℈ iv.

Fiat massa s. a.

REMARQUES.

Comme toutes les fleurs, dont on demande les sucs dans cette description, ne se trouvent pas dans une même saison, on sera obligé, si l'on veut faire exactement ces pilules, de garder les sucs dépurés à mesure qu'on les aura tirés des fleurs, quand elles seront en leur vigueur, afin de les mêler tous ensemble, & d'y dissoudre l'extrait d'aloës; on fera évaporer la dissolution jusqu'à consistance d'extrait, on y mêlera alors exactement les autres extraits & les poudres, pour en faire une masse qu'on gardera, & l'on en formera des pilules au besoin.

Vertus.
Dose. Elles purgent toutes les humeurs : La dose en est depuis un scrupule jusqu'à une dragme.

Par le mot de *Panchymagogue*, on entend un médicament qui purge toutes les humeurs.

Purg. de la composit. Les ingrédients purgatifs de cette composition sont les extraits d'aloës, de séné, de rhubarbe & d'agaric.

℈ j. Un scrupule des pilules panchymagogues contient d'extrait d'aloës neuf grains, d'extrait de séné quatre grains & demi, d'extraits de rhubarbe & d'agaric de chacun trois grains.

℥ ß. Demi-dragme des pilules contient d'extrait d'aloës treize grains & demi, d'extrait de séné six grains & les trois quarts d'un grain, d'extraits de rhubarbe & d'agaric de chacun quatre grains & demi.

℈ ij. Deux scrupules des pilules contiennent d'extrait d'aloës dix-huit grains, d'extrait de séné neuf grains, d'extrait de rhubarbe & d'agaric de chacun six grains.

℥ j. Une dragme des pilules contient d'extrait d'aloës vingt-sept grains, d'extrait de séné treize grains & demi grain, d'extraits de rhubarbe & d'agaric de chacun neuf grains.

Les sucs, qu'on fait évaporer avec l'extrait d'aloës ne servent qu'à diminuer sa vertu , soit en enlevant par l'évaporation le volatil de ce mixte, soit en mêlant avec lui leurs extraits inutiles ; je serois donc d'avis qu'on se servît de l'aloës succotrin en substance à la place de son extrait ; j'en dis de même à l'égard des autres extraits qui entrent dans cette composition , on abrégeroit par-là beaucoup l'opération , & elle en seroit meilleure.

L'extrait de cannelle, l'anis, le fenouil & la poudre *diatriafantali* sont des ingrédiens bien inutiles dans ces pilules ; je voudrois mettre à leur place du sel de chicorée, ou du tartre soluble , pour corriger l'action des purgatifs , & pour empêcher qu'ils n'excitent des tranchées : Voici comme je serois d'avis qu'on réformât la composition.

Pilules Panchymagogues , Réformées.

℞ De l'aloës succotrin ,   ℥ iij.
Des feuilles de séné ,   ℥ j. ß.
De la rhubarbe choisie & des trochisques d'agaric , aā.   ℥ j.
Du tartre soluble ,   ʒ iij.
Faites-en une masse de pilules avec s. q. de syrop de roses solutif.
La dose en sera depuis ℈ j. jusqu'à ʒ j.

Pilulæ Panchymagogæ, Reformatæ.

℞ *Aloës foccotorinæ ,*   ℥ iij.
Foliorum fennæ ,   ℥ j. ß.
Rhei electi , agarici trochifcati , aā.   ℥ j.
Tartari folubilis ,   ʒ iij.
Cum f. q. fyrupi rofati folutivi fiat maffa pilularum.
Dofis eft à ℈ j. ufque ad ʒ j.

Pilules Panchymagogues , de Zwelfer.

℞ Du séné mondé ,   ℥ j. ß.
Des hermodactes ,   ʒ x
De l'ellébore noir & de la pulpe de coloquinte, aā.   ℥ j.
De l'agaric , de la rhubarbe , de l'écorce moyenne de sureau & de la semence d'ièble , aā.   ℥ ß.
De l'herbe à pauvre homme ,   ʒ iij.
Faites bouillir ces ingrédiens dans s.q. d'eau simple pour en tirer la vertu, renouvellez l'eau deux ou trois fois ; cette décoction étant coulée & exprimée, sera clarifiée avec le blanc d'œuf, puis réduite à ℔ j. par l'évaporation, dans laquelle vous ajoûterez
D'aloës hépatique ,   ℔ ß.
Après quoi elle sera réduite en consistance d'extrait, y ajoûtant sur la fin, du mastic ,   ʒ iij.
Des résines de jalap & de scammonée, aā. ʒ ij.
De l'huile de noix muscade ,   ʒ ß.
Faites-en une masse de pilules.

Pilulæ Panchymagogæ , Zwelferi.

℞ *Sennæ mundatæ ,*   ℥ j. ß.
Hermodactylorum ,   ʒ x.
Ellebori nigri , pulpæ colocynthidos , aā.   ℥ j.
Agarici , rhabarbari, corticis mediani fambuci , feminis ebuli , aā.   ℥ ß.
Herbæ gratiæ Dei ,   ʒ iij.
Incifa & contufa coquantur in aquæ fimplicis f. q. ad totalem dictarum rerum virtutum extractionem , bis vel ter aquam recentem affundendo. Decoctiones colatæ & expreffæ albumine ovorum clarificentur, & ad ℔ j. circiter evaporentur , cui adde
Aloës hepaticæ ,   ℔ ß.
Leni calore reduc in extracti confiftentiam, in fine fuperaddendo mafliches, ʒ iij.
Refinæ jalap & fcammonii , aā.   ʒ ij.
Olei nucis mofchatæ ,   ʒ ß.
Fiat maffa pilularum.

REMARQUES.

On incisera & l'on concassera les drogues, on les mettra bouillir dans un pot de terre vernissé, avec environ quatre livres d'eau commune à petit feu , le pot étant couvert pendant demi-heure ; on coulera la décoction avec forte expression ; on fera derechef bouillir le marc avec de nouvelle eau , comme auparavant , pour achever de tirer la substance des drogues ; on coulera la décoction, exprimant le marc, on la mêlera avec la première , on les clarifiera avec un blanc d'œuf , & l'on en fera évaporer l'humidité , jusqu'à ce qu'elle soit réduite à environ une livre ; on y ajoûtera alors l'aloës en poudre grossiére , & sur un petit feu l'on fera épaissir le mélange en consistance d'extrait ; quand il sera refroidi à demi, l'on y incorporera le mastic & les résines qu'on aura subtilement pulvérisées dans un mortier, oint au fond avec la demi-dragme d'huile de muscade, pour faire une masse qu'on gardera, & l'on en formera des pilules au besoin.

Vertus. Elles purgent vigoureusement toutes les humeurs ; on s'en sert pour la manie, pour la mélancolie hypocondriaque, pour la fiévre quarte, pour l'apoplexie,
Dose. pour la léthargie, pour l'hydropisie : La dose en est depuis demi-scrupule jusqu'à demi-dragme ; elles sont plus purgatives que les précédentes.

Il vaudroit beaucoup mieux employer les drogues qui entrent dans cette composition en substance, que d'en tirer l'extrait, comme on l'ordonne, à cause de la dissipation des parties subtiles qui se fait pendant la coction & l'évaporation.

Le mastic & l'huile de muscade ont été mis dans ces pilules pour fortifier l'estomac, contre l'action de l'aloës & des autres purgatifs ; mais ils ne peuvent produire aucun effet en cette occasion, comme je l'ai dit ailleurs, parce que la fermentation du purgatif les entraîne, & détruit leur vertu ; si l'on veut que ces ingrédients fortifiants agissent, il faut les donner séparément des purgatifs dans les jours qu'on n'aura point été purgé : Voici comme je voudrois réformer ces pilules panchymagogues.

Pilules Panchymagogues, Réformées.	*Pilulæ Panchymagogæ, Reformatæ.*
♃ De l'aloës succotrin , ℥ iij.	♃ *Aloës soccotorinæ ,* ℥ iij.
Du séné mondé & des hermodactes , aã. ℥ ß.	*Sennæ mundatæ , hermodactylorum ,* aã. ℥ ß.
De l'ellébore noir , de la pulpe de coloquinte ; de l'agaric , de la rhubarbe , de l'écorce moyenne de sureau , de la semence d'iéble & du tartre soluble , aã. ℥ ij.	*Ellebori nigri , pulpæ colocynthidos ; agarici, rhabarbari , corticis mediani , sambuci , seminis ebuli , tartari solubilis , aã.* ℥ ij.
De l'herbe à pauvre homme , des résines de jalap & de scammonée , aã. ℥ j.	*Herbæ gratiolæ , resinarum jalap & scammonii , aã.* ℥ j.
Faites-en une masse de pilules avec le syrop de pommes composé.	*Cum syrupo de pomis composito fiat massa pilularum.*
La dose sera depuis Ə ß. jusqu'à Ə ij.	*Dosis erit à Ə ß. usque ad Ə ij.*

Pilules de Sarcocolle , de Mésué.	*Pilulæ de Sarcocollâ , Mesue.*
♃ Du turbith , ℥ ß.	♃ *Turbith ,* ℥ ß.
De la sarcocolle , ℥ iij.	*Sarcocollæ ,* ℥ iij.
De la pulpe de coloquinte & du gingembre , aã. ℥ j. ß.	*Pulpæ colocynthidos , zingiberis , aã.* ℥ j. ß.
Du sel gemme , ℥ j.	*Salis gemmæ ,* ℥ j.
Faites-en une masse de pilules avec le syrop de roses solutif.	*Cum syrupo rosato solutivo fiat massa pilularum s. a.*

R E M A R Q U E S.

On pulvérisera ensemble la coloquinte mondée de ses semences, & incisée menue, le turbith & le gingembre ; d'une autre part, la sarcocolle ; d'une autre part, le sel gemme ; on mêlera les poudres, & avec ce qu'il faudra de syrop de roses solutif, on fera une masse qu'on gardera pour en former des pilules au besoin.

Vertus. Elles purgent principalement la pituite crasse du cerveau : La dose en est depuis
Dose. un scrupule jusqu'à une dragme.

Les

Les ingrédients purgatifs, qui entrent dans cette composition, sont le turbith & la coloquinte. — *Purg. de la compoſit,*

Un ſcrupule des pilules de ſarcocolle contient de turbith ſix grains, de coloquinte deux grains & le quart d'un grain — ℈ j.

Demi-dragme des pilules contient de turbith neuf grains, de coloquinte un peu moins de trois grains & demi. — ʒ ß.

Deux ſcrupules des pilules contiennent de turbith demi-ſcrupule, de coloquinte quatre grains & demi. — ℈ ij.

Une dragme des pilules contient de turbith dix-huit grains, de coloquinte ſix grains & les trois quarts d'un grain. — ʒ j.

Le gingembre ne ſert à rien dans cette composition, la ſarcocolle peut être utile pour adoucir & agglutiner les ſels âcres de la coloquinte & du turbith.

Pilules contre la Fiévre Quarte, de Geſner.	Pilulæ ad Quartanam Febrem, Geſneri.
♃ De l'aloës ſuccotrin, ʒ j. Du diagréde, ʒ ij. De la racine d'ellébore noir ; de l'agaric, de la myrrhe ; des feuilles de chamædrys & de ſcordium ; de l'ariſtoloche ronde, de la cannelle, du ſafran, du cabaret, du jonc odorant, du baume de Judée, de l'amome, du maſtic, du girofle, du coſtus, du ſpica nard, de la gentiane & du polypode, aā. ℈ j. Faites-en une maſſe de pilules avec le ſyrop de pommes compoſé.	♃ Aloës ſoccotorina, ʒ j. Diacrydii, ʒ ij. Radicis hellebori nigri ; agarici, myrrhæ ; foliorum chamædryos & ſcordii ; ariſtolochiæ rotundæ, cinnamomi, croci, aſari, ſchænanthi, carpobalſami, amomi, maſtiches, caryophyllorum, coſti, ſpicæ nardi, gentianæ, polypodii, aā. ℈ j. Cum ſyrupo de pomis compoſito fiat maſſa.

R E M A R Q U E S.

On pulvériſera enſemble les racines, les feuilles, le girofle, le ſafran, la cannelle, l'agaric, le jonc odorant, le ſpica nard, l'amome & le carpobalſame ; d'une autre part, on mettra en poudre enſemble l'aloës, le diagréde, la myrrhe & le maſtic ; on mêlera les poudres, & avec une quantité ſuffiſante de ſyrop de pommes compoſé, on fera une maſſe dont on formera des pilules au beſoin.

Elles purgent la pituite & la mélancolie ; on s'en ſert dans les fiévres intermittentes, & principalement dans la fiévre quarte : La doſe en eſt depuis un ſcrupule juſqu'à une dragme. — *Vertus. Doſe.*

Les ingrédients purgatifs & eſſentiels, qui entrent dans cette composition, ſont l'aloës, le diagréde, la racine d'ellébore, l'agaric & le cabaret. — *Purg. de la compoſit.*

Un ſcrupule des pilules pour la fiévre quarte contient d'aloës neuf grains, de diagréde deux grains & le quart d'un grain, de racine d'ellébore, d'agaric & de cabaret, de chacun environ le tiers d'un grain. — ℈ j.

Demi-dragme des pilules contient d'aloës treize grains & demi, de diagréde trois grains & demi, d'ellébore, d'agaric & de cabaret, de chacun environ demi-grain. — ʒ ß.

Deux ſcrupules des pilules contiennent d'aloës dix-huit grains ; de diagréde quatre grains & demi, d'ellébore, d'agaric & de cabaret, de chacun environ les deux tiers d'un grain. — ℈ ij.

Une dragme des pilules contient d'aloës vingt-ſept grains, de diagréde ſept grains, d'ellébore, d'agaric & de cabaret, de chacun environ un grain. — ʒ j.

L'agaric entre ici en trop petite quantité ; car que peut faire un ſcrupule d'agaric dans une maſſe de pilules de vingt & une dragme ?

D d d d

Ingrédiens inutiles.   Il y a beaucoup d'ingrédients inutiles dans cette compofition , comme la myrrhe, le chamædrys , le fcordium , la cannelle , le fafran , le jonc odorant , le carpobalfame , l'amome , le maftic, les girofles, le coftus, le fpica nard , la gentiane , le polypode ; je voudrois les retrancher , & mettre à leur place quelques dragmes de tartre foluble , réformant la compofition en la maniére fuivante.

Pilules contre la Fiévre Quarte , Réformées.	*Pilulæ ad Quartanam Febrem , Reformatæ.*
♃ De l'aloës fuccotrin , ℥ j.	♃ *Aloës foccotorinæ ,* ℥ j.
Du diagréde , de l'agaric & du tartre foluble , aã. ℥ ij.	*Diacrydii , agarici , tartari folubilis , aã.* ℥ ij.
Du cabaret & de l'ellébore noir , aã. ℈ j.	*Afari , hellebori nigri , aã.* ℈ j.
Faites-en une maffe de pilules avec le fyrop de pommes du Roi Sapor.	*Cum fyrupo de pomis Regis Saporis fiat maffa pilularum.*
La dofe en fera depuis ℈ j. jufqu'à ℈ ij.	*Dofis eft à ℈ j. ufque ad ℈ ij.*

REMARQUES.

La fiévre quarte étant ordinairement caufée & entretenue par des humeurs groffiéres ou tartareufes qui bouchent plufieurs petits vaiffeaux de la rate , du pancréas ou des autres vifcères , il eft néceffaire de donner des remédes forts & pénétrants , tels que font ceux qui entrent dans ces pilules, pour raréfier ces humeurs , & lever les obftructions.

On pourra faire une autre maffe de pilules avec les ingrédients qui ne font point purgatifs , & en donner aux jours qu'on ne fera point purgé, elles fortifieront l'eftomac & le cerveau.

Pilules contre la Fiévre Quarte , de Sennert.	*Pilulæ ad Quartanam Febrem , Sennerti.*
♃ De l'huile d'antimoine , ℥ j.	*Olei antimonii ,* ℥ j.
De l'aloës fuccotrin , ℥ ß.	*Aloës foccotorinæ ,* ℥ ß.
Du fafran , ℥ ij. ß.	*Croci ,* ℥ ij. ß.
De l'ambre gris , ℥ ij.	*Ambræ grifeæ ,* ℥ ij.
Faites-en une maffe f. a.	*Fiat maffa f. a.*

REMARQUES.

On pulvérifera groffiérement l'aloës , on le 'mettra dans une petite écuelle de terre, on le liquéfiera avec l'huile d'antimoine fur un petit feu , & l'on fera évaporer l'humidité de la matiére , jufqu'à ce qu'elle ait une confiftance de pilules molettes ; alors on la retirera de deffus le feu , & quand elle fera prefque refroidie , on y mêlera exactement le fafran & l'ambre gris , après les avoir réduits en poudre fubtile ; on fera une maffe qu'on gardera pour en former des pilules au befoin.

Vertus.   Elles purgent doucement , elles provoquent par fois les fueurs : La dofe en eft
Dofe.   depuis un fcrupule jufqu'à une dragme.

L'ambre gris eft employé dans ces pilules à deffein d'exciter la fueur ; mais les fudorifiques mêlés avec les purgatifs n'agiffent qu'avec peine , parce qu'ils font interrompus dans leur action , & entraînés en bas ; il feroit plus à propos de tenir ces fudorifiques féparés , pour en faire prendre aux jours qu'on n'a point été purgé.

Pilules de Succin , de Craton.	*Pilulæ de Succino , Cratonis.*
♃ De l'aloës fuccotrin , ℥ v.	♃ *Aloes foccotorinæ ,* ℥ v.
Du fuccin & du maftic , aã. ℥ ij.	*Succini , maftiches , aã.* ℥ ij.

Des trochifques d'agaric,	ʒ j. ß.	*Agarici trochifcati ,*	ʒ j. ß.
De l'ariftoloche ronde ,	ʒ ß.	*Ariftolochiæ rotundæ ,*	ʒ ß.
Faites-en une maffe avec le fyrop de bétoine.		*Cum fyrupo de betonicâ fiat maffa.*	

R E M A R Q U E S

On pulvérifera enfemble l'agaric & l'ariftoloche ; d'une autre part, l'aloës & le maftic ; d'une autre part , on broiera le fuccin fur le porphyre , pour le réduire en poudre impalpable ; on mêlera les poudres , & avec ce qu'il faudra de fyrop de bétoine , on fera une maffe qu'on gardera , pour en former des pilules au befoin.

Elles purgent les humeurs pituiteufes & bilieufes ; on s'en fert pour les maladies du cerveau , elles fortifient l'eftomac : La dofe en eft depuis un fcrupule jufqu'à une dragme. Vertus. Dofe.

Les ingrédients purgatifs de cette compofition font l'aloës & l'agaric. Purgatifs.

Un fcrupule des pilules de fuccin contient d'aloës fuccotrin huit grains, d'agaric deux grains & le tiers d'un grain. ℈ j.

Demi-dragme des pilules contient d'aloës demi-fcrupule , d'agaric trois grains & demi. ʒ ß.

Deux fcrupules des pilules contiennent d'aloës feize grains , d'agaric quatre grains & les deux tiers d'un grain. ℈ ij.

Une dragme des pilules contient d'aloës un fcrupule , d'agaric fept grains. ʒ j.

Quoique le fuccin donne le nom à cette compofition , ce n'eft pas la drogue qui lui donne le plus de vertu ; on peut dire même que par fon aftriction elle peut être un peu nuifible aux purgatifs ; mais en faveur du nom il faut la laiffer.

Le maftic & l'ariftoloche me paroiffent ici entiérement inutiles ; je voudrois les retrancher , & réformer cette compofition en la maniére fuivante.

Pilules de Succin , Réformées.

♃ De l'aloës fuccotrin ,	ʒ x.	♃ *Aloes foccotorinæ ,*	ʒ x.
Du fuccin ,	ʒ ß.	*Succini ,*	ʒ ß.
Des trochifques d'agaric ,	ʒ iij.	*Agarici trochifcati ,*	ʒ iij.
Faites-en une maffe avec le fyrop de fleurs de pêcher.		*Cum fyrupo de floribus mali Perficæ fiat maffa pilularum.*	
La dofe en fera depuis ℈ j. jufqu'à ʒ j.		*Dofis erit à ℈ j. ufque ad ʒ j.*	

Pilules Antiépileptiques.   *Pilulæ Antiepilepticæ.*

♃ Du gui de chêne , ʒ ß. — ♃ *Vifci querni ,* ʒ ß.

De la femence de pivoine mâle , ʒ ij. — *Seminis pæoniæ maris ,* ʒ ij.

Du bois d'aloës , ʒ j. — *Ligni aloes ,* ʒ j.

Il faut laiffer infufer chaudement ces ingrédients pendant 24. heures dans les fucs de pivoine mâle, de fleurs de primevère , de lis & de fauge , ââ. ʒ iv. — *Omnia contufa infundantur calidè 24. horis , in fuccorum radicis pæoniæ maris , florum primulæ veris , lilii convallium & falviæ , ââ.* ʒ iv.

Faites-les enfuite bouillir lentement, coulez-les & exprimez-les , puis diffolvez dans la colature , D'aloës fuccotrin , ʒ j. — *Deindè bulliant leviter , colentur & exprimantur , in colaturâ diffolve , Aloes foccotorinæ ,* ʒ j.

Coulez la diffolution , & la faites évaporer à petit feu jufqu'en confiftance de miel , puis ajoûter-y , Des trochifques d'agaric fubtilement pulvérifés , ʒ ß. — *Coletur diffolutio & igne lento evaporetur ad confiftentiam mellis , tunc adde , Agarici trochifcati tenuiffimè pulverati,* ʒ ß.

D d d d ij

Des extraits de séné & de racine d'ellébore		Extractorum sennæ & radicis hellebori	
noir, aã.	℥ ij.	nigri, aã	℥ ij.
De l'huile de succin rectifié,	Ð j.	Olei succini rectificati,	Ð j.
Faites-en une masse s. a.		Fiat massa s. a.	

REMARQUES.

On concassera bien le gui de chêne, le bois d'aloës & la semence de pivoine, on les mettra ensemble dans un pot de terre vernissé, on versera dessus les sucs qu'on aura tirés par expression, on couvrira le pot, on le placera en digestion sur les cendres chaudes, ou au bain-marie, & on l'y laissera vingt-quatre heures ; on fera ensuite bouillir légérement l'infusion, on la coulera avec expression, on y fera fondre sur le feu l'aloës pulvérisé grossiérement, on coulera la dissolution, & l'on en mettra évaporer l'humidité dans une écuelle de terre vernissée jusqu'à consistance de miel ; on y mêlera alors les extraits, l'agaric trochisqué & subtilement pulvérisé, & l'huile de succin rectifiée, pour faire une masse qu'on gardera, & l'on en formera des pilules au besoin.

Vertus. Elles purgent le cerveau, on s'en sert contre l'épilepsie, la paralysie, l'apoplexie :
Dose. La dose en est depuis un scrupule jusqu'à deux.

Purg. de la compos. Les ingrédients purgatifs & essentiels de cette composition sont l'aloës, l'agaric, les extraits de séné & d'ellébore.

Ð j. Un scrupule des pilules antiépileptiques contient d'aloës sept grains, d'agaric trochisqué trois grains & demi, des extraits de séné & de racine d'ellébore noir de chacun un grain & les trois quarts d'un grain.

℥ ß. Demi-dragme des pilules contient d'aloës dix grains & demi, d'agaric cinq grains & le quart d'un grain, des extraits de séné & de racine d'ellébore noir de chacun un peu plus de deux grains & demi.

Ð ij. Deux scrupules des pilules contiennent d'aloës quatorze grains, d'agaric sept grains, des extraits de séné & de racine d'ellébore noir de chacun trois grains & demi.

℥ j. Une dragme des pilules contient d'aloës vingt & un grain, d'agaric dix grains & demi, des extraits de séné & de racine d'ellébore noir de chacun sept grains.

Le gui de chêne, la semence de pivoine, le bois d'aloës, l'huile de succin, les sucs de pivoine, de fleurs de sauge, de muguet & de primevère, sont des céphaliques propres pour prévenir l'épilepsie ; mais il faudroit les donner séparément des purgatifs, si l'on veut qu'ils produisent leur effet, qui est de fortifier le cerveau ; car la fermentation, qu'excitent les drogues purgatives, empêche que le cerveau ne soit en état de recevoir leur impression, & elle confond leur vertu, ensorte qu'ils deviennent inutiles ; je voudrois donc les retrancher de cette composition, & mettre à la place quelques dragmes de sel de pivoine.

Je serois d'avis aussi qu'on employât le séné & la rhubarbe même, au lieu de leurs extraits, par les raisons que j'ai dites ailleurs, & qu'on réformât les pilules en la maniére suivante.

Pilules Antiépileptiques, Réformées.		Pilulæ Antiepilepticæ, Reformatæ.	
♃ De l'aloës succotrin,	℥ j.	♃ Aloës soccotorinæ,	℥ j.
Des trochisques d'agaric,	℥ ß.	Agarici trochiscati,	℥ ß.
Du séné mondé, de la racine d'ellébore noir & du sel de pivoine mâle, aã.	℥ ij.	Sennæ mundatæ, radicis hellebori nigri, salis pæoniæ maris, aã.	℥ ij.
Faites-en une masse de pilules avec le syrop de roses solutif.		Cum syrupo rosato solutivo fiat massa pilularum.	
La dose en sera depuis Ð ß. jusqu'à Ð ij.		Dosis erit à Ð ß. usque ad Ð ij.	

Pilules Antiépileptiques, de Duclos.

℞ Des extraits de pivoine mâle & femelle préparés avec l'esprit-de-vin, & des fécules de bryone, aã.　　　　　　　　　ʒ iij.

Du cinnabre minéral,　　　ʒ ij. Э ij.

Des extraits de castoréum ; du succin & du précipité solaire préparé dans un matras à feu lent, aã.　　　　　　　　　ʒ ij.

Des feuilles d'ellébore noir,　　℈ iv.

De l'huile d'antimoine,　　gut. xxxx.

De l'huile d'angélique & de l'esprit de vitriol, aã.　　　　　　　　　gut. xx.

Faites-en une masse de pilules avec le suc de poireaux.

Pilulæ Antiepilepticæ, Clossæi.

℞ *Extractorum pæoniæ maris & feminæ cum spiritu vini paratorum, facularum bryonæ, aã.*　　　　　　　　ʒ iij.

Cinnabaris mineralis,　　ʒ ij. Э ij.

Extracti castorei ; succini, præcipitati solaris per se in matratio igne lento parati, aã.　　　　　　　　　ʒ ij.

Foliorum hellebori nigri,　　Э iv.

Olei antimonii,　　　gut. xxxx.

Olei angelicæ, spiritûs vitrioli, aã.　　　　　　　　gut. xx.

Cum succo porri fiat massa pilularum.

REMARQUES.

On pulvérisera subtilement les feuilles d'ellébore noir, féchées : on broiera ensemble sur le porphyre le succin & le cinnabre ; on mêlera les poudres avec les fécules de bryone, le précipité solaire qui aura été fait dans un matras à feu lent, les extraits préparés par l'esprit-de-vin, l'huile d'antimoine faite avec le sucre, comme je l'ai décrite dans mon *Livre de Chymie*, l'huile d'angélique, l'esprit de vitriol, & ce qu'il faudra de suc de poireaux pour faire une masse qu'on gardera & l'on en formera des pilules au besoin.

Elles sont propres pour l'épilepsie, elles lâchent le ventre, & fortifient le cerveau : La dose en est depuis demi-scrupule jusqu'à demi-dragme.　　**Vertus Dose.**

Les ingrédients de cette composition, où il faut le plus observer les doses, sont le cinnabre minéral & le précipité solaire.　　Purg. de la composit.

Demi-scrupule des pilules antiépileptiques contient de cinnabre minéral un grain & le tiers d'un grain, de précipité solaire un grain.　　Э ß.

Un scrupule des pilules contient de cinnabre minéral deux grains & les deux tiers d'un grain, de précipité solaire deux grains.　　Эj.

Demi-dragme des pilules contient de cinnabre minéral quatre grains, de précipité solaire trois grains.　　ʒ ß.

Pour faire le précipité solaire, comme le demande l'Auteur de ces pilules, il faut mettre dans un matras une partie d'or coupé par petits morceaux, & six parties de mercure révivifié du cinnabre, poser le matras sur le sable dans un fourneau, & faire dessous un feu de lampe, ou un autre feu du même dégré, le continuant jusqu'à ce que la matière soit réduite en poudre rouge : cette préparation est mal appellée *précipité*, c'est plûtôt une chaux.　　Précipité solaire.

On fait prendre de ces pilules au malade, lorsqu'on s'apperçoit par quelque signe que le paroxysme épileptique doit venir.

On ne peut faire les extraits de pivoine & de castoréum, qu'on ne laisse dissiper dans l'évaporation le plus subtil & le meilleur des substances ; c'est pourquoi je serois d'avis qu'on se servît simplement de la racine de pivoine mâle féchée & pulvérisée, & du castoréum aussi en poudre subtile : Voici donc comme je voudrois réformer ces pilules.

Pilules Antiépileptiques, Réformées.   Pilulæ Antiepilepticæ, Reformatæ.

♃ Des racines de pivoine mâle desséchées, ʒ vj.	♃ *Radicis pæoniæ maris sicca,* ʒ vj.
Des fécules de bryone, ʒ iij.	*Fæcularum bryoniæ,* ʒ iij.
Du cinnabre minéral, Ə viij.	*Cinnabaris mineralis,* Ə viij.
Du castoréum, du succin, du précipité solaire, aã. ʒ ij.	*Castorei, succini, præcipitati solaris,* aã. ʒ ij.
Des feuilles d'ellébore noir & de l'huile d'antimoine, aã. Ə iv.	*Foliorum hellebori nigri, olei antimonii,* aã. Ə iv.
De l'huile d'angélique & de l'esprit de vitriol, aã. gut. xx.	*Olei angelicæ, spiritûs vitrioli,* aã. gut. xx.
Faites-en une masse de pilules avec le suc de poireaux.	*Cum succo porri fiat massa pilularum.*

Pilules Gommées, de Duclos.   Pilulæ Gummosæ, Clossæi.

♃ Des gommes ammoniac & galbanum, aã. ʒ iij.	♃ *Gummi ammoniaci, galbani,* aã. ʒ iij.
De la myrrhe, de l'aloës succotrin & du mercure précipité blanc, aã. ʒ ij.	*Myrrha, aloës soccotorina, mercurii præcipitati albi,* aã. ʒ ij.
Du diagréde, ʒ j. ß.	*Diacrydii,* ʒ j. ß.
Du turbith & des trochisques d'agaric, aã. Ə iv.	*Turbith, agarici trochiscati,* aã. Ə iv.
Des trochisques alhandal, ʒ j.	*Trochiscorum alhandal,* ʒ j.
Du mastic & du safran oriental, aã. Ə ij.	*Mastiches, croci orientalis,* aã. Ə ij.
Du baume du Pérou, ʒ iij.	*Balsami Peruviani,* ʒ iij.
Faites-en une masse de pilules avec le vinaigre scillitic.	*Cum aceto scillitico fiat massa.*

R E M A R Q U E S.

On pulvérisera ensemble le galbanum, la gomme ammoniac choisie en larmes, la myrrhe, l'aloës, le diagréde & le mastic ; d'une autre part, on mettra en poudre ensemble les trochisques, le safran & le turbith ; on mêlera les poudres avec le précipité blanc, le baume du Pérou, & ce qu'il faudra de vinaigre scillitic, pour faire une masse qu'on battra long-temps dans un mortier de bronze, pour bien incorporer les drogues ensemble ; on gardera cette masse pour en former des pilules au besoin.

Vertus.   Elles purgent, elles lévent les obstructions, elles résolvent les glandes du méfentère, les duretés de la rate & du foie ; on s'en sert pour la cachexie, pour la

Dose.   jauniffe, pour la rétention des mois, pour la vérole ; La dose en est depuis un scrupule jusqu'à une dragme & demie.

Purg. de la compofit.   Les ingrédients purgatifs de cette composition sont l'aloës, le précipité blanc, le diagréde, le turbith, l'agaric & les trochisques alhandal.

Ə j.   Un scrupule des pilules gommées contient d'aloës & de mercure précipité blanc de chacun un grain & les deux tiers d'un grain, de diagréde un grain & le quart d'un grain, de turbith & d'agaric de chacun un peu plus d'un grain, des trochisques alhandal un peu plus que les trois quarts d'un grain.

ʒ ß.   Demi-dragme des pilules contient d'aloës & de mercure précipité blanc de chacun deux grains & demi, de diagréde un peu moins de deux grains, de turbith & d'agaric de chacun un peu plus d'un grain & demi, des trochisques alhandal un grain & le quart d'un grain.

Ə ij.   Deux scrupules des pilules contiennent d'aloës & de précipité blanc de chacun trois grains & le tiers d'un grain, de diagréde deux grains & demi, de turbith & d'agaric de chacun deux grains & le quart d'un grain, des trochisques alhandal un peu plus d'un grain & demi.

Une dragme des pilules contient d'aloës & de précipité blanc de chacun cinq ℥ j. grains, de diagréde trois grains & les trois quarts d'un grain, de turbith & d'agaric de chacun trois grains & le tiers d'un grain, des trochifques alhandal deux grains & demi.

Quatre fcrupules des pilules contiennent d'aloës & de précipité blanc de cha- Ɔ iv. cun fix grains & les deux tiers d'un grain, de diagréde cinq grains, de turbith & d'agaric de chacun quatre grains & demi, des trochifques alhandal trois grains & le quart d'un grain.

Une dragme & demie des pilules contient d'aloës & de précipité blanc de ʒ j. ß. chacun fept grains & demi, de diagréde cinq grains & demi, de turbith & d'agaric de chacun cinq grains, des trochifques alhandal trois grains & les trois quarts d'un grain.

L'Auteur demande qu'on mette diffoudre la gomme ammoniac & le galbanum dans le vinaigre fcillitic, qu'on coule la diffolution & qu'on en faffe confumer l'humidité; mais comme par l'évaporation les parties falines, volatiles & fulfureufes les plus effentielles fe diffipent, il vaut mieux mettre les gommes en poudre, après les avoir choifies les plus pures & les plus nettes qu'on pourra.

Le vinaigre fcillitic n'étant guère propre à malaxer des poudres pour en faire une exacte liaifon, on fera bien d'employer à fa place l'oxymel fcillitic.

Le maftic, le fafran, le baume du Pérou, me paroiffent affez inutiles dans ces pilules.

Pilules contre la Paffion Iliaque, *de Rhafis*	*Pilulæ ad Paffionem Iliacam,* *Rhafis.*

℞ Des trochifques alhandal; de la gomme fagapénum, aā.   ℥ vj.
Du diagréde,   ʒ ij
Faites-en une maffe de pilules avec le fuc de poireaux.

℞ *Trochifcorum alhandal; fagapeni,* aā.   ℥ vj.
Diacrydii,   ʒ ij.
Cum fucco porrorum fiat maffa pilularum.

REMARQUES.

On pulvérifera le fagapénum & le diagréde enfemble; d'une autre part, les trochifques alhandal; on mêlera les poudres, & avec une quantité fuffifante de fuc de poireaux on fera une maffe qu'on gardera pour en former des pilules au befoin.

Elles font propres pour la paffion iliaque, pour les coliques, pour la migraine, elles purgent la pituite & les autres humeurs: La dofe en eft depuis demi- Vertus. Dofe. fcrupule jufqu'à deux fcrupules.

Les ingrédients purgatifs de cette compofition font les trochifques alhandal & Purg. de la le diagréde. compofit.

Un fcrupule des pilules contient des trochifques alhandal huit grains, de dia- Ɔ j. gréde deux grains & les deux tiers d'un grain.

Demi-dragme des pilules contient des trochifques alhandal demi-fcrupule, de ʒ ß. diagréde quatre grains.

Deux fcrupules des pilules contiennent des trochifques alhandal feize grains, Ɔ ij. de diagréde cinq grains & le tiers d'un grain.

Pilules de Violettes.	*Pilulæ de Violis.*

℞ Des femences de violettes,   ℥ j.
Du turbith,   ℥ j.

℞ *Seminis violarum,*   ℥ ij.
Turbith,   ℥ j.

De la scammonée,	℥ ß.	Scammonii,	℥ ß.
Du suc de réglisse ,	ʒ j.	Succi glycyrrhizæ ,	ʒ j.
Faites-en une masse avec le syrop de fleurs de pêcher.		Cum syrupo de floribus mali Persicæ fiat massa.	

R E M A R Q U E S.

On pulvérisera ensemble la semence de violettes, le turbith & le suc de réglisse ; d'une autre part, on mettra en poudre la scammonée dans un mortier oint de quelques gouttes d'huile d'amandes douces ; on mêlera les poudres, & avec ce qu'il faudra de syrop de fleurs de pêcher on fera une masse qu'on gardera pour en former des pilules au besoin.

Vertus.
Dose.

Elles purgent principalement la pituite ; on s'en sert pour les maladies des yeux & de la tête : La dose en est depuis un scrupule jusqu'à quatre scrupules.

Purg. de la composit.

Tous les ingrédients, qui entrent dans cette composition, sont purgatifs, excepté le suc de réglisse.

Ɔ j.

Un scrupule des pilules de violettes contient de semence de violettes onze grains, de turbith cinq grains & demi, de scammonée deux grains & les trois quarts d'un grain.

ʒ ß.

Demi-dragme des pilules contient de semence de violettes seize grains & demi-grain, de turbith huit grains & le quart d'un grain, de scammonée quatre grains & le demi-quart d'un grain.

Ɔ ij.

Deux scrupules des pilules contiennent de semence de violettes vingt-deux grains, de turbith onze grains, de scammonée cinq grains & demi.

ʒ j.

Une dragme des pilules contient de semence de violettes trente-trois grains, de turbith seize grains & demi grain, de scammonée huit grains & le quart d'un grain.

Ɔ iv.

Quatre scrupules des pilules contiennent de semence de violettes quarante-quatre grains, de turbith vingt-deux grains, de scammonée onze grains.

Le suc de réglisse n'est pas inutile dans cette composition ; il adoucit par sa substance glutineuse l'âcreté de la scammonée, & il fait un diagréde glycyrrhisé.

Il seroit bon de faire entrer dans ces pilules deux dragmes de tartre soluble pour corriger les purgatifs , ou pour empêcher qu'ils n'excitent des tranchées.

Pilules de Ladanum.		Pilulæ de Ladano.	
♃ Du ladanum & de l'électuaire de suc de roses, aā.	℥ ß.	♃ Ladani , electuarii de succo rosarum , aā.	℥ ß.
Des trochisques alhandal ,	ʒ iij.	Trochiscorum alhandal ,	ʒ iij.
Du mastic ,	ʒ j.	Mastiches ,	ʒ j.
Faites-en une masse avec le syrop de roses solutif.		Cum syrupo rosato solutivo fiat massa.	

R E M A R Q U E S.

On pulvérisera séparément le ladanum , le mastic & les trochisques alhandal , on mêlera les poudres , & avec l'électuaire de suc de roses , & ce qu'il faudra de syrop de roses solutif, on fera une masse qu'on gardera pour en former des pilules au besoin.

Vertus.
Dose.

Elles purgent les humeurs tartareuses & mélancoliques , elles sont estimées pour la colique venteuse : La dose en est depuis un scrupule jusqu'à une dragme.

Purg. de la composit.

Les ingrédients purgatifs de cette composition sont l'électuaire de suc de roses & les trochisques alhandal.

Ɔ j.

Un scrupule des pilules de ladanum contient d'électuaire de suc de roses huit grains , de trochisques alhandal six grains.

Demi-

Demi-dragme des pilules contient d'électuaire de suc de roses demi-scrupule, 3 ß.
de trochisques alhandal neuf grains.

Deux scrupules des pilules contiennent d'électuaire de suc de roses seize grains, ℈ ij.
de trochisques alhandal demi-scrupule.

Une dragme des pilules contient d'électuaire de suc de roses un scrupule, 3 j.
de trochisques alhandal dix-huit grains.

Comme le ladanum est apéritif & résolutif, il peut être de quelque utilité dans cette composition, mais quoiqu'il donne le nom aux pilules, ce n'est pas lui qui fait leur grande vertu. Le mastic est inutile ici.

Pilules Perpétuelles.

♃ Du régule d'antimoine q. v.
Mettez-le dans un creuset & faites le fondre au feu ; puis de cette matiére fondue formez des pilules s. a.

Pilulæ Perpetuæ.

♃ *Reguli antimonii, q. v.*
Indatur crucibulo, fundatur igne, & ex materiâ fusâ fingatur pilulæ s. a.

R E M A R Q U E S.

On pulvérisera grossiérement deux ou trois onces de régule d'antimoine ordinaire, on les mettra dans un petit creuset, que l'on couvrira d'un tuileau ; on placera ce creuset dans un réchaut au milieu des charbons ardents, afin d'y faire fondre la matiére : quand elle sera en fusion, on en versera dans des moules de fer dont on se sert pour former des bales de plomb de la grosseur des pilules ordinaires ; mais il faut avoir oint ces petits moules par dedans avec un peu d'huile, pour empêcher que les pilules ne s'y attachent trop : quand la matiére sera à demi-refroidie, on ouvrira les moules, & l'on en fera sortir des pilules qui auront la figure & la couleur d'une bale de plomb. On versera d'autre matiére fondue dans les mêmes moules encore graissés, & l'on continuera de même jusqu'à ce qu'on ait assez de ces bales ou pilules : on coupera alors avec un couteau ou avec une lime le régule qui sera demeuré attaché à chaque pilule à l'endroit de l'embouchure du moule, on gardera ces pilules ou bales de régule d'antimoine pour s'en servir au besoin.

Elles évacuent les humeurs par les selles, elles chassent & tuent les vers, elles lévent les obstructions des intestins : La dose est une pilule, qu'on avale au matin, & qu'on rend après qu'elle a fait son effet en la même forme & en la même dureté qu'elle étoit auparavant ; on peut la reprendre après l'avoir bien lavée, elle purgera comme auparavant, & elle agira toûjours de même autant de fois qu'on l'aura fait avaler, d'où vient qu'on l'appelle *pilule perpétuelle.*

Le régule d'antimoine ordinaire est meilleur pour cette opération, que celui qui a été mêlé avec du fer, & qu'on appelle *régule d'antimoine martial*, parce qu'il est plus purgatif.

Il purge par le vomissement & par les selles étant pris en poudre : La dose en est depuis un grain jusqu'à huit, mais on l'emploie rarement en poudre, son usage ordinaire est en infusion dans du vin blanc.

Quoique le régule d'antimoine soit émétique, la pilule perpétuelle qui en est formée, ne purge que par le bas, à cause de sa pesanteur, car elle est en peu de temps déterminée à passer dans les intestins, où elle excite sa fermentation de purgatif.

Le régule d'antimoine agit par un sel acide sulfureux qu'il contient. Ce sel étant mû avec violence quand il a séjourné quelque temps dans l'estomac, il en

[marginale : Bales, ou pilules du régule d'antimoine. Vertus. Dose.]

[marginale : Vertus? Dose.]

[marginale : Comment le régule]

d'antimoi-
ne agit par
haut & par
bas.

picote brufquement les fibres , & il excite dans ce vifcère un mouvement impétueux & convulfif qui fait le vomiffement ; & comme une partie de ce fel fulfureux fe précipite ordinairement dans les inteftins , il y agit à peu près de même,
mais plus foiblement , & la détermination des humeurs fe fait en bas.

Après que la pilule perpétuelle a été prife & rendue quatre-vingt ou cent fois,
& qu'elle a produit à chaque fois fon effet purgatif , il ne paroît guère qu'elle ait
diminué de poids , ce qui a fait dire à quelques Chymiftes que l'antimoine ne pro-
duifoit fes effets que par une irradiation qui ne dépendoit point de la matiére ;
mais une explication fi relevée ne fatisfera guère un Phyficien , il vaut mieux
dire qu'à la place de ce qui eft forti de la bale de régule , il eft entré d'autres corpufcules qui ont fuppléé à la pefanteur.

Si l'on mettoit infufer les pilules perpétuelles dans du vin blanc pendant quelques heures chaudement , on auroit du vin émétique.

Si l'on pulvérifoit fubtilement la pilule perpétuelle , & qu'on en fît prendre
comme il a été dit du régule d'antimoine, elle exciteroit le vomiffement.

Pilules de Réfines.	*Pilulæ de Refinis.*
♃ Des réfines de jalap , de turbith, de fcam- monée, & de la gomme ammoniac, aã.　ʒ ß. Des yeux d'écreviffes préparés , du diaphoré- tique minéral, du fafran de mars apéritif, & de la crême de tartre , aã.　ʒ ij. Pulvérifez ces ingrédients , mêlez-les , & en formez une maffe de pilules avec le fyrop de pom- mes du Roi Sapor.	♃ *Refinarum jalap , turbith , fcammo- nii , gummi ammoniaci , aã.　ʒ ß. Oculorum cancri præparatorum , dia- phoretici mineralis , croci martis aperien- tis , cremoris tartari , aã.　ʒ ij. Pulverentur , mifceantur , & cum f. q. fyrupi de pomis Regis Saporis , fiat maffa pilularum f. a.*

R E M A R Q U E S

On pulvérifera fubtilement enfemble les réfines & la gomme ammoniac , qu'on
aura choifie nette & en larmes ; d'une autre part : la crême ou cryftal de tartre , le
fafran de Mars & l'antimoine diaphorétique ; on mêlera ces poudres avec les yeux
d'écreviffes préparés , & l'on corporifiera le mélange dans un mortier avec une
quantité fuffifante de fyrop de pommes compofé , pour faire une maffe dont on
formera des pilules au befoin.

Vertus.
Dofe.

Elles purgent la pituite & les férofités du cerveau, elles lèvent les obftructions,
elles font propres pour l'hydropifie , pour la rétention des menftrues , pour les
pâles couleurs , pour les duretés de la rate & du foie, pour la paralyfie : La dofe
en eft depuis demi-fcrupule jufqu'à deux fcrupules.

Purg. de la
compofit.

Les ingrédients purgatifs & effentiels de cette compofition font les réfines de
jalap , de turbith & de fcammonée ; les autres y font ajoûtés, non-feulement pour
augmenter la qualité apéritive des pilules , mais pour étendre & divifer les réfines,
afin qu'elles ne s'attachent point trop contre les membranes intérieures des vifcères , où elles cauferoient par leur âcreté des tranchées & des fuperpurgations.

Ɔ ß.

Demi-fcrupule des pilules de réfines contient des réfines de jalap , de turbith &
de fcammonée , de chacun un grain & le tiers d'un grain.

Ɔ j.

Un fcrupule des pilules de réfines contient des réfines de jalap , de turbith &
de fcammonée , de chacun deux grains & les deux tiers d'un grain.

ʒ ß.

Demi dragme des pilules de réfines contient des réfines de jalap , de turbith &
de fcammonée , de chacun quatre grains.

Ɔ ij.

Deux fcrupules des pilules de réfines contiennent des réfines de jalap, de turbith

& de fcammonée ; de chacun cinq grains & le tiers d'un grain.

Les réfines de jalap, de turbith & de fcammonée, fe tirent toutes de la même manière, comme on peut le voir dans mon *Traité de Chymie*; on met infufer ces drogues pulvérifées dans de l'efprit-de-vin. pendant trois jours, on filtre l'infufion & l'on en fait diftiller les deux tiers de l'efprit-de-vin, qui peut fervir une autre fois à la même opération; on verfe fur ce qui eft refté au fond de la cucurbite beaucoup d'eau commune, il fe précipite au fond une réfine en confiftance de térébenthine, on la lave plufieurs fois, & on la fait fécher au foleil ou fur un petit feu.

Réfine de jalap, de turbith & de fcammonée.

On trouvera auffi dans mon *Livre de Chymie* les préparations du diaphorétique minéral, du fafran de mars apéritif, & de la crème de tartre.

Pilules de Concombre Sauvage.	*Pilulæ de Elaterio.*
♃ Des racines de jalap, de méchoacan, de bryone, d'iris vulgaire, & de l'écorce de racine de fureau féche, aã. ℥ ß.	♃ Radicum jalap, mechocan, bryoniæ, ireos noftratis, corticis radicis fambuci ficci, aã. ℥ ß.
De la rhubarbe choifie, des feuilles de féné mondé, des femences d'iéble & de violettes, de la crême de tartre & de la gomme ammoniac, aã. ʒ iij.	Rhabarbari electi, foliorum fennæ mundatorum, feminum ebuli & violarum, cremoris tartari, gummi ammoniaci, aã. ʒ iij.
Des trochifques alhandal, de la gomme gutte, & de la fcammonée, aã. ʒ ij.	Trochifcorum alhandal, gummi guttæ, fcammonii, aã. ʒ ij.
Pulvérifez ces ingrédients, mêlez les, & avec une q. f. d'extrait de concombre fauvage formez-en des pilules f. a.	Pulverentur, mifceantur & cum f. q. elaterii fiant pilulæ f. a.

REMARQUES.

On pulvérifera enfemble les racines, le féné & les femences; d'une autre part, les gommes; d'une autre part, les trochifques alhandal & la crême ou le cryftal de tartre; on mêlera les poudres exactement dans un mortier, & avec ce qu'il faudra d'élatérium affez liquide on fera une maffe folide qu'on battra long-temps pour la bien malaxer, puis on la gardera pour en former des pilules au befoin.

L'élatérium eft l'extrait de concombre fauvage; s'il eft trop folide, on le liquéfiera en confiftance de miel ou de fyrop épais avec un peu de fyrop de nerprun,

Les pilules d'élatérium purgent avec beaucoup de force les humeurs pituiteufes, féreufes & mélancoliques, elles font propres pour l'hydropifie, pour les rétentions d'urine & des mois des femmes, pour la mélancolie hypochondriaque, pour l'apoplexie, pour la léthargie, pour la paralyfie, pour la goutte fciatique, pour les rhumatifmes : La dofe en eft depuis demi-fcrupule jufqu'à une dragme.

Vertus

Dofe.

Les ingrédients, qui compofent ces pilules, font tous purgatifs, excepté la gomme ammoniac.

Purgatifs.

Demi-fcrupule des pilules d'élatérium contient des racines de jalap, de méchoacan, de bryone, d'iris-noftras, de l'écorce de racine de fureau féche, de chacun demi-grain & le demi-tiers d'un grain; de rhubarbe, de féné, des femences d'iéble & de violettes, du cryftal de tartre, de chacun demi-grain; de trochifques alhandal, de gomme gutte & de fcammonée, de chacun environ le tiers d'un grain; d'élatérium cinq grains.

Ə ß.

Un fcrupule des pilules d'élatérium contient des racines de jalap, de méchoa-

Ə j.

can, de bryone, d'iris-noftras, de l'écorce de racine de fureau féche, de chacun un grain & le tiers d'un grain ; de rhubarbe , de féné, des femences d'iéble & de violettes, de la crême de tartre , de chacun un grain : de trochifques alhandal , de gomme gutte & de fcammonée , de chacun demi-grain & le demi-tiers d'un grain ; d'élatérium dix grains.

℈ ß.   Demi-dragme des pilules d'élatérium contient des racines de jalap, de méchoacan, de bryone, d'iris-noftras, de l'écorce de racine de fureau féche , de chacun deux grains ; de rhubarbe , de féné, des femences d'iéble & de violettes , de crême de tartre, de chacun un grain & demi ; de trochifques alhandal, de gomme gutte & de fcammonée , de chacun un grain ; d'élatérium quinze grains.

℈ ij.   Deux fcrupules des pilules d'élatérium contiennent des racines de jalap , de méchoacan, de bryone, d'iris-noftras, de l'écorce de racine de fureau féche , de chacun deux grains & les deux tiers d'un grain ; de rhubarbe, de féné, des femences d'iéble & de violettes , de crême de tartre, de chacun deux grains ; de trochifques alhandal , de gomme gutte & de fcammonée , de chacun un grain & le tiers d'un grain ; d'élatérium vingt grains.

ʒ j.   Une dragme des pilules d'élatérium contient des racines de jalap, de méchoacan , de bryone, d'iris noftras, de l'écorce de racine de fureau féche, de chacun quatre grains ; de rhubarbe , de féné, des femences d'iéble & de violettes, de crême de tartre , de chacun trois grains ; de trochifques alhandal , de gomme gutte & de fcammonée , de chacun deux grains ; d'élatérium trente grains.

Pilules Mélanagogues.

2/ De la maffe de pilules Indiennes,   ℥ ß.
De la pierre d'azur préparée & de la fcammonée rofate , aa.   ʒ ij.
De la réfine de jalap, des extraits de trochifques alhandal & d'ellébore noir, aa.   ʒ j. ß.
Des extraits de féné & d'hypéricum, aa.   ʒ j.
Du fafran oriental & de l'épithyme, aa.   ʒ ß.
Du fpica nard & du girofle, aa.   ℈ ß.
Mêlez ces drogues , & formez-en f. a. une maffe de pilules avec la confection alkermes diffoute dans l'eau-rofe.

Pilulæ Melanagogæ.

2/ Maffæ pilularum Indarum ,   ℥ ß.
Lapidis lazuli præparati , fcammonii rofati , aa.   ʒ ij.
Refinæ jalap ; extractorum trochifcorum alhandal & hellebori nigri , aa.   ʒ j. ß.
Extract. fennæ & hyperici , aa.   ʒ j.
Croci orientalis , epithymi , aa.   ʒ ß.
Spicæ Indicæ , caryophyllorum , aa. ℈ ß.
Mifce , & cum confectione alkermes in aquâ rofarum diffolutâ fiat maffa pilularum f. a.

REMARQUES.

On pulvérifera enfemble l'épithyme, le fafran, le fpica nard, & les girofles; d'une autre part, la fcammonée & la réfine de jalap ; on mêlera ces poudres avec le *lapis lazuli* préparé, les extraits, la maffe des pilules appellées *Indæ Hali*, & ce qu'il faudra de confection alkermes diffoute en eau-rofe, pour faire une maffe qu'on gardera, & dont on formera des pilules au befoin.

Vertus.   Elles purgent particuliérement l'humeur mélancolique, on s'en fert dans la manie, dans la mélancolie hypochondriaque, dans la fiévre quatte, dans la lépre.

Dofe.   La dofe en eft depuis un fcrupule jufqu'à une dragme.

Les ingrédients purgatifs & effentiels de cette compofition font la maffe des pilules Indiennes, la fcammonée rofate, la réfine de jalap, les extraits de trochifques alhandal, d'ellébore noir & de féné.

℈ j.   Un fcrupule des pilules mélanagogues contient de la maffe des pilules Indiennes quatre grains & les deux tiers d'un grain , de fcammonée rofate deux grains & le tiers d'un grain, de réfine de jalap, des extraits de trochifques alhandal, & d'ellébore noir, de chacun un grain & les trois quarts d'un grain, d'extrait de féné un grain & le demi-tiers d'un grain.

Demi-dragme des pilules contient de la maſſe des pilules Indiennes ſept grains, de ſcammonée roſate trois grains & demi, de réfine de jalap, des extraits de trochifques alhandal & d'ellébore noir, de chacun un peu plus de deux grains & demi, d'extrait de féné un grain & les trois quarts d'un grain. *ʒ ß.*

Deux ſcrupules des pilules contiennent de la maſſe des pilules Indiennes neuf grains & le tiers d'un grain ; de ſcammonée roſate, quatre grains, & les deux tiers d'un grain ; de réfine de jalap, des extraits de trochifques alhandal & d'ellébore noir, de chacun trois grains & demi ; d'extrait de féné deux grains & le tiers d'un grain. *℈ ij.*

Une dragme des pilules contient de la maſſe des pilules Indiennes quatorze grains, de ſcammonée roſate, ſept grains ; de la réfine de jalap, des extraits de trochifques alhandal, & d'ellébore noir de chacun cinq grains & le quart d'un grain ; d'extrait de féné trois grains & demi. *ʒ j.*

On ne peut préparer les extraits, qui entrent dans cette compofition, qu'on ne laiſſe échapper beaucoup de la ſubſtance la plus eſſentielle des mixtes ; c'eſt pourquoi je trouverois à propos d'employer, au lieu de ces extraits, les drogues mêmes en ſubſtance dont ils ſont tirés ; il ſe rencontrera aſſez de diſſolvant dans l'eſtomac & dans les inteſtins pour faire la féparation du pur d'avec l'impur de ces matiéres, ſans qu'il ſoit beſoin d'aide.

Le *lapis lazuli*, l'extrait d'hypéricum, le ſafran, l'épithyme, le ſpica nard, les girofles & la confection alkermes me paroiſſent des ingrédients inutiles dans cette compofition : je voudrois les retrancher, & mettre en leur place quelques dragmes de ſel d'hypéricum pour corriger les purgatifs : Voici donc comme je ſerois d'avis qu'on réformât ces pilules.

Pilules Mélanagogues, Réformées.	*Pilulæ Melanagogæ, Reformatæ.*
♃ De la maſſe des pilules Indiennes, ʒ ß.	♃ *Maſſæ pilularum Indarum,* ʒ ß.
De la ſcammonée & des feuilles de féné, aā. ʒ ij.	*Scammonii, foliorum ſennæ,* aā. ʒ ij.
De la réfine de jalap, des trochifques alhandal, de l'ellébore noir & du ſel d'hypéricum, aā. ʒ j. ß.	*Reſinæ jalap, trochiſcorum alhandal, hellebori nigri, ſalis hyperici,* aā. ʒ j. ß.
Faites-en une maſſe de pilules avec le ſyrop de pommes compoſé.	*Cum ſ. q. ſyrupi de pomis compoſiti fiat maſſa pilularum.*
La doſe en ſera depuis un ℈ ß juſqu'à ʒ ß.	*Doſis eſt à ℈ ß. uſque ad ʒ ß.*

Pilules de Marum & de Coſtus, de Mindererus.	*Pilulæ Maroccoſtinæ, Mindereri.*
♃ De l'aloës ſuccotrin, ʒ ij.	♃ *Aloës ſoccotorinæ,* ʒ ij.
De la rhubarbe choiſie, ʒ vj.	*Rhabarbari electi,* ʒ vj.
De la gomme ammoniac, ʒ iij.	*Gummi ammoniaci,* ʒ iij.
De la myrrhe choiſie, du *coſtus* & des trochifques d'agaric, aā. ʒ j. ß.	*Myrrhæ electæ, coſti, agarici trochiſcati,* aā. ʒ j. ß.
Du marum vrai & du ſafran oriental, aā. ʒ j.	*Mari veri, croci orientalis,* aā. ʒ j.
Du bois d'aloës, ʒ ß.	*Ligni aloës,* ʒ ß.
Il faut diſſoudre l'aloës lavé avec le ſuc de roſes, le bien nettoyer, en ôte les féces, enſuite diſſoudre de même la gomme ammoniac dans le vinaigre ſcillitic, & la myrrhe dans l'eau de rue.	*Diluatur aloës levigata in ſucco roſarum, deſecetur, coleturque, ſolvatur gummi ammoniacum in aceto ſcillitico, diluatur myrrha levigata in aquá rutæ.*

Ces trois diffolutions étant mélangées , on y verfera ℥ iv. de fuc de limons ou de citrons , & l'on y ajoûtera l'agaric réduit en forme de pulpe avec les fucs d'ache, de fenouil & d'abfinthe, on l'arrofera avec un peu d'eau de cannelle, puis on y joindra la rhubarbe pareillement réduite en pulpe avec les fucs de chicorée , de pimprenelle & de fumeterre.

Ce mélange étant fait , on diffoudra le fafran, le *coftus* & le bois d'aloës, avec des eaux de rofes , de fraifier , & du fuc de citron.

On joindra cette dernière diffolution au premier mélange, & l'on verfera par-deffus des eaux diftillées de houblon, de bourrache , de bétoine, de chardon bénit, d'aigremoine , de chamæpitys , de centaurée, de romarin & de cerifes noires , aã.   ℥ iv.

Après quoi on mettra le tout en digeftion pendant trois jours au bain-marie ; puis après avoir féparé la teinture par inclination , & l'avoir tirée du bain-marie, on l'épaiffira en confiftance de pilules.

On fera enfuite l'extraction d'une nouvelle teinture des féces & réfidu de la première avec l'eau diftilée , puis on les exprimera de nouveau , & on épaiffira une feconde fois la teinture en confiftance d'extrait , pour du tout enfemble en former une maffe de pilules f. a.

Hinc mixtis his tribus , affunde fucci limonum aut citri ℥ iv. addeque agaricum cum fuccis apii , fœniculi & abfinthi , in pulticulam fubactum accedente modicâ irroratione aquæ cinnamomi , ut & rhabarbarum fimili modo cum fuccis cichorii , pimpinellæ & fumariæ fubactum.

His itâ mixtis , terantur crocus , coftus & lignum aloës , diluanturque cum aquâ rofarum , fragariæ & fucco citri.

Tandem confunde utrumque & affunde aquarum lupuli , borraginis , betonicæ , cardui benedicti , agrimoniæ , ivæ arthriticæ , centaurii minoris & rorifmarini , ceraforum nigrorum , aã.   ℥ iv.

Digerantur in balneo mariæ per tres dies , dein decantetur tinctura , filtretur & abftrahatur in balneo mariæ , poftmodum infpiffetur ad confiftentiam pilularum.

Ex fecibus refiduis fiat de novo extractio cum exftillatâ illâ & abftractâ aquâ f. a. exprimatur leviter , coletur & infpiffetur pro pilulis. f. a.

R E M A R Q U E S.

On diffoudra l'aloës pulvérifé dans fept ou huit onces de fuc de rofes pâles fur un petit feu , on coulera la diffolution.

On diffoudra de même la gomme ammoniac dans environ trois onces de vinaigre fcillitic , on coulera la diffolution avec forte expreffion.

On diffoudra la myrrhe dans environ une once & demie d'eau de rue diftillée.

On mêlera ces trois diffolutions avec quatre onces de fuc de limons ou de citrons dans un matras, on y ajoûtera l'agaric trochifqué après l'avoir mis en poudre, arrofé d'eau de cannelle , & réduit en confiftance de pulpe , avec les fucs d'ache, de fenouil & d'abfinthe, la rhubarbe pulvérifée & incorporée en la même confiftance, avec les fucs de chicorée , de pimprenelle & de fumeterre , le fafran , le *coftus* & le bois d'aloës, pulvérifés & délayés dans des eaux de rofes , de fraifier, & le fuc de citron : on brouillera le mélange, on y verfera les eaux diftillées, on bouchera exactement le vaiffeau, & on laiffera la matière en digeftion au bain-marie tiéde pendant trois jours ; enfuite on filtrera la teinture, & l'on en fera diftiller l'humidité jufqu'à la confiftance d'extrait ; on mettra l'eau diftillée fur le marc de l'infufion, on laiffera digérer la matière vingt-quatre heures chaudement ; on coulera l'infufion , & l'ayant filtrée on en fera évaporer l'humidité jufqu'à la confiftance d'extrait ; on le mêlera avec le premier , & l'on fera une maffe qu'on gardera pour en former des pilules au befoin.

Vertus.   Elles purgent les humeurs pituiteufes & tartareufes , elles lévent les obftructions, elles excitent les mois aux femmes : La dofe en eft depuis un fcrupule

Dofe.   jufqu'à une dragme.

Le nom de ces pilules eft tiré du marum & du *coftus* qui entrent dans leur compofition.

Cette longue préparation est un extrait tiré avec beaucoup d'emphase, mais il n'est pas meilleur que s'il étoit tiré en la maniére ordinaire, car toutes les circonstances qu'on y observe n'empêchent point qu'il ne soit privé de la partie volatile des drogues qui y entrent. Il est à la vérité empreint des extraits de roses, de limons, d'ache, de fenouil, d'absinthe, de chicorée, de pimprenelle, de fumeterre ; mais quel bien lui peuvent faire ces substances dépouillées de ce qu'elles avoient de meilleur par la distillation ? Elles n'y produiront aucun autre effet que d'affoiblir un peu par leur volume sa vertu purgative ; ainsi j'aimerois beaucoup mieux qu'on employât les drogues en leur état naturel, que d'en tirer des extraits ; il n'y a rien en elles qui demande ces grandes préparations, & le dissolvant de l'estomac est assez capable d'en séparer les substances.

Le bois d'aloës, le *costus* & le marum, me semblent bien inutiles ici, mais il faut y laisser ces deux derniéres drogues, à cause du nom : voici donc comme je voudrois réformer ces pilules.

Pilules Marocostines, Réformées.

℞ De l'aloës succotrin, ℥ ij.
De la rhubarbe choisie, ʒ vj.
De la gomme ammoniac, ʒ iij.
De la myrrhe choisie, du *costus*, de l'agaric,
ãã. ʒ j. ß.
Du marum vrai & du safran, ãã. ʒ j.
Pilez ces ingrédients, & les mêlez, puis formez une masse de pilules s. a. avec une q. s. de syrop de pommes du Roi Sapor : La dose en sera depuis Ə j. jusqu'à ʒ j.

Pilulæ Marocostinæ, Reformatæ.

℞ *Aloës soccotorinæ*, ℥ ij.
Rhei electi, ʒ vj.
Gummi ammoniaci, ʒ iij.
Myrrhæ electæ, costi, agarici
ãã. ʒ j. ß.
Mari veri, croci, ãã. ʒ j.
Pulverentur, misceantur & cum s. q. syrupi de pomis Regis Saporis fiat massa pilularum s. a. Dosis à Ə *j. usque ad* ʒ *j.*

Pilules Splénétiques.

℞ Des cinq racines apéritives mondées,
ãã. ℥ j.
De l'écorce de racines de caprier & de tamarisc,
ãã. ℥ ß.
Des feuilles de fumeterre, de chardon bénit, de chamædrys, de scolopendre & d'aigremoine,
ãã. man. j.
De la langue de cerf, man. ß.
Faites bouillir toutes ces plantes dans une q. s. d'eau d'endive, & réduisez la décoction à ℔ iij. dans lesquelles vous ferez infuser pendant vingt-quatre heures,
Des feuilles de séné mondées, ℥ iv.
Des semences d'anis & de fenouil, ãã. ℥ ß.
Après cela faites bouillir cette infusion légérement, coulez-la ensuite & l'exprimez ; puis épaississez-la sur un feu lent en consistance de miel, après quoi vous y ajoûterez,
De l'extrait d'aloës, ℔ ß.
De la résine de scammonée réduite en poudre subtile, ℥ iij.
Formez-en une masse de pilules.

Pilulæ Spleneticæ.

℞ *Radicum quinque aperientium mundatarum, ãã* ℥ j.
Corticis radicis capparis, tamarisci,
ãã. ℥ ß.
Foliorum fumariæ, cardui benedicti, chamædryos, scolopendrii, agrimoniæ,
ãã. man. j.
Linguæ cervinæ, man. ß.
Coquantur in aquæ endiviæ s. q. ad ℔ iij. *in quibus infundantur calidè viginti quatuor horis,*
Foliorum sennæ mundatorum, ℥ iv.
Seminum anisi & fœniculi, ãã. ℥ ß.
Deindè bulliant leviter, colentur & exprimantur, colatura igne lento inspissetur ad consistentiam mellis, tunc misce,
Extracti aloës, ℔ ß.
Resinæ scammonii tenuissimè pulveratæ, ℥ iij.
Fiat massa pilularum.

R E M A R Q U E S.

On choisira les plantes en leur vigueur, on nettoiera les racines, on en séparera le cœur, on les coupera par morceaux, on les mettra bouillir avec les écorces concassées dans six livres d'eau d'endive pendant demi-heure ; on ajoûtera les herbes incisées, on continuera à faire bouillir le tout encore un quart d'heure, on coulera la décoction, on y mettra tremper chaudement pendant vingt-quatre heures le séné, l'anis & le fenouil concassés, on fera ensuite bouillir légèrement l'infusion & on la coulera avec expression ; on laissera rasseoir la colature, & l'ayant versée par inclination & passée par un blanchet pour la purifier, on en fera évaporer l'humidité dans un plat de terre vernissé jusqu'à consistance de miel, on y mêlera alors l'extrait d'aloës & la résine de scammonée subtilement pulvérisée pour faire une masse qu'on gardera, & l'on en formera des pilules au besoin.

Vertus.
Dose.
Elles purgent les humeurs tartareuses & mélancoliques, elles lèvent les obstructions de la rate & de la matrice : La dose en est depuis demi-scrupule jusqu'à demi-dragme.

Purgatifs.
Les ingrédients purgatifs & essentiels de cette composition, sont les extraits de séné, d'aloës & la résine de scammonée.

℈ ß.
Demi-scrupule des pilules splénétiques contient d'extrait d'aloës six grains, de résine de scammonée trois grains, & la substance ou l'extrait de quatre grains de séné.

℈ j.
Un scrupule des pilules contient d'extrait d'aloës demi-scrupule, de résine de scammonée six grains, & la substance ou l'extrait de huit grains de séné.

ʒ ß.
Demi-dragme des pilules contient d'extrait d'aloës dix-huit grains, de résine de scammonée neuf grains, & la substance ou l'extrait de demi-scrupule de séné.

Cette description est tirée de la Pharmacopée de Bruxelles ; j'y trouve plusieurs choses à réformer.

Premiérement, la décoction qu'on fait des racines, des écorces & des feuilles splénétiques, & dans laquelle on met infuser le séné, étant déja empreinte de substances, n'est guère en état de recevoir celle de ce purgatif, qui est la principale ; car les pores de l'eau étant remplis, il n'y peut plus rien entrer ; je trouve donc qu'il vaudroit beaucoup mieux employer des eaux distillées splénétiques, au lieu de la décoction, pour mettre infuser le séné, afin que ces eaux qui sont claires comme de l'eau commune, puissent se charger dans tous leurs pores, de sa substance.

En second lieu, l'anis & le fenouil qu'on donne au séné pour correctifs ne servent à rien ; on doit mettre en leur place des sels de tamarisc & d'absinthe, qui non-seulement empêcheront que ce purgatif ne donne des tranchées ; mais ils rendront la composition plus apéritive & plus propre pour lever les obstructions de la rate.

En troisiéme lieu, l'on ne peut préparer les extraits, qu'on ne laisse perdre une bonne partie de la vertu du mixte, ainsi les drogues en substance seroient plus convenables ici que leurs extraits : voici comme je serois d'avis qu'on réformât ces pilules.

Pilules Splénétiques, Réformées.		Pilulæ Spleneticæ, Reformatæ.	
♃ De l'aloës succotrin,	℥ iij.	♃ Aloës soccotorina,	℥ iij.
De la scammonée,	℥ ij.	Scammonii,	℥ ij.
Du séné mondé,	℥ j.	Senna mundata,	℥ j.
Des sels de tamarisc & d'absinthe, aā. ʒ j. ß.		Salium tamarisci & absinthi, aā. ʒ j. ß.	

Faites-en

Faites-en une maffe de pilules avec une f. q. de fyrop de pommes du Roi Sapor.

La dofe en fera depuis Э ß. jufqu'à Э ij.

Cum fufficienti quantitate fyrupi de pomis Regis Saporis fiat maffa pilularum Dofis eft à Э ß. ufque ad Э ij.

Pilules Splénétiques, de Mynficht.

    Pilulæ Spleneticæ, A. Mynficht.

♃ De la gomme ammoniac très-pure ,   ʒ j.

Du fafran de Mars apéritif, & de l'extrait de racine de fougère , aã.   ʒ ß.

Du tartre vitriolé & de l'aloës fuccotrin , aã.   ʒ ij.

De la myrrhe & du maftic , aã.   ʒ j.

Des fels d'abfinthe , de fcolopendre & de petite centaurée , aã.   ʒ j. ß.

De la femence de frêne & du fafran , aã. Э j.

Mêlez ces ingrédients , & formez-en une maffe de pilules avec le fuc de fumeterre épaiffi , confervez enfuite cette maffe dans une peau imbibée d'huile de benjoin , enfin quand on voudra s'en fervir , on en formera des pilules avec les doigts oints d'huiles de romarin.

♃ *Gummi ammoniaci puri,*   ʒ j.

Croci Martis aperientis , extraẽli radicis filicis , aã.   ʒ ß.

Tartari vitriolati , aloës foccotorinæ , aã.   ʒ ij.

Myrrhæ , maftiches , aã.   ʒ j.

Salium abfinthii , fcolopendrii , centaurii minoris , aã.   ʒ j. ß.

Seminis fraxini ; croci , aã.   Э j.

Mifce, & cum fucco fumariæ infpiffato fiat maffa pilularum quæ confervetur in alutâ madefaẽlâ oleo benzoini , poftea tempore ufûs , cum oleo rorifmarini formentur pilulæ f. a.

REMARQUES.

On pulvérifera enfemble la gomme ammoniac , l'aloës , la myrrhe , le maftic ; d'une autre part, le fafran & la femence de frêne ; d'une autre part, on broiera le fafran de Mars fur le porphyre ; d'une autre part , on mettra en poudre les fels & le tartre vitriolé ; on mêlera les poudres avec l'extrait de racine de fougère , & ce qu'il faudra de fuc de fumeterre épaiffi en confiftance de miel fur un petit feu , pour faire une maffe qu'on enveloppera dans une peau ointe d'huile de benjoin , pour en former des pilules au befoin avec les doigts imbus d'huile de romarin.

Elles font propres pour lever les obftruẽlions de la rate , du foie , du méfentère , elles purgent par les urines , & légérement par les felles : La dofe en eft depuis demi-dragme jufqu'à deux dragmes.

Il n'entre dans cette compofition qu'une drogue purgative , c'eft l'aloës ; le fafran de Mars eft une des plus effentielles.

Demi-dragme des pilules fplénétiques contient de fafran de Mars apéritif cinq grains , d'aloës deux grains & demi.

Deux fcrupules des pilules contiennent de fafran de Mars apéritif fix grains & les deux tiers d'un grain , d'aloës trois grains & le tiers d'un grain.

Une dragme des pilules contient de fafran de Mars apéritif dix grains , d'aloës cinq grains.

Quatre fcrupules des pilules contiennent de fafran de Mars treize grains & le tiers d'un grain , d'aloës fix grains & les deux tiers d'un grain.

Une dragme & demie des pilules contient de fafran de Mars quinze grains , d'aloës fept grains & demi.

Deux dragmes des pilules contiennent de fafran de Mars vingt grains , d'aloës dix grains.

L'extrait de la racine de fougère fe prépare comme celui de rhubarbe , que j'ai décrit dans mon *Livre de Chymie* : mais comme en le préparant on en laiffe échapper les parties les plus effentielles , je lui préférerois la racine même en fubftance fimplement féchée & pulvérifée.

Le maftic n'eft point néceffaire ici.

Vertus, Dofe.

ʒ ß.

Э ij.

ʒ j.

Э iv.

ʒ j. ß.

ʒ ij.

Il est bon de se promener quand on a pris de ces pilules, afin de faire descendre plus vîte le Mars & de l'exciter à pénétrer les obstructions.

Pilules Utérines, de Mynsicht.	*Pilulæ Uterinæ, A. Mynsicht.*
♃ De la masse des pilules aléphangines de Mynsicht, ℥ j.	♃ *Massæ pilularum alephanginarum A. Mynsicht,* ℥ j.
Des fécules de bryone, ʒ j.	*Fæcularum bryoniæ,* ℥ j.
Du sel d'étain, de la nacre de perles & du corail rouge préparé, aā. ʒ ß.	*Salis jovis, matris perlarum, coralli rubri præparati, aā.* ʒ ß.
De l'extrait de castoréum, du cal des pieds des chevaux, aā. ɔ j.	*Extracti castorei, callorum equorum, aā.* ɔ j.
De l'huile d'angélique, ɔ ß.	*Olei angelicæ,* ɔ ß.
Mêlez ces ingrédients, & faites-en une masse dont vous formerez des pilules avec de l'huile de succin rectifiée, que l'on dorera fortement.	*Misce, & fiat massa pilularum ex qua posteà cum oleo succini rectificato formentur pilulæ, quæ deaurentur fortiter.*

REMARQUES.

On broiera ensemble le corail, la nacre de perles, le calus qu'on tire du pied des chevaux, jusqu'à ce qu'ils soient en poudre impalpable, on les mêlera avec le sel d'étain, les fécules de bryone, l'extrait de castoréum, la masse des pilules aléphangines, & l'huile d'angélique pour faire une masse qu'on gardera, & l'on en formera des pilules au besoin, avec les doigts oints d'huile de succin rectifiée, on couvrira ensuite ces pilules d'or en feuilles.

Vertus.
Dose.
Elles sont bonnes pour purger les humeurs grossiéres qui se rencontrent dans la matrice, elles excitent les mois aux femmes : La dose en est depuis demi-scrupule jusqu'à une dragme.

Purg. de la composit.
Il n'entre de purgatif dans cette composition, que la masse des pilules aléphangines.

ɔ j.
Un scrupule des pilules utérines contient de la masse des pilules aléphangines treize grains & demi.

ʒ ß.
Demi-dragme des pilules contient des pilules aléphangines dix-neuf grains & les trois quarts d'un grain.

ɔ ij.
Deux scrupules des pilules contiennent de la masse des pilules aléphangines vingt-sept grains.

ʒ j.
Une dragme des pilules contient de la masse des pilules aléphangines trente-neuf grains & demi.

On trouvera dans mon *Livre de Chymie*, les descriptions des sels de corail & d'étain.

L'extrait de castoréum se tire par l'esprit-de-vin en la maniére ordinaire : mais comme en faisant cette préparation, on laisse dissiper la partie la plus volatile & la plus essentielle du mixte, il vaut beaucoup mieux employer le castoréum en substance qu'en extrait, & d'autant plus que les principes de cette drogue sont fort raréfiés & exaltés.

L'essence d'angélique se fait comme l'essence de cannelle, dont on peut voir la description dans mon *Livre de Chymie*; le sel d'étain, le corail & la nacre de perles étant des matiéres astringentes, elles ne peuvent être convenables dans ces pilules purgatives. Il est vrai que les Astrologues prétendent que l'étain est propre pour les maladies de la matrice, mais cette opinion n'a point de fondement véritable, & l'expérience ne s'y rapporte point.

Le calus, qui se trouve aux pieds des chevaux, contient du sel volatil, comme les

cornes, les ongles & les autres excroiſſances ſemblables ; c'eſt pourquoi cette drogue ne peut être qu'utile dans la compoſition où l'on a beſoin des remédes raréfiants,
je ſerois d'avis qu'on réformât ces pilules en la maniére ſuivante.

Pilules Utérines , Réformées.	*Pilulæ Uterinæ , Reformatæ.*
♃ De la maſſe des pilules aléphangines de Mynſicht réformées , ℥ j.	♃ *Maſſa pilularum alephanginarum reformat. A. Mynſicht ,* ℥ j.
Des fécules de bryone , ℥ j.	*Fæcularum bryoniæ ,* ℥ j.
Du caſtoréum & du cal des pieds des chevaux, aā. ℈ j.	*Caſtorei , callorum equorum ,* aā. ℈ j.
De l'huile de ſuccin , gut. x.	*Olei ſuccini ,* gut. x.
Faites-en une maſſe de pilules avec le ſyrop de pommes du Roi Sapor.	*Cum ſyrupo de pomis Regis Saporis fiat maſſa pilularum.*
La doſe en ſera depuis ℈ j. juſqu'à ℥ j.	*Doſis eſt à* ℈ j. *uſque ad* ℥ j.

Pilules Hyſtériques , de Schæffer.	*Pilulæ Hyſtericæ , Schefferi.*
♃ De la poudre des eſpéces d'hiéra-picra , ℥ ß.	♃ *Pulveris ſpecierum hiera picra ,* ℥ ß.
Des extraits de cabaret , de gentiane , d'ariſto-loche , d'aunée , de myrrhe , de diɕame blanc , de garance & du ſafran , aā. ℥ ß.	*Extraɕorum aſari , gentianæ , ariſtolo-chiæ , enulæ campanæ ; myrrhæ , diɕamni albi , rubiæ tinɕorum , croci ,* aā. ℥ ß.
Faites-en une maſſe ſ. a.	*Fiat maſſa ſ. a.*

REMARQUES.

On pulvériſera ſubtilement le ſafran, après l'avoir fait ſécher entre deux papiers,
à une lente chaleur : on le mêlera avec la poudre de *hiera picra* , les extraits &
ce qu'il faudra de ſyrop d'armoiſe pour faire une maſſe qu'on gardera , & l'on en
formera des pilules au beſoin.

Elles provoquent les mois aux femmes, elles pouſſent l'arriére-faix , elles purgent la matrice de ſes impuretés : La doſe en eſt depuis un ſcrupule juſqu'à quatre.

Il n'y a dans cette compoſition que la poudre de *hiera picra* de purgative & eſſentielle, encore pourroit-on lui ſubſtituer pour le mieux , l'aloës ſuccotrin ; les
autres drogues n'y ſervent de rien. Je trouve donc cette deſcription de pilules fort
inutile ; on peut ſe ſervir à la place de l'extrait d'aloës , ou même de l'aloës ſuccotrin réduit en pilules ; il produira lui ſeul un meilleur effet, pour les maladies auſ-
quelles on deſtinoit ces pilules , que ce grand mélange de drogues ne pourroit faire.

Vertus,
Doſe.

Pilules de Caſtoréum , d'Avicenne.	*Pilulæ de Caſtoreo , Avicennæ.*
♃ De la ſemence d'ache & d'anet, des perles préparées , aā. ℥ ß.	♃ *Seminis apii , anethi ; margarita-rum præparatarum ,* aā. ℥ ß.
Du caſtoréum , des racines de doronique & de zédoaire , & de la noix muſcade , aā. ℥ iij.	*Caſtorei , radicum doronici, zedoariæ ; nucis moſchatæ ,* aā. ℥ iij.
De la ſemence de juſquiame , gr. ix.	*Seminis hyoſcyami ,* gr. ix.
Faites-en une maſſe de pilules avec l'eau d'armoiſe.	*Cum aquá arthemiſiæ fiat maſſa pilularum ſ. a.*

REMARQUES.

On pulvériſera enſemble les racines, les ſemences, le caſtoréum & la muſcade ;
on mêlera la poudre avec les perles préparées , & l'on corporifiera le mélange avec
l'eau d'armoiſe pour faire une maſſe qu'on gardera , & l'on en formera des pilules
au beſoin,

Vertus.
Dose.

Elles font propres pour les douleurs de matrice , pour diffiper les vents , pour provoquer les menftrues : La dofe en eft depuis un fcrupule jufqu'à quatre.

Les perles qui font aftringentes, & la graine de jufquiame qui eft condenfante, font des drogues de qualité contraire à l'intention, qu'on doit avoir en donnant ces pilules, de défobftruer les petits vaiffeaux de la matrice ; je ferois donc d'avis qu'on les retranchât de la compofition, & qu'à la place l'on augmentât la dofe du caftoréum ; car puifqu'il donne le nom aux pilules, il doit y dominer.

L'eau d'armoife n'eft pas propre pour bien malaxer des pilules , elle ne lie pas bien les particules de la poudre , & la maffe fe defféche en peu de temps ; il vaut mieux faire cette corporification avec le fyrop d'armoife.

Je ferois d'avis qu'on ajoûtât dans cette defcription deux dragmes de fel d'armoife , & qu'on la réformât en la maniére fuivante.

Pilules de Caftoréum , Réformées.	Pilulæ de Caftoreo , Reformatæ.
♃ Du caftoréum, ℥ j. ß.	♃ *Caftorei ,* ℥ j. ß.
Des femences d'aehe & d'anet , aã. ℥ ß.	*Seminum apii & anethi, aã.* ℥ ß.
De la noix mufcade , des racines de doronique & de zédoaire , aã. ℈ iij.	*Nucis mofchatæ , radicum doronici & zedoariæ , aã.* ℈ iij.
Du fel d'armoife , ℈ ij.	*Salis arthemifiæ ,* ℈ ij.
Faites-en une maffe de pilules f. a. avec le fyrop d'armoife.	*Cum fyrupo de arthemifiâ fiat maffa pilularum f. a.*
La dofe en eft depuis ℈ ß. jufqu'à ʒ j.	*Dofis eft à ℈ ß. ufque ʒ j.*

Pilules Diurétiques & Hyflériques , de Cortéfius.	Pilulæ Diureticæ & Hyftericæ , Cortefii.
♃ Du fuc d'abfinthe épaiffi , ℥ ij.	♃ *Succi abfinthii infpiffati ,* ℥ ij.
Des trochifques de rhubarbe , ℥ j.	*Trochifcorum de rhabarbaro ,* ℥ j.
Du fpica nard & du jonc odorant , aã. ℥ ß.	*Spica nardi , fchænanthi, aã.* ℥ ß.
Des femences d'ache & de perfil , aã. ℈ ij. ℈ ij.	*Seminum apii, petrofelini, aã.* ℈ ij. ℈ ij.
Faites-en une maffe de pilules f. a. avec le fyrop d'endive.	*Cum fyrupo endiviæ fiat maffa pilularum f. a.*

R E M A R Q U E S.

On pulvérifera enfemble les femences, le fpica nard , le jonc odorant & les trochifques de rhubarbe, on incorporera la poudre avec le fuc d'abfinthe épaiffi fur un petit feu en confiftance d'extrait, & ce qu'il faudra de fyrop d'endive pour faire une maffe qu'on gardera , & l'on en formera des pilules au befoin.

Vertus.
Dofe.

Elles font propres pour lever les obftructions, elles excitent les mois aux femmes : La dofe en eft depuis un fcrupule jufqu'à une dragme.

Pilules de Sabine , de Mynficht.	Pilulæ de Sabinâ , A. Mynficht.
♃ Du fel de fabine , deux parties.	♃ *Salis herbæ fabinæ partes duas.*
De l'huile diftillée de la même plante , une partie.	*Olei ftillatitii ejufdem plantæ partem unam.*
L'un & l'autre mêlés dans un vaiffeau qui fera fcellé hermétiquement , feront expofés au feu philofophique jufqu'à ce qu'ils foient devenus durs comme pierre. Après cela ,	*Mixta hermeticè figilla , & igne philofophico coque donec lapidis duritiem acquirant. Poftea ,*
♃ Du borax de Venife , ℥ iij.	♃ *Boracis Venet.* ℥ iij.
De la maffe de pilules aléphangines de Mynficht, ℥ j. ß.	*Maffæ pilularum alephanginarum , A. Mynficht,* ℥ j. ß.

De cette pierre préparée, ʒj.
De l'extrait des espéces *dialauri* de Mynficht, des fleurs de centaurée & de la sabine, aā. ʒ ß.
Du safran oriental, Эj.
Mêlez le tout, & formez-en une masse avec l'huile de baies de geniévre, les pilules seront formées en particulier avec les huiles de cannelle & de macis.

Lapidis hujus præparati, ʒj.
Extracti specierum dialauri A. Mynficht, florum centaurii minoris; sabina, aā. ʒ ß.
Croci orientalis, Эj.
Misce, & cum oleo baccarum juniperi fiat massa pilularum, ex qua posteà cum oleo cinnamomi & macis formentur pilulæ.

REMARQUES.

On mettra dans un matras deux parties de sel de sabine, & une partie d'essence de sabine, on bouchera le vaisseau hermétiquemeut, & l'on mettra la matiére en digestion sur un petit feu toûjours égal, comme un feu de lampe, jusqu'à ce que le sel & l'essence s'étant unis exactement, se soient pétrifiés ensemble, on cassera alors le matras pour avoir cette matiére, on en prendra une once qu'on pulvérisera avec le borax ; d'une autre part, on mettra en poudre ensemble le safran, les fleurs de petite centaurée & la sabine ; on mêlera ces poudres avec l'extrait des espéces *dialauri*, la masse des pilules aléphangines & ce qu'il faudra d'huile de geniévre distillée pour faire une masse qu'on gardera, & l'on en formera des pilules au besoin, avec les doigts imbus d'huile de cannelle & de macis.

Elles sont propres pour exciter les mois aux femmes, pour abattre les vapeurs hystériques, elles purgent la matrice de son sang grossier & l'humeur mélancolique par le ventre & par les urines : La dose en est depuis demi-scrupule jusqu'à une dragme.

La digestion, qu'on fait du sel & de l'huile de sabine, est en intention de rendre ces deux substances plus ouvertes & plus exaltées ; mais comme elles le sont suffisamment d'elles-mêmes, je tiens cette opération assez inutile ; il suffiroit de faire entrer dans la composition de ces pilules du sel & de l'essence de sabine, en des proportions convenables à celles que demande l'Auteur.

Je trouve qu'on fait entrer trop peu de feuilles de sabine dans cette description, je voudrois en augmenter la quantité & retrancher l'extrait *dialauri* & les fleurs de petite centaurée qui servent ici de peu de chose.

On fait entrer dans ces pilules du borax en grande quantité : il y a à craindre que ce sel s'humectant ne tienne la masse trop liquide si l'on veut la garder.

L'huile de geniévre n'est guère propre à corporifier les poudres en masse, le syrop d'armoise seroit plus convenable : voici comme je serois d'avis qu'on réformât cette description.

Pilules de Sabine, Réformées.

℞ Du borax de Venise & de la masse des pilules aléphangines réformées de Mynficht, aā. ʒj.ß.
Des feuilles de sabine & du sel de sabine, aā. ʒ vj.
Des baies de geniévre & de l'essence de sabine, aā. ʒ iij.
Du safran, Эj.
Faites-en une masse de pilules avec ce qu'il faut de syrop d'armoise.
La dose en sera depuis Э ß. jusqu'à ʒ ß.

Pilulæ de Sabinâ, Reformatæ.

℞ *Boracis Veneti, massa pilularum alephanginarum reformata. A. Mynficht, aā.* ʒ j. ß.
Foliorum sabinæ, salis sabinæ, aā. ʒ vj.
Baccarum juniperi & essentiæ sabinæ, aā. ʒ iij.
Croci, Эj.
Cum s. q. syrupi de arthemisiâ fiat massa pilularum.
Dosis erit à Э ß. *usque ad* ʒ ß.

Pilules de Propriété , de Mynsicht.

℞ De la masse des pilules aléphangines de Mynsicht , ℥ iv.
  Du tartre vitriolé , ℥ j.
  Du magistère de soufre , ℥ ß.
  De l'extrait d'aloës , ʒ j.
  Mêlez le tout, & faites-en une masse avec le vin de malvoisie , dont les pilules seront formées avec l'huile de semence de fenouil.

Pilulæ Proprietatis , A. Mynsicht.

℞ *Massa pilularum alephanginarum A. Mynsicht ,* ℥ iv.
  Tartari vitriolati , ℥ j.
  Magisterii sulphuris , ℥ ß.
  Extracti ligni aloës , ʒ j.
  Misce, & cum vino malvatico fiat massa , ex qua cum oleo seminis fœniculi conficiantur pilulæ.

R E M A R Q U E S.

On mêlera les drogues ensemble , & avec ce qu'il faudra de malvoisie , on fera une masse dont on formera des pilules au besoin avec les doigts oints d'essence de fenouil.

Vertus.   Elles purgent la tête , l'estomac, la poitrine & les hypocondres de leurs humeurs crasses ; on s'en sert pour l'épilepsie , pour l'apoplexie , pour l'asthme , pour **Dose.**   lever les obstructions, pour exciter les mois aux femmes : La dose en est depuis un scrupule jusqu'à une dragme.

On trouvera dans mon *Traité de Chymie* les descriptions du tartre vitriolé & du magistère du soufre ; pour l'extrait de bois d'aloës on peut le tirer par l'esprit-de-vin ; mais en faisant évaporer la teinture pour la réduire en consistance, on laisse échapper la partie la plus spiritueuse ou la plus volatile du bois qui est la meilleure & la plus essentielle ; ainsi il vaudroit mieux se servir du bois d'aloës simplement pulvérisé , que de l'extrait ; mais l'un & l'autre sont inutiles dans ces pilules, aussi-bien que le magistère de soufre ; car leurs vertus y sont confondues avec celle des purgatifs, mais on en pourroit faire prendre séparément aux jours qu'on n'a point été purgé , & alors ils produiroient leurs effets : voici donc comme je voudrois réformer cette composition.

Pilules de Propriété, Réformées.

℞ De la masse des pilules aléphangines réformées de Mynsicht , ℥ iv.
  Du tartre vitriolé , ℥ j.
  Mêlez le tout, & faites-en une masse de pilules avec l'élixir de propriété.
  La dose en sera depuis Ә ß. jusqu'à ʒ j.

Pilulæ Proprietatis , Reformatæ.

℞ *Massa pilularum alephanginarum reformatarum A. Mynsicht ,* ℥ iv.
  Tartari vitriolati , ℥ j.
  Misce, & cum elixirio proprietatis fiat massa pilularum.
  Dosis erit à Ә ß. usque ad ʒ j.

---

*Pilules Antihypochondriaques ,
de Zwelfer.*

℞ De la racine d'ellébore noir , ℥ j. ß.
  Des feuilles récentes de la même plante , ℥ ij.
  Des hermodactes & des roses rouges , aā. ℥ ß.

  Du safran , ʒ ij.
  Faites bouillir ces ingrédients à plusieurs fois dans l'eau commune , mettez-en de nouvelle jusqu'à ce que vous en ayez tiré toute la vertu , puis coulez la décoction & la clarifiez , après quoi vous y dissoudrez ,

Pilulæ Antihypochondriacæ ,
Zwelferi.

℞ *Radicis hellebori nigri ,* ℥ j. ß.
  Foliorum ejusdem recentium , ℥ ij.
  Hermodactylorum , rosarum rubrarum, aā. ℥ ß.
  Croci , ʒ ij.
  Incisa & contusa coquantur in aquâ simplici repetitis vicibus, affusâ quousque vis dictarum rerum totaliter prolecta sit, decoctum colatum clarificetur & in eo dissolvatur ,

De l'aloës fuccotrin,   ℔ ß.

Vous coulerez enfuite cette diffolution , puis vous la ferez évaporer fur un petit feu en confiftance de miel ; après cela vous y ajoûterez de la gomme ammoniac & du fuccin préparé, aa. ℥ ß.

Du fel ammoniac fublimé avec le Mars, & du vitriol de Mars , aa.   ·   ℥ iij.

Du maftic , de la myrrhe & de l'oliban , aa.   ℥ ij.

Faites-en une maffe de pilules qui fera aromatifée avec les huiles diftillées de maftic , de fuccin & de macis, aa.   ℥ ß.

Aloës foccotorina ;   ℔ ß.

Coletur diffolutio , & igne lento evaporetur ad confiftentiam mellis , cui adde Gummi ammoniaci , fuccini præparati , aa.   ℥ ß.

Salis ammoniaci cum Marte fublimati, vitrioli Martis , aa.   ℥ iiij.

Maftiches , myrrha , olibani , aa. ℥ ij.

Fiat maffa pilularum qua aromatizetur oleorum ftillatit. maftiches , fuccini , macis , aa.   ℥ ß.

REMARQUES.

On incifera les feuilles & les racines, on les concaffera & l'on en fera une décoction avec une quantité fuffifante d'eau commune; on ajoûtera fur la fin les rofes rouges & le fafran ; on coulera la décoction avec expreffion ; on mettra encore bouillir le marc exprimé dans de nouvelle eau pour achever d'en extraire la fubftance , on coulera la décoction, on la mêlera avec l'autre , on laiffera repofer la liqueur, on la paffera par un blanchet , & l'on y diffoudra l'aloës, on mettra la diffolution dans un plat de terre verniffé , & fur un petit feu , l'on en fera confumer l'humidité jufqu'à confiftance de miel , puis on y ajoûtera la gomme ammoniac , le fuccin , les fleurs de fel ammoniac fublimé avec le Mars, le vitriol de Mars, le maft.c, l'oliban & la myrrhe fubtilement pulvérifés, pour faire une maffe qu'on aromatifera avec les huiles diftillées de maftic, de fuccin & de macis.

Elles purgent vigoureufement , on s'en fert dans la mélancolie hypocondriaque, dans l'apoplexie, dans la paralyfie, dans la léthargie : La dofe en eft depuis demi-fcrupule jufqu'à une dragme.   *Vertus. Dofe.*

Les ingrédients purgatifs & les plus effentiels de cette compofition font l'ellebore noir , les hermodactes & l'aloës.   *Purgatifs.*

Demi-fcrupule des pilules antihypocondriaques contient d'extrait d'aloës neuf grains , & la fubftance ou l'extrait de fix grains & les trois quarts d'un grain d'ellébore noir.   ℈ ß.

Un fcrupule des pilules contient d'extrait d'aloës dix-huit grains , & la fubftance ou l'extrait de treize grains & demi d'ellébore noir.   ℈ j.

Demi-dragme des pilules contient d'extrait d'aloës vingt-fept grains , & la fubftance ou l'extrait de vingt & un grain d'ellébore noir.   ℥ ß.

Deux fcrupules des pilules contiennent d'extrait d'aloës demi-dragme , & la fubftance ou l'extrait de vingt-fept grains d'ellébore noir.   ℈ ij.

Une dragme des pilules contient d'extrait d'aloës deux fcrupules & fix grains d'extrait d'aloës , & la fubftance ou l'extrait de quarante-deux grains d'ellébore.   ℥ j.

Le mot *Anti* fignifie contre, ainfi l'on entend par *anti-hypochondriaca* les remédes qui font propres pour guérir l'efpéce de mélancolie , qui eft dite prendre fon fiége aux hypocondres; cette maladie eft caufee par des humeurs tartareufes ou groffiéres fixes , qui ayant fait des obftructions , renvoient des vapeurs acides dans le fang & au cerveau, qui en troublent en quelque maniére l'œconomie, en déréglant la circulation.

L'ellébore entre les autres purgatifs a toûjours été eftimé un des remédes les plus propres pour purger cette humeur tartareufe , parce qu'étant un fort purgatif & contenant beaucoup de fel fixe, il peut diffoudre & émouvoir une humeur attachée & fixée.

C'eft un abus que de préparer l'extrait de la plûpart des ingrédients qui entrent dans cette composition , comme le demande l'Auteur; il vaudroit beaucoup mieux se servir des drogues en substance simplement pulvérisées, comme je l'ai souvent prouvé ailleurs.

On peut retrancher de cette composition plusieurs choses inutiles, comme les roses, le safran , le succin , le mastic, l'oliban , la myrrhe & les essences : mais on peut prendre de ces drogues séparées des purgatifs aux jours qui suivront ceux de la purgation , elles produiront alors un bon effet ; car n'étant point interrompues par l'action des purgatifs , elles seront en état de fortifier le cerveau & l'estomac : voici comme je voudrois réformer les pilules purgatives antihypocondriaques.

Pilules Antihypocondriaques , Réformées.	*Pilulæ Antihypochondriacæ, Reformatæ.*
♃ de l'aloës succotrin , ℔ ß.	♃ *Aloës soccotorinæ ,* ℔ ß.
De la racine d'ellébore noir , ℥ j.	*Radicis hellebori nigri ,* ℥ j.
Des hermodactes , de la gomme ammoniac pure , du sel ammoniac sublimé avec le Mars, & du vitriol de Mars , aā. ℨ iij.	*Hermodactylorum , gummi ammoniaci puri , salis ammoniaci cum Marte sublimati, vitrioli Martis , aā.* ℨ iij.
Mêlez le tout , & en formez une masse de pilules avec le syrop de nerprun.	*Misce , & cum s. q. syrupi de rhamno cathartico fiat massa pilularum.*
La dose en sera depuis Ʒ ß. jusqu'à ℨ ß.	*Dosis est à Ʒ ß. usque ad ℨ ß.*

On trouvera dans mon *Livre de Chymie* les descriptions du vitriol de Mars , & des fleurs de sel ammoniac chalibées.

Pilules Sabelliennes , de Mésué.	*Pilulæ Sabelliæ , Mesue.*
♃ De l'aloës succotrin , ℨ x.	♃ *Aloës soccotorinæ ,* ℨ x.
Du spica nard , ℨ v.	*Spicæ nardi ,* ℨ v.
De la rhubarbe , de l'amomum , aā. ℨ iij.	*Rhei , amomi , aā.* ℨ iij.
Du safran , du spica nard , aā. ℨ ij.	*Croci , spicæ nardi , aā.* ℨ ij.
De l'agaric , de l'épithyme , du costus , du mastic , du chamædrys , de la myrrhe , de la cannelle , du girofle & du jonc odorant , aā. ℨ j.	*Agarici , epithymi , costi , mastiches , chamædryos , myrrhæ , cinnamomi , caryophyllorum , jchœnanthi , aā.* ℨ j.
Faites-en une masse de pilules avec le vin rouge.	*Cum vino rubro fiat massa pilularum.*

R E M A R Q U E S.

On pulvérisera ensemble l'aloës, le mastic & la myrrhe ; d'une autre part, on mettra en poudre ensemble toutes les autres drogues ; on mêlera les poudres, & avec ce qu'il faudra de vin on fera une masse qu'on gardera pour en former des pilules au besoin.

Vertus.
Dose.
Elles purgent , elles lévent les obstructions du foie , de l'estomac , de la rate , on les donne pour l'hydropisie : La dose en est depuis demi-dragme jusqu'à deux dragmes.

Purg. de la composit.
Les ingrédients purgatifs & essentiels , qui entrent dans cette composition , sont l'aloës , la rhubarbe & l'agaric.

ℨ ß,
Demi-dragme des pilules Sabelliennes contient d'aloës succotrin six grains , de rhubarbe & d'agaric de chacun un peu moins de deux grains.

Ʒ ij,
Deux scrupules des pilules Sabelliennes contiennent d'aloës huit grains , de rhubarbe & d'agaric de chacun deux grains & demi.

ℨ i.
Une dragme des pilules Sabelliennes contient d'aloës demi-scrupule , de rhubarbe & d'agaric de chacun un peu moins de quatre grains.   Quatre

Quatre scrupules des pilules Sabelliennes contiennent d'aloës seize grains, de rhubarbe & d'agaric de chacun cinq grains.   ℈ iv.

Une dragme & demie des pilules Sabelliennes contient d'aloës dix-huit grains, de rhubarbe & d'agaric de chacun cinq grains & demi.   ʒ j. ß.

Deux dragmes des pilules Sabelliennes contiennent d'aloës un scrupule, de rhubarbe & d'agaric de chacun un peu moins de huit grains.   ʒ ij.

Le nom de ces pilules est celui de leur Auteur : Mésué les a rapportées ; elles contiennent plusieurs drogues inutiles, comme le *spica* ou aspic, le spica nard, l'épithyme, le costus, le mastic, le chamædrys, l'amome, le safran, la myrrhe, la cannelle, les girofles & le jonc odorant ; tous ces ingrédients ... vertu, mais il faut les donner séparément des purgatifs, si l'on veut qu'ils opèrent, comme j'ai dit ailleurs en pareille occasion ; je serois donc d'avis de les retrancher de la composition, & de mettre en leur place quelques dragmes de sel végétal : Voici comme je voudrois réformer ces pilules.

Pilules Sabelliennes, Réformées.	*Pilulæ Sabelliæ, Reformatæ.*
♃ De l'aloës succotrin, ʒ j. ß.	♃ *Aloës soccotorinæ,* ʒ j. ß.
De la rhubarbe & de l'agaric, aā. ℥ ß.	*Rhei, agarici, aā.* ℥ ß.
Du tartre soluble, ʒ iij.	*Tartari solubilis,* ʒ iij.
Pulvérisez ces drogues & les mêlez ; puis avec une s. q. de syrop de roses solutif, faites-en une masse de pilules s. a.	*Pulverentur, misceantur, & cum s. q. syrupi rosati solutivi fiat massa pilularum s. a.*
La dose en sera depuis ℈ ß. jusqu'à ʒ j.	*Dosis est à ℈ ß. usque ad ʒ j.*

Pilules d'Hermès, ou de Trochisques Alhandal.	Pilulæ Hermetis, sive de Trochiscis Alhandal.
♃ Des trochisques alhandal, ʒ j. ß.	♃ *Trochiscorum alhandal,* ʒ j ß.
Du ladanum, ʒ j.	*Ladani,* ʒ j.
De la poudre des espéces d'hiére simple, ʒ vij.	*Pulveris specierum hieræ simplicis,* ʒ vij.
Du mastic, ʒ ij.	*Mastiches,* ʒ ij.
Du sel gemme, ℈ iv.	*Salis gemmæ,* ℈ iv.
Faites-en une masse de pilules avec le syrop de roses solutif.	*Cum syrupo rosato solutivo fiat massa.*

R E M A R Q U E S.

On pulvérisera ensemble le ladanum, les trochisques & le sel gemme ; d'une autre part, le mastic ; on mêlera les poudres avec celle des espéces d'hiére, & avec ce qu'il faudra de syrop de roses solutif pour faire une masse qu'on gardera, & l'on en formera des pilules au besoin.

Elles purgent principalement la pituite ; on s'en sert pour les maux de tête, pour la migraine, pour les maladies des jointures : La dose en est depuis un scrupule jusqu'à une dragme.   Vertus. Dose.

Les ingrédients purgatifs & essentiels de cette composition sont les trochisques alhandal & la poudre d'hiére simple.   Purg. de la composit.

Un scrupule des pilules d'Hermès contient des trochisques alhandal sept grains, de poudre d'hiére simple quatre grains.   ℈ j.

Demi-dragme des pilules contien de trochisques alhandal dix grains & demi, de poudre d'hiére six grains.   ʒ ß.

Gggg

Əij. Deux scrupules des pilules contiennent de trochisques alhandal quatorze grains, de poudre d'hiére simple huit grains.

ʒ j. Une dragme des pilules contient de trochisques alhandal vingt-un grains, de poudre d'hiére simple demi-scrupule.

La poudre d'hiére n'est que de l'aloës mêlé avec quelque peu d'ingrédients inutiles, ainsi l'on peut fort bien lui substituer l'aloës.

Le ladanum, ni le mastic ne servent à rien dans cette composition; je serois d'avis qu'on les retranchât, & qu'on réformât les pilules en la maniére suivante.

Pilules d'Hermès, Réformées.		*Pilulæ Hermetis, Reformatæ.*	
♃ Des trochisques alhandal,	ʒ j. ß.	*Trochiscorum alhandal,*	ʒ j. ß.
De l'aloës succotrin,	ʒ j.	*Aloës joccotorinæ,*	ʒ j.
Du sel gemme,	Ə iv.	*Salis gemmæ,*	Ə iv.
Faites-en une masse de pilules avec le syrop de roses solutif.		*Cum syrupo rosato solutivo fiat massa pilularum.*	
La dose en sera depuis Ə ß. jusqu'à ʒ ß.		*Dosis est à Ə ß. usque ad ʒ ß.*	

Pilules de Macer.		*Pilulæ Macri.*	
♃ Du meilleur aloës,	ʒ ij.	♃ *Aloës optima,*	ʒ ij.
Du mastic,	ʒ ß.	*Mastiches,*	ʒ ß.
Des feuilles de marjolaine séches,	ʒ ij.	*Foliorum majoranæ siccatorum,*	ʒ ij.
Du sel d'absinthe,	ʒ j.	*Salis absinthii,*	ʒ j.
Faites-en une masse de pilules avec le suc de choux épuré.		*Cum jucco caulium depurato fiat massa.*	

REMARQUES.

On mettra en poudre les drogues chacune séparément, on mêlera les poudres, & avec ce qu'il faudra de suc de choux tiré par expression dépuré & épaissi en consistance de syrop, on fera une masse qu'on gardera pour en former des pilules au besoin.

Vertus. Elles purgent & elles fortifient l'estomac, elles lévent les obstructions, elles exci-
Dose. tent les mois aux femmes: La dose en est depuis demi-scrupule jusqu'à une dragme.

Purgatif. L'aloës est le seul ingrédient purgatif qui entre dans cette composition.

Ə ß. Demi-scrupule de ces pilules contient d'aloës six grains.

Ə j. Un scrupule de ces pilules contient d'aloës demi-scrupule.

ʒ ß. Demi-dragme de ces pilules contient d'aloës dix-huit grains.

Ə ij. Deux scrupules de ces pilules contiennent d'aloës un scrupule.

ʒ j. Une dragme de ces pilules contient d'aloës demi-dragme.

L'Auteur de cette description est apparemment Æmilius Macer, Médecin de Vérone, qui a composé un poëme sur les plantes. Je serois d'avis qu'on retranchât de cette composition le mastic & la marjolaine, parce qu'ils sont inutiles étant mêlés avec des purgatifs; mais on peut en faire prendre le lendemain de la purgation, & alors ils produiront leur effet, qui est de fortifier l'estomac & le cerveau; l'essentiel de ces pilules ne consiste donc que dans l'aloës & le sel d'absinthe, qu'on pourra mêler & corporifier avec le suc de choux pour en faire une masse. Il faut manger en prenant ces pilules, afin d'éviter les picotements que l'aloës causeroit dans l'estomac.

Pilules contre les Fiévres Bilieuses, & les Maladies causées par le sang & la bile jaune, de Mésué.

Pilulæ ad Febres Biliosas & morbos ex bile flavâ & sanguine natos, Mesue.

♃ De l'hiera-picra,   ʒ j.
De la rhubarbe,   ʒ vj.
Des trochisques d'agaric, du diagréde, aã.   ʒ ij. ß.
Des myrobolans citrins, Indiques & embliques; des semences de fumeterre, de cuscute & de citrouille; des roses rouges, des sucs d'eupatoire & d'absinthe, aã.   ʒ ij.
Faites-en une masse de pilules avec s. q. de miel mêlé avec la casse, les tamarinds & le suc d'endive.

♃ Hiera picra,   ʒ j.
Rhabarbari,   ʒ vj.
Agarici trochiscati, diacrydii, aã.   ʒ ij. ß.
Myrobalanorum citrinorum, Indorum, emblicorum; seminum fumariæ, cuscutæ, & citrulli; rosarum rubrarum, succorum eupatorii & absinthii, aã.   ʒ ij.
Mellis cum cassiâ fistulâ, tamarindis & succo intybi misti q. s. fiat massa pilular.

REMARQUES.

On pulvérisera ensemble la rhubarbe, l'agaric, les myrobolans, les semences & les roses d'une autre part, on mettra en poudre le diagréde; on mêlera les poudres avec l'*hiera picra*, les sucs d'absinthe & d'aigremoine tirés par expression & épaissis sur le feu en consistance de miel, & ce qu'il faudra d'un mélange fait de miel, de pulpes de casse & de tamarinds & de suc d'endive, pour faire une masse qu'on gardera, & l'on en formera des pilules au besoin.

L'Auteur recommande ces pilules pour les fiévres bilieuses & pour les maladies causées par une bile jaune & par une abondance de sang : La dose en est depuis un scrupule jusqu'à une dragme & demie.

Vertus.
Dose.

Les drogues purgatives, qui entrent dans cette composition, sont l'*hiera picra*, la rhubarbe, l'agaric, le diagréde & les myrobolans.

Purg. de la composit.

Un scrupule des pilules contient d'*hiera picra* quatre grains & les deux tiers d'un grain, de rhubarbe trois grains & demi, d'agaric trochisqué & de diagréde, de chacun un grain & le tiers d'un grain, des myrobolans citrins, Indiens & embliques, de chacun un grain & le demi-tiers d'un grain.

Ə j.

Demi-dragme des pilules contient d'*hiera picra* sept grains, de rhubarbe cinq grains & le quart d'un grain, d'agaric trochisqué & de diagréde de chacun deux grains, des trois espéces de myrobolans de chacun un grain & les trois quarts d'un grain.

ʒ ß.

Deux scrupules des pilules contiennent d'*hiera picra* neuf grains & le tiers d'un grain, de rhubarbe sept grains, d'agaric & de diagréde de chacun deux grains & les deux tiers d'un grain, des trois espéces de myrobolans de chacun deux grains & le tiers d'un grain.

Ə ij.

Une dragme des pilules contient d'*hiera picra* quatorze grains, de rhubarbe dix grains & demi, d'agaric & de diagréde de chacun quatre grains, des trois espéces de myrobolans de chacun trois grains & demi.

ʒ j.

Quatre scrupules des pilules contiennent d'*hiera picra* dix-huit grains & les deux tiers d'un grain, de rhubarbe quatorze grains, d'agaric & de diagréde de chacun cinq grains & le tiers d'un grain, des trois espéces de myrobolans de chacun quatre grains & demi.

Ə iv.

Une dragme & demie des pilules contient d'*hiera picra* vingt-un grains, de rhubarbe quinze grains & les trois quarts d'un grain, d'agaric & de diagréde de chacun six grains, des trois espéces de myrobolans de chacun cinq grains & le quart d'un grain.

ʒ j. ß.

On pourroit retrancher de cette composition les semences, les roses & les sucs,

Gggg ij

& mettre en leur place deux dragmes de fels d'abfinthe pour corriger les purga‑
tifs, empêchant qu'ils n'excitent des tranchées : Voici donc comme je voudrois
réformer ces pilules.

Pilules contre les Fiévres Bilieufes,	*Pilulæ ad Febres Biliofas,*
Réformées.	Reformatæ.

♃ D'hiera-picra,	℥ j.	♃ *Hieræ picræ,*	℥ j.
Des myrobolans citrins & de la rhubarbe,		*Myrobalanorum citrinorum, rhabar‑*	
aā.	ʒ vj.	*bari, aā.*	ʒ vj.
Du diagréde & de l'agaric, aā.	ʒ ij. ß.	*Diacrydii, agarici, aā.*	ʒ ij. ß.
Du fel d'abfinthe,	ʒ ij.	*Salis abfinthii,*	ʒ ij.
Faites-en une maffe de pilules avec ce qu'il		*Cum f. q. pulpæ caffiæ recenter extractæ*	
faudra de pulpe de caffe nouvelle.		*fiat maffa pilularum.*	
La dofe fera depuis ℈ j. jufqu'à ʒ j.		*Dofis eft à ℈ j. ufque ad ʒ j.*	

Pilules Diarrhodon, *de Méfué.*	Pilulæ Diarrhodon, Mefue.

♃ De l'aloës fuccotrin,	℈ xv.	♃ *Aloës foccotorinæ,*	℈ xv.
Des trochifques *diarrhodon* & des feuilles d'ab‑		*Trochifcorum diarrhodonis, foliorum*	
finthe féches, aā.	℈ v.	*abfinthii ficcatorum, aā.*	℈ v.
Des fleurs de jonc odorant, du maftic, aā. ℈ ij.		*Florum fchœnanthi; maftiches, aā.* ℈ ij.	
Du fel gemme,	℈ j.	*Salis gemmei,*	℈ j.
Faites-en une maffe de pilules avec l'eau de		*Cum aquâ foliorum citri fiat maffa.*	
feuilles de citron.			

R E M A R Q U E S.

On pulvérifera enfemble les feuilles d'abfinthe, le jonc odorant & les trochif‑
ques *diarrhodon* ; d'une autre part, l'aloës & le maftic ; d'une autre part, le fel
gemme ; on mêlera ces poudres, & avec de l'eau de feuilles de citron diftillée on
fera une maffe qu'on gardera pour en former des pilules au befoin.

Vertus.
Dofe.
     Elles purgent & elles fortifient enfuite l'eftomac, elles hâtent la digeftion, elles
chaffent la mauvaife odeur de la bouche : La dofe en eft depuis un fcrupule juf‑
qu'à quatre.

Purgatif.
℈ j.
     Il n'y a que l'aloës de purgatif & d'effentiel dans ces pilules, le refte y eft inutile.
     Un fcrupule des pilules *diarrhodon* contient d'aloës fuccotrin neuf grains & le
tiers d'un grain.

ʒ ß.
     Demi-dragme des pilules *diarrhodon* contient d'aloës quatorze grains.

℈ ij.
     Deux fcrupules des pilules *diarrhodon* contiennent d'aloës dix-huit grains & les
deux tiers d'un grain.
     Une dragme des pilules *diarrhodon* contient d'aloës vingt-huit grains.

ʒ j.
℈ iv.
     Quatre fcrupules des pilules *diarrhodon* contiennent d'aloës trente-fept grains
& le tiers d'un grain.

Pilules contre les Écrouelles.	Pilulæ ad Strumas.

♃ Du turbith,	ʒ vj.	♃ *Turbith,*	ʒ vj.
De la farcocolle,	ʒ ß.	*Sarcocollæ,*	ʒ ß.
De la poudre des efpéces d'*hiera* fimple, ʒ iij.		*Pulveris fpecierum hieræ fimplicis,* ʒ iij.	
Des trochifques d'agaric,	ʒ ij. ß.	*Agarici trochifcati,*	ʒ ij. ß.
Du fel ammoniac,	ʒ ij.	*Salis ammoniaci,*	ʒ ij.
Des trochifques alhandal,	ʒ j. ß	*Trochifcorum alhandal,*	ʒ j. ß.
De l'opopanax & de la fcammonée, aā.	ʒ j.	*Opopanacis, fcammonii, aā.*	ʒ j.
Faites-en une maffe de pilules avec le fyrop de		*Cum fyrupo rofato folativo fiat maffa.*	
rofes folutif			

REMARQUES.

On pulvérifera enfemble le turbith , l'agaric & les trochifques alhandal ; d'une autre part , on mettra en poudre enfemble la farcocolle, l'opopanax & la fcammonée ; d'une autre part, le fel ammoniac ; on mêlera les poudres avec celle d'hiére , l'on corporifiera le mélange avec ce qu'il faudra de fyrop de rofes pâles pour faire une maffe dont on formera des pilules au befoin.

Elles purgent la pituite craffe , on les emploie pour les humeurs fcrophuleufes , pour les glandes du méfentère , pour les fquirres du foie , pour les écrouelles : La dofe en eft depuis un fcrupule jufqu'à une dragme.

Vertus.
Dofe.

Les ingrédients purgatifs de cette compofition font le turbith , la poudre des efpéces d'hiére , l'agaric , les trochifques alhandal & la fcammonée.

Purg. de la
compofit.
Ə ß.

Un fcrupule de ces pilules contient de turbith cinq grains & les deux tiers d'un grain , de poudre des efpéces d'hiére fimple deux grains & demi , d'agaric trochifqué deux grains & le quart d'un grain, de trochifques alhandal deux grains , de fcammonée un grain.

Demi-dragme des pilules contient de turbith huit grains & demi , de poudre des efpéces d'hiére trois grains & les trois quarts d'un grain , d'agaric trois grains & un quart & demi de grain, de trochifques alhandal trois grains , de fcammonée un grain & demi.

Ʒ ß.

Deux fcrupules des pilules contiennent de turbith onze grains & le tiers d'un grain , de poudre des efpéces d'hiére cinq grains , d'agaric quatre grains & demi , de trochifques alhandal quatre grains, de fcammonée deux grains.

Ə ij.

Une dragme des pilules contient de turbith dix-fept grains, de poudre des efpéces d'hiére fept grains & demi , d'agaric fix grains & demi , de trochifques alhandal fix grains , de fcammonée trois grains.

Ʒ j.

La farcocolle, qui eft une gomme condenfante & defficative , m² paroît mal convenir à la qualité de ces pilules qui doivent être purgatives & raréfiantes pour pouvoir pénétrer & diffoudre les humeurs groffiéres & vifqueufes , dont font remplis les fcrophules & les fquirres : je voudrois donc la retrancher de cette compofition.

On pourroit, fans fcrupule , fubftituer l'aloës fuccotrin à la poudre d'hiére fimple , car c'eft prefque la même chofe : Voici donc comme je ferois d'avis qu'on réformât ces pilules.

Pilules contre les Écrouelles , Réformées.		*Pilulæ ad Strumas , Reformatæ.*	
℞ Du turbith ,	Ʒ vj.	℞ *Turbith ,*	Ʒ vj.
De l'aloës fuccotrin,	Ʒ iij.	*Aloës foccotorinæ ,*	Ʒ iij.
Des trochifques d'agaric ,	Ʒ ij. ß.	*Agarici trochifcati ,*	Ʒ ij. ß.
Du fel ammoniac ,	Ʒ ij.	*Salis ammoniaci ,*	Ʒ ij.
Des trochifques alhandal ,	Ʒ j. ß.	*Trochifcorum alhandal ,*	Ʒ j. ß.
De la fcammonée & de l'opopanax , aã.	Ʒ j.	*Scammonii , opopanacis , aã.*	Ʒ j.
Faites-en une maffe de pilules avec le fyrop de rofes folutif.		*Cum fyrupo rofato folutivo fiat maffa pilularum.*	
La dofe fera depuis Ə j. jufqu'à Ʒ j.		*Dofis eft à Ə j. ufque ad Ʒ j.*	

Pilules Rofates , de Mynficht.		*Pilulæ Rofatæ , A. Mynficht.*	
℞ De la fcammonée préparée avec les rofes ,	Ʒ ß.	℞ *Scammonii rofati ,*	Ʒ ß.
Des réfines de jalap & de turbith , aã.	Ʒ ij.	*Refinarum jalap & turpethi , aã.*	Ʒ ij.
Du tartre vitriolé,	Ʒ j.	*Tartari vitriolati ,*	Ʒ j.
De l'effence de rofes ,	Ə ß.	*Olei ftillat. rofarum ,*	Ə ß.

Mêlez le tout , & faites-en une maſſe de pilu-les avec l'eſprit de roſes.

Miſce , & cum ſpiritu roſarum fiant pilulæ.

R E M A R Q U E S.

On pulvériſera enſemble la ſcammonée & les réſines , on mêlera la poudre avec le tartre vitriolé & l'eſſence de roſes , on corporifiera le mélange avec ce qu'il faudra d'eſprit de roſes , pour faire une maſſe qu'on gardera , & l'on en formera des pilules au beſoin.

Vertus. Elles purgent puiſſamment la bile , la pituite & les eaux ; on peut s'en ſervir **Doſe.** pour l'hydropiſie : La doſe en eſt depuis demi-ſcrupule juſqu'à demi-dragme.

Purg. de la Les ingrédients purgatifs de cette compoſition ſont la ſcammonée roſate , les **compoſit.** réſines de jalap & de turbith.

℈ ß. Demi-ſcrupule des pilules roſates contient de ſcammonée roſate quatre grains, des réſines de jalap & de turbith , de chacun deux grains.

℈ j. Un ſcrupule des pilules roſates contient de ſcammonée roſate huit grains, des réſines de jalap & de turbith , de chacun quatre grains,

ʒ ß. Demi-dragme des pilules contient de ſcammonée roſate demi-ſcrupule , des réſines de jalap & de turbith de chacun ſix grains.

On trouvera dans mon *Livre de Chymie* les deſcriptions des réſines , du tartre vitriolé , de l'eſſence & de l'eſprit de roſes.

Il y a à craindre que l'eſprit de roſes ne lie pas bien la maſſe , à cauſe des réſines qu'elle contient ; il vaudroit mieux ſe ſervir en cette occaſion du ſyrop de roſes pâles.

Pilules Martiales , ou *Chalybées.*   Pilulæ Martiales , ſeu Chalybeatæ.

♃ De l'aloës ſuccotrin , ʒ j.	♃ *Aloes ſoccotorinæ ,* ʒ j.
Du ſafran de mars apéritif , · ʒ vj.	*Croci martis aperientis ,* ʒ vj.
De la ſcammonée & de la gomme ammoniac pure , aã. ʒ ß.	*Scammonii , gummi ammoniaci puri , aã.* ʒ ß.
Du ſafran & du tartre vitriolé , aã. ʒ j. ß.	*Croci, tartari vitriolati , aã.* ʒ j. ß.
Faites-en une maſſe de pilules avec l'oxymel ſcillitique.	*Cum oxymelle ſcillitico fiat maſſa pilularum.*

R E M A R Q U E S.

On pulvériſera enſemble l'aloës , la ſcammonée & la gomme ammoniac choiſie en larmes nettes ; d'une autre part , le ſafran ; d'une autre part , on broiera très-ſubtilement ſur le porphyre , le ſafran de mars apéritif ; on mêlera les poudres avec le tartre vitriolé , & l'on incorporera le tout avec ce qu'il faudra d'oxymel ſcillitique pour faire une maſſe qu'on gardera , & l'on en formera des pilules au beſoin.

Vertus. Elles purgent en levant les obſtructions , elles excitent les mois aux femmes , **Doſe.** on s'en ſert pour les pâles couleurs , pour la cachexie , pour l'hydropiſie : La doſe en eſt depuis un ſcrupule juſqu'à une dragme.

Purgatifs. Les ingrédients purgatifs de cette compoſition ſont l'aloës & la ſcammonée. **℈ j.** Un ſcrupule des pilules martiales contient d'aloës ſix grains , de ſafran de mars apéritif quatre grains & demi , de ſcammonée trois grains.

ʒ ß. Demi-dragme des pilules martiales contient d'aloës neuf grains , de ſafran de mars apéritif ſix grains & les trois quarts d'un grain , de ſcammonée quatre grains & demi.

℈ ij. Deux ſcrupules des pilules contiennent d'aloës demi-ſcrupule, de ſafran de mars apéritif neuf grains , de ſcammonée ſix grains.

Une dragme des pilules contient d'aloës dix-huit grains, de fafran de mars apé- ℈ ij.
ritif treize grains & demi, de fcammonée neuf grains.

Si l'on veut reffentir un bon effet de ces pilules, il en faut prendre en petite dofe pendant douze à quinze matins confécutifs, & fe promener quelque
temps après, afin de donner lieu au mars & aux purgatifs de pouffer en bas & de
lever les obftructions.

Pilules de Rudius.	*Pilulæ Rudii.*

℞ De l'aloës fuccotrin, ℥ j.
De la pulpe de coloquinte, ʒ vj.
De l'agaric, de la fcammonée, de la racine
d'ellébore noir, du turbith & des efpéces *diarrhodon Abbatis*, aã. ℥ ß.

Concaffez toutes ces drogues groffiérement à
l'exception des efpéces *diarrhodon Abbatis* ; puis
expofez-les pendant huit jours au foleil dans un
vaiffeau bien fermé avec f. q. de bonne eau-de-vie,
enforte que la liqueur furnage de fix doigts ; après
cela infufez dans l'eau-de-vie les efpéces *diarrhodon Abbatis* de la même maniére pendant quatre
jours ; coulez enfuite l'infufion & l'exprimez
fortement, puis mêlez les deux colatures enfemble ; après avoir féparé les féces, vous diftille-
rez à petit feu dans un alambic de verre, jufqu'à
ce qu'il ne refte au fond de la cucurbite qu'une
matiére épaiffie en confiftance de miel, dont on
formera une maffe de pilules.

℞ *Aloës foccotorinæ*, ℥ j.
Pulpæ colocynthidos, ʒ vj.
*Agarici, fcammonii, radicis hellebori
nigri, turbith, fpecierum diarrhodon Abbatis*, aã. ℥ ß.

*Omnia, exceptis fpeciebus diarrhodon
Abbatis, craffiusculè contundantur & infundantur claufo vafe ad folem in aquâ
vitæ optimâ per octiduum, ita ut liquor fex
digitis fuperemineat ; poftea infundantur
quoque fimili modo fpecies diarrhodon Abbatis in aquâ vitæ per quatriduum ; mox
factâ colaturâ expreffioneque validâ, am-
bæ illæ colaturæ mifceantur & fæce abjectâ
indatur liquor alembico vitreo, ut feparatâ
per diftillationem humiditate remaneat
materies inftar mellis denfa ex qua fiat
maffa.*

R E M A R Q U E S.

On pulvérifera groffiérement l'aloës, la fcammonée, les racines, la coloquinte
mondée de fes pepins & incifée menu, & l'agaric ; on mettra toutes ces drogues
dans un matras, on verfera deffus de bonne eau-de-vie jufqu'à ce qu'elle furpaffe
la matiére de fix doigts ; on bouchera exactement le vaiffeau, & on le placera au
foleil ou à une chaleur artificielle approchante pour y laiffer digérer l'infufion pendant huit jours ; d'une autre part, on mettra infufer de la même maniére dans un
autre matras les efpéces *diarrhodon* pendant quatre jours ; enfuite l'on coulera les
deux infufions exprimant fortement le marc, on les mêlera enfemble, on fera diftiller la liqueur dans un alambic de verre à petit feu jufqu'à ce qu'il refte au fond
de la cucurbite une matiére épaiffie en confiftance d'extrait, qu'on gardera pour en
former des pilules au befoin.

Elles purgent toutes les humeurs, on s'en fert pour la fiévre quarte, pour la mé-   Vertus.
lancolie hypocondriaque, pour l'apoplexie, pour la léthargie : La dofe en eft de-   Dofe.
puis demi-fcrupule jufqu'à demi-dragme.

Il y a apparence que le nom de ces pilules eft celui de leur Auteur, j'en ai tiré la
defcription de la Pharmacopée de Londres ; leur compofition eft un extrait pur,
mais elles n'en valent pas mieux ; je les eftimerois davantage, fi elles étoient compofées avec les drogues en fubftance, parce qu'en faifant évaporer les teintures,
on laiffe toûjours échapper une portion de la vertu purgative.

Les efpéces *diarrhodon* font inutiles dans cette compofition ; elles y font mifes
pour fortifier l'eftomac & les autres vifcères contre l'action violente des purgatifs,
mais elles n'y peuvent produire aucun effet, parce que leur vertu eft abforbée &
détruite par la fermentation qui arrive dans les humeurs au temps de la purgation,

mais fi elles pouvoient agir, comme on le prétend, elles empêcheroient en partie que les humeurs ne fuffent rendues fluides & qu'elles ne fuffent évacuées, ce qui apporteroit un obftacle à l'intention qu'on a de purger : je ferois donc d'avis qu'on retranchât de cette defcription les efpéces *diarrhodon*, & qu'on mît en place quelques dragmes de tartre foluble pour corriger le turbith, en raréfiant fa partie vifqueufe, qui peut s'attacher aux membranes internes des vifcères, & y exciter des tranchées : Voici donc comme je voudrois qu'on réformât ces pilules.

Pilules de Rudius, Réformées.	*Pilulæ Rudii, Reformatæ.*
♃ De l'aloës fuccotrin, ℥ j. Des trochifques alhandal, ʒ vj. De l'agaric, de la fcammonée, de la racine d'éllébore noir & du turbith, aā. ℥ ß. Du tartre foluble, ʒ iij. Formez-en des pilules avec le fyrop de nerprun. La dofe fera depuis Ә ß. jufqu'à ʒ ß.	♃ *Aloës foccotorina,* ℥ j. *Trochifcorum alhandal,* ʒ vj. *Agarici, fcammonii, radicis hellebori nigri, turbith,* aā. ℥ ß. *Tartari folubilis,* ʒ iij. *Cum fyrupo de rhamno cathartico fiat maffa pilularum.* *Dofis eft à* Ә ß. *ufque ad* ʒ ß.

Pilules d'Épithyme.	*Pilulæ de Epithymo.*
♃ Du turbith, ʒ vj. De l'épithyme, du bdellium, de la pierre d'Arménie, de la poudre des efpéces d'hiére fimple, des trochifques alhandal & d'agaric, aā. ʒ ij. De la fcammonée, ʒ j. Faites-en une maffe de pilules avec le miel rofat.	♃ *Turbith,* ʒ vj. *Epithymi, bdellii, lapidis Armeni, pulveris fpecierum hieræ fimplicis, trochifcorum alhandal & agarici,* aā. ʒ ij. *Scammonii,* ʒ j. *Cum melle rofato fiat maffa.*

R E M A R Q U E S.

On pulvérifera enfemble le turbith, l'épithyme & les trochifques ; d'une autre part, on broiera fur le porphyre la pierre d'Arménie, on mêlera les poudres avec celle d'hiére, & ce qu'il faudra de miel rofat pour faire une maffe qu'on gardera, & l'on en formera des pilules au befoin.

Vertus.
Dofe.

Elles purgent l'humeur mélancolique & la pituite, on s'en fert pour les maladies des jointures, car elles font arthritiques : La dofe en eft depuis un fcrupule jufqu'à une dragme.

Purg. de la compofit.

Les ingrédients purgatifs de cette compofition font le turbith, la poudre des efpéces d'hiére fimple, les trochifques alhandal, l'agaric & la fcammonée.

Ә j.

Un fcrupule des pilules d'épithyme contient de turbith fix grains, de poudre des efpéces d'hiére fimple, de trochifques alhandal & d'agaric, de chacun deux grains, de fcammonée un grain.

ʒ ß.

Demi-dragme des pilules contient de turbith neuf grains, de poudre des efpéces d'hiére, de trochifques alhandal & d'agaric de chacun trois grains, de fcammonée un grain & demi.

Ә ij.

Deux fcrupules des pilules contiennent de turbith demi-fcrupule, de poudre des efpéces d'hiére, de trochifques alhandal & d'agaric, de chacun quatre grains, de fcammonée deux grains.

ʒ j.

Une dragme des pilules contient de turbith dix-huit grains, de poudre des efpéces d'hiére, de trochifques alhandal & d'agaric de chacun fix grains, de fcammonée trois grains.

La pierre d'Arménie eft inutile dans cette compofition, je voudrois l'en retrancher

cher, & mettre en sa place quelques dragmes de tartre soluble pour servir de correctif aux purgatifs.

On peut aussi substituer l'aloës à la poudre d'hiére : Voici comme je serois d'avis qu'on réformât cette composition.

Pilules d'Épithyme , Réformées.	*Pilulæ de Epithymo , Reformatæ.*
♃ Du turbith, ℥ vj.	♃ *Turbith ,* ℥ vj.
De l'épithyme , du bdellium , du meilleur aloës, des trochisques alhandal & d'agaric, du tartre soluble , aã. ʒ ij.	*Epithymi , bdellii , aloës optimæ , trochiscorum alhandal & agarici , tartari solubilis , aã.* ʒ ij.
De la scammonée, ʒ j.	*Scammonii ,* ʒ j.
Faites-en une masse de pilules avec le miel rosat.	*Cum melle rosato fiat massa pilularum.*
La dose sera depuis ℈ ß. jusqu'à ʒ j.	*Dosis est à ℈ ß. usque ad ʒ j.*

Pilules de Polypode.	*Pilulæ de Polypodio.*
♃ Du turbith , ʒ vij.	♃ *Turbith ,* ʒ vij.
Des trochisques alhandal , ʒ vj.	*Trochiscorum alhandal ,* ʒ vj.
Du polypode de chêne , ʒ v.	*Polypodii querni ,* ʒ v.
Des espéces d'hiére simple , ʒ ij.	*Specierum hieræ simplicis ,* ʒ ij.
Du diagréde , ʒ j. ß.	*Diacrydii ,* ʒ j. ß.
Du stœchas & de l'épithyme , aã. ʒ ß.	*Stæchados , epithymi , aã.* ʒ ß.
Faites-en une masse avec le syrop de fleurs de pêcher.	*Cum syrupo de floribus mali Persicæ fiat massa.*

REMARQUES.

On pulvérisera ensemble le turbith , le polypode , le stœchas , l'épithyme & les trochisques ; d'une autre part, on mettra en poudre le diagréde, on mêlera les poudres avec celle d'hiére simple , & l'on incorporera le mélange avec du syrop de fleurs de pêcher pour faire une masse qu'on gardera , & l'on en formera des pilules au besoin.

Elles purgent la pituite & la bile noire ou recuite, on s'en sert pour les maladies du cerveau : La dose en est depuis un scrupule jusqu'à une dragme.   *Vertus. Dose.*

Les ingrédients purgatifs de cette composition sont le turbith, les trochisques alhandal , les espéces d'hiére & le diagréde.   *Purg. de la composit.*

Un scrupule des pilules de polypode contient de turbith cinq grains & les deux tiers d'un grain, de trochisques alhandal quatre grains & les deux tiers d'un grain , des espéces d'hiére simple un grain & demi , de diagréde un grain.   ℈ j.

Demi-dragme des pilules contient de turbith huit grains & demi, de trochisques alhandal sept grains, des espéces d'hiére simple deux grains & le quart d'un grain , de diagréde un grain & demi.   ʒ ß.

Deux scrupules des pilules contiennent de turbith onze grains & le tiers d'un grain , de trochisques alhandal neuf grains & le tiers d'un grain , des espéces d'hiére simple trois grains , de diagréde deux grains.   ℈ ij.

Une dragme des pilules contient de turbith dix-sept grains , de trochisques alhandal quatorze grains , des espéces d'hiére simple quatre grains & demi , de diagréde trois grains.   ʒ j.

Quoique cette composition prenne son nom du polypode, elle n'en reçoit pas une grande vertu , néanmoins il faut l'y laisser en faveur du nom ; mais on devroit en retrancher l'épithyme & le ſtœchas comme des drogues inutiles : Voici comme je voudrois réformer ces pilules.

Pilules de Polypode, Réformées.		*Pilulæ de Polypodio , Reformatæ.*	
♃ Du turbith,	ʒ vij.	♃ Turbith ,	ʒ vij.
Des trochiſques alhandal ,	ʒ vj.	Trochiſcorum alhandal ,	ʒ vj.
Du polypode ,	ʒ v.	Polypodii,	ʒ v.
De l'aloës ſuccotrin ,	ʒ ij.	Aloës ſoccotorinæ ,	ʒ ij.
Du diagréde ,	ʒ j. ß.	Diacrydii ,	ʒ j. ß.
Faites-en une maſſe avec le ſyrop de fleurs de pêcher.		Cum ſyrupo de floribus mali Perſicæ fiat maſſa pilularum.	
La doſe ſera depuis ϶ j. juſqu'à ʒ j.		Doſis eſt à ϶ j. uſque ad ʒ j.	

Pilules Anodynes, de Mynſicht.		Pilulæ Anodynæ , A. Mynſicht.	
♃ De l'extrait de pilules aléphangines de Mynſicht ,	ʒ vj.	♃ Extraĉti pilularum alephanginarum A. Mynſicht ,	ʒ vj.
Du tartre vitriolé & du laudanum en forme d'opiate de Mynſicht , aā.	ʒ ij.	Tartari vitriolati , laudani opiatici A. Mynſicht , aā.	ʒ ij.
Faites-en une maſſe de pilules ſ. a. avec la confeĉtion alkermes.		Cum confeĉtione alkermes fiat maſſa pilularum ſ. a.	

R E M A R Q U E S.

On mêlera le tartre vitriolé bien pulvériſé avec le laudanum, l'extrait des pilules aléphangines , & ce qu'il faudra de confeĉtion alkermes, pour faire une maſſe qu'on gardera , & l'on en formera des pilules au beſoin.

Vertus.   **Doſe.**   Elles purgent doucement & ſans violence : on s'en ſert pour appaiſer les grandes douleurs , en évacuant doucement l'humeur qui les cauſe. La doſe en eſt depuis demi ſcrupule juſqu'à un ſcrupule.

Purg. de la compoſit.   La vertu purgative de cette compoſition vient de l'extrait des pilules aléphangines.

϶ ß.   Demi-ſcrupule des pilules anodynes contient d'extrait des pilules aléphangines ſix grains , de laudanum d'*A. Mynſicht* trois grains.

϶ j.   Un ſcrupule des pilules contient d'extrait des pilules aléphangines demi-ſcrupule, de laudanum d'*A. Mynſicht* ſix grains.

On perd une grande partie de la qualité des pilules aléphangines en tirant leur extrait ; il vaudroit beaucoup mieux ſe ſervir de la maſſe réformée.

Laudanum de Mynſicht.   Le laudanum d'*A. Mynſicht* ſe fait en la maniére ſuivante.

Prenez de l'opium deux onces ; du ſuc de fleurs de pavot rhœas épaiſſi en conſiſtance de miel, une once ; de la racine de cynogloſſe, de la mumie, du ſtorax, du ſuc de régliſſe, du ſafran, de chacun demi-once ; tirez la teinture de l'opium ſéparément avec du vinaigre diſtillé, ou avec du ſuc de citron, & la teinture du reſte des drogues avec de l'eſprit-de-vin ; après avoir coulé les teintures, faites-les évaporer enſemble juſqu'à conſiſtance de miel à une chaleur très-lente ; ajoûtez y de l'extrait de bézoard oriental, du ſoufre anodyn de vitriol, de chacun deux dragmes ; des ſels de perles & de corail rouge, de chacun une dragme ; de l'ongle d'élan hermétiquement calciné, de l'os de cœur de cerf, du ſuccin blanc, de chacun demi-dragme ; de l'ambre gris, un ſcrupule ; du muſc, demi-ſcrupule ; de l'or potable d'*A. Mynſicht*, une dragme & demie ; des eſſences de camomille, d'orange, de

girofle, d'abfinthe, de mufcade, d'aneth, de citron, d'anis, de chacun demi-fcrupule : mêlez bien le tout, & gardez le mélange pour le befoin.

Voilà une longue & embarraffante préparation, où l'on s'efforce de corriger la
vertu fomnifère de l'opium par beaucoup d'efpéces d'ingrédients fulfureux & falins; mais l'opium n'a pas befoin de correctif, comme je l'ai remarqué dans mon
Livre de Chymie, en traitant du laudanum. Ces drogues, par leur quantité & par
leur volume, affoibliffent fi fort la qualité de l'opium, qu'il ne s'en fait qu'un
laudanum très-foible. Je trouverois donc plus à propos qu'on fe contentât d'employer l'opium pur, ou fon extrait, tel que je l'ai décrit dans mon *Livre de Chy-*
mie, que le laudanum d'*A. Mynficht* : Voici comme je ferois d'avis qu'on réformât ces pilules.

Pilules Anodynes, Réformées.	Pilulæ Anodynæ, Reformatæ.

℞ De la maffe des pilules aléphangines de Mynficht réformées, ʒ j.
  Du tartre vitriolé, ʒ ij. ß.
  De l'extrait d'opium, ʒ j.
Mêlez ces drogues, & faites-en une maffe de pilules.
La dofe fera depuis gr. viij. jufqu'à ʒ ß.

℞ *Maffæ pilularum alephanginarum A. Mynficht reformat.* ʒ j.
  Tartari vitriolati, ʒ ij. ß.
  Extracti opii, ʒ j.
Mifce, fiat maffa pilularum.
Dofis eft à gr. viij. ufque ad ʒ ß.

R E M A R Q U E S

Le tartre vitriolé peut être mêlé avec la maffe des pilules aléphangines & l'extrait d'opium fans qu'il foit befoin de liquéfier le mélange, & d'autant plus que
les fels s'humectent toûjours affez : mais fi en pilant ces drogues enfemble dans un
mortier, on trouvoit de la difficulté à les incorporer par trop de féchereffe, on y
ajoûteroit un peu de fyrop de rofes pâles.

Pilules de Rondelet.	Pilulæ Rondeletii.

℞ Des gommes adraganth & Arabique, aā. ʒ ß.
  De l'amydon, ʒ ij.
  De l'encens, du ftorax, de la myrrhe, du fuc de régliffe & de l'opium, aā. Ɔ iv.
Faites-en une maffe de pilules avec f. q. de vin cuit.

℞ *Gummi tragacanthi & Arabici, aā.* ʒ ß.
  Amyli, ʒ ij.
  Thuris, ftoracis, myrrhæ, fucci glycyr-rhizæ, opii, aā. Ɔ iv.
Cum f. q. fapa fiat maffa pilularum.

R E M A R Q U E S.

On pulvérifera enfemble dans un mortier qu'on aura chauffé, les gommes adraganth & Arabique; d'une autre part, on mettra en poudre enfemble la myrrhe, le
ftorax, l'encens; d'une autre part, l'amydon; on mêlera les poudres, on amollira
enfemble l'opium & le fuc de régliffe en les battant long-temps dans un mortier de
bronze avec un peu de fapa ou vin cuit, puis on y mêlera les poudres, on continuera à battre la matiére en y ajoûtant ce qu'il faudra de fapa pour faire une maffe
bien liée qu'on gardera, & l'on en formera des pilules au befoin.

Elles excitent le fommeil, elles arrêtent les cours de ventre, elles empêchent les
fluxions fur les jointures, & elles font pectorales : La dofe en eft depuis demi-fcrupule jufqu'à demi-dragme.   Vertus. Dofe.

Demi-fcrupule des pilules de Rondelet contient d'opium les trois quarts d'un
grain.   Ɔ ß.

Hhhh ij

Ʒ j.

Un scrupule des pilules contient d'opium un grain, & les deux tiers d'un grain.

Ʒ ß.

Demi-dragme des pilules contient d'opium deux grains & demi.

Le storax, l'encens & la myrrhe sont employés ici pour corriger par leur substance saline & sulfureuse, la qualité narcotique de l'opium.

Pilules de six Ingrédients.	Pilulæ de Sex.
♃ Du suc de réglisse & des pénides, aā. Ʒ ß. Du storax, de l'encens & de l'opium, aā. Ʒ ij. Faites-en une masse avec le syrop de pas-d'âne.	♃ *Succi glycyrrhizæ, penidiorum,* aā. Ʒ ß. *Storacis, thuris, opii, aā.* Ʒ ij. *Cum syrupo tussilaginis fiat massa.*

R E M A R Q U E S.

On pulvérisera ensemble le storax & l'encens, d'une autre part, les pénides; on liquéfiera le suc de réglisse & l'opium, les battant ensemble dans un mortier de bronze avec un peu de syrop de pas-d'âne, jusqu'à ce qu'ils soient en pâte, l'on y mêlera alors les poudres, l'on continuera à battre long-temps le mélange, en y ajoûtant du même syrop pour faire une masse bien liée qu'on gardera, & l'on en formera des pilules au besoin.

Vertus.
Dose.

Elles arrêtent les fluxions qui pourroient tomber du cerveau sur la poitrine, elles épaississent les sérosités en les adoucissant, elles excitent le sommeil, elles remédient à la phthisie : La dose en est depuis demi-scrupule jusqu'à un scrupule.

Ʒ ß.

Demi-scrupule des pilules contient d'opium un grain, & le demi-tiers d'un grain.

Ʒ j.

Un scrupule des pilules contient d'opium deux grains & le tiers d'un grain.

Ces pilules ont beaucoup de rapport avec les précédentes.

Pilules de Cynoglosse, de Mésué.	Pilulæ de Cynoglosso, Mesue.
♃ De la meilleure myrrhe, Ʒ vj. De la semence de jusquiame blanche & de l'opium, aā. Ʒ ß. De l'oliban, Ʒ v. De la racine de cynoglosse, Ʒ iv. ß. Du safran & du castoréum, aā. Ʒ j. ß. Faites-en une masse avec le syrop violat.	♃ *Myrrhæ optimæ,* Ʒ vj. *Seminis hyoscyami albi, opii, aā.* Ʒ ß. *Olibani,* Ʒ v. *Radicis cynoglossi,* Ʒ iv. ß. *Croci, castorei, aā.* Ʒ j. ß. *Cum syrupo violato forma massam.*

R E M A R Q U E S.

On pulvérisera ensemble le castoréum, le safran, la semence de jusquiame, la racine de cynoglosse; d'une autre part, on mettra en poudre ensemble la myrrhe & l'encens; on liquéfiera l'opium en le battant long-temps dans un mortier de bronze avec un peu de syrop de violettes jusqu'à ce qu'il soit en pâte liquide; on y mêlera alors les poudres, on continuera de battre le mélange, y ajoûtant peu à peu ce qu'il faudra du même syrop pour faire une masse solide dont on formera

Poids.

des pilules pour le besoin. Cette masse pése ordinairement quatre onces & trois dragmes.

Vertus.

Elles sont propres pour adoucir & pour épaissir les humeurs séreuses & âcres qui descendent du cerveau, elles empêchent les catharres, elles arrêtent le crachement

Dose.

de sang, & elles excitent le sommeil : La dose en est depuis huit grains jusqu'à un scrupule.

Les somnifères de la composition sont l'opium & la semence de jusquiame.

Somni-
fères.

Huit grains des pilules de cynoglosse contiennent d'opium & de semence de jus-quiame de chacun un grain.

gr. viij.

Demi-scrupule des pilules contient d'opium & de semence de jusquiame de chacun un grain & demi.

Ɔ ß.

Seize grains des pilules contiennent d'opium & de semence de jusquiame de chacun deux grains.

gr. x vj.

Un scrupule des pilules contient d'opium & de semence de jusquiame de chacun trois grains.

Ɔ j.

Plusieurs ajoûtent dans la composition de ces pilules des girofles, de la canelle & du storax, mais ces ingrédients étant spiritueux & âcres, doivent diminuer la vertu des remédes incrassants & somnifères, qui sont ici les principaux.

Pilules de Storax, de Galien.	*Pilulæ de Styrace, Galeni.*
℞ Du storax calamite, ℥ ix.	℞ *Styracis calamit.* ℥ ix.
De la myrrhe & l'opium, aã. ℥ ß.	*Myrrhæ, opii, aã.* ℥ ß.
Faites-en une masse de pilules avec s. q. de vin cuit.	*Cum s. q. sapa fiat massa pilularum s. a.*

R E M A R Q U E S.

On pulvérisera ensemble le storax & la myrrhe, on liquéfiera l'opium en le battant long-temps dans un mortier de bronze avec un peu de sapa jusqu'à ce qu'il soit en pâte liquide, on y mêlera alors les poudres & ce qu'il faudra de sapa pour faire une masse qu'on gardera, & l'on en formera des pilules au besoin.

Elles calment la toux, elles appaisent les douleurs & elles excitent le sommeil : La dose en est depuis six grains jusqu'à dix-huit.

Vertus.
Dose.

Six grains des pilules de storax contiennent d'opium un grain.

gr. vj.

Demi-scrupule des pilules contient d'opium deux grains.

Ɔ ß.

Dix-huit grains des pilules contiennent d'opium trois grains.

gr. xviij.

Pilules Hypnotiques.	*Pilulæ Hypnoticæ.*
℞ Du laudanum, ℥ j.	℞ *Laudani,* ℥ j.
Du safran, de la poudre *diamargariti frigidi* & des espéces de confection d'hyacinthe, aã. ℥ ij.	*Croci, pulveris specierum diamargariti frigidi, specierum confectionis de hyacin-tho, aã.* ℥ ij.
Du succin préparé, du corail rouge prépa-ré, aã. ℥ j.	*Succini præpar. coralli rubri præpara-ti, aã.* ℥ j.
Faites-en une masse de pilules avec le syrop de nénuphar.	*Cum syrupo nenupharino fiat massa pilularum.*

R E M A R Q U E S.

On pulvérisera le safran, après l'avoir fait sécher à une lente chaleur entre deux papiers, on mêlera la poudre avec celle des espéces *diamargariti frigidi* & de con-ection d'hyacinthe, le succin & le corail préparés, on corporifiera le mélange avec le laudanum, & ce qu'il faudra de syrop de nénuphar pour faire une masse qu'on gardera, & l'on en formera des pilules au besoin.

Elles excitent le sommeil & la sueur, elles arrêtent les cours de ventre & les hémorrhagies : La dose en est depuis trois grains jusqu'à huit grains.

Vertus.
Dose.

Trois grains de ces pilules contiennent de laudanum un grain & le quart d'un grain.

gr. iij.

Six grains des pilules contiennent de laudanum deux grains & demi.

gr. vj.]

H h h h iij

gr. ix.
Neuf grains des pilules de laudanum contiennent trois grains & les trois quarts d'un grain.

Pilules Narcotiques, de Platerus.		Pilulæ Narcoticæ, Plateri,	
♃ Du sucre candi ,	ʒ j.	♃ *Sacchari candi ,*	ʒ j.
De la cannelle ,	ʒ ij.	*Cinnamomi,*	ʒ ij.
Du poivre & du laudanum ,	ʒ j.	*Piperis , laudani , aā.*	ʒ j.
De la semence de coriandre,	℈ ij.	*Seminis coriandri ,*	℈ ij.
Du safran ,	ʒ ß.	*Croci ,*	ʒ ß.
Du musc ,	℈ ß.	*Moschi,*	℈ ß.
Faites-en une masse avec le syrop de pavot blanc.		*Cum syrupo de papavere albo fiat massa.*	

R E M A R Q U E S .

On pulvérisera ensemble la coriandre , le safran , le poivre & la canelle ; d'une autre part , le sucre candi & le musc ; on mêlera les poudres avec le laudanum & ce qu'il faudra de syrop de pavot pour faire une masse qu'on gardera , & l'on en formera des pilules au besoin.

Vertus.
Dose.
Elles appaisent les douleurs , elles excitent le sommeil & la sueur : La dose en est depuis demi-scrupule jusqu'à demi-dragme.

℈ ß.
Demi-scrupule des pilules narcotiques contient de laudanum les trois quarts d'un grain.

℈ j.
Un scrupule des pilules narcotiques contient de laudanum un grain & demi.

ʒ ß.
Demi-dragme des pilules narcotiques contient de laudanum deux grains & le quart d'un grain.

Ces pilules ne doivent point être données aux femmes, de peur qu'elles ne leur excitent des vapeurs à cause du musc qui y est mêlé.

Pilules Narcotiques, de Mynsicht.		Pilulæ Narcoticæ, A. Mynsicht.	
♃ De l'extrait d'opium ,	ʒ vj.	♃ *Extracti opii ,*	ʒ vj.
De la poudre des espéces de *diambra* ,	ʒ ij.	*Pulveris specierum diambræ ,*	ʒ ij.
Du sel de perles & de coraux , aā.	ʒ j.	*Salis margaritarum & corallorum ,* aā.	ʒ j.
De l'extrait de fleurs de pavot champêtre ; du safran oriental , aā.	℈ ij.	*Extracti florum papaveris erratici; croci orientalis , aā.*	℈ ij.
De la pierre de bézoard oriental & de l'os de cœur de cerf , aā.	℈ j.	*Lapidis bezoard. orient. ossis de corde cervi , aā.*	℈ j.
Du musc ;	gr. x.	*Moschi ,*	gr. x.
Des huiles de girofle , de cannelle, de marjolaine , de succin blanc & de carvi , aā. gut. viij.		*Oleorum caryophyllorum , cinnamomi , majoranæ, succini albi, carvi, aā. gut. viij.*	
Mêlez le tout , & faites-en une masse de pilules avec la confection alkermes.		*Misce , & cum confectione alkermes fiat massa pilularum.*	

R E M A R Q U E S .

On pulvérisera séparément l'os du cœur de cerf, le safran, la pierre de bézoard, le musc & les sels ; on mêlera les poudres avec celle *diambra* , on corporifiera le mélange avec les extraits , les huiles & ce qu'il faudra de confection alkermes pour faire une masse qu'on gardera , & l'on en formera des pilules au besoin.

Vertus.
Dose.
Elles sont somnifères, cordiales, sudorifiques ; elles calment les douleurs , elles fortifient le cerveau : La dose en est depuis deux grains, jusqu'à demi-scrupule.

On trouvera dans mon *Livre de Chymie* la maniére de préparer le laudanum ou extrait d'opium & les fels de corail & de perles ; pour les effences elles fe font comme celle de la cannelle.

Il n'y a d'effentiel dans cette compofition de pilules que l'extrait d'opium, les autres drogues ne lui fervent que de correctif.

Quatre grains de ces pilules contiennent d'extrait d'opium un grain & demi.

Huit grains des pilules contiennent trois grains d'extrait d'opium.

Dofe de l'extrait d'opium.

gr. iv.
gr. viij.

Pilules de Scribonius.   Pilulæ Scribonii.

℞ De l'opium , du cardamome & du caftoréum , aã.   ℥ ß.

Du fagapénum & de la myrrhe , aã.   ℥ ij.

Du poivre blanc ,   ℥ ß.

Faites-en une maffe de pilules avec f. q. de vin cuit.

℞ Opii , cardamomi , caftorei, aã. ℥ ß.

Sagapeni , myrrhæ , aã.   ℥ ij.

Piperis albi ,   ℥ ß.

Cum f. q. fapæ fiat maffa pilularum.

R E M A R Q U E S.

On pulvérifera enfemble le cardamome & le poivre blanc ; d'une autre part, la myrrhe & le caftoréum ; on liquéfiera enfemble l'opium & le fagapénum , les battant dans un mortier de bronze avec un peu de fapa jufqu'à ce qu'ils foient en pâte liquide ; on y mêlera les autres poudres & ce qu'il faudra encore de fapa pour faire une maffe qu'on gardera , & l'on en formera des pilules au befoin.

Elles font propres pour exciter le fommeil , pour abattre les vapeurs : La dofe en eft depuis trois grains jufqu'à dix-huit.

Six grains des pilules de Scribonius contiennent d'opium un grain.

Neuf grains des pilules contiennent d'opium un grain & demi.

Quinze grains des pilules contiennent d'opium deux grains & demi.

Demi-fcrupale des pilules contient d'opium deux grains.

Dix huit grains des pilules contiennent d'opium trois grains.

Vertus.
Dofe.

gr. vj.
gr. ix.
gr. xv.
Ə ß.
gr. xviij.

Pilules Magiftrales d'Opium.   Pilulæ de Opio Magiftrales.

℞ De l'opium, du fafran & de la caffe odorante , aã.   ℥ ß.

Faites-en une maffe de pilules avec le vin.

℞ Opii , croci, caffiæ ligneæ , aã. ℥ ß.

Cum f. q. vini fiat maffa pilularum f. a.

R E M A R Q U E S

On pulvérifera chacun féparément le *caffia lignea* & le fafran ; on amollira l'opium en le battant long-temps dans un mortier de bronze avec un peu de vin ; on y mêlera les poudres , & l'on fera une maffe qu'on gardera pour en former des pilules au befoin.

Elles appaifent la toux , elles épaiffiffent & adouciffent les férofités trop âcres qui defcendent du cerveau , elles calment les douleurs : La dofe en eft depuis deux grains jufqu'à douze.

Six grains des pilules d'opium magiftrales contiennent d'opium un grain & le quart d'un grain.

Demi fcrupule contient d'opium deux grains & demi.

Il n'y a que l'opium d'effentiel dans ces pilules , le refte y a été mis pour correctif ; mais l'opium n'en a pas befoin : je trouve donc cette compofition bien inutile , le laudanum vaut mieux.

Vertus.
Dofe.

gr. vj.

Ə ß.

Pilules Harmoniques , de Galien.	Pilulæ Harmonicæ , Galeni.

℞ De la femence de jufquiame ; de la myrrhe & de l'opium , aã. ℨ ß.
Du ftorax , du caftoréum , du poivre noir & du cardamome , aã. ʒ iij.
Faites-en une maffe de pilules avec q. f. de vin cuit.

℞ *Seminis hyofcyami ; myrrhæ, opii , aã.* ℨ ß.
Styracis , caftorei , piperis nigri , cardamomi , aã. ʒ iij.
Cum f. q. fapæ fiat maffa pilularum.

R E M A R Q U E S.

On pulvérifera enfemble le cardamome , le poivre , le caftoréum & la femence de jufquiame ; d'une autre part, le ftorax & la myrrhe ; on battra long-temps dans un mortier de bronze l'opium avec un peu de fapa, pour en faire une pâte ; on y mêlera les poudres , & avec ce qu'il faudra de fapa, l'on fera une maffe qu'on gardera pour en former des pilules au befoin.

Vertus.
Dofe.

Elles font propres pour empêcher les fluxions qui defcendent du cerveau fur la poitrine , elles excitent le fommeil & la fueur , elles abattent les vapeurs : La dofe en eft depuis quatre grains jufqu'à dix-huit.

Dofe des narcoti-ques.

Les ingrédients narcotiques de cette compofition font l'opium & la femence de jufquiame.

gr. viij.

Huit grains des pilules harmoniques contiennent d'opium & de femence de jufquiame , de chacun un grain.

Ɔ ß.

Demi-fcrupule des pilules contient d'opium & de femence de jufquiame , de chacun un grain & demi.

gr. xvj.

Seize grains des pilules contiennent d'opium & de femence de jufquiame, de chacun deux grains.

Ɔ j.

Un fcrupule des pilules contient d'opium & de femence de jufquiame , de chacun trois grains.

Ces pilules ont beaucoup de rapport avec celles de cynogloffe.

Pilules contre la Toux.	Pilulæ ad Tuffim.

℞ Du fuc de régliffe & de l'encens, aã. ℨ ß.
De la myrrhe, du fafran & de l'opium, aã. Ɔ iv.
Faites-en une maffe de pilules avec le fyrop de pavot rhœas.

℞ *Succi glycyrrhifæ ; thuris , aã.* ℨ ß.
Myrrhæ , croci , opii , aã. Ɔ iv.
Cum fyrupo papaveris rhæados fiat maffa pilularum.

R E M A R Q U E S.

On pulvérifera enfemble l'encens & la myrrhe ; d'une autre part, le fafran, après l'avoir fait fécher entre deux papiers ; on amollira enfemble l'opium & le fuc de régliffe en les battant long-temps dans un mortier de bronze , & y ajoûtant un peu de fyrop de coquelicot, on y mêlera les poudres , & l'on corporifiera le tout enfemble pour en faire une maffe qu'on gardera , & l'on en formera des pilules au befoin.

Vertus.
Dofe.

Elles agglutinent & épaiffiffent l'humeur âcre qui defcend du cerveau fur la poitrine , elles calment la toux , elles excitent le crachat & le fommeil : La dofe en eft depuis fix grains jufqu'à un fcrupule.

Ɔ ß.
gr. xviij.
Ɔ j.
ʒ ß.

Demi-fcrupule des pilules pour la toux contient d'opium un grain.
Dix-huit grains des pilules contiennent d'opium un grain & demi.
Un fcrupule des pilules contient d'opium deux grains.
Demi-dragme des pilules contient d'opium trois grains.

Pilules

Pilules de Térébenthine.   Pilulæ de Terebinthinâ.

℞ De la térébenthine bien claire , bouillie   ℞ *Terebinthinæ claræ in aquâ raphani*
dans l'eau de rave ou de pariétaire ,   ℥ iv.   *aut parietariæ coctæ ,*   ℥ iv
   De la réglisse subtilement pulvérisée ,   ℥ j.   *Liquiritiæ tenuissimè pulveratæ ,*   ℥ j
   Mêlez ces ingrédients , & faites-en des pilu-   *Misce , fiant pilulæ s. a.*
les s. a.

R E M A R Q U E S.

On fera bouillir de la térébenthine claire dans de l'eau de pariétaire ou de rave ,
jusqu'à ce qu'elle soit en consistance presque solide ; étant refroidie , on en pésera
quatre onces , dans lesquelles on incorporera une once de réglisse subtilement pulvérisée , pour faire une masse dont on formera des pilules.

Elles sont propres pour faire uriner , pour faire couler les gonorrhées , pour la   Vertus.
pierre , pour la gravelle , pour les ulcères du rein & de la vessie : La dose en est de-   Dose.
puis un scrupule jusqu'à quatre.

On se sert d'une eau apéritive pour faire cuire & durcir la térébenthine , afin
qu'elle lui communique de sa vertu ; mais quelque précaution qu'on observe dans
cette coction , on prive la térébenthine d'une partie de son sel, car il s'en dissout
dans l'eau , & il s'en dissipe en l'air ; il vaudroit beaucoup mieux faire prendre la
térébenthine en son état naturel , que de la faire cuire ; il est vrai qu'elle ne peut
guère être avalée qu'en pilules ou en bols , à cause de son mauvais goût ; or sa
consistance naturelle n'est guère propre pour l'un ni pour l'autre , mais on peut y
mêler des poudres apéritives & convenables à sa qualité pour la durcir ; la poudre
de réglisse ne peut y produire aucun mauvais effet , mais il seroit bon d'employer
en sa place quelques autres poudres qui eussent plus de vertu en cette occasion :
Voici donc comme je voudrois réformer ces pilules.

Pilules de Térébenthine , Réformées.   Pilulæ de Terebinthinâ, Reformatæ.

℞ De la térébenthine bien claire ,   ℥ iv.   ℞ *Terebinthinæ claræ ,*   ℥ iv.
   De la poudre de racine de guimauve séche &   *Pulveris radicis althææ siccæ , oculo-*
des yeux d'écrevisses préparés , aã.   ℥ j.   *rum cancrorum præparatorum , aã.* ℥ j.
   Du nitre purifié & des cloportes préparés ,   *Nitri purificati , mille-pedarum præ-*
aã.   ℥ ß.   *parat. aã.*   ℥ ß.
   Du sel de succin ,   ℥ ij.   *Salis succini ,*   ℥ ij.
   Mêlez le tout , & en faites une masse de pilu-   *Misce , fiat massa pilularum.*
les.

La dose sera depuis ℈ j. jusqu'à ℈ iv.   *Dosis erit à ℈ j. usque ad ℈ iv.*

R E M A R Q U E S.

. Comme la masse de ces pilules réformées sera un peu molle l'été , il est bon de
la garder dans un pot , & d'en faire prendre en bol.

On lave ordinairement la térébenthine dans une eau apéritive , avant que de
l'employer dans les pilules , mais on enlève par cette lotion quelque peu de son
sel , & l'on diminue par conséquent sa vertu ; il vaut mieux se contenter de la
choisir belle , claire , ayant beaucoup d'odeur.

Pilules de Térébenthine ,   Pilulæ de Terebinthinâ,
de Mynsicht.   A. Mynsicht.

℞ De la térébenthine de Cypre lavée dans le   ℞ *Terebinthinæ Cypriæ in succo limo-*
suc de limons ,   ℥ j. ß.   *num lotæ ,*   ℥ j. ß.

Du suc de pourpier épaissi ,	ʒ vj.	Sacci portulacæ inspissati ,	ʒ vj.
De l'extrait de racine de réglisse , de la rhubarbe , & du tartre vitriolé , aā.	ʒ iij.	Extracti radicis glycyrrhizæ rhabarbari , tartari vitriolati , aā.	ʒ iij.
De l'éponge de cynorrhodon , des noyaux de néfles , aā.	ʒ j. ß.	Spongiæ cynosbati , ossium mespilorum , aā.	ʒ j. ß.
Du sel de succin blanc & du nitre preparé , aā.	ʒ j.	Salis succini albi , nitri præparati , aā.	ʒ j.
Du magistère de pierres de perches , & des yeux d'écrevisses préparés , aā.	ʒ ß.	Magisterii lapidis percarum pisc. oculorum cancrorum præparatorum , aā. ʒ ß.	

Faites-en une masse du tout , dont vous formerez des pilules pour l'usage avec de l'huile de citron rectifiée.

Fiat massa pilularum , ex qua posteà cum oleo citri rectificato formentur pilulæ.

REMARQUES.

On lavera plusieurs fois la térébenthine de Cypre dans le suc de limons , on tirera du suc de pourpier par expression, & on le fera épaissir sur un petit feu jusqu'à consistance de miel ; on pulvérisera ensemble la rhubarbe , l'éponge de cynorrhodon & les noyaux de néfles ; d'une autre part , le tartre vitriolé , le salpêtre purifié , & le sel de succin ; on mêlera les poudres avec le magistère de pierres de perches & les yeux d'écrevisses préparés. On incorporera les poudres avec l'extrait de réglisse , le suc de pourpier épaissi & la térébenthine lavée , pour faire une masse qu'on gardera, & l'on en formera des pilules au besoin avec les doigts oints d'huile de citron rectifiée.

Vertus. Elles sont propres pour atténuer les pierres du rein & de la vessie, pour faire couler le sable & les phlegmes par les urines ; on s'en sert dans la colique néphrétique, pour les ulcères du rein & la vessie , pour les gonorrhées , pour les obstructions du foie & de la rate : **Dose.** La dose en est depuis demi-dragme jusqu'à une dragme.

On trouvera dans mon *Livre de Chymie* les descriptions du tartre vitriolé & du sel de succin : quant au magistère des pierres, qui se trouvent dans les têtes des perches, il se prépare comme celui du corail, qu'on trouvera aussi décrit dans le même Livre ; mais il vaudroit mieux se servir de ces pierres en substance qu'en magistère, parce que dans la préparation elles perdent la plus grande partie de leur vertu.

Le suc de citron, dans lequel on lave la térébenthine, emporte une partie de son sel , ainsi l'on pourroit s'exempter de faire cette lotion.

Les pilules de térébenthine excitent quelquefois des maux de tête , sans doute à cause d'un sel volatil acide de la térébenthine , qui s'étant sublimé au cerveau en picote les membranes ; l'urine qu'on rend ensuite a une odeur approchante de celle de la violette.

Pilules ou *Pois de Tartre,* de *Mynsicht.*		*Pilulæ seu Cicera Tartari ,* A. Mynsicht.	
℞ De la térébenthine de Cypre lavée dans l'eau de violettes , & bouillie dans cette eau jusqu'à une consistance raisonnable,	ʒ ij.	℞ *Terebinthinæ Cypriæ in aquâ violarum lotæ , & in eadem ad justam consistentiam coctæ ,*	ʒ ij.
Du crystal de tartre ,	ʒ j.	*Crystalli tartari ,*	ʒ j.
De la poudre des espèces *diaireos* simple,	ʒ ij.	*Pulveris specierum diaireos simplicis ,*	ʒ ij.
Du nitre purifié ,	ʒ j.	*Nitri purificati ,*	ʒ j.
Faites-en des pilules s. a.		*Fiant pilulæ s. a.*	

REMARQUES.

On lavera la térébenthine dans l'eau de violettes, & on la fera cuire jusqu'à ce qu'elle soit à demi-durcie ; cependant on pulvérifera ensemble le salpêtre rafiné & le cryftal de tartre, on mêlera la poudre avec celle des efpéces *diaireos*, on corporifiera le mélange avec la térébenthine, & l'on fera une maffe qu'on gardera pour en former au befoin des pilules de la groffeur des pois.

Elles font propres pour la pierre, pour la gravelle, pour les obftructions, pour les difficultés d'uriner, pour les ulcères du poumon & de la poitrine : La dofe en eft depuis demi-dragme jufqu'à une dragme & demie.

Ces pilules font nommées *pois* à caufe de leur figure & de leur couleur, qui approchent de celle des pois.

En lavant & en faifant bouillir la térébenthine dans l'eau de violettes, on enléve fa partie la plus fpiritueufe & la plus volatile; c'eft pourquoi il vaudroit mieux fe fervir de cette térébenthine en fon état naturel.

Vertus.
Dofe.

Pilules Diurétiques, de Duclos.	Pilulæ Diureticæ, Cloffæi.
♃ De la térébenthine de Venife, & du vitriol blanc fubtilement pulvérifé, de chacun parties égales.	♃ Terebinthinæ Venetæ, vitrioli albi tenuiffimè pulverati, ana partes æquales.
Mêlez-les, & faites-en une maffe.	Mifce, fiat maffa.

REMARQUES.

On pulvérifera fubtilement le vitriol blanc, & on le mêlera exactement avec la térébenthine pour en faire une maffe qu'on gardera, & l'on en formera des pilules au befoin.

Elles font apéritives, propres pour lever les obftructions, pour exciter l'urine, pour arrêter le piffement de fang : La dofe en eft depuis un fcrupule jufqu'à quatre.

Vertus.
Dofe.

La térébenthine empêche & rompt la qualité émétique du vitriol, parce qu'étant toute vifqueufe & fulfureufe elle lie & embarraffe tellement par fes parties rameufes les pointes du fel volatil acide du vitriol, qu'elle le rend hors d'état de picoter fuffifamment les fibres de l'eftomac pour y exciter l'efpéce de convulfion qui fait le vomiffement; mais fi ce fel ne produit point fon action dans l'eftomac, il agit dans le fang, car y étant porté avec la térébenthine il en fépare la férofité, & excite l'urine.

Pilules Aftriugentes, de l'Auteur.	Pilulæ Aftringentes, Authoris.
♃ De la térébenthine claire, cuite & mife en poudre, de la terre figillée, du bol d'Arménie, aã.　℥ viij.	♃ Terebinthinæ claræ, coctæ & pulveratæ, terræ figillatæ, boli Armenæ, aã.　℥ viij.
De la pierre hématite,　℥ iv.	Lapidis hæmatitis,　℥ iv.
Du fang de dragon, du corail préparé, du diaphorétique minéral, du fuccin, de la corne de cerf brûlée, aã.　℥ iij.	Sanguinis draconis, coralli præparati, diaphoretici mineralis, fuccini, cornu cervi ufti, aã.　℥ iij.
Du fel de Saturne,　℥ j.	Salis faturni,　℥ j.
De la terre douce de vitriol,　℥ ß.	Terræ dulcis vitrioli,　℥ ß.
De l'opium pur,　ʒ iij.	Opii puri,　ʒ iij.
De l'extrait de mars aftringent,　℥ iv.	Extracti martis aftringentis,　℥ iv.
Du fyrop de rofes féches f. q.	Syrupi de rofis ficcis q. f.
Faites de ces drogues une maffe dont vous formerez des pilules.	Fiat maffa de qua formentur pilulæ.

R E M A R Q U E S.

On mettra bouillir dans l'eau de la térébenthine claire jufqu'à ce qu'étant refroidie elle foit dure comme de la réfine blanche ; on la réduira en poudre dans un
mortier, on pulvérifera auffi les autres drogues, & on les mêlera enfemble avec
l'extrait de mars aftringent, & ce qu'il faudra de fyrop de rofes féches pour faire
une maffe qu'on battra bien , & dont on formera des pilules au befoin.

Vertus.　Elles font fort aftringentes, propres pour arrêter les gonorrhées, pour raffermir les vaiffeaux fpermatiques relâchés, pour les hémorrhagies, pour les cours de
Dofe.　ventre, pour le vomiffement : La dofe en eft depuis un fcrupule jufqu'à une dragme.

On trouvera dans mon *Cours de Chymie* les maniéres de préparer le diaphorétique minéral , le fel de Saturne , la terre douce de vitriol , & l'extrait de mars
aftringent.

Pilules Déterfives , de Cortéfius.　　　Pilulæ Detergentes, Cortefii.

℞ Des femences d'alkékenge & de melons ,　　　℞ *Seminum alkekengi , melonis ,*
aā.　　　　　　　　　　　　　　℥ ij.　　*aā.* 　　　　　　　　　　℥ ij.
Du bol d'Arménie, du fang de dragon, du co-　　*Boli Armenæ , fanguinis draconis ,*
rail rouge préparé, & des gommes Arabique &　*coralli rubri præparati , gummi Arabici*
adraganth , aā.　　　　　　　℥ j. ß.　　*& tragacanthi , aā.* 　　　℥ j. ß.
Du maftic ,　　　　　　　　　℥ j.　　*Maftiches ,* 　　　　　　℥ j.
Faites-en une maffe de pilules f. a. avec du　　*Cum fucco equifeti fiat maffa pilularum*
fuc de prêle ou queue de cheval.　　　　　*f. a.*

R E M A R Q U E S.

On pulvérifera enfemble les femences ; d'une autre part, les gommes adraganth
& Arabique ; d'une autre part , le fang de dragon & le maftic ; d'une autre part ,
le bol ; on mêlera les poudres avec le corail préparé , & ce qu'il faudra de fuc de
prêle , pour faire une maffe qu'on gardera, & l'on en formera des pilules au befoin.

Vertus　Elles font employées pour les maladies des reins & pour les ulcères de la veffie :
Dofe.　La dofe en eft depuis demi-dragme jufqu'à une dragme & demie.

Quoique l'Auteur de ces pilules leur attribue la vertu de déterger , je trouve
qu'il n'y a guère employé de remédes déterfifs ; elles peuvent plûtôt être dites
aftringentes.

Pilules pour arrêter la Gonorrhée.　　　Pilulæ ad fiftendam Gonorrhœam.

℞ Des racines de biftorte , de tormentille ,　　℞ *Radicum biftortæ, tormentillæ, nym-*
& de nénuphar ; des baies de lierre, des femences　*phæ; baccarum hederæ, feminum lactucæ,*
de laitue , de rue & d'*agnus-caftus* ; du fuccin, du　*rutæ , agni cafti ; fuccini , fanguinis*
fang de bouc , du maftic , de l'oliban, du fang　*hirci , maftiches , olibani , fanguinis dra-*
de dragon , & de la noix mufcade, aā.　℥ ß.　*conis , nucis mofchatæ , aā.* 　℥ ß.
Faites-en une maffe avec la térébenthine de　*Cum terebinthinâ Venetâ fiat maffa.*
Venife.

R E M A R Q U E S.

On pulvérifera enfemble les racines , les baies , les femences , le fuccin & la
mufcade ; d'une autre part , le fang de dragon , le maftic & l'oliban ; d'une autre
part , le fang de bouc préparé ; on mêlera les poudres , & avec ce qu'il faudra de térébenthine de Venife , on fera une maffe, dont on formera des pilules au befoin.

Vertus.　Elles font aftringentes , & propres pour arrêter les gonorrhées , les cours de
Dofe.　ventre , les hémorrhagies : La dofe en eft depuis un fcrupule jufqu'à une dragme.

On trouve beaucoup de defcriptions de pilules aftringentes dans les Difpenfaires, car chaque Auteur a donné la fienne qu'il a inventée, ou qu'il a prife de quelque Médecin Praticien. J'ai tiré celle-ci de la Pharmacopée Royale ; elle ne peut
pas manquer de produire de bons effets, car les ingrédients qui y entrent, font
bien appropriés & convenables pour les maladies dans lefquelles ces pilules font
employées, mais comme chacun a fes expériences, j'ai trouvé que les pilules fuivantes m'ont mieux réuffi qu'aucune autre.

Autres Pilules Aftringentes ,
contre la Gonorrhée.

℞ Du diaphorétique minéral, de la terre figillée, du fuccin, du fang de dragon, du corail préparé, de l'extrait de mars aftringent, aā. ℥ ß.

Des rofes rouges, de l'écorce de grenade , du
maftic, de la graine de thalictrum, aā.   ʒ iij.
Du fel de Saturne,   ℈ iv.
De l'opium ,   ℈ j.
Faites-en une maffe de pilules avec f. q. de té-
rébenthine à demi-cuite.
La dofe fera depuis ℈ j. jufqu'à ʒ j.

Pilulæ Aliæ Aftringentes ad
fiftendam Gonorrhœam.

℞ *Diaphoretici mineralis , terræ figil-*
latæ, fuccini , fanguinis draconis , coral-
li præparati, extracti martis aftringen-
tis , aā.   ℥ ß.
Rofarum rubrarum , corticis granato-
rum , maftiches, feminis thalictri, aā. ʒ iij.
Salis Saturni,   ℈ iv.
Opii ,   ℈ j.
Cum f. q. terebinthinæ femicoctæ fiat
maffa piularum.
Dofis erit à ℈ j. *ufque ad* ʒ j.

R E M A R Q U E S.

Ces derniéres pilules abforbent, par les alkalis qu'elles contiennent, l'humidité
vifqueufe & falée qui tombe fur les vaiffeaux fpermatiques ; elles refferrent leurs
fibres par leur vertu aftringente, & elles calment le trop grand mouvement des
efprits qui font déterminés à y tomber en abondance.

La quantité de l'opium, qui entre dans cette compofition, eft fi petite, qu'on ne
s'apperçoit pas qu'elle excite le fommeil. On prend de ces pilules une ou deux fois
le jour, & l'on en continue l'ufage plufieurs jours de fuite , faifant d'ailleurs des
injections aftringentes dans la verge, jufqu'à ce que la chaude-piffe foit arrêtée.

Je fais cuire à demi la térébenthine, afin de la priver de fa vertu la plus apéritive, qui confifte dans un fel effentiel ou volatil, & afin de la rendre plus propre
à épaiffir la matiére qui coule.

Comme il eft bien difficile d'arrêter certaines chaude-piffes invétérées, & principalement lorfque les vaiffeaux fpermatiques ont été long-temps débilités par des
débauches, ou pour avoir couru la pofte, il eft befoin non-feulement de s'obftiner
à faire prendre tous les jours au malade une prife ou deux de ces pilules, mais il
faut faire tous les autres remédes qui peuvent contribuer à fa guérifon, comme les
injections dans la verge, les fomentations aftringentes & fortifiantes fur le périnée,
les priapes defficatives, la teinture de rofes.

On ne doit point ufer d'aucun aftringent dans la curation des chaude-piffes ,
qu'on n'ait auparavant fait les remédes généraux propres pour faire écouler fuffifamment la matiére virulente , car une gonorrhée, arrêtée trop-tôt & à contre-
temps, donne la vérole.

Pilules contre la Gonorrhée
Virulente.

℞ De l'antimoine diaphorétique , des cinna-

Pilulæ contra Gonorrhœam
Virulentam.

℞ *Antimonii diaphoretici , cinnaba-*

bres naturel & antimonial, de la terre figillée, de la racine d'iris de Florence, de la réglisse, du succin blanc préparé, des yeux d'écrevisses préparés, aã.   ʒ ß.

De la myrrhe choisie, de l'oliban, du mastic & du safran, aã.   ʒ ij.

Faites-en une masse de pilules avec la térébenthine de Venise.

ris nativæ & antimonialis, terræ figillatæ, radicis ireos Florentinæ, liquiritiæ, succini albi præparati, oculorum cancror. præparat. aã.   ʒ ß.

Myrrhæ electæ, olibani, mastiches, croci, aã.   ʒ ij.

Cum terebinthinâ Venetâ fiat massa pilularum.

R E M A R Q U E S.

On pulvérisera ensemble le safran, l'iris & la réglisse; d'une autre part, la myrrhe, l'oliban & le mastic; d'une autre part, la terre figillée & l'antimoine diaphorétique; on broiera fur le porphyre les cinnabres pour les réduire en poudre impalpable; on mêlera les poudres, & avec ce qu'il faudra de térébenthine de Venise on fera une masse dont on formera des pilules au besoin.

Vertus.

Dose.

℈ j.

Elles resserrent & elles raffermissent les vaisseaux spermatiques en corrigeant le virus: La dose en est depuis un scrupule jusqu'à deux.

Un scrupule des pilules contient des cinnabres naturel & antimonial, de chacun deux grains.

ʒ ß.

Demi-dragme des pilules contient des cinnabres, de chacun trois grains.

℈ ij.

Deux scrupules des pilules contiennent des cinnabres, de chacun quatre grains.

J'ai tiré cette description de la Pharmacopée Royale.

Pilules Styptiques, de Mynsicht.	Pilulæ Stypticæ, A. Mynsicht.

℞ Du suc de réglisse,   ʒ ß.
Des poudres *diaplantaginis* & *diamartis*, aã.   ʒ iij.
Du laudanum en forme d'opiate,   ʒ ij.
Du champignon de bouleau, du caillé de liévre, & du camphre, aã.   ʒ ß.
De la corne du pied de cheval brûlée, du vernis & de l'oliban, aã.   ℈ ß.
Faites-en une masse avec le suc de grenades, & formez-en ensuite des pilules avec l'huile de noix muscade & de girofles.

℞ Succi glycyrrhizæ,   ʒ ß.
Pulveris diaplantaginis & diamartis, aã.   ʒ iij.
Laudani opiati,   ʒ ij.
Fungi betulini, coaguli leporis, camphoræ, aã.   ʒ ß.
Ungulæ equi ustæ, vernicis, olibani, aã   ℈ ß.
Cum succo granatorum fiat massa, ex qua posteâ cum oleo nucis moschatæ & caryophyllorum formentur pilulæ.

R E M A R Q U E S.

On pulvérisera ensemble l'oliban & le vernis; d'une autre part, le champignon tiré du bouleau; d'une autre part, le caillé de liévre desséché, & le camphre; d'une autre part, l'ongle ou la corne de pied de cheval brûlée; on mêlera ces poudres avec celles *diaplantaginis* & *diamartis*; on fera dissoudre fur un petit feu le suc de réglisse & le laudanum dans du suc de grenade; on y mêlera les poudres pour faire du tout une masse qu'on gardera, & l'on en formera des pilules au besoin avec les doigts oints d'huiles de muscade & de girofle.

Vertus.

Dose.

Elles arrêtent le cours de ventre, les hémorrhagies, elles appaisent les douleurs, & elles excitent le sommeil: La dose en est depuis demi-scrupule jusqu'à demi-dragme.

℈ ß.

Demi-scrupule des pilules styptiques contient de laudanum un grain & le demi-tiers d'un grain.

℈ j.

Un scrupule des pilules contient de laudanum deux grains & le tiers d'un grain.

ʒ ß.

Demi-dragme des pilules contient de laudanum trois grains & demi.

Pilules Diaphorétiques , de Duclos.	*Pilulæ Diaphoreticæ , Cloſſei.*

℞ Du cryſtal de tartre & du cinnabre d'anti-
moine , aī.   ʒ vj.
   De la myrrhe & de l'aloës , aā.   ʒ iij.
   Faites-en une maſſe de pilules avec ſ q. d'huile
de gaïac.

℞ *Cryſtalli tartari , cinnabaris anti-*
monii , aā.   ʒ vj.
   Myrrhæ , aloës , aā.   ʒ iij.
   Cum olei guajaci q. ſ. fiat maſſa pilu-
larum ſ. a.

REMARQUES.

On pulvériſera enſemble le cinnabre d'antimoine & le cryſtal de tartre; d'une
autre part, l'aloës & la myrrhe : on mêlera les poudres, & avec ce qu'il faudra d'huile
de gaïac , on fera une maſſe qu'on gardera pour en former des pilules au beſoin.

Elles excitent la ſueur , elles lévent les obſtructions, elles purifie le ſang , elles
réſiſtent à la malignité des humeurs : La doſe en eſt depuis demi-ſcrupule juſqu'à
demi-dragme.

                                          Vertu.
                                          Doſe.

Demi-ſcrupule des pilules diaphorétiques contient de cinnabre d'antimoine trois
grains.   Ɔ ß.

Un ſcrupule des pilules contient de cinnabre d'antimoine ſix grains.   Ɔ j.
Demi-dragme des pilules contient de cinnabre d'antimoine neuf grains.   ʒ ß.

| *Pilules Sudorifiques ,* | *Pilulæ Sudoriferæ ,* |
de J. le Mort.	*Jacobi le Mort.*

℞ De la gomme de gaïac ,   ʒ j.
De l'extrait de contrayerva ,   ʒ vj.
De la myrrhe ,   ʒ v. Ɔ j.
Du ſafran ,   ʒ ß.
Du camphre ,   ʒ ij. Ɔ ij.
Du laudanum en opiate ,   Ɔ ij.
   Mêlez le tout , & faites-en une maſſe avec le
ſyrop d'œillets.

℞ *Gummi guajaci ,*   ʒ j.
Extracti contrayervæ ,   ʒ vj.
Myrrhæ ,   ʒ v. Ɔ j.
Croci ,   ʒ ß.
Camphoræ ,   ʒ ij. Ɔ ij.
Laudani opiati ,   Ɔ ij.
   Miſce, & cum ſyrupo de floribus tunicæ
fiat maſſa pilularum.

REMARQUES.

On pulvériſera enſemble la gomme de gaïac , la myrrhe, & le camphre ; d'une
autre part , le ſafran : on mêlera les poudres avec le laudanum , l'extrait de contrayerva , & ce qu'il faudra de ſyrop d'œillets pour faire une maſſe qu'on gardera ,
& l'on en formera des pilules au beſoin.

Elles réſiſtent à la malignité des humeurs , elles appaiſent les douleurs , elles
excitent le ſommeil & la ſueur ; on s'en ſert dans les fiévres malignes : La doſe en
eſt depuis un ſcrupule juſqu'à une dragme.

                                          Vertu.
                                          Doſe.

Un ſcrupule des pilules ſudorifiques contient de laudanum environ demi-grain. Ɔ j.
Demi-dragme des pilules contient de laudanum environ les trois quarts d'un grain. ʒ ß.
Deux ſcrupules des pilules contiennent de laudanum environ un grain.   Ɔ ij.
Une dragme des pilules contient de laudanum environ un grain & demi.   ʒ j.

On ne peut pas faire l'extrait de contrayerva qu'on ne laiſſe échapper une partie
de ſes principes les plus eſſentiels ; ainſi je trouverois plus à propos qu'on ſe ſervît
ici de la racine de contrayerva en ſubſtance , elle aura plus de vertu que l'extrait.

| *Pilules Hypoglottides* | *Pilulæ Hypoglottides* |
d'Andernac , ou ſublinguales.	*Andernaci , vel Sublinguales.*

℞ De l'acacia ,   ʒ ß.
℞ *Acaciæ ,*   ʒ ß.

De l'amydon, ℥ iij.	*Amyli,* ℥ iij.
Des rofes rouges, de l'éponge préparée, des racines de biftorte & d'épine blanche, aā. ℥ ij.	*Rofarum rubrarum, fpongiæ præparatæ, radicum biftortæ & fpinæ albæ,* aā. ℥ ij.
Du bol d'Arménie, de la terre figillée, & de l'hypociftis, aā. ℥ j.	*Boli Armenæ, terræ figillatæ, hypociftidis,* aā. ℥ j.
Faites-en une maffe avec le fyrop de rofes féches ou de myrtilles.	*Cum fyrupo rofarum ficcatarum aut myrtillorum fiat maffa.*

R E M A R Q U E S.

On pulvérifera enfemble les racines & les rofes ; d'une autre part, l'amydon, le bol, la terre figillée & l'éponge calcinée : on amollira enfemble l'acacia & l'hypociftis, en les battant long-temps dans un mortier de bronze, avec environ une once de fyrop de rofes féches ou de myrtilles, mis peu à peu ; on y ajoûtera les poudres, & l'on fera une maffe qu'on gardera pour en former des pilules au befoin.

Vertus.   Elles font bonnes pour l'âcreté de la gorge, pour les relâchement de la luette, pour le goître, pour arrêter les flux de ventre, les hémorrhagies & les gonorrhées :

Dofe.   La dofe en eft depuis un fcrupule jufqu'à une dragme.

Pilules de Vernis, de Mynficht.	**Pilulæ de Sandaracâ, A. Mynficht.**
♃ Du vernis, ℥ ß.	♃ *Sandaracæ feu vernicis,* ℥ ß.
De l'extrait de polypode, & du tartre blanc, aā. ℥ ij.	*Extracti polypodii, tartari albi,* aā. ℥ ij.
Du fuccin blanc préparé, du poivre noir, de l'alun de roche, & de la farcocolle, aā. ℥ ß.	*Succini albi præparati, piperis nigri, aluminis rupei, farcocollæ,* aā. ℥ ß.
De la lacque lavée, du nitre purifié, de l'ariftoloche ronde, des femences de rue fauvage & de perfil, aā. Ɔ j.	*Laccæ ablutæ nitri purificati, ariftolochiæ rotundæ, feminum rutæ filveftris & petrofelini,* aā. Ɔ j.
Mêlez le tout, & faites-en une maffe avec le fuc de centaurée épaiffi.	*Mifce, & cum fucco centaurii minoris infpiffato fiat maffa.*

R E M A R Q U E S.

On pulvérifera enfemble le poivre, l'ariftoloche & les femences, d'une autre part, on mettra en poudre enfemble le vernis, la farcocolle & la gomme lacque lavée ; d'une autre part, le tartre, l'alun & le falpêtre : on mêlera les poudres & on les incorporera avec ce qu'il faudra de fuc de petite centaurée épaiffi en confiftançe de miel, pour faire une maffe qu'on gardera, & l'on en formera des pilules au befoin.

Vertus.   On prétend qu'elles atténuent les graiffes, qu'elles diminuent le trop d'embonpoint, & qu'elles font maigrir : La dofe en eft d'un demi-fcrupule ; on en prend

Dofe.   tous les jours en fortant du lit.

Ceux qui tireront cette defcription du Livre meme d'*A. Mynficht*, doivent bien prendre garde à ne pas équivoquer fur le mot de *fandaraca* qui eft employé fans explication ; car il y a deux fortes de *fandaraca* ; l'un qui eft une efpéce d'arfenic, & par conféquent un poifon, qu'on ne doit jamais mêler dans les remédes qui font deftinés à être pris par la bouche ; l'autre qui eft la gomme de geniévre, & qu'on appelle autrement *vernis* ; c'eft ce dernier qui doit entrer dans notre compofition de pilules.

Au lieu de tirer l'extrait de polypode, on pourra employer la racine fimplement pulvérifée, elle aura pour le moins autant de vertu.

Pilules

Pilules de Rhapontic,
de Quercétan.

Pilulæ de Rhabarbaro Monachorum,
Quercetani.

♃. Des sucs épurés de rhapontic, de fumeterre, de petite centaurée, de houblon , d'aigremoine , aã. ℔j.
Faites évaporer toutes ces drogues à petit feu
en consistance d'extrait ou de pilules.

♃. *Succorum depuratorum rhabarbari*
monachorum, fumariæ, centaurii mino-
ris, lupuli, agrimoniæ, aã. ℔ j.
Evaporentur simul igne lento ad con-
sistentiam extracti aut pilularum.

REMARQUES.

On aura les plantes cueillies dans leur vigueur, on les pilera & l'on en tirera les sucs en la maniére ordinaire, on les mêlera, on les dépurera en les faisant bouillir légérement, & les passant par un blanchet ; on les mettra ensuite dans une terrine qu'on placera sur un feu médiocre pour en laisser consumer l'humidité jusqu'à consistance d'extrait, on gardera la matiére dans un pot pour en former des pilules au besoin. Si l'on veut prendre la peine de brûler le marc des herbes, & d'en tirer le sel par la lessive, on le mêlera dans l'extrait sur la fin de l'évaporation : cette addition rendra les pilules plus efficaces.

Elles sont estimées pour le flux hépatique & pour les autres cours de ventre : La dose en est depuis un scrupule jusqu'à quatre.

Pilules d'Émeraudes, de Mynsicht.

Pilulæ Smaragdinæ, A. Mynsicht.

♃ Des émeraudes préparées, ℨ vj.
Du soufre de lune defléché, ℈ viij.
Des hyacinthes préparées, ℥ ij.
Du magistère de perles orientales & de corail
rouge, aã. ℈ iv.
Faites-en une masse avec le syrop d'écorce de
citron musqué, & formez-en ensuite avec l'huile
d'anis des pilules qui seront argentées.

♃ *Smaragdorum præparat.* ℨ vj.
Sulphuris lunæ sicci, ℈ viij.
Hyacinthorum præparatorum, ℥ ij.
Magisterii perlarum orientalium & co-
rallorum rubrorum, aã ℈iv.
Cum syrupo corticis citri moschato fiat
massa, ex qua postea cum oleo anisi formen-
tur pilulæ quæ argento puro obducantur.

REMARQUES.

On mêlera ensemble les émeraudes, les hyacinthes préparées, les magistères & le soufre de lune ou d'argent ; on corporifiera le mélange avec du syrop d'écorce de citron musqué, & l'on fera une masse qu'on gardera pour en former des pilules avec les doigts imbus d'huile d'anis, puis on les enveloppera dans des feuilles d'argent.

On les estime propres pour appaiser & calmer les songes furieux, pour fortifier le cœur, pour résister au venin : La dose en est un scrupule, on les prend en se mettant au lit.

La vertu de ces pilules, pour les maladies ausquelles on les destine, me paroît mal-fondée ; je n'y vois rien qui soit capable de produire les effets qu'on leur attribue : les hyacinthes & les émeraudes, quelque préparation qu'on leur donne, ne font au plus qu'une matiére alkaline, dont la vertu consiste seulement à absorber & adoucir les acides ou les humeurs âcres.

On ne peut pas tirer de véritable soufre de lune ou d'argent, comme je l'ai remarqué dans mon *Livre de Chymie* en parlant de ce métal, & quand on en tireroit, je ne crois pas qu'il eût les qualités qu'on lui attribue pour la tête ; mais ce que l'Auteur entend par *soufre de lune sec*, est la teinture de lune évaporée à une lente chaleur jusqu'à ce qu'il ne reste qu'une poudre au fond du vaisseau.

Les magistères de perles & de corail font des matiéres qui ont bien peu de qualité. J'ai montré dans le *même Livre* qu'on détruisoit la vertu du corail en le réduisant en magistère ; il en est de même des perles.

Kkkk

Pilules Odontalgiques , de Mynsicht.

♃ De l'opium,   ʒ ij.
Du camphre , de la femence de ftaphifaigre ,
du gingembre blanc , du poivre long , des noix
de galle , de la craie blanche , & de l'alun brûlé ,
aā.   ʒ j.
Des racines de queue de pourceau , de jufquiame & de petite ortie , aā.   Ɗ ij.
De l'efprit de nitre q. f. pour donner au reméde une agréable acidité.
Mélez le tout exactement , puis avec le baume odontalgique de Mynsicht faites-en une mafle
de pilules , & formez-en enfuite des pilules pour
l'ufage avec le même baume , qui foient longues
& pointues par leurs extrémités.

Pilulæ Odontalgicæ , A. Mynsicht.

♃ *Opii,*   ʒ ij.
Camphoræ , feminis ftaphidis agriæ,
ʒingiberis albi , piperis longi , gallarum,
cretæ albiffimæ , aluminis ufti , aā.   ʒ j.

Radicum peucedani , hyofcyami , urti-
cæ minoris , aā.   Ɗ ij.
Spiritûs nitri q.f. ad perfectam acidi-
tatem.
Mifce diligenter, & cum balfamo odon-
talgico A. Mynsicht fiat maffa pilularum ,
ex qua poftea cum dicto etiam balfamo for-
mentur pilulæ oblongæ alterutrâ parte in
acumen definentes.

REMARQUES.

On pulvérifera enfemble le gingembre , le ftaphifaigre , le poivre long , les racines , les noix de galle ; d'une autre part , le camphre , la craie & l'alun brûlé ; on mêlera les poudres , on les arrofera d'efprit de nitre pour les rendre aigrelettes , puis
avec ce qu'il faudra de baume odontalgique d'*A. Mynsicht* , on fera une mafle dont
on formera au befoin de petites pilules longuettes , & pointues par les deux bouts ,
avec les doigts imbus du même baume odontalgique.

Vertus   Elles font employées pour le mal de dents ; on les applique dans les dents ca-
riées , ou fur la gencive malade ; elles difcutent l'humeur pituiteufe qui preffe le
nerf de la dent , & elles en appaifent la douleur.

On auroit appellé plus proprement cette compofition *trochifques* , que *pilules.*

Pilules d'Andernac contre l'Enrouement.

♃ De la pulpe de raifins ; de la réglifle ,
aā.   ʒ ß.
Des gommes adraganth ,   ʒ iij.
Arabique , de la réfine & de la
térébenthine , aā.   ʒ ij.
Du fafran ,   ʒ j.
Faites-en une mafle f. a.

Pilulæ ad Raucitatem , Andernaci.

♃ *Pulpæ uvarum ; liquiritiæ , aā.* ʒ ß.
Gummi tragacanthi ,   ʒ iij.
Arabici , refinæ , terebinthinæ ,
aā.   ʒ ij.
Croci ,   ʒ j.
Fiat maffa f. a.

REMARQUES.

On pulvérifera enfemble les gommes dans un mortier chaud ; d'une autre part ,
la réglifle ; d'une autre part , le fafran ; d'une autre part , la réfine ; on mêlera les
poudres , on fera cuire des raifins fecs dans l'eau jufqu'à ce qu'ils foient mous , on
les écrafera dans un mortier de marbre & l'on en tirera demi-once de pulpe , avec
laquelle & avec la térébenthine , on incorporera les poudres pour faire une mafle
qu'on gardera , & l'on en formera des pilules au befoin.

Vertus.   Elles font propres pour adoucir les âcretés de la gorge , & pour épaiffir l'humeur
trop féreufe qui coulant dans la trachée-artère caufe l'enrouement ; on en met fous
la langue & on la laiffe foudre.

La térébenthine & la réfine donnent un fi méchant goût à ces pilules , qu'on a
bien de la répugnance à les laiffer fondre dans la bouche , d'ailleurs fi on les avale
tout d'un coup , elles ne profitent pas à grande chofe , car ce n'eft qu'en faifant
paffer infenfiblement leur fubftance mucilagineufe par la gorge , qu'on peut lier
& épaiffir la férofité falée qui tombe du cerveau ; je voudrois donc fubftituer à ces
deux ingrédients , l'amydon & la pulpe de racines de guimauve.

Pilules contre la Vieillesse, de Mynsicht.

℞ De l'extrait de mélisse, ℥ iij.
De la poudre des espéces *diamoschi dulcis*, ℥ jß.
Du succin blanc préparé, ℥ j.
Des trochisques de perles de Mynsicht, de l'ambre gris, aã. Ɔ j.
Mêlez le tout s. a. faites-en une masse avec la confection alkermes, & formez-en des pilules avec l'huile de girofle & de marjolaine.

Pilulæ Senectutis, A. Mynsicht.

℞ *Extracti melissæ,* ℥ iij.
Pulveris specierum diamoschi dulcis, ℥ j.ß.
Succini albi præparati, ℥ j.
Trochiscorum perlarum A. Mynsicht, ambræ grisеæ, aã. Ɔ j.
Misce, & cum confectione alkermes fiat massa, ex qua posteà cum oleo caryophyllorum & majoranæ formentur pilulæ s. a.

REMARQUES.

On pulvérisera ensemble les trochisques de perles & l'ambre gris, on mêlera la poudre avec le succin préparé & la poudre des espéces *diamoschi dulcis*; on incorporera le mélange avec l'extrait de mélisse, & ce qu'il faudra de confection alkermes pour faire une masse qu'on gardera, & l'on en formera des pilules au besoin avec les doigts oints d'huiles de girofle & de marjolaine.

Elles sont propres pour restaurer les forces abattues, pour fortifier le cœur & l'estomac, pour résister à la malignité des humeurs : La dose en est depuis six grains jusqu'à demi-dragme ; on en donne aux vieillards pour les fortifier ; mais les Femmes doivent s'en abstenir à cause des drogues odorantes qui pourroit leur exciter des vapeurs.

Vertus. Dose.

Pilules de Plantain Magistrales.

℞ De la myrrhe, de l'encens, du suc de réglisse, de chacun parties égales.
Faites-en une masse de pilules avec le suc de plantain épaissi.

Pilulæ de Plantagine Magistrales.

℞ *Myrrhæ, thuris, succi glycyrrhizæ, ana partes æquales.*
Cum succo plantaginis inspissato fiat massa pilularum.

REMARQUES.

On pulvérisera ensemble la myrrhe & l'encens, on tirera du suc de plantain par expression, on le fera épaissir sur un petit feu jusqu'à consistance de syrop, on y liquéfiera alors le suc de réglisse pour faire du tout une espéce d'extrait en consistance de miel, puis on y mêlera exactement les poudres pour faire une masse qu'on gardera, & l'on en formera des pilules au besoin.

Elles arrêtent & adoucissent les sérosités qui descendent du cerveau : La dose en est depuis un scrupule jusqu'à une dragme.

Vertus. Dose.

Pilules contre la Goutte, de Doringius.

℞ Des feuilles de chamædrys & de chamæpitys, aã. ℥ ß.
Des fleurs de petite centaurée, des racines d'aristoloche ronde, de rhapontic, de gentiane ; de la semence de mille-pertuis, du crâne humain rapé, aã. ℥ iij.
De la racine de chicorée & du santal rouge, aã. ℥ ij.
Faites-en une masse s. a. avec le suc de chamæpitys & un peu de térébenthine.

Pilulæ Antipodagricæ, Doringii.

℞ *Foliorum chamædryos & chamæpityos, aã.* ℥ ß.
Florum centaurii minoris, radicum aristolochiæ rotundæ, rhapontici, gentianæ ; seminis hyperici, cranii humani rasi, aã. ℥ iij.
Radicis cichorei, santali rubri, aã. ℥ ij.
Cum succo chamæpityos & pauco terebinthinæ fiat massa s. a.

REMARQUES.

On pulvérisera toutes les drogues ensemble, & l'on corporifiera la poudre avec du suc de chamæpitys tiré par expression, & un peu de térébenthine de Venise, pour en faire une masse qu'on gardera, & l'on en formera des pilules au besoin.

Vertus.
Dose.
Elles fortifient les jointures, on s'en sert pour la goutte & pour les rhumatismes :
La dose en est depuis un scrupule jusqu'à une dragme.

Pilules Emplastiques , de Galien.	*Pilulæ Emplasticæ , Galeni.*
♃ Du suc de réglisse , ℥ j. Des gommes Arabique & adraganth , aã. ℥ ß. Faites-en une masse avec s. q. de vin cuit.	♃ *Succi liquiritiæ ,* ℥ j. *Gummi Arabici & tragacanthi, aã.* ℥ ß. *Cum s. q. sapæ fiat massa.*

R E M A R Q U E S.

On pulvérisera ensemble dans un mortier chauffé les gommes ; on liquéfiera le suc de réglisse en le battant long-temps dans un mortier de bronze avec un peu de vin cuit, pour le réduire en pâte, on y mêlera exactement les poudres pour faire une masse solide qu'on gardera , & l'on en formera des pilules au besoin.

Vertus.
Dose.
Elles sont propres pour la toux séche, pour les âcretés de la gorge, pour exciter le crachat : La dose en est depuis un scrupule jusqu'à une dragme ; on les laisse fondre dans la bouche.

Ces pilules ont été appellées *emplastiques* à cause des gommes & du suc de réglisse qui leur donnent la consistance d'un emplâtre ; il faut les laisser fondre sous la langue, afin qu'en se liquéfiant peu à peu, elles arrosent insensiblement les amygdales & la gorge en épaississant & adoucissant par leur mucilage, la sérosité âcre qui descend du cerveau.

Pilules de Chaux vive , de Mynsicht.	*Pilulæ de Calce vivâ , A. Mynsicht.*
♃ De la chaux vive , ℥ ß. De la farine de seigle , du poivre long , de l'écorce de grenades , & des noix de galle , aã. ℥ ij. De la semence de jusquiame , du girofle , de l'opium & de l'alun brûlé , aã. Э iv. Mêlez le tout , & faites-en une masse avec l'extrait de racine de pyréthre : puis avec des huiles d'origan de Créte & de camphre vous en formerez des pilules oblongues.	♃ *Calcis vivæ ,* ℥ ß. *Farinæ siliginis , piperis longi , corticis granatorum , gallarum , aã.* ℥ ij. *Seminis hyoscyami , caryophyllorum , opii , aluminis usti , aã.* Э iv. *Misce , & cum extracto radicis pyrethri fiat massa , ex qua posteà cum oleis origani Cretici & camphoræ fingantur pilulæ oblongæ.*

R E M A R Q U E S.

On pulvérisera ensemble le poivre long , l'écorce de grenade , la noix de galle , les semences & l'opium ; d'une autre part, la chaux vive & l'alun brûlé ; on mêlera les poudres avec la farine de seigle, l'on incorporera le mélange avec l'extrait de racine de pyréthre , pour faire une masse qu'on gardera , & dont on formera au besoin des pilules longuettes avec les doigts imbus d'huiles d'origan de Créte & de camphre.

Vertus.
Elles appaisent la douleur des dents, étant appliquées dessus, elles évacuent par le crachat la pituite qui les presse ; elles tuent les petits vers qui s'y engendrent , elles brûlent l'orifice du nerf , & elles bouchent le passage de l'air.

La chaux vive étant humectée, lorsqu'on fait la masse, elle s'échauffe & desséche tellement la matiére , qu'elle la réduit presque en poudre ; de sorte qu'on est obligé de la malaxer plusieurs fois.

On forme ces pilules petites & longuettes, afin de les introduire mieux entre les dents ; elles auroient été mieux appellées *Trochisques* que *Pilules.*

Pilules de Musc.	*Pilulæ de Moscho.*

℞ Des roses rouges, du santal rouge, & des myrobolans citrins, aã. ℥ ß.
Du spode, du poivre, du girofle, du petit ga-langa, & du pyréthre, aã. ʒ j.
Du camphre & du musc, aã. Ɔ ij.
Faites-en une masse avec le syrop d'œillets.

℞ *Rosarum rubrarum, santali rubri, myrobalanorum citrinorum, aã.* · ℥ ß.
Spodii, piperis, caryophyllorum, galangæ minoris, pyrethri, aã. ʒ j.
Caphuræ, moschi, aã. Ɔ ij.
Cum syrupo de floribus tunicæ fiat massa.

REMARQUES.

On pulvérisera ensemble les roses, le santal rouge, les myrobolans, le poivre, les girofles & les racines ; d'une autre part, le spode, ou ivoire brûlé, le camphre & le musc ; on mêlera les poudres, & avec ce qu'il faudra de syrop d'œillets on fera une masse qu'on gardera dans un pot bien bouché, pour en former des pilules au besoin.

On s'en sert pour corriger la puanteur de la bouche, pour affermir les gencives dans le scorbut ; on en met une dans la bouche, & on la laisse dissoudre. Vertus.

Pilules d'Origan de Créte, *de Mynsicht.*	*Pilulæ de Origano Cretico,* *A. Mynsicht.*

℞ De l'origan de Créte, ℥ ß.
Des trochisques de *gallia moschata* ; de la casse odorante, du bois d'aloës, du santal citrin, de l'iris de Florence, aã. ʒ ij.
Du storax calamite, du benjoin, du girofle, du petit galanga, de la noix muscade, des cubébes & du macis, aã. Ɔ iv.
Mélez ces ingrédients, & faites-en une masse avec la confection alkermes dissoute dans l'eau de marjolaine, après quoi vous en formerez des pilules pour l'usage avec les huiles distillées de roses & de cannelle.

℞ *Origani Cretici,* ℥ ß.
Trochiscorum galliæ moschatæ ; cassiæ lignæ, ligni aloës, santali citrini, ireos Florentinæ, aã. ʒ ij.
Styracis calamit. benzoini, caryophyllorum, galangæ minoris, nucis moschatæ, cubebarum, macis, aã. Ɔ iv.
Misce, & cum confectione alkermes in aquâ majoranæ dissolutâ fiat massa, ex quâ posteà cum oleis stillatitiis rosarum & cinnamomi formentur pilulæ s. a.

REMARQUES.

On pulvérisera ensemble l'origan, le *cassia-lignea*, le bois d'aloës, le santal, l'iris, le petit galanga, la muscade, les cubebes, le macis & les trochisques de *gallia moschata* ; d'une autre part, on mettra en poudre ensemble le storax & le benjoin ; on mêlera les poudres ; & avec une quantité suffisante de confection alkermes dissoute en eau de marjolaine, on les corporifiera en une masse solide qu'on gardera pour en former des pilules au besoin, avec les doigts imbus d'huiles de roses & de canelle distillées.

Elles fortifient le cœur & l'estomac, elles corrigent la mauvaise haleine, & elles aident à la digestion : La dose en est depuis demi-scrupule jusqu'à deux scrupules. Vertus.
Dose.

Pilules Anodynes, de Cortesius.	*Pilulæ Anodynæ, Cortesii.*

℞ Du laudanum, ℥ ß.
Du poivre d'Inde qui aura infusé dans le vinaigre pendant une nuit, & qui sera séché, ʒ ij.
Du safran, Ɔ iv.
De la myrrhe, Ɔ ij.
Du musc, gr. vj.
Faites-en une masse avec le vin d'Espagne.

℞ *Laudani,* ℥ ß.
Piperis Indici in aceto per noctem infusi & siccati, ʒ ij.
Croci, Ɔ iv.
Myrrhæ, Ɔ ij.
Moschi, gr. vj.
Cum vino Hispanico fiat massa.

REMARQUES.

On mettra infuſer pendant une nuit le poivre d'Inde dans du vinaigre, pour emporter une partie de ſon âcreté, puis on le fera ſécher, & on le pulvériſera ſubtilement; d'une autre part, on mettra en poudre le ſafran, après l'avoir fait ſécher entre deux papiers à une très-lente chaleur ; d'une autre part, la myrrhe & le muſc ; on mêlera les poudres, on les corporifiera avec le laudanum, & ce qu'il faudra de vin d'Eſpagne, pour en faire une maſſe qu'on battra long-temps dans un mortier de bronze, & on la gardera pour en former des pilules au beſoin.

Vertus.   Elles appaiſent la colique, elles provoquent le ſommeil : La doſe en eſt de-
Doſe.   puis deux grains juſqu'à huit.
gr. iij.   Trois grains des pilules contiennent un peu plus d'un grain de laudanum.
gr. vj.   Six grains des pilules contiennent un peu plus de deux grains de laudanum.

Pilules Odoriférantes, de Mynſicht.	*Pilulæ Odoriferæ, A. Mynſicht.*
♃ Du ſtorax calamite, ℥ j.	♃ *Styracis calamit.* ℥ j.
Du benjoin, ℥ ß.	*Benʒoini,* ℥ ß.
De la racine d'iris, ʒ ij.	*Radicis ireos,* ʒ ij.
Des trochiſques de *gallia moſchata*, & du ſantal citrin, aã. Ə iv.	*Trochiſcorum galliæ moſchatæ, ſantali citrini, aã.* Ə iv.
De l'huile diſtillée de roſes, Ə ij.	*Olei ſtill. roſarum,* Ə ij.
Mélez le tout, & avec le mucilage de gomme adraganth préparé avec la cannelle, faites-en une maſſe.	*Miſce, & cum mucagine gummi tragacanthi in aquâ cinnamomi præparatâ fiat maſſa.*

REMARQUES.

On pulvériſera enſemble le ſantal citrin & l'iris ; d'une autre part, le ſtorax & le benjoin dans un mortier oint au fond de quelques gouttes d'huile de roſes diſtillée ; d'une autre part, les trochiſques de *gallia moſchata* ; on mêlera les poudres avec l'huile de roſes diſtillée, & avec ce qu'il faudra de mucilage de gomme adraganth préparé en eau de cannelle, pour faire une maſſe qu'on gardera, & l'on en formera des pilules au beſoin.

Vertus.   On en met dans les dents creuſes pour corriger la puanteur de la bouche, & pour donner une haleine agréable.

Pilules Douces, de Mynſicht.	*Pilulæ Dulces, A. Mynſicht.*
♃ Du ſuc de régliſſe, ℥ j.	♃ *Succi glycyrrhiʒæ,* ℥ j.
De la poudre des eſpéces *diaſaturni* & *diaſulphuris* de Mynſicht, aã. ℥ ß.	*Pulveris ſpecierum diaſaturni & diaſulphuris A. Mynſicht, aã.* ℥ ß.
De l'extrait de racine de cerfeuil muſqué, du ſucre candi blanc, aã. ʒ ij.	*Extracti radicis myrrhidis, ſacchari candi albi, aã.* ʒ ij.
Des fleurs de benjoin ; & de la ſemence de coings, aã. ʒ j.	*Florum benʒoini, ſeminis cydoniorum, aã.* ʒ j.
Mêlez ces drogues, & faites-en une maſſe avec le ſyrop de pavot blanc, & après cela vous en formerez des pilules avec les huiles d'anis & de fenouil.	*Miſce, & cum ſyrupo papaveris albi fiat maſſa, ex qua poſteà cum oleo aniſi & fœniculi formentur pilulæ.*

REMARQUES.

On pulvériſera ſubtilement le ſucre candi, & on le mêlera avec les poudres *diaſaturni* & *diaſulphuris* d'*A. Mynſicht*, & les fleurs de benjoin ; on pilera dans un mortier de marbre les ſemences de coings, juſqu'à ce qu'elles ſoient en pâte. L'on y mêlera le ſuc de régliſſe qu'on aura liquéfié avec du ſyrop diacode, l'extrait de racine de cerfeuil musqué, les poudres, & ce qu'il faudra de pavot blanc, pour en faire une masse solide, dont on formera des pilules au besoin avec les doigts imbus d'huiles d'anis & de fenouil.

Elles sont propres pour les catarrhes & pour les maladies de la poitrine, comme pour la toux, l'asthme, la phthisie : La dose en est depuis un scrupule jusqu'à une dragme ; on en prend au matin & au soir.

Il vaut mieux se servir dans cette préparation de la racine de cerfeuil musqué simplement séchée, que de son extrait, parce qu'en le préparant, on laisse échapper les parties volatiles & essentielles de la racine.

Vertus, Dose

Pilules Béchiques Blanches.	*Pilulæ Bechicæ Albæ.*
♃ Du sucre candi & de l'amydon, aā. ℥ vj.	♃ Sacchari candi, amyli, aā. ℥ vj.
Des pénides, ℥ iij.	Penidiorum, ℥ iij.
De la gomme adraganth, ℥ ß.	Gummi tragacanthi, ℥ ß.
Faites-en une masse avec l'eau de roses.	Cum aquâ rosarum fiat massa.

REMARQUES.

On pulvérisera ensemble le sucre candi, les pénides & l'amydon ; d'une autre part, on mettra en poudre la gomme adraganth dans un mortier chaud ; on mêlera les poudres, & avec ce qu'il faudra d'eau - rose, on fera une masse dont on formera des pilules sur le champ.

Elles sont propres pour épaissir & pour adoucir les humeurs âcres qui descendent du cerveau, elles excitent le crachat, elles fortifient la poitrine : La dose en est depuis un scrupule jusqu'à quatre ; on les laisse fondre dans la bouche.

Vertus, Dose.

Si l'on gardoit cette composition en masse, elle se durciroit tellement, qu'on ne pourroit pas en former des pilules, quand on voudroit ; c'est pourquoi il est bon de lui donner la forme de pilules, pendant que la masse est mollette.

Cette composition est bien plus souvent formée en rotules ou tablettes, qu'en pilules.

Pilules Béchiques Noires, de Mésué.	*Pilulæ Bechicæ Nigræ*, Mesue.
♃ Du suc de réglisse & du sucre blanc, aā ℥ vj.	♃ Succi glycyrrhizæ, sacchari, aā. ℥ vj.
De l'amydon, de la gomme adraganth, & des amandes douces pelées, aā. ℥ ß.	Amyli, gummi tragacanthi ; amygdalarum dulcium excorticatarum, aā. ℥ ß.
Faites-en une masse avec le mucilage de semences de coings tiré dans l'eau-rose.	Cum mucagine seminis cydoniorum in aquâ rosarum extractâ fiat massa.

REMARQUES.

On pulvérisera ensemble le sucre & l'amydon ; d'une autre part, la gomme adraganth dans un mortier chauffé ; on pilera les amandes dans un mortier de marbre, pour les réduire en pâte, puis on les mêlera avec les poudres ; on liquéfiera le suc de réglisse avec un peu d'eau-rose sur un petit feu en consistance de miel, on y mêlera les poudres & ce qu'il faudra de mucilage de semences de coings tiré en eau-rose, pour faire une masse qu'on formera en pilules.

Elles sont employées pour adoucir la toux séche, pour l'enrouement, pour exciter le crachat : La dose en est depuis un scrupule jusqu'à quatre ; on les laisse fondre dans la bouche.

Vertus. Dose.

On trouve beaucoup d'autres descriptions de pilules béchiques blanches & noires, mais comme elles diffèrent très-peu en composition & en vertu de celles-ci, j'ai cru qu'il seroit inutile de les rapporter ; de plus, les pilules béchiques ne sont guère en usage ; on forme ordinairement ces sortes de remédes en tablettes ou en pastilles.

Pilules Excellentes contre la Peste.

℞ Des racines d'angélique, de contrayerva, de zédoaire, aä. ℥ j. ß.

De l'herbe récente de scordium domestique, ℥ iv.

De rue de jardin, ℥ iij.

De baies de genièvre, ℥ ij.

De l'écorce récente du dedans de citron, ℥ j. ß.

Faites bouillir toutes ces drogues incisées & pilées dans de l'eau simple, dont vous les arroferez souvent jusqu'à ce que vous en ayez tiré toute la vertu ; puis clarifiez la décoction avec des blanc d'œufs, réduisez-la à ℔ j. ß. ou environ, & sur le marc ajoûtez

Du suc de scordium nouvellement exprimé & dépuré, ℥ viij.

Faites-y diffoudre de l'aloës fuccotrin, ℥ j.

Le tout étant cuit, paffez la colature par un camis, mettez-la fur les cendres chaudes & réduisez-la en confiftance d'extrait le plus épais qu'il fe pourra ; puis verfez deffus

De la poudre de myrrhe choifie, ℥ iij.

Du fafran oriental ou occidental ℥ j. que vous délaierez doucement avec un peu de vin jusqu'à ce que vous ayez formé une efpèce de pulpe.

Lorfque toutes ces drogues feront réduites en une maffe d'une bonne confiftance, mêlez ou répandez-y goutte à goutte des huiles diftillées de genièvre, de rue, de fuccin, aä. ℥ j.

Battez bien le tout enfemble pour en faire une maffe, qui fera un grand préfervatif contre la pefte ; vous en formerez des pilules à donner depuis Ɔ ß. jufqu'à Ɔ j.

Pilulæ Antipeftilentiales Egregiæ.

℞ Rad. angelicæ, contrayervæ, zedoariæ, aä. ℥ j. ß.

Herbar. recent. fcordii noftratis, ℥ iv.

Rutæ hortenfis, ℥ iij.

Baccarum juniperi, ℥ ij.

Corticis recent. citri extim. ℥ j. ß.

Incifa & contufa coquantur in aquâ fimplici fæpiùs affufâ, quoufque omnis prædictorum vis fit extracta ; decoctiones albuminibus ovorum junctim clarificatæ ad ℔ j. ß. unam circiter evaporentur, cui refiduo adde

Succi fcordii noftrat. recent. expreffi & depurati, ℥ viij.

In his folvatur aloës foccotorinæ, ℥ j.

Factâ folutione & colaturâ per fetaceum, leni calore cinerum redigantur ad confiftentiam extracti fpiffioris, fuper addendo

Pulveris myrrhæ optimæ, ℥ iij.

Croci orient. feu occident. ℥ j. cum modico vini pondere parumper dilutam ad pultis formam.

Quæ omnia, ubi jam debitam maffæ confiftentiam acquifiverint, admifce vel iis inftilla oleor. ftillat. juniperi, rutæ, fuccini, aä. ℥ j.

Et malaxando fiat maffa ad præfervationem peftis utiliffima, à fcrupulo femis ad fcrupulum unum, in formam pilularum redacta.

REMARQUES.

On coupera & l'on pilera dans un mortier les racines, les herbes & l'écorce de citron, enfuite on en fera une forte décoction qu'il faudra clarifier avec le blanc d'œuf ; quand la décoction fera faite, on l'évaporera jufqu'à réduction d'une livre & demie, on y mêlera l'aloës fondu & réduit en extrait dans le fuc de fcordium, on y mêlera la myrrhe & le fafran, & quand les pilules auront pris leur confiftance, on y ajoutera les huiles diftillées.

Vertus. Dofe.

Elles font bonnes pour fe préferver de la pefte & du mauvais air : La dofe en eft depuis demi-fcrupule jufqu'à un fcrupule.

Pilules Contre la Pefte, de Platerus.

℞ De l'aloës, ℥ iij.

De la rhubarbe pulvérifée & arrofée d'eau de cannelle, ℥ j. ß.

Des trochifques d'agaric, ℥ j.

De la myrrhe choifie, de la gomme ammoniac diffoute dans le vinaigre, aä. ℥ ij.

Du fafran, ℥ ß.

Du camphre, Ɔ j.

De l'huile de zédoaire, gut. iij.

Faites du tout une maffe avec le fyrop de fcordium.

Pilulæ Peftilentiales, Plateri.

℞ Aloës, ℥ iij.

Rhabarbari pulverif. & aquâ cinnamomi afperfi, ℥ j. ß.

Agarici trochifcati, ℥ j.

Myrrhæ electæ, gummi ammoniaci in aceto diffoluti, aä. ℥ ij.

Croci, ℥ ß.

Camphoræ, Ɔ j.

Olei zedoariæ, gut. iij.

Cum fyrupo fcordii fiat maffa.

N₂ Ce nombre de pilules doit être fuffifant pour fervir de modèles à de pareilles preparations. Continuons ce qui refte à dire des compofitions internes, pour donner enfuite les externes

PHARMACOPÉE